LoBiondo-Wood/Haber

Pflegeforschung

Weitere Titel in der Reihe Pflegeforschung

Astrid Elsbernd und Ansgar Glane
Ich bin doch nicht aus Holz
Studie über das von PatientInnen
als verletzend erlebte Verhalten von Pflegenden
Ullstein Mosby, Berlin/Wiesbaden 1996
ISBN 3-86126-563-X

Siegfried Borker
Essenreichen in der Pflege
Eine empirische Studie
Ullstein Mosby, Berlin/Wiesbaden 1996
ISBN 3-86126-551-6

Mike Walsh und Pauline Ford
Pflegerituale
Ullstein Mosby, Berlin/Wiesbaden 1996
ISBN 3-86126-546-X

Heering/Heering/Müller/Bode
Pflegevisite
Partizipation in der Akutpflege aus Sicht von Pflegenden und Gepflegten
Ullstein Mosby, Berlin/Wiesbaden 1996
ISBN 3-86126-578-8

Geri LoBiondo-Wood
Judith Haber

Pflegeforschung

Methoden, kritische Einschätzung und Anwendung

ULLSTEIN
MOSBY

Geri LoBiondo-Wood, Ph. D., R.N.
Associate Professor
University of Texas, Houston Health Science Center, School of Nursing
Houston, Texas

Judith Haber, Ph.D., R.N., C.S., F.A.A.N.
Private Practice
Stamford, Connecticut

Herausgeberin: Angelika Zegelin, MA
Dozentin für Pflegeberufe, Kr., Dortmund
Übersetzung: Heide Börger, Bochum
Bearbeitung: Michael Herrmann, Berlin;
Dr. Klemens Felden, Rödermark

Die Deutsche Bibliothek – CIP-Einheitsaufnahme

LoBiondo-Wood, Geri:
Pflegeforschung : Methoden, kritische Einschätzung und
Anwendung / Geri Lo-Biondo-Wood ; Judith Haber. [Übers.:
Heide Börger. Bearb.: Michael Herrmann ; Klemens Felden]. -
Berlin ; Wiesbaden : Ullstein Mosby, 1996
Einheitssacht.: Nursing research ‹dt.›
ISBN 3-86126-527-3
NE: Haber, Judith:; Herrmann, Michael [Bearb.]

Das vorliegende Buch ist die Übersetzung aus dem Englischen des Werkes:
„Nursing Research“ von Geri LoBiondo-Wood und Judith Haber.

Lektorat: Jürgen Georg
Herstellung, Satz: SATZFABRIK 1035, Berlin
Druck und buchbinderische Verarbeitung: Wiener Verlag, Himberg

Printed in Austria

ISBN 3-86126-527-3

Vorwort zur deutschen Ausgabe

Noch vor zehn Jahren hat in Deutschland ein Antrag zur Finanzierung eines Pflegeforschungsprojektes ungläubiges Staunen und Ablehnung hervorgerufen. Die Berufsgruppe selbst hielt Pflegeforschung für ein exotisches Hobby einer dünnen Oberschicht der Pflege. Diese Situation hat sich grundlegend gewandelt, die Entwicklung kann gar als stürmisch bezeichnet werden.

Während in den meisten Ländern der Welt die Basisgesundheitsversorgung immer noch das Hauptproblem darstellt, muß in den Industrienationen die pflegerische Versorgung der zunehmend älter werdenden und oft chronisch kranken Menschen sichergestellt werden – ganz abgesehen von der Frage, ob Pflegebedürftigkeit sich nicht weitgehend, durch ein gut funktionierendes Gesundheitssystem unter aktiver Beteiligung der Pflege, verhindern ließe. Es scheint also heute eher seltsam, daß Pflege im Gegensatz zu anderen Lebensbereichen, in Deutschland bisher keine ausreichende wissenschaftliche Basis entwickeln konnte.

In den USA ging die Pflege schon frühzeitig einen akademischen Weg, 1907 wurde der erste Pflegestudiengang eingerichtet. Pflegeforschung gehört in Nordamerika und vielen assoziierten Ländern zu einer Selbstverständlichkeit. Seit Jahrzehnten hat sich dort die Pflege professionalisiert. Die Entwicklung vollzog sich in Europa sehr viel langsamer, bis heute nehmen die deutschsprachigen Länder dabei das Schlußlicht ein.

Interessanterweise widmet Gavin Kennedy in seinem Buch „Einladung zur Statistik" (und dieses Buch hat nichts mit Pflege zu tun), Florence Nightingale ein ganzes Kapitel. Er bezeichnet sie als hervorragende Statistikerin, die in der zweiten Hälfte des 19. Jahrhunderts die Mängel der Gesundheitsversorgung sehr gründlich und stichhaltig darlegen konnte. In fast allen amerikanischen Lehrbüchern zur Pflegeforschung werden die wissenschaftlichen Leistungen Florence Nightingales minutiös aufgeführt – merkwürdig, daß sie bei deutschen Krankenschwestern und -pfleger fast nur als die vornehme „Lady mit der Lampe" bekannt geworden ist.

In Großbritannien kann, ebenso wie in Skandinavien, seit vielen Jahren Pflegewissenschaft studiert werden. Die erste Generation deutscher Pflegeforscherinnen erwarben zum Teil in Großbritannien ihre Kenntnisse, einige qualifizierten sich auch in Deutschland in anderen Studienfächern.

Die starke konfessionelle Bindung, der Widerstreit der Interessengruppen, der mangelnde Organisationsgrad der Pflege, die Abstinenz von der Frauenbewegung und auch der Bildungsföderalismus trugen lange Zeit zu einem Entwicklungsvakuum bei, bzw. unterhielten die Abhängigkeit der Pflege von der Medizin.

Die Pflegeforschung in Deutschland entwickelte sich zunächst ohne Förderung und institutionelle Unterstützung. Erst Ende der 80iger Jahre, nach Ausrufung des sogenannten „Pflegenotstandes“ trat Bewegung ein. Inzwischen ist Pflege in 16 Studiengängen, an 13 Standorten, in sieben Bundesländern, im Hochschulbereich angesiedelt und weitere Studiengänge sind in Planung. Zumeist kann Pflegemanagement oder -pädagogik studiert werden, aber auch pflegewissenschaftliche Studiengänge sind bereits eingerichtet worden.

Zur Grundlagenforschung dringend erforderlich ist der Ausbau der Pflegewissenschaften im universitären Bereich. In der ehemaligen DDR konnte Pflege seit Mitte der 60iger Jahre schon an der Hochschule studiert werden, sowohl an der Humboldt-Universität Berlin als auch an der Martin-Luther-Universität Halle/Wittenberg in einem Studiengang „Medizinpädagogik“, 1982 kam der Studiengang für Pflegedienstleitungen „Diplom-Krankenpflege“ in Berlin dazu. Pflegende erreichten akademische Abschlüsse bis hin zur Habilitation, allerdings in einer eher naturwissenschaftlichen und auch politisch stark gefärbten Ausrichtung. Nach der Wiedervereinigung wurde 1990 in Berlin-Buch eine Tagung unter der Leitung von E. Glomb durchgeführt, dabei wurden wesentliche Ergebnisse der Pflegeforschungsentwicklung im Osten Deutschlands dargestellt. Prof. Dietze, Leiter der Abteilung Krankenpflege der Humboldt-Universität, gab einen Überblick über die 120 inzwischen abgeschlossenen Diplom-Arbeiten.

In den letzten Jahren ist einer Mehrheit der Berufsangehörigen klar geworden, daß eine Weiterentwicklung der Pflege nur mit Forschung möglich ist. Traditionell überlieferte, rituell oder intuitiv ausgeführte Pflegepraktiken werden immer kritischer betrachtet – der Forschungsbedarf ist immens. Insbesondere die Qualitätssicherungs- Bewegung entlarvt zur Zeit fragwürdige pflegerische Handlungen. Aber immer noch fehlt es, personell und finanziell, an Möglichkeiten, wichtige Fragen anzugehen.

In den nächsten Jahren wird die Pflegewissenschaft um Anerkennung im Kreise der anderen Wissenschaften ringen. Ebenso wichtig ist der Aufbau einer Infrastruktur, um vorhandene Ergebnisse weiterzugeben.

Eine Kultur des fachlichen Austausches, des Lesens und der Förderung von Neugier in allen Bildungsgängen ist dringend nötig. Vorbei sind die Zeiten, in denen Pflegewillige aus einem Standardlehrbuch ihren festgefügten Wissenskanon beziehen konnten!

Immerhin gehört Pflegeforschung inzwischen zu beliebten Seminar-und Kongreßthemen. In fast jeder Ausgabe verschiedener Fachzeitschriften werden Beiträge über Forschung veröffentlicht und seit acht Jahren hält sich eine wissenschaftliche Zeitschrift namens „Pflege“ auf dem deutschsprachigen Markt, außerdem enthält die Zeitschrift „Altenpflege“ periodisch die wissenschaftlich orientierte Beilage „Altenpflege Forum“.

In Kürze ist ein „Erkenntnisschub“ durch die ersten Hochschulabsolventen und auch durch Abschlußarbeiten verschiedener Stipendiaten zu erwarten. Allerdings kämpfen Pflegeforschung und -wissenschaft noch mit den Anfangsschwierigkeiten einer jeden Praxisdisziplin, die sich eine wissenschaftliche Basis sucht.

Am Beispiel der Entwicklung in den USA läßt sich gut zeigen, daß zunächst eher die den Berufstand betreffenden Fragen im Vordergrund des Forscherinteresses standen. Die Entwicklung zu praxisorientierter Forschung vollzog sich allmählich, zunächst durch Untersuchungen der Effizienz einzelner Pflegemaßnahmen. Ebenso wurden zunächst quantitative Ansätze gewählt und erst sehr viel später qualitativ orientierte Projekte durchgeführt. Mit anderen Worten, wenn Sie die Inhalte dieses Buches studieren, denken Sie daran, daß dem viele Jahrzehnte wissenschaftsbezogener Pflegeentwicklung zugrundeliegen.

In Deutschland (West) ist es etwas schwierig, den Beginn von Pflegeforschung zu datieren. Zweifellos gab es in der ersten Hälfte der 80iger Jahre dazu wichtige Aktivitäten, doch schon zehn Jahre zuvor erschienen in der Deutschen Krankenpflegezeitschrift entsprechende Artikel.

Von Lisbeth Hockey und Ruth Schröck, Pflegewissenschaftlerinnen aus Edinburgh, wurden die Vorträge zur Pflegeforschung abgedruckt, die sie auf dem Kongreß Pflege und Sozialarbeit 1973 in Heidelberg gehalten hatten und die Sozialmedizinerin Maria Pinding postulierte 1974 eine bedarfs-, berufs- und medizinorientierte(!) Forschung in der Pflege, einen Ansatz den sie auch schon in ihrem 1972 erschienenen Buch „Krankenpflege in unserer Gesellschaft" vorgestellt hatte. Ebenfalls 1972 legten Pinding et al. die Ergebnisse ihrer Untersuchung „Krankenschwestern in der Ausbildung" vor.

Der Deutsche Berufsverband für Pflegeberufe (DBfK) leistete schon damals wesentliche Impulse zur Entwicklung von Pflegeforschung, so wurden unter I. Simon in Bayern die ersten Tagesveranstaltungen zum Thema durchgeführt. An der Krankenpflegehochschule Agnes-Karll in Frankfurt hielt Charlotte Kratz, eine Pflegeforscherin aus England, Gastvorlesungen im Rahmen der Weiterbildungen.

1978 wurde der DBfK Mitglied der Workgroup of European Nurse Researchers (WENR), einer Arbeitsgruppe, die sich gerade in Utrecht gegründet hatte. Seit dieser Zeit nimmt der DBfK an den jährlichen Arbeitsgruppen-Sitzungen und an den offenen Konferenzen teil und informiert die Pflegeöffentlichkeit darüber. Ein erklärtes Ziel der WENR ist die Förderung der Pflegeforschung, insbesondere in den „rückständigen" Ländern.

Deutschland wurde vertreten durch Monika Krohwinkel, eine der ersten Pflegewissenschaftlerinnen hier, die in England Pflegewissenschaften studierte – ein Weg, den nach ihr noch viele KollegInnen aus Deutschland beschritten haben.

Trotzdem war die Zeit noch nicht reif, hierzulande Pflege mit Forschung in Verbindung zu bringen. Darauf weist der Umstand hin, daß in den Jahren 1976-1985 ein multinationales, in elf europäischen Ländern durchgeführtes, Forschungsprojekt der WHO zum Pflegeprozeß, ohne deutsche Beteiligung erfolgte.

Das Bemühen um Pflegeforschung entstand eher aus dem sekundären Bildungssektor der Pflege heraus, hier wurde schon früh ein „Bildungsnotstand" festgestellt. – WHO und ICN forderten in diversen Papieren eine wissenschaftliche Orientierung für die Pflege.

1981 wurde in Osnabrück ein Weiterbildungsstudiengang für Lehrpersonen im Gesundheitswesen (LGW) eingerichtet, zunächst jedoch ohne grundständige Angebote und ohne Diplomierung.

Renate Reimann, damalige Leiterin des Bildungszentrums Essen (DBfK), arbeitete an einer Kooperation mit den Universität Essen zur Entwicklung pflegewissenschaftlicher Studiengänge.

Die ersten Seminare zur Pflegeforschung im Bildungszentrum starteten 1984 und erfreuten sich großer Beachtung, in diese Zeit kann das Bekanntwerden von Pflegeforschung bei einem großen Teil der Berufsgruppe datiert werden.

Renate Reimann erhielt 1983 den mit 2000 DM dotierten 1. Gießener Krankenpflegepreis und gründet damit 1984 die Agnes-Karll- Stiftung, eine für die Finanzierung kleinerer und praxisbezogener Pflegestudien wichtige Einrichtung in Deutschland.

Anfang der 80iger Jahre gab es verschiedene Initiativen, die aber zur Entwicklung von Pflegeforschung damals unter keinem guten Stern standen:

Das Bundesministerium für Gesundheit schrieb eine Studie zur Qualitätssicherung in der Pflege aus, der DBfK bewarb sich, das Vorhaben wurde allerdings an die Dornier GmbH vergeben. Ein weiteres Projekt Menschengerechte Krankenpflege wurde in den Diakonieanstalten Kaiserswerth durchgeführt.

Von 1978 bis 1981 wurde in Berlin ein Modellstudiengang für PflegelehrerInnen durchgeführt. Die Auswertung dieses einmaligen Studienganges wurde 1986 zum Anlaß für den ersten „Pflegeforschungstag" des DBfK. Barbara Hedin, eine promovierte Pflegewisssenschaftlerin aus den USA habilitierte sich dort mit der Untersuchung dieses Studienganges und stellte ihre Ergebnisse im Bildungszentrum Essen vor.

Größere Beachtung in der Pflege fand ein eher sozialmedizinisch orientiertes Projekt „Beruf, Familie und Gesundheit bei Frauen", in dem auch Krankenschwestern befragt wurden. Maßgeblich an der Untersuchung beteiligt war Sabine Bartholomeyczik, ursprünglich aus der Pflege kommend, studierte sie Soziologie und erwarb sich ihre wissenschaftlichen Erfahrungen in der sozialmedizinischen Forschung. Ebenfalls ein typischer Werdegang , in dem sich Pflegeforscherinnen zunächst in anderen Fächern qualifizieren mußten.

Sabine Bartholomeyczik begleitete dann zusammen mit Monika Krohwinkel, die ersten Pflegeforschungsseminare hinsichtlich methodischer und forschungsorganisatorischer Fragen, schließlich entstand daraus ein erstes größeres Projekt „Die Nacht im Krankenhaus aus der Sicht der Pflegenden". Dieses Projekt wurde von der Agnes-Karll-Stiftung teilfinanziert, eine kleine Gruppe interessierter KollegInnen konnte hierdurch grundlegende Kenntnisse in Forschung erwerben.

Aus dieser Gruppe entstand später die „Zentrale Arbeitsgruppe Pflegeforschung – ZAG" im DBfK, ein wichtiges Forum zur Entwicklung von Pflegeforschung. Seit geraumer Zeit führt dieses Gremium alle zwei Jahre in Nürnberg einen größeren Kongreß, den „Pflegeforschungstag" durch. Die „ZAG – Pflegeforschung" gab als eines der ersten Papiere eine Definition zur Pflegeforschung heraus, Ruth Schröck wies damals darauf hin, daß Forschung *in* der Pflege der Identifizierung, Erweiterung und Entwicklung des Wissens in der Praxis der Pflege diene, im Gegensatz dazu könne natürlich Forschung *über* die Pflege auch von anderen Berufsgruppen durchgeführt werden. In dieser Zeit war der Austausch über die „Pflegerische Perspektiven" und die Abgrenzung zu anderen Wissenschaften ein häufiger Diskussionsgegenstand, zumal Mediziner, Soziologen, Psychologen, Pädagogen usw. die Pflege als attraktives Forschungsgebiet entdeckten.

Mitte der 80iger Jahre begründet die Deutsche Krankenpflegezeitschrift eine Beilagen-Serie zur Pflegeforschung. In der ersten Ausgabe titelte sie noch „Ist Krankenpflege erforschbar?", Referate einer Hamburger Arbeitstagung vom September 1984 wurden in dieser Ausgabe wiedergegeben.

Das Wirken hochmotivierter Personen oder Gruppen von Pflegenden, fernab jeder institutionellen Unterstützung, kennzeichnet diese erste Phase der deutschen Pflegeforschung. Als Beispiel möchte ich hier die Arbeiten von Hilde Steppe zur Geschichte der Pflege nennen.

Rasch bekannt durch Veranstaltungen und Veröffentlichungen wurde auch die „Göttinger Arbeitsgruppe Pflegeforschung". Die praxisnahen, kleinen Erhebungen dieser Gruppe führten zu einer großen Akzeptanz von Forschung in der Berufsgruppe. Insbesondere die Arbeit über „Eisen und Fönen zur Dekubitusprophylaxe" von Klaus Dieter

Neander und anderen erreichte eine große Öffentlichkeit und vielen wurde klar, daß zahlreiche Rituale in der Pflege einer systematischen Analyse unterzogen werden müßten.

Ähnlich möchte ich die Arbeiten von Christel Bienstein einordnen, die Mitte der 80iger Jahre die Pflegepraxis als Gegenstand des Nachdenkens überhaupt entdeckte und zahlreiche TeilnehmerInnen der von ihr gegründeten Pflegefachseminare auf die ersten Stufen kritischen Nachdenkens führte. Die Abschlußarbeiten dieser engagierten Pflegenden sind als Mosaiksteine zur Wissenerweiterung in der Pflege zu verstehen. Darüberhinaus sind größere Projekte, u.a. erste Versuche zur Skalierung von Risiken, eine Untersuchung über Dienstkleidung und vor allem auch die originelle Studie über das Krankenbett bekannt geworden. In den letzten Jahren sind durch Christel Bienstein neuere Ansätze, zum Beispiel die Kinästhetik oder auch die Basale Stimulation in die Pflege integriert worden. Ansätze, die weiterhin wesentliche Impulse auch für Forschung geben werden.

Der erste Schritt in den akademischen Bereich gelang 1987 durch die Besetzung des Lehrstuhls „Pflege-und Sozialwisssenschaften“ an der Fachhochschule Osnabrück. Ruth Schröck, aus Großbritannien kommend, wurde als erste Pflegeprofessorin in Deutschland begrüßt. Einige Jahre später startet in Osnabrück der erste Regelstudiengang „Pflegemanagement“, wie schon oben angedeutet, sind in den letzten Jahren eine Vielzahl von Studiengängen an anderen Orten hinzu gekommen.

1988 erschien die wissenschaftliche Zeitschrift „Pflege“ erstmalig im deutschsprachigen Raum, bis heute wird diese (bisher noch einzige wissenschaftliche) Schrift viermal jährlich herausgegeben.

Auch in Österreich und der Schweiz entwickelten sich Pflegeforschungsaktivitäten außerhalb der Hochschulen. In Wien begannen E. Seidl und I. Walter, beide promovierte Sozialwissenschaftlerinnen und als Krankenschwestern leitend in der Pflege tätig, Ende der 70iger Jahre mit verschiedenen Befragungen von Krankenhauspatienten, die Ergebnisse wurden jeweils publiziert. Später kamen Untersuchungen zur Zufriedenheit von Pflegenden und zu Belastungen am Arbeitsplatz dazu, auch wurde eine umfangreiche Erhebung über Pflegedokumentationen durchgeführt, Seminare über Pflegeforschung wurden eingerichtet. Parallel dazu liefen Bemühungen, ein Pflegestudium an der Universität zu etablieren. In größeren Veranstaltungen wurde die Notwendigkeit der Akademisierung der Pflege deutlich gemacht. 1992 gelang dann ein (Teil)- Erfolg, die Abtelung Pflegeforschung/Wien konnte als Teil des Institutes für Pflege- und Gesundheitssystemforschung der Universität Linz eingerichtet werden, ein internationales Forschungsprojekt zur Sozialgeschichte der Pflegeberufe wurde so auf den Weg gebracht.

Auch in der Schweiz vollzog sich die Entwicklung der Pflegeforschung außerhalb der Hochschulen, bis heute ist sie an engagierte Einzelpersonen und an Weiterbildungsgänge gebunden. In der französisch-sprachigen Schweiz wies R. Poletti schon in den 70iger Jahren auf die Notwendigkeit einer wissenschaftlichen Pflegebildung hin, in zahlreichen Veröffentlichungen wurden die Perspektiven deutlich gemacht. Zwei bekannte Pflegeforscherinnen studierten im Ausland, Annemarie Kesselring erwarb ihre Kompetenzen in den USA, Sylvia Käppeli studierte in Großbritannien. Publikationen zur Pflegeforschung und auch Forschungstagungen erfreuen sich in der Schweiz großer Beliebtheit, zahlreiche Forschungstexte wurden übersetzt, wissenschaftspropädeutische Anteile in Weiterbildungsgänge integriert. Auf der instutionellen Ebene sind einige Fortschritte gelungen, Annemarie Kesselring leitet das Forschungsinstitut des Schweizerischen Berufsverbandes für Krankenpflege in Bern. Sylvia Käppeli ist einen neuen Weg gegangen und leitet ein klinikinternes Zentrum für Pflegeentwicklung am Universitätsspital in Zürich.

Im Jahre 1988 startete in Deutschland ein Projekt „Zur Erfassung und Entwicklung ganzheitlich-rehabilitierender Prozeßpflege am Beispiel von Schlaganfallpatienten", das erste mit öffentlichen Mitteln des BMG (damals BMJFFG) durchgeführte Pflegeforschungsprojekt unter Leitung einer Pflegewissenschaftlerin. Monika Krohwinkel begleitete das Projekt in den Jahren 1988 bis 1991. Im April 1991 wurden in einem denkwürdigen Workshop in Freiburg die Ergebnisse der Studie einer kleinen Gruppe geladener Gäste, nämlich PflegewissenschaftlerInnen, HochschullehrerInnen aus anderen Fächern und PolitikerInnen präsentiert, darunter auch Vertreter der Robert-Bosch-Stiftung. Anläßlich dieser Tagung wurde vom DBfK eine Denkschrift „Zur Lage der Pflegeforschung in der Bundesrepublik Deutschland" herausgegeben. Die Robert-Bosch-Stiftung veranlaßte eine Expertise zum Thema „Pflege braucht Eliten" und legte Zahlen zum akademischen Bedarf an Pflegekräften vor.

In diesen Jahren scheinen sich in Deutschland die Ereignisse zur Entwicklung von Pflegeforschung zu überschlagen. In Frankfurt fand 1989 der erste „Internationale Pflegeforschungskongreß" der WENR in Zusammenarbeit mit dem DBfK statt – ein vielbeachtetes Ereignis von dem zahlreiche Anregungen ausgingen.

Der Deutsche Verein zur Förderung von Pflegewissenschaft und Forschung (DV), entstanden aus einem Zusammenschluß der Leitungen traditioneller Pflege-Weiterbildungsstätten, fand sich 1989 unter dem Vorsitz von Ruth Schröck erstmalig zusammen. In den letzten Jahren wuchs der DV zu einem bedeutenden Gremium mit mehreren Sektionen und Arbeitsgruppen heran. In zweijährlichem Abstand werden, alternierend zum Kongreß in Nürnberg, vom DV pflegewissenschaftliche Symposien in Osnabrück veranstaltet – außerdem gibt der DV eine aktuelle Bibliographie zur Pflegeforschung heraus (siehe Anhang).

1991 gründete der DBfK das Agnes-Karll-Institut (AKI), bislang in Deutschland das einzigste Pflegeforschungsinstitut. In den letzten Jahren wurden vom AKI verschiedene Projekte erfolgreich durchgeführt. Ein Jahr später legte die Robert-Bosch-Stiftung ein Förderprogramm für die Pflege auf, es ging um „Neue Wege in der Praxis der Kranken- und Altenpflege" sowie um die „Qualifizierung von Lehr-und Leitungskräften in der Pflege". In kurzer Zeit fanden sich zahlreiche Stipendiaten zusammen, darunter auch KollegInnen, die einen Abschluß in anderen Fächern erlangt hatten und der Pflege fast verloren gegangen wären. In der Tat läßt sich die Entwicklung der Pflegeforschung in Deutschland in den letzten Jahren als fulminant bezeichnen. Manchen Nachbarn mag diese deutsche Energie erstaunlich erscheinen. Trotzdem sind noch etliche Schwierigkeiten zu bewältigen, vor allem mangelt es an Forschungsmöglichkeiten im universitären Bereich, auch im Bewußtsein, daß noch zuwenige erfahrene ForscherInnen vorhanden sind.

Ein Blick auf die bisherigen Ergebnisse zeigt, daß völlig unterschiedliche Projekte durchgeführt wurden, nicht selten handelt es sich um Diplomarbeiten Pflegender aus anderen Studiengängen, wie z.B. die Diplom-Arbeit in Psychologie von Christine Sowinski über „das Erleben von Ekelgefühlen beim Pflegepersonal" – in anderen Fällen arbeiteten Pflegende, entsprechend ihrer Möglichkeiten, drängende Probleme ihres Arbeitsalltages auf. Im Rahmen des, Ende der 80iger Jahre ausgerufenen, „Pflegenotstandes" mehrten sich Arbeiten über Belastungen im Pflegeberuf.

Noch stellt sich die Pflegeforschung in Deutschland als ein buntes Mosaik dar, sowohl hinsichtlich der Themen als auch der Methoden, es fehlt der rote Faden. Erforderlich sind Prioritätensetzungen, Koordination und wissenschaftlicher Austausch, z.B. auch durch Anschluß an pflegespezifische Datenbanken. Einige Bereiche, z.B. die Kinderkrankenpflege, sind kaum in der Pflegeforschung vertreten, zahlreiche Arbeiten aus verwandten Gebieten, z.B. Sozialpädagogik oder Gerontologie könnten für die Altenpflege besser nutzbar gemacht werden, erst vereinzelt liegen hier Pflegeforschungsstudien vor.

Immer deutlicher wird auch der Mangel an Forschung in der ambulanten Pflege, wenige Arbeiten über Zeitbedarf liegen vor. Zur Einführung der Pflegeversicherung mit den erforderlichen Einschätzungen und Verlaufskontrollen wurden eiligst von verschiedener Seite vorläufige Instrumente herausgebracht, eine Arbeit, die eigentlich längst von pflegewissenschaftlicher Seite hätte geleistet werden müssen, ebenso wie die Analyse verschiedener Konzepte und Begrifflichkeiten.

Weiterhin steht die Verankerung der Pflegeforschung auf allen Ebenen der Pflegebildung, in der Grundausbildung als Förderung von Neugier und kritischem Denken, noch aus – ebenso wie die schon oben erwähnte Schaffung einer Infrastruktur zur Weitergabe von Forschungsergebnissen in der Pflege.

Angesichts der Entwicklung in den letzten Jahren kann die Pflege in Deutschland, in Bezug auf die wissenschaftliche Orientierung, mit Zuversicht in die Zukunft blicken. Einen kleinen Beitrag zur Entfaltung von Pflegeforschung wird sicherlich auch dieses Buch leisten.

Angelika Zegelin
M.A., Pflegedozentin,
Bildungszentrum Essen (DBfK)

Gemeinsames Vorwort der Übersetzerin und der Herausgeberin

Es war ein hartes Stück Arbeit über ein ganzes Jahr – aber wir meinen, es hat sich gelohnt. Mit diesem Werk liegt erstmalig in Deutschland ein ausführliches Lehrbuch der Pflegeforschung vor, viele Begriffe wurden erstmalig übersetzt; dieser Verantwortung sind wir uns durchaus bewußt.

Wir haben uns bemüht, den Sinn der Aussagen zu erfassen – wortgetreue Übersetzungen sind kaum lesbar – und haben dann die jeweils uns passend erscheinende Lesart wiedergegeben.

Es sind fast keine Veränderungen am Originaltext vorgenommen worden, auch wenn uns manche Aussagen redundant vorkamen . An Stellen, die sich im deutschen Text nicht so gefällig anhören liegt fast immer eine genaue Übersetzung zugrunde, so wurde aus „after-only-design" beispielsweise das „nur-posttest-design". In anderen Fällen blieb uns nichts anderes übrig, als den amerikanischen Begriff zu verwenden. Probleme machten uns auch die zahlreichen Abkürzungen, von denen wir die meisten allerdings „erhellen" konnten. Auch das Glossar veränderten wir nicht, manche Erklärungen scheinen hier trivial bzw. stark kontextabhängig.

Für ihre Hilfe möchten wir herzlich Frau Prof. Dr. Sabine Bartholomeyczik, Frankfurt danken, die uns manchen Hinweis bei der Durchsicht der Statistik- Kapitel gegeben hat. Dorothé Buckley- Viertel, Freiburg half uns bei der Identifikation verschiedener Amerikanismen: Im Eifer der Arbeit und stets auf der Hut vor komplizierten Begriffen waren wir manchmal nicht in der Lage so einfache Worte wie etwa „state" auch einfach zu deuten.

Im Text sind immer beide Geschlechter gemeint, insgesamt haben wir versucht, eine integrierte Schreibweise durchzuhalten.

Die US- Besonderheiten, seien es Literaturangaben, Forschungsfonds oder Datenbanken sind bewußt im Text unverändert geblieben – wir sind trotzdem überzeugt, daß dieses Buch, auch besonders durch den gelungenen kritischen Ansatz, für Forschungswillige in der deutschen Pflege einen großen Gewinn darstellt.

Heide Börger
Angelika Zegelin

Geleitwort zur deutschen Ausgabe

Die Erkenntnis, daß pflegerisches Tun und Lassen von relevantem Wissen getragen sein sollte, ist nicht neu. Schon in der Mitte des 19. Jahrhunderts begannen Ärzte „ihre" Schwestern und schließlich auch Pfleger in den Dingen zu unterweisen, die ihnen für die Behandlung und für die Pflege des Patienten wichtig erschienen.

In dem Maße, in dem sich nutzbringendes medizinisches Wissen vermehrte, erweiterte sich auch das vorerst informelle, doch später formelle und sogar gesetzlich geforderte Curriculum.

Dabei waltete das Prinzip, den Krankenschwestern und Krankenpflegern ein aus medizinischer Sicht (manchmal auch aus einer theologischen Perspektive angereichertes) handlungsweisendes Wissen zu vermitteln, und zwar nur so viel wie gerade notwendig, und so wenig, wie noch mit einer minimalen Sicherheit des Patienten verträglich. Die Furcht der Ärzte, auch derer, die der Pflege eigentlich wohlgesonnen waren, vor allzu reichlich informierten pflegerischen Helfern, die, so meinte man, mit etwas Wissen viel Schaden anrichten könnten, war nicht unbegründet; denn es ging hier um die Vermittlung medizinischen Wissens. Die Vorstellung dessen, was Pflegende an Wissensgrundlagen benötigen, um effektiv pflegen zu können, wurde abgeleitet von den Erwartungen an einen Wissensstand, den Ärztinnen brauchen, um effektiv Medizin zu praktizieren.

Es hat im europäischen Ausland (und in anderen Teilen der Welt) ein gutes Jahrhundert gebraucht, diesen fundamentalen logischen Irrtum zu korrigieren.

Dies konnte in jedem Falle erst geschehen, als Pflegende den Unterschied in den Aufgaben und Zielen der pflegerischen zur medizinischen Praxis willens und fähig waren aufzuzeigen. Dies hat aus sozialhistorischen und -politischen Gründen in den deutschsprachigen Ländern Mitteleuropas etwa zwanzig bis fünfundzwanzig Jahre länger gedauert als anderswo.

Die offensichtliche Schlußfolgerung, daß Pflegende pflegerisches Wissen benötigen, um pflegerische Aufgaben und Ziele in medizinisch und sozial immer komplexer werdenden Situationen zu erfüllen, wirft natürlich sofort die Frage auf, wo dieses bisher eher unsichtbare pflegerische Wissen zu entdecken sei.

Ein Teil der Antwort liegt in der Einrichtung von pflegeorientierten Studiengängen, in denen pflegerisches Wissen zur Fundierung von Praxis, Lehre und Management in der Pflege erarbeitet und vermittelt werden soll, d. h. es wird nicht irgendein Wissen, sondern ein auf eine bestimmte Art gewonnenes, fundiertes und systematisiertes Wissen gefordert. Diese spezifische Art der Wissensbeschaffung und -vermittlung (Forschung und Lehre) sind die zwei tragenden Säulen der Wissenschaft, also auch der Pflegewissenschaft.

Um das auf dem Wege der Wissenschaft identifizierte, erkundete und geordnete Wissen anwenden zu können, muß man erst einmal beurteilen, welche Bedeutung es hat und wie es zustande gekommen ist, d.h. man muß den Forschungsprozeß verstehen und nachvollziehen können. Da dieser sich nach allgemeingültigen Kriterien und wissenschaftstheoretischen Vorstellungen gestaltet, auch in der Pflegewissenschaft, könnte es natürlich vorkommen, daß Pflegende ebenso das Wissen anderer kritischer und aufmerksamer betrachten, ehe sie es als einigermaßen fundiert akzeptieren.

Wer zur Erkundung pflegerischen Wissens beitragen will oder soll, kommt auch nicht umhin, sich mit dem Handwerkszeug seiner/ihrer Wissenschaft vertraut zu machen. Dabei sei jedem ein Buch gegönnt, das sich als Wegweiser und -begleiter schon über ein Jahrzehnt im englischen Sprachraum bewährt hat.

Eine ausgewogene Einführung in den Forschungsprozeß zu schreiben und dies für die entsprechende Zielgruppe anschaulich und zugänglich zu machen, ist eine zeitraubende und schwierige Aufgabe, die die US-amerikanischen Herausgeberinnen mit einiger Eleganz gelöst haben. Der Text ist gut überschaubar und bietet sich zum kurzen Nachschauen wie auch zu einer längeren Beschäftigung mit einem Aspekt des Forschungsprozesses an. Trotz der unabdingbaren Fachwörter bleibt die Sprache im englischsprachigen Original zugängig und (bei 17 Beitragenden) auf einer gleichbleibenden Betrachtungsebene.

Der Entschluß, gerade dieses Buch ins Deutsche zu übersetzen, soll auch eine Markierung sein für die deutschen Originaltexte, die sicher kommen werden. Umfassend, ohne den Anspruch auf Ausschließlichkeit zu erheben, anspruchsvoll, ohne unzugänglich zu sein, detailliert, ohne Verwirrung zu stiften ... das sind schon erstrebenswerte Ziele.

Trotz aller Vorzüge, die dieses Buch bietet, darf man die Mühen der Übersetzerinnen nicht unterschätzen. Es ist eine gewaltige Aufgabe, die hier zum Nutzen von Praktikern, Lernenden und Lehrenden in der Pflege bewältigt worden ist. Dafür, sowie für die Anmerkungen zur Entwicklung der Pflegeforschung im deutschsprachigen Raum und auch für eine deutschsprachige Literaturliste zum Thema Pflegeforschung soll ihnen gedankt sein.

Pflegewissenschaft und Pflegeforschung müssen mittelbar und nachvollziehbar sein, wenn sie einen Beitrag zur Praxis der Pflege leisten und sich damit ihre eigene Daseinsberechtigung erhalten wollen. Sie müssen aber auch die Regeln des wissenschaftlichen Diskurses beherrschen, wenn sie in dem Erkenntnissystem der Wissenschaften einen gleichberechtigten Platz einnehmen wollen.

Zur Erreichung beider Ziele wünsche ich diesem Buch eine weite Verbreitung und aktive Leser und Leserinnen.

Dezember 1995

Dr. Ruth Schröck
Professorin für Krankenpflege
Fachhochschule Osnabrück

Vorwort

Im Umgang mit PatientInnen gibt es eine Vielzahl von Problemen, die dem Pflegepersonal von heute schnelle, aber dennoch wichtige und kompetente Entscheidungen abverlangen, die sich im Rahmen eines komplexen und sich schnell wandelnden medizinischen Versorgungssystems ergeben.

Es gibt immer mehr Forschungsprogramme, die neues Wissen für die Praxis bereitstellen sollen, die aber eine Vielzahl widersprüchlicher Ergebnisse liefern, mit denen sich das Pflegepersonal tagtäglich auseinandersetzen muß. Folglich muß das Pflegepersonal der 90er Jahre über weitaus breiteres Wissen, Fachkenntnisse und kritisches Denkvermögen verfügen als je zuvor, um die Forschungsergebnisse zu sichten und die besten davon in die Praxis umzusetzen, um so den Anforderungen der heutigen medizinischen Versorgung gerecht zu werden.

Da den Autorinnen diese Anforderungen bewußt sind, haben sie eine Vielzahl von Maßnahmen vorgesehen. Wie sie in Kapitel 1 darlegen, wollen sie ihre Leser darauf vorbereiten, jetzt und auch in der ferneren Zukunft bei der auf den einzelnen Patienten abgestimmten Pflege exakte, auf Daten und Pflegeplänen basierende Einschätzungen vornehmen zu können. Zu diesem Zweck haben sie jedes Kapitel benutzerfreundlich gestaltet: Sie führen eine Fülle von Beispielen an, die auf die Anwendung der Forschung in der klinischen Praxis abgestellt sind, sie benennen Kriterien zur kritischen Beurteilung spezieller Aspekte des im Text vorgestellten Forschungsprozesses, und sie bieten eine eingehende Diskussion von Ergebnissen und zukünftigen Richtungen.

Die bewährten Inhalte früherer Auflagen wurden beibehalten, gleichzeitig aber auch neue Inhalte, wie beispielsweise die Anwendung von Forschung, aufgenommen. Andere Inhalte, wie z.B. qualitative Forschungsansätze, wurden erweitert.

Besonders im ersten Kapitel leisten die Autorinnen hervorragende Arbeit. Sie diskutieren in eingehender und überzeugender Form die Bedeutung der Forschung für die Pflegepraxis, wobei sie besonderes Gewicht auf die Rolle des Pflegepersonals als ForschungsanwenderInnen legen.

In Kapitel 3 erfolgt eine vorzügliche Darstellung von Modellen für die Forschungsanwendung. Dabei geht es um die Anwendung von Forschung, um Strategien sowie um Kriterien zur Überprüfung der Anwendbarkeit von Forschungsergebnissen in unterschiedlichen Praxisbereichen und mit verschiedenen Patiententengruppen – ein wichtiger Beitrag, der im allgemeinen nicht in einem Lehrbuch über Pflegeforschung thematisiert wird. Um kritisches Denken und Lesen sowie Kritikfähigkeit im Umgang mit Forschung zu entwickeln, bietet sich die grundlegende Diskussion entsprechender Strategien in Kapitel 4 an. Hierbei handelt es sich um eine weitere, vorzügliche Ergänzung, die bei der ausführlichen Darstellung der einzelnen Schritte des Forschungsprozesses in jedem Kapitel wieder aufgegriffen wird. Der Beitrag über qualitative Forschungsansätze, Kapitel 11, wurde erweitert, um spezifische Informationen zu integrieren. Im einzelnen geht es dabei um die verschiedenen Arten qualitativer Forschung, um die Darstellung wichtiger Probleme unter Berücksichtigung ethischer Grundsätze, um Kriterien zur Beurteilung wissenschaftlicher Exaktheit, um Computer Software zur Unterstützung des Umgangs mit Daten und um Strategien zur Verbindung qualitativer und quantitativer Ansätze. In Kapitel 20 werden abschließend wichtige Überlegungen zur Auswertung qualitativer Forschungsberichte besonders diskutiert und an Beispielen illustriert. Jedem Teil des Lehrbuches ist ein Überblick vorangestellt, der von erfahrenen Pflegeforscherinnen verfaßt wurde. Darin wird der Zusammenhang zwischen Pflegepraxis, Ausbildung und Forschung plastisch zum Ausdruck gebracht.

Die Autorinnen haben in der dritten Auflage wieder einmal ihre außergewöhnliche Fähigkeit unter Beweis gestellt, die Darstellung schwieriger, aber fundamentaler Forschungsinhalte auf benutzerfreundliche Art und Weise mit ihrer Fachkenntnis in Forschung und Krankenpflege zu verbinden. Das Ergebnis ist ein Lehrbuch, das seinen Lesern jetzt und in der Zukunft gute Dienste leisten wird.

Carolyn F. Waltz, Ph.D., R.N., F.A.A.N.
Professor and Director
Office of Planning and Accountability
School of Nursing
University of Maryland at Baltimore

Autorinnen

Mara M. Baun, D.N.Sc., R.N., F.A.A.N.
Associate Dean for Research Professor
University of Nebraska Medical Center
College of Nursing
Omaha, Nebraska

Ann Bello, M.A., R.N.
Professor of Nursing
Norwalk Community College
Norwalk, Connecticut

Betty Craft, M.P.N., R.N.
Assistant Professor
University of Nebraska Medical Center
College of Nursing
Omaha, Nebraska

Linda Cronenwett, Ph.D., R.N., F.A.A.N.
Director, Nursing Research and Education
Dartmouth-Hitchcock Medical Center
Lebanon, New Hampshire

Harriet R. Feldman, Ph.D., R.N.
Dean and Professor
Lienhard School of Nursing
Pace University
Pleasantville, New York

Margaret Grey, Dr.Ph., R.N., F.A.A.N.
Independence Foundation Professor of Nursing
Associate Dean for Research and Doctoral Studies
Yale University School of Nursing
New Haven, Connecticut
Formerly Associate Professor and Director of Primary Care Graduate Program
University of Pennsylvania
School of Nursing
Philadelphia, Pennsylvania

Judith Haber, Ph.D., R.N., C.S., F.A.A.N.
Private Practice
Stamford, Connecticut

Judith A. Heermann, Ph.D., R.N.
Assistant Professor
University of Nebraska Medical Center
College of Nursing
Omaha, Nebraska

Bettie S. Jackson, Ed.D., M.B.A., R.N., F.A.A.N.
Director of Professional Nursing Services
Moses Division
Montefiore Medical Center
Bronx, New York

Patricia R. Liehr, Ph.D., R.N.
Associate Professor
University of Texas Health Science Center Houston
School of Nursing
Houston, Texas

Geri LoBiondo-Wood, Ph.D., R.N.
Associate Professor
University of Texas Health Science Center Houston
School of Nursing
Houston, Texas

Marianne Taft Marcus, Ed.D., R.N.
Associate Professor and Chairperson, Nursing Systems and Technology
University of Texas Health Science Center Houston
School of Nursing
Houston, Texas

Barbara Krainovich Miller, Ed.D., R.N.
Consultant
Garden City, New York

Georgia K. Millor, D.N.S., R.N.
Adjunct Associate Professor
St. John Fisher College
Department of Nursing
Rochester, New York

Carol Ann Mitchell, Ed.D., R.N.
Professor and Chairperson
Department of Adult Health Nursing
East Tennessee State University
College of Nursing
Johnson City, Tennessee

Cheryl B. Stetler, Ph.D., R.N., F.A.A.N.
Director of Clinical Practice
Project Director
Patient-Centered Redesign Program
Hartford Hospital
Hartford, Connecticut

Helen J. Streubert, Ed.D., R.N.
Associate Professor and Director, Nursing Programs
College Misericordia
Dallas, Pennsylvania

Danksagung

Kein größeres Werk wird allein vollbracht. Es gelingt durch die Hilfe von MitarbeiterInnen, die direkt zum Erfolg eines Projektes beitragen, und solchen, die einen indirekten Beitrag leisten. Wir möchten folgenden Mitarbeitern ganz herzlich für ihre Hilfe und Unterstützung danken:

- Unseren StudentInnen, besonders den KrankenpflegestudentInnen der Houston Health Science Center School of Nursing der Universität von Texas, des College Mount Saint Vincent Department of Nursing und des College of Nursing der Universität von Nebraska, deren Interesse und lebhafte Wißbegierde zu neuen Ideen bei der Überarbeitungen der dritten Auflage anregte.
- Den AutorInnen der einzelnen Kapitel, deren Fachkenntnisse, kooperatives Verhalten und Pünktlichkeit die Zusammenarbeit angenehm gestaltet haben.
- Den Verfasserinnen der jedem Teil des Buches vorangestellten Texte, deren Bereitschaft, uns von ihrem fachlichen Können profitieren zu lassen, einen hervorragenden Beitrag zu diesem Projekt geleistet hat.
- Unseren KollegInnen, die trotz großer beruflicher Beanspruchung Zeit gefunden haben und uns durch Rückmeldungen und konstruktive Kritik bei der Vorbereitung der dritten Auflage geholfen haben.
- Den Redakteurinnen Darlene Como und Laurie Sparks für ihre Bereitschaft, sich immer wieder neue Ideen über sinnvollen Unterricht in wissenschaftlicher Forschung anzuhören und für ihre Hilfe bei der Erstellung des Manuskrips und bei der Berücksichtigung von Details in letzter Minute.
- Der Herstellerin Betty Hazelwood für ihre Untertstützung bei der Bearbeitung und bei der Berücksichtigung von Details in letzter Minute.
- Der Schreibkraft Betty Vinci, deren gewissenhafte Sorgfalt beim Umgang mit unseren manchmal unordentlichen Manuskripten dazu beigetragen hat, die Bearbeitung reibungslos zu gestalten.
- Unseren Familien, Pat und Brian Wood sowie Lenny, Laurie und Andrew Haber für ihre unendliche Liebe, für ihr Vertrauen, ihr Verständnis und ihre Unterstützung während einer zwangsläufig aufreibenden, aber auch aufregenden Erfahrung.

Geri LoBiondo-Wood
Judith Haber

Inhalt

Teil I
Pflegeforschung – Rolle, Ansätze und Probleme

Teil II
Der Forschungsprozeß

Einleitung

Auch der dritten Auflage dieses Lehrbuches liegt die Auffassung zugrunde, daß Pflegeforschung ein integraler Bestandteil aller Stufen der Krankenpflegeausbildung und -praxis ist. Gelegentlich wird Forschung immer noch als ein komplexer Prozeß angesehen, der von PflegewissenschaftlerInnen in einem Elfenbeinturm betrieben wird, und der wenig oder überhaupt keine Bedeutung für die tägliche Pflegepraxis hat. Diese ambivalente Sichtweise der Pflegeforschung ist im Wandel begriffen. In der heutigen Zeit ist immer mehr Pflegepersonal entweder aktiv oder als Anwender an der Forschung beteiligt. Die Forschung nimmt Einfluß auf die pflegerische Arbeit und belegt deren Qualität und Kosteneffizienz. In dem Maße, wie es dem Pflegepersonal in Zukunft gelingt, mit Hilfe der Forschung einen außergewöhnlichen Wissensstandard zu entwickeln, werden sich Entscheidungen in der Pflegepraxis immer stärker an der Forschung orientieren.

Wir als Herausgeber sind der Auffassung, daß KrankenpflegerInnen den Forschungsprozeß nicht nur verstehen, sondern auch wissen müssen, wie Forschungsergebnisse kritisch zu lesen, auszuwerten und anzuwenden sind. Obgleich wir wissen, daß das Verstehen des Forschungsprozesses hohe Anforderungen an die StudentInnen stellt, sind wir der Ansicht, daß das Bemühen um forschungsbezogenes Wissen auf anregende, lebhafte und erhellende Art und Weise erfüllt werden kann. Allerdings weicht das für die unterschiedlichen Ausbildungsstufen geeignete Wissen voneinander ab. HochschulabsolventInnen mit Bachelor Degree (niedrigster akademischer Grad in angelsächsischen Ländern) müssen über kritisches Urteilsvermögen verfügen – das heißt, KrankenpflegerInnen sollten gut mit Forschungsergebnissen umgehen können. Dies wiederum setzt die Entwicklung bestimmter Fähigkeiten voraus: die Fähigkeit, den Forschungsprozeß zu verstehen, die Fähigkeit, die Rolle des Kritikers richtig einzuschätzen und schließlich die Fähigkeit, den Prozeß der kritischen Bewertung auf Forschungsberichte anzuwenden. StudentInnen eines Pflegeforschungskurses sollten also lernen, wie Forschungsergebnisse zu verstehen, zu bewerten und anzuwenden sind. Für die volle Integration der Forschung in die klinische Praxis ist der Erwerb von Grundfertigkeiten in diesem Bereich von großer Bedeutung. In einem Forschungskurs für Hochschulabsolventen mit höheren Abschluß wird dagegen der Schwerpunkt darauf liegen, Forschung zu verstehen und selbst durchzuführen.

Dieses Lehrbuch wird auch weiterhin in erster Linie von StudentInnen benutzt werden, die die Schritte des Forschungsprozesses gerade kennenlernen, die lernen, wie veröffentlichte Literatur zur Forschung kritisch beurteilt wird und wie und wann Forschungsergebnisse in der klinischen Praxis Anwendung finden. Dieses Buch ist aber auch eine wertvolle Quelle für DoktorandInnen und StudentInnen, die den Magisterabschluß anstreben und sich einen kurzen Überblick über die des Forschungs- und Bewertungsprozesses verschaffen möchten. Darüber hinaus ist es eine wichtige Quelle für praktisch arbeitende Krankenschwestern, die mit PflegewissenschaftlerInnen bei der Durchführung von klinischer Forschung zusammenarbeiten und es vorziehen, anstelle von Tradition, Autorität oder Versuch und Irrtum lieber auf Forschungsergebnisse zurückzugreifen, um klinische Entscheidungen, die Entwicklung von Dienstanweisungen, Pflegestandards, Pflegeplänen und Arbeitsanleitungen auf eine wissenschaftlich fundierte Grundlage zu stellen. Der Rückgriff auf veröffentlichte und kritisch bewertete Forschungsstudien in diesem Buch fördert das Verständnis dafür, wie Forschung in der klinischen Praxis Anwendung finden kann.

Die dritte Auflage von *Pflegeforschung: Methoden, kritische Einschätzung und Anwendung* bereitet StudentInnen der Krankenpflege sowie praktisch arbeitendes Pflegepersonal auf den kompetenten Umgang mit Pflegeforschung vor. Dies geschieht folgendermaßen:

- Die Rolle des Pflegepersonals als ForschungsanwenderInnen wird behandelt; Ziel dabei ist die Aufwertung dieser Rolle.
- Die Forschung, die zuweilen als komplizierter Prozeß angesehen wird, wird entmystifiziert.
- Grundlagen des Forschungsprozesses und des Prozesses der kritischen Beurteilung werden in einer logischen, systematischen und überdies benutzerfreundlichen Abfolge dargeboten, die dazu anregt, Fragen zu stellen sowie das kritische Denk- und Urteilsvermögen zu fördern; dies weckt bei StudentInnen und Pflegepersonal die Freude an der Erweiterung ihres Grundwissens.
- Der Prozeß der kritischen Beurteilung erhält eine ähnliche Bedeutung wie der Forschungsprozeß selbst.
- Bevor StudentInnen jedoch selbst Forschungsarbeiten durchführen können, müssen sie kompetente ForschungsanwenderInnen sein. Ziel ist es, zu planvollem Handeln anzuregen, das durch die Anwendung der Pflegeforschung auch kreative und innovative Züge trägt.
- Die Fähigkeit zu kritischem Denken und Lesen wird entwickelt mit dem Ziel, die kritische Bewertung zu erleichtern.
- Die Bedeutung der Forschungsanwendung als Grundlage für die klinische Entscheidungsfindung sowie die theoretisch fundierte Pflegepraxis wird besonders herausgestellt, wodurch Qualität und kosteneffektive Ergebnisse der Pflegeleistung belegt werden.
- Namhafte Pflegeforscherinnen, deren Karriere den Zusammenhang zwischen Forschung, Ausbildung und Praxis deutlich macht, haben einen Überblick für jeden der drei Teile des Buches verfaßt.
- Zahlreiche Beispiele aus kürzlich veröffentlichten Forschungsstudien werden angeführt. Diese Studien erläutern jedes Forschungsskonzept und heben es auf eine Art hervor, daß abstrakte Vorstellungen auch solchen StudentInnen nahegebracht werden, die mit Forschung und deren kritischer Beurteilung noch nicht vertraut sind. Anhand dieser Beispiele wird der Zusammenhang von Forschungs- und Bewertungsprozeß deutlich.

- Bei der Gestaltung der einzelnen Kapitel wurden pädagogische Anliegen berücksichtigt. Sie beinhalten Lernziele, Schlüsselbegriffe, zahlreiche Tabellen, Figuren, Schaukästen, Beurteilungskriterien sowie Merksätze am Ende eines jeden Kapitels.

Der Text ist in drei Teile gegliedert. In Teil I liegt der Schwerpunkt auf Bedeutung, Ansätzen und Problemen in der Pflegeforschung. Dieser Textteil gibt einen Überblick über die Rolle des Pflegepersonals als Anwender von Forschung. Vorgestellt werden die Quellen menschlichen Wissens, die Merkmale wissenschaftlicher Ansätze sowie Prinzipien der Anwendung einer praxisorientierten Forschung.

Teil II konzentriert sich auf den Forschungs- und Bewertungssprozeß. Kapitel 4 wendet sich direkt an die StudentInnen. Hier wird ein Überblick über Teil II gegeben, der sowohl Konzepte des kritischen Denkens und Lesens beleuchtet als auch Strategien, die das Verständnis der StudentInnen für den Zusammenhang zwischen dem Forschungs- und dem Bewertungsprozeß fördern. Stil und Inhalt dieses Kapitels sollen die nachfolgenden Kapitel für den Leser benutzerfreundlicher machen.

Die Kapitel 5 bis 18 schildern jeden Schritt des Forschungsprozesses genau, wobei klinische Forschungsstudien zur Verdeutlichung eines jeden Schrittes herangezogen werden. Untersucht wird die Beziehung jedes einzelnen Schrittes zum gesamten Forschungsprozeß. Es werden sowohl qualitative als auch quantitative Designs vorgestellt. Das kritische Denkvermögen wird durch die Berücksichtigung potentieller Stärken und Schwächen bei jedem Schritt des Forschungsprozesses angeregt. Jedes Kapitel enthält einen Abschnitt mit der Beschreibung des Prozesses der kritischen Bewertung in Zusammenhang mit dem Schwerpunkt des jeweiligen Kapitels; außerdem enthält es eine Liste mit Beurteilungskriterien, die das systematische und kritische Lesen von Forschungsliteratur fördern sollen.

Teil III thematisiert die kritische Bewertung und Anwendung von Forschungsarbeiten. In diesem Teil wird eine Verbindung zwischen kritischem Denken, kritischem Lesen und kritischer Beurteilung hergestellt. In den Kapiteln 19 und 20 werden Kriterien für die Bewertung von quantitativen und qualitativen Forschungsarbeiten zusammengefaßt. Diese Kriterien werden herangezogen, um verschiedene, kürzlich veröffentlichte qualitative und quantitative Forschungsartikel sowie ihre Verwendbarkeit für die Pflegepraxis zu bewerten.

Die Entwicklung eines wissenschaftlich fundierten Grundwissens für die klinische Pflegepraxis wird auch in Zukunft absoluten Vorrang in der Pflegeforschung haben. Die dritte Auflage von *Pflegeforschung: Methoden, kritische Einschätzung und Anwendung* wird den Studierenden helfen, ein für das Verständnis der einzelnen Schritte des Forschungsprozesses erforderliches Grundwissen zu erlangen. Mit diesem Grundwissen wird es möglich sein, Forschungsstudien kritisch zu analysieren, ihren Wert zu beurteilen und ihre Ergebnisse umsichtig in der klinischen Praxis anzuwenden. In dem Maße, wie sich dieses Ziel verwirklicht, wird die Pflege über einen Stamm an Klinikpersonal verfügen, dessen praktische Arbeit auf theoretischem Wissen und pflegespezifischer Forschung basiert.

Teil I

Pflegeforschung

Rolle, Ansätze und Probleme

Die Anwendung der Forschung zur Verbesserung der Pflege

Cheryl B. Stetler

Seit ein paar Jahren treffe ich mich einmal im Monat mit kleinen Gruppen von klinischen PflegespezialistInnen, um Nachforschungen über die Anwendung der Forschung in der Praxis anzustellen. Dies gehört weder zu meiner derzeitigen Position, noch wird es offiziell von den PflegespezialistInnen erwartet. Wir kommen einzig und allein deshalb zusammen, weil uns die Forschungsanwendung interessiert und fasziniert. Ein Mitglied der Gruppe nennt es ihre monatliche „Kopfdusche". Wir gehen dabei folgendermaßen vor: Die TeilnehmerInnen stellen der Reihe nach Forschungsarbeiten zu einem für ihre tägliche Arbeit wichtigen Thema vor. Anschließend

- überprüft die Gruppe die Ergebnisse systematisch auf ihre Anwendbarkeit; dabei wird das überarbeitete Stetler/Marram-Modell benutzt.
- hilft die Gruppe bei der Entscheidung, ob die Informationen genutzt werden können, stellt Überlegungen zur praktischen Anwendung an und sammelt so weitere praxisbezogene Informationen. Die Frage der praktischen Anwendung wird entweder verworfen oder so lange hinausgeschoben, bis mehr wissenschaftliche Informationen zur Verfügung stehen.
- überprüft die Gruppe, was diese Diskussion jedem an neuen Informationen über die Anwendung von Forschung vermittelt hat und verbessert auf diese Art und Weise kontinuierlich die Fähigkeit jedes einzelnen, Forschung effektiv anzuwenden.

Ein Mitglied aus der Perinatologie entschloß sich, folgende Studie vorzustellen, um sie zusammen mit der Gruppe zu überprüfen. Sie hatte diese Studie wegen der offensichtlichen Bedeutung für ihre praktische Arbeit ausgewählt und damit ein ausgezeichnetes Beispiel für den Wert der Forschungsanwendung für die Lösung klinischer Probleme geliefert:

> Der Tod des Fötus ist ganz sicher eine schreckliche Tragödie, doch trotz verfügbarer biophysikalischer Tests, die diese Gefahr verringern können, weisen jüngste Untersuchungen solcher Zwischenfälle darauf hin, daß beinahe die Hälfte bei Schwangerschaften auftritt, die nicht den üblichen Tests vor der Entbindung unterzogen werden (S. 1075). Deshalb wurden in der Vergangenheit Protokolle entwickelt, um die Wahrnehmungen der Kindsbewegungen durch die Schwangere als generellen Indikator für ausgedehnte Überprüfungen zu nutzen. Aus verschieden Gründen sollen diese Protokolle sich jedoch als problematisch erwiesen haben, zum Beispiel wegen der geringen Bereitschaft zur Zusammenarbeit seitens der Patientin. Die Autoren haben sich eine Protokollierung der täglichen Kindsbewegungen vorgestellt, durch die die zuvor erwähnten Probleme bei der Überwachung durch die Mutter überwunden werden sollten.

Sie führten eine prospektive Bewertung auf folgender Grundlage durch: eines Kontrollzeitraumes für die Gewinnung von Basisdaten, einer Pilotphase zur Verfeinerung der Aufzeichnungen der Kindsbewegung sowie einer Erforschungsphase zur Überprüfung der Intervention. Die Ergebnisse belegten eine intensive Zusammenarbeit mit den Patientinnen sowie einen statistisch signifikanten Rückgang der Todesraten bei den Föten: von 8,7 in der Kontrollgruppe auf 2,1 in der Testgruppe pro 1000 Geburten. Die Schwangerenvorsorge wurde dadurch teurer.

Moore, T. und Piacquadio, K. (1989). A prospective evaluation of fetal movement screening to reduce the incidence of antepartum fetal death. *American Journal of Obstetrics und Gynecology, 160, 1075-1080.*

Die Teilnehmerin aus der Perinatologie hatte eine gesunde Jugendliche zu betreuen, die ihr erstes Kind erwartete. Sie hatte die Patientin wie üblich angewiesen, ganz allgemein darauf zu achten, ob sich das Kind bewegt, stellte jedoch fest, daß die junge Frau ihre Anweisungen nicht befolgte (d.h. sie gab bei ihren Besuchen vor der Entbindung an, keine Bewegungen des Kindes gespürt zu haben). Während der Sitzung, in der die Studie überprüft werden sollte, hatte sich die Teilnehmerin für deren Anwendung entschlossen. Als die Teilnehmerin merkte, daß diese Patientin die Anweisung, die Bewegungen *allgemein* zu beobachten, nicht befolgte, entschloß sie sich, daß Testüberwachungsprotokoll auszuprobieren und zu kontrollieren. Der schwangere Teenager schenkte diesen zwar spezielleren, jedoch bequemeren Anweisungen mehr Aufmerksamkeit, denn vier Tage später erschien sie wie vereinbart und berichtete von einer Zunahme der Kindsbewegungen. Tests ergaben einen niedrigen Streßlevel, aber schlechte körperliche Werte. Deshalb wurde die Geburt eingeleitet und sie wurde von einem gesunden Baby entbunden. Die Teilnehmerin ist davon überzeugt, daß ohne Anwendung dieses auf wissenschaftlichen Erkenntnissen basierenden Protokolls und ohne die entsprechende Mitarbeit der Patientin der Tod des Fötus die Folge gewesen wäre.

Die Arbeit mit den klinischen PflegespezialistInnen über die Forschungsanwendung war sowohl anregend als auch mit viel Spaß verbunden. Meiner Ansicht nach berührt solche Arbeit den eigentlichen Sinn der Pflege, der eher in kritischem Denken besteht als in der mechanischen Ausführung von Handlungsabläufen. Noch wichtiger ist allerdings, daß die Anwendung von Forschung die Versorgung der Patienten verbessert, indem sie zusätzliche Alternativen zur Problemlösung bereitstellt, ineffektiveVerhaltensweisen verändert, die gängige Praxis des Einzelnen wissenschaftlich untermauert und die Denkweise verändert – dies bezieht sich auf die Einstellung gegenüber einem Problem bzw. auf dessen Einschätzung. Krankenschwestern lernen nicht nur, Forschungsarbeiten durchzuführen, sondern auch, wie man Forschungsergebnisse sicher und effektiv *anwendet*; aus diesem Grunde wird echtes Engagement für die berufliche Praxis möglich.

1 Die Rolle der Forschung in der Pflege

Geri LoBiondo-Wood, Judith Haber

Lernziele

Nach der Lektüre dieses Kapitels sollten Sie Folgendes können:

- Die Bedeutung der Forschung für die Pflegepraxis erklären.
- Die Rolle des Anwenders der Pflegeforschung erkennen.
- Die unterschiedlichen Strömungen innerhalb der Pflegeforschung vor und nach 1950 erläutern.
- Den Zusammenhang zwischen Forschung, Ausbildung und Praxis darstellen.
- Die Rolle des Pflegepersonals bei der Forschungsarbeit unter Berücksichtigung des Ausbildungsniveaus bewerten.
- Zukünftige Strömungen in der Pflegepraxis erkennen.
- Vorrangige Ziele der Pflegeforschung mit Blick auf den Schritt ins einundzwanzigste Jahrhundert formulieren.

Schlüsselbegriffe

Angewandte Forschung
Grundlagenforschung
AnwenderInnen
Kritik
Forschung
Theorie der Forschungsanwendung

Bei der Lektüre des ersten Kapitels dieses Buches fragen Sie sich vielleicht, was denn bloß ein **Forschungskurs** mit Ihrer Ausbildung zu tun hat. Sie fragen vielleicht weiter, was denn Forschung mit Pflege zu tun hat und überlegen, wie Pflegeforschung ihre praktische Arbeit verbessern kann oder wie Ihre PatientInnen davon profitieren können. Die Antwort auf solche Fragen lautet, daß der von Ihnen belegte Forschungskurs in jeder Hinsicht mit der Pflegepraxis zu tun hat. Während Sie die Fähigkeit entwickeln, geschickt mit Forschungsstudien umzugehen, wird sich Ihr kritisches Denkvermögen schärfen. Dies wiederum wird Ihnen helfen, Ihr Urteilsvermögen und ihre Entscheidungsfindung in der klinischen Praxis gut aufeinander abzustimmen, und davon werden Ihre Patienten letztendlich profitieren! Wie Sie vielleicht vermuten, ist ein großer Teil des Pflegepersonals tatsächlich der Ansicht, daß Kenntnisse in der Pflegeforschung und die Beteiligung daran entscheidende Auswirkungen sowohl auf die Tiefe als auch auf den Umfang der Berufspraxis einer jeden Krankenschwester haben können. Dieses Kapitel soll Sie durch einen historischen und durch einen modernen Ansatz in die Lage vesetzen, die Bedeutung der Forschung in der Pflege und die Rolle des Pflegepersonals in der Forschung richtig einzuschätzen.

Die Bedeutung der Forschung in der Pflege

Das Umfeld der medizinischen Versorgung ändert sich in einem unerhörten Tempo. Pender (1992) stellt dazu fest: „Um erfolgreich zu sein, muß die professionell betriebene Pflege nicht nur mit dem Tempo schritthalten, sondern das Tempo der medizinischen Versorgung in der Zukunft bestimmen“ (S. 200). Von dem Pflegepersonal wird erwartet, daß es seinen Zuständigkeitsbereich durch kreative Lösungsvorschläge für alte und neue Gesundheitsprobleme erweitert und neue und innovative Programme entwickelt, die an dem Gesundheitszustand der Bevölkerung wirklich etwas ändern. Dieser Erwartung kann man am besten dadurch begegnen, daß man das ständig wachsende Wissen über den Einfluß von Verhalten und Umwelt auf die Gesundheit schnell in die Pflegepraxis integriert. Die Pflegeforschung stellt eine spezifische, wissenschaftlich fundierte Wissensgrundlage bereit, die die Pflege in die Lage versetzt, diese sich ständig verändernden Erwartungen vorauszusehen, ihnen Rechnung zu tragen und die Bedeutung der Pflege in der Gesellschaft zu wahren.

Sowohl auf nationaler Ebene als auch international hat die Pflege große Mühen darauf verwendet, einen speziellen Wissensstandard zu entwickeln, der der gesundheitlichen Versorgung der PatientInnen zugute kommt. Eine solche wissenschaftlich fundierte Wissensgrundlage ist denn auch das Markenzeichen eines Berufsstandes; außerdem ist sie wichtig, um den Patienten ein Gefühl von Verpflichtung und Verantwortlichkeit zu vermitteln.

Der aktuelle, pflegespezifische Wissensstandard kann am besten durch weitere Forschung erweitert werden. Allerdings hat eine Wissenserweiterung wenig Bedeutung für den Berufsstand insgesamt, wenn sie nur in Fachzeitschriften oder in den Köpfen der ForscherInnen bleibt. Sie muß vielmehr ein stets abrufbarer Bestandteil des Wissens von Krankenschwestern sein und von Menschen angewendet werden, die direkt mit Pflege zu tun haben.

Forschungsanwendung bedeutet die reale, systematische Implementation einer wissenschaftlich fundierten und an der Forschung orientierten Innovation im Rahmen der Gesundheitsfürsorge; diese Implementation schließt den Prozeß der Beurteilung des Ergebnisses einer solchen Innovation mit ein (Buckwalter, 1992). Durch Bemühungen, Forschung praktisch anzuwenden, werden wissenschaftliche Erkenntnisse in die klinische Praxis umgesetzt; Ziel dabei ist eine Pflegepraxis, die sich gänzlich an der Forschung orientiert. Um ein Verständnis für die Bedeutung der Forschungsanwendung zu entwikkeln, eignet sich die Studie von Stewart Fahs und Kinney (1991). Diese Forscherinnen versuchten herauszufinden, ob sich ein Unterschied in Auftreten und Größe von Hämatomen zeigt, wenn Heparin in einen anderen als den normalen Ort (Unterleib) injiziert wird, und ob die Injektion in andere Orte die Ziele der Heparintherapie beeinflußt; gemessen wurde jeweils die aktivierte partielle Thromboplastinzeit (aPTT). Die Ergebnisse ihrer Studie zeigten in Bezug auf die unterschiedlichen Orte keine signifikanten Unterschiede im Auftreten oder in der Größe der Hämatome und auch keine Veränderung der aPTT. Diese Befunde lieferten dem Pflegepersonal Daten, die mehr für eine wissenschaftlich fundierte Entscheidungsfindung sprachen als für ein Festhalten an Traditionen. Zwar könnten die aus dieser Forschungsstudie gewonnenen Daten zweifellos in der Praxis genutzt werden, jedoch werden und sollten die in einem Krankenhaus herrschenden Grundsätze nicht aufgrund einer einzigen Studie infrage gestellt werden. Um eine ausreichend Wissensgrundlage für die Implementation in der Praxis zu schaffen, ist eine Replikation dieser Studie sowie eine systematische Evaluation über einen gewissen Zeitraum erforderlich.

Man erwartet heute mehr denn je von Krankenschwestern, daß sie Rechenschaft über die Qualität der erbrachten Pflegeleistung ablegen. In einer Zeit, in der die Verbraucher allgemein eine kritische Haltung an den Tag legen, die Qualität der Gesundheitsfürsorge sowie die Kostenexplosion kritisch beleuchtet und eine Reform der medizinischen Versorgung gefordert wird, verlangen die PatientInnen von Fachleuten, die Effektivität ihrer Leistungen zu belegen. Insbesondere wird die Frage gestellt „In welcher Weise unterscheiden sich die Pflegedienste?“ Versicherungsgesellschaften, Pflegekassen, Behörden und Krankenkassen verlangen ebenfalls Rechenschaft über erbrachte Leistungen.

Praxisorientierte wissenschaftliche Untersuchungen sind lediglich eine Art von Forschung, die ganz erheblich dazubeitragen kann, die Wirksamkeit besonderer Pflegeinterventionen zu bestätigen und die Qualität der Pflege zu verbessern. Die Ergebnisse solcher Studien bieten eine theoretische Grundlage für Entscheidungen über bestimmte Pflegeleistungen. Die Pflege wird in stärkerem Maße verpflichtet sein, *einige* PflegepraktikerInnen darauf vorzubereiten, Forschungsarbeiten durchzuführen und *alle* zu umsichtigen AnwenderInnen wissenschaftlicher Literatur zu machen. Nur so können neue Erkenntnisse in der Pflegepraxis sinnvoll ausgewertet und angewandt werden.

Die „Commission on Nursing Research“ (Pflegeforschungskommission) der „American Nurses Association“ (ANA Amerikanischer Pflegeverband) (1989) hat den wissenschaftlichen Bedarf auf allen Ebenen der Pflege erkannt. Das Kabinett schlägt vor, das Pflegepersonal insgesamt zur Förderung der Pflegeforschung zu verpflichten, indem einerseits Forschung durchgeführt, andererseits Forschungsergebnisse praktisch genutzt werden müssen. Wissenschaftliche Untersuchungen fördern die Verantwortung; dieses Konzept ist das Markenzeichen eines Berufsstandes und die dem Verhaltenskodex der ANA zugrundeliegende Idee. Es herrscht allgemein Übereinstimmung darüber, daß HochschulabsolventInnen (Bachelor Degree = niedrigster akad. Grad), was die Forschung betrifft, über die Fähigkeit zur kritischen Beurteilung verfügen müssen. Dies bedeutet, das die Krankenschwester eine gute Forschungs*anwenderin* sein muß, die in der Lage ist, Forschung *kritisch* zu beurteilen und existierende Standards anzuwenden, um den Wert und die Verwendbarkeit von Forschungsarbeiten in der klinischen Praxis bestimmen zu können. Die weiteren Kapitel dieses Buches sind darauf abgestellt, Ihnen diese für die Anwendung wichtigen Kenntnisse zu vermitteln.

Forschung – Die Verbindung von Theorie, Ausbildung und Praxis

Forschung stellt eine Verbindung zwischen Theorie, Ausbildung und Praxis her. Mercer (1984) und Silva (1986) stellen fest, daß Forschung der Prozeß ist, durch den die Wissensgrundlage der Pflegepraxis erweitert wird. Die *Theorie* faßt die abstrakte Beziehung zwischen den Konzepten in Worte. *Forschung* dagegen ist die systematische Untersuchung der möglichen Beziehungen zwischen bestimmten Phänomenen. Die Ausbildung bietet den StudentInnen die Möglichkeit, sich Wissen über den Forschungsprozeß anzueignen. In diesem Rahmen ist es auch möglich, unterschiedliche Theorien näher kennenzulernen und sie vor dem Hintergrund von Forschungsergebnissen zu bewerten. Theorien, die durch Forschungsergebnisse untermauert werden, können zur Grundlage einer theoretisch fundierten Pflegepraxis werden. Thoretische Erkenntnisse, die aus der qualitativen oder quantitativen Forschung stammen, müssen klinisch relevant sein, wenn sie für das Pflegepersonal und für die Gesellschaft ganz allgemein von Nutzen sein sollen (Riegal, 1992).

Eine klassische Forschungsstudie von Brooten et al. (1986) veranschaulicht eine theoretisch fundierte Untersuchung, die gesellschaftliche Bedeutung hat, interdisziplinär ist, sich an der klinischen Praxis orientiert und überdies studentischen Hilfskräften Gelegenheit bietet, Erfahrungen in der Forschung zu sammeln. Durch die Studie sollte ermittelt werden, wie sicher, wirksam und kostensparend es ist, Säuglinge mit sehr niedrigem Geburtsgewicht früher aus dem Krankenhaus zu entlassen. Eine Gruppe von Säuglingen (n = 40) wurde aufgrund von normalen Kriterien (Gewicht über 2200 g) entlassen. Die Säuglinge aus der anderen Gruppe (n = 39) wurden entlassen, bevor sie dieses Gewicht erreicht hatten, wenn ganz bestimmte Bedingungen erfüllt waren. Den Familien der früher entlassenen Säuglingen wurden für 18 Monate folgende Dienste angeboten: fachliche Anleitung, Beratung, Hausbesuche sowie die ständige Abrufbereitschaft einer Fachkraft des Krankenhauses. Die beiden Gruppen wiesen keine Unterschiede hinsichtlich bestimmter Kriterien auf, d.h. Häufigkeit der Wiedereinlieferungen ins Krankenhaus, Notbesuche sowie Messungen der körperlichen und geistigen Reife. Die durchschnittlichen Krankenhauskosten betrugen in der Gruppe der früher entlassenen Säuglinge 27% weniger als in der anderen Gruppe; die durchschnittlichen Arztkosten lagen ebenfalls 22% niedriger. Die Durchschnittskosten für die häusliche Nachbetreuung beliefen sich auf 576 Dollar, woraus sich für jeden frühentlassenen Säugling eine Nettoeinsparung von 18 560 Dollar ergab. Brooten et al. (1986) stellen fest: Wenn lediglich die Hälfte aller 36 000 Säuglinge, die in jedem Jahr in den USA mit einem sehr niedrigen Gewicht geboren werden, auf der Grundlage des überprüften Pflegeplans entlassen würden, dann könnte man jährlich 334 Millionen Dollar einsparen, ohne daß dies nachteilige Folgen für die Säuglinge oder ihre Familien hätte. Diese Ergebnisse haben nicht nur auf die Pflegepraxis enorme Auswirkungen gehabt, sondern auch auf verwandte Disziplinen, die allesamt ein interdisziplinäres Team bilden, das sich um die Pflege von Säuglingen mit sehr geringem Geburtsgewicht kümmert. Auf der Basis des Qualität/Kosten-Modells dieses Teams haben Brooten und andere ForscherInnen drei weitere Patientengruppen in ihre Arbeit einbezogen – Frauen mit nicht geplantem Kaiserschnitt, Frauen mit vor oder nach der Geburt aufgetretenem Diabetes und Frauen mit Hysterektomie (Brooten et al., 1988; Brooten et al., 1989; Cohen, Hollingsworth und Rubin, 1989; Graff Thomas, Hollingsworth, Cohen und Rubin, 1992).

Eine weitere Studie untersuchte die Erfahrungen, die sich aus dem Zusammenleben mit einer Ehefrau ergeben, die sich einer Chemotherapie unterzieht. Die deskriptiven Daten, die aus den Interviews mit den Ehemännern gewonnen wurden, lieferten die Grundlage für die Ausarbeitung eines drei Stufen umfassenden Erklärungsmodells – Erkennen der Bedrohung, Kampf gegen die Bedrohung, der tägliche Umgang mit der Bedrohung (Wilson und Morse, 1991). Das Modell verdeutlicht, wie die Ehemänner mit ihren Erfahrungen fertig wurden. Die Daten zeigen, daß die Ehemänner sich in einem ähnlichen Prozeß befanden, der in der Rollentheorie „Abfedern" genannt wird. In dieser Rolle filterten und reduzierten sie den Streß des „Von-einem-Tag-zum-anderen-Lebens", um ihre Frauen zu schützen, und sie wendeten darüber hinaus Strategien für den Selbstschutz an, um ihre Selbstkontrolle, Gesundheit und Energie aufrechtzuerhalten. Die Ergebnisse dieser Studie lassen klar erkennen, daß ein Bedarf an Pflegepersonal besteht, das den gesunden Ehegatten, den „wichtigsten Helfer", dabei unterstützt, seine wichtige Rolle innerhalb der Familie aufrechtzuerhalten, während er mit der Reaktion seiner Frau auf die Chemotherapie umgehend muß. Wilson und Morse (1991) vertreten die Ansicht, daß das Modell, wenn es als Mittel der Einschätzung benutzt wird, dem Pflegepersonal helfen kann, geeignete Interventionen ausfindig zu machen, die den Ehemann in seiner Rolle unterstützen.

Die angeführten Beispiele geben die Antwort auf eine Frage, die Sie sich vielleicht schon die ganze Zeit stellen: Wie lassen sich die theorie- und forschungsbezogenen Lehrinhalte Ihres Kurses mit Ihrer praktischen Arbeit verbinden? Die aus den oben erwähnten Studien gewonnenen Daten haben die gesellschaftlichen und praxisbezogenen Implikationen klar bewiesen. Die Studie von Brooten et al. (1986) hat Daten ergeben, durch die eine innovative Pflegeintervention für Säuglinge mit sehr niedrigem Geburtsgewicht anschaulich dargestellt wird; dieses Verfahren war kostengünstig *und* sicherte erstklassige Ergebnisse bei den Säuglingen. In einer Zeit, in der die Kosten für die Gesundheitsfürsorge in die Höhe schießen, haben empirisch gestützte Programme, die kostengünstig sind, ohne die Qualität zu vernachlässigen, große Bedeutung. In Anbetracht der öffentlichen Besorgnis über gesundheitliche Probleme bei Frauen sowie über den physischen, emotionalen und finanziellen Streß bei schweren Krankheiten in einer Familie, hat die Studie von Wilson und Morse (1991) wichtige Daten über das Drei-Stufen-Modell geliefert. Anhand dieses Modells können die Erfahrungen des Ehemannes während der Chemotherapie seiner Frau nachvollzogen werden. Es kann eingesetzt werden, um eine Behandlung zu planen, die dem Ehemann hilft, seiner wichtige Rolle in diesem streßbeladenen Prozeß gerecht zu werden.

An dieser Stelle könnte man logischerweise fragen, wie eine Ausbildung in Pflegeforschung die Theorie mit der Praxis verbinden will. Zwei Antworten sind möglich. Die erste lautet: Die Ausbildung bewirkt, daß Sie den Forschungsprozeß verstehen und richg einschätzen können, so daß Sie selbst an Forschungsarbeit teilnehmen können. Die zweite lautet: Die Ausbildung *muß* bewirken, daß Sie Forschungsergebnisse auf intelligente Art und Weise anwenden können. Eine Forschungsanwenderin nutzt die Forschung und wendet sie aktiv an. Eine wirklich gute Forschungsanwenderin muß grundlegendes Wissen über ein relevantes Thema besitzen, die Fähigkeit haben, Informationen scharf voneinander zu trennen, sie logisch auszuwerten und die gewonnenen Erkenntnisse anzuwenden. Um Forschungsergebnisse in der Praxis richtig beurteilen und anwenden zu können, muß man keine Studien durchführen. Um Ergebnisse intelligent nutzen zu können, muß die Krankenschwester vielmehr den Forschungsprozeß verstehen und das nötige kritische Urteilsvermögen entwickeln, um den Wert und die Bedeutung von Ergebnissen einzuschätzen, bevor sie diese in der Praxis anwendet.

Die Rollen des Pflegepersonals beim Forschungsprozeß

Das Pflegepersonal kann beim Forschungsprozeß vielfältige Rollen übernehmen. Die Entwicklung von Forschungsaktivitäten für Krankenschwestern mit unterschiedlicher Vorbildung kann als ein großer Erfolg der Pflegeforschung betrachtet werden (Fawcett, 1984a; McBride, 1988).

AbsolventInnen von Pflegeprogrammen mit „Associate Degree" (Vorsemesterprogramm) sollten eine klare Vorstellung von dem Wert und der Bedeutung der Forschung für die Pflege haben. Innerhalb eines vorgegebenen Rahmens könnten sie helfen, Problembereiche in der Pflegepraxis aufzudecken, Daten zu sammeln und zusammen mit einer fachlich ausgebildeten Krankenschwester Forschungsergebnisse richtig anzuwenden (ANA, 1989).

Krankenschwestern mit „Bachelor Degree" müssen Forschungsergebnisse gut anwenden können, das heißt, sie müssen in der Lage sein, jeden einzelnen Schritt des Forschungsprozesses und seine Beziehung zu jedem anderen Schritt zu verstehen. Ein solches Verständnis schließt ebenfalls die Kenntnis der Standards hinreichend begründeter Forschung ein; darüber hinaus ist ein solches Verständnis unabdingbar für das kritische Lesen und Verstehen von Forschungsberichten, wenn es darum geht, die Validität und den Wert von Studien zu überprüfen. Durch die kritische Beurteilung auf der Grundlage spezieller Kriterien, die alle Aspekte einer Forschungsarbeit abdecken, können Krankenschwestern Forschungsergebnisse interpretieren, auswerten sowie deren Glaubwürdigkeit überprüfen. Dabei muß die Krankenschwester unterscheiden können zwischen einer Idee, die interessant ist, jedoch vor der Implementation in der Praxis weiterer Untersuchung bedarf, und Ergebnissen, die hinreichend abgesichert sind und somit für die Anwendung infrage kommen (ANA, 1989; Buckwalter, 1992; Massey und Loomis, 1988).

Das Verstehen des Forschungsprozesses und ein kritisches Urteilsvermögens ermöglichen den Zugang zu einer Vielzahl von Informationen, die einerseits das Wissen des Pflegepersonals erweitern, andererseits sinnvoll in der Praxis eingesetzt werden können mit dem Ziel, wissenschaftlich fundierte Pflegearbeit zu leisten (Batey, 1982; Duffy, 1987). HochschulabsolventInnen mit „Bachelor Degree" übernehmen beim Forschungsprozeß also die Rolle des gut informierten Anwenders. Diese Rolle fördert die Integration von Forschung und klinischer Praxis.

Man darf diese Rolle nicht für unbedeutend halten, denn das ist sie keineswegs. Fawcett (1984b) stellt fest, daß wir die Behauptung nur allzu gut kennen, Forschung sei ein Spezialgebiet von Forschern „im Elfenbeinturm". Sie stellt jedoch weiter fest, daß letztendlich die leitende Pflegekraft verantwortlich dafür ist, daß Ergebnisse aus der Pflegeforschung und verwandten Disziplinen in der klinischen Praxis angewandt werden. Um solche Forschungsergebnisse richtig anwenden zu können, muß das Pflegepersonal sie verstehen und einer kritischen Bewertung unterziehen. Wenn also die Pflege jemals über eine echte, theoretisch fundierte Praxis verfügen soll, dann wird diese Aufgabe in erster Linie durch Krankenschwestern erfüllt werden, die Forschung anwenden.

HochschulabsolventInnen (Bachelor Degree) sind darüber hinaus verpflichtet, untersuchungsbedürftige Probleme in der Pflege ausfindig zu machen und sich an der Implementation wissenschaftlicher Studien zu beteiligen (ANA, 1989). Forschungsideen oder Fragen, die sich aufgrund von vagen Gefühlen, Ahnungen, Intuition oder durch Beobachtungen von PatientInnen bzw. aus der pflegerischen Arbeit ergeben, kommen häufig gerade von Seiten des Klinikpersonals. Diese Mitteilungen sind oft der Anstoß für weitere Forschungsarbeiten. So machte beispielsweise eine Krankenschwester, die in einer psychiatrischen Abteilung arbeitete, die Beobachtung, daß ein gewisser Prozentsatz bereits entlassener PatientInnen innerhalb von 2 Monaten nach der Entlassung wieder in die psychiatrische Abteilung eingewiesen wurde. Sie bemerkte Unterschiede im Zusammenhang mit der Entlassung und wollte herausfinden, ob die Art der Nachsorge für die erneute Einweisung von Bedeutung war. Dabei interessierte ganz besonders die Tatsache, ob die PatientInnen schon vor der Entlassung Kontakt zu dem Nachsorgetherapeuten oder der Nachsorgeeinrichtung hatten und in welcher Weise dies die Wiedereinweisungsrate beeinflußte. Die Anwesenheit und Unterstützung durch PflegeforscherInnen in der Klinik können leitenden Pflegekräften Anleitung und Hilfe bei der systematischen Untersuchung einer solchen Idee durch ein klinisches Forschungsprojekt vor Ort bieten. Dabei trägt die systematische Sammlung von Daten über ein klinisches Problem zur Weiterentwicklung und Erweiterung der Pflegepraxis bei.

HochschulabsolventInnen (Bachelor Degree) könnten auch in einem inter- oder intradisziplinären Forscherteam mitarbeiten. Solche Krankenschwestern können an einer oder an mehreren Phasen eines solches Projektes teilnehmen. Eine leitende Pflegekraft kann beispielsweise an einer klinischen Forschungseinheit beteiligt sein, in deren festem Plan eine ganz bestimmte Art von Pflege z.B. bei Dekubitalgeschwüren (Wundliegen) oder Harninkontinenz vorgesehen ist. In einer solchen Situation führt die Krankenschwester die Pflege in Übereinstimmung mit dem Pflegeplan durch. Die Krankenschwester kann aber auch an der Sammlung und Aufzeichnung von Daten teilnehmen, die für die Pflegeleistung und für die Reaktion der PatientInnen darauf relevant sind.

Für HochschulabsolventInnen (Bachelor Degree) stellt die Wahrung ethischer Prinzipien in der Forschung, insbesondere wenn es um den Schutz von Menschen geht, eine weitere wichtige Verpflichtung dar. Eine Krankenschwester, die einen Patienten zu betreuen hat, der gemäß einem von der Forschung vorgegebenen Pflegeplan eine antiemetische Medikation unter einer Chemotherapie erhält, müßte sich davon überzeugen, daß der Patient die Information und Zustimmungserklärung unterschrieben hat und daß alle seine Fragen vor Beginn der Behandlung durch das Forschungsteam beantwortet wurden. Eine Krankenschwester, die beobachtet, daß ein Patient eine unerwartete Reaktionen auf die medikamentöse Behandlung zeigt, muß wissen, daß sie keine weitere Gabe mehr verabreichen darf, bevor sie das zuständige Mitglied des Forschungsteams davon unterrichtet hat (siehe Kapitel 13).

HochschulabsolventInnen (Bachelor Degree) haben als Mitglieder eines Berufsstandes auch die Pflicht, ihren KollegInnen ihre Forschungsergebnisse mitzuteilen. Dies kann durch gemeinschaftliche Bekanntgabe der Ergebnisse einer Studie, an der sie teilgenommen haben, geschehen, entweder in Form eines Artikels oder einer Präsentation anläßlich einer Forschungskonferenz oder einer klinischen Konferenz. Es ist auch möglich, daß Sie Ihren KollegInnen die Ergebnisse eines Forschungsberichtes mitteilen, den Sie kritisch geprüft haben und von dessen Wert und möglicher Anwendbarkeit in der Praxis Sie überzeugt sind.

HochschulabsolventInnen mit Masterabschluß oder „Doctor Degree" (höherer Hochschulabschluß) müssen zwar auch erfahrene ForschungsanwenderInnen sein, doch sie werden auch darauf vorbereitet, Forschungsarbeiten entweder in eigener Verantwortung oder in Zusammenarbeit mit anderen durchzuführen.

Für den Masterabschluß werden Krankenschwestern auf eine aktive Rolle in einem Forschungsteam vorbereitet. Sie können also die Rolle eines klinischen Experten übernehmen, der mit einer erfahrenen Forscherin bei der Entwicklung von Forschungsvorschlägen und der Sammlung, Analyse und Interpretation von Daten zusammenarbeitet (ANA, 1989). Krankenschwestern mit dieser Vorbildung können bei Problemen ihr klinisches Fachwissen und ihre Kenntnis der Rahmenbedingungen und Organisationsfragen einbringen und so die Qualität und die Bedeutung der Pflegeforschung steigern. Darüber hinaus können sie ein für Forschung günstiges Klima schaffen. Damit ist gemeint, daß sie einerseits bei der Durchführung von Forschungsarbeiten mit anderen zusammenarbeiten, und andererseits der Pflegeforschung den Zugang zu PatientInnen und Daten erleichtert. Krankenschwestern mit Masterabschluß führen auch wissenschaftiche Untersuchungen durch mit dem Ziel, die Qualität der Pflege vor Ort zu überwachen, und sie leisten Hilfestellung bei der Anwendung wissenschaftlicher Erkenntnisse in der Praxis (ANA, 1989).

Krankenschwestern mit „Doctor Degree" verfügen über die meisten Fachkenntnisse, wenn es um die Bewertung, Planung und Durchführung von Forschungsarbeiten geht. Sie entwickeln theoretische Erklärungen für Phänomene, die für die Pflege relevant sind, sie entwickeln wissenschaftliche Untersuchungsmethoden, und sie setzen analytische und empirische Methoden ein, um Möglichkeiten zur Veränderung oder Erweiterung vorhandener Erkenntnisse zu finden, damit sie in der Pflege anwendbar sind. Krankenschwestern mit dieser Vorbildung können *Grundlagenforschung* und *Angewandte Forschung* betreiben. Tabelle 1-1 gibt eine Definition und ein Beispiel für jede dieser Forschungsarten.

Neben der Rolle als ForscherInnen fungieren solche Krankenschwestern auch als Vorbild und Mentor. In dieser Funktion helfen sie anderen Krankenschwestern, die ihre wissenschaftlichen Fertigkeiten noch entwickeln müssen, durch Anleitung, Anregung und Unterstützung. Sie unterstützen durch Zusammenarbeit und Beratung Behörden sowie Einrichtungen im Ausildungs-, Gesundheits- und im sozialen Bereich bei ihren Forschungsbemühungen. Darüber hinaus haben sie den Auftrag, ihre Forschungsergebnisse der wissenschaftlich interessierten Öffentlichkeit, klinischem Personal und, gegebenenfalls, Laien mitzuteilen. Als Verbreitungsmöglichkeiten bieten sich wissenschaftliche Fachzeitschriften, Fachkonferenzen und die neuen Medien an (ANA, 1989; Downs, 1991; Rockwell, 1992).

Tabelle 1-1 Arten der Pflegeforschung

Forschungsart	Definition	Beispiel
Grundlagenforschung	Theoretische oder „reine" Forschung. Theorien werden aufstellt, überprüft und erweitert. Die Theorien beschreiben, erklären oder prognostizieren die für die Disziplin wichtigen Phänomene ohne Rücksicht auf die spätere Verwendung (Silva, 1986)	Barrets (1989, 1990) Theorie der Stärke basiert auf einem Postulat aus Rogers Theorie des einheitlichen Menschen, die besagt, daß Menschen sich bewußt an Veränderungen beteiligen können. Barret stellte die Behauptung auf, daß Menschen kraft ihrer Stärke die Möglichkeit haben, sich bewußt an Veränderungen zu beteiligen, indem sie ihre Wirklichkeit durch die Aktivierung ganz bestimmter, für die Veränderung wichtiger Potentiale gestalten. Der methodologische Schwerpunkt von Barretts Forschung lag auf der Entwicklung eines Instrumentes zur Bewertung des theoretischen Konstrukts der Stärke.
Angewandte Forschung	„Gibt Antwort auf Fragen, die im Zusammenhang mit der Anwendbarkeit von Grundlagenforschung in der Praxis stehen" (Donaldson und Crowley, 1978); überprüft die durch die Praxis gesetzten Grenzen deskriptiver Theorien, untersucht jedoch nicht die Wirksamkeit von in der Praxis durchgeführten Maßnahmen.	Die Studie von Grey, Cameron und Thurber (1991) über Coping und Anpassung bei Kindern mit insulinabhängigem Diabetes mellitus untersuchte die Unterschiede bei Kindern und Jugendlichen unter dem Aspekt der psychologischen, physiologischen und sozialen Anpassung in Abhängigkeit von dem Stadium der sexuellen Reife, des Coping und des Selbstpflegeverhaltens.

Als wohl wichtigste Konsequenz aus der an der Vorbildung orientierten Darstellung der Forschungsaktivitäten ergibt sich die Notwendigkeit einer guten Zusammenarbeit innerhalb der Pflege. Nicht alle Krankenschwestern müssen oder sollten Forschung betreiben, jedoch können alle irgendeine Rolle innerhalb des Forschungsprozesses übernehmen. Krankenschwestern aller Ausbildungsstufen müssen den Forschungsprozeß als einen Vorgang betrachten, der einen *integralen Wert* für die zunehmende Professionalität in der Pflege hat, und zwar unabhängig davon, ob sie ForschungsanwenderInnen sind oder selbst Forschung betreiben.

Fachleute müssen sich die Zeit nehmen, Forschungsstudien zu lesen und sie auf der Grundlage der Standards für wissenschaftliche Forschung zu bewerten. Der Prozeß der kritischen Bewertung dient der Aufdeckung von Stärken und Schwachstellen in einer Studie. Krankenschwestern müssen bedenken, daß keine Studie perfekt ist; sie sollten die Schwachstellen feststellen, aber alles andere, was brauchbar ist und sich für die eventuelle Anwendung in der klinischen Praxis eignet, annehmen.

Historischer Überblick

Die Geschichte der Pflegeforschung wurde von vielen Veränderungen und Entwicklungen geprägt. Der Grundstein für die nachfolgenden Entwicklungen wurde im späten neunzehnten und in der ersten Hälfte des zwanzigsten Jahrhunderts gelegt. Es würde den Rahmen dieses Kapitels sprengen, wollte man die wesentlichen Stadien der Entwicklung der Pflegeforschung und die Arbeit der vielen hervorragenden ForscherInnen, insbesondere in den achtziger und neunziger Jahren, aufgreifen. Eine Überprüfung der zahlreichen Pflegefachzeitschriften liefert weitere Beweise für die Bemühungen dieser PflegeforscherInnen. Die Kästen auf den Seiten 15–21 geben einen Überblick über wichtige Ereignisse, die die Voraussetzungen für die Vielfalt der gegenwärtigen Bestrebungen in der Pflegeforschung geschaffen haben.

Das neunzehnte Jahrhundert – Nach 1850

In der Mitte des neunzehnten Jahrhunderts begann sich die Pflege als eigenständige Disziplin durch die Ideen und Tätigkeiten von Florence Nightingale zu etablieren. Ihre Konzepte bildeten nicht nur die Grundlage für die gegenwärtigen Prioritäten in der Pflegeforschung, sie stimmen auch damit überein. Die Förderung der Gesundheit, die Verhütung von Krankheiten und die Pflege der Kranken waren zentrale Anliegen ihrer Arbeit. Nightingale vertrat die Auffassung, daß die systematische Sammlung und Untersuchung von Daten für die Pflege unverzichtbar sei. Ihre Sammlung und Analyse von Daten über den Gesundheitszustand der britischen Soldaten während des Krimkrieges führten denn auch zu einer Reihe von Reformen in der Gesundheitsfürsorge (Palmer, 1977). Nightingale stellte auch die Notwendigkeit der Bewertung von Ergebnissen der pflegerischen und medizinischen Betreuung fest (Nightingale, 1863); zudem verfügte sie über Fachkenntnisse in der Statistik und in der Epidemiologie. Nightingale bemerkt dazu: „Statistik ist Geschichte in Ruhe, Geschichte ist Statistik in Bewegung“ (Keith, 1988). Abgesehen von der Arbeit Nightingales wurde in den frühen Jahren der Entwicklung der Pflege anscheinend nur wenig geforscht. Dies liegt vielleicht zum Teil daran, daß Krankenpflegeschulen in den USA sich gerade erst zu etablieren begannen, daß die Ausbildung in den Schulen unterschiedlich war und die Pflege gerade erst angefangen hatte, ihr Schicksal in die eigenen Hände zu nehmen.

Das zwanzigste Jahrhundert – Vor 1950

Die Pflegeforschung hat sich in der ersten Hälfte des zwanzigsten Jahrhunderts hauptsächlich auf die Pflegeausbildung konzentriert, aber es wurde auch patienten- und fachbezogen geforscht. Die ersten Bemühungen in der ausbildungsbezogenen Pflegeforschung wurden von Vorkämpferinnen wie Lavinia Dock (1909), Anne Goodrich (1932), Adelaide Nutting (1912, 1926), Isabel Hampton Robb (1906) und Lillian Wald (1915) unternommen. Nuttings *Die Ausbildung und die berufliche Stellung von Krankenschwestern* (1907) sowie Nutting und Docks *Die Geschichte der Pflege* (1907) waren die ersten Studien auf dem Gebiet der Pflege und Pflegeausbildung. Diese Pionierarbeiten bestehen

Historischer Überblick

Neunzehntes Jahrhundert – Nach 1850

1852 Nightingale schreibt *Cassandra.*
1855 Nightingale erforscht und berechnet die Todesraten der Briten im Krimkrieg und entwickelt auf der Basis der Daten Pläne, um der kriegsbedingten Überbelegung entgegenzuwirken.
1859 Veröffentlichung von Nightingale's *Aufzeichnungen zu den Themenbereichen Gesundheit, Leistungsfähigkeit und Verwaltung der Krankenhäuser durch die britische Armee* und *Schriften über das Krankenhauswesen.*
1859 Veröffentlichung von Nightingale's *Schriften zur Krankenpflege.*
1860 Nightingale gründet die „St. Thomas's Hospital School of Nursing" in England.
1861 Nightingale entwickelt ein Kostenrechnungssystem für die „Army Medical Services".
1872 Die ersten Pflegeschulen in den USA nehmen ihren Betrieb auf: „New England Hospital for Women und Children", Boston; „Women's Hospital", Philadelphia.
1893 Lillian Wald und Mary Brewster richten den „Henry Street Visiting Nurse Service" ein.
1899 Gründung des „International Council of Nurses".

Zwanzigstes Jahrhundert – Vor 1950

1900 – 1909
1902 Lavinia Dock berichtet über das von Lillian Wald begonnene Experiment zur kostenlosen Gesundheitsvorsorge bei Schulkindern.
1900 Das *American Journal of Nursing* wird herausgegeben.
1909 Pflegeprogramme werden am „Teacher's College" der „Columbia University" und an der „University of Minnesota" angeboten.
1909 „Die Gemeindeschwester in den Vereinigten Staaten", von Waters eingeführt.

1910 – 1919
1912 Gründung der „American Nurses' Association".
1914 Die „Metropolitan Life Insurance Company" verpflichtet Krankenschwestern vertraglich, Daten über Gesundheitsprobleme und Tuberkulose zu sammeln.

1920 – 1929
1923 Veröffentlichung des „Goldmark Report".
1923 Pflegeprogramme werden an den Universitäten „Yale" und „Case Western Reserve" angeboten.
1924 Die ersten Pflegeprogramme (doctoral degree) werden am „Teacher's College" der „Columbia University" angeboten.
1926 Von 1926 bis 1934 tritt das „Committee on Grading of Nursing Schools" zusammen.
1927 Die Krankenschwester Edith S. Bryan erhält als erste den Doktortitel in Pflegewissenschaft von der „John Hopkins University".

aus Dokumentationen, die mit dem Ziel zusammengetragen wurden, die Pflegeausbildung zu reformieren und die Pflege als lebensfähigen Beruf zu etablieren.

Dem stetigen Bedarf nach Reformen in der Pflegeausbildung kam die richtungsweisende Studie über Pflege und Pflegeausbildung in den USA nach, die unter dem Namen „Goldmark Report" bekannt wurde (1923). Mit der „Rockefeller Foundation" als Sponsor wurde das „Committee on Nursing and Nursing Education" (Kommission für Pflege und Pflegeausbildung) mit den nötigen Mitteln versehen, um auf nationaler Ebene das Ausbildungsniveau in den Fakultäten sowie die klinische Erfahrung der Pflegedienstleistenden, der Krankenschwestern im privaten Pflegedienst und im öffentlichen Gesundheitswesen und der PflegestudentInnen sorgfältig zu überprüfen. Der Bericht stellte vielfältige Mängel und eine grundverschiedene Vorbildung auf allen Ebenen der Pflege fest. Diese und andere in der ersten Hälfte des Jahrhunderts durchgeführte Studien empfahlen eine Reformierung der Pflegeausbildung und, was noch wichtiger war, ihre Verlagerung in die Universitäten.

Klinisch orientierte Forschung kam dann in der ersten Hälfte des Jahrhunderts auf und konzentrierte sich vornehmlich auf Morbiditäts-und Mortalitätsraten, die im Zusammenhang mit Lungenentzündung und verseuchter Milch standen (Carnegie, 1976). Einige dieser Projekte führten zur Entwicklung von Pflegeplänen für PatientInnen und zum Einsatz von Pflegepersonal in den Gemeinden. Ein von Wald und Dock im Jahre 1902 durchgeführtes Experimentalprojekt hat bewirkt, daß PflegelehrerInnen in den Schulen der Stadt New York und anschließend auch in anderen Städten eingesetzt wurden (Roberts, 1954). Obwohl Linda Richards, die erste ausgebildete amerikanische Krankenschwester am Bellevue Hospital, keine formale Forschung betrieb, war sie die erste Krankenschwester, die schriftliche Aufzeichnungen über die Pflege von PatientInnen aufbewahrte. Diese Aufzeichnungen wurden von der Ärzteschaft für ihre Untersuchungen benutzt (Carnegie, 1976).

Im Jahre 1913 erforschte das „Committee on Public Health Nursing" der „National League of Nursing Education" (NLNE) Kindersterblichkeit, Blindheit und Probleme bei der Geburtshilfe. Die Kommission rief die Pflege dringend dazu auf, ihre Rolle bei der Verhütung von Krankheiten und der Förderung der Gesundheit durch die Anwendung wissenschaftlicher Erkenntnisse deutlich zu machen.

Auf Betreiben von Isabel M. Stewart wurde in den zwanziger Jahren der erste Pflegeforschungskurs entwickelt, und StudentInnen wurden in Pflegeforschung unterrichtet (Henderson, 1977). Der Kurs „Vergleichende Pflegepraxis", der zuerst von Smith und später von Henderson geleitet wurde, führte die StudentInnen in die Methodik der wissenschaftlichen Untersuchung ein. Die StudentInnen wurden ermuntert, alle Aspekte der Pflege in Zweifel zu ziehen und Laborexperimente durchzuführen, wie beispielsweise die Messung des Sauerstoffgehalts in einem Sauerstoffzelt während der Patient im Bett ganz gewaschen wird. Damit sollte festgestellt werden, ob der Sauerstoffgehalt unter ein therapeutisches Niveau absinkt. Ebenfalls in dieser Zeit erschienen im *American Journal of Nursing* (AJN) Fallstudien. Diese wurden als Lehrmittel für StudentInnnen und als Dokumentation des Krankheitsverlaufs der PatientInnen benutzt (Gortner und Nahm, 1977). Um die Angemessenheit der Methodik zu beurteilen, wurden wissenschaftliche Kriterien angewandt. (Gortner und Nahm, 1977).

Weitere praxisbezogene Forschungsarbeiten befaßten sich unter anderem mit der Verbesserung von Pflegetechniken (Clayton, 1927), Handwaschverfahren (Broadhurst et

Historischer Überblick

1930 – 1939

1934 Die „New York University“ bietet einen Studiengang in Pflege (doctoral degree) an.
1934 Gründung der „Nightingale International Foundation“.
1936 Finanzielle Unterstützung der Pflegeforschung durch „Sigma Theta Tau“, „National Honor Society for Nursing“.

1940 – 1949

1948 *Nurses for the Future – The Brown Report* wird veröffentlicht.
1948 Die „Division of Nursing“ des „United States Public Health Service“ führt die Pflege betreffende Erhebungen durch und veröffentlicht einen Leitfaden für die Durchführung der Pflegeforschung.

Zwanzigstes Jahrhundert – Nach 1950

1950 – 1959

1950 Die „American Nurses' Association“ legt einen Gesamtplan für die Forschung fest, 1951-1956.
1952 Gründung der „National League for Nursing“.
1952 *Nursing Research* wird herausgegeben.
1953 *Nursing Outlook* wird herausgegeben.
1953 Gründung des „Institute of Research und Service in Nursing Education“ am „Teacher's College“ der „Columbia University“.
1955 Gründung der „American Nurses' Foundation“.
1956 Der „United States Public Health Service“ gewährt der Pflegeforschung finanzielle Unterstützung.
1956 Forschungsstipendien (für Doktoranden) werden erstmals vergeben.
1957 Eine Abteilung für Pflegeforschung wird am „Walter Reed Army Hospital“ eingerichtet.
1957 „Western Council on Higher Education in Nursing“ (WCHEN) unterstützt „Western Interstate for Higher Education“ (WICHE) finanziell, um die Graduierung in der Pflegeausbildung und ganz besonders in der Pflegeforschung zu steigern.
1958 Veröffentlichung der Studie über Pflegepersonal von Abdellah und Levine.
1959 Der „Research and Studies Service“ der „National League for Nursing“ (NLN) wird eingerichtet.
1959 Die „University of Washington“ und die „University of California“ in Los Angeles erhalten die ersten Zuschüsse für die Pflegeforschung.

1960 – 1969

1962 „American Nurses' Association“ gibt Plan für die Pflegeforschung heraus.
1962 Programm zur Ausbildungsbeihilfe für Studenten der Pflegewissenschaften wird in die Wege geleitet.
1962 *Nursing Forum* wird herausgegeben.
1963 *International Journal of Nursing Studies* wird herausgegeben.

al., 1927) und Techniken der Desinfinzierung von Thermometern (Ryan und Miller, 1932). Klinische Untersuchungen dieser Art und im Anschluß daran Studien über Pflegepersonal und die Pflegeausbildung wurden während der ersten Hälfte des Jahrhunderts durchgeführt.

Gesellschaftliche Veränderungen sowie der zweite Weltkrieg wirkten sich auf alle Aspekte der Pflege und auch auf die Forschung aus. Es wurde dringend Pflegepersonal gebraucht: Vermehrte Einweisungen ins Krankenhaus und der Bedarf des Militärs führten zu Personalknappheit. Im Jahre 1943 wurde das „U.S. Cadet Nurses Corps“ ins Leben gerufen, nachdem das Gesetz zur Pflegepraxis von 1943 verabschiedet worden war. Das Corps unterstützte das Pflegepersonal und stellte nach dem Krieg Informationen für die Planung der Pflegeausbildung bereit. Während des Krieges beschäftigten sich die Untersuchungen mit dem Krankenhausmilieu, dem Status der Pflege, der Pflegeausbildung und mit Personalengpässen in der Pflege.

Nach dem Krieg begann die Pflege wie auch die übrige Welt, sich und ihre Ziele einer Neubewertung zu unterziehen. Im Jahre 1948 erschien das Buch *„Die Pflege der Zukunft“* von Esther Lucille Brown. Dies war der krönende Abschluß einer dreijährigen Studie, die von der „Carnegie Foundation“ mit Mitteln ausgestattet wurde. In diesem Bericht wurden noch einmal das Problem der unterschiedlichen, durch die Ausbildung bedingten Voraussetzungen beim Pflegepersonal sowie die Notwendigkeit der Verlagerung der Ausbildung in die Universitäten thematisiert; außerdem enthielt der Bericht eine aktualisierte Beschreibung der Pflegepraktiken. Eine Reihe von Studien über Rollen und Erfordernisse in der Krankenpflege waren die Folge dieses Berichts von Brown. In der Zeit unmittelbar nach dem Krieg führten viele Staaten ebenfalls Studien über Erfordernisse und Möglichkeiten in der Krankenpflege durch (Simmons und Henderson, 1964).

Das zwanzigste Jahrhundert – 1950 bis 1980

In den fünfziger Jahren erlebte die Pflegeforschung ihre Blütezeit. Mit den Entwicklungen in diesem Jahrzehnt wurde der Grundstein für den derzeitigen Wissensstand der Pflegeforschung gelegt. Die Zahl der Einrichtungen, ob mit graduiertem oder nichtgraduiertem Abschluß in den Ausbildungsprogrammen, nahm zu, und die Ausbildungsprogramme sahen forschungsbezogene Kurse vor. Das Wissen um den Wert und den Nutzen der Forschung, die bei führenden Köpfen in der Pflege volle Anerkennung fand, drang langsam zu den verschiedenen Ebenen der Pflege durch. Ebenfalls in diese Zeit fiel die Gründung des *Journal of Nursing Research,* das der Förderung der Pflegeforschung gewidmet war. Im Jahre 1955 wurde die „American Nurses' Foundation“ als Forschungszentrum ausgewählt; die Leserschaft der Veröffentlichungen dieses Zentrums bestand aus Empfängern und Verwaltern von Forschungsgeldern. Ebenso wurde im Jahre 1954 innerhalb der ANA überregional eine ständige Kommission für Forschung und Studien gebildet. Diese Kommission hatte die Aufgabe, Forschungsarbeiten und Studien, die im Zusammenhang mit den Funktionen des Verbandes standen, zu planen, zu fördern und zu leiten (See, 1977). Eine weitere Aufgabe der Kommission bestand darin, Informationen zu sammeln und zu vereinheitlichen, um den Ausschuß der ANA regelmäßig über den Personalbestand auf dem Laufenden zu halten. Zur gleichen Zeit stiftete der „Commonwealth Fund“ der „National League of Nursing“ (NLN) Geldmittel zur Unterstützung

Historischer Überblick

1963 Bericht der *Surgeon General's Consultant Group on Nursing* wird veröffentlicht.
1963 Lydia Hall veröffentlicht Studie über chronisch Kranke im „Loeb Center".
1965 „American Nurses' Association" finanziert Tagungen zum Thema „Pflegeforschung".
1969 Einrichtung des ersten Pflegeforschungszentrums am „Wayne State University College of Nursing"

1970 – 1979

1970 Maßnahmenkatalog – Veröffentlichung des *Lysaught Report.*
1971 Beratende Versammlung der PflegeforscherInnen innerhalb der „American Nurses' Association" wird ins Leben gerufen.
1974 Der „Western Council on Higher Education in Nursing" legt ein Ziel von fünf Jahren fest, um den Anteil der Forschung in der Pflege zu verdreifachen.
1974 Die „Commission on Nursing Research" der „American Nurses' Association" fordert, StudentInnen unterschiedlicher Ausbildungsstufen an der Forschung zu beteiligen und die klinische Forschung voranzutreiben.
1975 Die „American Nurses' Association" sagt vor dem „President Gerald Ford's Panel on Biomedical Research" aus.
1976 Veröffentlichung eines Berichts der ANA über Trends in der Pflegeforschung: *Research in Nursing: Toward a Science of Health Care.*
1976 Die „National Leage for Nursing" legt Kriterien für Pflegeforschungskurse von StudentInnen in B.S.N.- Programmen fest.
1978 *Research in Nursing und Health* wird herausgegeben.
1978 *Advances in Nursing Science* wird herausgegeben.
1979 *Western Journal of Nursing Research* wird herausgegeben.
1979 Haller, Reynolds und Horsley veröffentlichen Kriterien für die Anwendung von Forschungsergebnissen.

1980 – 1989

1980 Die „Commission on Nursing Research" der „American Nurses' Association" legt die Prioritäten in der Forschung für die achtziger Jahre fest.
1983 Das medizinische Institut schließt den Bericht *Pflege und Pflegeforschung: Öffentliche und private Maßnahmen* ab.
1986 Das „National Center for Nursing Research" wird in den „National Institutes of Health"eingerichtet.
1987 *Scholarly Inquiry for Nursing Practice* und *Applied Nursing Research* werden herausgegeben.
1988 *Nursing Science Quarterly* und *Nursing Scan in Research* werden herausgegeben.
1988 Die „Conference on Research Priorities in Nursing Science" (CORP No. 1) legt die Prioritäten in der Forschung fest, die unter dem Namen „National Nursing Research Agenda" bekannt sind.
1989 Das „National Center for Health Services Research" wird in die „Agency for Health Care Policy and Research" (AHCPR) umgewandelt.

von Ausbildung und Weiterbildung in der Forschung. Während der fünfziger Jahren haben diese und andere Organisationen, beispielsweise der „U.S. Public Health Service" (Öffentlicher Gesundheitsdienst), Geldmittel und Personal zur Verfügung gestellt; untersucht werden sollten damit Besonderheiten des Pflegepersonals und der PflegestudentInnen, die Bereitstellung, Organisation und Verteilung von Pflegeleistungen sowie die Arbeitszufriedenheit von Pflegenden.

Die erste Abteilung für praxisorientierte Pflegeforschung wurde am „Walter Reed Army Institute of Research" eingerichtet. Sie war auf chemische Forschung ausgerichtet. Obwohl die Forschung während dieser Zeit auf die Untersuchung des Pflegepersonals und seiner Besonderheiten ausgerichtet war, erhielten die Bereiche der psychiatrischen Pflege und der Mutter-Kind-Gesundheitsfürsorge finanzielle Zuwendungen von der Regierung, um einerseits pflegerische Inhalte, andererseits Ausbildungungsprogramme für die höheren Ausbildungsstufen zu entwickeln. Darüber hinaus wurden auch einzelne Personen finanziell unterstützt, die sich mit der Erforschung des sozialen Umfeld in psychiatrischen Einrichtungen, den Beziehungen zwischen PatientInnen und Personal (Greenblatt et al., 1955; Stanton und Schwartz, 1954) sowie mit der Rolle der Krankenschwester im Umgang mit ledigen Müttern befaßten (Donnell und Glick, 1954).

Gegen Ende der fünfziger Jahre waren die Studien in der Pflege dann auf klinische Probleme ausgerichtet. In einem Gast-Leitartikel, der in *„Nursing Research"* (1956) erschien, wies Virginia Henderson darauf hin, daß die Studien über Pflegepersonal klinische Studien zahlenmäßig 10:1 übertreffen. Weiter stellte sie fest, daß „die Verpflichtung zur Entwicklung einer eigenen Methodik oft als das wesentliche Merkmal eines Berufsstandes angeführt wird" (S. 99).

Folglich wurden in den sechziger Jahren die Prioritäten in der Forschung neu festgesetzt und praxisorientierte Forschung wurde in Angriff genommen. Diese vorrangigen Forschungsinhalte wurden von der „American Nurses' Foundation" und anderen größeren Pflegeorganisationen unterstützt. Allerdings kam die Forschung selbst mit dieser Unterstützung nicht richtig in Gang. Die Begründung liegt vielleicht zum Teil in der mangelnden Vorbildung des Pflegepersonals. War die Vorbildung vorhanden, verfügte das Pflegepersonal jedoch noch nicht über ausreichende Kenntnisse in der Forschungsplanung und -methodik, um selbst Forschungskurse abhalten zu können. Bis vor kurzer Zeit war das Pflegepersonal deshalb auf Mitarbeiter aus verwandten Disziplinen wie Psychologie, Erziehungswissenschaften und Soziologie angewiesen, die diese Kenntnisse hatten und solche Kurse leiten konnten. Heute ist dies gewöhnlich nicht mehr so.

Bei diesem Bedürfnis nach Anleitung wurden viele Studien in den fünfziger und sechziger Jahren mit Unterstützung seitens der Sozialwissenschaften und der Medizin durchgeführt. Ein weiterer Grund für die geringe Forschungstätigkeit war die niedrige Zahl von Pflegepersonal mit „Bachelor Degree" oder höheren Abschlüssen. Obwohl die Immatrikulationen für diese Ausbildungsgänge bis 1960 zunahmen, hatten weniger als 2% des beschäftigten, registrierten Pflegepersonals einen Magisterabschluß und weniger als 7% ein „Bachelor Degree" (ANA, 1960).

Während der sechziger Jahre wurden weiter Studien über Pflege und Pflegepersonal durchgeführt. Zur gleichen Zeit jedoch forderten die Pioniere in der Entwicklung von Pflegetheorien und -modellen, Ida Jean Orlando (1961), Hildegard Peplau (1952) und Ernestine Wiedenbach (1964) die Entwicklung einer theoretisch fundierten Pflegepraxis. Obwohl man mit der Überprüfung ihrer und anderer Theorien gerade erst begonnen hat,

Historischer Überblick

1990er Jahre

1991 Das „National Pressure Ulcer Advisory Panel“ vergibt seine erste Auszeichnung an Nancy Bergstrom.

1991 *Qualitative Health Research* wird herausgegeben.

1992 Kathleen McCormick fordert ergebnisorientierte Forschung.

1992 Die „Conference on Research Priorities in Nursing Science“ (CORP No. 2) tritt zusammen und legt aktualisierte Prioritäten für die Forschung fest.

1992 Das AHCPR veröffentlicht Richtlinien für die klinische Praxis: *Harninkontinenz bei Erwachsenen, Behandlung* von akuten Schmerzen und *Druckgeschwüre bei Erwachsenen.*

1992 Der „Public Health Service“ veröffentlicht *Healthy People 2000.*

1993 Das „National Center for Nursing Research“ gibt einen Bericht über längerfristige Finanzierungsmöglichkeiten heraus mit dem Ziel, die Integration der Bio- und Pflegewissenschaften zu fördern.

1993 Aus dem „National Center for Nursing Research“ wird das „National Institute of Nursing Research“ (NINR).

so hat die frühe Entwicklung dieser Theorien doch bewirkt, daß Krankenschwestern der Pflegepraxis sehr viel kritischer gegenüberstehen.

Gemeinschaftliche, an der Praxis orientierte Forschungsanstrengungen waren in den sechziger Jahren der Anstoß für weitere Forschungsarbeiten von Diers und Leonhard (1966) und Dumas und Leonhard (1963). Diese an der Yale Universität durchgeführten Studien erforschten die Auswirkungen der Unterrichtung von PatientInnen durch Krankenschwestern und den Austausch über Themen wie Klinikaufenthalte, Operationen und Erfahrungen im Berufsleben. Eine andere klassische Studie, Höhepunkt der achtjährigen Arbeit von Glaser und Strauß (1965), untersuchte verschiedene Aspekte der Thanatologie bei sterbenden PatientInnen und ihren SterbebegleiterInnen.

Ein Überblick über die Pflegeforschungsstudien in den sechziger Jahren zeigt, daß klinische Studien langsam die Oberhand gewannen. Diese Studien erforschten ein breites Spektrum von Problemen der Pflege, wie z.B. die Eindämmung von Infektionen, Alkoholismus sowie sensorische Deprivation. Lydia Hall (1963) veröffentlichte die Ergebnisse einer fünfjährigen Studie, die Alternativen zu einer Unterbringung im Krankenhaus für eine ausgewählte Gruppe älterer PatientInnen überprüfte. Diese Studie war Anlaß für die Einrichtung eines ausschließlich von Pflegepersonal betreuten Hauses, das Loeb Center in New York City, das auch heute noch existiert und von Krankenschwestern geleitet wird.

Die ereignisreiche Geschichte der Krankenpflege fand auch in den sechziger Jahren Anerkennung. Mit Hilfe einer von der Regierung gewährten Unterstützung wurde in der Mugar Library der Universität von Boston ein Pflegearchiv eingerichtet, das der Förderung der Pflegeforschung dienen sollte. Im Jahre 1967 fand die erste Konferenz der ANA über Pflegeforschung statt. Eine Gruppe von Pflege- und Lehrpersonal kam zusammen, um über Forschung zu berichten und die vorgestellten Ergebnisse *kritisch zu bewerten.*

Zu Beginn der siebziger Jahre wurde der Bericht der „National Commission for the Study of Nursing and Nursing Education" bzw. der „Lysaught Report" veröffentlicht (1970). Diese Studie, die mit Unterstützung der ANA, NLN und anderen privaten Stiftungen durchgeführt wurde, überprüfte die Pflegepraxis und -ausbildung. Der Bericht kam zu dem Schluß, daß mehr praxis- und ausbildungsorientierte Forschung erforderlich sei und daß die gewonnenen Daten für die Verbesserung von Ausbildungseinrichtungen und Lehrplänen verwendet werden sollten. Die Forderung nach klinisch orientierter Forschung wurde in die Tat umgesetzt. Carnegie (1970) stellte fest, daß der größte Teil der in Pflegefachzeitschriften veröffentlichten Forschungsarbeiten klinisch ausgerichtet ist.

Ebenfalls in den siebziger Jahren stieg die Anzahl der Studiengänge für die höheren Ausbildungsstufen (Master- und Doctor-Programme) an. Durch diese Programme und die Unterstützung von seiten der ANA, NLN, „Sigma Theta Tau" und dem „Western Interstate Council for Higher Education in Nursing" wurden Krankenschwestern gefördert, die sich mit dem Forschungsprozeß vertraut machten und solche, die selbst Forschung betrieben, die der Verbesserung der Pflege diente. In den siebziger Jahren wurden die neueren Fachzeitschriften gegründet, die die Generierung von Pflegetheorien und die Pflegeforschung unterstützten: *„Advances in Nursing Sciences", „Research in Nursing and Health", „The Western Journal of Nursing Research".*

Die achtziger Jahre

Für die Pflegeforschung war dies ein aufregendes und produktives Jahrzehnt. In diesem Zeitraum wurde die Anzahl der Kurse für höhere Ausbildungsstufen, besonders für Doktoranden, erheblich ausgeweitet. Bis 1989 erhielten mehr als 5000 der Doktoranden den Doktortitel. Parallel zu der wachsenden Anzahl von sehr gut ausgebildetem Pflegepersonal stellte die Regierung für die Forschung in Universitäten und in der Praxis auch mehr Unterstützung und finanzielle Mittel bereit. Es gibt viele Zentren für Pflegeforschung in Krankenhäusern und in Ausbildungseinrichtungen. Viele dieser Zentren verfügen über Programme, die eine Brücke zwischen Ausbildung und Praxis schlagen und darüber hinaus Anleitung und Unterstützung bei der Forschungsarbeit gewähren.

Die Möglichkeiten der Verbreitung von Forschungsergebnissen haben ebenfalls zugenommen. Eine Reihe von Fachzeitschriften und anderen kritischen Zeitschriften bietet zusätzlich ein Forum für solche Informationen. Die meisten Pflegeorganisationen verfügen über Forschungsabteilungen, die dazu dienen, Durchführung und Anwendung von Forschung zu fördern.

Die im Jahre 1985 erlassenen Gesetze 99-158 des öffentlichen Rechts sahen die Gründung des „National Center for Nursing Research" (NCNR) vor. Das im Jahre 1986 gegründete NCNR stellte Förderprogramme für Studien bereit, die sich mit der Gesundheitsfürsorge und ihren Ergebnissen befassen. Die Bereiche dieser Programme sind in drei große Gruppen aufgeteilt: (1) Gesundheitsförderung und Krankheitsverhütung, (2) akute und chronische Krankheiten und (3) Pflegesysteme und Spezialprogramme (Hinshaw, 1988). Der „National Advisory Council" des NCNR legte im Jahre 1988 folgende Prioritäten in der Pflegeforschung fest:

1. Pflege von Mutter und Säuglingen mit niedrigem Geburtsgewicht
2. Patienten, Partner und Familien mit HIV-Infektionen
3. Langzeitpflege
4. Behandlung von Symptomen
5. Informationssysteme
6. Gesundheitsförderung
7. Lebenslange Abhängigkeit von Technologie.

In den achtziger Jahren waren die Bemühungen auf die Entwicklung und Weiterentwicklung der Forschung sowie auf die Anwendung von Forschungsergebnissen in der klinischen Praxis gerichtet. Die Entwicklungen und Fortschritte in der Forschung während der achtziger Jahre ließen erkennen, daß die Pflege gerüstet war, um den gesellschaftlichen und beruflichen Anforderungen zu begegnen, mit denen sie sich nun in den neunziger Jahren konfrontiert sieht.

Zukünftige Richtungen – Die neunziger Jahre: Gesundheit 2000

Auch in den neunziger Jahren entwickelt sich die Pflegeforschung weiter. In den USA gibt es 54 Pflegeprogramme für Doktoranden sowie 25 solcher Programme außerhalb der USA; zusätzliche Programme befinden sich noch in der Entwicklung (1992). Die PflegeforscherInnen, die der Führungsebene angehören, richten ihre Bemühungen vornehmlich auf die Entwicklung von klinisch fundierten Ergebnisstudien. Die Möglichkeiten der Forschungsanwendung werden derzeit weiterentwickelt und als vorrangig behandelt (siehe Kapitel 3). PflegeforscherInnen und offizielle Vertreter des Pflegepersonals machen ihren Einfluß auf höchster Ebene geltend: Sie sind an politischen Entscheidungen beteiligt, vertreten ihren Berufsstand vor Expertenausschüssen und bemühen sich um dringend benötigte finanzielle Mittel. Der Überblick über das zwanzigste Jahrhundert hat gezeigt, daß die Pflege tatsächlich der Anforderung gewachsen ist, eine Pflegewissenschaft zu begründen, deren höchstes Ziel die Verbesserung der Gesundheitsfürsorge ist.

Die Bemühungen der Pflegeforschung finden gegenwärtig weitere Anerkennung. Im Juni 1993 wurde das „National Center for Nursing Research" mit Genehmigung der „National Institutes of Health" (NIH) in den Status eines Instituts erhoben. NCNR heißt also jetzt „National Institute of Nursing Research" (NINR). Im nachfolgenden Text wird also das NCNR immer mit NINR bezeichnet.

Das Bemühen um Tiefe in der Pflegeforschung

In einer komplexen, gesundheitsbewußten Gesellschaft wie der unseren, die in steigendem Maße bemüht ist, den Belangen der PatientInnen gerecht zu werden, was Kosten, Qualität, Verfügbarkeit und Zugang zu medizinischer Versorgung anbelangt, ist es von ausschlaggebender Bedeutung, zukünftige Richtungen und Prioritäten in der Pflegeforschung festzulegen (Hinshaw, 1988, 1990).

Offizielle Vertreter der Pflege sind sich völlig einig, daß die Förderung herausragender Leistungen in der Pflegewissenschaft zukünftig absoluten Vorrang haben wird (Hinshaw und Heinrich, 1990; Jennings, 1991; Phillips, 1988; Riegel et al., 1992). Diese Vorrangstellung ist eng mit den Bemühungen der WissenschaftlerInnen dieser Disziplin verknüpft, einen Wissensstandard zu entwickeln, welcher der Pflegepraxis als Leitlinie dienen kann (Hinshaw, 1990).

Eine auf Forschung basierende Praxis spiegelt die besonderen Merkmale der Forschungsarbeit wider, an der sie sich orientiert. Die Qualität der Forschung, die der Pflegewissenschaft als Grundlage dient und die Informationen für die Praxis bereitstellt, hat auch eine Schlüsselfunktion, wenn es um die Prognose von Ergebnissen und um die Verbesserung der Pflege von PatientInnen in unserer Disziplin geht (Hinshaw, 1990). Um dieses Ziel zu erreichen, ist es wichtig, sowohl auf nationaler Ebene als auch international ständig an der Schaffung eines der Forschung förderlichen Umfeldes zu arbeiten (Hinshaw und Heinrich, 1990; Shaver, 1992). In einem solchen Umfeld wird die Anzahl der Krankenschwestern, die aus der Pflege kommen und qualifiziert genug sind, Forschungsarbeiten zu bewerten, zu planen und durchzuführen, ständig steigen. Sie werden dann die „kritische Masse" der Forscher bilden, die an der vordersten Front stehen, wenn es um laufende Entwicklungen und Verfeinerungen unserer wissenschaftlichen Grundlage für die Pflegepraxis geht.

Um die Nutzung vorhandener Mittel zu maximieren und zeitraubende Wiederholungen zu vermeiden, müssen intra- und interdisziplinäre Vernetzungen ähnlicher Bereiche in der Grundlagenforschung und in der angewandten Forschung geschaffen werden (Hinshaw und Heinrich, 1990). Klinische Konsortien werden dabei behilflich sein, allgemeine und spezifische Aspekte der Patientenpflege für die verschiedenen, im Gesundheitsbereich angesiedelten Berufe aufzuzeigen. Durch Cluster-Studien, multizentrische Untersuchungen und Forschungsprogramme wird es leichter sein, Belege für oder gegen eine existierende Theorie zu sammeln und dadurch zur Definition der Grundlagen für die Pflegepraxis beizutragen.

Von Tiefe in der Pflegewissenschaft kann man dann sprechen, wenn reproduzierbare, übereinstimmende Ergebnisse in *einem* eigenständigen Forschungsgebiet vorzuweisen sind. Forschungsprogramme tragen dann zur Tiefe in der Pflegewissenschaft bei, wenn sie eine Serie von Studien in einem ähnlichen Bereich vorsehen, wobei jede dieser Studien auf der vorigen Untersuchung aufbaut, gleichzeitig aber die Problemstellung reproduziert und erweitert wird (Hinshaw, 1990). Die Arbeit von Nancy Bergstrom, der ersten Forscherin, die für ihre multizentrische Studie über die Einschätzung des Dekubitusrisikos in der Pflege von der NINR eine finanzielle Unterstützung über einen Zeitraum von drei Jahren erhielt, ist ein Beispiel für ein solches Forschungsprogramm. In ihrer Studie wurden ca. 1200 PatientInnen in ganz unterschiedlichen Pflegesituationen untersucht. Durch die Studie wurde die „Braden-Skala", die von Barbara Braden zur Bewertung des Dekubitusrisikos entwickelt wurde, weiter validiert. Die Ergebnisse dieser Studie führten zu einer verbesserten Pflege der PatientInnen und letztendlich, weil Komplikationen bei Dekubitusgeschwüren vermieden wurden, zu Kosteneinsparungen bei Hilfsmitteln und zur Verkürzung der Verweildauer im Krankenhaus. Widerspruchsfreie und unter verschiedenen Bedingungen reproduzierbare Ergebnisse schaffen eine für die Praxis relevante und in die Tiefe gehende Wissensgrundlage über die Verhütung von Dekubitalgeschwüren.

Das angeführte Beispiel verdeutlicht den Wert von Replikationen, die in Forschungsprogramme eingebaut sind. Hinshaw (1990) schlägt vor, daß die Übernahme von Forschungsergebnissen in die Praxis, die mit potentiellen Risiken und Vorteilen sowie Kosten für die Implementation verbunden ist, von der Durchführung einer Serie von Wiederholungsstudien mit identischer Methode abhängig gemacht werden sollte. So werden Replikationsstudien zukünftig glaubwürdiger und sie werden eine entscheidende Rolle bei dem Bemühen um Tiefe in der Pflegewissenschaft spielen.

Die Pflegeforschung beschäftigt sich in zunehmendem Maße mit physiologischen und psychologischen Reaktionen auf bereits vorhandene und potentielle Gesundheitsprobleme (Cowan, Heinrich, Lucas, Sigmon und Hinshaw, 1993). Studien, die dem neuesten Stand der Wissenschaft Rechnung tragen wollen, werden sich der Erforschung der Berührungspunkte von Biologiewissenschaften und der sich entfaltenden Wissensgrundlage der Pflege zuwenden. Auch PflegeforscherInnen werden verstärkt Gelegenheit finden, an klinischen Versuchen teilzunehmen. Dies wird die Weichen für die Verbesserung bestimmter Aspekte der Pflege stellen, wie z.B. Bewertung von Symptomen, Behandlung und Interventionen, um körperlichen Beschwerden, wie z.B. Schmerzen, vorzubeugen und sie zu verringern (Hinshaw, 1991).

PflegeforscherInnen werden im Laufe der Zeit ihre Kenntnisse in der Methodik vertiefen. Sie sind dabei, ihre Erfahrungen in der Entwicklung und Anwendung von Computertechnologie beim Forschungsprozeß zu erweitern. Probleme, die mit der Messung oder Bewertung in Zusammenhang stehen, werden stärkere Beachtung finden, wie z.B. die Entwicklung von Instrumenten, mit denen man klinische Phänomene präzise messen kann.

Immer stärker zeichnet sich auch das Bedürfnis ab, wiederholte Messungen vorzunehmen, um klinische Phänomene präzise bewerten zu können. Mit diesem Bedürfnis eng verknüpft ist die Entwicklung nichtinvasiver Methoden, um wichtige physiologische Parameter in einem hochtechnisierten Rahmen zu messen. Diese Methoden können durchaus als eine weitere Form der Mehrfachmessungen zur Einschätzung spezieller klinischer Phänomene angesehen werden. Auch die Entwicklung qualitativer Methoden und neuer qualitativer Computeranalyseprogramme wird vorangetrieben, da qualitative Untersuchungsmethoden immer häufiger in der Forschung Anwendung finden.

PflegeforscherInnen werden für das Design von Forschungsstudien und bei der Ergebnisanalyse neue, verschiedenartige und fortschrittliche Methoden einsetzen. Beispielsweise haben qualitative Forschungsmethoden als eine Form der wissenschaftlichen Untersuchung mehr und mehr an Ansehen gewonnen, tragen sie doch zur Entwicklung von Theorien bei und liefern wichtige deskriptive Daten, die sowohl der klinische Praxis als auch zukünftigen Forschungsstudien die Richtung aufzeigen. Man braucht dabei nur an die Relevanz der Ergebnisse der qualitativen Studien von Beck zu denken (1992, 1993), die die durchlebten Erfahrungen bei Wochenbettdepressionen erforschten. Die Studien belegten, daß die Grundstruktur der Wochenbettdepression, wie sie von den Versuchspersonen beschrieben wurde, sich signifikant von der Struktur unterschied, die sich aufgrund der Fragen aus dem am häufigsten verwendeten Instrument für die Bewertung von Depressionen herauskristallisierte. Beck (1992) schlägt vor, in quantitativen Bewertungsinstrumenten die ganze Skala der möglichen Verhaltensmanifestationen aufzuführen, die dann als Einschätzungsgrundlage der eigenen Depressionssymptome dienen können. Beck schlägt weiter vor, zukünftig bei methodologischer Forschung, die die Entwicklung quantitativer Instrumente speziell für die Bewertung der Wochenbettdepression zum Ziel hat, die Grundstruktur der Wochenbettdepression, wie sie sich aufgrund der Studie darstellt, als Ausgangspunkt zu nehmen. ForscherInnen, die quantitative Untersuchungsmethoden anwenden, werden die Grenzen empirisch gewonnenen Wissens durch den Einsatz fortschrifttlicher Analyseprogramme, die dem Kausalzusammenhang Rechnung tragen, erweitern.

Ergebnisorientierte Forschung

Ein weiterer Trend in der Pflegeforschung ist die Zunahme der ergebnisorientierten Forschung, in deren Mittelpunkt die PatientInnen und das Pflegeleistungssystem stehen (Jennings, 1991). Ergebnisorientierte Studien kommen dem Bedürfnis nach kosteneffektiver Pflege entgegen, die wirksam wird, ohne die Qualität aufs Spiel zu setzen; darüber hinaus bieten sie dem Pflegepersonal eine einmalige Gelegenheit, Forschung zu betreiben, die einen Beitrag zur wissenschaftlichen Grundlage der Pflegepraxis leistet. Wenn eine Pflegeforscherin die Beziehung zwischen einer Intervention und der Auswirkung auf die PatientInnen nachweisen kann, vergrößert sie den Rahmen der Interventionen, die wissenschaftlich fundiert sind *und* die Auswirkungen der Pflegeleistung belegen. Die zu Anfang dieses Kapitels beschriebene Studie von Brooten et al. (1986), die ein innovatives Pflegemodell für Säuglinge mit sehr geringem Geburtsgewicht überprüfte, ist ein klassisches Beispiel für eine ergebnisorientierte Studie, die die Auswirkung der Pflegeleistung belegt.

Bei der Untersuchung von Ergebnissen im Zusammenhang mit Organisationssystemen kristallisieren sich die kostengünstigsten Modelle für erstklassige Gemeinschaftspflegeleistungen heraus. Die Pionierarbeit von Ethridge und Lamb (1989) über Fallmanagement in der Pflege liefert ein Beispiel für ein Forschungsprogramm, das den Prozeß des Fallmanagement beschreiben und seine Auswirkung auf Qualität und Kosten der Pflege von Risikopatienten bewerten soll. Lamb (1992) berichtet, daß eine Serie von Forschungsstudien, in der sowohl qualitative als auch quantitative Ansätze vertreten waren, überzeugend dargelegt hat, daß das bereits erwähnte Modell der gemeindeorientierten Pflege sich positiv auf die qualitätsbezogenen Ergebnisse auswirkt: z.B. größeres Vertrauen in die Selbstpflege und Symptombehandlung, Zufriedenheit der Patienten. Darüber hinaus sind auch Ergebnisse zu verzeichnen, die sich kostengünstig auf z.B. die Verweildauer im Krankenhaus, die Einweisungen ins Krankenhaus und die Inanspruchnahme der Akutabteilung auswirken. Es ist klar, daß das Pflegepersonal die Gelegenheit nutzen muß, anderen Pflegeleistungsanbietern ein Vorbild zu sein, wenn es darum geht zu gewährleisten, daß Ergebnisse in vollem Umfang zur Kenntnis genommen werden.

Programme in der Forschung

Die forschungsbezogene Ausbildung wird eine immer größere Rolle bei der Planung einer Forscherkarriere spielen. PflegeforscherInnen werden mit der Entwicklung von Forschungsprogrammen beauftragt werden, die sowohl mit öffentlichen als auch mit privaten Mitteln finanziert werden. Sie werden auch in regelmäßigen Abständen an Weiterbildungs- und Umschulungsmaßmahmen teilnehmen, für die Stipendien, Subventionen und Zuwendungen vergeben werden. Zum Beispiel gewährt das NINR finanzielle Mittel für wissenschaftliche Studienprogramme, die einen ganz unterschiedlichen Wissensstand voraussetzen, von Doktorandenprogrammen bis hin zur Finanzierung von erfahrenen

WissenschaftlerInnen. Diese Programme sind zum einen darauf angelegt, Fachkenntnisse zu vertiefen und auszuweiten, zum anderen berücksichtigen sie die Tatsache, daß ForscherInnen sich manchmal neues Wissen aneignen müssen, wenn sie den Schwerpunkt ihrer Forschung entwickeln oder verlagern wollen, oder bemüht sind, ihren wissenschaftlichen Background auszuweiten, neue forscherische Fähigkeiten zu erwerben und ihre Kenntnisse in einem verwandten Forschungsgebiet zu erweitern.

Krankenschwestern, die gerüstet sind, die Leitung bei der Durchführung von Forschungsarbeiten zu übernehmen, werden an der Spitze von klinischen Pflegeforschungsabteilungen stehen, deren Zahl ständig zunimmt. Es gibt derzeit mehr als 100 klinische Forschungszentren in nicht weniger als 32 Bundesstaaten der USA. PflegeforscherInnen, die diese Zentren leiten, werden das Pflegepersonal an der Planung und Durchführung von Forschungsprojekten sowie an der kritischen Bewertung vorliegender Untersuchungsdaten beteiligen, bevor diese für Veränderungen der klinischen Praxis benutzt werden. Auch in den Universitäten wird die Anzahl der Pflegeforschungszentren in dem Maße steigen wie Fakultätsmitglieder sich für deren Leitung qualifizieren.

Internationaler Ausblick

Da die Pflegeforschung den Schwerpunkt auf kulturelle Aspekte der Pflege und deren Einfluß auf die Praxis legt, ist die Ausweitung der Forschung auf internationaler Ebene eine ganz natürliche Folge. Der Zugang zu völlig verschiedenen Populationen als Folge der schnellen, weltweiten Verbindungen macht es möglich, bei der Entwicklung und Überprüfung der Pflegewissenschaft viele verschiedene Perspektiven zu berücksichtigen. Der Austausch mit Kollegen aus anderen Ländern bietet vielfältige Möglichkeiten zur Formulierung und Verbreitung von Forschungsthemen (Hinshaw und Heinrich, 1990).

Zusammenschlüsse mit internationalen Organisationen, die sich dem Ziel „Gesundheit für alle“ verschrieben haben, werden natürliche Forschungspartnerschaften bilden. So hat beispielsweise die Weltgesundheitsorganisation (WHO) mit Hilfe der „Pan-American Health Organization“ (Panamerikanische Gesundheitsorganisation) verfügt, daß vier „Collaborating Centers for Research and Clinical Training in Nursing“ (Zentren für Zusammenarbeit in der Forschung und in der klinischen Pflegeausbildung) der WHO in amerikanischen Pflegefachschulen und Pflege-Colleges angesiedelt werden sollen. In diesen Zentren werden Kollegen aus der ganzen Welt in Forschung und klinischer Pflege ausgebildet. Der „International Council of Nurses“ (ICN) und der „Council of Nurse Researchers International Conferences“ (Internationale Konferenz des Rates der PflegeforscherInnen) der ANA sind Beispiele für internationale Pflegeforschungsforen, die Pflegepersonal über Gesundheitsprobleme mit weltweiter Bedeutung informieren sollen. Die Anzahl dieser Foren für die Verbreitung von Forschung wird zunehmen und PflegeforscherInnen in verschiedenen Regionen der Welt herausfordern, Forschungsgemeinschaften zu bilden, innerhalb derer sie Fachwissen austauschen und Möglichkeiten der Weiterbildung und der Durchführung von Forschungsprojekten wahrnehmen können, die in beiderseitigem Interesse liegen. Vielleicht wäre es auch möglich, eine internationale Forschungs-Agenda zu schaffen (Shaver, 1991; University of California, San Francisco, 1992).

Prioritäten in der zukünftigen Forschung

Im Jahre 1992 veröffentlichte das „Department of Health and Human Services" (Ministerium für Gesundheit und Gesundheitswissenschaften) die Kurzfassung des Berichts „Gesundheit 2000". Dieser Bericht, der durch die Zusammenarbeit von 22 Expertenarbeitsgruppen und beinahe 300 nationalen Organisationen inklusive Pflegegremien entstanden ist, enthält 22 Zielsetzungen, welche die Gesundheit ganz allgemein verbessern sollen. In der nationalen Forschungs-Agenda sind Prioritäten aufgeführt, die mit den Zielen der nationalen Gesundheits-Agenda übereinstimmen. Etwa bis zum Jahre 2000 soll in Zusammenarbeit mit Angehörigen anderer Kulturkreise durch ein kosteneffektives, gemeindeorientiertes Pflegeleistungssystem, dessen Schwerpunkt die Primärversorgung und die Vorbeugung bildet, die Vorstellungen von einer erstklassigen Gesundheitsfürsorge verwirklicht werden. Eine der Zielsetzungen beispielsweise ist es, „den körperlichen Mißbrauch von Frauen durch männliche Partner auf nicht mehr als 27 Fälle pro 1000 Paare zu reduzieren" (Ministerium für Gesundheit und Gesundheitswissenschaften, 1990). Mehrere PflegeforscherInnen wie z.B. Campbell (1989a; 1989b; 1991); Campbell, Poland, Waller und Ager (1992); McFarlane (1989, 1991); McFarlane, Anderson und Helton (1987); McFarlane (1992); und Sampselle (1992) haben dieses Gebiet erforscht, theoretische Perspektiven entwickelt und durch Konferenzen einen Erfahrungsaustausch ermöglicht. In mindestens einem Fall hat eine von Campbell und Alford (1989) durchgeführte Studie eine Gesetzesänderung bewirkt.

Bis zum Jahre 2000 wird es einen höheren Anteil von Kindern und älteren Erwachsenen in der Bevölkerung geben, die chronisch krank oder behindert sind. Die gesundheitlichen Probleme von Müttern und Kindern werden auch weiterhin einen Anreiz bieten, wirksam gegen die steigende Mortalitätsrate bei Müttern und Kindern vorzugehen. Menschen, die lebensbedrohende Krankheiten haben, werden mit Hilfe neuer, die Lebensfunktionen unterstützende Technologien leben; dies wird zum einen die stärkere Selbstpflege, zum anderen die familiäre Unterstützung erforderlich machen. Krebs, Herzkrankheiten, Arthritis, chronische Lungenkrankheiten, Diabetes sowie die Alzheimer-Krankheit treten häufig im mittleren und späteren Lebensalter auf. Diese Krankheiten werden einen großen Teil der verfügbaren pflegerischen Möglichkeiten in Anspruch nehmen. Durch schnelle Veränderungen in Technologie und Gesellschaft werden psychische Gesundheitsprobleme entstehen. Alkohol- und Drogenmißbrauch werden weiterhin beträchtliche Ausgaben in der Gesundheitsfürsorge verursachen. Einzelpersonen, Familien und Gemeinden werden die Ausbreitung des erworbenen Immunschwächevirus (HIV) voll zu spüren bekommen, und das Immunschwächesyndrom (AIDS) wird beträchtliche Auswirkungen auf das Pflegeleistungssystem haben. Die Pflege wird in den USA in zunehmendem Maße zu Hause, in Schulen, am Arbeitsplatz und in Versorgungszentren stattfinden. In den nächsten zehn Jahren wird man viele schwierige Fragen der Kosteneindämmung und des Zugangs zur Pflege durch interdisziplinäre Ansätze zu lösen versuchen.

Der Schwerpunkt von Forschungsstudien wird eng verknüpft sein mit klinischen und systembedingten Fragen und Problemen. Vorrangiges Ziel der vom Pflegepersonal durchgeführten Untersuchungen wird die ständige Entwicklung von Erkenntnissen sein, die in der Pflegepraxis genutzt werden können. Folglich werden in der Pflegeforschung solche Arbeiten Vorrang haben, die in der Praxis anwendbare Erkenntnisse speziell für die Gebiete bereitstellen, die in dem Kasten auf S. 29 aufgelistet sind.

Gebiete mit Vorrang in der Pflegeforschung (USA)

Förderung von Gesundheit, Wohlbefinden und Verantwortung für die eigene Gesundheit in allen Altersgruppen
Minimierung oder Verhütung von Gesundheitsproblemen, die die Lebensqualität gefährden und die Produktivität verringern
Sicherung geeigneter Maßnahmen zur Erfüllung der speziellen Pflegebedürfnisse gefährdeter Populationen
Planung und Entwicklung von Pflegesystemen, die erstklassige Ergebnisse und Kosteneffizienz bei der Pflegeleistung nachweisen
Klassifizierung von Phänomenen der Pflegepraxis
Entwicklung eines Instrumentariums zur Bewertung der Ergebnisse in der Pflege
Entwicklung einer integrativen Methodologie zur ganzheitlichen Erforschung des Menschen unter Berücksichtigung der familiären Situation und des Lebensstils
Wahrung ethischer Prinzipien in der Forschung
Bewertung der Effektivität alternativer Ansätze in der Pflegeausbildung
Identifizierung und Analyse historischer und gegenwärtiger Faktoren, die bewirken, daß PflegeexpertInnen an der Entwicklung der nationalen Gesundheitspolitik beteiligt werden

From the National Nursing Research Agenda: CNR invites your input. (1991) *Communicating Nursing Research*, 18(3), 3.

In Anbetracht der Priorität klinisch relevanter Forschungsergebnisse wird die finanzielle Unterstützung von Untersuchungen in steigendem Maße in klinische Forschungsprojekte fließen, die wichtige Bevölkerungsgruppen berücksichtigen. So ist beispielsweise die Tatsache gut belegt, daß Frauen traditionell von klinischer Forschung ausgeschlossen waren. In den größeren Studien, die heute durchgeführt werden, sind Männer die Versuchspersonen, wenn es um die Gesundheit von Erwachsenen geht. Die Ergebnisse solcher Studien wurden von Männern auf alle Erwachsenen übertragen, obwohl Frauen gar nicht vertreten waren (Brink, 1991). Die in Baltimore durchgeführte Längsschnittstudie über den Alterungsprozeß begann im Jahre 1958, bezog jedoch Frauen als Versuchspersonen erst im Jahre 1978 mit ein. Obwohl Frauen heute in den USA 60 % der Bevölkerung ausmachen, die 65 Jahre oder älter sind, enthielt der vielbeachtete, im Jahre 1984 erschienene Bericht über die Studie „Der normale menschliche Alterungsprozeß" keine frauenspezifischen Daten.

Bei farbigen Frauen war die Wahrscheinlichkeit, von Forschungsstudien ausgeschlossen zu werden, sogar noch größer, so daß Forschungsdaten über farbige Frauen äußerst selten sind. Die Verteilung von Mitteln für die Erforschung frauenspezifischer Gesundheitsfragen und -probleme wie z.B. Unfruchtbarkeit, Menopause, Brust- und Eierstockkrebs sowie Osteoporose war alles andere als gerecht. Angesichts dieses nicht zu leugnenden Vorurteils in der Forschung wurde am „National Institute of Health" (NIH) das „Office of Research on Women's Health" gegründet, um die traditionell bestehenden Ungerechtigkeiten bei der Planung von Forschung und der Verteilung von Regierungsmitteln abzuschaffen. Zukünftig wird die Forschung über frauenspezifische Gesundheitsfragen wahrscheinlich mit größzügigeren Mitteln ausgestattet werden.

Anläßlich der letzen Konferenz des NINR (früher NCNR) (NCNR, 1993) über Forschungsprioritäten in der Pflegepraxis wurden folgende Prioritäten für die zukünftige Forschung festgelegt:

- Entwicklung und Erprobung gemeindeorientierter Pflegemodelle, die Zugang, Nutzung und Qualität von Gesundheitsdiensten für ländliche und andere unterversorgte Bevölkerungsgruppen verbessern sollen.
- Beurteilung der Effektivität von pflegerischen Maßnahmen zur Unterstützung gesundheitsfördernder Verhaltensweisen von Menschen, die HIV- und AIDS-gefährdet sind; Beurteilung der Effektivität von Maßnahmen zur Milderung der Auswirkungen der Krankheit bei bereits infizierten Menschen. Besondere Beachtung finden dabei Menschen mit unterschiedlichem kulturellem Hintergrund – insbesondere Frauen. Auf die Notwendigkeit von Messungen wird hingewiesen.
- Entwicklung und Erprobung von Ansätzen, die Verhalten und Umwelt miteinbeziehen, um bei kognitiver Beeinträchtigung Abhilfe zu schaffen.
- Erprobung von Interventionen zur Stärkung der persönlichen Möglichkeiten im Umgang mit chronischen Krankheiten.
- Identifizierung von verhaltensbedingten Faktoren und Erprobung von Interventionen zur Stärkung der Immuunabwehr.

Andere Arten der wissenschaftlichen Untersuchung, wie zum Beispiel die historische, die feministische Perspektive oder die Fallstudie, zeigen die große Vielfalt existierender Methoden der Pflegeforschung auf. Brink (1990) stellt fest, daß die enorme, exponentiell zunehmende Entwicklung in der Pflegeforschung seit den frühen fünfziger Jahren in der Vielfalt methodologischer Ansätze begründet ist, die zur Beantwortung der wissenschaftlichen Fragen dieser Disziplin eingesetzt wurden. Die Pflege muß auch weiterhin darauf achten, daß Kreativität und Vielfalt in der Forschung auf allen Ausbildungsstufen gewährleistet sind und diese fördern als eine Möglichkeit, die Pflegepraxis zukünftig mit wissenschaftlich fundierten Erkenntnissen auszustatten. In dem Maße, wie Möglichkeiten erkannt und Lücken in der Forschung wahrgenommen werden, werden Krankenschwestern sich auf eine Art an der Durchführung, kritischen Bewertung und Anwendung der Pflegeforschung beteiligen, die die Bedeutung der Pflege deutlich werden läßt.

PflegeforscherInnen werden in zunehmendem Maße in politische Planungen einbezogen werden. Hinshaw (1992) stellt fest, daß Disziplinen wie die Pflege, deren Gewicht auf der Behandlung chronischer Krankheiten, der Förderung von Gesundheit und Unabhängigkeit sowie auf der Pflege akut Kranker liegt, eine zentrale Rolle bei der Gestaltung der Gesundheitspolitik spielen werden, da es sich hierbei um Werte handelt, die in der Zukunft besondere Bedeutung erlangen werden. Es werden nur solche Forschungsdaten als aktuell und relevant betrachtet werden, die den Wert von Pflegebedarf und -programmen unter dem Aspekt der vorher erwähnten Aufgaben entweder bestätigen oder widerlegen. Somit wird eine wissenschaftlich fundierte Pflege eine strategische Position haben, wenn es darum geht, Entscheidungen in der Gesundheitspolitik mitzugestalten (DeBack, 1991).

Da das „Informationszeitalter" auch künftig unser Leben bestimmen wird, erlangt die Verbreitung der Pflegeforschung immer größere Bedeutung in der Öffentlichkeit und in Fachkreisen. Forschungsergebnisse werden FachkollegenInnen nach wie vor sowohl im

Rahmen von internationalen, nationalen, regionalen und lokalen Publikationen und Konferenzen als auch in Beratungen und Personalfortbildungsprogrammen zugänglich gemacht. Die Verbreitung von Forschungsergebnissen in der Öffentlichkeit ist ein aufregender Trend der Zukunft, der sich durchzusetzen beginnt. PflegeforscherInnen werden immer häufiger gebeten, bei politischen Anhörungen Bericht zu erstatten und in Kommissionen oder Projektgruppen mitzuarbeiten, die sich mit Pflege befassen. Krankenschwestern wurden gewöhnlich in den Medien selten zitiert, wenn es um gesundheitliche Themen ging, aber auch hier vollzieht sich ein Wandel. Heute nehmen Krankenschwestern und PflegeforscherInnen an Fernsehkonferenzen teil, spielen die Hauptrolle auf dem Bildschirm, geben Interviews im Fernsehen, im Radio und in Printmedien wie Zeitungen und Zeitschriften. Sie haben ihre eigenen Sendungen im Radio und mittlerweile auch im Fernsehen. Die Verbreitung von Forschungsergebnissen durch die öffentlichen Medien bietet eine ausgezeichnete Gelegenheit, Tausende von potentiellen Zuschauern, Zuhörern und Lesern zu erreichen (Rockwell, 1992).

Aus der vorausgegangenen Diskussion wird deutlich, daß die Pflege nicht nur eine Tradition hat, auf die sie stolz sein kann, sondern daß sie auch auf eine herausfordernde und aufregende Zukunft blickt. Sowohl ForscherInnen als auch ForschungsanwenderInnen werden gemeinsame Anstrengungen unternehmen, um Forschungsergebnissen zum Durchbruch zu verhelfen, die sich entscheidend auf die Pflegeleistung und auf die Menschen auswirken werden, die von unserem Engagement für eine wissenschaftlich fundierte Pflegepraxis betroffen sind.

Merksätze

- Pflegeforschung liefert die Basis für die Erweiterung des spezifischen, wissenschaftlich fundierten Standardwissens, das die Grundlage der Pflegepraxis bildet. Die Forschung verbindet Ausbildung, Theorie und Praxis.
- Krankenschwestern werden durch die Ausbildung und die praktische Erfahrung zu guten ForschungsanwenderInnen. Als ForschungsanwenderInnen müssen Krankenschwestern über ein grundlegendes Verständnis des Forschungsprozesses sowie über kritisches Urteilsvermögen verfügen; damit haben sie einen Standard zur Bewertung der Stärken und Schwachstellen von Forschungsstudien, bevor sie diese in der klinische Praxis anwenden.
- In der ersten Hälfte des zwanzigsten Jahrhunderts konzentrierte sich die Pflegeforschung hauptsächlich auf Studien über die Pflegeausbildung, obwohl es auch einige klinische Studien über die Pflege selbst gab.
- In der zweiten Hälfte des zwanzigsten Jahrhunderts erlebte die Pflegeforschung ihre Blütezeit; Studienprogramme wurden erweitert,

Fachzeitschriften für Forschung wurden gegründet, die ANA bildete eine Forschungskommission und die finanzielle Unterstützung für Hochschulausbildung und Pflegeforschung wurde drastisch erhöht. Unabhängig von der Vorbildung hat das Pflegepersonal die Verpflichtung, sich am Forschungsprozeß zu beteiligen. Krankenschwestern mit unteren Hochschulabschlüssen (Bachelor Degree) müssen gute ForschungsanwenderInnen sein. Krankenschwestern mit höheren Hochschulabschlüssen (Master Degree und Doctor Degree) müssen sowohl in der Anwendung als auch in der Durchführung von Forschungsstudien erfahren sein.

- Eine Forschungsgemeinschaft innerhalb der Pflege wird das wissenschaftliche Standardwissen, das die Grundlage für die theoretisch fundierte Praxis bildet, erweitern und weiterentwickeln.
- Auch in der Zukunft wird die Pflegeforschung zur Erweiterung der wissenschaftlichen Grundlage bei der fachmännische Bewertung, Planung und Durchführung von Forschung beitragen, und sie wird eine führende Rolle sowohl im universitären Bereich als auch in klinischem Rahmen spielen. Forschungsgemeinschaften zwischen Ausbildung und Dienstleistung werden vermehrt entstehen. Die Bedeutung von Cluster-Forschungsstudien und Replikationen wird zunehmen.
- Klinische Fragen, Probleme und Ergebnisse werden im Mittelpunkt von Forschungsstudien stehen. Forschungsstudien, die sich schwerpunktmäßig mit der Förderung der Gesundheit, mit der Verringerung negativer Auswirkungen von Gesundheitsproblemen, mit der Sicherung der Pflege für die gesundheitlichen Bedürfnisse gefährdeter Gruppen und mit der Entwicklung kosteneffektiver Pflegeleistungssysteme befassen, werden Vorrang haben.
- Sowohl ForscherInnen als auch ForschungsanwenderInnen werden gemeinsame Anstrengungen unternehmen, die Entwicklung der Pflegeforschung zu fördern und die von der Pflege anvisierten Forschungsziele zu erreichen.

Literatur

Acute Pain Management Guideline Panel (1992). *Acute pain management: Operative or medical procedures and trauma. Clinical Practice guideline* (AHCPR Publication No. 92-0032). Rockville, U.S. Public Health Service, Agency for Health Care Policy and Research.

American Nurses' Association (1960). *Facts about nursing* (pp. 109-116). New York: Author.

American Nurses' Association (1981). *Guidelines forthe investigative function of nurses* (pp. 2-3). Kansas City, MO: Author.

American Nurses' Association (1989). Commission on Nursing Research: Education for preparation in nursing research, Kansas City, MO: Author.

Barret, E.A.M. (1989). A nursing theory of power for nursing practice: Derivation from Rogers' paradigm. In J. Riehl (Ed.), *Conceptual models for nursing practice*, 3rd ed. Norwalk, CT: Appleton & Lange.

Barret, E.A.M. (1990). Rogers' science-based nursing practice. In E.A.M. Barret (Ed.), *Visions of Rogers' science-based nursing.* New York: National League for Nursing.

Batey, M.V. (1982). Research: A component of undergraduate education. In *Evaluating research preparation in baccalaureate nursing education: National conference for nurse educators.* Published proceedings. Ames: University of Iowa of Nursing.

Beck, C.T. (1992). The lived experience of postpartum depression: A phenomenological study. *Nursing Research,* 41(3), 166-170.

Beck, C.T. (1993). Teetering on the edge: A substantive theory of postpartum depression. *Nursing Research,* 42(1), 42-48.

Brink, P.J. (1990). The discipline is the method. *Western Journal of Nursing Research,* 22(3), 432.

Brink, P.J. (1991). Feminist research. *Western Journal of Nursing Research,* 13(3), 304-305.

Broadhurst, J., and others (1927). Hand and brush suggestions for visiting nurses. *Public Health Nursing,* 19, 487-489.

Brooten, D., Brown, L., Munro, B., York, R., Cohen, S., Roncoli, M., & Hollingsworth, A. (1988). Quality-cost model of early hospital discharge and nurse specialist transitional follow-up care. *Image*, 20(2), 64-68.

Brooten, D., Kumar, S., Brown, L., Butts, P., Finkler, S., Bakewell-Sachs, S., Gibbons, A., & Delivoria-Papadopoulos, M. (1986). A randomized clinical tria of early hospital discharge and home follow-up of very-low-birth-weight infants. *New England Journal of Medicine,* 315(8), 934-939.

Brooten, D., Munro, B., Roncoli, M., Arnold, A., Brown, L., York, R., Hollingsworth, A., Cohen, S., & Rubin, M. (1989). Development of a program grant using the quality-cost model of early discharge and nurse specialist transitional follow-up care. *Nursing and Health Care,* 10(6), 315-318.

Brown, E.L. (1948). *Nursing for the future.* New York: Russell Sage Foundation.

Buckwalter, K.C. (1992). Research utilization awards, utilization versus dissemination? *Reflections,* 18(3), 8.

Campbell, J,C. (1989a). A test of two explanatory models of women's responses to battering. *Nursing Research,* 38, 18-24.

Campbell, J.C. (1989b). Women's response to sexual abuse in intimate relationship. *Health Care for Women International,* 8, 335-347.

Campbell, J.C. (1991). Health care system response to family violence. In D. Knudson und J. Miller (Eds.), *Abused and Battered.* New York: Aldine de Gruyter.

Campbell, J.C., & Alford, P. (1989). The effects of marital rape on women's health. *American Journal of Nursing,* 89, 946- 949.

Campbell, J.C., Poland, M.L., Waller, J.B., & Ager, J.A. (1992). Correlates of battering during pregnancy. *Research in Nursing* & Health, 15(3), 219-226.

Carnegie, E. (1976). *Historical perspectives of nursing research*, Boston: Boston University, Nursing Archive, Special Collections.

Clayton, S.L. (1927). Standardizing nursing techniques: Its advantages and disadvantages. *American Journal of Nursing*, 27, 939-943.

Cohen, S., Hollingsworth, A., und Rubin, M. (1989). Another look at psychologic complications of hysterectomy. *Image*, 21(1), 51-54.

Committee on Nursing and Nursing Education in the United States, Josephine Goldmark, sec. (1932). New York: Macmillan.

Cowan, M.J., Heinrich, J., Lucas, M., Sigmon, H., & Hinshaw, A.S. (1993). Integration of biological and nursing sciences: A 10-year plan to enhance research and training. *Research in Nursing & Health*, 16(1), 3-9.

DeBack, V. (1991). Nursing needs health policy leaders. *Journal of Professional Nursing*, 6(2), 69-74.

Diers, D., & Leonard, R.C. (1966). Interaction analysis in nursing research. *Nursing Research*, 15, 225-228.

Dock, L.L. (1900). What we may expect from the law. *American Journal of Nursing*, 1, 8-12.

Donaldson, S.K.., & Crowley, D.M. (1978). The discipline of nursing. *Nursing Outlook*, 26, 113-120.

Donnell, H., & Glick, S.J., (1954). The nurse and the unwed mother. *Nursing Outlook*, 2, 249-251.

Downs, F. (1991). Informing the media. *Nursing Research*, 40(4), 195.

Duffy, M.E. (1987). The research proceßin baccalaureate nursing education: A ten-year review. *Image*, 19, 87-91.

Dumas, R.G., & Leonard, R.C. (1963). The effect of nursing on the incidence of postoperative vomiting. *Nursing Research*, 12, 12-15.

Ethridge, P., & Lamb, G. (1989). Professionl nursing case management improves quality, access and cost. *Nursing Management*, 20(1), 30-37.

Fawcett, J. (1984a). Another look at utilization of nursing research. *Image*, 16, 59-61.

Fawcett, J. (1984b). Hallmarks of success in nursing research. *Advances in Nursing Science*. 1, 1-11.

Glaser, B.G., & Strauss, A.L. (1965). *Awareness of dying* [Observation series]. Chicago: Aldine.

Goodrich, A. (1932). *The social and ethical significance of nursing: A series of address*. New York: Macmillan.

Gortner, S.R., & Nahm, H. (1977). An overview of nursing research in the United States. *Nursing Research*, 26, 10-33.

Graff, B., Thomas, J., Hollingsworth, A., Cohens, S., & Rubin, M. (1992). Development of a postoperative self-assessment form. *Clinical Nurse Specialist*, 6(1), 47-50.

Greenblatt, M., and others. (1955). *From custodial to therapeutic patient care in mental hospitals*. New York: Russell Sage Foundation.

Grey, M., Cameron, M.E., & Thurber, F.W. (1991). Coping and adaption in children with diabetes. *Nursing Research*, 40(3), 145-149.

Hall, L.E. (1963). A center for nursing. *Nursing Outlook*, 11, 805-806.

Haller, K., Reynolds, M., & Horsley, J. (1979). Developing research-based innovative protocols: Process, criteria and issues. *Research in Nursing und Health*, 2, 45.

Healthy People 2000: Summary Report (1992). Department of Health and Human Services. Boston: Jones und Bartlett.

Henderson, V. (1956). Research in nursing practice: When [editorial]. *Nursing Research*, 4, 99.

Henderson, V. (1977). We've „come a long way," but what of the direction? [guest editorial]. *Nursing Research*, 26, 163-164.

Hinshaw, A.S. (1988). The new National Center for Nursing Research: Patient care research program. *Applied Nursing Research*, 1, 2-4.

Hinshaw, A.S. (1990). Nation center for nursing research: A committment to excellence in science. In J.C. McCloskey & H.K. Grace (Eds.), *Current Issues in Nursing* (pp. 357-362). St. Louis: Mosby.

Hinshaw, A.S. (1991). Interfacing nursing and biological science. *Journal of Prefessional Nursing*, 7(5), 264.

Hinshaw, A.S. (1992). The impact of nursing science on health policy. Silver threads: 25 Years of nursing excellence. *Communicating Nursing Research*, 25, 15-26.

Hinshaw, A.S., & Heinrich, J. (1990). New initiatives in nursing research: A national perspective. In R. Bergman (Ed.), *Nursing Research for nursing practice: An international perspective* (pp. 20-37). London: Chapman.

Jennings, B.M. (1991). Patient outcomes research: Seizing the opportunity. *Advances in Nursing Science,* 14(2), 59-72.

Johnson, T.L. (1992). Health research that excludes women is bad science. *Chronicle of Higher Education*, October 14, 1992, B1-2.

Keith, J.M. (1988). Florence Nightingale: Statistician and consultant epidemiologist. *International Nursing Review*, 35(5), 147-149.

Lamb, G.S. (1992). Conceptual and methodological issues in nurse case management research. *Advances in Nursing Science*, 15(2), 16-24.

Larson, E. (1981). Nursing research outside academia: A panel presentation. *Image*, 13, 75-77.

Lindemann, C. (1984). Dissemination of nursing research. *Image*, 16, 57-58.

Massey, J., & Loomis, M. (1988). When should nurses use research findings? *Applied Nursing Research*, 1, 32-40.

McBride, A.B. (1988). Making research an activity for alle nurses. *Reflections*, 14, 2.

McCormick, K. (1992). Areas of outcome research for nursing. *Journnal of Professional Nursing*, 8, 71.

McFarlane, J. (1989). Battering during pregnancy: Tip of an iceberg revealed. *Women and Health*, 15, 69-83.

McFarlane, J. (1991). Violence during teen pregnancy: Health consequences for mother and child. In. B. Levy (Ed.), *Dating violence: Young women in danger.* Seattle: Seal Press.

Mc Falane, J. (1992). Battering in pregnancy. In C.M. Sampselle (Ed.), *Violence against women* (pp. 205-218). New York: Hemisphere.

McFarlane, J., Anderson, E., & Helton, A. (1987). Response to battering during pregnancy: An educational program. *Response*, 10, 23-25.

Mercer, R.T. (1984). Nursing Research: The bridge to excellence in practice. *Image*, 16, 47-50.

National Commission for the Study of Nursing and Nursing Education. (1970). *An abstract for action.* New York: Mc Graw-Hill.

National Nursing Research Agenda: CNR invites your input (1991). *Communicating Nursing Research*, 18(3), 3.

NCNR (1993, March). Priorities resulting from Second Conference on Research Priorities in Nursing Practice. NCNR.

Nightingale, F. (1863). *Notes on hospitals*. London: Longman Group.

Nursing doctoral programs in the United States. (1992). *Reflections*, 18, 14-15.

Nursing research on an international level. (1992). *The Science of Caring*. San Francisco: School of Nursing, University of California at San Francisco, 3(2), 2-6.

Nutting, M.A. (1912). *Educational status of nursing* (Bulletin No. 7). Washington, Dc: U.S. Bureau of Education.

Nutting, M.A. (1926). *A second economic basis for schools of nursing and other addresses*. New York: G.P. Putnam's Sons.

Nutting, M..A., & Dock, L.L. (1907-1912). *A history of nursing* (4 vols.). New York: G.P. Putnam's Sons..

Orlando, I.J. (1961). *The dynamic nurse-patient relationsship*. New York: G.P. Putnam's Sons.

Palmer, I. (1977). Florence Nightingale: Reformer, reactionary, researcher. *Nursing Research*, 26, 84-89.

Panel for the Prediction and Prevention of Pressure Ulcers In Adults. (1992). *Pressure ulcers in adults: Prediction and prevention. Clinical practice guideline* (AHCPR Publication No. 92-0047). Rockville, MD: Public Health

Service, Agency for Health Care Policy and Research.

Pender, N.J. (1992). Environmental compatibility: Accepting the challenge. *Nursing Outlook*, 40(5), 200-201.

Peplau, H.E. (1952). *Interpersonal relations in nursing: A conceptual frame of reference for psychodynamic nursing*. New York: G.P. Putnam's Sons.

Phillips, J.R. (1988). The reality of nursing research. *Nursing Science Quarterly*, 1, 48-49.

Pollock, S. (1986). Top-ranked schools of nursing: Network of scholars. *Image*, 18, 58-60.

Riegel, B., Omery, A., Calvillo, E., Elsayed, N.G., Shuler, P., & Siegal, B.E. (1992). Moving beyond: A generative philosophie of science. *Image*, 24(2), 115-120.

Robb, I.H. (1906). *Nursing: Ist principles and practice for hospitals and private use* (3rd ed.). Cleveland: E.C. Koeckert.

Roberts, M.M. (1954). *American nursing: History and interpretation*. New York: Macmillan.

Rockwell, T. (1992). Emerging role for nurses in health communication. *Reflections*, 18(4), 4-5.

Rogers, M. (1992). Nursing science and the space age. *Nursing Science Quarterly*, 5:1, 27-34.

Ryan, V., & Miller, V.B. (1932). Disinfection of clinical thermometers: Bacteriological study and estimated costs. *American Journal of Nursing*, 32, 197-206.

Sampselle, C.M. (1992). *Violence against women*. New York: Hemisphere.

See, E.M. (1977). The Ana and research in nursing. *Nursing Research*, 26, 165-176.

Shaver, J. (1991). Global perspectives: The ANA and CNR international nursing research conference. *Council of Nurse Researchers Newsletter*, 18(3), 1-6.

Shugars, D.A., O'Neil, E.H., & Bader, J.D. (Eds.). (1991). *Healthy America: Practitioners for 2005: An agenda for action for U.S. health professional schools*. Durham, NC: The Pew Health Professions Commission.

Silva, M.C. (1986). Research testing nursing theory: State of the art. *Advances in Nursing Science*, 9, 1-11.

Simmons, L.W., & Henderson, V. (1964). *Nursing Research: A survey and assessment*. New York: Appleton-Century-Crofts.

Stanton, A.H., & Schwartz, M.A. (1954). *The mental hospital: A study of institutional participation in psychiatric illness and treatment*. New York: Basic Books.

Stetler, C.B., & Marram, G. (1976). Evaluating research findings for applicability in practice. *Nursing Outlook*, 24, 559-563.

Stewart Fahs, P., & Kinney, M. (1991). The abdomen, thigh, and arm as sites for subcutaneous sodium heparin injections. *Nursing Research*, 40(4), 204-207.

Taylor, N., Hutchinson, E., Milliken, W., & Larson, E. (1989). Comparison of normal versus heparinized saline for flushing infusion devices. *Journal of Nursing Quality Assurance*, 3(4), 49-55.

U.S. Department of Health and Human Services. (1992). *Healthy People 2000: Summary report* (Publication No. PH591- 50213). Boston: Jones und Bartlett.

Urinary Incontinence Guideline Panel. (1992). *Urinary incontinence in adults: Clinical practice guideline* (AHCPR Publication No. 92-0038). Rockville, MD: Public Health Serice, Agency for Health Care Policy and Research.

Wald, L.D. (1915). *House on Henry Street*, New York: Henry Holt & Co.

Wiedenbach, E. (1964). *Clinical Nursing: A helping art*. New York: Springer.

2 Der wissenschaftliche Ansatz beim Forschungsprozeß

Harriet R. Feldman, Georgia K. Millor

Lernziele

Nach der Lektüre dieses Kapitels sollten Sie Folgendes können:

- Das Verhältnis zwischen Philosophie und Wissenschaft beschreiben.
- Wichtige Quellen menschlichen Wissens benennen.
- Stärken und Schwächen der wichtigen Quellen menschlichen Wissens gegenüberstellen.
- Die induktive und deduktive Methode des logischen Denkens vergleichen.
- Die Merkmale des wissenschaftlichen Ansatzes benennen.
- Den Begriff „Theorie" definieren.
- Die Beziehung zwischen Theorie und Forschungsmethoden untersuchen.

Schlüsselbegriffe

Annahme
deduktives Denken
Determinismus
empirisch
Forschung
generalisieren
Hypothese
induktives Denken
metaphysisch
Proposition
Theorie
wissenschaftlicher Ansatz

Wie in Kapitel 1 erwähnt, liegt die Bedeutung der Forschung für die Pflege in der Entwicklung einer wissenschaftlichen Grundlage für die Pflegepraxis. Das für die Pflege relevante Wissen stammt aus vielen Quellen, wie z.B. Intuition, Tradition, Versuch und Irrtum, logisches Denken und wissenschaftliche Untersuchung, und es wird aus einer bestimmten philosophischen Haltung heraus entwickelt. Eine Philosophie, die mit den Überzeugungen der Pflege in Einklang steht, bestimmt auch die Richtung der Forschungsansätze in dieser Disziplin.

Dieses Kapitel untersucht die Quellen bzw. den Ursprung menschlichen Wissens sowie die Komponenten des wissenschaftlichen Ansatzes, die den Untersuchungsprozeß bestimmen. Des weiteren werden die Ansätze zu Entwicklung von Theorien sowie die Beziehung zwischen Theorie und Methodik erörtert.

Die Philosophie der Wissenschaft

Philosophen und Wissenschaftler verfolgen das gemeinsame Ziel der Entwicklung und Erweiterung von Wissen. Ihre Ansätze zum Verständnis der Wirklichkeit sind jedoch verschieden. Ein Philosoph setzt Intuition, Schlußfolgerungen, Nachdenken und Introspektion ein, um „den Sinn des menschlichen Lebens, das Wesen des Seins und der Wirklichkeit und Theorien und Grenzen des Wissens" zu untersuchen (Silva, 1977, S. 60). Ein Wissenschaftler dagegen beobachtet, verifiziert, entwirft Definitionen, entwickelt und verifiziert Prognosen und führt Experimente durch, um wissenschaftliche Gesetzmäßigkeiten abzuleiten und die Wirklichkeit zu deuten. Ein weiterer Gegensatz ergibt sich aus der Art der Fragen, die Philosophen und Wissenschaftler stellen. Die Philosophie beschäftigt sich mit abstrakten (*metaphysischen*) Fragen über das Wesen des Seins oder der Wirklichkeit, zum Beispiel „Was ist Wissen?" oder „Sind Menschen von Natur aus gut oder böse?" Die Wissenschaft beschäftigt sich mit *empirischen* Fragen, das heißt, diese Fragen werden aufgrund von Erfahrung und Beobachtung gestellt, wie z.B. „Wie steht X mit Y in Beziehung?" und „Hat die Anwendung von Eis vermindertes Anschwellen der Muskeln zur Folge?"

Die Entwicklung des Wissens über den Gegenstand und die Disziplin der Pflege geht sowohl auf die Philosophie als auch auf die Wissenschaft zurück. Gortner (1990) sagt, daß „die Philosophie die Überzeugungen eines Berufsstandes widerspiegelt und ... die Perspektiven für die Praxis, die Ausbildung und die Forschung liefert" (S. 101). Überzeugungen beeinflussen unser Denken über die Pflege, die Pflegewissenschaft und über das metaphysische oder empirische Wissen, das erforderlich ist, um die Entwicklung der Disziplin zu stützen bzw. voranzutreiben. In dem Maße, wie sich die Disziplin im Laufe der Zeit verändert, wandeln sich auch die Überzeugungen. „Mindestens vier wichtige Richtungen haben (versteckt oder offen) die Philosophie der Pflegewissenschaft beeinflußt: der logische Positivismus sowie die paradigmatische, die evolutionäre und die feministische Denkrichtung" (Riegel et al., 1992, S. 116). Wegen der „mangelhaften Übereinstimmung zwischen existierenden Wissenschaftsphilosophien und praktischen Disziplinen" und in dem Bemühen, „die Pflege in ihrer Komplexität und Vielfalt" (S. 116) darzustellen, schlugen Riegel et al. (1992) eine generative Philosophie vor.

Die Wissenschaftsphilosophie der Pflege wurde von vielen Auffassungen beeinflußt, zum Beispiel von folgenden:

1. Die Wissenschaft ist völlig objektiv, und sie wird durch traditionelle, experimentelle Methoden überprüft (Silva und Rothbart, 1984).
2. Die Wissenschaft ist ein wohlgeordneter, von einer Disziplin akzeptierter und gesteuerter Prozeß, der sich durch einen Umschwung innerhalb der Disziplin verändert (Kuhn, 1970).
3. „...Wissenschaft als ökonomischen Prozeß der Problemlösung, der in einer geordneten, progressiven Art und Weise voranschreitet." (Riegel et al., 1992, S. 116)
4. Wissenschaft ist etwas, das den „Einflüssen von Geschlechtszugehörigkeit, Kultur, Gesellschaft und gemeinsamen Erfahrungen" Rechnung trägt (Riegel et al., 1992, S. 116); Feminismus und kritische Theorieperspektiven sind typische Beispiele dafür.

Folglich werden Ziel und Richtung eines Forschungsprojektes von der Haltung einer wissenschaftlichen Pflegeforscherin gegenüber dem menschlichen Verhalten, der Gesundheit und der Pflege von PatientInnen bestimmt. Wenn eine Forscherin der Ansicht ist, daß gesundheitliche Verhaltensweisen geformt werden können (sie spiegeln die Natur der Menschen wider) und von der Menge der Informationen abhängig sind, über die PatientInnen verfügen, dann werden sich ihre Untersuchungen auf die Auswirkungen verschiedener Lernstrategien auf bestimmte Ergebnisse bei den PatientInnen konzentrieren, z.B. auf Ergebnisse im Zusammenhang mit bestimmten Blutzuckerspiegeln bei PatientInnen mit Diabetes, die ein Lernprogramm absolviert haben. Darüber hinaus helfen der forschenden Wissenschaftlerin logisches Denken und Schlußfolgerungen, um Ideen und Zusammenhänge zu organisieren, zu formulieren und zu verifizieren, ein Prozeß, der als wissenschaftlicher Ansatz bekannt ist. Somit bestimmt also die philosophische Haltung der Forscherin den Rahmen für die zu erforschenden Probleme.

Nach Ansicht von Millor et al. (1992) entwickeln ForscherInnen ihre philosophische Haltung auf der Grundlage von Ausbildung und Erfahrung. Bei der Auswahl eines Forschungsansatzes spielen folgende Bedingungen eine Rolle:

a) Subjektive Wahrnehmung und Lebensauffassung der Wissenschaftlerin, dazu gehört die Bevorzugung einer bestimmten Art des Schlußfolgerns.
b) Das bereits vorhandene, wissenschaftlich fundierte Wissen über die (zu erforschenden) Phänomene.
c) Das spezifische Forschungsziel, d.h. die Entdeckung, Erweiterung und Verifizierung von Informationen über ein Phänomen.
d) Die Fähigkeit, Informationen auf eine Art und Weise zu gewinnen, die als valider, reliabler und aussagefähiger Nachweis des Phänomens akzeptiert wird (S. 6-7).

Als ForschungsanwenderIn können Sie Inhalt, Methoden und Brauchbarkeit eines Forschungsprojektes im Lichte der Philosophie, die eine Forschungsarbeit bestimmt hat, einer kritischen Bewertung unterziehen. Sie könnten beispielsweise folgende Fragen stellen:

Inwiefern trägt die philosophische Sichtweise der Forscherin zur Brauchbarkeit bzw. zum Nutzen der Erforschung der Beziehung zwischen Wissen (durch Lehren) und Verhalten (Untersuchungsergebnis) von Patienten mit Diabetes bei?

Ist die Untersuchung Spiegelbild einer philosophischen Sichtweise der Wirklichkeit als Beziehung zwischen Ursache und Wirkung oder als einer wechselseitigen Beziehung?

Ist sie Spiegelbild einer philosophischen Sichtweise des Menschen, die mit den zur Sammlung und Auswertung von Daten eingesetzten Methoden in Einklang steht?

Was war die Grundlage für die Auswahl des zu untersuchenden Patiententyps?

Weshalb wurden bestimmte Untersuchungsergebnisse ausgewählt?

Wären in dem oben angeführten Beispiel Personen mit kompliziertem Diabetes geeignet oder wäre eine homogenere Stichprobe eine bessere Grundlage, um die Wirksamkeit der Schulungsmethode in Abhängigkeit von der Höhe des Blutzuckerspiegels zu bewerten?

Welche Inhalte sollen den Schwerpunkt der Schulung bilden? Mit anderen Worten, welches Wissen muß einer Person mit Diabetes vermittelt werden, das, wenn es gelernt und angewandt wird, letztendlich zu dem gewünschten Effekt eines niedrigeren Blutzuckerspiegels führt?

Man kann Wissenschaft aus zwei Perspektiven betrachten: als theoretischen Wissensstandard (Andreoli und Thompson, 1977; Johnson, 1974) oder als eine Untersuchungsmethode bzw. einen Untersuchungsprozeß (Beckwith und Miller, 1976; Newman, 1979). Als Wissensstandard beschäftigt sich die Wissenschaft speziell mit in Wechselbeziehung stehen Prinzipien, Gesetzmäßigkeiten und Theorien, nicht aber mit zufälligen oder nicht miteinander in Beziehung stehenden Phänomenen. Als Untersuchungsmethode bzw. -prozeß wird die Wissenschaft ein Mittel zur systematischen Sammlung, Analyse und Auswertung von Daten. Will man Wissenschaft definieren, ist es sinnvoll, beide Perspektiven einzubeziehen.

Die Quellen menschlichen Wissens

Ideen entstehen auf vielfältige Art und Weise. Einige Wissensquellen sind hoch strukturiert und generell an festgelegte Regeln prozessualer oder methodischer Art gebunden. Als Beispiele können die wissenschaftliche Untersuchung, das kritisches Denken und das logische Schlußfolgern angeführt werden. Andere Quellen sind weniger strukturiert und haben weniger festgelegte Regeln; hierunter fallen Empathie, Intuition, Versuch und Irrtum sowie Meditation. Diese Ansätze sind in dem Kasten S. 43 zusammengestellt. Da es für Krankenschwestern als Forschungsanwenderinnen wichtig ist zu wissen, wie man in einem wissenschaftlichen Rahmen Informationen gewinnt, werden mehrere dieser Wissensquellen in diesem Kapitel vorgestellt.

Unstrukturierte Wissensquellen

1. Intuition

Webster's New Universal Unabridged Dictionary (1983) definiert Intuition als „Erkenntnisfähigkeit bzw. als spontane Erkenntnis unter Verzicht auf Rückschlüsse oder Denken; als inhärentes ... Wissen." Intuition ist eine häufig benutzte Methode, Probleme zu lösen. Sie kann auf zwei Arten funktionieren: Entweder als eine Form von Rückschluß, bei der die Intuition große Ähnlichkeit mit der sensorischen Wahrnehmung hat, oder als eine außersinnliche, von sensorischer Wahrnehmung unabhängige Erfahrung. Intuition hilft, ein „tieferes Verständnis der Wirklichkeit zu erlangen als dies durch die Analyse von Daten möglich ist" (Noddings und Shore, 1984, S. 21). Bei der Beschreibung von Aristoteles' Verständnis der Intuition führen Noddings und Shore (1984) folgendes aus: „Ein sprunghaftes Anwachsen des Verstehens, das Begreifen eines größeren Plans,

Möglichkeiten zur Generierung von Wissen

unstrukturiert	**strukturiert**
Intuition	Induktion
Versuch und Irrtum	Deduktion
Tradition	Pflegeprozeß
Autorität	Forschung

unerreichbar durch andere intellektuelle Mittel, dennoch ein im wesentlichen intellektueller Prozeß" (S. 8).

Intuition ist abhängig von einer gewissen Vertrautheit mit einem Themenbereich; „... Menschen haben keine Eingebungen bei Themenbereichen, über die sie nichts wissen ... im allgemeinen sind Menschen, die sich am besten auf einem Gebiet auskennen, diejenigen, die die häufigsten und verläßlichsten intuitiven Eingebungen haben" (Noddings und Shore, 1984, S. 64). Ein intuitiver, sprunghafter Wissenszuwachs in Kunst und Wissenschaft, den Menschen wie Albert Einstein und Ludwig van Beethoven erlebten, hat die Menschheit bereichert. Die folgende Situation liefert ein Beispiel für einen intuitiven, sprunghaften Wissenszuwachs oder ein „Aha-Erlebnis" bei StudentInnen eines Kurses über Problemlösungsprozesse. Jedesmal, wenn dieser Kurs stattfand, listete der Lehrer die Stadien des Problemlösungsprozesses auf. Vor einigen Jahren platzte ein Student dabei begeistert heraus: „Das ist ja dasselbe wie der Pflegeprozeß", und ein anderer Student sagte: „Es ist genau so wie beim Forschungsprozeß". Beide Studenten brachten ihre plötzliche Einsicht zum Ausdruck; also half ihnen die plötzliche Einsicht, den Prozeß besser zu begreifen. Wie oft haben Sie schon ohne Erfolg nach der Lösung eines Problems gesucht, nur um dann mitten in der Nacht zu erwachen und eine kreative Antwort bereit zu haben. Einige Leute halten sogar Schreibmaterial oder ein Tonband neben dem Bett bereit, um die spontanen Einsichten festzuhalten, solange sie noch frisch sind. Nach Gortner (1990) „ist es gut möglich, daß Intuition und praktisches Denken allen Formen des Schlußfolgerns, dazu gehören auch das wissenschaftliche Schlußfolgern und die Generierung wissenschaftlicher Erkenntnisse, zugrunde liegt" (S. 103).

In der Forschung spielt Intuition ebenfalls eine Rolle. Wenngleich Intuition nicht als ausreichendes Mittel gelten kann, in einem wissenschaftlichen Rahmen Informationen zu gewinnen, so kann sie doch als steuernde und kreative Beigabe dienen. Häufig ist es ein anfängliches „Gefühl" oder Rückschlüsse, die eine Wissenschaftlerin veranlassen, vermutete Zusammenhänge zu untersuchen; später ist es vielleicht eine Ahnung, die neue Wege zum Verständnis analysierter Daten eröffnet. Darüber hinaus werden strukturierte Untersuchungsprozesse oft durch intuitive Einsichten ergänzt, die die Forschungsarbeit insgesamt vertiefen und erweitern. Beispielsweise spürt eine Krankenschwester eine vorherrschende Haltung der Angst bei den Eltern von PatientInnen, die in einer besonderen Nachsorgeklinik für Kleinkinder behandelt werden. Die Krankenschwester ist neugierig zu erfahren, ob diese Situation typisch ist oder nicht. Deshalb besucht sie eine zweite Klinik dieser Art in einer nahe gelegenen Stadt. Obwohl Ausstattung und Klientel in beiden Kliniken ähnlich sind, spürt die Krankenschwester intuitiv einen Unterschied, was athmosphärische Dinge anbelangt. Diese Intuition ist Anlaß für eine Untersuchung, die darauf abzielt, den Unterschied zwischen den scheinbar ähnlichen Kliniken herauszufinden.

Bei der Überprüfung von Forschungsberichten stößt man möglicherweise auf intuitive Eingebungen beim Forschungsprozeß. Manchmal läßt der einleitende Abschnitt eines Forschungsberichtes erkennen, wie die Wissenschaftlerinnen auf das Problem aufmerksam wurden, das sie untersuchten, und darin können sich intuitive Eingebungen widerspiegeln. Die VerfasserInnen geben diesbezügliche Informationen jedoch nicht immer in der Einleitung; auch dokumentieren sie ihre spontanen Einsichten während ihrer Arbeit nicht unbedingt.

2. Versuch und Irrtum

Einen Ansatz zur Lösung von Problemen, die für die Pflege relevant sind, bietet der Prozeß der Eliminierung. Ist ein Problem erkannt, wird ein Lösungsversuch unternommen. Je nachdem, ob der Lösungsversuch sich als richtig erweist oder nicht, wird die Lösung entweder akzeptiert oder es wird ein erneuter Versuch unternommen. Wenn die zweite, durch Versuch gefundene Lösung fehlschlägt, wird weiter probiert und dabei eine mögliche Lösung nach der anderen ausgeschlossen, bis das Problem tatsächlich gelöst ist. Vielleicht unternimmt eine Krankenschwester fünf oder sechs Versuche, die Heilung eines Druckgeschwüres zu fördern, bevor sie die für einen bestimmten Patienten richtige Lösung findet. Für einen anderen Patienten mit einem ähnlichen Problem mag die für den ersten Patienten gefundene Lösung nicht die richtige sein, also werden weitere Versuche durchgeführt, bis eine erfolgversprechende Methode für Patientengruppen mit ähnlichen Problemen entdeckt wird. Diese Art der Problemlösung ist untauglich, was den Zeit- und Energieaufwand anbelangt, weil es lange dauern kann, bis eine erfolgversprechende Lösung gefunden wird. Darüber hinaus kann es sein, daß eine solche Lösung bereits gefunden wurde. Ein planvolleres Auswerten praktikabler Lösungen würde ganz sicher Zeit und Geld einsparen und den Patienten vor Unannehmlichkeiten bewahren. Die Krankenschwester fragt sich vielleicht, ob eine Lösung schon gefunden wurde und wie das Verfahren von Versuch und Irrtum abgekürzt werden kann. Ob es alternative Lösungen gibt, kann man herausfinden, wenn man in der Literatur zu diesem Problembereich nachliest, welche Lösungsmöglichkeiten die Forschung anzubieten hat; man kann aber auch Fachleute nach Lösungen fragen.

3. Tradition und Autorität

Häufig werden Menschen mit dem Trick zu der Annahme verleitet, daß etwas schon deshalb richtig oder zu akzeptieren ist, weil es durch Tradition und Autorität gestützt wird. Wenn Probleme durch Versuch und Irrtum gelöst worden sind, dann gibt es einen Fundus von Erfahrungen, auf die man einen Zugriff hat. Dieser Informationspool bildet dann die Grundlage für Tradition bzw. Präzedenzfälle. Sobald diese traditionellen Lösungen von Personen verkörpert werden, bekommen diese Lösungen einen verbindlichen Charakter. In der Pflege ist das Ritual der Temperaturmessung ein Beispiel für die Entwicklung von der Problemlösung durch Versuch und Irrtum bis hin zum Verfahren mit autoritativem Charakter. In den meisten Fällen akzeptieren Krankenschwestern heute, daß bei bestimmten Personen die Temperaturmessung im 4-Stunden-Rhythmus erforderlich ist, aus dem einfachen Grunde, weil diese sich in einer Einrichtung für die Akutversorgung befinden. Die ursprüngliche Begründung für diese Prozedur ist längst in Vergessenheit geraten und neuere Untersuchungen haben ihre Notwendigkeit sogar widerlegt. Tatsächlich haben einige Krankenhäuser aufgrund eigener Untersuchungen diese routinemäßig durchgeführten Temperaturmessungen abgeschafft. Ein anderes Beispiel liefert die Methode zur Aufzeichnung von Informationen über Patienten. Die in den Einrichtungen des Gesundheitswesens verwendeten Aufzeichnungsmethoden werden oft von der Tradition vorgeschrieben, und obwohl neuere Methoden vielleicht besser geeignet sind, wichtige Informationen an Fachleute weiterzugeben, halten diese Einrichtungen an dem fest, was sie als „erprobt und richtig“ ansehen. Wenngleich es wichtig ist, auf Dinge zu achten, die schon lange Zeit existieren, und darauf zu hören, was Vorgesetzte sagen, so müssen doch beide Wissensquellen vor dem Hintergrund anderer Quellen – entsprechende Literatur und Experten des jeweiligen Gebietes – kritisch bewertet werden. Als ForschungsanwenderInnen hat das Pflegepersonal die Pflicht, die Validität und Anwendbarkeit des aus diesen Quellen stammenden Wissens zu überprüfen. Man kann dies tun, indem man die Herkunft aller verfügbaren Datenquellen feststellt, die Informationen hinterfragt und dann eine Synthese zwischen ihnen herstellt; dabei werden die Quellen notiert, die klar und logisch valide Lösungen definieren. Je mehr ForschungsanwenderInnen eine Praxis in Frage stellen, die sich allein auf Präzedenzfälle stützt, desto schneller wird die Pflege in der Entwicklung einer wissenschaftlichen Grundlage für die Praxis vorankommen.

Mit ihrer Studie stellen Stewart Fahs und Kinney (1991) die übliche Praxis in Frage, die Bauchregion als Ort für Natrium-Heparin-Injektionen zu benutzen, „obwohl die Grundlage für diese Empfehlung unklar ist“ (S. 204). In dieser Studie wurde eine Therapie mit Low-Dose-Heparin an drei unterschiedlichen Körperregionen, Unterleib, Oberschenkel und Arm, subkutan durchgeführt. Die Wissenschaftlerinnen bewerteten die Wirksamkeit dieser Injektionen anhand der aktivierten partiellen Thromboplastinzeit (aPTT), dem Auftreten von Hämatomen an den Injektionsorten und deren Größe. Sie stellten fest, daß sowohl die aPTT als auch die Hämatome an den drei Injektionsorten nach 60 und 72 Stunden keine Unterschiede aufwiesen. Aus diesem Grunde konnte die Notwendigkeit der üblichen Praxis der Injektion von Natrium-Heparin in die Bauchregion nicht wissenschaftlich bestätigt werden.

Strukturierte Wissensquellen

Der *wissenschaftliche Ansatz* bzw. Forschungsansatz basiert auf dem geistigen Vorgang des logischen Schlußfolgerns über die Existenz und die Eigenschaften von Phänomenen, über die mittels einer systematisch geplanten Untersuchung mehr Informationen und neue Erkenntnisse gewonnen werden sollen. Logische Schlußfolgerungen über abstrakte Konzepte und empirische Beobachtungen ermöglichen es ForscherInnen, sich kreativ damit auseinanderzusetzen, wie wissenschaftliche Fragestellungen am besten zu formulieren sind, damit man die gewünschten Informationen erhält.

Logisches Schlußfolgern

Die beiden wichtigen Methoden des logischen Schlußfolgerns sind die Induktion und die Deduktion, wie man an den entsprechenden Untersuchungsansätzen, dem qualitativen und dem quantitativen, erkennen kann. Bei der Auseinandersetzung mit ihren täglichen Problemen greifen Krankenschwestern auf diese logischen Ansätze bzw. diesen geistigen Vorgang zurück, ohne daß ihnen dies bewußt wird. *Induktives Schlußfolgern* setzt die Beobachtung eines bestimmten Musters von Ereignissen voraus, die zu einem größeren Muster gehören und als Teil dessen erkannt werden können. Solches Schlußfolgern geht vom Besonderen hin zum Allgemeinen und bildet die Grundlage qualitativer Untersuchungsansätze (siehe Kapitel 11). *Deduktives Schlußfolgern* benutzt dagegen zwei oder mehr Variable oder aufeinander bezogene Aussagen, die, wenn sie kombiniert werden, letztendlich die Grundlage für die Annahme einer Beziehung zwischen den Variablen – *Bezugsgrößen* genannt – bilden. Dieses Schlußfolgern geht vom Allgemeinen hin zum Besonderen und ist typisch für quantitative Untersuchungsansätze (siehe Kapitel 8–10). Die beiden Methoden werden in dem Kasten auf Seite 47 gegenübergestellt.

Induktives Schlußfolgern

Wie schon erwähnt, geht induktives Schlußfolgern vom Besonderen hin zum Allgemeinen. Schlußfolgerungen werden aus bestimmten Beobachtungen abgeleitet. Sigmund Freud zum Beispiel sammelte viele Informationen dadurch, daß er den Berichten seiner PatientInnen über ihre Träume erst einmal zuhörte, bevor er Schlußfolgerungen über deren symbolische Bedeutung zog. Zwei Beispiele für induktives Schlußfolgern bei der klinischen Pflege machen deutlich, wie mit Hilfe dieses wissenschaftlichen Ansatzes zur Beantwortung von Fragen Schlußfolgerungen abgeleitet werden können.
Im ersten Fall beobachtet eine Krankenschwester möglicherweise, daß viele pflegebedürftige Kinder im Krankenhaus ganz bestimmte Verhaltensweisen zeigen, und sie zieht daraus den Schluß, daß die den Kindern nicht vertraute Umgebung Streß erzeugt. Die Krankenschwester kann zu dieser Schlußfolgerung kommen, wenn sie ähnliche Informationseinheiten (empirische Daten) zu einer konsistenten Aussage über die Bedeutung solcher Verhaltensweisen verbindet. Dies geschieht auf der Grundlage existierender allgemeiner Erkenntnisse über das Verhalten von Kindern in Streßsituationen. Jedoch kann eine einzelne Person, die eine begrenzte Anzahl von PatientInnen beobachtet, nicht generalisieren, daß das Krankenhaus Streß bei *allen* Kindern erzeugt. Es werden weitere Studien über dieses Phänomen in anderen Krankenhäusern nötig sein, um zu bestätigen, daß sich die fremde Umgebung im Krankenhaus auf das Verhalten der Kinder mehr auswirkt als Krankheit oder eine unangenehme Behandlung. Wenn diese Untersuchungsergebnisse durch Studien bei anderen Kindern und in ähnlichen Situationen bestätigt werden, dann können die PraxisforscherInnen generalisieren, daß der Aufenthalt im Krankenhaus Streß für Kinder bedeutet.

Im zweiten Fall stellt eine Krankenschwester möglicherweise fest, daß immer mehr Neugeborene auf der Säuglingsstation einen Hautausschlag auf dem Rücken bekommen. Die Krankenschwester kann den induktiven Schluß ziehen, daß es ein Problem im Zusammenhang mit dem Waschen und Bügeln der Tücher gibt, auf dem die Neugeborenen liegen. Es ist jedoch nicht angebracht zu schließen, daß der Waschautomat scharfe Reinigungsmittel bei allen Tüchern verwendet. Das Problem kann ebensogut durch ungeeigne-

Unterschiede beim Forschungsprozeß in Abhängigkeit von induktivem und deduktivem Schlußfolgern

induktiv	**deduktiv**
Feststellung des Problems	Feststellung des Problems
Sichtung der Literatur	Sichtung der Literatur
Auswahl der Methode	Festlegung des theoretischen Rahmens
Sammeln von Daten	Aufstellen einer Hypothese
Analyse der Daten	Auswahl der Methode
Interpretation der Ergebnisse	Sammeln von Daten
Entwicklung von Konzepten	Analyse der Daten
Schlußfolgerungen ziehen	Akzeptieren oder Verwerfen der Hypothese
Allgemeingültigkeit überprüfen	Interpretation der Ergebnisse
Aufstellen einer Hypothese	Generalisierbarkeit überprüfen
Mitteilung der Ergebnisse	Mitteilung der Ergebnisse

tes Wasser zum Spülen der Wäsche verursacht werden. Die Pflegerin kann das Problem auf die Art des Waschens zurückführen, sie verfügt jedoch nicht über ausreichende Informationen, die den Schluß rechtfertigen, daß das Reinigungsmittel die Hautausschläge auf der Säuglingsstation verursacht hat.

Ein Beispiel für induktives Denken liefert die von Hutchison und Bahr (1991) durchgeführte qualitative Studie (siehe Kapitel 11), die sich mit dem Betreuungsverhalten älterer BewohnerInnen von Pflegeheimen befaßte. Das Verhalten von SeniorInnen wurde bisher als unproduktiv für die Gesellschaft, aber auch als engagiert und unterstützend charakterisiert. Die gerontologische Forschung hat sich in erster Linie auf die Unproduktivität und nicht auf das zuletzt genannte Verhalten konzentriert. Hutchison und Bahr wollten die Art des Betreuungsverhaltens feststellen und herausfinden, welche persönliche Bedeutung dieses Betreuungsverhalten für die PflegeheimbewohnerInnen hat. Durch Beobachtung und eingehende Interviews mit den PflegeheimbewohnerInnen gelang es den Forscherinnen, vier Arten des Betreuungsverhaltens voneinander abzugrenzen. Sie bezeichneten die Konzepte als:

1. Beschützendes Verhalten (z.B. Ausdrücken von Besorgnis oder den Weg zu einem bestimmten Ort zeigen)
2. Unterstützendes Verhalten (z.B. jemandem helfen, mit einer Situation fertigzuwerden oder jemanden trösten)
3. Bestätigendes Verhalten (z.B. anderen bestätigen, daß man sie respektiert und sich um sie kümmert)
4. Transzendierendes Verhalten (z.B. für das Wohlergehen anderer beten).

Hutchison und Bahr zogen die Schlußfolgerung, daß diese Verhaltensweisen für älteren Menschen wichtig sind, um ihre Selbstachtung, ihre Identität und die Integrität ihrer Persönlichkeit aufrechtzuerhalten. Obwohl das Modell des Betreuungsverhaltens der zusätzlichen Verifikation und Erweiterung bedarf, haben Hutchison und Bahr die Schlußfolgerung gezogen, daß ältere Menschen in einem Pflegeheim sich sinnvoll mit der Betreuung anderer beschäftigen und gesellschaftlich produktiv sein können. Sie stellen fest: „Diese Studie bietet erste Erklärungen der Bedeutung des Betreuungskonzepts im Zusammenhang mit einer bestimmten Personengruppe, die sich mit der Betreuung anderer befaßt ... Diese Ergebnisse und andere ... können als Grundlage für die Entwicklung weiterer Studien dienen, die sich mit der Definition des Konzepts des Pflegens / Betreuens befassen“ (S. 88).

Der induktive Ansatz beginnt also mit einer Beobachtung oder einer anderen Möglichkeit der Beschaffung von Informationen und führt zu einer Schlußfolgerung. Wenn man aufgrund sehr spezifischer oder begrenzter Daten zu einer Schlußfolgerung kommt, dann können die Ergebnisse stark begrenzt oder falsch sein. „Forschung, die induktive Schlußfolgerungen auf der Grundlage von Beobachtungen und Feldaufzeichnungen in natürlicher Umgebung einsetzt, wird in der modernen Wissenschaft sehr geschätzt, da sie mindestens bis zu den Biologen des neunzehnten Jahrhunderts zurückverfolgt werden kann ... [Dies ist] eine spezifisch menschliche Form der Erkenntnisgewinnung“ (Schumacher und Gortner, 1992, S. 5).

Deduktives Schlußfolgern

Deduktives Schlußfolgern geht vom Allgemeinen hin zum Besonderen. Eine spezifische *Hypothese* (Prognose) kann von einer Theorie bzw. einer strukturierenden Aussage über abstrakte Konzepte abgeleitet werden, die eine allgemeine Aussage bzw. ein Netzwerk von aufeinander bezogenen Konzepten darstellt (siehe Kapitel 7). Mit Hilfe von Deduktionen kann man Beobachtungen machen und Prognosen überprüfen. Deduktives Schlußfolgern ist eher eine Möglichkeit, existierende Beziehungen aufzudecken und zu bestätigen; es ist nicht geeignet, neue Informationsquellen zu entdecken bzw. zu generieren. Wenn beispielsweise bekannt ist, daß die Theorie R bewiesen ist, dann könnte die PflegeforscherIn im voraus wissen, welche Ergebnisse und Verhaltensweisen logischerweise zu erwarten sind. Die folgenden Beispiele zeigen, wie eine Krankenschwester sich deduktives Schlußfolgern zu Nutze machen kann.

1. Es ist bekannt, daß bei bettlägerigen PatientInnen als Folge stetigen oder ungleichmäßigen Drucks auf Stellen, an denen Knochen direkt unter der Haut liegen, gewisse physiologische Veränderungen eintreten. Eine Krankenschwester zieht den Schluß, daß Methoden der Druckverminderung die Entstehung und Intensität von Druckgeschwüren verringern. In einer wissenschaftlich fundierten Pflegepraxis wendet die Krankenschwester dieses Wissen um bestimmte Beziehungen auf die Verhütung von Druckgeschwüren an, indem sie die druckgefährdeten Körperstellen vom Druck entlastet.
2. Die „gate control theory“ geht von einer Wechselbeziehung zwischen motivationaler, affektiver und sensorischer Reizverarbeitung aus, die die Wahrnehmung von und die Reaktion auf Schmerz reguliert. Dieser Theorie zufolge werden Variablen wie Angst, Aufmerksamkeit, Alter, Kultur, die Bedeutung der momentanen Schmerzerfahrung sowie krankhafte physiologische Befunde mit der Schmerzerfahrung in Verbindung gebracht. Da Angst und Schmerzempfindung sich schnell gegenseitig verstärken, kann die Krankenschwester folgern, daß angstdämpfende Maßnahmen wie der einfühlsame Umgang mit PatientInnen, ein Streicheln über den Rücken oder eine Erklärung und die Verabreichung von Schmerzmitteln eine Verringerung der Schmerzen zur Folge hat. Wenn die Krankenschwester wissen möchte, welche dieser Methoden PatientInnen mit be-

stimmten Schmerzzuständen am besten entlastet, dann wird eine Forschungsstudie geplant, die überprüft, welche der als hypothetisch angenommenen bzw. prognostizierten Beziehungen zwischen Schmerzentlastungsmethode und Entlastung bestätigt werden.

3. Soziale Unterstützung ist „das typische Merkmal in einer Situation, die die Auswirkungen von Streß auf die Gesundheit eines Menschen abfedert" (Northouse, 1988). Mit anderen Worten, soziale Unterstützung hilft, ein Ereignis als weniger belastend zu empfinden, daher kann der Betroffene besser damit umgehen. Brustkrebs ist eine belastende Situation, die die Gesundheit von Menschen beeinträchtigt. Eine Forscherin, die die Reaktion von Frauen auf eine Brustamputation auf der Grundlage von Erkenntnissen über soziale Unterstützung und deren Auswirkungen auf Streß und Gesundheit untersucht, kann schließen, daß Brustkrebspatientinnen, die nach der Amputation soziale Unterstützung erfahren, weniger Probleme mit ihrer Situation haben als Frauen, die diese Unterstützung nicht bekommen.

Becker, Grunwald, Moorman und Stuhr (1991) führten eine quasi-experimentelle klinische Studie durch (siehe Kapitel 9), in deren Mittelpunkt logisches Schlußfolgern stand. Die folgenden Aussagen zeigen, in welcher Weise die logische Deduktion von diesen Wissenschaftlerinnen eingesetzt wurde, um ihre Studie über Säuglinge mit sehr niedrigem Geburtsgewicht zu entwickeln:

1. Das relativ häufige Auftreten von Defiziten bei der Informationsverarbeitung und Konzentrationsstörungen im Vorschul- und Schulalter [bei Kindern, die Frühgeburten waren] ... als Folge der Verletzungen des sich entwickelnden Gehirns infolge der Belastungen durch die Umgebung bei der Intensivpflege gedeutet werden.
2. Es gibt immer mehr Beweise für die Annahme, daß die NICU [Intensivstation für Neugeborene] in stärkerem Maße zur sensorischen Überbelastung beiträgt als Deprivation, da der Säugling Erfahrungen ausgesetzt wird, die nicht nur stark belastend, sondern auch unangemessen sind.
3. Es wurde gezeigt, daß selbst sehr „zerbrechliche" Säuglinge sowohl positive als auch negative Reaktionen mitteilen können; dies geschieht durch die Motorik, durch den die Haltung bedingenden Muskeltonus, den Gesichtsausdruck, Veränderungen im Verhalten und auch durch autonome und viszerale Reaktionen. Es wurde auch gezeigt, daß dieses Verhaltensrepertoire verläßlich eingeschätzt werden kann.
4. Es wird postuliert, daß eine auf den Säugling und seine Reaktionen abgestimmte Pflege nicht nur physiologische Störungen und Verhaltensauffälligkeiten verhindern, sondern auch die normale Entwicklung des Säuglings fördern kann.

Die Forscherinnen zogen aufgrund ihrer Beobachtungen und dokumentierten Untersuchungsbefunden den Schluß, daß ein Ausbildungsprogramm (mit ständiger Unterstützung und Beratung durch einen Facharzt für Neugeborene und durch einen Beschäftigungstherapeuten), welches das Pflegepersonal in die Lage versetzt, einen individuell gestalteten Entwicklungspflegeplan zu implementieren, sich günstig auf den Atemstatus, den Ernährungszustand, das Gewicht, die Verweildauer im Krankenhaus, die Darstellung der Befindlichkeit und die Sterblichkeitsrate auswirkt.

Wie beim induktiven Schlußfolgern können sich auch beim Einsatz der deduktiven Methode inhärente Probleme zeigen. Erstens können nicht alle Ableitungen verifiziert werden, insbesondere dann nicht, wenn die Meßmethoden schlecht bzw. nicht ausreichend entwickelt sind. Zweitens kann eine Ableitung, die auf einer versuchsweise angenommenen Prämisse basiert, zu einer Schlußfolgerung führen, die in logischer Hinsicht zwar valide erscheint, aber dennoch nicht stichhaltig ist. Drittens kann es sein, daß eine nicht stichhaltige Schlußfolgerung als zweifelsfrei empfunden wird, besonders dann, wenn sie vernünftig erscheint. Wenn ein systematischer wissenschaftlicher Ansatz zur Überprüfung der von einer Theorie abgeleiteten Prognose eingesetzt wird, dann ist die Schlußfolgerung sehr wahrscheinlich einwandfrei und von Nutzen für die Disziplin.

Der wissenschaftliche Ansatz

Unter dem wissenschaftlichen Ansatz versteht man ein System von logischen und geordneten Elementen, die einen formalen, strukturierten Untersuchungsprozeß steuern, dessen Ziel es ist, Erkenntnisse zu gewinnen. Durch die Kombination mehrerer Faktoren, wie z.B. logisches Schlußfolgern, Ordnung und Kontrolle, Empirie und Verallgemeinerung, wurden ausgeklügelte Untersuchungssysteme entwickelt. *Forschung* wird dann als wissenschaftlicher Ansatz zur Generierung von Erkenntnissen anerkannt, wenn bei der Methodik folgendes berücksichtigt wird: Prinzipien der Logik, Standards zur Sammlung und Analyse von Daten, Vorurteilsfreiheit der WissenschaftlerInnen und Regeln, die sich auf die Generalisierbarkeit und Allgemeingültigkeit der Ergebnisse auswirken. Offenbar handelt es sich hierbei um ein kompliziertes System sich gegenseitig beeinflussender Komponenten.

Die WissenschaftlerInnen einer jeden Disziplin entscheiden darüber, welcher wissenschaftliche Ansatz so vernünftige und brauchbare Informationen liefert, daß die empirischen Erkennntnisse, welche die wissenschaftliche Basis einer Disziplin bilden, dadurch erweitert werden können. In der Pflege wird kein bestimmter Ansatz bevorzugt, wenn es um die Gewinnung von Erkenntnissen geht. Die Pflege ist vielmehr eingebunden in Praxis und Wissenschaft, und beide beeinflussen die philosophische Haltung und die Forschungsansätze, die als Möglichkeiten zur Gewinnung wissenschaftlicher Informationen akzeptiert werden (Riegel et al., 1992).

Wenn die Forschungsanwenderin Forschungsberichte unter dem Aspekt bewertet, ob die Kriterien des wissenschaftlichen Ansatzes berücksichtigt wurden, dann sind folgende Fragen hilfreich: Welche Kontrollen wurden in dieser Studie wirksam? Welche Forschungsmethode wurde gewählt? Wie wurde die Stichprobe ausgewählt und war diese repräsentativ für die definierte Population? Wird der Ansatz den Prinzipien der Logik, Ordnung und Objektivität gerecht?

Wissenschaftlicher Ansatz und Pflegeprozeß

Sowohl der Forschungsprozeß als auch der Pflegeprozeß werden zur Lösung von Problemen eingesetzt. Beide verlangen die Einhaltung ganz bestimmte Schritte bei der Untersuchung, da durch beide Prozesse Informationen gewonnen und ausgewertet, Entscheidungen über Bedeutung und Brauchbarkeit der Ergebnisse einer Forschungsstudie bzw. Intervention getroffen werden und schließlich die neuen Informationen den KollegInnen mitgeteilt werden müssen. Durch die weite Verbreitung neuer Erkenntnisse werden PraktikerInnen bzw. WissenschaftlerInnen in die Lage versetzt, Hypothesen weiter zu überprüfen oder die Intervention auf der Grundlage ähnlicher oder anderer Stichproben zu bewerten (Replikation von Studien). Dadurch wird die Generalisierbarkeit dieser Erkenntnisse entweder bestätigt oder verworfen. Die von dem Forschungsprozeß abgeleiteten Informationen leisten einen Beitrag zum Aufbau der wissenschaftlichen Grundlage der Disziplin, der Pflegeprozeß trägt dagegen dazu bei, die Pflegepraxis in einem speziellen Bereich zu fördern.

Der wissenschaftliche Ansatz zur Gewinnung von Erkenntnissen durch Forschung und der Pflegeprozeß, der auf Problemlösung abzielt, sind sich insofern ähnlich, als sie folgende Methoden einsetzen:

1. Beobachtung und Aufzeichnung empirischer Informationen über das Phänomen bzw. Problem, das beschrieben oder bewertet wird
2. Analyse und Klassifizierung der Informationen (Daten)
3. Schlußfolgerungen aufgrund der Daten über das Phänomen bzw. Problem und Lösung des Problems
4. Weitere Überprüfung der Hypothesen bzw. Bewertung der Interventionen.

Die Effektivität des Forschungs- oder Pflegeprozesses hängt davon ab, wie logisch diese Prozesse aufgebaut werden, das heißt, in welchem Maße vorliegende Erkenntnisse oder Theorien mit dem Ansatz in Einklang stehen, der ausgewählt wurde, um eine Forschungsfrage zu bentworten bzw. eine Intervention zu entwickeln. Wenn eine Studie geplant wird, dann nimmt die Forscherin eine gründliche Überprüfung und kritische Bewertung der relevanten wissenschaftlichen Literatur sowie der pflegespezifischen Literatur vor, um festzustellen, welche Erkenntnisse bereits gewonnen wurden und welche Wissenslücken speziell in Bezug auf das zu erforschende Problem bestehen (siehe Kapitel 5). Aus Zeitmangel oder weil der Zugang zu der entsprechenden Literatur fehlt, verläßt sich das Pflegepersonal meisten auf bekannte wissenschaftliche Informationen und frühere Erfahrungen, wenn der Pflegeprozeß bei einem einzelnen Patienten oder einer Patientengruppe angewendet wird. Wenn die Literatur jedoch nicht vollständig überprüft wird, dann schränkt eine Krankenschwester bzw. Forscherin ihre Möglichkeiten ein, die gewonnenen Daten mit früheren Erkenntnissen in Verbindung zu bringen, was für die Planung einer Intervention oder einer Forschungsstudie aber wichtig sein könnte.

Die Hauptunterschiede zwischen diesen beiden Prozessen bestehen in der strikten Anwendung wissenschaftlicher versus klinischer Methoden und Kontrollen des Phänomens. In einem wissenschaftlichen Prozeß wird erwartet, daß die Wissenschaftlerin sich, ungeachtet der Intervention, strikt an die Regeln und Schritte eines bestimmten Forschungsansatzes und an die Maßnahmen zur Kontrolle der Bedingungen hält, die das Phänomen irgendwie verändern könnten. Das heißt, die Forscherin möchte sicher sein, daß die Intervention und nicht irgendein anderer externer Faktor für das Ergebnis oder für eine Veränderung bei den TeilnehmerInnen der Studie verantwortlich ist; folglich richtet sie sich nach den für die Datensammlung und für analytische Methoden maßgeblichen Standards. Im Gegensatz zu einer Wissenschaftlerin kann eine Krankenschwester nicht im gleichen Maße die Situation oder die PatientInnen, für die die Interventionen vorgesehen sind, kontrollieren. Die Krankenschwester kann jedoch klinische Interventionen bei allen PatientInnen mit der gleichen Pflegediagnose auf exakt die gleiche Art und Weise durchführen, wenn sie die für eine Patientengruppe geplante Veränderung pflegerischer Maßnahmen zu bewerten hat. Darüber hinaus kann sie Schlußfolgerungen über die Verwendbarkeit der Intervention für andere, ähnliche PatientInnen ziehen. Auf diese Art und Weise kann die Krankenschwester die Prinzipien des wissenschaftlichen Ansatzes zur Weiterentwicklung der Pflegepraxis nutzen.

Der wissenschaftliche Ansatz hat jedoch auch Grenzen; dazu gehören die Berücksichtigung moralischer und ethischer Aspekte, Schwierigkeiten, die Präzision von Messungen und Kontrollmöglichkeiten zu gewährleisten sowie Probleme, die sich im Zusammenhang mit der Durchführung von Forschung unter Beteiligung von Versuchspersonen ergeben (siehe Kapitel 12 und 13). Es hat sich jedoch herausgestellt, daß der wissenschaftliche Ansatz brauchbarer und besser für Prognosen geeignet ist als die anderen Quellen menschlichen Wissens, wie Intuition, Versuch und Irrtum oder Tradition und Autorität.

Wichtige Elemente der wissenschaftlichen Untersuchung

Damit Forschung zu Ergebnissen führt, welche durch den Untersuchungsprozeß nur minimal beeinflußt sind, wird der Untersuchungsprozeß nach logischen Gesichtspunkten durchgeführt, und es werden solche Forschungsmethoden eingesetzt, die die Wahrscheinlichkeit erhöhen, daß die gesammelten Daten tatsächlich repräsentativ für ein Phänomen sind. Es gibt Standardverfahren und wissenschaftliche Methoden der Datensammlung und -analyse. Diese werden so ausgewählt, daß sie die Ergebnisse optimieren; das heißt, es werden solche Forschungsmethoden eingesetzt, die am besten geeignet sind, die Fragen zu beantworten bzw. die Hypothesen zu überprüfen. Forschungsdesign und -methoden werden in den späteren Kapiteln beschrieben. Jetzt geht es zunächst einmal darum, wichtige Elemente der wissenschaftlichen Untersuchung zu erörtern, die sich auf die Glaubwürdigkeit auswirken.

Ordnung und Kontrolle

Der wissenschaftliche Ansatz als systematische Methode der Problemlösung erfordert die Einhaltung genau vorgegebener, geordneter Schritte. Wird ein deduktiver Untersuchungsprozeß gewählt, erfolgt immer eine gründliche Literaturüberprüfung (Kapitel 5). Diese Überprüfung liefert nicht nur Informationen über frühere Forschungsarbeiten zu einem speziellen Phänomen, sondern sie erleichtert auch die Entscheidung darüber, welches wissenschaftliche Design und welche wissenschaftliche Methodik im Hinblick auf das zu erforschende Problem bzw. die zu erforschende Frage geeignet ist (siehe Kapitel 8 bis 11). Genauso unmöglich wäre es, Schlußfolgerungen zu ziehen, bevor die gesammelten Daten analysiert sind (siehe Kapitel 16 und 17). Eine wissenschaftliche Studie wird von diesem vorher festgelegten System geordneter Schritte bestimmt, so daß die AnwenderInnen größeres Vertrauen in die Prognosen und Ergebnisse haben können. Bei der Überprüfung eines Forschungsberichtes sollte die Forschungsanwenderin auf die Problemdarstellung, die Untersuchungsmethoden, die Ergebnisse und die Schlußfolgerungen achten, um festzustellen, ob diese der für die Planung und Durchführung geforderten Ordnung entsprechen. Die spezifischen Grundlagen und Kriterien für das Design von Studien mit verschiedenen Ansätzen werden in den Kapiteln 8 bis 11 dargestellt.

Obwohl die absolute Kontrolle beinahe unmöglich ist, so ist sie doch ein wichtiger Aspekt der Forschung, insbesondere bei Forschungsarbeiten mit deduktivem Ansatz, z.B. bei experimentellen Studien. Um bestimmte Variablen, die abstrakte Konzepte darstellen, zu isolieren und zu untersuchen, ist es nötig, Einflüsse, Ereignisse und Bedingungen, die die theoretisch angenommenen Beziehungen verändern können, so vollständig wie nur möglich zu kontrollieren. Es ist zum Beispiel bekannt, daß die Schmerzwahrnehmung durch Alter, Geschlechtszugehörigkeit, Kultur und andere Faktoren beeinflußt wird. Bei einer Untersuchung der Beziehung zwischen Selbstachtung und Schmerzwahrnehmung muß genau angegeben werden, welche Altersgruppe, welches Geschlecht und welche Kultur mit einbezogen bzw. ausgeschlossen (abgegrenzt) werden. Ein anderer Ansatz könnte darin bestehen, eine große Stichprobe auszuwählen, die sich in Bezug auf Alter, Geschlecht und Kultur (eine heterogene Gruppe) (siehe Kapitel 12) unterscheidet. Die Daten könnten in dem Fall zur Analyse der gesamten Stichprobe sowie zur Analyse der einzelnen, Einfluß ausübenden Faktoren (Variablen) verwendet werden. Diese Analysen liefern Informationen über die Stärke eines jeden Faktors in Form von Untersuchungsergebnissen. ForschungsanwenderInnen müssen immer Art und Ausmaß der bei der Stichprobenerhebung und Datensammlung eingesetzten Kontrollen ermitteln. Sie müssen fragen, ob die Stichprobe repräsentativ für die definierte Population oder ob sie von Voreingenommenheit geprägt ist und ob die Datensammlung unter für alle Versuchspersonen identischen Bedingungen durchgeführt wurde.

Empirie

Unter *Empirie* versteht man durch Beschreibung oder Beobachtung gewonnene Informationen, die verifiziert werden können. Empirie ist auch eine Komponente in einem wissenschaftlichen Ansatz, der als objektiv oder realistisch gilt. Forschung, die mit deduktiven Schlußfolgerungen arbeitet, definiert Wirklichkeit gewöhnlich als das, was man entweder direkt oder indirekt mit Instrumenten messen kann, die frei von Vorurteilen eingesetzt sind. Ein Vorurteil kann entweder durch die Wissenschaftlerin oder durch die Versuchspersonen in die Studie eingebracht werden und sich auf die zu untersuchenden Variablen auswirken. Bei Studien, die mit induktiven Schlußfolgerungen arbeiten, wird die Wirklichkeit definiert durch die der Wissenschaftlerin mitgeteilten, subjektiven Wahrnehmungen der TeilnehmerInnen (Versuchspersonen). Bei beiden Ansätzen sind die Ergebnisse in der Wirklichkeit des Phänomens begründet, und die Beobachtungen werden auf der Grundlage konkreter Informationen durchgeführt und verifiziert und nicht aufgrund persönlicher Überzeugungen oder Vorurteile der Forscherin. Die Forschungsanwenderin hat zu bewerten, wie gut es gelungen ist, die Realität der verwerteten Informationen in der Darstellung wiederzugeben (siehe Kapitel 12, 14 und 15 über die Darstellung der Stichprobenerhebung und Meßmethoden).

Generalisierung

Ein Ziel der Wissenschaft besteht darin, die Beziehungen zwischen Phänomenen zu verstehen, um *generalisieren* zu können, das heißt, um zukünftige Ergebnisse und Beziehungen prognostizieren zu können (siehe Kapitel 8 und 18). Die Beschäftigung mit isolierten Phänomenen gestattet es nicht, „eine große Anzahl von Phänomenen auf eine Art und Weise zu erklären, die allgemeine Gültigkeit hat und daher nicht nur provisorisch ist" (Chinn und Kramer, 1991, S. 61).

Das folgende Beispiel macht den Sinn einer Generalisierung deutlich: Als Pflegeforscherinnen wissen wollten, ob die Durchführung eines individuell gestalteten Entwicklungsplans für die Pflege von Babies mit geringem Geburtsgewicht auf einer Intensivpflegestation für Neugeborene (NICU) die Entwicklung der Säulinge fördert, planten sie eine klinische Studie mit dem Ziel, die Pflegeinterventionen in fünf Bereichen zu spezifizieren: Zwei sollten den Streß in der unmittelbaren Umgebung der Säugling abbauen, drei konzentrierten sich auf Pflegeverhalten, das den Schlaf-Wach-Rhythmus und die Grobmotorik sowie die Nahrungsaufnahme der Säuglinge fördern sollte (Becker, Grunwald, Moorman und Stuhr, 1991). Die Ergebnisse zeigten eine Abnahme des Licht- und Lärmpegels als Folge des entwicklungsfördernden Pflegeverhaltens, und die Ergebnisse bei den Säuglingen (Morbidität, Länge des Klinikaufenthaltes und Zeitpunkt der ersten oralen Nahrungsaufnahme) waren in der Gruppe, die nach dem individuellen Pflegeplan betreut wurde, besser als in der Kontrollgruppe. Die Unterschiede zwischen den beiden Gruppen stützen die Schlußfolgerung, daß „ein entwicklungsorientierter Pflegeansatz bei Säuglingen mit sehr niedrigem Geburtsgewicht positive Auswirkungen auf die Entwicklung während des Krankenhausaufenthaltes haben kann“ (Becker et al., 1991, S. 153). Die Ergebnisse legen außerdem nahe, daß die positiven Auswirkungen eines individuell gestalteten Pflegeplans, nach dem eine Gruppe von NICU-Säuglingen betreut wurde, auf andere stationär behandelte Säuglinge mit niedrigem Geburtsgewicht übertragen werden können. Die Generalisierung kann durch ähnliche Studien mit anderen NICU-Säuglingen bestätigt werden. Obwohl das Wissen, daß ein individuell gestalteter Pflegeplan bei einem bestimmten Säugling die Entwicklung fördern kann, in klinischer Hinsicht wichtig ist, so sind wissenschaftlich fundierte Informationen über die positiven Ergebnisse eines geplanten, strukturierten Pflegeansatzes bei einer Gruppe von Kindern doch von größerem Wert für die Verwendbarkeit in der Pflegepraxis.

Folgende Fragen können zum Thema „Generalisierung“ gestellt werden: Wann und auf wen lassen sich die Schlußfolgerungen anwenden? Wo sind die Grenzen der Ergebnisse, und in welchem Bereich können sie verwendet werden? Hat die Forscherin über die Stichprobe hinaus generalisiert, die die Grundlage der Untersuchung bildete? War die Stichprobe aus geeigneten Versuchspersonen zusammengesetzt? Durch folgende Fragen kann die letzte Frage näher erläutert werden: Falls die Stichprobe im Labor untersucht wurde, ist die Generalisierung dann in unzulässiger Weise auf eine Klinikgruppe ausgeweitet worden? Wenn die Studie vorwiegend mit Versuchspersonen aus einer kaukasichen Bevölkerungsgruppe durchgeführt wurde, ist die Generalisierung dann auf alle ethnischen Gruppen ausgedehnt worden? Wenn nur junge Erwachsene für die Studie ausgewählt wurden (siehe Kapitel 12), wurden dann die Schlußfolgerung auch auf ältere Erwachsene generalisiert?

Theorie

Eine *Theorie* kann definiert werden als eine strukturierende Aussage über abstrakte Konzepte, die den Begriffen eine auf die Wirklichkeit bezogene Bedeutung verleiht. Mit Theorien kann man die Beziehungen zwischen abstrakten Konzepten beschreiben, erklären oder sie prognostizieren. Abstrakte Konzepte sind geistige Vorstellungen von der Wirklichkeit; diese können in höchstem Maße abstrakt und nichtbeobachtbar sein, wie z.B. Intelligenz, oder sie können relativ konkret und direkt bewertbar sein wie z.B. Pflegeverhalten. Theorien sind mit der Wirklichkeit durch Definitionen verbunden, die bestimmen, wie Konzepte unterschieden, erfahren, beobachtet und bewertet werden. Theorien bestimmen auch die Entscheidungsfindung, „indem sie die Grundkonzepte für eine Studie liefern, z.B. die 'Bedeutung des Problems', den 'Hintergrund' und die 'Problemdefinition bzw. die Problemdarstellung'" (Phillips, 1986, S. 111).

Da aktuelle Forschungsergebnisse mit den in der Literatur erwähnten Konzepten in Zusammenhang gebracht werden, können die wissenschaftlichen Erkenntnisse über ein Phänomen ständig erweitert werden. In dem Maße, wie neue Erkenntnisse über besondere Konzepte durch induktive und deduktive Forschung gewonnen oder verifiziert werden, entwickeln sich auch Theorien. Bei Forschungsarbeiten mit induktivem Ansatz werden Theorien aus den gewonnenen, konzeptuell zusammengefaßten Daten abgeleitet. Die konzeptbezogenen, aus den Beobachtungen abgeleiteten Schlußfolgerungen stehen gewöhnlich mit einer breiten, hochentwickelten theoretischen Grundlage in Beziehung, z.B. mit der Rollentheorie oder der Theorie des Betreuens. Erkenntnisse müssen verifiziert, verifizierte Erkenntnisse überprüft werden, um die Validität und Reliabilität der Informationen nachzuweisen, und so setzt sich der Prozeß der Entwicklung von Theorien immer weiter fort. Neue Erkenntnisse erlangen Akzeptanz durch die Vertreter einer Disziplin, die darüber entscheiden, ob die Erkenntnisse einen Beitrag zu ihrem speziellen Wissensgebiet bzw. Matrix leisten, „jener Struktur und Tradition, die der Disziplin ihre unverkennbare Identität verleiht" (Riegel et al., 1992, S. 117).

Eine Theorie, die sich aus abstrakten Konzepten zusammensetzt, bildet den Rahmen für den deduktiven Forschungsansatz, indem sie die Auswahl der zu untersuchenden Variablen bestimmt. Die Auswahl der Variablen in der Studie über das Coping von Kindern mit Diabetes (Grey, Cameron und Thurber, 1991) erfolgte auf der Grundlage existierender Theorien über Coping und Anpassung. Besonderer Wert wurde dabei auf den empirischen Nachweis gelegt, daß der Entwicklungsprozeß sich auf den Coping-Prozeß auswirkt. Als Maßstab für den Entwicklungsstand diente zum einen das Alter der Kinder und eine standardisierte Methode zur Bestimmung der Geschlechtsreife.

Eine Theorie nimmt auch Einfluß auf Entscheidungen, die mit der später durchzuführenden Interpretation der Ergebnisse zusammenhängen. In der Studie von Hutchison und Bahr über Betreuungsverhalten (1991) ergab die Überprüfung der Literatur, daß eine Beschreibung des von anderen WissenschaftlerInnen entwickelten und untersuchten Konzepts des Betreuens existierte. Obwohl diese Information keinen Einfluß auf die Auswahl der Variablen hatte, stellten die Forscherinnen fest, daß die Gruppierung der Daten bei ihrem induktiven Ansatz ein ganz ähnlich konzipiertes Modell des Betreuens ergab wie das in der Literatur beschriebene. Sie interpretierten diese Ähnlichkeit als Beweis für die Allgemeingültigkeit der in ihrer Theorie des Betreuungssverhaltens aufgezeigten Struktur und Bedeutung.

Viele Pflegetheorien zeigen außerdem beispielhaft, wie eine Theorie den Rahmen für den Forschungsprozeß bestimmt. Die Pflegetheorien und theoretischen Modelle stimmen mit der in der Pflege vorherrschenden Auffassung überein, daß bestimmte, beim Menschen auftretende Phänomene sich auf die Interaktion zwischen der Person in ihrer Gesamtheit und ihren sozialen und milieubedingten Verhältnissen zurückführen lassen und daß diese Interaktion die Gesundheit fördern oder sie beeinträchtigen kann (Meleis,

1985). Diese Konzepte werden von den verschiedenen PflegetheoretikerInnen klar definiert und es wird die Verbindung zwischen den Konzepten ihrer Theorien beschrieben.

King's Theorie über das Erreichen von Zielen

King's Theorie über das Erreichen von Zielen (1986) wurde von der Komponente der interpersonalen Beziehung ihres „Konzeptuellen Rahmens für interaktive Systeme" abgeleitet. Die Theorie geht davon aus, daß „ ... Interaktionen zwischen Pflegepersonal und PatientInnen durch folgende Merkmale gekennzeichnet sind: Verbale und nonverbale Kommunikation, bei der Informationen ausgetauscht und interpretiert werden; Transaktionen, bei denen Wertvorstellungen, Bedürfnisse und Wünsche mitgeteilt werden; subjektive Wahrnehmung der Krankenschwester und des Patienten im Hinblick auf die andere Person und die Situation; Sich-Hineinversetzen in die Rolle des anderen; und Stressoren, die jede Person und die Situation in zeitlicher und räumlicher Hinsicht beeinflussen" (King, 1981, S. 144).

Im folgenden werden einige von den Propositionen dieser Theorie abgeleitete Hypothesen aufgeführt (King, 1986):

- Patienten, die die Zielsetzung mitbestimmen, erreichen das Ziel leichter als andere.
- Die gemeinsame Festlegung des Ziels stärkt das Selbstbewußtsein älterer Patienten.
- Das Erreichen des Ziels vermindert Streß und Angst.
- Das Erreichen des Ziels erhöht die Lern- und Anpassungsfähigkeit der PatientInnen in Pflegesituationen (S. 206).

Theorien, die von dem "Konzeptuellen Rahmen für die Selbstpflege nach Orem" abgeleitet sind

Die drei Theorien, die aus dem „Konzeptuellen Rahmen für die Selbstpflege nach Orem" entwickelt wurden, sind die Theorie über Selbstpflegedefizite, die Theorie der Selbstpflege sowie die Theorie über Pflegesysteme (Orem, 1991). Die Theorie der Selbstpflege geht davon aus, daß „die Selbstpflege und die Pflege abhängiger Familienmitglieder erlernte Verhaltensweisen sind, die die strukturelle Integrität des Menschen, sein Funktionieren und seine Entwicklung planmäßig bestimmen" (Orem, 1991, S. 69). Ausgehend von der Theorie der Selbstpflege stellte Orem (1991) die Behauptung auf, daß „die Fähigkeit eines Menschen, Selbstpflege oder die Pflege abhängiger Personen zu betreiben, von Alter, Entwicklungsstand, Lebenserfahrung, soziokultureller Orientierung, Gesundheit und den verfügbaren Hilfsmitteln bestimmt wird" (S. 71). Die Überprüfung dieser *Proposition* bzw. der Verknüpfung der Konzepte in Orem's Bezugsrahmen befindet sich im Anfangsstadium. Die Merkmale des Selbstpflegeverhaltens von älteren Erwachsenen werden in einer Studie beschrieben, die von Orem's Konzept der Voraussetzungen für die Selbstpflege abgeleitet ist (Conn, 1991).

Roy's Adaptationsmodell

Aus den vier Anpassungsmodi des Adaptationsmodells nach Roy – Physiologie, Selbst-Konzept, Rollenfunktion und gegenseitige Abhängigkeit – wurden einzelne Theorien entwickelt. Eine Proposition aus der Theorie der gegenseitigen Abhängigkeit besagt,

„daß das Bemühen um Fürsorge und Förderung von Seiten der PatientInnen sich positiv auf die gegenseitige Abhängigkeit auswirkt“ (Roy und Roberts, 1981, S. 277). Folgende Hypothese wurde aus der Theorie über die gegenseitigen Abhängigkeit entwickelt: „Wenn das Pflegepersonal dafür sorgt, daß Zeit und Platz für Familienbesuche vorhanden sind, dann wird der Patient sein Bedürfnis nach Aufmerksamkeit angemessener zum Ausdruck bringen.“ (Roy und Roberts, 1981, S. 280).

Kapitel 6 bietet eine mehr ins Detail gehende Darstellung des theoretischen Rahmens. Als ForschungsanwenderIn könnten Sie hier folgende Fragen stellen: Wird die theoretische Grundlage klar dargelegt? Werden die Hypothesen ausführlich begründet, das heißt, sind sie in der Theorie verankert? Lassen die Definition und die Bewertung der Konzepte eine Übereinstimmung mit der Theorie erkennen?

Annahmen über die Wirklichkeit und die Kausalität (Determinismus)

Eine *Annahme* ist eine grundlegende Aussage über die Realität, die ohne wissenschaftlichen Beweis als wahr akzeptiert wird. Die in Annahmen verankerten abstrakten Konzepte sind unabhängig von den Wahrnehmungen des Menschen. Daß Menschen im Laufe ihres Lebens Schmerzen erleiden, daß Menschen sterblich sind, daß Selbstverwirklichung ein bestimmtes Verhalten begründet (Maslow, 1970), daß Erfahrungen in der Schwangerschaft sich später auf die Mutterrolle auswirken (Gaffney, 1992) – all dies sind Annahmen. Die beiden ersten Annahmen sind sehr weit gefaßt und gelten für die Menschen im allgemeinen; die beiden letzten sind Teil der Grundlage bestimmter Theorien. In einer grundlegenden Annahme von Rogers (1991) wird die Auffassung deutlich, daß der Mensch mehr und etwas anderes ist als die Summe seiner Teile. Diese grundlegende Annahme ist eine von mehreren Annahmen, die die Basis für die Überprüfung der Beziehungen bilden, die in Rogers Theorie des einheitlichen Menschen begründet sind. Bei den Hypothesen, denen diese Theorie zugrundeliegt, geht es um das Wesen des Selbst und um die persönliche Entfaltung, die durch wechselseitige Prozesse zwischen Individuum und Umwelt geformt werden.

Determinismus ist eine Annahme, die mit der Kausalität von Ereignissen und Situationen zusammenhängt. In der traditionellen wissenschaftlichen Erklärung der Kausalität wird die Welt als wirklich angesehen, das heißt, als beobachtbar und in gewisser Weise meßbar, als geordnet und voraussagbar. Diese Annahme geht davon aus, daß eine Intervention ein Ergebnis bestimmt und daß man die kausale Beziehung erkennen kann. Krebs zum Beispiel kann das Ergebnis mehrerer Faktoren, wie z.B. Rauchen und Einwirkung gewisser Chemikalien und Schadstoffe, sein, und die Entartung tritt infolge des Vorhandenseins bestimmter Bedingungen ein. Dieses Beispiel linearen Denkens ist verwandt mit dem traditionellen deduktiven Ansatz. Nun entwickeln jedoch nicht alle Menschen Krebs, die diesen die Krebsentstehung fördernden Bedingungen ausgesetzt sind. Gibt es somit noch andere Erklärungen für die Entstehung von Krebs? Könnten Bedingungen, die in der Person oder in dem Interaktionsprozeß begründet sind, ebenfalls die Gesundheit beeinträchtigen? Die traditionelle Annahme über kausale Beziehungen wurde zugunsten von Annahmen über die Wechselbeziehung zwischen Phänomenen, aus der neue Phänomene entstehen, in Frage gestellt. Auffassungen über den Menschen und die Welt der Erfahrungen, die Bestandteile von Rogers (1992) „Theorie des einheitlichen

Menschen“ und von Watsons (1985) „Theorie über das menschliche Betreuungsverhalten“ sind, ermöglichen es PflegewissenschaftlerInnen, auch nichtdeterministische Erklärungsansätze für der Existenz menschlicher Situation zu heranzuziehen.

Annahmen werden nicht immer klar dargelegt. Es kann vorkommen, daß sie eher implizit als explizit ausgedrückt sind, und die Forschungsanwenderin hat dann die Aufgabe festzustellen, ob es sich um implizit oder explizit ausgedrückte Annahmen handelt, wenn sie die zugrundeliegenden Wertvorstellungen und Auffassungen über das zu erforschende Problem überprüft. Die Forschungsanwenderin sollte ebenfalls feststellen, in welche Richtung die Wertvorstellungen gehen und ob die Annahmen in logischer Hinsicht übereinstimmen. Dies ist sehr wichtig, um die einzelnen Schritte einer Forschungsarbeit zu überprüfen und um beurteilen zu können, ob die Schlußfolgerungen plausibel sind.

Die Beziehung zwischen Theorie und Methode

Konsistenz und Übereinstimmung zwischen den einzelnen Konzepten und dem Design der Studie insgesamt, ihrer Durchführung und der Interpretation ihrer Ergebnisse sind wichtige Aspekte des Forschungsprozesses. Wie bereits erwähnt, werden Beziehungen durch die Überprüfung der Hypothesen untersucht, deren Grundlage Propositionen sind; diese Propositionen fungieren als Verbindung zwischen Konzepten (siehe Kapitel 6), die ihrerseits von einem theoretischen Bezugsrahmen abgeleitet sind. Bei solchen Untersuchungen spielen Ordnung und Kontrolle, Empirie, Annahmen, die Theorie und Generalisierung eine wichtige Rolle.

Ist über ein Phänomen nur wenig bekannt, dann wird das Ziel einer Studie gewöhnlich darauf ausgerichtet, das Phänomen so zu beschreiben und zu erforschen, wie es in seiner natürlichen Umgebung in Erscheinung tritt. In diesem Stadium der Untersuchung kann sich die Forscherin bei der Planung der Studie sowohl der induktiven als auch der deduktiven Logik bedienen. Sobald wissenschaftlich fundierte Informationen verfügbar sind, werden quantitative Forschungsmethoden eingesetzt, um die hypothetischen Beziehungen zwischen den Konzepten mit deduktiven Methoden der Datensammlung und -analyse zu überprüfen. Für die Untersuchung des Problems kommen verschiedene Methoden in Frage, allerdings müssen die Hypothese und die ausgewählte Methode in Einklang miteinander stehen. Um Hypothesen zu überprüfen, muß durchgängig ein und dieselbe Methode zur Informationssammlung und -verarbeitung benutzt werden. Diese Methode muß darüber hinaus systematisch und kontrolliert eingesetzt werden, um zu gewährleisten, daß „die Wirklichkeitsindikatoren für die in der Theorie spezifizierten konzeptuellen Beziehungen valide sind“ (Chinn und Kramer, 1991, S. 94). Abb. 2-1 zeigt die Komponenten oder „Bindeglieder“ des Forschungsprozesses, die einen Zusammenhang zwischen Theorie und Methodik herstellen. Auch bei diesen wichtigen Bindegliedern muß auf logische Übereinstimmung zwischen den einzelnen Schritten geachtet werden.

Um die Verbindung zwischen Theorie und Methodik noch weiter zu veranschaulichen, wird nun eine Studie mit deduktivem Ansatz beschrieben. In dem Abschnitt über Theorien wurde der Zusammenhang zwischen abstrakten Konzepten, Hypothesen und der Auswahl der Variablen dargelegt. Hier soll die Verbindung zwischen diesen Elementen des Forschungsprozesses und der Datensammlung und -analyse sowie der Interpretation der Ergebnisse hergestellt werden. Stimmen die Ergebnisse nicht mit dem überein,

Induktiver Ansatz	**Deduktiver Ansatz**
zu untersuchende(s) Frage/Problem	**zu untersuchende(s) Frage/Problem**
↓	↓
Theorie	Methode
↓	↓
Konzepte	Konzepte
↓	↓
Propositionen	Propositionen
↓	↓
Hypothesen	Theorie
↓	↓
Methode	(Hypothesen)

Abb. 2-1 Bindeglieder zwischen Theorie und Methodik

was die Wissenschaftlerin aufgrund der Theorie zu einer bestimmten Sichtweise des Phänomen veranlaßt hat, dann muß sie die ursprüngliche Planung der Studie sowie die Methodik noch einmal kritisch überprüfen, um herauszufinden, ob Grenzen in Bezug auf die Konzepte oder die Methodik die Ergebnisse beeinflußt haben können.

In einer Studie über Copingstrategien von Kindern mit Diabetes (Grey et al., 1991) definierten die Wissenschaftlerinnen die Konzepte „Bewältigung" und „Anpassung" auf der Grundlage einer Überprüfung der Literatur. Sie „stellten die Behauptung auf, daß Anpassung durch Alter, Coping und Selbstpflegeverhalten beeinflußt wird" (S. 144). Für die Bewertung des Coping wählten sie einen Fragebogen aus, dessen Items mit den Konzepten des theoretischen Bezugsrahmens übereinstimmten und auch dem Alter der an der Studie teilnehmenden Kinder angepaßt waren. In gleicher Weise wurden Fragebögen zur Bewertung der sozialen Anpassung der Kinder eingesetzt. Bei der Diskussion der Ergebnisse zeigten die Wissenschaftlerinnen auf, wo es Zusammenhänge zwischen ihren Befunden und dem theoretischen Bezugsrahmen gab und wo dies nicht der Fall war. Sie legten dar, daß erwartungsgemäß altersbedingte Unterschiede in Bezug auf Coping und Anpassung zu verzeichnen waren, aber sie konnten nicht den Schluß ziehen, daß die Unterschiede in der Anpassung auf den Entwicklungsprozeß und nicht auf die Krankheit zurückzuführen waren, da die Studie ohne Kontrollgruppe durchgeführt wurde. Sie gaben daher spezielle Empfehlungen für weitere Forschungsstudien, um zusätzliche Informationen zu gewinnen, durch die das Coping von Kindern bei Streß und Krankheit erklärt werden kann. Die Diskussion der Ergebnisse hat gezeigt, daß der Zusammenhang zwischen theoretisch abgeleiteten Konzepten und logischen Schlußfolgerungen in der Studie durchgängig gewahrt wurde.

Bei einer Untersuchung mit induktivem Ansatz wird die Verbindung zwischen Theorie und Methodik folgendermaßen hergestellt: Ausgangspunkt ist die empirische Datensammlung und Inhaltsanalyse, an die sich die Identifizierung jener abstrakten Konzepte anschließt, die am besten die objektiven und subjektiven Apekte des Phänomens wiedergeben. Wie bei deduktiven Studien werden auch hier spezifische methodologische Verfahren der Datensammlung und -analyse eingesetzt, die dann zu neuen Konzepten führen. Diese Konzepte werden nun mit der entsprechenden Literatur verglichen, um die

Übereinstimmung zwischen den neuen Konzepten und dem bereits bekannten Wissen über das Phänomen zu belegen. Ergibt der Vergleich, daß eine solche Übereinstimmung nicht besteht, dann werden das ursprüngliche Design und die Methoden noch einmal auf Grenzen überprüft. Hierbei kann es sich z.B. um eine falsche Klassifizierung der Daten oder andere, mit dem Auftreten des Phänomens zusammenhängende Einschränkungen handeln. Für die Glaubwürdigkeit dieser neuen theoretischen Erkenntnisse ist es von entscheidender Bedeutung, daß die einzelnen Schritte des induktiven Ansatzes logisch aufeinander bezogen sind, die Konzepte einen Zusammenhang mit den Ergebnissen erkennen lassen und daß die Schlußfolgerungen plausibel sind.

Der Prozeß der Konzeptbildung und der Forschungsprozeß einer Studie mit induktivem Ansatz über die „Lebensqualität stationär behandelter AIDS-PatientInnen" ist ein Beispiel für die Übereinstimmung zwischen Theorie und Methodik (Ragsdale, Kotarba und Morrow, 1992). Die Konzeptionen der Forscherinnen zur Problematik des Lebens mit dem erworbenen Immunschwächsesyndrom (AIDS) und zur Lebensqualität stimmten mit der Pflegephilosophie eines ganzheitlich orientierten Lebens überein und gaben den philosophischen Rahmen ihrer Studie ab. Die Diskussion des bereits bekannten Wissens berechtigte die Forscherinnen zu der Frage „Was bedeutet Lebensqualität aus der Sicht eines stationär behandelten AIDS-Patienten?" Das zentrale Thema „Bewältigungsstil" ergab sich aus dem Clustering von Daten, die aus Interviews und Beobachtungen gewonnen wurden. Das Thema wurde konzipiert und definiert als „Bestrebungen, die der Erlangung und Wahrung des Anscheins von Kontrolle dienen", einer Kontrolle über die Bedeutung, die das Leben und die krankheitsbedingten Erfahrungen für die PatientInnen haben. (Ragsdale et al., 1992, S. 261). Obwohl die sechs Bewältigungsstile, die sich herauskristallisierten, von der jeweiligen Art der Behandlung unabhängig zu sein schienen, wiesen die Forscherinnen darauf hin, daß die Allgemeingültigkeit des zentralen Themas bzw. der Theorie nicht akzeptiert werden konnte, da sich die PatientInnen aus eigenem Antrieb zur Teilnahme bereit erklärt hatten. Die Konzepte der Studie scheinen sich logisch aus den Daten herzuleiten. In der Diskussion der Implikationen dieser Konzepte für die Pflegepraxis geben die Forscherinnen die Empfehlung, Hypothesen über Interaktionen zwischen Pflegepersonal und AIDS-PatientInnen in Abhängigkeit von deren „Bewältigungsstil" zu formulieren. Diese Studie über AIDS-PatientInnen verdeutlicht den zyklischen Charakter der Erkenntnisgewinnung: Ausgangspunkt ist eine holistisch ausgerichtete, explorative Untersuchung mit induktivem Ansatz, die zu einer Beschreibung und zur Überprüfung spezifischer Interaktionshypothesen über die Beziehung zwischen PatientInnen und Pflegepersonal führt; diese Interaktionshypothesen sind wiederum aus dieser Theorie abgeleitet.

Wenn in einem Forschungsbericht die Verbindung zwischen der Theorie und den Methoden explizit dargestellt wird, dann ist es für ForschungsanwenderInnen leichter, die Studie auf Konsistenz und Übereinstimmung der im theoretischen Bezugsrahmen definierten Konzepte und deren Verbindung zur Datensammlung, -analyse und Ergebnisinterpretation zu überprüfen. Folgende Fragen können dazu gestellt werden: Sind die analytischen Methoden geeignet, um die zu untersuchende Frage zu beantworten oder um die Hypothese zu überprüfen? Stimmt die Interpretation der Ergebnisse mit den Schlußfolgerungen überein? Wurde die Untersuchung in logischer und systematischer Weise durchgeführt, so daß die Ergebnisse glaubwürdig sind? Je einheitlicher sich die Konzeption gestaltet, desto höher ist die Wahrscheinlichkeit, daß die Vertreter der Disziplin die Schlußfolgerungen als stimmig, repräsentativ und brauchbar akzeptieren.

Merksätze

- Es wurde gezeigt, daß Erkenntnisse, welche auf der Grundlage strukturierter Ansätze gewonnen wurden, in sehr viel höherem Maße valide und generalisierbar sind als Erkenntnisse, die auf Intuition, Autorität oder Versuch und Irrtum zurückzuführen sind.
- Den Bestrebungen der Pflege, einen spezifischen Wissensstandard zu erarbeiten, liegt die Verbindung von Pflegephilosophie, die den Menschen als ganzheitliches, interaktives Individuum ansieht, und Wissenschaft (als Prozeß und als Produkt) zugrunde. Zu den wissenschaftlichen Ansätzen der Erkenntnisgewinnung speziell für die Pflege gehören sowohl induktive als auch deduktive Konzeptionen von Phänomenen. Diese Ansätze verwenden verschiedene, von anderen Disziplinen entwickelte Forschungsmethoden, die aber aus der speziellen Perspektive der PflegeforscherInnen eingesetzt werden.
- Theorien liefern Erklärungen und führen zu Prognosen über Konzepte; damit helfen sie, die Praxis und die Forschungsbemühungen der Disziplin zu systematisieren.
- Ziel der Pflegeforschung ist es, Konzepte zu formulieren und zu überprüfen. Diese theoretischen Konzeptionen ermöglichen der Pflege, Hypothesen zu formulieren, die die Entwicklung des Pflegewissens vorantreiben.
- Konsistenz und Übereinstimmung bei der Entwicklung und Anwendung von Pflegekonzepten sowie deren Validierung auf der Grundlage glaubwürdiger Forschung verbessern die Qualität der wissenschaftlichen Grundlage der Pflege und tragen dazu bei, daß neue Erkenntnisse sowohl innerhalb der Disziplin als auch bei anderen Wissenschaftlern Anerkennung finden.

Literaturhinweise

Andreoli, K., & Thompson, C. (1977). The nature of science in nursing. *Image,* 9, 32-37.

Becker, P.T., Grunwald, P.C., Moorman, J., & Stuhr, S. (1991). Outcomes of developmentally supportive nursing care for very-low-birth-weight-infants. *Nursing Research,* 40(3), 150-155.

Beckwith, J., & Miller, L. (1976). Behind the mask of objective science. *The Sciences,* 16, 16-19.

Chinn, P., & Kramer, M. (1991). *Theory and nursing: A systematic approach* 3rd ed. St. Louis: Mosby.

Conn, V. (1991). Self-care actions taken by older adults for influenza and colds. *Nursing Research,* 40(3), 176-181.

Gaffney, K. (1992). Nursing prractice model for maternal role sufficiency. *Advances in Nursing Science,* 15(2), 76-84.

Gortner, S.R. (1990). Nursing values and science: Toward a science philosophy. *Image,* 22(2), 101-105.

Grey, M., Cameron, M.E., & Thurber, F.W. (1991). Coping and adaptation in children with diabetes. *Nursing Research,* 40(3), 144-149.

Hutchison, C., & Bahr, R.T. (1991). Types and meanings of caring behaviors among elderly nursing home residents. *Image,* 23(2), 85-88.

Johnson, D. (1974). Development of theory: A requisite for nursing as a primary health profession. *Nursing Research,* 23, 372-377.

King, T. (1981). *A theory for nursing: Systems, concepts, process.* New York: John Wiley & Sons.

King, T. (1986). King's theory of goal attainment. In P. Winstead-Fry (Ed.), *Case studies in nursing theory* (S. 197-312). New York: National League for Nursing.

Kuhn, T. (1970). *The structure of scientific revolutions.* Chicago: University of Chicago Press.

Maslow, A. (1970). *Motivation and personality.* New York: Harper & Row.

Meleis, A.I. (1985). *Theoretical nursing: Development and progress.* Philadelphia: J.B. Lippincott.

Millor, G.K., Haber, J.E., Carter, E., Feldman, H.R., Hott, J.R., & Jacobson, L. (1992). What is nursing research: Evolving approaches to methods and content. *Jou*rnal of the New York State Nursing Asscociation, 23(3), 4-9.

Newman, M. (1979). *Theory development in nursing.* Philadelphia: F.A. Davis.

Noddings, N., & Shore, P.J. (1984). *Awakening the inner eye.* New York: Teachers College Press.

Northouse, L. (1988). Social support in patients' and husbands' adjustment to breast cancer. *Nursing Research,* (1991). 37, 91-95.

Orem, D. *Nursing: Concepts of practice (4th ed.).* St. Louis: Mosby.

Phillips, L.R. (1986). *A clinician's guide to the critique and utilization of nursing research.* Norwalk, CT: Appleton & Lange.

Ragsdale, D., Kotarba, J., & Morrow, J. (1992). Quality of life in hospitalized persons with AIDS. *Image,* 24(4), 259-265.

Riegel, B., Omery, A., Calvillo, E., Elsayed, N.G., Lee, P., Shuler, P., & Siegal, B.E. (1992). Moving beyond: A generative philosophy of science. *Image,* 24(2), 115-120.

Rogers, M.E. (1992). Nursing science and the space age. *Nursing Science Quarterly,* 5:1, 27-34

Roy, C., & Roberts, S. (1981). Theory construction in nursing: An adaptation model. Englewood Cliffs, NJ: Prentice-Hall.

Schumacher, K.L., & Gortner, S.R. (1992). (Mis)conceptions and reconceptions about traditional science. *Advances in Nursing Science,* 14(4), 1-11.

Silva, M. (1977). Philosophy, science, theory: Interrelationships and implications for nursing research. *Image,* 9, 59-63.

Silva, M.C., & Rothbart, D. (1984). An analysis of changing trends in philosophies of science on nursing theory development and testing. *Advances in Nursing Science,* 6(2), 1-13.

Stewart Fahs, P.S., & Kinney, M.R. (1991). The abdomen, thigh, and arm as sites for subcutaneous sodium heparin injections. *Nursing Research,* 40(4), 204-207.

Watson, J. (1985). *Nursing: Human science and human care.* Norwalk, CT: Appleton-Century-Crofts.

Webster's new universal unabridged dictionary (deluxe 2nd ed.). (1983). Ohio, Dorset & Baber.

Weitere Quellen:

Agor, W.H. (1986). *The logic of intuitive decision making.* NewYork: Quorum Books.

Broome, M.E., Lillis, P.P., & Smith, M.C. (1989). Pain interventions with children: A meta-analysis of research. *Nursing Research,* 38, 154–158.

Cohen, L.J. (1989). *An introduction to the philosophy of induction and probability.* Oxford: Clarendon Press.

Fawcett, J. (1989). *Analysis and evaluation of conceptual models of nursing (2nd ed.).* Philadelphia: F.A. Davis.

Hinds, P.S. (1989). Method triangulation to index change in clinical phenomena. *The Western Journal of Nursing Research,* 11, 440–447.

Howson, C., & Urbach, P. (1989). Scientific reasoning: *The bayesian approach.*La Salle, IL: Open Court.

Hyman, R.B., Feldman, H.R., Harris, R.B., Levin, R.F., & Mallory, G.B. (1989). The effects of relaxation training on clinical symptoms: A meta-analysis. *Nursing Research, 38, 216–220.*

Kidd, P., & Morrison, E.F. (1988). The progression of knowledge in nursing: A search for meaning. *Image,* 20 (49, 222–224.

Schultz, P.R., & Meleis, A.I. (1988). Nursing epistemology: Traditions, insights, questions. *Image,* 20(4), 217-221.

Strauss, A., & Corbin, J. (1990). *Basics of qualitative research: Grounded theory, procedures, and techniques.* Newbury Park, CA: Sage Publications.

3 Die Entwicklung der Forschung: Von der Wissenschaft zur Praxis

Carol Ann Mitchell

Lernziele

Nach der Lektüre dieses Kapitels sollten sie Folgendes können:

- Den Wert der Teilnahme an Forschung und die Verwendung von Forschungsergebnissen zur Verbesserung der Pflegepraxis und der patientenbezogenen Ergebnisse einschätzen.
- Die Beteiligung an Forschungsvorhaben zu schätzen und Forschungsresultate nutzen, um die Pflege und das Wohlbefinden der Patienten zu verbessern.
- Beispiele für Forschungsergebnisse anführen, die zur Verbesserung der Pflegepraxis, der Ergebnisse bei Patienten und der Gesundheitspolitik beigetragen haben.
- Kriterien der Forschungsanwendung benutzen, um die Anwendbarkeit von Ergebnissen in verschiedenen Praxissituationen und mit verschiedenen Patientengruppen zu bestimmen.
- Klinische Situationen bewerten, die die Verwendung von Forschungsergebnissen erleichtern oder behindern.
- Strategien und Mittel auswählen, die die Verwendung der Forschung unterstützen.
- Forschungsergebnisse anwenden, um die Pflegepraxis zu verbessern und gesundheitliche Maßnahmen zu beeinflussen.

Schlüsselbegriffe

Forschungsanwendung
Grundlagenforschung
Replikation
uplink
downlink

Eine gute ForschungsanwenderIn kann sich Zugang zu führenden Fachkreisen verschaffen, wenn sie zur Entwicklung und Weiterentwicklung von Pflegetheorien, der Pflegepraxis und der Pflegeforschung beiträgt. Weshalb? Weil laut Dickoff und James (1968) die Theorie ihre Wurzeln in der Praxis hat, in der Forschung weiterentwickelt wird und wieder in die Praxis zurückkehrt mit dem Ziel, diese zu verbessern. Wenn Forschung nicht auf die Praxis einwirkt, dann entzieht sie dem eigentlichen Anliegen der Pflege lediglich Energie; dann ist Theorie nichts weiter als müßige Spekulation oder eine persönliche Auffassung. Bock (1990) prognostiziert, daß die Anwendung von Forschungsergebnissen in der tägliche Pflegepraxis zu einer besseren Pflege der PatientInnen führt; gleichzeitig schlägt sie vor, daß Pflegeforschung in erster Linie mit der Absicht durchgeführt werden sollte, eine Verbesserung der Pflegeleistung zu erzielen. Dieses Kapitel erbringt den Beweis, daß die Prognose zutrifft.

Die nachfolgenden Kapitel liefern das Hintergrundwissen zum Verständnis des zentralen Anliegens der Forschungsanwendung in der Pflege, seiner Bedeutung für die Verbesserung von Pflegeergebnissen einschließlich Qualität und Kosteneffizienz sowie die Auswirkungen auf die Gesundheitspolitik. Dieses Hintergrundwissen ist unerläßlich, wenn man den Forschungsprozeß verstehen und sein Urteilsvermögen entwickeln will. Auf dieser Grundlage kann man eine Einschätzung des Wertes und der Relevanz von Forschungsergebnissen vornehmen, bevor man sie in der klinischen Praxis anwendet.

Kritische Überlegungen und die Relevanz der Forschungsanwendung bilden die Schwerpunkte dieses Kapitels; darüber hinaus werden Modelle vorgestellt, die die Entscheidung bei der Auswahl von Studien erleichtern, die für den Einsatz in der klinischen Praxis in Frage kommen. Anhand zahlreicher Beispiele wird gezeigt, wie die Entwicklung der Pflegewissenschaft, die Glaubwürdigkeit der Pflege und der Einfluß auf Richtlinien, die sich auf die Pflegeleistung und auf Ergebnisse bei PartientInnen auswirken, verändert wird, wenn Krankenschwestern Forschung betreiben und PflegepraktikerInnen die Forschungsergebnisse anwenden.

Forschungsanwendung – Wie und Warum

In Kapitel 1 wird die *Forschungsanwendung* definiert als systematische Methode der Implementation brauchbarer, wissenschaftlich fundierter Innovationen in der klinischen Praxis, der Ergebnisbewertung und der Mitteilung der Ergebnisse durch den Prozeß der Forschungsverbreitung. Es ist wichtig mitzuteilen, ob die Implementation wissenschaftlich fundierter Innovationen erfolgreich war oder nicht, damit Interventionen in der Pflege geändert, verbessert, oder, falls nötig, fallengelassen werden. Im Jahre 1974 stellte Gortner die Behauptung auf, daß sich die Qualität der Pflege erst dann verbessert, wenn die wissenschaftliche Verantwortung in der Pflege ebenso hochgeschätzt wird wie eine humanitäre Gesinnung.

Von der Anwendung von Forschungsergebnissen in der Pflegepraxis sind schon viele Impulse ausgegangen. Krankenschwestern müssen stets bedenken, daß sie als Vertreterinnen ihres Berufsstandes einerseits der Öffentlichkeit als „Konsument" der Gesundheitsfürsorge verpflichtet sind, andererseits auch Verantwortung für die wissenschaftliche Grundlage der Pflegepraxis haben. Dies bedeutet keineswegs, daß alle Krankenschwestern Forschung *durchführen* müssen. Es bedeutet vielmehr, daß alle Krankenschwestern die Forschung als Grundlage für die klinische Praxis *nutzen* müssen. Durch die Anwendung von Forschungsergebnissen wird die von Krankenschwestern geleistete Pflegearbeit verbessert, weil sich die Pflege dann auf empirische Befunde stützt, die belegen, welche Interventionen effektiv sind und welche nicht.

Wenn Entscheidungen über die Pflegeleistung und über die Auswahl der Pflegeinterventionen auf der Grundlage von Forschungsdaten getroffen werden, dann ist die Pflegedisziplin in der Lage, größeren Einfluß auf die Gesundheitsfürsorge zu nehmen, weil sie dann zeigen kann, welche Veränderungen die Pflege bewirkt. In einer Zeit der Kostenexplosion im Gesundheitswesen, in der es um Kostenbeschränkung bei gleichzeitiger Aufrechterhaltung oder gar Verbesserung der Qualität geht, ist es für die Pflegedisziplin wichtig, den Beweis anzutreten, daß sie *tatsächlich* Veränderungen herbeiführt. Die Anwendung von Forschungsergebnissen, mit denen sich kostengünstige, gute Ergebnisse in der Pflegepraxis belegen lassen, stellt eine Möglichkeit dar, dieses Ziel zu erreichen (Feldman, Penney, Haber, Hott und Jacobson, 1993). Die folgenden Beispiele zeigen dies.

Ausgangspunkt ist die Studie von Stewart Fahs und Kinney (1991) (siehe Anhang A), die ermitteln sollte, ob sich Unterschiede im Auftreten und in der Größe von Hämatomen ergeben, wenn Heparin an anderen Stellen als der üblicherweise bevorzugten Bauchregion injiziert wird. Weiterhin wurde untersucht, ob die Injektion an anderen Orten die Therapieziele beeinflußt; gemessen wurde jeweils die aktivierte partielle Thromboplastinzeit (aPTT). Die Ergebnisse der Studie zeigten in Bezug auf die verschiedenen Injektionsorte keine signifikanten Unterschiede, weder beim Auftreten oder in der Größe der Hämatome, noch bei den Veränderungen der aPTT. Diese Befunde geben dem Pflegepersonal Ergebnisse an die Hand, die für eine wissenschaftlich fundierte, klinische Entscheidungsfindung und nicht für ein Festhalten an Traditionen sprechen. Obwohl die Daten dieser Studie ganz sicher die Möglichkeit zur Anwendung in der Praxis bieten, so werden und sollten Veränderungen der Dienstanweisungen niemals aufgrund einer einzigen Studie vorgenommen werden. Damit eine ausreichende Wissensgrundlage für die Implementation in der Praxis geschaffen werden kann, sind Replikationen dieser Studie erforderlich, die über einen gewissen Zeitraum systematisch ausgewertet werden.

In einer anderen Studie untersuchten Kruszewski, Lang und Johnson (1979) die Auswirkungen von körperlichen Beschwerden, die durch intramuskuläre Injektionen in den Gesäßmuskel verursacht werden. Die Ergebnisse belegten Folgendes: Wenn die PatientInnen auf dem Bauch oder auf der Seite liegen und der Oberschenkel dabei nach innen rotiert wird, dann können die durch die Injektion verursachten Schmerzen verringert werden. Hierbei handelt es sich um ein Beispiel für eine wissenschaftlich fundierte Pflegeintervention, die leicht von einer Krankenschwester allein durchzuführen ist und die für die PatientInnen weder Kosten noch Schäden mit sich bringt. Wird eine solche Innovation nicht angewendet, dann wirkt sich dies möglicherweise nachteilig auf die körperlichen Beschwerden der PatientInnen aus und kann so dazu beitragen, daß die PatientInnen mit der Pflege unzufrieden sind (Brett, 1987).

Eine dritte Studie, ein klinischer Versuch mit großer Fallzahl, bei dem die Auswahl der TeilnehmerInnen nach dem Zufallsprinzip erfolgte, wurde aus Sorge über die Risiken von HITP veranlaßt. Diese Studie wertete die Effekte von heparinisiertem und nichtheparinisiertem Durchspülen zum Offenhalten von peripheren Kathetern zur arteriellen Blutdruckmessung aus; untersucht wurden 5139 Fälle an 198 teilnehmenden Orten (American Association of Critical-Care Nurses, 1993).

Die Ergebnisse dieser Studie, die unter dem Namen „Thunder Project“ bekannt ist, weisen darauf hin, daß bei Gabe von heparinisierten Lösungen die Wahrscheinlichkeit weitaus höher ist, daß die Katheter für eine gewisse Zeit durchgängig bleiben als bei Verabreichungen ohne Heparin. Abgesehen von Heparin wirkten sich noch vier weitere Variable signifikant auf die Durchgängigkeit der Katheter aus: der Einfluß von anderen Antikoagulantien, ein Katheter von mehr als 5 cm Länge, die Lage in der Femoralarterie und die Zugehörigkeit zum männlichen Geschlecht. Die Ergebnisse dieser Studie weichen von denen anderer Studien ab, die die Auswirkung von heparinisierten bzw. nichtheparinisierten Lösungen zum Offenhalten peripherer Venenzugänge (IVPAD) (Goode et al., 1991) untersucht haben. In diesen Studien wird kein signifikanter Unterschied in der Durchgängigkeit zwischen heparinisierten und nichtheparinisierten Lösungen festgestellt (siehe Kapitel 1).

Die Wissenschaftlerinnen ziehen daraus den Schluß, daß die Pflegenden das Risiko von HITP und die Risiken der Thrombosierung des arteriellen Zugangs abwägen müssen. Ist Langzeitdurchgängigkeit wichtig, dann sehen die Entscheidungen möglicherweise anders aus als bei kurzzeitigem Einsatz. Bei solchen Entscheidungen können PflegepraktikerInnen jetzt auf Forschungsdaten zurückgreifen.

Anstatt die Pflege von Tradition, Autorität und Versuch und Irrtum abhängig zu machen, kann das Pflegepersonal die Ergebnisse dieser und anderer wissenschaftlicher Studien heranziehen, um die gängige Praxis zu bewerten und um eine Grundlage für Entscheidungen zu schaffen, die Veränderungen der Praxis betreffen (siehe Kapitel 2). Bei der Entwicklung und Überprüfung von Dienstanweisungen und Pflegeplänen sollten nur solche Veränderungen berücksichtigt werden, die sich auf die beste wissenschaftlich fundierte Methode zur Implementation einer Pflegeintervention sowie auf den dokumentarischen Nachweis stützen.

Die Forschungsanwendung spielt auch eine große Rolle, wenn es darum geht, das Image der Pflegedisziplin zu verbessern. Wenn Krankenschwestern Forschungsdaten als Basis ihrer praktischen Arbeit verwenden, dann können sie stichhaltig begründen, *warum* sie eine ganz bestimmte Maßnahme durchführen. Sie sind dann in der Lage, anderen gegenüber diese begründete Maßnahme zu vertreten, seien es nun PatientInnen, Familien, die Verwaltung oder der Gesetzgeber.

Die Daten aus der klassischen Studie von Brooten et al. (1986) machen deutlich, wie man durch Forschungsergebnisse zur Verbesserung des Pflege-Image, der Glaubwürdigkeit und der Gestaltung der Gesundheitspolitik beitragen kann. In dieser Studie wurde die Effektivität eines neuen Pflegeleistungssystems für Säuglinge mit sehr niedrigem Geburtsgewicht (VLBW) untersucht. Der Schwerpunkt lag auf der Frühentlassung mit anschließender Nachbetreuung durch klinische Pflegespezialisten zu Hause. Die Säuglinge der zu untersuchenden Gruppe wurden 11 Tage eher entlassen als die Säuglinge der Kontrollgruppe. Das Ergebnis war eine durchschnittliche Einsparung von 18 500 Dollar pro Säugling der Behandlungsgruppe. Es konnte weder eine verstärkte Anfrage nach Notbesuchen, noch eine häufigere Wiedereinweisung ins Krankenhaus, noch ein Unterschied in der Entwicklung verzeichnet werden. Wenn lediglich die Hälfte der 36 000 VLBW-Säuglinge, die jedes Jahr in den USA geboren werden, mit Hilfe dieses Pflegesystems versorgt werden könnten, dann würden die jährlichen Einsparungen ca. 334 Millionen US

Dollar betragen (Brooten et al., 1986). Einsparungen in ähnlichem Umfang konnten bei erwachsenen KrankenhauspatientInnen nachgewiesen werden, für die ein umfassendes Programm für die Entlassung und anschließende Nachbetreuung bereitgestellt wurde. Dieses sind überzeugende Daten, die die Effektivität und Glaubwürdigkeit des neuen Pflegeprogramms für VLBW-Säuglinge belegen, eines Programms, das die Qualität der Pflege sichert und trotzdem kostengünstig ist. Die Ergebnisse dieser Studie (Brooten et al., 1986) dienten vielen Vertretern der Politik und dem Gesetzgeber bei der Gestaltung der Gesundheitspolitik für diese Risikogruppen als Grundlage.

Modelle der Forschungsanwendung

ForschungsanwenderInnen verfügen über die Fähigkeit, den potentiellen Einsatz von Studien in der Praxis kritisch zu beurteilen. Diese Fähigkeiten werden genutzt, um solide klinische Studien ausfindig zu machen und ihren wissenschaftlichen Wert festzustellen. Bei der Integration von Forschungsergebnissen oder der Replikation einer Studie kann es sich um eine einfache oder um eine komplexe Aufgabe handeln, die entweder wenig Zeit und wenig Mittel oder sehr viel von beidem in Anspruch nimmt. Die Ergebnisse von Studien werden entweder verwendet oder aber man wiederholt eine Studie im kleinen oder im großen Umfang.

Es gibt mehrere Kriterienkataloge und Modelle, die die Entscheidung erleichtern, wann die Ergebnisse einer Studie in die Praxis einbezogen werden sollen. Vielleicht ist das eine leichter zu benutzen als das andere, aber man sollte immer daran denken, daß es nötig sein kann, sich bei der Forschungsanwendung von KollegInnen beraten zu lassen, die sich in der Forschungsanwendung auskennen, und mit diesen zusammenzuarbeiten.

Eine der ersten Bestrebungen in den siebziger Jahren, Forschung anzuwenden, manifestierte sich in einem regional begrenzten Modell, das vom US-amerikanischen „Department of Health, Education and Welfare“ finanziert und von der „Western Interstate Commission for Higher Education“ (WICHE) initiiert wurde. Das Hauptziel bestand darin, die Pflegeforschung voranzutreiben, um einen validierten Wissensstandard für die Pflege entwickeln zu können, auf dessen Grundlage dann die Ergebnisse bei den PatientInnen verbessert werden sollten (Krueger, Nelson und Wolanin, 1978).

Ein weiteres Ziel war die Förderung des Austausches zwischen ForscherInnen und Krankenpflegepersonal. Dadurch sollte die entscheidende und notwendige Verbindung hergestellt werden zwischen der Feststellung eines Problems, das einer wissenschaftlich fundierten Lösung bedarf, und der Entwicklung von Fertigkeiten in der Forschungsanwendung seitens des Klinikpersonals. Diese Fertigkeiten umfassen: die kritische Bewertung von Forschung, die Initiierung von Veränderungen, wenn wissenschaftlich fundierte Interventionen implementiert werden, sowie das Berichten, Analysieren und Bewerten des Anwendungsprojektes. Die Auswirkungen des sich über sechs Jahre erstreckenden Programms führten zu den in dem Kasten auf S. 70 aufgelisteten Empfehlungen, die den Grundstein für weitere Bestrebungen in der Forschungsanwendung legten.

Den nächsten wichtigen Schritt in der Forschungsanwendung stellte das Projekt „Conduct and Use of Research in Nursing“ (CURN) dar, das über einen Zeitraum von fünf Jahren durchgeführt und von der „Michigan State Nurses’ Association“ finanziell untersützt wurde. Dieses Projekt sollte klinische Forschungsaktivitäten fördern und Krankenschwestern bei der Integration von Forschungsergebnissen in ihre praktische Arbeit unterstützen. Beispiele für die untersuchten klinischen Probleme sind: Schmerzen, die Verhütung von Druckgeschwüren, die Verminderung von Durchfall bei PatientInnen, die mit einer Sonde ernährt werden, sowie die strukturierte Schulung und Anleitung vor einer Operation.

Regionale Pflegeforschung
Entwicklung, Zusammenarbeit und Anwendung
Empfehlungen

1. Forschungsberichte müssen auf Implikationen für die Pflegepraxis eingehen.
2. Die Berichte müssen so abgefaßt sein, daß sie leicht von Krankenschwestern gelesen und genutzt werden können.
3. Es müssen mehr klinische Studien durchgeführt werden.
4. Bei der Identifizierung wichtiger klinischer Probleme müssen ForscherInnen mit erfahrenem Klinikpersonal zusammenarbeiten.

Horsley, die Projektleiterin, entwickelte mit ihren Kolleginnen (Horsley, Crane, Crabtree und Wood, 1983) Kriterien zur Beurteilung der Anwendbarkeit von Forschungsergebnissen sowie der Strategien, die zur Übertragung von Innovationen oder Interventionen auf andere klinische Bereiche angewandt werden. Laut Hinshaw (1988) gehören diese Kriterien zu den besser konzipierten Kriterienkatalogen, wenn es um Entscheidungen zur Gestaltung von Praxis und Richtlinien geht.

Kriterien zur Identifizierung von Studien, die sich aufgrund ihrer Qualität für den Einsatz in der Praxis eignen:

- Wissenschaftlicher Wert
- Reproduzierbarkeit
- Praxisrelevanz
- Relevanz des Problems für die PatientInnen
- Durchführbarkeit
- Verhältnis zwischen Risiko und Nutzen.

Die TeilnehmerInnen des CURN-Projektes nutzten die Forschungsergebnisse und entwickelten Pläne für die Implementation in der Praxis mit anschließender Bewertung der Effizienz. Jeder Plan entsprach in Aufmachung und Inhalt dem Beispiel in dem Kasten S. 71. Nach der Implementation und Bewertung wurde darüber entschieden, ob die Intervention akzeptiert, abgeändert oder fallengelassen werden sollte.

Dieses Modell wird heute in vielen Ausbildungsprogrammen für den Unterricht in Forschungsanwendung benutzt. Das nun folgende Beispiel aus einem sich ständig ausweitenden Forschungsgebiet ist vielleicht für StudentInnen und Fakultätsangehörige interessant: Es geht um die Validierung der Herkunft von Pflegediagnosen, damit Krankenschwestern eine exaktere Diagnose stellen und so die Interventionen planvoller und effektiver gestalten können. Bei dieser Studie von McKieghen, Mehmert und Dickel (1990) handelt es sich um ein geeignetes, modifiziertes Anwendungs- bzw. Replikationsprojekt. Erforscht wurden die Merkmale und damit verbundene Faktoren bei DRGs (diagnosebezogene Abrechnungspauschalen) auf Akutstationen; alle Altersgruppen waren vertreten. Diese deskriptive retrospektive Studie wurde durchgeführt mit dem Ziel, die Pflegediagnose „Selbstversorgungsdefizit im Bereich der Körperpflege" zu validieren. Die Daten wurden von einer computerisierten Datenbank für Pflegeplanung abgerufen. Die Analyse ergab, daß das Hauptmerkmal „Unvermögen, den Körper oder Teile des Körpers zu waschen" und der dazugehörige entscheidende Faktor „verminderte Bewegungstoleranz" in 80 DR-Gruppen und in allen Altersgruppen, von 9 bis 92 Jahre, bestätigt werden konnte. Mit dem CURN-Konzept könnten aus diesen Befunden Pflegepläne für den Einsatz in der klinischen Praxis entwickelt werden. Bei der Entwicklung des Pflegeplans könnte Punkt 5 des CURN-Konzeptes, der die Beschreibung der Implementation fordert, dahingehend abgeändert werden, daß lediglich zwei Altersgruppen und nur DR-Gruppen mit chirurgischen Interventionen ausgewählt werden.

Gestaltung und Inhalt des CURN – Konzeptes

1. Beschreibung des in der Praxis aufgetretenen Problems
2. Wissenschaftlich fundierte Zusammenfassung
3. Design der Pflegeintervention oder Innovation
4. Darstellung des wissenschaftlichen Prinzips, an dem sich die Intervention orientiert
5. Beschreibung der Art und Weise, wie die Intervention durchzuführen ist
6. Bewertung der Ergebnisse der durchgeführten Intervention
7. Zusammenfassung und Quellennachweis

Das „Nursing Child Assessment Satellite Training" (NCAST) stellt das dritte Projekt zur Nutzung von Forschung dar. Das Hauptanliegen dieses Projekts bestand darin herauszufinden, ob die Satellitentechnologie eine effektive Methode zur Verbreitung von Pflegeforschungsergebnissen ist, und ob eine solche Methode die effektive Anwendung neuer Methoden der Gesundheitsbewertung begünstigt. Die Ergebnisse der Studie sprachen für die Kommunikation via Satellit als effektive Möglichkeit der Forschungsverbreitung (King, Barnard und Hoehn, 1981). Um bestimmte Krankenschwestern über Forschungsanwendung zu unterrichten, wurde ein Vier-Komponenten-Modell für die Forschungsanwendung vorgeschlagen:

- *Auswahl:* bestimmte Berufsgruppen, die die Ergebnisse anwenden könnten (z.B. Unterrichtsschwestern und Pflegepraktikerinnen)
- *Übersetzung*: das Übersetzen der Forschungsergebnisse in eine Sprache, die die Pflegenden verstehen können
- *Verbreitung:* Die Forschungsergebnisse werden auf effektive Art und Weise verbreitet

– *Auswertung:* Der Kostenvorteil des Programms insgesamt und die Effektivität jeder einzelnen Komponente werden bestimmt.

Durch den technologischen Fortschritt kann das vorgestellte Modell heute effektiv eingesetzt werden, wenn es darum geht, das Pflegepersonal an der Forschungsanwendung und an Replikationen zu beteiligen. Ein großangelegtes Projekt zur Forschungsanwendung, das die Komponenten Auswahl, Übersetzung, Verbreitung und Auswertung mit einbezieht, könnte auf die Ergebnisse der Studie von Brooten et al. (1986) angewandt werden, die bereits an anderer Stelle diskutiert wurden und die in dem Kasten weiter unten kurz dargestellt werden.

Wenn die Möglichkeit der Satellitenkommunikation, wie im Fall des NCAST-Projektes, ohne weiteres verfügbar wäre, dann könnten Forschungsergebnisse wie die aus der Studie von Brooten et al. auf kürzestem Weg an Pflegepersonal in den USA und auf der ganzen Welt weitergegeben werden.

Programm zur Frühentlassung von Säuglingen mit sehr niedrigem Geburtsgewicht

Brooten et al. (1986) führten einen randomisierten klinischen Versuch durch über die Frühentlassung von Säuglingen mit sehr geringem Geburtsgewicht (VLBW) aus dem Krankenhaus; die Säuglinge wurden anschließend zu Hause von klinischen Pflegeexperten betreut. Es sollten die Sicherheit, die Brauchbarkeit sowie die Kosteneffizienz bestimmt werden. Die Säuglinge der zu untersuchenden Gruppe wurden im Durchschnitt 11 Tage eher nach Hause entlassen als üblich, waren zwei Wochen jünger und wogen 200 Gramm weniger als die Säuglinge der Kontrollgruppe. Die Ergebnisse bei den 18 Monate alten Kleinkindern wiesen auf keinerlei Unterschiede hinsichtlich der Wiedereinlieferung ins Krankenhaus, der Notbesuche und der körperlichen und geistigen Indikatoren zwischen den beiden Gruppen hin. Im Hinblick auf die Kosteneffizienz ergab dieses Modell Kosteneinsparungen von 18 560 Dollar pro Säugling in der untersuchten Gruppe.

Brooten, D., Kumar, S., Brown, L., Butts, P., Finkler, S. Bakewell-Sachs, S., Gibbons, A., und Delivora-Papadopoulos, M. (1986). *New England Journal of Medicine*, 315, 934-939.

Bei dem „Stetler-Modell“, das sich für den täglichen Einsatz in der klinischen Praxis eignet, handelt es sich um ein ursprünglich von Stetler und Marram (1976) entwickeltes Modell für die Forschungsanwendung, das im Laufe der Jahre verfeinert und erweitert wurde. Das Modell, das in Abbildung 3-1 dargestellt und in der Tabelle 3-1 skizziert wird, umfaßt die folgenden Phasen zur Beurteilung der Anwendbarkeit von Forschungsergebnissen in der Praxis: (1) Vorbereitung, (2) Validierung, (3) vergleichende Bewertung, (4) Entscheidung, (5) Übersetzung/Anwendung und (6) Bewertung. Dieses Modell gleicht dem Verfahren, das Krankenschwestern laut Beschreibung von Gennaro und Vessey (1991) inoffiziell benutzen.

Das Stetler-Modell ist ein interaktives, an der praktischen Arbeit orientiertes Modell, dessen Voraussetzungen und Schritte sich auf die Forschung über die Anwendung von

Wissen und über das Wesen der Forschung stützen. Der interaktive Bezugsrahmen des Benutzers, weitere interne Faktoren und der äußere Rahmen – all dies beeinflußt Wissen und die Forschungsanwendung. Bei diesem Modell bleibt es der einzelnen Krankenschwester überlassen, sich bei dem Anwendungsprozeß an die vorgegebenen Schritte zu halten. Wenn beispielsweise in der Entscheidungsphase eine kognitive Art der Anwendung in Erwägung gezogen wird, dann muß eine Krankenschwester, die Daten aus der qualitativen Forschung über die Erfahrungen von Ehemännern im Zusammenleben mit einer Ehefrau unter Chemotherapie verwendet (Wilson und Morse, 1991), sich nicht an die vorgegebenen Schritte halten, um ihr Wissen darüber zu erweitern, wie diese Männer mit der Situation umgehen. Ist dagegen eine instrumentelle Nutzung angezeigt, weil die Krankenschwester nach Auswertung der Literatur über schlecht trinkende Säuglinge mit niedrigem Geburtsgewicht (McCain, 1992) eine Änderung der Dienstanweisung in die Wege leiten möchte, dann müssen administrative Gesichtspunkte mit einbezogen werden. Die Ergebnisse einer Studie über Säuglinge mit geringem Geburtsgewicht, die in dem Kasten weiter unten zusammengefaßt sind, sind besonders geeignet, die Pflegepläne für die orale Nahrungsaufnahme zu ändern, um sie dann unter dem Gesichtspunkt des besseren Trinkens und der Gewichtszunahme zu bewerten.

Es dürfte nun klar geworden sein, daß die Verbreitung von Forschungsergebnissen und ihre Anwendung für jede Krankenschwester verpflichtend sind. Modelle für die Forschungsanwendung wie die bereits vorgestellten bieten einen Rahmen für stetige Wissenserweiterung und Praxisverbesserung. Entscheidungen des Pflegepersonals, die von Forschungsergebnissen abgeleitet sind, stellen die Basis einer wissenschaftlich orientierten Pflegepraxis dar, die wiederum eine Grundlage für die Entwicklung und Überprüfung von Pflegeplänen und Dienstanweisungen bildet. Das Beispiel eines von Forschungsergebnissen abgeleiteten Pflegeplans ist in Abbildung 3-2 (S. 77) dargestellt. Eine wissenschaftlich fundierte Praxis ist also äußerst wichtig, wenn es um die Glaubwürdigkeit der Pflegedisziplin geht.

Effekte des Verhaltens von Müttern auf die Befindlichkeit von Frühgeburten (Saugen-lassen ohne Nahrungsaufnahme etc.)

Autor: McCain, G. (1992)

Titel und Veröffentlichung: Änderung des Verhaltens und der Herzfrequenz vor der oralen Nahrungsaufnahme bei Frühgeborenen. *Proceedings of the Robert Wood Johnson Foundation First Annual Meeting of Clinical Nurse Scholars Alumni,* Nashville, TN.

Absicht: Untersuchung über die Auswirkungen von zehnminütigem Saugen (NNS = non-nutritrive sucking = Saugen ohne Nahrungsaufnahme), NNS und in den Schlaf wiegen und Streicheln auf das Verhalten sowie auf die Herzfrequenz von Frühgeborenen vor der oralen Nahrungsaufnahme.

Ergebnisse: Die NNS-Behandlung zeigte signifikante Auswirkungen auf die Verhaltensänderung von Säuglingen; Schlaf und Unruhe verwandelten sich in den optimalen Zustand von Ruhe und Wachsein vor der oralen Nahrungsaufnahme.

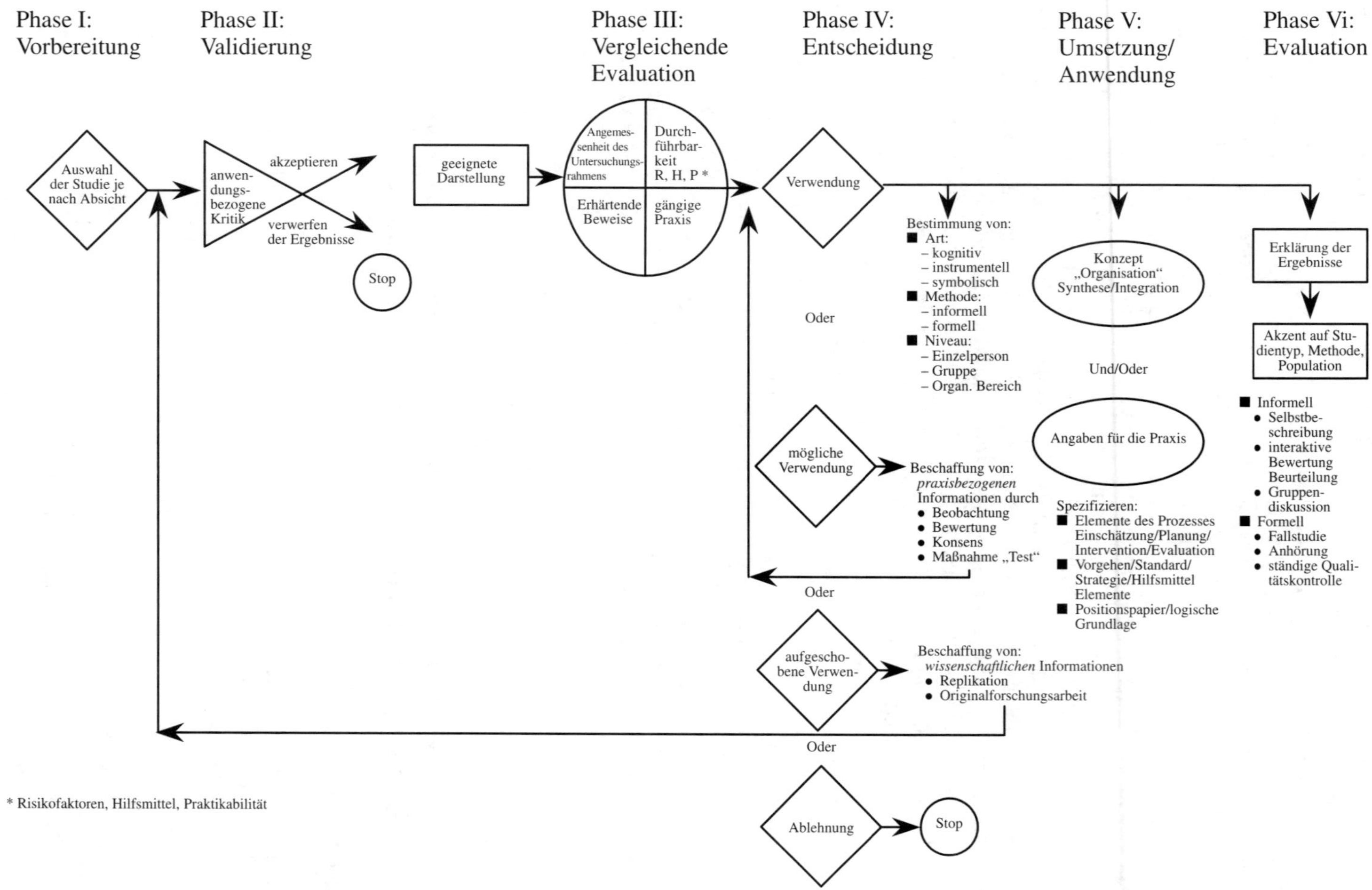

Abb. 3-1 Das Stetler-Modell für die Forschungsanwendung. (*Anmerkung:* Von der Weiterentwicklung des Stetler/Marram-Modells für die Verwendung von Forschungsergebnissen zur Praxis, von C.B. Stetler, *Nursing Outlook*).

Tabelle 3-1 Phasen des Stetler-Modells für die Forschungsanwendung

Phase	Beschreibung
Phase I Vorbereitung	Potentielle Nutzer einer bestimmten Studie oder bestimmter Studien müssen das Ziel bei der Überprüfung einer Forschungsarbeit unter Berücksichtigung folgender Punkte genau angeben: • Notwendigkeit, ein schwieriges Problem aus dem klinischen, erzieherischen oder organisatorischen Bereich zu lösen • Interesse an der Aktualisierung der Wissensgrundlage eines Spezialgebietes • Validierung oder Überprüfung einer Dienstanweisung/ Maßnahme/Standardlehrplans • Vorbereitung eines berufsbegleitenden Programms
Phase II Validierung	Eine anwendungsbezogene kritische Bewertung wird durchgeführt, bei der folgendes festgestellt wird: • der wissenschaftliche Wert • die Praxisrelevanz • die potentielle Anwendbarkeit Es wird entschieden, ob die Studie verwendbar ist. Soll sie verwendet werden, wird nach einer geeigneten Darstellung der Ergebnisse gesucht. Diese sollte (1) Aussagen über die Relevanz der statistischen Methodik bezogen auf die betreffende Patientenpopulation enthalten und (2) in einer praktisch verwertbaren Form (z.B. für Einschätzungen oder Interventionen) Aussagen über die untersuchten Beziehungen machen.
Phase III Vergleichende Auswertung	Folgende Punkte werden bewertet: • Angemessenheit des Setting, d.h. Faktoren, die die Anwendung hemmen bzw. fördern • Durchführbarkeit: Risikofaktoren, eventueller Bedarf an Hilfsmitteln und Praktikabilität (R, H, P = Risikofaktoren, Hilfsmittel, Praktikabilität) • Hinweise, die für den potentiellen Wert der wissenschaftlich fundierten und, im Rahmen anerkannter Grenzen, der nicht wissenschaftlich fundierten Forschung sprechen • Die gängige Praxis, damit man feststellen kann, ob die Theorie tatsächlich eine relevante Basis für die Praxis und für das Verständnis die Effizienz der *gängigen* Praxis ist oder sein kann.
Phase IV Entscheidung	Vier Entscheidungen sind möglich: • Die Verwendung – Die Daten bestätigen die gängige Praxis oder sie sprechen für eine offizielle bzw. inoffizielle Veränderung der Praxis (instrumentell), des Denkens (kognitiv) oder der Einflußnahme (symbolisch) auf andere mit dem Ziel, auf Veränderungen bei Einzelpersonen, Gruppen oder im organisatorischen Bereich hinzuwirken, ohne zusätzliche Daten abzuwarten. • Die mögliche Verwendung – Die vorliegenden Daten scheinen für eine Anwendung zu sprechen, jedoch wäre es wünschenswert, vor der tatsächlichen Anwendung weitere knappe sachdienliche Informationen innerhalb kurzer Zeit zu bekommen.

Tabelle 3-1 Phasen des Stetler-Modells für die Forschungsanwendung

Phase	Beschreibung
Phase IV Entscheidung (Forts.)	• Die aufgeschobene Verwendung – Trotz eines klinischen Bedarfs oder großen Interesses an den Ergebnissen ist es möglich, daß es zu wenig Forschungsarbeiten gibt, es zu viele Widersprüche in den vorliegenden Studien gibt, das Risiko zu groß ist oder das politische Klima einer Veränderung einfach nicht dienlich ist; dann verändert sich nichts in der Praxis, bis die erforderlichen Replikationen durchgeführt wurden oder weitere Forschungsarbeiten vorliegen oder aber das politische Klima günstiger wird. • Ablehnung bzw. keine Verwendung – Die verfügbaren Daten kommen für die Anwendung nicht in Frage, weil (1) übereinstimmende und überzeugende Ergebnisse fehlen, (2) die Kosten zu hoch sind oder (3) die gängige Praxis keiner Veränderung bedarf.
Phase V Übersetzung / Anwendung	Folgende Schritte sind auszuführen: • Zusammenhängende Ergebnisse werden integriert bzw. zu einer allgemein gültigen Aussage zusammengefaßt • Es wird genau geprüft, welcher Art die Implikationen für die Praxis sind • Es wird festgestellt, bis zu welchem Ausmaß die Implikationen in der Praxis Anpassung oder Übernahme der Forchungsergebnisse bedeuten
Phase VI Evaluation	Die Evaluation beinhaltet folgendes: • Die erwarteten Ergebnisse werden zu der am Anfang dargestellten Absicht in Beziehung gesetzt • Offizielle und inoffizielle Anwendung werden differenziert • Durchführbarkeit wird überprüft

Allgemein bekannte Hemmnisse, die die Forschungsanwendung behindern

Forschungsergebnisse werden bevorzugt von Krankenschwestern implementiert, die ihr Wissen erweitern und Innovationen einführen möchten. Auch diejenigen, die sich mit klinischen Problemen abmühen und mit der herkömmlichen Verfahrensweise unzufrieden sind, werden vermutlich Forschungsergebnisse zur Entscheidungsfindung in der klinischen Praxis heranziehen. Dennoch gibt es Hemmnisse, die die Forschungsanwendung behindern. Um diese Hemmnisse zu überwinden, bedarf es bestimmter Maßnahmen, da dem Bemühen der PflegepraktikerInnen, die Kluft zwischen wissenschaftlich fundiertem Wissen und der klinischen Anwendung zu schließen, manchmal Grenzen gesetzt sind. Die Studie von Funk, Champagne, Wiese und Tornquist (1991) machte 28 Hemmnisse ausfindig, die der Anwendung von Forschungsergebnissen entgegenstehen. Die größten Hemmnisse konnten dort festgestellt werden, wo Krankenschwestern die Ansicht vertraten, daß sie weder über die Befugnis noch über die Zeit verfügten, neue Erkenntnisse in der Pflegepraxis einzusetzen, die sich auf die Ergebnisse bei den PatientInnen auswirken.

Bezeichnung	Analgesieprotokoll bei Periduralkatheter
Ziel	Skizzierung des Verantwortungsbereichs der Pflege bei einem Patienten mit Periduralkatheter.
Ebene	Wechselseitige Abhängigkeit
Zusätzliche Angaben	Ein Periduralkatheter wird von der Anästhesieabteilung zum Zweck der Lokalanästhesie und/oder der Schmerzbekämpfung in den lumbalen oder thorakalen Periduralraum eingeführt. Die verabreichten Mittel können Lokalanästhetika oder synthetische Narkotika als Einzelmittel oder in kombinierter Form sein. Provisorische Periduralkatheter werden in der Geburtshilfe, in der Kinderheilkunde und bei erwachsenen PatientInnen eingesetzt. Peridurale Verweilkatheter sind sinnvoll bei der Behandlung chronischer Schmerzen. PatientInnen, bei denen zur Schmerzbekämpfung ein Periduralkatheter mit einer synthetischen Narkoselösung (Fentanyl oder Sufentanil) als Einzelmittel oder in Kombination mit Bupivacain in einer Konzentration von 0,125% oder niedriger eingesetzt wird, können auf den Stationen versorgt werden. PatientInnen, bei denen die Lösung mehr als 0,125% Bupivacaine enthält, müssen während der ersten 24 Stunden oder je nach körperlicher Verfassung auf einer Intensivpflegestation überwacht werden. Die Anästhesieabteilung ist bei der Schmerzbekämpfung mit Analgetika zuständig für alle PatientInnen, die mit Periduralkatheter behandelt werden. *Anfangs müssen alle Probleme, die im Zusammenhang mit dem Periduralkatheter und/oder der Schmerzbehandlung stehen, der Anästhesieabteilung gemeldet werden.*
Inhalt	
Pflegeeinschätzung Nach Übernahme aus dem Aufwachraum (PARR)	1. Einschätzung des Vitalstatus stündlich (über 4 Std.). Bei Stabilität alle 6 Std. (über 24 Std.); dann Anpassung der Messung bis zum Beenden der Infusion. 2. a) Bei periduralen Infusionen $\leq$ 0,125% Bupivacaine Einschätzung der sensorischen und motorischen Funktionen alle 6 Std.; dann Anpassung an die Richtlinien des Pflegestandards bis zum Beenden der Infusion. b) Bei Periduralinfusionen $\geq$ 0,125% Bupivacaine Einschätzung der sensorischen und motorischen Funktionen alle 2 Std; dann alle 4 Std. nach den Richtlinien des Pflegestandards bis zum Beenden der Infusion. c) Bei Periduralinfusionen ohne Bupivacain ist eine Prüfung der Sensorik und Motorik nicht erforderlich. 3. Kontrolle der Analgesierung alle 4 Std. (Richtlinien Pflegestandard).

(Quelle: Diann Miner, RN, MS, CS, Pflegeexpertin für neurologische Krankenpflege, Abteilung für Pflegeausbildung und Forschung am „Mary Imogene Bassett Hospital", Cooperstown, New York).

Abb. 3-2 Beispiel für ein forschungsorientiertes Protokoll

	4. Einschätzung des Grades der Sedierung alle 6 Std., später nach den Richtlinien des Pflegestandards für PatientInnen, die synthetische Narkotika erhalten.
	5. Kontrolle des Hautzustandes nach einer Immobilitätsskala.
	6. Einschätzung der Urinausscheidung alle 8 Std. (Einfuhr-/Ausfuhrprotokoll).
	7. Information des Patienten, sich bei Symptomen der Neurotoxizität zu melden: Tinnitus, metallischer Geschmack, Kopfschmerz, Lähmung, Empfindungsstörungen in der Mundregion, Benommenheit.
	8. Beobachtung der Kathetereintrittsstelle alle 6 Std.; dann Beobachtung auf intakten Verband, Rötung, Schwellung, Schmerz und Durchgängigkeit.
Interventionen	9. Verabreichung der richtigen Lösung und Dosis laut Anordnung des Anästhesisten, um eine Schmerzfreiheit nach Angaben des Patienten zu gewährleisten.
	10. Die PatientInnen dürfen anfangs nur auf ärztliche Anordnung und mit Hilfe von zwei Personen sitzen, gehen oder stehen. Besonders PatientInnen mit motorischer Schwäche sollten ohne Absprache mit einem Arzt nicht mobilisiert werden.
	11. Kopfteil des Bettes auf 30 Grad hochstellen.
	12. Überwachung von Einfuhr und Ausfuhr während der ersten 24 Std. und später je nach Zustand des Patienten.
	13. Offenhalten eines venösen Zuganges für die ersten 72 Std. und einige Stunden nach Entfernung des Periduralkatheters.
Berichterstattung	14. *Bericht an den Anästhesisten* über: a) Veränderung im Vitalstatus, abgesehen von den Kriterien, die von den Chirurgen festgelegt wurden; ebenfalls Bericht an die Chirurgen. b) Zunehmender Wahrnehmungsverlust im Brust- oder Bauchbereich bei PatientInnen, die Lokalanästhetika erhalten haben. c) Verlust der motorischen Kontrolle bei diesen PatientInnen. d) Rückgang der Atemfrequenz unter 6 Atemzügen/Minute. e) Entwicklung von Symptomen der ZNS-Toxizität. f) Herausrutschen oder Verrutschen des Katheters. g) Infektion der Eintrittsstelle. h) Besondere Zunahme der Sedierung. i) Kein Schmerzrückgang trotz maximaler Analgetikagabe.
Sicherheit	15. Kennzeichnung der Periduralkatheter mit einem deutlichen Schild: PERIDURALKATHETER

Abb. 3-2 Fortsetzung

	16. *Überkleben der Injektionsstellen mit Pflaster* und der Kennzeichnung „Periduralkatheter".
	17. Sichern der Schlauchverbindungen.
	18. Sicherung des 5µ-Filters, falls vorhanden.
	19. Keine weitere Verabreichung von Analgetika während des Einlaufens einer Periduralinfusion ohne vorherige Rücksprache mit dem Anästhesisten.
	20. Bereithalten von Reanimationsausrüstung und Naloxone 0,04 mg.
	21. Verabreichung aller Periduralinfusionen mit Infusionspumpe.
	22. Alle peridural gegebenen Lösungen (Mischungen) werden von dem Apotheker vorbereitet.
	23. Alle Bolusgaben durch den Periduralkatheter werden durch den Anästhesisten selbst verabreicht.
	24. Peridurale Injektionsmischungen werden von der Anästhesie angeordnet.
	25. Periduralkatheter nicht unterbrechen bzw. abbrechen.
	26. *Keine anderen Lösungen oder Medikamente durch den Periduralkatheter infundieren.*
Komplikationen und Reaktionen Atemdepression (weniger als 6 Atemzüge pro Min.)	27. Bei Atemdepression sind folgende Maßnahmen erforderlich: a) Infusion stoppen. b) Anästhesist benachrichtigen. c) Patienten stimulieren. *d) Gabe von 0,1 mg Naloxone intravenös über 2–3 min., bis die Atemfrequenz mehr als 6 Atemzüge pro Min. beträgt (Naloxone 0,4 mg aufziehen mit 3 ml physiologischer Kochsalzlösung [1 ml = 0,1 mg]). Beachte: Die Analgesierung wird aufgehoben. * Beinhaltet eine ärztliche Standard-Anordnung; deshalb kann die Krankenschwester diese Medikamente ohne vorherige Absprache mit dem Arzt verabreichen.
Sympathikusblockade Blutdruck / Puls	28. Bei Blutdruckabfall bzw. Bradykardie leiten Sie folgende Maßnahmen ein: a) Anästhesisten oder Chirurgen benachrichtigen. b) Patienten flach lagern. c) Beim Patienten bleiben. d) Vitalfunktionen alle 5–10 Min. überwachen, bis der Zustand des Patienten stabil ist.
Übelkeit und Erbrechen	29. Bei Übelkeit und Erbrechen folgende Maßnahmen einleiten: a) Chirurgen informieren. b) Vitalfunktionen messen. c) Maßnahmen, die bei der Sympathikusblockade vorgeschlagen wurden, sofern sie angebracht sind.

Abb. 3-2 Fortsetzung

	d) Aspiration verhindern. **e) Verzichten Sie auf die Protokollierung von Übelkeit und Erbrechen.**
Zunehmender Empfindungs- und Bewegungsverlust	30. Leiten Sie folgende Maßnehmen ein, falls der Patient über Störungen berichtet: a) Anästhesist benachrichtigen. b) Sicherstellen, daß Kopfteil des Bettes auf 30 Grad angehoben wird.
Hautstörungen	31. Hautbeobachtung und Hautschutz intensivieren.
Urinretention	32. Urinausscheidung überprüfen (PatientInnen mit Empfindungsstörungen sind nicht in der Lage, über subjektive Symptome der Urinretention zu berichten).
Katheterablösung oder Dislokation	33. Folgende Maßnahmen sind einzuleiten: a) Anästhesisten benachrichtigen. b) Infusion stoppen. c) Katheter mit sterilen Kompressen abdecken. d) Fixierung des Katheters am Ort.
Verbandwechsel **Entfernung** **Dokumentation**	34. Verbandwechsel alle 72 Stunden oder nach Bedarf. 35. Entfernung des Periduralkatheters nur durch den Anästhesisten. 36. Dokumentieren aller Beobachtungsbefunde gemäß den Richtlinien auf dem Peridural-Formblatt 37. Dokumentieren aller verabreichten Lösungen, Medikamente, Dosierungen und Geschwindigkeiten. 38. Kennzeichnung der verantwortlichen Personen auf dem Protokoll. 39. Dokumentieren aller Reaktionen des Patienten, der Effektivität der Therapie, der ungünstigen Effekte oder spezieller Interventionen.

Literaturverzeichnis

1. Baggerly, J. (1986). Epidural catheters for pain management: The nurse's role. *Journal of Neuroscience Nursing.* 18(5), pp. 290-293.
2. Grunde, J., Grine, R., und Gellatly, T. (1984). Pain management by epidural anlgesia: The challenge for nursing. *Heart and Lung*. 14(2), pp. 164-173.
3. (1989). Care of the patient receiving epidural analgesia for pain management. *University of Washington Hospital Division for Nursing Procedure Manual*, pp. 1-15.
4. Simpson, T., Wahl, G., DeTraglia, M., Speck, E., und Taylor, D. (1992). The effects of epidural versus parenteral analgesia on postoperative pain and pulmonary function in adults who have undergone thoracic and abdominal surgery: A critique of research. *Heart*

Persönliche und beruflich bedingte Hemmnisse

Oft reagieren Krankenschwestern auf das Wort *Forschung* ähnlich wie auf die Wörter *Mathematik* und *Physik*. Zu Anfang verstehen sie vielleicht noch nicht, wie immens wichtig für die Pflegepraxis die Mathematik (Berechnung von Dosierungen), die Physik (körperliche Bewegungen) und auch die Pflegeforschung sind. Dieses Hemmnis kann durch die Aneignung von Wissen und durch eine veränderte Einstellung aus dem Weg geräumt werden. Gerade für BerufsanfängerInnen in der klinischen Praxis stellt die Zeit, die erforderlich ist, Forschungsarbeiten zu lesen und über deren Einsatz im klinischen Rahmen nachzudenken, ein Problem dar. Der Widerstand gegen das Lesen von Forschungsstudien sowie der Mangel an Vertrauen in die Fähigkeiten, die für die Forschungsanwendung nötig sind, scheinen aus einer Zeit zu stammen, die durch ein Vertrauen auf Tradition und Autorität geprägt war. Der Wert der Forschung wird heute höher veranschlagt, da sie viel früher in Ausbildungsprogramme einbezogen wird; außerdem werden auch Maßnahmen ergriffen, die in der klinischen Praxis eine an der Wissenschaft orientierte Haltung fördern und verhindern sollen, daß etwas nur deshalb auf eine bestimmte Art getan wird, weil es *immer* so gemacht wurde (siehe Kapitel 2). Ein Beispiel dafür ist die Studie von Stewart Fahs und Kinney (1991). Diese bereits an früherer Stelle diskutierte Studie untersuchte die Auswirkungen von Heparin, das an anderern Orten als der Bauchregion injiziert wurde. Wie Sie sich vielleicht erinnern, zeigten die Ergebnisse keine signifikanten Unterschiede hinsichtlich der Anzahl und Größe der Hämatome oder der Veränderung der aPTT bezogen auf die unterschiedlichen Injektionsorte. Diese Daten liefern einen *wissenschaftlichen* Grund für die Überlegung, ob man anstelle der Bauchregion nicht andere Körperstellen wie den Arm oder den Oberschenkel vorziehen sollte. In der Tat, um als wissenschaftlich zu gelten, *muß* die Pflegepraxis sich an der Wissenschaft und nicht an der Tradition orientieren.

Ausbildungs- und kommunikationsbedingte Hemmnisse

Zu den ausbildungsbedingten Hemmnissen gehören Pflegeprogramme, die theorie- und forschungsorientiertes Wissen nur in Forschungskursen und nicht in jedem Kurs vorrangig behandeln. Wenn die Lehrkräfte nur über begrenzte Erfahrungen mit Forschung oder Forschungsanwendung in der klinischen Praxis verfügen, dann sind sie vermutlich keine guten Vorbilder für eine Haltung, die der Forschungsanwendung förderlich ist. Es kann also passieren, daß die sich auf ihren Abschluß vorbereitenden Krankenpflegeschülerinnen nicht richtig für den Forschungsprozeß und die Forschungsanwendung ausgebildet sind.

Folgende Hemmnisse sind kommunikationsbedingt: (1) die Zeitdifferenz zwischen der Durchführung einer Forschungsstudie und ihrer Veröffentlichung, (2) Ergebnisse, die hauptsächlich zwischen ForscherInnen ausgetauscht, nicht aber an in der Klinik tätigen Krankenschwestern weitergegeben werden, (3) zu wenig lesbare Studien in Fachzeitschriften und (4) Forschungsarbeiten, in denen eindeutige Schlußfolgerungen für die Praxis fehlen. Ein weiteres kommunikationsbedingtes Hemmnis kann der unterschiedliche Wissensstand von ForscherInnen, AusbilderInnen und praktizierenden Krankenschwestern sein. Das Pflegepersonal hat vielleicht den Eindruck, daß ForscherInnen und AusbilderInnen ihnen ständig sagen, was sie zu tun haben, anstatt zu fragen, was in ihrer täglichen Praxis besser funktionieren könnte; so wird Widerstand hervorgerufen. Funk et al. bestätigt dies (1991), wenn sie bemerken, „nur selten sind die potentiellen AnwenderInnen selbst, nämlich die PflegepraktikerInnen „vor Ort", gefragt worden, welche Hemmnisse der Forschungsanwendung in der Praxis ihrer Ansicht nach im Wege stehen" (S. 39).

Das Umfeld der Pflege und staatliche oder gesellschaftliche Hemmnisse

Oft werden als hemmende Faktoren mangelnde Zusammenarbeit mit anderen Pflegeleistungsanbietern, fehlende verwaltungstechnische Unterstützung sowie fehlende Mittel zur Implementation und Bewertung neuer Ideen angeführt. Nach Hinshaw (1988) können Mitglieder von Vereinigungen sowie das Personal in Ämtern, die nicht gerade von Pflegeforschung angetan sind und die Bedeutung der von Krankenschwestern durchgeführten Forschung nicht verstehen, ein ernstzunehmendes Hemmnis sein, weil dann wahrscheinlich die Mittel, die für Projekte der Forschungsanwendung nötig sind, nicht bewilligt werden.

Die Perspektive der Pflege, die speziell auf PatientInnen und Gesundheitsfürsorge, auf die Übernahme von Verantwortung und kostengünstige Pflegeleistungen ausgerichtet ist, macht die Disziplin glaubwürdiger. Es ist diese Perspektive, die Davis (1988) als das allgegenwärtige Anliegen der Pflege beschreibt, „menschlich auf gesundheitliche Probleme in allen Situationen – Vorbeugung, Betreuung, Behandlung und Wiederherstellung" zu reagieren (S. 292). Entscheidungen über Pflegeleistungen, die auf wissenschaftlicher Basis getroffen werden, verleihen der Pflegedisziplin Glaubwürdigkeit und ermöglichen Kontrolle und Einflußnahme bei der Gestaltung der Gesundheitspolitik, was wiederum zum Abbau gesellschaftlicher und politischer Hemmnisse führt.

Strategien und Ressourcen zur Förderung der Forschungsanwendung

Äußere Einflußnahme, beispielsweise durch die Akkreditierungskriterien der „National League for Nursing" und durch die Richtlinien der ANA zur Förderung der Forschungsaktivitäten von Krankenschwestern (ANA, 1981), fördert die Forschung und die Forschungsanwendung. Noch wichtiger ist allerdings, daß der Impuls, der die Forschungsanwendung vorangetrieben hat und der von internen Bestrebungen ausging, aufrechterhalten werden konnte. Dazu gehören die Freude und der Stolz über den Einfluß der Forschung auf Veränderungen in der Praxis und in der Politik, über den wachsenden Einsatz von ForscherInnen bei der Entwicklung von Forschungsprogrammen, die Kenntnisse systematisch vermitteln, und über den sich verstärkenden Impuls, der von einer starken, integrierten Bewegung innerhalb der Forschungsanwendung ausgeht, die aktive Krankenschwestern, ForscherInnen, AusbilderInnen und EntscheidungsträgerInnen auf kommunaler, staatlicher, regionaler und nationaler Ebene in sich vereint (siehe Kapitel 1).

Strategien und Ressourcen für AnwenderInnen

ForschungsanwenderInnen, PflegestudentInnen, Lehrpersonal und aktive Krankenschwestern müssen verantwortlich für die Forschungsanwendung sein. Aber wofür verantwortlich? Wissenschaftliche Kompetenz, lediglich graduell verschieden, wird heute in jedem Ausbildungsprogramm verlangt. Alle Krankenschwestern müssen nicht nur über den wissenschaftlichen Tätigkeitsbereich ihrer eigenen Ausbildungsstufe Bescheid wissen, sondern auch über den von Krankenschwestern anderer Ausbildungsstufen (siehe Kapitel 1). Dies trägt dazu bei, die Zusammenarbeit perfekter und effektiver zu gestalten, wenn es darum geht, Forschungsergebnisse in die Praxis einzubeziehen und die wissenschaftliche Grundlage der Pflege aufzubauen. StudentInnen (und Lehrpersonal) sollten sich mit den unten in den Kästen aufgelisteten Fragen beschäftigen.

Fragen für den Bereich der Ausbildung

1. Teilt das Lehrpersonal Forschungsergebnisse während des Unterrichts oder an Ihrem Einsatzort mit?
2. Wie häufig wird von mir bei mündlichen oder schriftlichen Aufgaben verlangt, daß ich zur Unterstützung einer Position, eines Planes oder einer von mir vorgeschlagenen Intervention Forschungsergebnisse heranziehe?
3. Werden StudentInnen auf irgendeine Art am Forschungsprogramm der Fakultät beteiligt?
4. Bezieht das Lehrpersonal außerhalb von Forschungskursen Untersuchungsergebnisse in jedem Kurs des Programms mit ein?

Fragen für den Bereich der Praxis

1. Gibt es an Ihrem Arbeitsplatz eine klinische Pflegeforschungsabteilung, eine Forscherin oder eine Kommission für Pflegeforschung?
2. Beziehen sich die Pflegekräfte während eines Berichtes oder einer Diskussion über PatientInnen auf Forschungsergebnisse?
3. Gibt es eine Bibliothek? Gibt es ausreichend pflegespezifische Quellenangaben? Nutzt das Pflegepersonal die Bibliothek?
4. Gibt es einen Zeitschriftenklub für das Pflegepersonal? Werden die Zusammenkünfte bekanntgegeben?
5. Werden Forschungsergebnisse der Fakultät, dem Pflegepersonal und den StudentInnen mitgeteilt?
6. Basiert der Lehrplan von Kursen, die von klinischen PflegeausbilderInnen für Pflegepersonal und StudentInnen abgehalten werden, auf Forschungsergebnissen?

Das systematische Sammeln, Analysieren und Verbreiten der Ergebnisse von Pflegeinterventionen muß in der Fakultät und der Studentenschaft beginnen und über den Bereich der Ausbildung hinaus auf Krankenschwestern und andere KollegInnen ausgedehnt werden, die in den praktischen Bereichen des Gesundheitswesens tätig sind. Die speziellen Strategien und Hilfsmittel für ForschungsanwenderInnen erfordern lediglich, daß die folgenden einfachen, aber wichtigen Maßnahmen in die Wege geleitet werden.

Lesen Sie aus eigenem Antrieb Artikel, gründen Sie einen Zeitschriftenklub oder bilden Sie eine Forschungskommission. Bock (1990) erklärt, „Alle Krankenschwestern müssen Forschungsarbeiten lesen! Fordern Sie sich selbst heraus... fordern Sie Ihre KollegInnen heraus..... teilen Sie Ihre Informationen mit" (S. 51). Wenn Sie StudentIn sind, stellen Sie sich der Wahl zur Mitgliedschaft in der „National Nursing Honor Society, Sigma Theta Tau" und tun Sie sich mit anderen zusammen, die den Wert von Stipendien, Unterstützung und Forschung zu schätzen wissen. Als Mitglied erhalten Sie die Zeitschriften *Image* und *Reflections*. Die erste enthält wissenschaftliche Artikel sowie Forschungsartikel; die zweite ist in erster Linie informativ, enthält aber auch eine Kolumne mit „Mitteilungen aus der Forschung", die Kurzinformationen aus der Forschung enthält. In der Winterausgabe von 1992 informierte Heyne, der Redakteur der Kolumne, über drei wichtige Forschungsprojekte, von denen zwei hier beschrieben werden.

Eins davon, das „Projekt gesunde Kinder" untersucht umfassende Präventionsmaßnahmen für Kinder, die von der Geburt bis zum einundzwanzigsten Lebensjahr Mitglied bei Medicaid sind. Wenn dieses von der Regierung geförderte Pflegeforschungsprojekt genutzt wird, dann wird sich dies günstig auf die Kosten im Gesundheitswesen auswirken. Da dieses Projekt jedoch speziell in ländlichen Gebieten wegen mangelnder Inanspruchnahme und fehlender Chancengleichheit nur wenig genutzt wird, wurde per Gesetz bis 1995 eine verstärkte staatliche Nutzung (bis zu 80%) verfügt. In einer weiteren Studie, die in der vorgenannten Kolumne rezensiert wurde, wurde die „Wundversorgung bei älteren Menschen" untersucht, bei denen Mitraflex, ein neuer Verband aus Polyurethan, verwendet wurde. Die Befunde ergaben, daß bei Einsatz dieses preisgünstigen, vielseitig verwendbaren Produktes ein Großteil der Wunden ohne Infektionsrisiko abheilte (dies ist ganz besonders wichtig bei älteren Menschen, die häufig ein schwächeres Immunsystem haben) und zwar bei verkürzter Pflegezeit (z.B. keine Säuberung der Wunde erforderlich) und insgesamt weniger Materialanfall. Der Verband war angenehm und förderte die Heilung. Häufig wecken solche Kurzmitteilungen oder Übersichten bei dem Pflegepersonal oder bei den StudentInnen soviel Interesse, daß sie Kontakt mit der Wissenschaftlerin aufnehmen oder den ganzen Forschungsbericht lesen, um zu lernen, wie sein Nutzen für die Praxis zu beurteilen ist oder wie die Studie wiederholt werden kann. Falls Sie zu einer Wissenschaftlerin Kontakt aufnehmen, um Fragen über die Auswertung von Befunden oder über die Replikation einer Studie in der Praxis zu stellen, dann wird Sie Ihnen vermutlich bereitwillig antworten und jede Menge Unterstützung anbieten.

Eine weitere Möglichkeit besteht darin, die Praxis in Frage zu stellen. Stellen Sie sich die folgenden Fragen: „Warum tun wir dies?" „Welches ist die wissenschaftliche Grundlage dafür?" „Was muß verändert werden, um eine wissenschaftliche Grundlage für diese Praxis zu schaffen?" Es gibt viele Möglichkeiten, etwas zu verändern, aber zunächst einmal ist Engagement erforderlich. Kirchhoff (1991) tritt dafür ein, Veränderungen positiv gegenüberzustehen, sie zu fördern, sich mit ForscherInnen auszutauschen und zu denen Kontakt zu halten, die Daten sammeln. Machen Sie sich die Technik zu Nutze, zum Beispiel die elektronische „Anschlagtafel" für ForscherInnen, um mehr über Forschung und Forschungsergebnisse zu erfahren und um zu lernen, Forschungsergebnisse in Ihre Praxis zu integrieren. Beispielsweise ist „Nursing Care Research" (NUCARE) eine On-line-Schaltung, die vom „Lister Hill National Center for Biomedical Communications", das der „National Library of Medicine" angegliedert ist, angeboten wird. Es handelt sich dabei um zentrales Computersystem, daß es Krankenschwestern ermöglicht,

Informationen abzurufen und sich technischer Mittel zu bedienen, um die Pflegeforschung stärker zu fördern. Zu diesem System kann man sich entweder über „Educational Technology Network" und über „Sprintnet" oder „Internet" kostenlos Zugang verschaffen. Die Datenbank von „Health and Psychosocial Instruments" (HAPI) in der „Sigma Theta Tau International Virginia Henderson Library" stellt ein weiteres elektronisches Hilfsmittel zur Beschaffung von wissenschaftlichen Informationen dar. In dieser Datenbank, die alle drei Monate aktualisiert wird, sind mehr als 12000 Informationen über Forschungsinstrumente gespeichert.

Nutzen Sie Medien und Technologie. Immer häufiger erscheinen in Praxiszeitschriften und Fachblättern Kolumnen mit „Kurzinformationen aus der Forschung" oder Berichte (siehe Kapitel 5). Lesen Sie sie. Sie sind kurz und knapp, und Sie können damit Ihr Wissen über Forschung, die Bezug zu Ihrer praktischen Arbeit hat, ständig aktualisieren. Prüfen Sie Programme für computergestützte wissenschaftliche Instruktionen oder für interaktive Video-Programme. Stellen Sie fest, ob es an Ihrem Einsatzort ein *„downlink"* (Empfänger für Programme, die von anderen Kliniken ausgestrahlt werden) gibt, über den Sie an ferngeschalteten Konferenzen teilzunehmen können. Vielleicht gibt es an Ihrem Einsatzort auch ein *„uplink"* zum Ausstrahlen von Konferenzen, so daß eine Teilnahme über Entfernungen möglich ist.

Hemmnisse, die mit Zeitmangel für die Lektüre wissenschaftlichen Materials begründet werden, kann man überwinden, indem man sich die Technik des Überfliegens aneignet und als Lektüre Kolumnen in Praxiszeitschriften oder Besprechungen von Forschungsarbeiten bzw. Kurzmitteilungen aus der Forschung auswählt (siehe Kapitel 4). So wurde beispielsweise in der kürzlich erschienenen Kolumne „Focus on Patient Care" in *The American Nurse*, dem offiziellen Blatt der „American Nurses Association", Cassettas Diskussion (Cassetta, 1993) über die Angemessenheit von Beschränkungen in Pflegeheimen in den Vordergrund gestellt. Cassetta führt darin die Pflegeforschungsergebnisse von Evans und Strumpf (1990) an und stellt fest, daß der Verzicht auf Fixierungen eine verbesserte Pflegequalität, verkürzte Genesungszeit sowie eine gesteigerte Lebensqualität für die Bewohner bedeutet. Für Pflegepersonal, das auf die Pflege von älteren Menschen spezialisiert ist, bietet diese Diskussion nicht nur die Namen und Themen, die ForschungsanwenderInnen eventuell für eine gründlichere Sichtung der Literatur zum Auffinden von Studien und wissenschaftlichen Diskussionen über dieses Thema benötigen, sondern sie verweist auch auf Implikationen im Hinblick auf Dienstanweisungen in der Gesundheitsfürsorge.

Im Jahre 1990 veröffentlichte *Image* die Diskussion von Evans und Strumpf „Falsche Annahmen über die Fixierung älterer Menschen". Durch eine weiterführende Literatursichtung stößt man auf ein Forschungsprogramm, das diese Wissenschaftlerinnen durchführen; dieses Forschungsprogramm beschäftigt sich mit falschen Annahmen über Fixierungen (z.B. die, daß ältere Menschen nichts gegen körperliche Einschränkungen haben) und der gesetzlichen Haftung, die sich aus dem Verzicht auf Fixierungen ergibt. Diese Wissenschaftlerinnen belegen durch ihre Forschungsarbeit, daß die falschen Annahmen, die solche freiheitsentziehende Maßnahmen als „übliche pflegerische Maßnahmen" werten, nicht länger hinnehmbar sind. Sie weisen auch darauf hin, daß es weiterer Forschung bedarf, um zusätzliche Daten zu gewinnen, die für die Eindämmung dieser nachteiligen Gewohnheit sprechen. Evans und Strumpf stellen fest, daß sowohl durch die Verwendung ihrer Ergebnisse in der klinischen Praxis als auch durch weitere Replikationen ein wesentlicher Beitrag zur Entwicklung von Praxisstandards geleistet wird, die wissenschaftlich fundiert sind und nicht auf falschen Annahmen basieren.

Die Studie von Evans und Strumpf hat gezeigt, daß Fixierungen und Sedierungen zu Stürzen, Unruhe, Dekubitus, Inkontinenz und einem allgemeinen Abbau der Körperfunktionen führen können; die Studie belegt somit, daß die Ergebnisse der Pflegeforschung beträchtliche Auswirkungen sowohl auf die Praxis als auch auf die Staatspolitik haben können. So gab beispielsweise die „Health Care Financing Administration" (HCFA) aufgrund der Pflegeforschungsdaten über freiheitsentziehende Maßnahmen einen Plan zur Änderung der Politik heraus, in dem strengere Vorschriften für Pflegeheime gefordert wurden, damit unangemessene Einschränkungen durch physikalische und chemische Mittel überwacht und verboten werden können. Auch hier zeigt sich, daß Forschung ganz direkt politische Veränderungen zum Nutzen der PatientInnen herbeiführen kann.

Eine andere Strategie besteht darin, an Konferenzen teilzunehmen oder die Sitzungsberichte anzufordern, damit Sie sich über die aktuellen Informationen aus der Forschung, die Ihr Interessengebiet berührt, auf dem Laufenden halten können. Auch hier trägt die Technologie zur Effizienz bei. Die meisten Konferenzen stellen heute Tonbänder über wichtige Themenbereiche zur Verfügung, andere halten Videoaufzeichnungen bereit.

Strategien und Ressourcen für ForscherInnen

WissenschaftlerInnen und praktizierende Krankenschwestern müssen einen engeren Austausch pflegen, um den Impuls in der Forschungsanwendung aufrechtzuerhalten. Kirchhoff (1991), eine Pflegeforscherin mit klinischer Erfahrung, gibt etliche Anregungen, wie ForscherInnen ihre Leserschaft, die ForschungsanwenderInnen, besser erreichen können. Sie schlägt vor, daß PflegeforscherInnen die Fähigkeit entwickeln, eine Sprache zu benutzen, die von Krankenschwestern, die direkt mit den PatientInnen arbeiten, verstanden wird, so daß keine Dolmetscher nötig sind. Sie vertritt die Auffassung, daß PflegeforscherInnen, die keinen regelmäßigen Kontakt mit dem Pflegepersonal haben, erleben werden, daß ihre Ideen möglicherweise veralten oder unwichtig werden. Sie schlägt weiter vor, daß das Pflegepersonal Themen für die Forschung auf den Weg bringen sollte. Kirchhoff empfiehlt dringend, daß StudentInnen, die Studien durchführen, dem Pflegeteam über die Ergebnisse berichten, damit die Motivation zur Teilnahme an künftigen Studien steigt. Vielleicht sind die Krankenschwestern dann auch motiviert, die Forschungsergebnisse vollständig zu verwenden. Lehrpersonal und StudentInnen, die an Forschungsanwendungsprojekten teilnehmen, müssen ihre klinisch arbeitenden KollegInnen zur Teilnahme einladen.

ForscherInnen müssen einen engen Kontakt zur klinischen Praxis halten, damit sie auf dem Laufenden bleiben, vordringliche Probleme ausfindig machen, klinisch relevante Probleme untersuchen und Kontakte zu niedergelassenen, selbständigen Krankenschwestern aufbauen können. Diese Nähe kann beispielsweise durch Praxiseinsätze, Personalunion von Ausbildung und Praxis und die Anwesenheit bei Praxis- und Forschungskonferenzen erreicht werden. Das Pflegepersonal hat unter anderem die Pflicht, ForscherInnen nachdrücklich um Hilfe zu bitten, wenn es darum geht, Forschung verständlich zu machen und eine Verbindung zwischen der Forschung und Möglichkeiten der Anwendung in der Praxis herzustellen.

Administrative Strategien und Ressourcen

Unterstützung und Förderung von Seiten der Verwaltung haben sich schon sehr oft als hilfreich für die Forschungsanwendung erwiesen (Funk et al., 1991). Die Verwaltung kann Anreize für die Beteiligung an Forschung schaffen, wenn sie Zeit und Mittel bewilligt, die es erlauben, eine Pflegeforschungskommission zu gründen, Literatursichtungen vorzunehmen, an Konferenzen teilzunehmen oder berufsbegleitende, forschungsorientierte Ausbildungsprogramme anzubieten. Viele Krankenhäuser haben Forschungs- und Entwicklungszentren oder Pflegeforschungskommissionen eingerichtet, die ein der Forschung dienliches Klima geschaffen haben, indem sie klinisch relevante Forschung unterstützten und die Beteilung des Pflegepersonals an der Forschung gefördert haben (Vessey und Campos, 1992). Die PflegeforscherInnen einer Einrichtung können Beratung anbieten, Seminare und Workshops über Forschunganwendung abhalten und als Mitglied in der einrichtungseigenen Prüfungskommission tätig sein.

Pflegeforschungsabteilungen und -kommissionen können bei der Einrichtung von stationsinternen Pflegeforschungskommissionen Hilfestellung leisten. In dieser stationsinternen Kommission können Mitglieder Forschungsergebnisse, die ihre speziellen Interessen berühren, überprüfen, klinische Versuche zur Auswertung vorschlagen, wissenschaftlich fundierte Pflegemaßnahmen für Richtlinien und Pflegestandards normieren sowie wichtige Ergebnisse und Erkenntnisse, die sich aus dieser Arbeit ergeben, anderen Krankenschwestern mitteilen. Campbell (1993) beschrieb kürzlich eine effektive Methode zur Förderung stationsinterner Forschung und Forschungsanwendung. Nach der Implementation stationsinterner Forschung stellte sie fest, daß Arbeitsgruppen sich hervorragend einsetzen lassen, um Prioritäten in der Forschung festzulegen, einen zeitlichen Rahmen abzustecken und ein für eine Untersuchung geeignetes Thema auszuwählen. Das Projekt kann das Design einer Originalstudie, eine *Replikation* oder die systematische Implementation von Ergebnissen abgeschlossener Studien beinhalten. Campbells Vorstellungen, die in dem Kasten unten aufgeführt sind, eignen sich für den Einsatz des Stetler-Modells für die Forschungsanwendung (Tabelle 3-1), wenn es um Gruppen von Pflegepersonal, nicht unbedingt um Einzelpersonen geht.

Pflegepersonal und Verwaltung können zusammenarbeiten, wenn es darum geht, ein für die Forschung günstiges Klima zu schaffen und die Integration von Wissenschaft und Praxis zu belohnen (siehe Kasten unten). Campbell (1993) bemerkt, daß die Ergebnisse stationsinterner Forschung (und letztendlich auch die Forschungsanwendung) der Mitarbeit von Krankenschwestern zu verdanken sind, die Forschung betreiben und Neuerungen einführen und damit die klinische Praxis validieren. Für die Leitung bedeutet die stationsbezogenen Arbeitsweise darüber hinaus eine verringerte Fluktuationsrate des Pflegepersonals, einen besseren Überblick, Personalaufstockung ohne Kostenaufwand und Ausbildungsförderung des Pflegepersonals. Campbell betont, daß die stationsinterne Forschung und Forschungsanwendung sich eindrucksvoll auswirken, wenn es darum geht, Dienstanweisungen, Arbeitsanleitungen, Einstellungen, den Wissensstand sowie den Einsatz der Forschung zum Vorteil der Praxis zu verändern.

Arbeitsgruppen – Eine Möglichkeit, Prioritäten in der Forschungsanwendung festzulegen

Prioritäten in der Forschung

1. Auswahl von umfassenden Pflegediagosen
2. Erfassen von Problemen, die gehäuft bei PatientInnen auftreten
3. Berücksichtigung häufig vorkommender Pflegeinterventionen und neuer Technologien

Der zeitliche Rahmen

1. Die gesamte Arbeit wird von Mitgliedern der Arbeitsgruppen jede Woche eine Stunde lang während der planmäßigen Arbeitszeit geleistet.
2. Kalkulieren Sie 1–2 Jahre für die Forschungsarbeit bzw. die Forschungsanwendung ein. Teilen Sie die Zeit wie folgt in prozentuale Anteile auf:
   - Identifizierung der Forschungsfrage bzw. des -problems – 25%
   - Entwicklung des Vorschlags oder der Arbeitsanleitung – 50%
   - Sammlung und Analyse von Daten – 25%.
3. Kalkulieren Sie 1 Jahr für die Ausarbeitung und Darstellung der Forschungsarbeit oder für die Auswertung der Ergebnisse einer Innovation ein.

Der richtige Forschungsgegenstand

Ergebnisse, die angewendet werden, oder eine Studie, die wiederholt wird, sollten:

1. Für die Patientengruppen auf der Station klinisch relevant sein
2. Leicht durchführbar sein, sofern Menschen und Umgebung mit einbezogen werden
3. Einen realistischen Rahmen haben
4. Sich nach Möglichkeit finanziell günstig auf die Pflegepraxis auswirken oder sie verbessern
5. Die Datensammlung während der normalen Versorgung der PatientInnen ermöglichen.

Administrative Strategien zur Förderung der Forschungsanwendung

1. Die Forschungsresultate sollten in die Öffentlichkeitsarbeit, in die Darlegung der Philosophie und in ergebnisorientierte Berichte einbezogen werden.
2. Bei der Stellenbeschreibung sollten genaue Angaben bezüglich der Verpflichtung zur Forschungsanwendung und zur Weitergabe der Ergebnisse gemacht werden.
3. Karriereprogramme im medizinischen Bereich sollten stufenweise mit einer stärkeren Verpflichtung zur Forschung gekoppelt sein.
4. Der Austausches von Lehr- und Pflegepersonal sollte unterstützt werden, um gemeinschaftliche Forschungsaktivitäten zu fördern.
5. Es sollten eine wissenschaftliche Bibliothek (günstige Öffnungszeiten) mit Zeitschriften für die Pflegepraxis und wissenschaftlichen Zeitschriften sowie Computerterminals für Literatursichtungen eingerichtet werden.

6. Es sollten mit anderen Einrichtungen im Gesundheitswesen Vereinbarungen über eine Zusammenarbeit getroffen werden. Ziel: Überprüfung der Anwendung von Forschungsergebnissen und Verbreitung der Ergebnisse dieser Überprüfung am Ort oder regional.
7. Es sollten Sonderrechte für Pflegepersonal in Bezug auf die Nutzung von nahe gelegenen Bibliotheken mit gesundheitswissenschaftlicher Literatur ausgehandelt werden.
8. Die Stationen sollten beim Abonnement von Kurzmitteilungen aus der Forschung und Mitteilungsblättern finanziell unterstützt werden.
9. Es sollten Anreize für die Durchführung eines Erfahrungsaustausches unter Experten geschaffen werden.
10. Interdisziplinäre Forschungsaktivitäten sollten unterstützt werden.
11. Es sollte ein „Forschungstag" eingerichtet und die Präsentation von Postern, die die Forschung thematisieren, sollte ebenfalls unterstützt werden.

Staatliche, regionale und nationale Strategien und Ressourcen

Ausufernde Kosten im Gesundheitswesen, geographisch bedingte Unterschiede in der Gesundheitsfürsorge sowie Forderungen, das System der Gesundheitsfürsorge zu ändern, haben der Pflege unerwarteten Zugang zu Strategien und Ressourcen in der Pflege verschafft. Große private Stiftungen wie „Pew", eine karitative Stiftung, die „Kellog Foundation" und die „Robert Wood Johnson Foundation" finanzieren gemeinschaftlich durchgeführte Studien mit dem Schwerpunkt Krankheitsverhütung, Gesundheitsförderung, körperliche Unabhängigkeit bei älteren Menschen, Primärversorgung, häusliche Pflege und Untersuchungen auf anderen Gebieten. Die staatlich unterstützten Forschungsarbeiten und -projekte haben ähnliche Themenschwerpunkte.

Bei der privaten und staatlichen Finanzierung von Krankenschwestern, die klinische Forschung betreiben und Studien über Pflegeleistungssysteme durchführen, ist ein Anstieg zu verzeichnen. Die Ergebnisse einer kürzlich durchgeführten Studie, die unten im Kasten zusammengefaßt ist, beziehen sich beispielsweise auf das System der Primärversorgung und auf die Effektivität zweier größeren Gruppen von Anbietern: Ärzte sowie selbständige Krankenschwestern und Hebammen. Diese Ergebnisse können staatlichen Kommissionen Hilfestellung bei der Entwicklung von Plänen zur kostengünstigen Primärversorgung und bei der Regelung des Zugangs zur Betreuung und der Chancengleichheit leisten.

Diese Studie baut auf ähnlichen Studien auf, die zu ähnlichen Ergebnissen und Schlußfolgerungen kommen. Solche Studien bestätigen nach erfolgter Replikation den wissenschaftlichen Wert und können daher verläßlich für politische Entscheidungen herangezogen werden.

Renommierte Organisationen wie das „Institute of Medicine" (IOM) und die „National Institutes of Health" (NIH) bemühen sich auch, Pflegepersonal für ihre Projektgruppen als Mitglieder zu gewinnen. Die Arbeit prominenter PflegeforscherInnen hat durch die „Agency for Health Care Policy and Research" (AHCPR) landesweite Anerkennung gefunden (siehe Kapitel 2). Das „Medical Treatment Effectiveness Program" (MEDTEP), ein von der AHCPR koordiniertes Unternehmen, beinhaltet folgende Elemente:

– Erforschung der Effektivität medizinischer Versorgung
– Entwicklung einer auf diese Erforschung abgestimmten Datenbank
– Entwicklung klinischer Richtlinien
– Verbreitung von Forschungergebnissen und klinischen Richtlinien.

Drei Expertengremien, die sich mit Schmerzen, Dekubitus und Inkontinenz beschäftigten, fanden entweder unter dem Vorsitz oder Ko-Vorsitz von Pflegeforscherinnen statt. Die AHCPR benötigte die Beratung durch ein Gremium von PflegeexpertInnen, um der Perspektive der Pflege bei der Entwicklung klinischer Richtlinien Rechnung zu tragen.

Das Pflegegremium unter dem Vorsitz von Norma Lang empfahl, Richtlinien als Möglichkeit zu nutzen, wissenschaftlich fundierte Erkenntnisse in klinische Maßnahmen umzusetzen, die für PflegepraktikerInnen leicht zugänglich sind. (Hernandez und Hastings, 1991). Weiter empfahl das Gremium, den eng gefaßten Begriff *medizinische Diagnose* durch den Begriff *klinischer Zustand* zu ersetzen, der die meisten Zustände abdeckt, mit denen Krankenschwestern täglich zu tun haben: Schmerzen, Inkontinenz, Beeinträchtigung von Körperfunktionen und Dekubitus; für diese Zustände wurden Richtlinien entwickelt. Hernandez und Hastings stellen abschließend fest: „Unser Gesundheitssystem verschlechtert sich ständig und es muß wieder gesunden. Wer könnte dazu mehr berufen sein als die Pflege?“ (S. 199).

Der Einfluß, den EntscheidungsträgerInnen in der Pflege und Pflegeforschung auf die Gestaltung der Politik ausüben, manifestiert sich in den Schlüsselpositionen, die sie bei der AHCPR und in Kommissionen innehaben, die Richtlinien ausarbeiten. Viele der

Meta-Analyse des Pflegeprozesses, der klinischen Ergebnisse und der Kosteneffizienz von professionellen Pflegepersonen in der Primärversorgung: Niedergelassene, selbständige Krankenschwestern und Hebammen

Brown und Grimes (1993) nahmen für die „American Nurses Association“ eine Meta-Analyse vor. Sie verglichen Anbieter von Primärversorgung: niedergelassene, selbständige Krankenschwestern mit langjähriger Erfahrung und Ärzte. Wichtige Aspekte der Pflegeleistungen stellen für Ärzte und die Millionen von Menschen, die diese Leistungen benötigen, ein ernstes Problem dar. Die wichtigsten Resultate waren:
– Krankenschwestern boten mehr Maßnahmen zur Förderung der Gesundheit an als Ärzte, z.B. Unterweisungen für die PatientInnen.
– Obwohl Krankenschwestern mehr Tests anordneten, waren die Kosten etwas geringer.
– In Bezug auf die Qualität von Pflegemaßnahmen, wie z.B. diagnostische Genauigkeit und Perfektion des Betreuungsprozesses, schnitten Krankenschwestern besser ab.
– Pflegepersonal und Ärzte verordneten gleich viel Medikamente.

Andere, klinikbezogene Befunde ergaben gleiche oder größere Zufriedenheit der PatientInnen mit dem Pflegeleistungsanbieter sowie eine dementsprechende Befolgung der gesundheitlichen Anweisungen.

Aus Brown, S. und Grimes, D. (Februar 1993). *The American Nurse*, S. 3.

Studien, die in den Richtlinien zitiert werden, stammen aus Forschungsprogrammen von PflegeforscherInnen. Einen Überblick über die Arbeit dieser Gremien gibt der Kasten unten sowie die beiden Kästen auf S. 92.

Die von der AHCPR erarbeiteten Richtlinien sind im wesentlichen Pläne für Interventionen, die aus der *Grundlagenforschung* abgeleitet sind. PflegepraktikerInnen sind dringend aufgefordert, diese Pläne zu benutzen, die Ergebnisse auszuwerten und die Informationen der Behörde und anderen, niedergelassenen, selbständigen Krankenschwestern mitzuteilen. Wenn für die Validierung, vergleichende Auswertung und Entscheidungsfindung das Stetler-Modell für die Forschungsanwendung herangezogen wird, könnte eine Plan für die Implementation aufgestellt werden. Campbells Vorstellungen über den Einsatz von Arbeitsgruppen in verschiedenen klinischen Spezialbereichen wären eine gute Möglichkeit, Forschungsergebnisse zu implementieren. Wie im Fall des NCAST-Projektes könnten Ergebnisse dann via Satellit schnell an die AHCPR und andere Behörden im ganzen Land weitergegeben werden.

Gremium für die Ausarbeitung von Richtlinien zur Behandlung akuter Schmerzen (Februar 1992)

Ko-Vorsitz: Ada Jacox, PhD, FAAN.

Gremium: Fünf der achtzehn Mitglieder und achtzehn der einundfünfzig interdisziplinär arbeitenden, gleichrangigen PrüferInnen sind Krankenschwesternen.

Aufgabe: Überprüfung von Forschungsarbeiten und wissenschaftlicher Literatur, Expertenanhörung für die Entwicklung von Richtlinien.

Kontrolle: Klinische Erhebungen haben ergeben, daß die zur Schmerzbehandlung routinemäßig verordneten intramuskulären Injektionen von Opioiden nach Bedarf die Schmerzen bei der Hälfte der PatientInnen nach einer Operation nicht verringern. Die unzureichende Behandlung von Schmerzen ist weit verbreitet. Richtlinien sind hier ein Korrektiv, das sich auf politischer Ebene auswirken könnte.

Überprüfung der forschungsbezogenen Literatur: Die Literatur war in erster Linie auf die Pflege bezogen.

Dazu die folgenden Beispiele: Beyer, J.E., McGrath, P. und Berde, C. (1990). Discordance between self-report and behavioral pain measures in children age 3 to 7 years after surgery. *Journal of Pain and Symptom Management*, 5, 350-356.

Johnson, J., Rice, S., Fuller, S., und Endress, P. (1978). Sensory information, instruction, in a coping strategy and recovery from surgery. *Research in Nursing and Health*, 1, 4-17.

Tesler, M., Savedra, M., Holzemer, W., Wilkie, A., Ward, J. und Paul, S. (1991). The word-graphic rating scale as a measure of children's and adolescents' pain intensity. *Research in Nursing and Health*, 14, 361-371.

Gremium für die Prognose und Prävention von Dekubitalgeschwüren bei Erwachsenen (Mai 1992)

Vorsitz: Nancy Bergstrom, PhD, RN, FAAN.
Gremium: Sieben von dreizehn Mitgliedern des Gremiums und vierzehn von siebenundzwanzig interdisziplinär arbeitenden PrüferInnen sind Krankenschwesternen.
Aufgabe: Überprüfung von Forschungsarbeiten und wissenschaftlicher Literatur, Expertenanhörung für die Entwicklung von Richtlinien.
Zusammenfassung: 23% der Geschwüre treten in der häuslichen Pflege durch Pflegehelfer und in Pflegeheimen auf. In Einrichtungen für Akutpflege treten 9,2% der Dekubiti auf, bei älteren Menschen mit Knochenbrüchen beträgt die Inzidenz 66%.
Überprüfung der Literatur: 40 von mehr als 100 Artikeln stammten von Krankenschwestern. Dazu ein Beispiel: Bergstrom, N. und Braden, B. (im Druck). A prospective study of pressure sore risk among institutionalized elderly. *Journal of the American Geriatrics Society.*

Gremium für die Ausarbeitung von Richtlinien zur Harninkontinenz (März 1992)

Ko-Vorsitz: Kathleen Mc Cormick, PhD, FAAN.
Gremium: Vier von 15 Mitgliedern des Gremiums und 6 von 26 interdisziplinär arbeitenden PrüferInnen sind Krankenschwesternen.
Aufgabe: Überprüfung von Forschungsarbeiten und wissenschaftlicher Literatur, Expertenanhörung für die Entwicklung von Richtlinen.
Zusammenfassung: Harninkontinenz tritt bei 15% bis 30% aller über 60jährigen Personen auf, die nicht in Pflegeeinrichtungen leben; das sind 10 Millionen AmerikanerInnen, meistens ältere Menschen; die geschätzten Kosten belaufen sich auf 10 Milliarden Dollar im Jahr. Harninkontinenz ist weit verbreitet, wird größtenteils nicht diagnostiziert und es wird kaum darüber berichtet.
Überprüfung der Literatur: Die folgende Forschungsarbeit einer bekannten Pflegeforscherin aus der Geriatrie wird als Beispiel angeführt: Wells, T., Rink, C., Diokno, A. et al. (1991). Pelvic muscle exercises for urinarystress incontinence in elderly women. *Journal of the American Geriatrics Society.* 38, 296-299.

Die Auswirkungen der Forschung: Von der Wissenschaft zur Praxis in Gegenwart und Zukunft

Die Gründung des „National Center for Nursing Research“ (NCNR) (Nationales Zentrum für Pflegeforschung) im Jahre 1986 war eine der größten Errungenschaften in der Pflegeforschung. Im Jahre 1993 wurde das NCNR in das „National Institute of Nursing Research“ (NINR) (Nationales Institut für Pflegeforschung) umgewandelt und hatte damit den gleichen Status wie die anderen nationalen Institute im Gesundheitswesen. Die Prioritäten des NINR wurden für die Jahre 1995 bis 2000 auf den neuesten Stand gebracht; zu ihnen gehören chronische Krankheiten, Selbstpflege und gemeindeorientierte Pflege sowie die Probleme älterer Menschen. Die Forschungsanwendung gehört jetzt mit zu den vom NINR festgelegten Prioritäten. Um die Forschungsanwendung voranzutreiben, hat das NINR regional und auf nationaler Ebene Konferenzen veranstaltet und für den Zugang zu Finanzierungsmöglichkeiten gesorgt. Die folgenden Gebiete mit Vorrang sind bereits erforscht worden: die Infektion mit dem menschlichen Immunschwächevirus (HIV), Langzeitpflege für ältere Erwachsene, Symptombehandlung, Pflegeinformatik, Gesundheitsfürsorge bei Kindern und Jugendlichen und die lebenslange Abhängigkeit von medizinischen Geräten.

In diesem Kapitel wurden vier Modelle für die Forschungsanwendung vorgestellt. Benutzen Sie eines dieser Modelle, wenn Sie nach Wegen suchen, neue Ergebnissen, Interventionen oder medizinische Maßnahmen, die Bezug zur Prioritätenliste des NINR (siehe Kasten S. 94) haben, in der Praxis zu implementieren.

PflegeforscherInnen und PflegepraktikerInnen befassen sich auch mit vorrangigen Problemen der Volksgesundheit wie z.B. Übergewicht, Rauchen, Abwehrschwäche und Zugang und Chancengleichheit in der Pflege. Eine Studie über Chancengleichheit in der staatlichen Gesundheitsfürsorge, die für die Anwendung in Frage kommt, ist die Untersuchung von Barsevic über die veränderte Rückerstattung von Pflegekosten für ältere Menschen mit Hüftfrakturen. Die Beschreibung finden Sie in dem Kasten auf S. 95.

Laufende Studien über weitere klinische Therapiemöglichkeiten befassen sich ebenfalls mit der Aufrechterhaltung der körperlichen Funktionsfähigkeit bei älteren Menschen, der Eindämmung von Gebrechen, der Verhütung von Dekubitus sowie der Unterstützung der Wundheilung. Andere Forschungsaktivitäten decken sich weitgehend mit dem in „Gesundheit 2000“ propagierten thematischen Schwerpunkt „Selbstpflege und Verantwortung“.

„Gesundheit 2000: Ein staatliches Programm zur Gesundheitsförderung und Krankheitsverhütung“ (DHHS, 1990) ist ein Bericht der Regierung, der sich auf Beiträge von mehr als 300 Berufsverbänden stützt. Dieser Bericht bestätigt, daß das verantwortliche Verhalten des Einzelnen der Schlüssel zur Gesundheit ist (Ministerium für Gesundheit und Gesundheitswissenschaften, 1990). Neben der Betreuung von Kranken in Krankenhäusern hat die Pflege Themen wie Ausbildung, Selbstverantwortung, Betreuung von Benachteiligten sowie gesundheitliche Belange von Gemeinden schon immer als ihr Anliegen betrachtet.

Die nationalen Ziele der Gesundheitsförderung und Krankheitsverhütung sind ganz bewußt so umfassend definiert und ermöglichen es deshalb den einzelnen Staaten und Gemeinden, ihre eigenen Prioritäten im Rahmen der verschiedenen Vorschläge festzulegen. Die Ziele thematisieren nicht nur die Gesundheitsförderung und die Krankheitsverhütung, sondern auch den Schutz der Gesundheit, das Bedürfnis nach Überwachung und Datensystemen, altersbedingte Bedürfnisse sowie die Bedürfnisse spezieller Bevölkerungsgruppen. Auf beinahe jedem dieser Gebieten werden Untersuchungen von PflegeforscherInnen durchgeführt. Die Forschungsprogramme und das wissenschaftlich fundierte Grundwissen, die in bestimmten Bereichen erarbeitet werden, sind zu zahlreich, als daß sie in diesem Kapitel aufgeführt werden könnten, aber wir haben mehrere Studien, die mit den unterschiedlichen Zielen von „Gesundheit 2000" übereinstimmen und einen Beitrag zur Forschungsanwendung leisten, in dem Kasten auf den Seiten 94f. zusammengefaßt. Um es noch einmal zu wiederholen: Wählen Sie ein Modell aus und entscheiden Sie, ob und wie Sie Forschungsanwendung betreiben wollen.

Jedes der Beispiele aus der Forschung wird durch ähnliche Studien oder Replikationen bestätigt. Im Idealfall haben Sie sich für den kognitive Ansatz entschieden oder, wie es Stetler (1985, S. 42) beschreibt, für einen wissenschaftlich fundierten Ansatz, der Ihre „Art zu denken, sich einem Problem zu nähern und/oder Situationen zu beobachten" beeinflußt.

Damit Sie Pflegeforschung aktiv für sich nutzen können, ist es wichtig, den Einsatz der an früherer Stelle in diesem Kapitel vorgestellten Strategien zu üben. Der Erfolg der Forschungsanwendung kann gesteigert werden, wenn alle Krankenschwestern, denen an der Verbesserung der Praxis und der Ergebnisse bei PatientInnen gelegen ist, daran beteiligt werden – also PflegepraktikerInnen, StudentInnen, das Lehrpersonal und ForscherInnen. Nichtsdestoweniger ist jede Krankenschwester verpflichtet, aktuelle Forschungsarbeiten zu lesen, ihre Fähigkeiten bei der Lösung von klinischen Problemen zu erweitern und auf der Grundlage wissenschaftlich fundierter Erkenntnisse die Praxis zu verändern. Die Forschungsanwendung muß integraler Bestandteil jeder praktischen Pflegearbeit sein; sie muß zu einer Gewohnheit werden, die sich in der Suche nach Erkenntnissen und ihrer Anwendung ausdrückt.

Forschungsbeispiele, die mit den vom „NINR" festgelegten Prioritäten in Einklang stehen

HIV Infektion
Autor: Kiethley, J., Zeller, J., Szeluga, D., und Urbanski, P. (1992).
Titel und Veröffentlichung: Änderungen in der Ernährung bei Menschen mit HIV-Infektion. *Image: Journal of Nursing Scholarship*, 24, 183-189.
Absicht: Beschreibung des Ernährungszustands von Menschen mit HIV-Infektion zu verschiedenen Zeitpunkten nach Feststellung der Infektion und Untersuchung der potentiellen Wechselbeziehung zwischen der Änderung der Ernährung und der Abwehrfunktion und Lebensqualität.
Befunde: PatientInnen ohne Symptome und auch solche mit „ Aids-related complex" (ACR) oder manifestem AIDS können ihr Körpergewicht und Aussehen aufrechterhalten. Als Folge der Erkrankung war der Prozentsatz der T-Helferzellen signifikant niedriger, jedoch nicht die absolute Zahl der T-Helferzellen. Es war schwierig, die Lebensqualität zu bewerten, da bei Homosexuellen die fämiliäre Unterstützung anders geartet ist; daher war das Instrument bezogen auf diese Gruppe ungenau.

Symptombehandlung
Autor: Oberle, K., Wry, J., Paul, P. und Grace, M. (1990).
Titel und Veröffentlichung: Umgebung, Angst und postoperative Schmerzen. *Western Journal of Nursing Research*, 12, 745-757.
Absicht: Vergleich zwischen Schmerzen und Stärke der Angst bei chirurgischen PatientInnen in zwei unterschiedlichen Umgebungen: einem alten und einem neuen Krankenhaus.
Befunde: Bei den PatientInnen in dem alten Gebäude war die Angst nach der Operation signifikant höher, bei den PatientInnen in dem neuen Gebäude war ein Trend zur verminderten Angst zu verzeichnen. Die Schmerzintensität und der Einsatz von Schmerzmitteln waren relativ gleich bei beiden Gruppen; in beiden Gruppen konnte ein signifikanter Zusammenhang zwischen Schmerzen und Angst festgestellt werden, jedoch waren die Werte bei der Gruppe im neuen Gebäude niedriger.

Lebenslange Abhängigkeit von Technologie
Autor: Wilson, D.M. (1992).
Titel und Veröffentlichung: Ethische Überlegungen bei einer Langzeitstudie über Sondenernährung. *Image: Journal of Nursing Scholarship*, 24, 195-199.
Absicht: Durchführung einer Sekundäranalyse mit dem Ziel, ethische Überlegungen im Zusammenhang mit den Verfahren bei der Sondenernährung über einen langen Zeitraum zu untersuchen.
Befunde: Die Methoden bei der Sondenernährungen sind nicht standardisiert, und die PatientInnen schienen, was ihre Funktionen anbelangte, keinen Vorteil davon zu haben, da keiner die Fähigkeit wiedererlangte, Tätigkeiten des täglichen Lebens auszuführen. Es wurde festgestellt, daß durch Sondenernährung die Lebensfunktionen für eine lange Zeit aufrechterhalten werden können. Die Entscheidung, die künstliche Ernährung zu beginnen und fortzuführen schien nicht auf einer angemessenen Abwägung der Belastungen und Vorteile zu basieren. Diese Studie hat gezeigt, daß der Respekt vor der Autonomie der PatientInnen bei der Entscheidung für die Sondenernährung keine Rolle spielt.

Gerechte Verteilung der Zugangschancen zur Pflege

Autor: Barsevic, A. (April 1991).
Titel und Veröffentlichung: Die Auswirkungen des Zahlungssystems von Medicare auf ältere Menschen mit Hüftfrakturen. *Proceedings of the Robert Wood Johnson Annual Meeting of Clinical Nurse Scholars Alumni,* Scottsdale, AZ.
Absicht: Vergleich der Auswirkungen, die die Einführung des Vorauszahlungssystems (Grundlage hierfür: DRGs) durch Medicare auf die Pflege älterer Menschen mit Hüftfrakturen hat.
Befunde: Das neue System hatte folgende Auswirkungen:
Die Zahl der älteren Menschen, die in dem Jahr nach der Hüftfraktur starben, stieg signifikant an, um 20%.
Die Verweildauer im Krankenhaus verrringerte sich von 23 auf 20 Tage.
Der Anteil der älteren Menschen, die nach der Fraktur in Pflegeheimen untergebracht wurden, verringerte sich von 55% auf 39%.

Merksätze

- Die Forschungsanwendung ist eine systematische Methode, abgesicherte, wissenschaftlich fundierte Innovationen in der klinischen Praxis anzuwenden, die Ergebnisse der Anwendung auszuwerten und die Erkenntnisse durch den Prozeß der Verbreitung zugänglich zu machen.
- Die Verwendung von Forschungsergebnissen verbessert die Qualität und die Kosteneffizienz der Patientenpflege und bildet die Grundlage einer wissenschaftlich fundierten Berufspraxis.
- Die Ergebnisse von Forschungsstudien validieren die gängige Praxis oder sind die Grundlage für Entscheidungen zur Veränderung der Praxis.
- Die Forschungsanwendung steigert das berufliche Image.
- Modelle für die Forschungsanwendung sind WICHE, CURN, NCAST sowie die „Stetler-Modelle". Sie können herangezogen werden, wenn über die Anwendung von Forschungsergebnissen in der Praxis entschieden wird.
- Zu den Hemmnissen bei der Forschungsanwendung gehören persönliche und beruflich bedingte Hemmnisse, ausbildungs- und kommunikationsbedingte Hemmnisse sowie das Praxisfeld und gesellschaftlich bedingte Hemmnisse.
- Zu den Strategien und Ressourcen, die die Forschungsanwendung fördern sollen, gehören externe und interne Kräfte. Zu den externen Kräften zählen die Zugangskriterien der „National League for Nursing" sowie die von Berufsverbänden wie der ANA veröffentlichten Standards. Interne Faktoren sind: Motivation und Stolz, die Forschung zur Validierung und Veränderung der Praxis und zur Gestaltung der Gesundheitspolitik einsetzen zu können.
- Zu den Strategien, die die Forschungsanwendung steigern können, gehören das Lesen wissenschaftlicher Artikel, die Eröffnung eines Zeitschriftenklubs oder die Mitgliedschaft in einem solchen Klub, das Infragestellen von Traditionen in der Praxis, die Nutzung von elektronischen „Anschlagtafeln" und Satellitenkonferenzen sowie die Teilnahme an Konferenzen.
- ForscherInnen müssen ihre Forschungsergebnisse in einer verständlichen Sprache mitteilen und das Pflegepersonal an der Identifizierung von Forschungsproblemen beteiligen.

- Die Verwaltung kann die Forschungsanwendung unterstützen, wenn sie finanzielle Mittel sowie Zeit zur Verfügung stellt und Forschungsaktivitäten fördert. Mit der Einrichtung von Pflegeforschungsabteilungen, Kommissionen und der Entwicklung von Ausbildungsprogrammen für das Personal können Verwaltungen und Organisationen ihren Willen zur Unterstützung der Forschungsanwendung unter Beweis stellen.
- Die Pflegeforschung dient dazu, die Gesundheitspolitik auf staatlicher, regionaler und nationaler Ebene mit zu gestalten.

Bereiche der staatlichen Gesundheitsförderung und Krankheitsprävention, Zielsetzungen und Beispiele aus der Forschung *

Bereich: Gesundheitsschutz

9. Unabsichtliche Verletzungen
10. Sicherheit und Gesundheit bei der Arbeit *
11. Gesunde Umwelt
12. Sicherheit von Lebensmitteln
13. Gesundheit von Mund und Zähnen

Zielsetzung 10.9: 90%ige Immunisierung gegen Hepatitis-B bei beruflich gefährdeten Arbeitnehmern.

Beispiel aus der Forschung
Autor: Pennie, R., O'Connor, A., Garvock, M, und Drake, E. (1991).
Titel und Veröffentlichung: Faktoren, die sich auf die Akzeptanz von Hepatitis-B-Impfstoff bei StudentInnen der Gesundheitswissenschaften in Ottawa auswirken. *Canadian Journal of Public Health,* 82, 12-15.
Absicht: Feststellung des Impfstandes und Ermittlung der Faktoren, die sich auf die Akzeptanz von Hepatitis B-Impfstoff bei StudentInnen auswirken.
Ergebnisse: Lediglich 14% waren geimpft. Es wurden bei den StudentInnen signifikante Schwankungen hinsichtlich des Hepatitisrisikos, der Ansichten über die Wirksamkeit des Impfstoffs und der Bereitschaft, dafür zu zahlen, festgestellt.
Implikationen: Für Krankenschwestern und Ärzte sind verschiedene erzieherische Maßnahmen erforderlich; Ärzte können verpflichtet werden, sich impfen zu lassen und Krankenschwestern müssen von der Wirksamkeit überzeugt werden. Um die Immunisierung zu fördern, müssen kostengünstige Hepatitis B-Impfprogramme entwickelt werden.

* Gibt das Ziel an, das durch das nachfolgende Beispiele verdeutlicht wird.

Bereiche der staatlichen Gesundheitsförderung und Krankheitsprävention, Zielsetzungen und Beispiele aus der Forschung (Forts.)

Bereich: Prävention

14. Gesundheit von Mutter und Kind
15. Herzerkrankungen und Schlaganfall *
16. Krebs
17. Diabetes und chronische Behinderung
18. HIV-Infektion *
19. Durch sexuellen Kontakt übertragene Krankheiten
20. Immunisierung und Infektionskrankheiten
21. Prävention im klinischen Rahmen

Zielsetzung 15.1: Verringerung der durch koronare Herzerkrankungen bedingten Todesfälle...

Beispiel aus der Forschung
Autor: Redeker, N.S. (1992).
Titel und Veröffentlichung: Der Zusammenhang zwischen Unsicherheit und Coping nach einer koronaren Bypass-Operation. *Western Journal of Nursing Research*, 14 (1), 48-68.
Absicht: Erforschung von Art und Dynamik des Coping nach einer Bypass-Operation an den Koronarien.
Befunde: In der ersten Woche nach der Operation bestand die häufigste Copingstrategie in dem Bemühen um soziale Unterstüzung, gefolgt von problemorientiertem Coping und emotionsorientiertem Coping wie Selbstanklage und Vermeidungsverhalten. Insgesamt wurde eine Verringerung des Coping festgestellt, was auf eine allgemeine Verringerung des Genesungsstresses hindeutet.
Implikationen: Das Pflegepersonal muß Interventionen individuell gestalten; dabei gilt es zu berücksichtigen, ob eine bestimmte Strategie, z.B. Selbstbeschuldigung, konstruktiv oder destruktiv ist.

Zielsetzung 18.14: Ausdehnung der Bestimmungen zum Schutz von Arbeitnehmern auf alle Einrichtungen, in denen sich Arbeitnehmer berufsbedingt dem Risiko einer HIV-Übertragung aussetzen

Beispiel aus der Forschung
Autor: McNabb, K., und Keller, M. (1991).
Titel und Veröffentlichung: Das Risiko einer HIV-Übertragung am Arbeitsplatz bei Pflegepersonal. *Western Journal of Nursing Research*, 13, 732-745.
Absicht: Es sollte erforscht werden, wie hoch der Anteil der durch HIV-Übertragung am Arbeitsplatz gefährdeten Krankenschwestern ist; außerdem sollte festgestellt werden, ob riskantes Verhalten durch diesen Anteil beeinflußt wird, und es sollten Situationen untersucht werden, die mit riskantem Verhalten verbunden sind.

Bereiche der staatlichen Gesundheitsförderung und Krankheitsprävention, Zielsetzungen und Beispiele aus der Forschung (Forts.)

Befunde: Krankenschwestern verfügen über genaue Kenntnisse, was die HIV-Übertragung am Arbeitsplatz anbelangt; dieses Wissen ist aber nicht der entscheidende Faktor. Es sind vielmehr die Anforderungen in bestimmten Situationen, die zu Gefährdungen führen. Am häufigsten ergaben sich solche gefährlichen Situationen zu Beginn einer intravenösen Infusion, wenn Eile geboten war, aber keine Notsituation bestand, bei Schwierigkeiten mit Handschuhen und bei Nachlässigkeit.
Implikation: In der Ausbildung muß Risikoverhalten mehr Beachtung finden als die allgemeine Prävention.

Bereich: Altersbezogene Ziele

5. Kinder
6. Jugendliche und junge Erwachsene *
7. Erwachsene
8. Ältere Erwachsene

Zielsetzung 6.3: Verringerung der Verhaltensauffälligkeiten bei Kindern und Jugendlichen auf weniger als 10%

Beispiel aus der Forschung
Autor: Kettner, B., Kettner, D., und Farren, E. (1990).
Titel und Veröffentlichung: Familiäre Gewohnheiten und Verhaltensstörungen bei weiblichen Jugendlichen. *Western Journal of Nursing Research,* 12(2), 161-174.
Absicht: Es sollten bestimmte familiäre Merkmale erfaßt werden, die mit dem Sozialverhalten heranwachsender Mädchen im Zusammenhang stehen; es sollte außerdem festgestellt werden, inwieweit diese familiären Merkmale Verhaltensstörungen bei weiblichen Heranwachsenden prognostizieren können.
Befunde: Mädchen mit Verhaltensstörungen kamen aus Elternhäusern, in denen wenig Wert auf religiöse Bindung gelegt wurde; die Eltern hatten seltener ein College besucht, verfügten über ein geringeres Einkommen und es gab wenige familiäre Gewohnheiten.
Implikationen: Die Bewertung von familiären Gewohnheiten ist eine potentiell nützliche Methode der Überprüfung und der Prognose von Verhaltensstörungen bei Jugendlichen.

Literaturverzeichnis

Acute Pain Management Guideline Panel. (1992). *Acute pain management: Operative or medical procedures and trauma.* Clinical Practice Guideline. (AHCPR Pub. 92-0032.) Rockville, MD: Agency for Health Care Policy and Research, Public Health Service, U.S. Department of Health and Human Services.

American Association of Critical-Care Nurses. (1993). Evaluation of the effects of heparinized and nonheparinized flush solutions on the patency of arterial pressure monitoring lines: The AACN Thunder project. *American Journal of Critical Care* 2, (1):3-14.

American Nurses' Association. (1981). *Guidelines for the investigative function of nurses.* Kansas City, MO: Author.

Barsevic, A. (1991, April). The impact of medicare payment systems on outcomes of the elderly with hip fractures. *Proceedings of the Robert Wood Johnson Foundation Annual Meeting Clinical Nurse Scholars Program*, Scottsdale, AZ.

Bergstrom, N. & Braden, B. (1992). A prospective study of pressure sore risk among institutionalized elderly. *Journal of the American Geriatrics Society*, 40 (8), 747-758.

Beyer, J.E., McGrath, P. & Berde, C. (1990). Discordance between self-report and behavioral pain measures in children age 3-7 years after surgery. *Journal of Pain and Symptom Management*, 5, 350-356.

Bock, L.R. (1990). From research to utilization: bridging the gap. *Nursing Management*, 21(3), 50-51.

Brett, J.L.L. (1987). Use of nursing practice research findings. *Nursing Research*, 36: 6, 344-349.

Brooten, D., Kumar, S., Brown, L., Butts, P. Finkler, S., Bakewell-Sachs, S., Gibbons, A., & Delivoria-Papadopoulos, M. (1986). A randomized clinical trial of early hospital discharge and home follow-up of very low birth weight infants. *New England Journal of Medicine*, 315, 934-939.

Brown, S. & Grimes, D. (1993, February). A meta-analysis of process of care, clinical outcomes, and cost-effectiveness of nurses in primary care roles: Nurses practitioners and nurse midwives. *The American Nurse*, p. 3.

Campbell, G. (1993, February). Staff nurse involvement in clinical research: Achieving the impossible. Keynote address, Annual Research Day, Sigma Theta Tau, Epsilon Sigma Chapter, Johnson City, TN.

Cassetta, R. (1993, February). Nurses grapple with restraint issue. *The American Nurse*, p. 11.

Davis, G.C. (1988, November/December). Nursing values and health care policy. *Nursing Outlook*, 289-292.

Department of Health and Human Services. (1990). *Healthy poeple 2000: national health promotion and disease prevention objectives.* Full Report. (DHHS Pub. 91-50212). Washington DC: U.S. Government Printing Office, Public Health Service, U.S. Department of Health and Human Services.

Dickoff, J., & James, P. (1968). Theory in a practice profession. Part I. Practice oriented research. *Nursing Research*, 17, 425-435.

Evans, L.K., & Strumpf, N.E. (1990). Myths about elder restraint. *Image: Journal of Nursing Scholarship*, 22(2), 124-128.

Feldman, H.R., Penney, N., Haber, J., Hott, J., & Jacobson, L. (1993). Bridging the nursing research practice gap through research utilization. *The Journal of the New York State Nurses Association*, 24(3), 4-9.

Funk, S.G., Champagne, M.T., Wiese, R.A., & Tornquist, E.M. (1991). BARRIERS: The barriers research utilization scale. *Applied Nursing Research*, 4(1), 39-45.

Gennaro, S., & Vessey, J. (1991). Making practice perfect. *Nursing Research*, 40(5), 259.

Goode, C.J., Titler, M., Rakel, B., Ones, D.S., Klieber, C., Small, S., & Triolo, P.K. (1991). A meta-analysis of effects of heparin flush and saline flush: Quality and cost implications. *Nursing Research,* 40, 324-330.

Gortner, S. (1974). Scientific accountability in nursing. *Nursing Outlook*, 22(12), 764-768.

Hernandez, G.A., & Hastings, K.E. (1991). The effectiveness initiative: Implications for nursing practice and research. *News Outlook*, 39(5), 198-199.

Heyne, C. (Ed). (1992, Winter). Research news: Sigma Theta Tau, reporting on Healthy Kids project by investigators, Selby, M., Riportella-Muller, R., Sorensson, J., Quade, D., Stearns, S., Farel, A., and DeClerque, J. and wound care in the elderly research by Resinck, B. *Reflections* p. 3.

Hishaw, A.S. (1988, January/February). Using research to shape health policy. *Nursing Outlook*, pp. 21-24.

Horsley, J.A., Crane, J., Crabtree, M.T., & Wood, D.J. (1983). *Using research to improve nursing practice: A guide*, CURN *Project*. New York: Grune and Stratton.

Johnson, J., Rice, S., Fuller, S., & Endress, P. (1978). Sensory information, instruction, in a coping strategy and recovery from surgery. *Research in Nursing and Health*, 1, 4-17.

Kettner, B., Kettner, D., & Farren, E. (1990). Family routines and conduct disorders in adolescent girls. *Western Journal of Nursing Research*, 12(2), 161, 174.

Kiethley, J., Zeller, J., Szeluga, D., & Urbanski, P. (1992). Nutritional alterations in persons with Hiv infection.

King, D., Barnard, K.E., & Hoehn, R. (1983). Disseminating the results of nursing research. *Nursing Outlook*, 29(3), 164-169.

Kirchhoff, K.T. (1991). Who is responsible for research utilization? *Heart & Lung*, 20(3), 308-309.

Krueger, J., Nelson, A., & Wolanin, J. (1978). *Nursing Research: development, collaboration and utilization*. Germantown, Md: Aspen Systems.

Kruszewski, A., Lang, S., & Johnson, J. (1979). Effect of positioning on discomfort from intramuscular injections in the dorsogluteal site. *Nursing Research*, 28, 103-105.

McCain, G. (1992, March). Modulation of preterm infant behavioral state and heart rate prior to oral feeding. *Proceedings of the Robert Wood Johnson Foundation First Annual Meeting Clinical Nurse Scholars Alumni*. Nashville, TN.

Mc Keighen, R., Mehmert, P., & Dickel, C. (1990). Bathing/hygiene self care deficit: Characteristics and related factors across age groups and diagnosis related groups in an acute care setting. *Nursing Diagnosis*, 1(4), 155-161.

McNabb, K., & Keller, M. (1991). Nurses' risk taking regarding HIV transmission in the workplace. *Western Journal of Nursing Research*, 13, 732-745.

National League for Nursing. (1993). NCNR charged to investigate women's health and long-term care. Washington Focus Column. *Nursing and Health Care*, 14(1), 6-7.

Oberle, K., Wry, J., Paul, P., & Grace, M. (1990). Environment, anxiety and postoperative pain. *Western Journal of Nursing Research*, 12(6), 745-757.

Panel for the prediction and Prevention of Pressure Ulcers in Adults. (1992, May). *Pressure ulcers in adults: prediction and prevention*. Clinical Practice Guideline, Number 3. (AHCPR Pub. 92-0047). Rockville, Md: Agency for Health Care Policy and Research, Public Health Serice, U.S. Department of Health and Human Services.

Pennie, R., O'Connor, A., Garvock, M., & Drake, E. (1991). Factors influencing the acceptance of hepatitis B vaccine by students in health disciplines in Ottawa. *Canadian Journal of Public Health*, 82, 12-15.

Redeker, N.S. (1992). The relationship between uncertainty and coping after coronary artery bypass surgery. *Western Journal of Nursing Research*, 14(1), 48-68.

Stetler, C.B. (1985). Research utilization: Defining the concept. *Image,* 17: 2, 40-44.

Stetler, C.B. (in press). Refinement of the Stetler/Marram Model for application of research findings to practice. *Nursing Outlook.*

Stetler, C.B., & Marram, G. (1976). Evaluating research findings for applicability in practice. *Nursing Outlook*, 24(9), 559-563.

Stewart Fahs, P.S., & Kinney, M.R. (1991). The abdomen, thigh, and arm as sites for subcutaneous sodium heparin injections. *Nursing Research*, 40, 204-207.

Tesler, M., Savedra, M., Holzemer, W., Wilkie, A., Ward, J., & Paul, S. (1991). The word graphic rating scale as a measure of children's and adolescents' pain intensity. *Research in Nursing and Health*, 14, 361-371.

Urinary Incontinence Guideline Panel. (1992, March). *Urinary incontinence in adults*. Clinical Practice Guideline. (AHCPR) Pub. 92-0038). Rockville, MD: Agency for Health Care Policy and Research, Public Health Service, U.S. Department of Health and Human Services.

Vessey, J., & Campos, R. (1992). The role of nursing research committees. *Nursing Research*, 41(4), 247-249.

Wells, T., Rink, C., Diokno, A. et al. (1991). Pelvic muscle exercise for stress urinary incontinence in elderly women. *Journal of the American Geriatrics Society*, 38, 296-299.

Wilson, D.M. (1992). Ethical concerns in a long-term tube feeding study. *Image: Journal of Nursing Scholarship*, 24(3), 195-199.

Wilson, S. & Morse, J.M. (1991). Living with a wife undergoing chemotherapy. *Image: Journal of Nursing Scholarship*, 23, 78-84.

Teil II

Der Forschungsprozeß

Die Forschungsanwendung bei der Pflege von Patienten

Linda Cronenwett

Während meiner ersten Jahre am „Dartmouth-Hitchcock Medical Center" veröffentlichte ich Zusammenfassungen aktueller Forschungsarbeiten in einer Zeitschrift, der wir den Titel *Nursing Research Review* gaben. Ich werde nie die Geschichte vergessen, die man mir nach Erscheinen des folgenden Textes erzählte:

> Eingeschränkter Appetit nach vorheriger parenteraler Ernährung wird eher durch physiologische Bedingungen verursacht als durch mangelnde Kooperationsbereitschaft der PatientInnen oder durch einen krankhaften Befund. In früheren Studien fanden WissenschaftlerInnen heraus, daß PatientInnen ein Hungergefühl verspürten, während sie künstlich ernährt wurden, aber wenn sie wieder normal essen konnten, berichteten 75%, daß sie schnell satt seien, und sie konnten lediglich ein paar Bissen bei einer Mahlzeit essen. Martyn und ihre Kolleginnen überwachten die Auswirkungen künstlicher Ernährung auf die orale Nahrungsaufnahme, das Körpergewicht und die Magenmotilität bei vier gesunden Rhesusaffen. Sobald die künstliche Ernährung eingestellt wurde, achteten sie darauf, wie lange es dauerte, bis die Affen wieder zu ihrer normalen Nahrungsaufnahme zurückkehrten. Schon nach zwei Tagen parenteraler Ernährung verringerten sich Kalorienbedarf und auch die orale Nahrungsaufnahme bei den Affen. Als die künstlich Ernährung durch Infusionen nach 7 Tagen beendet wurde, war die Nahrungsaufnahme 6–8 Tage lang bedeutend geringer als üblich. Das Körpergewicht nahm um 5–7% ab infolge der ständigen Unterdrückung des Appetits. Wenn die physiologischen Reaktionen beim Menschen denen der Affen entsprechen, dann könnten die PatientInnen auf das Fehlen der Appetitunterdrückung zu Beginn der künstlichen Ernährung vorbereitet werden. Außerdem könnten das Pflegepersonal und die PatientInnen sich auf eine Übergangsphase nach der künstlichen Ernährung einstellen, in der die PatientInnen nicht in der Lage sind, genügend Nahrung zu sich zu nehmen, um das Körpergewicht zu halten.
>
> Martyn, PA, Hansen, BC, Jen, KC: Die Auswirkungen parenteraler Ernährung auf die Nahrungsaufnahme und die Magenmotilität. *Nursing Research* 1984; 33; 336-342.

Eine Woche nach der Veröffentlichung besuchte mich eine Krankenschwester aus der Neurologie/Neurochirurgie und sagte: „Sie werden es nicht glauben, was mir gerade einer unserer Patienten erzählt hat." Offensichtlich ging es um einen älteren Mann, der eine Zeitlang parenteral ernährt worden war. Die parenterale Ernährung war vor ein paar Tagen eingestellt worden, und seine Frau war bei fast jeder Mahlzeit anwesend, um ihn zum Essen zu bewegen. Ihre Unterhaltung gestaltete sich schwierig und führte manchmal zu Schuldzuweisungen durch die Frau, die meinte, daß es ihrem Mann wohl nicht besser gehen könne, wenn er nicht mehr äße. Die betreffende Krankenschwester beobachtete das Ehepaar und blieb im Zimmer, um das Eßverhalten zu beobachten. An diesem Tag waren beide optimistischer gestimmt, was die Genesung des Mannes betraf. Der Mann sagte, daß er und seine Frau in der letzten Zeit darüber gestritten hätten, daß er nicht

genug Nahrung zu sich nehmen kann. An diesem Morgen habe seine Krankenschwester ihm jedoch gesagt, sie habe Untersuchungen gelesen, die darauf hinzudeuten schienen, daß dieses Unvermögen, nach einer Phase der parenteralen Ernährung essen zu können, eine ganz normale physiologische Reaktion sein könne, die nach ein paar Tagen vorbei sei. Sowohl der Mann als auch die Frau sahen dieses Problem nun in einem völlig neuen Licht und waren sicher, daß es dem Mann bald möglich sein würde, mehr zu essen.
Die Krankenschwester, um die es in dieser Geschichte ging, hat Forschung nicht in dem Sinn *angewendet*, daß sie sich der üblichen Methoden oder Verfahrensweisen bedient hat, über die Sie in diesem Buch lesen werden.
Sie hatte keine Literaturüberprüfung vorgenommen, um festzustellen, ob die angeführten Ergebnisse durch mehrere Studien bestätigt werden. Tatsächlich wußte sie nicht einmal, ob die durch einen Tierversuch gewonnenen Ergebnisse auf Menschen übertragbar sind. Aber diese Krankenschwester hat sich über wissenschaftliche Ergebnisse informiert, die relevant für die Praxis sind, und sie hat ihre praktische Arbeit überdacht. Sie verhalf einem verunsicherten Ehepaar dazu, seine Erfahrungen auf eine neue und potentiell valide Art zu interpretieren. Sie wendete Forschung auf eine Art an, die sich positiv auf die Lebensqualität des Ehepaares auswirkte, das versuchte, mit dem Problem der Genesung von einer Krankheit fertigzuwerden.

Forschungsanwendung kann auf viele Arten vonstatten gehen: offiziell oder inoffiziell, es können drastische Veränderungen von Pflegeplänen oder kleinere Veränderungen des Pflegeprozesses und der Pflegeinteraktionen vorgenommen werden. Es kommt lediglich darauf an, daß neue Erkenntnisse, das Produkt der Forschung, immer als Anreiz verstanden werden und auch verstanden werden sollten, professionelle Denkweisen und Verhaltensmuster zu überprüfen. Wenn Krankenschwestern Forschung anwenden, verpflichten sie sich, die Qualität der Pflege von PatientInnen einer ständigen Bewertung und Verbesserung zu unterziehen.

4 Überblick über den Forschungsprozeß

Geri LoBiondo-Wood, Judith Haber, Barbara Krainovich Miller

Lernziele

Nach der Lektüre dieses Kapitels sollten Sie Folgendes können:

- Die Bedeutung des kritischen Denkens und des kritischen Lesens für die Lektüre von Forschungsartikeln darlegen.
- Die einzelnen Schritte beim kritischen Lesen benennen.
- Die Schritte des kritischen Lesens auf die Überprüfung von Forschungsartikeln anwenden.
- Die bekannten Strategien auf das kritische Lesen von Forschungsartikeln anwenden.
- Gestaltung und Stil von Forschungsartikeln darlegen.

Schlüsselbegriffe

Abstract
Kriterien für die Beurteilung
Kritische Bewertung
Kritisches Denken
Kritisches Lesen

Während Sie sich durch diesen Text arbeiten, werden Sie merken, wie die einzelnen Schritte des Forschungsprozesses langsam Gestalt annehmen. Diese Schritte, die systematisch und geordnet dargeboten werden, nehmen sowohl auf die Pflegetheorie als auch auf die Pflegepraxis Bezug. Das Verständnis dieses schrittweise von ForscherInnen durchgeführten Prozesses erleichtert die Beurteilung der Folgerichtigkeit von Studien. Auf die zu jedem Forschungsschritt gehörende Terminologie wird in jedem Kapitel verwiesen, und sie wird überdies anhand vieler Beispiele aus der Forschungsliteratur verdeutlicht. Im Anhang sind drei Forschungsstudien vollständig abgedruckt; diese werden als Beispiele herangezogen, um wichtige Punkte in jedem Kapitel zu erläutern. Im allgemeinen laufen die Schritte des Prozesses in der Reihenfolge ab, die in Tabelle 4-1 (S. 117) wiedergegeben ist, sie können jedoch auch, je nach Art des Forschungsproblems, anders ablaufen. Man muß bedenken, daß eine Forscherin die einzelnen Schritte etwas abwandeln kann, allerdings muß jeder Schritt dennoch systematisch durchgeführt werden. Dieses Kapitel gibt einen Überblick über kritisches Denken, kritisches Lesen sowie über die Kriterien für die kritische Bewertung, es führt allgemein in die Gestaltung eines Forschungsartikels ein und es liefert einen Überblick über die nachfolgenden Kapitel des Buches. Die angesprochenen Themen sollen Ihnen helfen, Forschungsartikel effektiver und mit mehr Verständnis zu lesen, gleichzeitig soll das Buch dadurch „benutzerfreundlicher" für StudentInnen gestaltet werden, die den Forschungsprozeß erlernen.

Kritisches Denkvermögen und die Fähigkeit, kritisch zu lesen

Wenn Sie einen Forschungsartikel zum ersten Mal lesen, dann werden Sie vermutlich sehr erstaunt sein über den Unterschied in Stil und Gestaltung zwischen einem Forschungsartikel und einem theoretischen Artikel. Die Begriffe sind neu, und die inhaltlichen Schwerpunkte sind unterschiedlich. Sie werden sich fragen „Wie kann ich es bloß schaffen, alle Schritte einer Studie zu beurteilen und dazu noch die Terminologie zu lernen? Schließlich bin ich erst in Kapitel 4, das ist nicht so ganz einfach." Die vielleicht etwas triviale Antwort lautet, daß dies im Laufe der Zeit und mit Unterstützung von ganz allein geschieht. Die erste Beschäftigung mit einem Forschungsartikel ist frustrierend und schwierig. Doch besteht die beste Möglichkeit, eine gute Forschungsanwenderin zu werden, darin, daß man beim Lesen von Forschungsartikeln kritisches Denkvermögen und die Fähigkeit, kritisch zu lesen, einsetzt. Niemand erwartet von StudentInnen, daß sie gleich beim ersten Mal einen Forschungsartikel verstehen oder ihn fehlerfrei bewerten können; auch sollen sie sich diese Fähigkeiten nicht alleine aneignen. Es ist vielmehr eine ganz wesentliche Zielsetzung dieses Buches, Ihnen dabei zu helfen, sich kritisches Denkvermögen sowie die Fähigkeit des kritisches Lesens anzueignen, so daß Sie dieses Ziel erreichen können. Denken Sie daran, daß es sich bei kritischem Denken und Lesen und beim Erlernen der Schritte des Forschungsprozesses um Lernprozesse handelt, die Zeit beanspruchen.

Kritisches Denken bedeutet, Vorstellungen, Folgerungen, Voraussetzungen, Prinzipien, Argumente, Schlußfolgerungen, Ergebnisse, Berichte, Auffassungen und Handlungsweisen einer rationalen Überprüfung zu unterziehen (Bandman und Bandman, 1988, S. 5). Das heißt, daß Sie sich auf folgendes einlassen:

1. auf die Kunst des Nachdenkens über Ihr Denken mit dem Ziel, dieses klarer, präziser, sorgfältiger, relevanter, folgerichtiger und fairer zu machen
2. auf die Kunst der konstruktiven Skepsis
3. auf die Kunst des Erkennens und Ausschaltens von Voreingenommenheit, Vorurteilen und Einseitigkeit des Denkens (Paul, 1990, S. 32)
4. auf die Kunst des Abklärens, was Sie wissen und was Sie nicht wissen.

Anders ausgedrückt, Sie denken bewußt über Ihre eigenen Gedanken nach und darüber, was Sie sagen, schreiben, lesen oder tun und auch darüber, was andere sagen, schreiben oder tun. Während Sie über all dies nachdenken, stellen Sie die Angemessenheit des Inhalts in Frage, wenden Standards oder Kriterien an und prüfen, ob Übereinstimmung besteht, oder Sie denken über alternative Möglichkeiten nach, sich mit derselben Situation auseinanderzusetzen. Obwohl es sich hierbei um einen höchst rationalen Vorgang handelt, so löst er dennoch in hohem Maße Emotionen und manchmal sogar Angst aus (Brookfield, 1991).

Kritisches Lesen. Die Entwicklung der Fähigkeit, Forschungsarbeiten kritisch zu bewerten, erfordert nicht nur kritisches Denkvermögen, sondern auch die Fähigkeit, kritisch lesen zu können. Paul (1990), ein bekannter Theoretiker auf dem Gebiet des kritischen Denkens, definiert kritisches Lesen als „... einen aktiven, den Intellekt beanspruchenden Prozeß, bei dem der Leser in einen inneren Dialog mit dem Verfasser tritt ... [Es] bedeutet, einen anderen Standort als unseren eigenen einzunehmen, nämlich den des Verfassers. Ein kritischer Leser sucht aktiv nach Voraussetzungen, Schlüsselkonzepten und Ideen, Gründen und Rechtfertigungen, unterstützenden Beispielen, gleichen Erfahrungen und anderen strukturellen Merkmalen eines geschriebenen Textes, um ihn sorgfältig und fair interpretieren und bewerten zu können“ (S. 544).

Dies bedeutet, daß die LeserInnen aktiv nach Annahmen suchten – nach jenen vermeintlich wahren oder als wahr akzeptierten Aussagen, die eigentlich nicht abgesichert sind. Es ist vielleicht einfacher zu verstehen, wie Sie dies tun können, wenn Sie über eine der früheren Annahmen in der Pflegeausbildung und Pflegepraxis nachdenken. In den späten fünfziger und den frühen sechziger Jahren galt der Pflegeprozeß als „der“ Bezugsrahmen für die Praxis. Die Formulierung der Pflegediagnose wurde als wichtiger Schritt in diesem Prozeß angesehen. Anfangs gab es keine wissenschaftlichen Beweise, die diese Annahme stützten. Dennoch begann man in Krankenpflegeschulen damit, diese Konzepte im Unterricht zu verbreiten, und Krankenschwestern verwendeten sie bei ihrer praktischen Arbeit. Schließlich wurde der Pflegeprozeß Teil der Definition der Pflegepraxis in einem sozialpolitischen Bericht der „American Nurses Association“ (ANA) (1980).

Zur gleichen Zeit wurden diese Annahmen allgemein eingeführt, aber PflegeforscherInnen stellten sie in Frage und planten Studien mit dem Ziel, die Konzepte im Zusammenhang mit dem Pflegeprozeß zu untersuchen. Die Ergebnisse dieser Studien lieferten Daten, die für oder gegen diese Annahmen sprachen. Zahlreiche, über Jahre durchgeführte Studien erbrachten den Beweis, daß diese Konzepte mehr als nur Annahmen sind.

Gegenwärtig werden StudentInnen durch den Pflegeprozeß formal in die Technik des kritischen Denkens eingeführt (Lewis und Eakes, 1992). Das kritische Denkvermögen und die Fähigkeit, kritisch zu lesen, werden durch das Erlernen des Forschungsprozesses weiterentwickelt. Sie werden feststellen, daß die Techniken des kritischen Denkens und Lesens, die bei dem Pflegeprozeß angewandt werden, sich leicht übertragen lassen, wenn es darum geht, den Forschungsprozeß zu verstehen und Forschungsartikel zu lesen.

Wenn Sie Annahmen identifizieren und in Frage stellen, Schlüsselkonzepte ausfindig machen, die Theorie hinterfragen und nach stützenden Beweisen suchen, werden Sie mit der Zeit in der Lage sein, einen ganzen Artikel zu lesen, sich Gedanken darüber zu machen und ihn schließlich noch einmal zu lesen, um ihn „sorgfältig und fair zu bewerten" (Paul, 1990, S. 544).

Der Prozeß des kritischen Lesens

Um eine Studie kritisch lesen zu können, muß man über besondere Fähigkeiten beim Lesen, Schreiben und Denken verfügen. Es ist durchaus üblich, eine Studie mehrere Male zu lesen. Drei- oder viermaliges, selbst sechsmaliges Lesen mit dem Lehrbuch daneben ist notwendig und erleichtert Ihnen die folgenden Schritte:

- die Konzepte zu erkennen
- unbekannte Konzepte oder Begriffe zu klären
- Annahmen und Ausgangspositionen in Frage zu stellen
- stützende Beweise ausfindig zu machen.

Kritisches Lesen kann als Prozeß aufgefaßt werden, der unterschiedliche Ebenen oder Stadien des Verstehens umfaßt:

- vorläufiges Verständnis
- allgemeines Verständnis
- analysierendes Verständnis
- synthetisierendes Verständnis.

Das vorläufige Verständnis – Vertrautheit

Vorläufiges Verständnis wird erreicht, wenn man einen Artikel schnell oder flüchtig liest, um sich mit dem Inhalt vertraut zu machen oder um einen allgemeinen Eindruck von der Materie zu bekommen. Beim vorbereitenden Lesen werden Titel und *Abstract* genau gelesen, der Inhalt nur überflogen. Der Abstract, ein kurzer Überblick über die Studie, lenkt die Aufmerksamkeit auf die wichtigsten Komponenten der Studie, während der Titel auf die Hauptvariablen der Studie verweist. Beim „Überfliegen" werden die Einleitung, die Zwischenüberschriften, ein oder zwei Sätze unterhalb einer Überschrift sowie die Zusammenfassung oder die Schlußfolgerung der Studie gelesen. Folgende Strategien gehören zum vorbereitenden Lesen:

- Die Hauptschritte des Forschungsprozesses werden markiert oder unterstrichen.
- Auf der Fotokopie des Artikels werden Notizen gemacht.
- Die wichtigsten Variablen werden oben auf die Fotokopie geschrieben.
- Neue und unbekannte Begriffe sowie wichtige Sätze werden auf der Fotokopie markiert oder unterstrichen.

- Die Definition von neuen Begriffen wird nachgeschlagen und auf den Rand der Fotokopie geschrieben.
- Alte und neue Begriffe werden vor dem nächsten Lesen noch einmal angeschaut.
- Kommentare, Fragen und Notizen werden auf die Fotokopie geschrieben.
- Ein Forschungstext und ein Fachlexikon werden bereitgehalten.

Mit Hilfe dieser Strategien kann man das Hauptthema oder die Hauptidee des Artikels erkennen, und diese Erkenntnis fließt dann in die zweite Beschäftigung mit dem Artikel ein.

Das allgemeine Verständnis – Der Inhalt im Verhältnis zum Kontext

Gagne (1985) bezeichnet das Lesen auf dieser Ebene als *umsichtiges Lesen*. Das allgemeine Verständnis zielt darauf ab, den Artikel zu verstehen – die Begriffe im Verhältnis zum Kontext oder die Teile der Studie im Verhältnis zu dem ganzen Artikel zu sehen. Wenn man beispielsweise beim Lesen der Studie von Hutchison und Bahr (1991) (siehe Anhang C) ein allgemeines Verständnis anstrebt, dann muß man erkennen können, daß ihr Bezugsrahmen für „Fürsorge" auf den Ergebnissen ihrer „grounded theory"- Studie, das heißt auf dem Kontext der Fürsorge, basiert. Sich nur daran zu erinnern, daß die wichtigste Variable der Studie das fürsorgliche Verhalten von älteren Menschen war, wäre sicherlich nicht ausreichend. Auf dieser Ebene müssen Sie in der Lage sein, die vier Hauptmerkmale der Fürsorge zu erörtern: Beschützen, Unterstützen, Bestätigen und Transzendieren.

Wenn Sie beim Lesen ein allgemeines Verständnis anstreben, sollten Sie Ihren Forschungstext sowie ein Fachlexikon bereithalten. Wenn Ihnen beim vorbereitenden Lesen die Begriffe vielleicht klar zu sein scheinen, dann muß dies beim zweiten Lesen nicht mehr so sein. Zögern Sie nicht, Stichwörter oder für den Zusammenhang wichtige Wörter auf der Fotokopie zu notieren. Wenn dann nach nochmaligem Lesen der Artikel immer noch keinen Sinn ergibt, suchen Sie Hilfe, bevor Sie ihn noch einmal lesen. Sie könnten z.B. noch eine Fotokopie machen und Ihre Professorin bitten, sie zu lesen. Machen Sie auf der Kopie die unklaren Passagen kenntlich und schreiben Sie Ihre präzise formulierten Fragen darauf. Häufig helfen die markierten bzw. nicht markierten Passagen oder auch die Kommentare auf der Fotokopie der Lehrkraft, Ihre Schwierigkeiten zu verstehen. Ein Problem könnte sein, daß weiterführende Lektüre zu dem betreffenden Thema erforderlich ist, um den Artikel verstehen zu können. Wenn beispielsweise jemand Rogers Theorie des einheitlichen Menschen (1990) nicht kennt, dann kann das Lesen einer Studie, in der eine Hypothese dieses Modells überprüft wird, solange Schwierigkeiten bereiten, bis man das Modell von Rogers nicht verstanden hat.

Das allgemeine Verständnis wird durch die folgenden Strategien erleichtert:

- Vor dem zweiten Lesen werden alle nicht bekannten Begriffe noch einmal wiederholt.
- Alle übrigen unklaren Begriffe werden geklärt.
- Falls erforderlich, müssen zusätzliche Quellen herangezogen werden.

- Auf die Fotokopie werden Stichwörter, Beziehungen zwischen Konzepten sowie Fragen geschrieben.
- Es wird eine weitere Kopie des so präparierten Textes gemacht und einer Lehrkraft zum Lesen übergeben.
- Auf einer Karteikarte oder auf der Fotokopie wird mit eigenen Worten in ein bis zwei Sätzen die Hauptidee oder das Hauptthema des Artikels vermerkt.

Das allgemeine Verständnis ist für die Analyse und die Synthese des Materials erforderlich. Kritisches Denken zeigt sich darin, daß man die Perspektive des Autors der Studie versteht (Paul, 1990). Das Verstehen dieser Perspektive erleichtert darüber hinaus die Analyse der Studie mit Hilfe der entsprechenden Kriterien. Wenn Sie den Text noch einoder zweimal lesen, können Sie schon an die Analyse und Synthese der Studie herangehen.

Analysierendes Verständnis – Gliederung in Text-Elemente

Der Zweck des analysierenden Lesens besteht darin, den Inhalt in Teile zu gliedern, um jeden Aspekt der Studie zu verstehen. Folgende Fragen können Sie sich zu Beginn der Analyse eines Forschungsartikels stellen:

- Habe ich die Hauptidee oder das Hauptthema dieses Artikels in ein oder zwei Sätzen erfaßt?
- Welcher Zusammenhang besteht zwischen dem Aufbau der Hauptteile des Artikels und dem Forschungsprozeß?
- Welche Absicht verfolgt der Artikel?
- Wie wurde diese Studie durchgeführt? Kann ich sie Schritt für Schritt erklären?
- Welches sind die wesentlichen Schlußfolgerungen?
- Verstehe ich die einzelnen Teile des Artikels und kann ich jeden Abschnitt mit eigenen Worten zusammenfassen?

Sie ermitteln gewissermaßen, wie die Schritte des Forschungsprozesses in dem Artikel dargestellt bzw. aufgebaut sind und welches der Inhalt eines jeden Schrittes ist. Jetzt sollten sie auch die Fragen bezüglich der kritischen Bewertung beantworten, die in jedem der folgenden Kapitel zu finden sind. Sie setzen damit den Prozeß der kritischen Bewertung in Gang, der Ihnen hilft, den Wert einer Studie zu bestimmen.

Bei der **kritischen Bewertung** handelt es sich um einen Prozeß, in dessen Verlauf der Inhalt eines Forschungsberichtes objektiv und kritisch auf seinen wissenschaftlichen Wert und auf die Anwendbarkeit in Praxis, Theorie und Ausbildung überprüft wird. Dazu muß man einerseits etwas von dem Thema verstehen, andererseits muß man wissen, wie man kritisch liest und mit den für die Kritik nötigen Kriterien umgeht. Eine gründliche Untersuchung der Analysekriterien, die für die Bewertung quantitativer Forschungsarbeiten erforderlich sind, erfolgt in den Kapiteln 5 bis 10 und 12 bis 18; Kapitel 19 beinhaltet die Zusammenfassung. Die Kriterien für die kritische Bewertung qualitativer Forschungsarbeiten werden in Kapitel 11 erörtert und in Kapitel 20 zusammengefaßt.

Als *Kriterien für die kritische Bewertung* gelten Maßstäbe, Standards, Bewertungsrichtlinien oder Fragen, die für die Beurteilung (kritische Bewertung) eines Ergebnisses oder eines Verhaltens herangezogen werden. Die LeserInnen müssen bei der Analyse eines Forschungsberichtes jeden einzelnen Schritt des Forschungsprozesses bewerten. Sie müssen sich fragen, ob jede Erklärung eines Schrittes den Kriterien gerecht wird oder nicht. In Kapitel 5 wird zum Beispiel dargelegt, daß eines der Ziele der Literaturüberprüfung darin besteht, Lücken sowie Übereinstimmungen und Widersprüche in der Literatur zu einem Thema, einem Konzept oder einem Problem zu erkennen. Eine der Fragen aus den Kriterien in Tabelle 19-1 (siehe Kapitel 19, S. 497) lautet „Welche Wissenslücken gibt es im Hinblick auf das Problem, und wie versucht die Studie, diese Lücken zu schließen?“ In diesem Beispiel wird ein Ziel der Literaturüberprüfung durch eine Frage bzw. ein Kriterium überprüft.

Der Abschnitt „Literaturüberprüfung“ in einer Studie von Haber und Austin (1992) mit dem Titel „Entscheidungsfindung in einer ehelichen Beziehung“ macht deutlich, wie dieses Kriterium berücksichtigt wird. In diesem Abschnitt überprüfen die Autorinnen viele Studien. Bei der Zusammenfassung der Literaturüberprüfung, die vor den Hypothesen erscheint, gehen sie auf die Auswirkungen einer jeden Studie auf die Hypothesen ein. Sie kommen zu folgendem Schluß:

> „Deshalb enthielt keine der vorherigen Studien eine Methode für die Untersuchung des Verhaltens von verheirateten Paaren in einer Phase, in der es tatsächlich darum ging, Entscheidungen zu treffen.... Daher bietet diese Studie eine objektivere Überprüfung ausgewählter Aspekte dieses Modells“ (S. 324).

Dieses Beispiel setzt analysierendes Lesen voraus. Das daraus resultierende Verständnis wird durch folgende Strategien gefördert:

- Sich vertraut machen mit den Kriterien für die kritische Bewertung.
- Dafür sorgen, daß vor Anwendung dieser Kriterien das Stadium des allgemeinen Textverständnisses erreicht ist; falls erforderlich, nochmals lesen.
- Die Kriterien für die kritische Bewertung werden auf jeden einzelnen Schritt des in dem Artikel beschriebenen Forschungsprozesses angewandt.
- Überprüfen, ob der Inhalt eines jeden Schrittes des Forschungsprozesses den Kriterien gerecht wird.
- Kommilitonen bitten, dieselbe Studie nach denselben Kriterien zu analysieren; Ergebnisse vergleichen.
- Schriftlich auf der Kopie festhalten, wie weit jeder Schritt des Forschungsprozesses den Kriterien gerecht wird.

Synthetisierendes Verständnis – Kohärenz herstellen

Synthese ist „Kombination oder Zusammensetzen; die Verbindung von Teilen zu einem Ganzen“ (New Webster's Dictionary and Thesaurus, 1991, S. 384). Der Sinn des synthetisierenden Lesens besteht darin, alle Informationen zu verbinden, um daraus ein neues Ganzes zu bilden (Kerlinger, 1986), diesem einen Sinn zu geben und die Beziehungen zu erklären. Obwohl der Syntheseprozeß gleichzeitig mit der Analyse des Artikels vorgenommen werden kann, sollte der Text ein viertes Mal gelesen werden. Erst beim synthetisierenden Lesen ergeben das Verständnis und die kritische Bewertung der Studie ein Gesamtbild. Bei diesem letzten Schritt entscheidet sich, wie weit die Studie den Kriterien für die kritische Bewertung gerecht wird (Kapitel 19 und 20) und wie sinnvoll die praktische Anwendung ist (Kapitel 3). Hier zeigt sich auch, wie gut jeder Schritt des Forschungsprozesses mit dem vorherigen verknüpft ist. Eine Synthese kann man sich als ein fertiges Puzzle vorstellen. Ergibt dieses nun ein vollständiges Bild, oder ist ein Teil nicht an seinem richtigen Platz? Verwendet man die Strategie des synthetisierenden Lesens bei der Überprüfung von mehreren Studien, läßt sich die Wechselbeziehungen zwischen den Studien bestimmen. Synthetisierendes Lesen auf hohem Niveau ist für die kritische Bewertung von Forschungsarbeiten unerläßlich. Das angeführte Beispiel der Zusammenfassung einer Literaturüberüberprüfung von Haber und Austin (1992) ist ebenfalls das Ergebnis synthetisierenden Lesens. Folgende Strategien fördern synthetisierendes Lesen:

1. Überprüfen Sie noch einmal anhand der Notizen zu dem Artikel, inwieweit jeder Schritt des Forschungsprozesses den Kriterien gerecht wird.
2. Fassen Sie die Studie kurz mit eigenen Worten zusammen und berücksichtigen Sie dabei auch
   a) die Komponenten der Studie,
   b) Schwachstellen und Stärken der Studie.
3. Beachten Sie bei der Zusammenfassung folgende Punkte:
   a) Schreiben Sie die Zusammenfassung, handschriftlich oder mit dem PC getippt, auf eine ca. 12,5 x 20 cm große Karteikarte,
   b) schreiben Sie die Zitate in der angegebenen Zitierweise oben auf die Seite,
   c) heften Sie die Zusammenfassung oben an die Fotokopie des Artikels.

Diese Art der Zusammenfassung kann als ein erster Entwurf der endgültigen kritischen Bewertung in schriftlicher Form betrachtet werden. Sie zeichnet sich durch Knappheit aus, erleichtert das Wiederauffinden der Belegstellen, auf die sich Ihre kritische Bewertung stützt, und fördert Ihre Fähigkeit, einen wissenschaftlichen Bericht zu verfassen. Darüber hinaus hilft Ihnen die Fähigkeit, die verschiedenen Aspekte einer Studie zu einem Ganzen zusammenzusetzen, wenn Sie mehrere Studien über eine ähnliches Thema kritisch bewerten und ihre Ergebnisse vergleichen und gegenüberstellen müssen (siehe Kapitel 5).

Die kritische Bewertung von Forschungsarbeiten – Schwierigkeiten und Strategien

Für Neulinge in der Forschungsanwendung ist die kritsche Bewertung von Forschungsartikeln zunächst einmal etwas frustrierend. Die beste Möglichkeit, mit Forschungsberichten intelligent umzugehen, besteht jedoch darin, beim Lesen von Artikeln kritisch zu denken und entsprechende Lesestrategien einzusetzen. In dem Kasten weiter unten werden einige spezielle Strategien für das Lesen und Bewerten von Forschungsberichten aufgeführt. Wie bereits erwähnt, ist es eine hilfreiche Strategie beim ersten mehrfachen Lesen von Forschungsartikeln, ein Fachwörterbuch in greifbarer Nähe zu halten, so daß unbekannte oder unklare Begriffe sofort nachgeschlagen werden können und, falls erforderlich, jeder Schritt des Forschungsprozesses noch einmal wiederholt werden kann. Wie schwierig es auch immer erscheinen mag, lesen Sie den ganzen Artikel und denken Sie darüber nach. Achten Sie beim Lesen kritisch auf die in diesem Kapitel beschriebenen Verständnisebenen. Ganz wichtig, setzen Sie Ihr bereits vorhandenes Wissen, Ihren gesunden Menschenverstand und Ihr kritisches Denkvermögen ein, über das Sie jetzt schon verfügen.

Eine weitere wichtige grundlegende Strategie ist das Fragenstellen. Denken Sie daran, daß das Hinterfragen einen wesentlich Beitrag zur Entwicklung des kritischen Denkens leistet. Wenn Sie den Fakultätsangehörigen Fragen stellen und Ihr Interesse für das,

Verschiedene Strategien, die kritisches Denken und Lesen fördern

- Lesen Sie datengestützte Originalartikel aus wissenschaftlichen Zeitschriften (siehe Kapitel 5, Tabelle 5-6).
- Lesen Sie datengestützte Kritiken, Erwiderungen und Kommentare aus wissenschaftlichen Zeitschriften (siehe Kapitel 5, Tabelle 5-9).
- Fotokopieren Sie Original- und Sekundärartikel und machen Sie Notizen auf der Fotokopie.
- Beim Lesen der datengestützten Artikel:
  - Legen Sie den Forschungstext und ein Fachwörterbuch bereit.
  - Überprüfen Sie die Kapitel des Forschungstextes auf die verschiedenen Schritte des Forschungsprozesses, die Kriterien für die kritische Bewertung und auf unbekannte Ausdrücke usw.
  - Schreiben Sie die wichtigsten Variablen oben auf die Fotokopie.
  - Markieren oder unterstreichen Sie auf der Fotokopie neue Begriffe, unbekannte Ausdrücke und wichtige Sätze.
  - Schlagen Sie die Definitionen der neuen Begriffe nach und schreiben Sie sie auf die Fotokopie.
  - Wiederholen Sie die alten und die neuen Begriffe, bevor Sie den Text mehrmals lesen.
  - Markieren oder unterstreichen Sie die Schritte des Forschungsprozesses, die Sie erkannt haben.
  - Finden Sie die Hauptidee oder das Hauptthema des Artikels heraus und halten Sie dieses in ein oder zwei Sätzen mit eigenen Worten fest.
  - Klären Sie bei weiterem Durchlesen Begriffe ab, die unklar sind.
  - Stellen Sie sicher, daß Sie die Hauptpunkte eines jeden dargestellten Schrittes, den Sie im Forschungsprozeß erkannt haben, verstehen, bevor Sie den Artikel kritisch bewerten.
- Ermitteln Sie, inwieweit die Studie den Kriterien für die kritische Bewertung entspricht.
  - Bitten Sie Kommilitonen, dieselbe Studie unter Verwendung derselben Kriterien zu analysieren, und vergleichen Sie die Ergebnisse.
  - Wenden Sie sich mit der Bewertung der Studie an die Fakultät.
- Schreiben Sie Zusammenfassung und Kritik für jede überprüfte Studie auf eine Seite.
  - Geben Sie die Literaturhinweise oben auf der Seite in der vorgeschriebenen Zitierweise an.
  - Fassen Sie jeden Forschungsschritt kurz mit eigenen Worten zusammen.
  - Stellen Sie Stärken und Schwachstellen kurz mit eigenen Worten dar.

worüber Sie gerade lesen, oder für die veröffentlichte Arbeit eines Fakultätsangehörigen zu Ausdruck bringen, dann nutzen Sie eine effektive Möglichkeit, Ihre Fähigkeit des kritischen Lesens zu entwickeln. Zögern Sie nicht, einem Forscher oder einer Forscherin zu schreiben oder anzurufen, wenn Sie eine Frage zu seiner oder ihrer Arbeit haben. Sie werden angenehm überrascht sein, wie bereitwillig ForscherInnen mit Ihnen über Ihre Fragen diskutieren.

Gestaltung und Stil von Forschungsartikeln

Bevor man mit der Lektüre von Forschungsartikeln beginnt, sollte man eine Vorstellung von deren Aufbau und Gestaltung haben. Viele Zeitschriften veröffentlichen Forschungsarbeiten entweder nur als Artikel oder als zusätzlichen Text zu klinischen oder theoretischen Artikeln. Obwohl bei vielen Zeitschriften Gemeinsamkeiten festzustellen sind, so haben sie doch auch ganz unverwechselbare Merkmale. Alle Zeitschriften verfügen über Richtlinien für die Vorbereitung und Annahme von Manuskripten, die im allgemeinen in jeder Zeitschrift zu finden sind. Ein Blick auf diese Richtlinien wird Ihnen einen Eindruck von der Gestaltung der Artikel vermitteln, die in einer bestimmten Zeitschrift erscheinen. Sie müssen bedenken, daß Sie, trotz ausführlicher Darstellung jedes einzelnen Schrittes des Forschungsprozesses in diesem Text, in einem Forschungsartikel nur einen kurzen Absatz oder Satz finden werden, in dem nähere Angaben zu dem entsprechenden Schritt in einer bestimmten Studie gemacht werden. Wegen der räumlichen Begrenzung in einer Zeitschrift oder aufgrund anderer Richtlinien für die Veröffentlichung handelt es sich bei der in einer Zeitschrift veröffentlichten Studie lediglich um die gekürzte Version einer Forschungsarbeit. Die LeserInnen werden auch feststellen, daß einige ForscherInnen den Ergebnissen in einem Artikel mehr Raum einräumen, während andere die Darstellung der Methoden und Vorgehensweisen ausführlicher gestalten. In den letzten Jahren legen die meisten AutorInnen mehr Wert auf Methoden, Ergebnisse und Implikationen als auf die detaillierte Darstellung von Annahmen, Hypothesen oder Begriffsdefinitionen. Die Entscheidung darüber, wie ausführlich die Schritte eines Forschungsprozesses dargestellt werden, wird durch folgende Faktoren bestimmt:

- den in einer Zeitschrift zur Verfügung stehende Platz
- die Richtlinien einer Zeitschrift, an die sich AutorInnen halten müssen
- die Art bzw. die Besonderheit der Studie
- die Auswahl der Komponente eines Berichtes, die der Forscherin am wichtigsten erscheint.

Die folgende Darstellung gibt einen kurzen Überblick über die einzelnen Schritte des Forschungsprozesses und über die mögliche Darstellung in einem Artikel. Tabelle 4-1 gibt an, an welcher Stelle der jeweilige Schritt normalerweise in einem Zeitungsartikel zu finden ist und wo in diesem Buch auf den Schritt Bezug genommen wird. Man sollte auch bedenken, daß ein veröffentlichter Artikel über eine quantitative Studie sich von einem Artikel über eine qualitative Studie unterscheidet. Der wichtigste Unterschied besteht darin, daß eine qualitative Studie eine Hypothese nicht überprüft, jedoch auf der Grundlage der Ergebnisse Hypothesen bildet. Ein weiterer Unterschied bezieht sich auf die Art und Weise, in der die Überprüfung der Literatur durchgeführt und in der Studie benutzt wird (siehe Kapitel 2, 11 und 20).

Abstract

Ein Abstract ist eine knappe, umfassende Übersicht über eine Studie am Anfang eines Artikels. Ein Abstract lenkt die Aufmerksamkeit der LeserInnen schnell auf die wichtigsten Punkte einer Studie. Ein gut gemachter Abstract ist sorgfältig abgefaßt, unabhängig, knapp, nicht wertend, logisch zusammenhängend und gut lesbar (American Psychological Association, 1983). Abstracts können unterschiedlich lang sein: 50 bis 250 Wörter. Sie finden sich in vielen Zeitschriften, die Forschungsarbeiten veröffentlichen, aber nicht in allen. Das *Western Journal of Nursing Research* beispielsweise leitet seine Artikel nicht mit einem Abstract ein.

Tabelle 4-1 Die Schritte des Forschungsprozesses und ihre Wiedergabe in Zeitschriften

Schritte des Forschungsprozesses und/oder andere Aspekte	Üblicher Ort im Artikel	Kapitel im Buch
Forschungsproblem	Abstract und/oder Einleitung (nicht gekennzeichnet) oder separat unter der Überschrift „Problemdarstellung“	7
Absicht	Abstract und/oder Einleitung oder am Ende der Literaturübersicht, des theoretischen Bezugsrahmens, oder separat unter der Überschrift „Darstellung der Absicht“	7
Überprüfung der Literatur	Am Ende der ersten Einleitung, jedoch nicht so bezeichnet, oder separat unter der Überschrift „Literaturüberprüfung“, „Überprüfung der Literatur“ oder „Themenbezogene Literatur“; oder nicht gekennzeichnet, aber die überprüften Variablen erscheinen im Titel oder Untertitel.	5
Theoretischer Bezugsrahmen (TF) und/oder konzeptueller Bezugsrahmen (CF)	Bei der Literaturüberprüfung oder separat unter der Überschrift „TF“ oder „CF“; jedes Konzept oder jede Definition des TF bzw. CF kann separat unter einer eigenen Überschrift oder einem Untertitel erscheinen.	6
Hypothese/Forschungsfrage	Am Ende des einleitenden Abschnitts impliziert oder formuliert, eventuell ohne eigene Überschrift, oder separat unter der Überschrift „Hypothese“ bzw. „Forschungsfrage“; oder wird zum erstenmal in dem Abschnitt „Ergebnisse“ erwähnt.	7
Forschungsdesign	Im Abstract impliziert oder formuliert oder in der Einleitung unter der Überschrift „Methoden“	8, 9, 10, 11
Stichprobe: Art und Größe	Die „Größe“ kann im Abstract oder in dem Abschnitt „Methoden“ angegeben sein oder sie kann im Abschnitt „Methoden“ separat unter dem Untertitel „Stichprobe“, „Stichprobe/Versuchspersonen“, „Versuchspersonen“ oder „Teilnehmer“ erscheinen. Die „Art“ kann unter jeder der vorgenannten Überschriften impliziert oder formuliert sein.	12, 11

Tabelle 4-1 (Fortsetzung)

Schritte des Forschungsprozesses und/oder andere Aspekte	Üblicher Ort im Artikel	Kapitel im Buch
Rechtlich-ethische Fragen	Unter den Überschriften „Methoden", „Verfahren", „Stichprobe" oder „Versuchspersonen" impliziert oder formuliert	13
Instrumentarium (Mittel für die Bewertung)	Unter den Überschriften „Methoden", „Instrumente" bzw. „Meßmethoden"	14, 15
Validität und Reliabilität	Impliziert bzw. formuliert unter den Überschriften „Methoden", „Instrumentarium", „Meßmethoden" oder „Verfahren"	15
Verfahren der Datensammlung	Im Abschnit „ Methoden" unter dem Untertitel „Verfahren" oder „Datensammlung" oder separat unter der Überschrift „Verfahren"	14
Datenanalyse	Im Abschnitt „ Methoden" unter dem Untertitel „Verfahren" oder „Datenanalyse"	16, 17
Ergebnisse	Separat unter der Überschrift „Darstellung der Ergebnisse"	18
Diskussion von Befunden und neuen Befunden	Unter „ Ergebnisse" oder separat unter der Überschrift „Diskussion" und Empfehlungen	18
Implikationen, Grenzen	Unter „Diskussion" oder in separaten oder zusammengefaßten Punkten	18
Literaturverzeichnis	Am Ende des Artikels	4, 5
Mitteilung der Forschungsergebnisse	Forschungsartikel, Poster und Informationsschriften	1, 2, 3, 4, 18, 19, 20

Das folgende Beispiel für einen knappen Abstract steht am Anfang der Studie von Rice, Mullin und Jarosz (1992):

„Fünfzig erwachsene PatientInnen mit Bypaß der Koronararterien (CABG -PatientInnen) wurden nach dem Zufallsprinzip auf zwei Gruppen verteilt. In beiden Gruppen ging es um therapeutische Übungen (z.B. Husten). Die PatientInnen der einen Gruppe wurden vor der Aufnahme ins Krankenhaus zur Selbstinstruktion angeleitet, die der anderen Gruppe erhielten nach der Aufnahme eine Anleitung. Die Versuchspersonen mit Selbstunterricht fühlten sich besser, führten die Übungen in signifikant höherem Maße korrekter durch und benötigten in der Zeit nach der Aufnahme weniger Anleitung." (S. 253)

Im ersten Teil dieses Beispiels werden folgende Informationen gegeben: Zusammensetzung der Untersuchungsgruppe (CABG – PatientInnen), Größe der Gruppe (50), Methode der Stichprobendefinition (Zufallsprinzip), Design (experimentell) und Vorgehensweise (Vergleich von zwei Gruppen im Hinblick auf die Effektivität einer Intervention). Der letzte Satz gibt einen Überblick über die untersuchten Variablen und über die Ergebnisse. Allen drei Studien im Anhang werden durch einen Abstract eingeleitet.

Die Darstellung des Forschungsproblems

Die Forscherin vermittelt den LeserInnen zu Beginn eines Forschungsartikels – in einem Abschnitt, der als „Einleitung" gekennzeichnet sein kann – eine Vorstellung von dem zu untersuchenden Thema. Dies ist die Darstellung des *Forschungsproblems* (siehe Kapitel 7). In der Studie von Grey, Cameron und Thurber (1991) (Anhang B) wird das Forschungsproblem im einleitenden Abschnitt des Artikels so dargestellt:

> „Es ist wichtig, bei Kindern und Jugendlichen die Faktoren zu ermitteln, die mit der Anpassung an chronische Krankheiten im Zusammenhang stehen, weil man heute bei Betreuungsansätzen für diese Kinder davon ausgeht, daß die Faktoren, die das Anpassungsverhalten prognostizieren, ähnlich sind." (S. 144)

Darstellung der Zielsetzung

Die Absicht der Studie wird entweder am Ende der Einleitung oder jeweils am Ende der Abschnitte „Literaturüberprüfung" bzw. „Konzeptueller Bezugsrahmen" dargelegt. Diese Komponenten des Forschungsprozesses können unter einer eigenen Überschrift erscheinen (siehe Kapitel 5, 6 und 7). In der Studie von Grey et al. (1991) (Anhang B) wird die Absicht in dem Abschnitt vor der Literaturüberprüfung klar umrissen:

> „Die Absicht dieser Studie bestand darin, das Anpassungsverhalten von Kindern und Jugendlichen mit insulinabhängigem Diabetes mellitus zu ermitteln." (S. 144)

In der Studie von Stewart Fahs und Kinney (1991) (Anhang A) wird die Absicht ebenfalls klar dargestellt, jedoch an anderer Stelle als in dem vorherigen Beispiel, nämlich im letzten Satz des ersten Abschnitts vor dem Abschnitt „Literaturübersicht":

Deshalb sollte diese Studie ermitteln, ob durch die Injektion von Low-Dose-Heparin an anderen Orten die Therapieziele effektiv erreicht werden können, und ob Unterschiede in Bezug auf die Hämatome am Injektionsort festzustellen sind (S. 204).

Literaturüberprüfung und theoretischer Bezugsrahmen

Die Autoren von Studien und Zeitschriftenartikeln stellen die Literaturüberprüfung und den theoretischen Bezugsrahmen auf unterschiedliche Art und Weise dar. In vielen Forschungsartikeln werden die Literaturüberprüfung und die Darstellung des theoretischen Bezugsrahmen miteinander verknüpft. Die Konzepte können in der Überschrift erscheinen als: „Überprüfung der Literatur", „Literaturüberprüfung", „Theoretischer Bezugsrahmen" oder „Konzeptueller Bezugsrahmen". Es kann auch sein, daß sie nicht auf diese Art und Weise gekennzeichnet sind (siehe Kapitel 5 und 6). In Anhang A und B findet man die Überschriften „Literaturüberprüfung" (Stewart Fahs und Kinney, 1991) sowie „Überprüfung der Literatur" (Grey et al., 1991). In diesen Abschnitten ist sowohl die Literaturüberprüfung als auch die Darstellung des theoretischen Bezugsrahmens dieser Studien enthalten. In der Studie von Gass, Gaustad, Oberst und Huges (1992) werden diese beiden Komponenten getrennt abgehandelt. Man kann nicht sagen, daß eine Form besser ist als die andere, denn alle drei genannten Studien enthalten alle wichtigen Elemente, stellen sie jedoch unterschiedlich dar.

Hypothese/Forschungsfrage

Auch die Forschungsfrage und die Hypothesen einer Studie können unterschiedlich dargestellt werden (siehe Kapitel 7). Man findet sie, wie in der Studie von Stewart Fahs und Kinney (1991), unter der Überschrift „Hypothesen“ (Anhang A):

> „1. In Bezug auf die Effektivität einer Low-dose-Heparintherapie gibt es keinen Unterschied, wenn Heparin an drei verschiedenen Orten subkutan injiziert und die aktivierte partielle Thromboplastinzeit (aPTT) als Vergleichsgrundlage gemessen wird.“ (S. 204)

Es kann auch vorkommen, daß die Hypothese bzw. die Forschungsfrage implizit ausgedrückt werden, wie in der Studie von Grey et al. (1991) am Ende der Einleitung:

> „Es wurde postuliert, daß das Alter, die Coping-Strategien und das Selbstpflegeverhalten die Anpassung beeinflussen.“ (S. 144)

Das Forschungsdesign

Die Art des Forschungsdesigns kann im Abstract angegeben sein, sie kann außerdem unter „Absicht“ in der Einleitung oder in den Abschnitten „Verfahren“ bzw. „Methoden“ erscheinen, oder sie wird gar nicht angegeben (siehe Kapitel 8, 9, 10 und 11). So enthält beispielsweise nur eine der drei Studien im Anhang einen Hinweis die Art des Designs: Hutchison und Bahr (1991) (Anhang C) verweisen darauf, daß sie bei ihrer Studie die „grounded theory-Methode“ verwendet haben.

Zu allererst muß festgestellt werden, ob es sich um eine qualitative oder um eine quantitative Studie handelt (siehe Kapitel 8 und 11). Das ist deshalb wichtig, weil die Kriterien für die kritische Bewertung in beiden Ansätzen verschieden sind. Besonders in quantitativen Studien geben die Schritte des Forschungsprozesses einen Hinweis auf die Art des Designs.

Lassen Sie sich nicht entmutigen, wenn sich das Design nicht so leicht feststellen läßt. Wie bereits erwähnt, ist es bei quantitativen Studien in den meisten Fällen so, daß über das Design nichts ausgesagt wird oder, wenn es sich um einen modernen Entwurf handelt, daß keine Einzelheiten mitgeteilt werden. Es ist das Beste, die Kapitel in diesem Buch, die sich mit quantitativen Designs befassen (Kapitel 8, 9 und 10), gründlich durchzuarbeiten und dann das Lehrpersonal um Hilfe zu bitten. Die Feststellung des Designs ist nicht einfach, aber die folgenden Tips können Ihnen helfen herauszufinden, ob es sich bei einer Studie um ein *quantitatives Design* handelt:

- Die Hypothesen werden genannt oder sie sind implizit enthalten (siehe Kapitel 7).
- Die Begriffe *Kontroll-* und *Experimentalgruppe* werden verwendet (siehe Kapitel 9).
- Es werden entweder die Begriffe *Erhebung*, *Korrelationsstudie* oder *Ex Post Facto-Studie* verwendet.
- Es werden die Begriff *Zufallsauswahl* oder *Auswahl entsprechend den Gegebenheiten* im Zusammenhang mit der Stichprobe benutzt (siehe Kapitel 12).
- Für die Bewertung der Variablen werden operationalisierte Verfahren/Instrumente verwendet (siehe Kapitel 14).
- Reliabilität und Validität dieser Instrumente werden diskutiert (siehe Kapitel 15).
- Es werden statistische Analysen durchgeführt (siehe Kapitel 16 und 17).

Im Gegensatz dazu geht es bei *qualitativen Studien* im allgemeinen nicht um „Prozentwerte“, jedoch werden in einigen qualitativen Studien die Standardbegriffe quantitativer Studien, z.B. *Versuchspersonen*, verwendet, anstatt des Begriffs *Informanten*, der in qualitativen phänomenologischen Studien erscheint; die Anzahl der Informanten in diesen Studien kann, muß aber nicht angegeben sein (siehe Kapitel 20). All dies kann ziemliche Verwirrung stiften, und deshalb ist es am besten, das Kapitel über das Design qualitativer Studien (Kapitel 11) sowie das Kapitel über die kritische Bewertung solcher Studien (Kapitel 20) gut durchzuarbeiten. Wenn Sie dies getan haben, zögern Sie nicht, beim Lehrpersonal um Hilfe zu bitten.

Die Stichprobe

Die Beschreibung der Population, aus der die Stichprobe ausgewählt wurde, erfolgt unter der Überschrift „Methoden“ oder „Methodik“, unter der Überschrift „Versuchspersonen“ oder „Stichprobe“ (siehe Kapitel 12). Beispielsweise steht die Beschreibung der Stichprobe in der quantitativen Studie von Stewart Fahs und Kinney (1991, (Anhang A), unter der Überschrift „Methoden“ und dem Untertitel „Versuchspersonen“. Die beiden Wissenschaftlerinnen gehen in zwei Abschnitten ausführlich auf die Beschreibung der Versuchspersonen ein. Am Ende des ersten Abschnittes stellen sie fest:

> „Die letzte Stichprobe bestand aus 101 Versuchspersonen, die als ganz normale medizinisch/chirurgische PatientInnen klassifiziert waren. Endgültige Gruppengröße: Bauchregion (A) = 33, Schenkel (B) = 33 und Arm (c) = 35“ (S. 205).

Obwohl die Art der Auswahl der Stichprobe nicht angegeben wurde, liegt der Schluß nahe, daß es sich um eine Methode der gesteuerten Stichprobenerhebung handelt (siehe Kapitel 12).
Im Gegensatz dazu stammte die Stichprobe in der qualitativen Studie von Hutchison und Bahr (1991; Anhang C) aus einer Gruppe von PflegeheimbewohnerInnen, die die folgenden Bedingungen erfüllten:

- 62 Jahre und älter
- geistig normal
- die Lebenserwartung in dem Pflegeheim war nicht eingeschränkt
- Aufenthaltsdauer von mindestens 2 Monaten.

Die Wissenschaftlerinnen wiesen unter anderem darauf hin, daß ihre Strategie der Auswahl der Stichprobe theoretisch begründet war.

Reliabilität und Validität

Die Darstellung der Methoden, die zur Bewertung einer Studie verwendet wurden, ist normalerweise in dem Abschnitt „Methoden“ unter dem Untertitel „Instrumente“ oder „Meßmethoden“ zu finden (Kapitel 14). Die Forscherin beschreibt gewöhnlich die verwendete Meßmethode (Instrument), wenn sie deren Reliabilität und Validität erörtert (Kapitel 15). Grey et al. (1991, Anhang B) diskutieren die von ihnen verwendeten Meßmethoden in ihrem Abschnitt „Methoden“ unter dem Untertitel „Instrumente“. Es wurden zahlreiche Instrumente benutzt (Fragebögen), deren Reliabilität nach Angaben der Forscherinnen erwiesen war; nur bei einigen Instrumenten wurden auch Angaben zur Validität gemacht. Im allgemeinen werden nicht immer Angaben zur Reliabilität und Validität der Instrumente gemacht. Manchmal wollen ForscherInnen keinen Platz in einem Artikel verschenken, wenn es um ein anerkanntes Instrument, wie z.B. Spielbergers „State-Trait Anxiety Inventory“ (STAI) (1983), geht, dessen Reliabilität und Validität feststeht. Sollten Sie Zweifel in Bezug auf die Validität oder Reliabilität der Instrumente einer Studie haben, dann bitten Sie Ihren Lehrer um Hilfe.

Ein weiteres Beispiel liefert die Diskussion von Stewart Fahs und Kinney (1991; Anhang A). In dem Abschnitt „Methoden“ stellen sie unter der Überschrift „Meßverfahren“ im ersten Absatz fest, daß Maßstab für das Blut die Werte der a PTT waren und die Hämatome mit zwei Verfahren klassifiziert wurden.

Verfahren und Methoden der Datensammlung

Die Verfahren der Datensammlung oder der schrittweise Einsatz der von der Forscherin verwendeten Meßmethoden (Instrumente) sind im allgemeinen unter der Überschrift „Verfahren“ zu finden (siehe Kapitel 14). Stewart Fahs und Kinney (1991; Anhang A) definieren in ihrer Studie nicht nur, was ein Hämatom ist, sondern sie stellen auch dar, wie sie die Hämatome ausgewertet haben und sie beschreiben detailliert die beiden zur Auswertung der Hämatome benutzen Methoden.

Analyse der Daten

Die *Verfahren der Datenanalyse*, das heißt, die in quantitativen Studien verwendeten statistischen Tests sowie die Ergebnisse deskriptiver und/oder schließender statistischer Tests werden in dem Abschnitt „Ergebnisse“ oder „Befunde“ dargestellt (Kapitel 16 und 17). Obwohl statistische Tests in qualitativen Studien nicht verwendet werden, sind die Verfahren zur Analyse der Themen, der Konzepte und/oder der durch Beobachtung gewonnenen oder statistischer Daten normalerweise in dem Abschnitt „Methoden“ oder „Datensammlung“ beschrieben und in dem Abschnitt „Ergebnisse“ oder „Befunde“ dargestellt (Kapitel 11 und 20).

Wenn über die statistischen Testverfahren keine Angaben in einem separaten Abschnitt gemacht werden, dann geht die Forscherin in dem Abschnitt „Ergebnisse“ darauf ein. So wurden zum Beispiel die Korrelationsanalysen, die in den Studien von Stewart Fahs und Kinney (1991; Anhang A) und Grey et al. (1991; Anhang B) eingesetzt wurden, zusammen mit den Ergebnissen unter der Überschrift „Ergebnisse“ dargestellt (siehe Kapitel 17). Die Ergebnisse der qualitativen „grounded theorie“- Studie von Hutchison und Bahr (1991; Anhang C), in der die Analysemethode des ständigen Vergleichs verwendet wurde (Abschnitt „Methode“), erscheinen unter der Überschrift „Befunde“.

Ergebnisse/Diskussion

Der letzte Abschnitt einer Forschungsstudie ist den Ergebnissen bzw. deren Diskussion vorbehalten. Wie Sie beim Lesen von Kapitel 18 feststellen werden, wird in diesem Abschnitt ein Zusammenhang zwischen allen Teilen der Studie hergestellt, so daß ein Gesamtbild entsteht. Häufig gehen die WissenschaftlerInnen so vor, daß in einem Abschnitt die Ergebnisse dargestellt werden und die Diskussion in einem eigenen Abschnitt erfolgt. Es muß noch einmal gesagt werden, daß eine Vorgehensweise nicht besser ist als die andere. In beiden quantitativen Studien in Anhang A und B werden beide Bereiche separat behandelt.

Neue oder unvorhergesehene Befunde werden üblicherweise in dem Abschnitt „Diskussion" beschrieben. Grey et al. (1991; Anhang B) stellten dazu Folgendes fest:

> „Es war nicht vorauszusehen, daß das Bemühen um möglichst gute Beziehungen zu Freunden als Coping-Strategie mit einer schlechteren Stoffwechselkontrolle in Zusammenhang stehen könnte." (S. 148)

Die Wissenschaftlereinnen haben dieses Ergebnis nicht erwartet und gehen auf mögliche Ursachen ein.

Empfehlungen und Implikationen

In einigen Fällen verweisen ForscherInnen auf der Grundlage der Befunde in einem separaten Abschnitt auf die Implikationen für die Praxis und die Ausbildung und geben Empfehlungen für die Durchführung weiterer Studien; in anderen Fällen werden beide Bereiche am Ende des Abschnitts „Diskussion" thematisiert (siehe quantitative Studien in den Anhängen A und B). Im Gegensatz dazu sind in der qualitativen Studie in Anhang C die auf der Grundlage der Ergebnisse gegebenen Empfehlungen unter der Überschrift „Diskussion und Empfehlungen" zu finden und es gibt noch einen separaten Abschnitt mit der Überschrift „Zukünftige Forschung" (Kapitel 18). Und noch einmal: Die eine Darstellung ist nicht besser als die andere – es sind lediglich zwei verschiedene Möglichkeiten.

Literaturverzeichnis

Am Ende eines Forschungsartikels oder eines anderen wissenschaftlichen Artikels sind alle in der Arbeit benutzten Quellen verzeichnet. Die angegebenen Literaturhinweise sollen den Artikel dadurch stützen, daß die Quellen so gekennzeichnet sind, daß die LeserInnen sie leicht auffinden können (APA, 1983).

Das Mitteilen der Ergebnisse

Das Mitteilen der Ergebnisse einer Studie kann in Form eines, Forschungsartikels, eines Posters oder einer Informationsschrift erfolgen (Kapitel 3). All dies sind wirksame Möglichkeiten, die Pflege mit Daten auszustatten und sie zu befähigen, erstklassige, wissenschaftlich fundierte Pflegeleistungen zu erbringen. Wissenschaftlich fundierte Pflege- und Behandlungspläne sind ergebnisorientierte Maßnahmen, die erkennen lassen, daß Forschungsergebnisse mit Erfolg weitergegeben wurden.

In dem Maße, wie sich Ihr kritisches Denkvermögen und die Fähigkeit des kritischen Lesens mit Hilfe der in diesem Kapitel dargestellten Strategien entwickeln, werden Ihnen der Forschungsprozeß und der Prozeß der kritischen Bewertung mit der Zeit immer vertrauter werden. Ihr Vermögen, Forschungsartikel zu lesen und sie kritisch zu beurteilen wird sich allmählich verbessern, und dann befinden Sie sich auf dem besten Weg, eine erfahrene Anwenderin von Forschungsarbeiten zu werden, die nicht nur aus dem Bereich der Pflege, sondern auch aus anderen wissenschaftlichen Disziplinen stammen.

Merksätze

- Die beste Möglichkeit, eine umsichtige Forschungsanwenderin zu werden, besteht darin, beim Lesen von Forschungsartikeln kritisch mitzudenken und bestimmte Lesestrategien einzusetzen.
- Unter kritischem Denken versteht man die rationale Überprüfung von Ideen, Ableitungen, Prinzipien und Schlußfolgerungen.
- Durch kritisches Denken können Sie den Inhalt von Forschungsartikeln hinterfragen, Standards oder Kriterien zur Beurteilung des wissenschaftlichen Wertes einer Studie anwenden oder sich Alternativen für den Umgang mit demselben Thema überlegen.
- Kritisches Lesen bedeutet, einen Artikel selbständig zu interpretieren und objektiv zu bewerten, sowie Schlüsselkonzepte, Ideen und Rechtfertigungen zu erkennen.
- Kritisches Lesen umfaßt vier Verständnisebenen: vorläufiges Verständnis, allgemeines Verständnis, analysierendes Verständnis, synthetisierendes Verständnis. Für jede Ebene gibt es spezielle Strategien, die die Fähigkeit des kritischen Lesens fördern.
- Vorläufiges Verständnis wird durch das Überfliegen eines Artikels erreicht und zielt darauf ab, sich entweder mit dem Inhalt vertraut zu machen oder einen allgemeinen Eindruck von der Materie zu bekommen.
- Allgemeines Verständnis wird durch umsichtiges Lesen erreicht; das Verständnis der Begriffe im kontextuellen Zusammenhang bzw. der Teile einer Studie im Verhältnis zu dem ganzen Artikel soll erweitert werden.
- Analysierendes Verständnis soll dazu befähigen, den Inhalt in Teile zu gliedern, so daß jeder Teil der Studie für sich verstanden wird; auf dieser Ebene setzt auch der Prozeß der kritischen Bewertung ein.

- Synthetisierendes Verständnis ermöglicht es, die Teile einer Studie zu einem Ganzen zusammenzusetzen. Auf dieser letzten Ebene wird festgestellt, in welcher Weise jeder einzelne Schritt mit allen anderen Schritten der Forschungsarbeit verknüpft ist, wie weit die Studie den Kriterien der kritischen Bewertung gerecht wird, und es wird ermittelt, wie nützlich die Studie für die Praxis ist.
- Unter einer kritischen Bewertung versteht man den Prozeß der objektiven und kritischen Auseinandersetzung mit einem Forschungsartikel, um seinen wissenschaftlichen Wert und seine Anwendbarkeit in Praxis, Theorie oder Ausbildung zu prüfen.
- Kriterien für die kritische Bewertung sind die Maßstäbe, Standards, Bewertungsrichtlinien oder Fragen, die zur Beurteilung des Wertes einer Forschungsarbeit herangezogen werden.
- Forschungsartikel sind unterschiedlich in Gestaltung und Stil; beides ist abhängig von den Bedingungen, die die Zeitschrift in Bezug auf das Manuskript stellt, und davon, ob es sich um eine qualitative oder um eine quantitative Studie handelt.
- Die grundlegenden Schritte des Forschungsprozesses werden in Zeitschriftenartikeln auf unterschiedliche Art und Weise dargestellt. Ausführliche Beispiele für solche Varianten finden sich überall in diesem Buch.

Literaturverzeichnis

American Nurses Association. (ANA). (1980). *A social policy statement*. Kansas City, MO: Author.

American Psychological Association. (APA). (1983). *Publication manual of the American psychological association*. (3rd ed.). Washinton, DC: Author.

Bandman, E..L., & Bandman, B. (1988). *Critical thinking in nursing*. Norwalk, CT: Appleton & Lange.

Brookfield, S.D. (1991). *Developing critical thinking*. San Francisco: Jossey-Bass.

Gangne, E.D. (1985). *The cognitive psychology of school learning*. Boston: Little, Brown.

Gass, K.A., Gaustad, G., Oberst, M.T., & Hughes, S. (1992). Relocating appraisal, functional independence, morale, and health of nursing home residents. *Issues in Mental Health Nursing*, 13, 239-253.

Grey, M., Cameron, M.E., & Thurber, F.W. (1991). Coping and adaptation in children with diabetes. *Nursing Research*, 40(3), 144-149.

Haber, L.C., & Austin, J.K. (1992). How married couples make decisions. *Western Journal of Nursing Research*, 14(3), 322-342.

Hutchison, C.P., & Bahr, R.T. (1991). Types and meanings of caring behaviors among elderly nursing home residents. *Image*, 23(2), 85-88.

Kerlinger, F.N. (1986). *Foundations of behavioral research.* (3rd ed.). New York: Holt, Rinehart & Winston.

Lewis, J.B., & Eakes, G.G. (1992). The Aids care dilemma: An exercise in critical thinking. *Journal of Nursing Education*, 31(3), 136-137.

New Webster's Dictionary and Thesaurus. (1991). New York: Book Essentials

Paul, R.W. (1990). *Critical thinking: What every person needs to survive in a rapidly changing world.* Rohnert Park, CA: Center for Critical Thinking & Moral Critique.

Rice, V.H., Mullin, M.H., & Jarosz, P. (1992). Preadmission self-instruction effects on postadmission and postoperative indicators in CABG patients: Partial replication and extension. *Research in Nursing & Health*, 15, 253-259.

Rogers, M.E. (1990). Nursing: Science of unitary, irreducible, human beings: Update 1990. In E.A.N. Barrett (Ed.), *Visions of Rogers's science-based nursing* (pp. 5-11). New York: National League for Nursing.

Spielberger, C,D., Gorsuch, R.L., Lushene, R., Vagg, P.R., & Jacobs, G.A. (1983). *Manual for the state-trait anxiety inventory.* Palo Alto, CA: Consulting Psychologists Press.

Stewart Fahs, S., & Kinney, M.R. (1991). The abdomen, thigh, and arm as sites for subcutaneous sodium heparin injections. *Nursing Research*, 40(4), 204-207.

Zusätzliche Literatur

Allen, D.G., Bowers, B., & Dickelmann, N. (1989). Writing to learn: A reconceptualization of thinking and writing in the nursing curriculum. *Journal of Nursing Education*, 28(1), 6-11.

Brooks, K.L., & Shepherd, J.M. (1990). The relationship between clinical decision-making skills in nursing and general critical thinking abilities of senior nursing students in four types of nursing programs. *Journal of Nursing Education*, 29(9), 391-399.

Carnevali, D.L., Michell, P.H., Woods, N.F. & Tanner, D.A. (1984). Diagnostic reasoning in nursing. Philadelphia: J.B. Lippincott.

Cross, K.P. (1987). *Adults as learners.* San Franciso: Jossey-Bass.

Miller, M.A., & Malcolm, N.S. (1990). Critical thinking in the nursing curriculum. *Nursing & Health Care*, 11(2), 67-73.

Radwin, L.E. (1990). Research on diagnostic reasoning in nursing. *Nursing Diagnosis*, 1(2), 70-77.

Watson, G., & Glaser, E.M. (1980). *Watson-Glaser critical thinking appraisal manual.* San Antonio: The Psychological Corporation.

5 Die Literaturüberprüfung

Barbara Krainovich Miller

Lernziele

Nach der Lektüre dieses Kapitels sollten Sie Folgendes können:

- Den Zusammenhang zwischen Literaturüberprüfung und Pflegetheorie, Forschung, Ausbildung sowie Praxis erörtern.
- Das Ziel der Literaturüberprüfung bei forschungsbezogenen und nichtforschungsbezogenen Aktivitäten diskutieren.
- Den Verwendungszweck der Literaturüberprüfung bei quantitativen und qualitativen Ansätzen darlegen.
- Die für ForschungsanwenderInnen wichtigsten Ziele im Zusammenhang mit der Literaturüberprüfung erörtern.
- Konzept- und datenbezogene Literatur voneinander abgrenzen.
- Den Unterschied zwischen Primär- und Sekundärquellen darlegen.
- Vor- und Nachteile der für eine zweckdienliche Literaturüberprüfung am häufigsten benutzten Computer- und Print-Datenbanken vergleichen.
- Die Merkmale einer zweckdienlichen Literaturüberprüfung benennen.
- Auf dem Niveau eines Neulings in der Forschungsanwendung konzept- und datenbezogenes Material kritisch lesen (zusammenfassen und kritisch bewerten).
- Die Kriterien für die kritische Bewertung auf die Beurteilung von Literaturüberprüfungen ausgewählter Forschungsstudien anwenden.

Schlüsselbegriffe

CINAHL on-line oder CD-ROM
Computer-Datenbanken
Datenbezogene Literatur
Empirische Literatur
Konzeptbezogene Literatur
Medline on-line oder CD-ROM
Primärquelle
Print-Datenbanken
Sekundärquelle
Theoretische Literatur
Überprüfung der Literatur
Wissenschaftliche Literatur
Wissenschaftliche Zeitschrift

Sie wundern sich vielleicht, weshalb wir der Literaturüberprüfung ein ganzes Kapitel widmen. Grund hierfür ist die Tatsache, daß die Literaturüberprüfung ein äußerst wichtiger Schritt des Forschungsprozesses ist. Vielleicht fragen Sie sich auch: „Können mir gründliche Kenntnisse in der Literaturüberprüfung wirklich bei meinem Studium helfen oder später, wenn ich praktisch arbeite und bei meiner Arbeit auf Forschungsergebnisse zurückgreifen möchte?" Sie können sicher sein, daß diese Kenntnisse Ihnen ganz bestimmt zugute kommen. Die Fähigkeit, die Literatur zu überprüfen, ist nämlich für Ihr Studium und für Ihre zukünftige Rolle als Forschungsanwenderin von großer Bedeutung.

Die Überprüfung der Literatur gilt traditionell als systematische und kritische Überprüfung der wichtigsten, zu einem bestimmten Thema veröffentlichten wissenschaftlichen Literatur. Der Begriff *wissenschaftliche Literatur* bezieht sich auf veröffentliche sowie nicht veröffentlichte *datenbezogene* Literatur und *konzeptbezogene* Literatur in gedruckter und anderer Form. Datenbezogene Quellen sind Berichte über abgeschlossene Forschungsarbeiten. Mit konzeptbezogener Literatur können sowohl Berichte über Theorien gemeint sein, die einigen Forschungsberichten zugrunde liegen, als auch anderes, nicht forschungsbezogenes Material. So wird beispielsweise ein Artikel, in dem eine bestimmte Theorie erörtert oder die Literatur zu einem Konzept, z.B. dem der Angst, überprüft wird, eher der konzeptbezogenen als der datenbezogenen Literatur zugeordnet.

In diesem Kapitel wird die Überprüfung der Literatur als ein Konzept eingeführt, das, wie Abb. 5-1 zeigt, einen wesentlichen Beitrag zur Entwicklung der Pflegetheorie, der Forschung, der Ausbildung und der Praxis leistet. Die Erkenntnisse wiederum, die von TheoretikerInnen, ForscherInnen, AusbilderInnen und PraktikerInnen erarbeitet werden, bilden ihrerseits in Form von wissenschaftlichen Veröffentlichungen und Vorstellungen die Grundlage der Literatur. Mit Blick auf diese vier Konzepte leistet eine kritische Überprüfung der Literatur folgendes:

- Sie führt zu neuen Erkenntnissen, die einen Beitrag zur Entwicklung, Validierung oder Weiterentwicklung von *Theorien* leisten können.
- Sie zeigt die für die Disziplin spezifischen *Forschungs*fragen auf.
- Sie stellt neueste Erkenntnisse für die *Ausbildung* bereit.
- Sie versorgt die *Praxis* mit neuen Erkenntnissen, die sich in forschungsorientierten Pflegeinterventionen niederschlagen.

Ziel dieses Kapitels ist es, Sie in die Literaturüberprüfung für quantitative Forschungsansätze* und andere wissenschaftliche, nicht forschungsbezogene Aktivitäten einzuführen. Bei der folgenden Darstellung wird in erster Linie die Perspektive der ForschungsanwenderInnen berücksichtigt, nicht so sehr die der ForscherInnen. Die Literaturüberprüfung für qualitative Ansätze wird in Kapitel 11 eingehend erörtert.

* Teile dieses Kapitels stammen aus Grey, M. (1990). The literature review. In: G. LoBiondo-Wood & J. Haber (Eds.). *Nursing Research: Methods, critical appraisal, and utilization.* (S. 78-88). St. Louis, MO: Mosby.

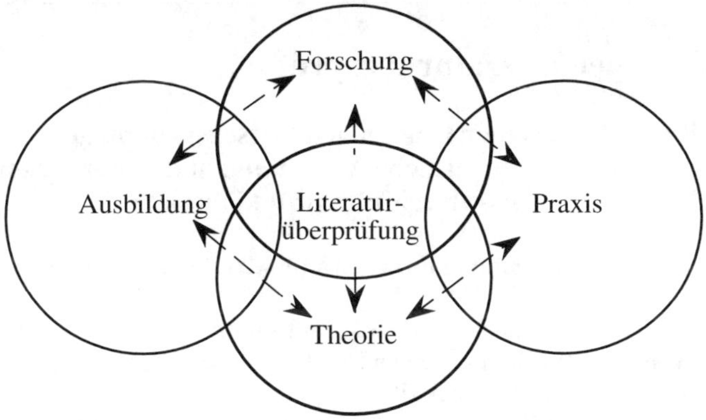

Abb. 5-1 Der Zusammenhang zwischen Literaturüberprüfung und Theorie, Forschung, Ausbildung und Praxis.

Die Ziele der Literaturüberprüfung

Allgemeines Ziel: Der Erwerb von Wissen

Das allgemeine Ziel einer Überprüfung der Literatur ist, wie man dem Kasten auf S. 130 entnehmen kann, der Erwerb von Wissen (Philips, 1992). Der Sinn besteht darin, eine tragfähige Wissensgrundlage zu entwickeln, die die Basis für Forschungarbeiten und andere wissenschaftliche, nicht forschungsbezogene Aktivitäten in der Ausbildung und in der klinischen Praxis bildet (Glass, 1991; Kirchhoff, 1991). Die zehn in dem Kasten aufgeführten Ziele beziehen sich auf Aktivitäten innerhalb und außerhalb der Forschung. Die durch eine kritische Literaturüberprüfung gewonnenen Erkenntnisse beeinflussen die Entwicklung, Implementation und die Ergebnisse der quantitativen und der qualitativen Forschung. Sie tragen ebenfalls dazu bei, daß StudentInnen und Lehrkräfte häufiger wissenschaftliche Schriften verfassen. Im klinischen Bereich fördern die aus der kritischen Literaturüberprüfung gewonnenen Erkenntnisse die Implementation wissenschaftlich fundierter Interventionen, Pflegepläne und Evaluationsprogramme, wodurch die Pflege der PatientInnen verbessert wird (siehe Kapitel 3).

Die forschungsbezogene Literaturüberprüfung

Die ersten acht Ziele in dem Kasten verdeutlichen am besten die Berührungspunkte zwischen Literaturüberprüfung und Forschungsprozeß. Das kritische Lesen der Literatur stellt eine wesentliche Bedingung für das Erreichen dieser Ziele dar. Das Hauptziel ist darauf ausgerichtet, eine fundierte Studie zu entwickeln, die einen Erkenntnisgewinn für die Theorie, die Forschung, die Ausbildung und die Praxis bedeutet. Ein Forschungsvorschlag muß alle Kriterien jedes einzelnen Schrittes des Forschungsprozesses erfüllen. In

Allgemeine Ziele der Literaturüberprüfung

Hauptziel: Die Entwicklung einer tragfähigen Wissensgrundlage, um Forschung und andere wissenschaftliche Aktivitäten in den Bereichen Ausbildung und klinische Praxis durchführen zu können

Zielsetzungen: Durch die Überprüfung der Literatur wird folgendes erreicht:

1. Es wird ermittelt, was bereits über ein Thema, ein Konzept oder ein Problem bekannt ist.
2. Es werden Lücken, Übereinstimmungen und Widersprüche in der Literatur zu einem Thema, Konzept oder Problem festgestellt.
3. Es werden offene Fragen in Bezug auf ein Thema, Konzept oder Problem entdeckt.
4. Es werden Stärken und Schwachstellen der Forschungsdesigns bzw. -methoden sowie des Instrumentariums früherer Arbeiten ermittelt.
5. Es werden Konzepte zutage gefördert, die normalerweise die Grundlage für die Untersuchung von Problemen bilden.
6. Es ergeben sich für die Disziplin brauchbare Forschungsfragen oder Projekte/Aktivitäten.
7. Es wird ein für die Beantwortung der Forschungsfrage geeignetes Design/Methode (Instrumentarium, Methoden der Datensammlung und -analyse) festgelegt.
8. Es wird festgestellt, ob eine gut geplante Studie wiederholt oder eine andere erweitert werden muß.
9. Die Entwicklung von Pflegeplänen und Dienstanweisungen für die Pflegepraxis wird gefördert.
10. Es werden entweder neue Interventionen für die Praxis oder Belege für die Veränderung von Interventionen bereitgestellt.

den nachfolgenden Kapiteln werden die Kriterien für jeden Schritt des Forschungsprozesses vorgestellt. Tabelle 5-1 faßt die Verwendung der Literaturüberprüfung bei qualitativen Ansätze zusammen und zeigt die Bedeutung der Literaturüberprüfung für die einzelnen Schritte des Forschungsprozesses in quantitativen Ansätzen auf. Die Literaturüberprüfung und ihre Bedeutung für die Schritte des Forschungsprozesses werden später diskutiert.

Die nicht forschungsbezogene Literaturüberprüfung

Bei der nicht forschungsbezogenen Literaturüberprüfung steht die Erkenntnisgewinnung für die Bereiche Ausbildung und Pflegepraxis im Mittelpunkt. Mit den Punkten 1 bis 6, 9 und 10 in dem Kasten oben sind nicht-forschungsbezogene Ziele angesprochen. Durch kritisches Lesen der Literatur ergeben sich brauchbare Projekte für die Ausbildung und die klinische Praxis. In Tabelle 5-2 (S. 132) werden Beispiele für die Verwendung der Literaturüberprüfung bei wissenschaftlichen, nicht-forschungsbezogenen Aktivitäten angeführt.

Tabelle 5-1 Beispiele für die Verwendung der Literaturüberprüfung beim Forschungsprozeß: Qualitative und quantitative Ansätze

Qualitativer Prozeß	Quantitative Entwürfe und Schritte
Die Verwendung der Literaturüberprüfung ist von dem gewählten Untersuchungs-Design und dem jeweiligen Untersuchungsschritt abhängig; gewöhnlich sind keine umfassenden Daten verfügbar, und die konzeptbezogenen Daten sind begrenzt; deshalb wird ein qualitativer Ansatz verwendet. Die folgenden Beispiele zeigen, wie die Literaturüberprüfung vorwiegend bei qualitativen Ansätzen eingesetzt wird: – Phänomenologische Ansätze – *Befunde* werden mit Informationen aus der Literaturüberprüfung verglichen (Oiler, 1986). – „Grounded theory"-Ansätze – die Literatur wird ständig mit *neu gewonnenen Daten* verglichen (Hutchison, 1986). – Ethnographische Ansätze – mehr konzeptbezogen als datenbezogen, liefert den *Bezugsrahmen* für die Studie (Germain, 1986). – Historische Ansätze – Literaturüberprüfung ist eine *Datenquelle* (Matejski, 1986)	Die Literaturüberprüfung wird bei allen Untersuchungs-Designs und -schritten verwendet: Experimentell und quasi-experimentell sowie nicht-experimentell. Die Überprüfung der Literatur ist normalerweise ein Schritt des Forschungsprozesses. Wenn eine Studie als Vorschlag konzipiert ist oder veröffentlicht wird, dann erscheint die Literaturüberprüfung in der Studie häufig unter einer eigenen Überschrift. Die eigentliche Literaturüberprüfung (d.h. die Ergebnisse der Überprüfung) ist für die Konzeption aller Schritte des Prozesses relevant. Die Überprüfung der Literatur ist für die folgenden Schritte des Forschungsprozesses wichtig: – Problemdarstellung – Bedarf/Bedeutung – Frage/Hypothese(n) – Theoretischer/konzeptueller Bezugsrahmen – Design/Methodik Spezielle Instrumente (Validität und Reliabilität) Methode der Datensammlung Art der Analyse – Befunde (Interpretation) durch die Befunde bedingte Implikationen Empfehlungen aufgrund der Ergebnisse

Für StudentInnen ist die kritische Überprüfung der Literatur wichtig, um sich Wissen für das Verfassen wissenschaftlicher Schriften, Präsentationen und für Diskussionen anzueignen. Bei der Entwicklung von Pflegeplänen müssen PflegestudentInnen gewöhnlich auf datenbezogene Literatur zurückgreifen, wenn sie die Grundlage für einzelne Pflegeinterventionen schriftlich und detailliert aufzeichnen.

Unterschiede zwischen forschungsbezogenen und nicht-forschungsbezogenen Zielsetzungen

Wie unterscheidet sich nun eine Literaturüberprüfung für forschungsbezogene Ziele von einer Literaturüberprüfung für nicht-forschungsbezogene Ziele? Die forschungsbezogene Literaturüberprüfung ist normalerweise für die Entwicklung eines fundierten, implementationsadäquaten Forschungsvorschlags erforderlich. Sie beinhaltet eine kritische Beurteilung der konzept- und der datenbezogenen Literatur, die für die Studie ausgewählt wurde; dargestellt werden Schwachstellen, Stärken, Widersprüche und Lücken. Dabei handelt es sich *nicht* um eine bloße Wiederholung bzw. Umschreibung des Inhalts

Tabelle 5-2 Beispiele für die Verwendung der Literatur bei nicht-forschungsbezogen Zielen: Die Bereiche Ausbildung und Praxis

Ausbildungsbereich	Klinischer/praktischer Bereich
Die Literaturüberprüfung wird von *Studenten* verwendet: – um akademische, wissenschaftliche Schriften (d.h. Erforschung von Themen, Problemen, Ergebnissen) zu verfassen – um mündliche Präsentationen oder Diskussionen über ein Thema, Problem oder Ergebnis vorzubereiten. Die Literaturüberprüfung wird von der *Fakultät* verwendet: – um Curricula zu entwickeln oder zu überarbeiten – um theoretische Schriften zum Zweck der Präsentation und/oder Veröffentlichung zu verfassen.	Die Literaturüberprüfung wird von **Krankenschwestern** im Klinikbereich verwendet: – um forschungsorientierte Pflegeinterventionen zu implementieren, – um krankenhausspezifische Pflegepläne oder Dienstanweisungen für die Pflege der PatientInnen zu entwickeln und um kranken hausspezifische QA, CQI oder TQM*-Projekte oder -Pflegepläne zu entwickeln und zu begründen. Die Literaturüberprüfung wird von *Berufs- und Pflegeorganisationen/Behörden* verwendet: – um die wichtigsten Schriften der ANA (z.B. Statement zur Sozialpolitik (1980, wird überarbeitet) zu konzipieren und und Standards für die klinische Praxis (1991) zu entwickeln; – um die Praxisrichtlinien der ACHPR (z.B. Behandlung von akuten Schmerzen.....(1992) auszuarbeiten.

* QA ist = Qualitätssicherung; CQI ist = ständige Verbesserung der Qualität; TQM ist = Qualitätsmanagement

eines jeden Artikels. Es kommt vielmehr darauf an, den Vorschlag mit den überprüften Forschungsarbeiten in Beziehung zu setzen. Es muß jedoch darauf hingewiesen werden, daß eine Literaturüberprüfung, sei sie nun forschungsbezogen oder nicht forschungsbezogen, immer kritisch sein muß, an den Kontext der überprüften daten- und konzeptbezogenen Literatur angepaßt sein und mit den in dem Kasten auf S. 130 dargestellten Zielsetzungen übereinstimmen sollte.

Eine kritische Überprüfung der Literatur ist wichtig, um dem Praxisstandard VII der ANA (1991) gerecht zu werden, der für nicht-forschungsbezogene, von Krankenschwestern mit Bachelor Degree durchzuführende Implementationen ausgearbeitet wurde. In Tabelle 5-2 sind einige nicht-forschungsbezogene Projekte in den Bereichen Ausbildung und Klinik/Praxis aufgeführt. Um diese nicht-forschungsbezogenen Aktivitäten entwikkeln und durchführen zu können, ist eine kritische Literaturüberprüfung ebenfalls erforderlich. Es wäre unverantwortlich, wenn neue Pläne für die Praxis oder Pflegeinterventionen in den verschiedenen Bereichen des Gesundheitswesens lediglich aufgrund der Tatsache implementiert würden, daß das Pflegepersonal die Literatur „unkritisch" überprüft oder lediglich die Ergebnisse einer einzigen Studie gelesen hat, ohne sie vor dem Hintergrund früherer Forschungsarbeiten auszuwerten.

Im Jahre 1992 veröffentlichte beispielsweise das „Acute Pain Management Guideline Panel" (APMGP) (Gremium für die Ausarbeitung von Richtlinien zur Akutschmerzbehandlung) der „Agency for Health Care Policy and Research" (AHCPR) Richtlinien zur Schmerzbehandlung in der Praxis, die auf der Grundlage einer umfassenden kritischen

Überprüfung der Literatur ausgearbeitet wurden (siehe Kapitel 3). Ziel dieser umfassenden Literaturüberprüfung war nicht etwa die Entwicklung eines Schrittes in einem Forschungsprojekt, sondern die Ausarbeitung dieser Richtlinien für die Praxis. Die Literaturüberprüfung wurde zweifellos vor dem Hintergrund früherer Forschungsarbeiten vorgenommen und stand im Einklang mit allen anderen, für die kritische Literaturüberprüfung relevanten Zielsetzungen (siehe S. 130). Deshalb sollten Krankenschwestern, ganz gleich ob sie eine Studie, ein Curriculum oder einen Behandlungsplan für PatientInnen entwickeln, dies stets auf der Grundlage einer kritischen Überprüfung der Literatur tun. Der Unterschied zeigt sich hauptsächlich im Ergebnis. Die forschungsbezogene Literaturüberprüfung leistet einen Beitrag zu einem soliden Vorschlag, der implementiert werden kann. Ergebnisse einer nicht-forschungsbezogene Literaturüberprüfung sind für die Implementation geeignete, fundierte Curricula bzw. Behandlungspläne und wissenschaftliche Schriften, die für die Veröffentlichung oder Präsentation in Frage kommen.

Die Literaturüberprüfung aus der Sicht der WissenschaftlerInnen

Die Literaturüberprüfung ist ein wichtiger Aspekt bei allen Schritten des Forschungsprozesses. So betrachtet, ist die Überprüfung zwar eine breit angelegte, jedoch nicht erschöpfende systematische und kritische Sammlung und Auswertung der wichtigen veröffentlichten wissenschaftlichen Literatur (konzept- und datenbezogen) und der unveröffentlichten wissenschaftlichen Schriften (z.B. Doktor- und Magisterarbeiten), audiovisuellen Materialien (z.B. Ton- und Videobänder) und persönlich ausgetauschter Informationen (z.B. Präsentationen und One-to-one-Interviews).

In den Zielsetzungen 1 bis 8 werden verschiedene Möglichkeiten vorgestellt, sich der Literatur zu nähern. Aus der Sicht der WissenschaftlerInnen bestimmen diese Zielsetzungen die Fragen, die beim Lesen der Literatur gestellt werden, wenn eine brauchbare Forschungsfrage, ein geeignetes Design und eine geeignete Methode gefunden und/oder darüber entschieden werden soll, ob die Replikation oder Weiterentwicklung einer bestimmten Studie angezeigt ist.

Im Folgenden wird ein kurzer Überblick über die Bedeutung der Literaturüberprüfung für die einzelnen Schritte des quantitativen Forschungsprozesses gegeben. (Eine eingehende Darstellung der Literaturüberprüfung im Zusammenhang mit qualitative Forschung bietet Kapitel 11). Kritisches Lesen der einschlägigen Literatur ist für die folgenden Schritte des quantitativen Forschungsprozesses relevant.

- *Theoretischer Bezugsrahmen*: Die Literaturüberprüfung fördert traditionell verwendete Konzepte und/oder Theorien aus der Pflege und damit verwandten Gebieten zutage; diese können zur Erforschung von Problemen verwendet werden. In der Literatur werden Konzepte und Begriffe im Zusammenhang mit der Studie definiert. Die Überprüfung bildet die Grundlage für den theoretischen Bezugsrahmen der Studie, der in der Pflegeforschung als sehr wichtig betrachtet wird, da die Ergebnisse der Studie dann (falls sie geeignet sind) für die Entwicklung und/oder Erklärung von Theorien herangezogen werden können.

- *Problemdarstellung und Hypothese:* Die Literaturüberprüfung zeigt auf, was bereits bekannt ist und welche Themen es noch zu erforschen gilt; es können Lücken, Übereinstimmungen oder Widersprüche aufgedeckt werden und/oder offene Fragen zu einem Thema, Konzept oder Problem gefunden werden. Aufgrund der Literaturüberprüfung können Forschungsprobleme und -fragen und/oder Hypothesen erweitert werden. Wie weit man bei der Überprüfung der Literatur zeitlich zurückgehen sollte, hängt davon ab, wie neu ein Thema oder Problem ist. Die Literaturüberprüfung ist von entscheidender Bedeutung, wenn es darum geht, für die Disziplin wichtige Forschungsfragen zu entwickeln.
- *Design und Methode:* Die Literaturüberprüfung deckt Stärken und Schwachstellen des Designs und der Methodik früherer Forschungsstudien auf. Sie ist bei der Auswahl folgender Parameter von entscheidender Bedeutung: Design, Methoden der Datensammlung und Größe der Stichprobe, valide und reliable Instrumente und effektive Methode der Datenanalyse; die Literaturüberprüfung ist auch wichtig bei der Entwicklung einer geeigneten Zustimmungserklärung, die ethische Belange berücksichtigt. Sie ist ebenfalls nützlich, wenn es darum geht, eine für die Disziplin wichtige Forschungsfrage zu beantworten. Das Design kann einen Hinweis darauf geben, ob eine frühere Studie wiederholt und/oder erweitert werden sollte; es läßt außerdem erkennen, ob die Instrumente valide und reliabel sind und ob sie erweitert, überprüft oder neu entwikkelt werden müssen.
- *Ergebnis der Analyse (Befunde, Implikationen und Empfehlungen):* Die Literaturüberprüfung dient dazu, die Ergebnisse oder Befunde einer Studie zu diskutieren. Bei dieser Diskussion wird eine Verbindung hergestellt zwischen den Befunden der Studie und dem, was die Literaturüberprüfung ergeben hat. Wie bereits erwähnt, ist dies wichtig für die Entwicklung und Erweiterung der Pflegetheorie sowie der Pflegepraxis, der Ausbildung und der Forschung. Die sich aufgrund der Befunde ergebenden Implikationen für die Praxis werden im Zusammenhang mit der Literatur dargestellt. Die Empfehlungen für die Durchführung weiterer Studien erfolgen auf der Grundlage der Ergebnisse der Studie in ihrem Zusammenhang mit den Befunden der Literaturüberprüfung. So kann es beispielsweise passieren, daß durch die Überprüfung der Literatur zusätzliche Methoden entdeckt werden, die die Forscherin aufgrund ihrer Erfahrungen bei der Durchführung ihrer Studie weiterempfehlen möchte.

Es hat sich gezeigt, daß die Überprüfung der Literatur wichtig für alle Aspekte der Durchführung und/oder der schriftlichen Darstellung der Ergebnisse quantitativer Studien ist. Sie ist unerläßlich für eine sinnvolle wissenschaftliche Diskussion der Befunde, der Implikationen für die Praxis und der Empfehlungen für die Durchführung weiterer Studien. Die schematische Darstellung in Abbildung 5-2 stellt eine Verbindung zwischen der Literaturüberprüfung und allen Aspekten des Forschungsprozesses her.

Die Literaturüberprüfung aus der Sicht der ForschungsanwenderInnen

Wie bereits dargestellt wurde, erwartet man nicht von ForschungsanwenderInnen, daß sie selbständig eine vollständige wissenschaftliche Literaturüberprüfung durchführen; es wird jedoch erwartet, daß sie wissen, wie eine solche Überprüfung vorgenommen wird. Für StudentInnen, die Forschung anwenden wollen, ist es darüber hinaus wichtig, die Absicht(en) der forschungsbezogenen und der nicht-forschungsbezogenen Literaturüberprüfung zu verstehen (siehe Kasten S. 130). Folgende Fähigkeiten sind für dieses Verständnis wichtig:

- Die Fähigkeit, sich anhand von Computer- und Printdaten Zugang zu wissenschaftlicher Literatur in ausreichendem Maß zu verschaffen
- Die Fähigkeit, daten- und konzeptbezogenes Material auf der Grundlage entsprechender, allgemein akzeptierter Überprüfungskriterien kritisch zu bewerten
- Die Fähigkeit, die Literaturüberprüfung (d.h. die ganze Sammlung konzept- und datenbezogener Literatur) auf der Grundlage allgemein akzeptierter Überprüfungskriterien kritisch zu bewerten.

Die vorgenannten Ziele zeigen, welche Erwartungen in wissenschaftlicher und beruflicher Hinsicht an Neulinge in der Forschungsanwendung gestellt werden (siehe Kapitel 1). In Abbildung 5-3 werden die Schritte dargestellt, die zur Durchführung einer Literatursichtung erforderlich sind. Dieser Prozeß gilt gleichermaßen sowohl für die kritische Bewertung einer Literaturüberprüfung als auch für das Verfassen einer Literaturüberprüfung. Das Schema zeigt die kognitiven Prozesse und die Arbeitsschritte, die erforderlich sind, um Quellen heran zu ziehen und sie kritisch zu überprüfen. Im weiteren Verlauf dieses Kapitel erfahren Sie Näheres darüber.

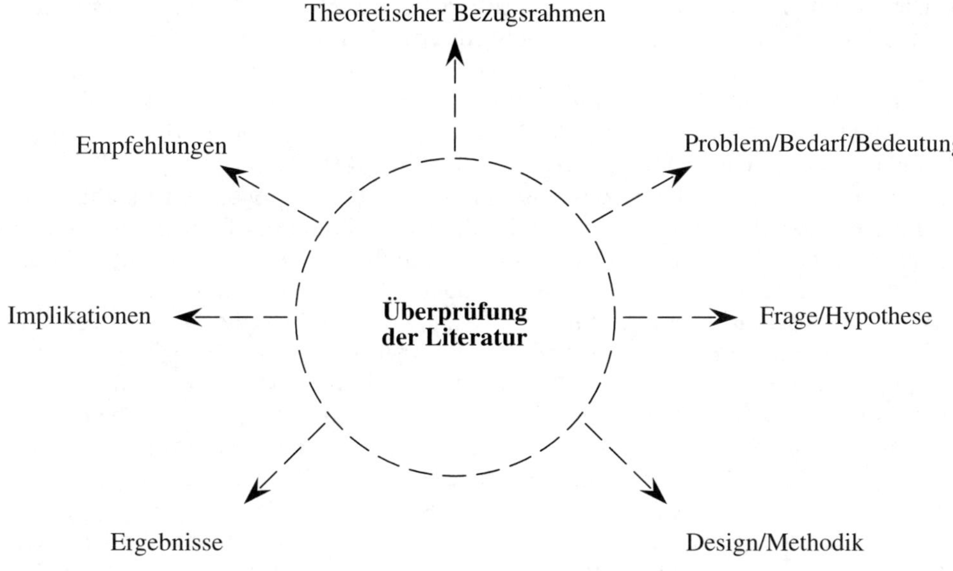

Abb. 5-2 Die Beziehung der Literaturüberprüfung zu den einzelnen Schritten des quantitativen Forschungsprozesses

Tabelle 5-3 Synonyme für „Literatur" in Zusammenhang mit Literaturüberprüfung

Konzeptbezogne Literatur	Datenbezogene Literatur
Theoretische Literatur	Empirische Literatur
Wissenschaftliche, nicht forschungsbezogene Literatur	Wissenschaftliche Literatur
Wissenschaftliche Arbeit	Forschungsbezogene Literatur
Gesellschafts- und sozialwissenschaftliche Literatur versus Literatur der exakten Wissenschaften	Wissenschaftliche, forschungsbezogene Literatur
Abschnitt „Überprüfung der Literatur"	Forschungsarbeit
Abschnitt „Konzeptanalyse"	Studie

Wissenschaftliche Literatur – Wissenswertes zur Literaturüberprüfung

Synonyme und Quellen für konzept- und datenbezogene Literatur

Als StudentIn wird man mit Literaturüberprüfungen häufig in konzept- und datenbezogenen Artikeln sowie in theorie- und datenbezogenen Texten und Büchern konfrontiert. Die Synonyme für konzept- und datenbezogene wissenschaftliche Literatur sind in Tabelle 5-3 aufgeführt. Häufig werden diese Begriffe synonym verwendet. Sehr oft wird der Begriff *theoretische Literatur* durch den Begriff *konzeptbezogene Literatur* ersetzt und die Begriffe *empirische Literatur* und *wissenschaftliche Literatur* gegen den Begriff *datenbezogenen Literatur* ausgetauscht. Definitionen und allgemeine Beispiele für konzept- und datenbezogene Literatur werden in Tabelle 5-4 (S. 138) bereitgestellt.

Bei einem großen Teil der wissenschaftlichen pflegebezogenen Literatur geht es nicht um die Darstellung von Theorien oder die Überprüfung der Beziehungen zwischen Konzepten mit dem Ziel, eine Verbindung zwischen diesen herzustellen. Einige konzeptbezogene Artikel bestehen aus einer umfassenden Überprüfung der konzept- und datenbezogenen Literatur zu einem bestimmten Konzept. Ebenso wie die datenbezogene Literatur leistet auch die konzeptbezogene Literatur einen Beitrag zur Erweiterung der Wissensgrundlage der Pflege für die Ausbildung und die Praxis. Als Beispiel für einen konzeptbezogenen Artikel kann Bridges' (1990) „Literaturüberprüfung zum Thema 'Image des Pflegepersonals und der Pflege in den Medien'" angeführt werden. Die Autorin hat dafür sowohl konzept- als auch datenbezogenes Material überprüft. Hawks (1991) verfaßte mit Hilfe einer Strategie zur Analyse von Konzepten einen Artikel, um das „Konzept der Stärke" zu erweitern. In dem Literaturverzeichnis am Ende des Artikels werden konzept- und datenbezogenen Quellen angegeben. LeMone (1991) analysierte das Phänomen des menschlichen Selbst-Konzepts. Ouellet und Rush (1992) nahmen eine Synthese ausgewählter Literatur über das Konzept der Mobilität vor. Das Ziel bestand darin, die Literatur über Mobilität für eventuelle Anwendungen in der Pflegepraxis zu konsolidieren. Owens und Ehrenreich (1991) gaben ihrem konzeptbezogenen Artikel den Titel „Literaturüberprüfung zum Thema 'Nicht-pharmakologische Methoden für die Behand-

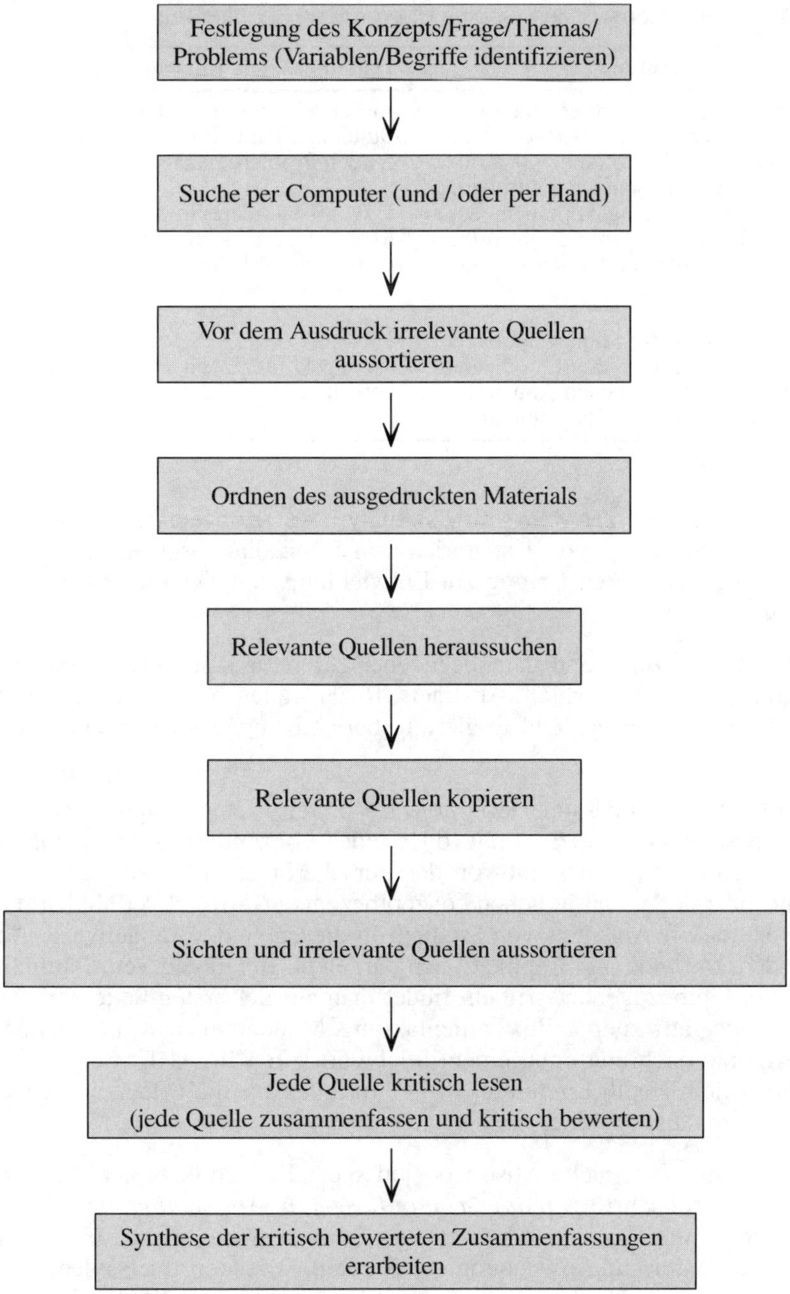

Abb. 5-3 Die Schritte der Literatursichtung

Tabelle 5-4 Informationsquellen für eine Überprüfung der Literatur

Konzeptbezogene Literatur	Datenbezogene Literatur
Veröffentlichte Artikel, Unterlagen oder Bücher über Theorien, konzeptuelle Bezugsrahmen, und/oder Modelle von Konzepten, Konstrukte, Theoreme, Konzeptanalysen, Literaturüberprüfungen, die einem Forschungsvorhaben oder einem nicht-forschungsbezogenen Problem/Frage/Thema zugrunde liegen oder damit in Zusammenhang stehen	In Zeitschriften oder Büchern veröffentlichte Studien, die direkt oder indirekt mit dem betreffenden Problem in Zusammenhang stehen Unveröffentlichte Studien: Magister- und Doktorarbeiten, die sich direkt oder indirekt mit dem zu untersuchenden Forschungsproblem oder -thema befassen
Sitzungsberichte sowie Ton- und Videobänder von wissenschaftlichen Konferenzen, die den Abstract einer konzeptbezogenen Abhandlung oder die vollständige Abhandlung enthalten	Unveröffentlichte Sitzungsberichte von Forschungskonferenzen, die Abstracts von Studien enthalten

lung chronischer Schmerzen'". Whitley's Analyse des Konzepts der Angst (1992a) und der Furcht (1992b) dient dazu, Kategorien von Pflegediagnosen für den Einsatz in der Praxis zu erklären und ihren Beitrag zur Entwicklung von Theorien (Avant, 1990) deutlich zu machen.

Die Quellen konzept- und datenbezogener Literatur sind Bücher, einzelne Kapitel von Büchern, Zeitschriftenartikel, Abstracts, Rezensionen, veröffentlichte Abstracts von Konferenzprotokollen, Fach- und Regierungsberichte sowie unveröffentlichte Doktorarbeiten.

Ein Abstract ist, gemäß der Definition in Kapitel 4, eine knappe Zusammenfassung der wichtigsten Aspekte einer Studie oder einer konzeptbezogenen Abhandlung. Abstracts können, müssen aber nicht von der Forscherin geschrieben sein, die die Studie durchgeführt oder den ursprünglichen konzeptbezogenen Artikel verfaßt hat. Forschungsberichte enthalten oft Abstracts von Studien. In diesen sind normalerweise Absicht, Design/Methoden, Befunde und Implikationen dargelegt. In einigen Veröffentlichungen von daten- und konzeptbezogenen Artikeln findet man auf der ersten Seite vor dem eigentlichen Artikel eine ganz knappe Zusammenfassung. Manchmal erscheint bei der computergestützten Literatursichtung unter einem Stichwort, z.B. CINAHL (Cumulative Index in Nursing and Allied Health Literature = Literaturindex für die Pflege und verwandte Bereiche), der kurze Abstract einer Arbeit.

Andere Quellen für solche Abstracts sind spezielle Publikationen. So veröffentlicht zum Beispiel die Zeitschrift *Nursing Scan in Research: Application for Clinical Practice* unter der Bezeichnung *Synopse* Abstracts von Studien sowie kritische Bewertungen und Berichte über die klinische Anwendung von Studien. Diese Abstracts oder Zusammenfassungen werden nicht von der Forscherin geschrieben, die die Studie durchgeführt hat. Diese Art von Quelle wird später bei der Diskussion der Primär- und Sekundärquellen Berücksichtigung finden. Der Begriff *Abstract* wird auch für Print-Quellen bei der Literatursichtung verwendet (siehe Print-Quellen, Tabelle 5-5). Der „reference librarian“ ist eine ausgezeichnete Quelle, wenn es darum geht, die unterschiedlichen Quellen wissenschaftlicher Literatur und verfügbarer Abstracts zu diskutieren.

Tabelle 5-5 Primär- und Sekundärquellen

Primär-Quellen: wichtig	Sekundär-Quellen: nützlich
Daten- oder konzeptbezogene Artikel oder Bücher, die von der Autorin verfaßt wurden, die die Studie durchgeführt bzw. die Theorie (Modell) oder das Konzept entwickelt hat. **Hinweis:** Eine kritische Auswertung, die sich *überwiegend* auf Primärquellen stützt, ist wichtig für eine gründliche und zweckdienliche Überprüfung der Literatur. *Beispiel:* Der Bericht einer Forscherin über ihre Forschungsarbeit (z.B. Frage, Design, Methode, Befunde, Ergebnisse) ist eine Primärquelle, ob veröffentlicht oder unveröffentlicht.	Daten- oder konzeptbezogene Artikel oder Bücher, die von einer Person geschrieben wurden, die nicht die Originalstudie(n) durchgeführt oder die Theorie entwickelt hat (d.h. eine Autorin, die die Arbeit einer anderen Person vorstellt, zusammenfaßt oder kritisch bewertet (Analyse und Synthese). **Hinweis:** Sekundäre Quellen sollten nur sparsam genutzt werden; *aber* sekundäre Quellen sind, besonders wenn sie die kritische Bewertung einer erfahrenen Forscherin über eine Studie enthalten, für die Forschungsanwenderin zu Beginn ein wertvolles Lernmittel. *Beispiele:* Erwiderungen, Kommentare, kritische Bewertungen. Artikel, die eine Literaturüberprüfung enthalten und in wissenschaftlichen Zeitschriften veröffentlicht sind; Zusammenfassungen und kritische Bewertungen, die in einer Abstractübersicht veröffentlicht sind; Literaturüberprüfungen in Doktorarbeiten.

Weniger bekannte und weniger benutzte Quellen wissenschaftlichen Materials sind Ton- und Videobänder, persönliche Mitteilungen (per Brief oder Telefon oder durch Interviews), sowie unveröffentlichte Schriften und Magisterarbeiten. Qualitative Studien sind aber ihrem Wesen nach gerade auf diese Art von Material angewiesen (siehe Kapitel 11).

Die Unterscheidung von datenbezogenem und konzeptbezogenem Material

In dem Abstract eines Artikels wird normalerweise angegeben, ob es sich um einen datenbezogenen (Studie) oder um einen konzeptbezogenen Bericht handelt. Beispiele für datenbezogene Studien (Forschungsliteratur) werden in Anhang A, B und C gegeben.

Der Abstract der quantitativen Studie von Stewart Fahs und Kinney (1991; Anhang A) beginnt mit den Worten „ Die Absicht dieser *Studie* bestand darin,... zu bewerten" (S. 204). Der Abstract der Studie in Anhang B von Grey, Cameron und Thurber (1991) fängt an: „Ziel dieser Studie war die Untersuchung..." (S. 144). In Anhang C wird ein qualitativer, datenbezogener Artikel vorgestellt. In dem Abstract von Hutchison und Bahr (1991) heißt es: „In dieser „grounded theory"-*Studie* wurde... erforscht und beschrieben" (S. 85). In den meisten datenbezogenen Artikeln wird angegeben, daß eine Studie durchgeführt wurde; damit wird ausgesagt, daß sie wissenschaftlich fundiert sind.

Bei konzeptbezogenen Artikeln wird in dem Abstract oder im einleitenden Artikel auch eine Aussage über ihren Typus gemacht. Im allgemeinen wird folgendes festgestellt: „In dieser Literaturüberprüfung werden Forschungsarbeiten berücksichtigt..."

(Shade, 1992, S. 408); „In diesem Artikel werden Strategien vorgestellt..." (Stepnick, McDaniel und Bach, 1991, S. 61); „In dieser Abhandlung soll... verglichen und gegenübergestellt werden" (Lefort, 1993, S. 57); oder „Ziel dieses Artikels ist es, eine konsolidierte Überprüfung der Literatur vorzustellen..." (Ouellet und Rush, 1992, S. 72).

In dem folgendem Abschnitt über Primär- und Sekundärquellen stehen Beispiele für daten- und konzeptbezogene Artikel und Bücher im Vordergrund. Weitere spezifische Beispiele für daten- und konzeptbezogene Literatur werden in diesem Kapitel in dem Teil über die kritische Bewertung von Synthesebeispielen gegeben.

Wissenschaftliche Zeitschriften

Ein Großteil der Literaturüberprüfungen erscheint in Zeitschriftenartikeln. Zeitschriften ermöglichen einen leichten Zugang zu den neuesten Informationen über fast jedes erdenkliche Thema. Bücher benötigen eine längere Zeit, bis sie veröffentlicht werden; aus diesem Grunde werden die neuesten Theorien oder die Ergebnisse einer Studie bevorzugt in Zeitschriften verbreitet. Als Neuling in der Forschungsanwendung müssen Sie wissenschaftliche Zeitschriften als Quelle für wissenschaftliche Literatur benutzen. Solche Zeitschriften verfügen über ein Gremium von externen und internen RezensentInnen oder RedakteurInnen, die Manuskripte überprüfen, um über ihre Veröffentlichung zu entscheiden. Bei den externen RezensentInnen handelt es sich um PflegewissenschaftlerIn-

Beispiele für Pflegezeitschriften, die Literaturüberprüfungen veröffentlichen

Advances in Nursing Science
AORN Journal
Applied Nursing Research
Archives of Psychiatric Nursing
Clinical Nursing Research
Computers in Nursing
Heart & Lung
Holistic Nursing Practice
Image
Journal of Professional Nursing
Journal of Obstetic, Gynecologic and Neonatal Nursing
Journal of Qualitative Research
Journal of Nursing Scholarship
NACOG
Nurse Educator
Nursing Diagnosis
Nursing & Health Care
Nursing Research
Nursing Science Quarterly
Research in Nursing and Health
Scholarly Inquiery for Nursing Practice
Western Journal of Nursing Research

Schwerpunkt: Primärliteratur von Studien und konzeptbezogenen Artikeln; bestimmte Sekundärliteratur, wie z.B. umfassende Literaturüberprüfungen zu einem bestimmten Konzept, Reaktionen, Ergebnisse oder kritische Bewertungen im Zusammenhang mit daten- und konzeptbezogenen Artikeln; meistens handelt es sich um wissenschaftliche Zeitschriften; sämtliche Zeitschriften können über CINAHL Print- und Computerdatenbanken ausfindig gemacht werden.

nen, die ExpertInnen auf verschieden Gebieten sind. In den meisten Fällen werden diese Überprüfungen „blind" durchgeführt, das heißt, die RezensentInnen wissen nicht, wer den Artikel verfaßt hat. Die Gremien verwenden alle denselben wissenschaftlichen Kriterienkatalog, um zu beurteilen, ob die Manuskripte es wert sind, veröffentlicht zu werden. In dem Kasten auf S. 140 sind mehrere Pflegezeitschriften aufgelistet, die wissenschaftliche Literatur veröffentlichen.

Primär- und Sekundärquellen

Durch die Lektüre wissenschaftlicher Zeitschriften werden Sie sich leichter in der Rolle der Forschungsanwenderin zurechtfinden. Eine glaubwürdige Literaturüberprüfung stützt sich *überwiegend* auf Primärquellen. In Tabelle 5-5 werden eine allgemeine Definition dieser Quellen sowie Beispiele angeführt.

AutorIn(en) einer *Primärquelle* ist/sind die Person(en), die die Theorie entwickelt oder die Forschungsarbeit durchgeführt hat/haben. Die meisten Primärquellen sind in veröffentlichter Literatur zu finden. AutorIn(en) einer *Sekundärquelle* ist/sind eine *andere* Person(en) als die, welche die Theorie entwickelt oder die Forschungsarbeit durchgeführt hat/haben. Häufig stellt eine Sekundärquelle eine Erwiderung oder Zusammenfassung bzw. kritische Bewertung der Arbeit einer Theoretikerin oder Forscherin dar.

In dem Kasten auf S. 140 sind Zeitschriften aufgeführt, die sowohl Primär- als auch Sekundärliteratur veröffentlichen. Tabelle 5-6 führt Beispiele für konzept- und datenbezogene Primär- und Sekundärliteratur auf. In der linken Spalte von Tabelle 5-6 werden Primärquellen vorgestellt. Rogers zum Beispiel entwickelte und veröffentlichte die Theorie des einheitlichen Menschen. Das Buch von Rogers (1970) ist die Primärquelle, weil die Autorin auch die Theorie entwickelt hat (d.h. Information aus erster Hand). In der rechten Spalte von Tabelle 5-6 werden Sekundärquellen vorgestellt. In dem Buch von Nicoll (1992) (rechte Spalte) sind konzeptbezogene Artikel über Pflegetheorie, Pflegeforschung und deren Anwendung in Ausbildung und Praxis enthalten. Jedes Kapitel wurde von einer Pflegewissenschaftlerin verfaßt, die *nicht* die Theorie entwickelt bzw. die Forschungsarbeit durchgeführt hat. Diese Pflegewissenschaftlerinnen schreiben über die Theorie oder Forschungsarbeit einer anderen Pflegewissenschaftlerin, indem sie deren Arbeit unter dem Aspekt der Implikationen für die Theorieverifizierung, für die Praxis, die Ausbildung und/oder die Entwicklung der Pflegewissenschaft zusammenfassen, Stellung dazu nehmen oder sie kritisch bewerten. Dabei handelt es sich um „Information aus zweiter Hand" – daher der Begriff *Sekundärquelle*.

Die Bedeutung von Sekundärquellen

Für die Verwendung von Sekundärquellen gibt es zwei Gründe. Zum einen kann es sein, daß eine Primärquelle ganz einfach nicht verfügbar ist. In einer Zeit, in der man bei der Beschaffung von Literatur auf Computer, Fernleihe und Telefax zurückgreifen kann, kommt dies jedoch nur selten vor. Der zweite Grund, der schon häufiger eine Rolle spielt, ist der, daß Sekundärquellen strittige Fragen oder Probleme aus unterschiedlichen Blickwinkeln betrachten können. StudentInnen können dabei ihre Fähigkeit entwickeln,

Tabelle 5-6 Beispiele für konzept- und datenbezogene Primär- und Sekundärliteratur – Zeitschriftenartikel, Bücher, Kapitel aus Büchern oder Dokumenten

Primärquelle	Sekundärquelle
Zeitschriftenartikel: Stewart Fahs, P., & Kinney, M. (1991). The abdomen, thigh, and arm as sites for subcutaneous sodium heparin injections. *Nursing Research.* 40(4), 204-207.	*Zeitschriftenartikel:* Quellet, L.L., Rush, K.L. (1992). A synthesis of selected literature on mobility: A basis for studying impaired mobility. *Nursing Diagnosis,* 3(2), 72-80.
Buch: Rogers, M.E. (1970). *An introduction to the theoretical basis of nursing*. Philadelphia, PA: Davis.	*Buch:* Nicoll, L.H. (Ed.) (1992). *Perspectives on nursing theory.* New York: J.B. Lippincott.
Kapitel eines Buches: Miller, B.K., Haber, J., Byrne, M. (1990). The experience of caring in the teaching-learning process of nursing education: Student and teacher perspectives. In M. Leininger & J. Watson (Eds.), *The caring imperative in education* (pp. 125-135). NY: NLN.	*Kapitel eines Buches:* Collins, R.M., & Fielder, J.H. (1992). Beckstrand's concept of practice theory: A critique. In L.H. Nicoll (Ed.), *Perspectives on nursing theory* (pp. 555- 561). New York: J.B. Lippincott.
Schrift: ANA. (1991). *Standards of clinical nursing practice.* Kansas City, MO: Author.	*Schrift:* Acute Pain Management Guideline Panel. (1992). *Acute Pain Management: Operative or Medical Procedures and Trauma Practice Guideline* (AHCPR Publication No. 92-0032). MD: Agency for Health Care Policy and Research, Public Health Service, U.S. Department of Health and Human Services.

die Dinge aus der Sicht eines anderen zu betrachten – eine Fähigkeit, die einen wichtigen Aspekt des kritischen Lesens darstellt (Paul, 1990). Besonders bei Literaturüberprüfungen sollte man keinen übermäßigen Gebrauch von Sekundärquellen machen. Allerdings sind Sekundärquellen, wie die Tabelle 5-6 zeigt, von unschätzbarem Wert für Neulinge in der Forschungsanwendung. Im allgemeinen werden solche Quellen von erfahrenen PflegewissenschaftlerInnen verfaßt. Die Artikel beinhalten gewöhnlich eine Erwiderung auf eine Theorie bzw. Studie oder eine kritische Auseinandersetzung damit. Sie gehen normalerweise auf Implikationen für die Praxis ein und/oder beurteilen den Beitrag, den die Arbeit zur Entwicklung der Pflegewissenschaft leistet. In dem Kasten auf S. 143 werden einige spezielle Sekundärquellen aufgelistet, die effektiv als Lernmittel eingesetzt werden können, wenn es darum geht, die Kunst der kritischen Bewertung von konzept- und datenbezogener Literatur zu entwickeln. Um kritikfähig zu werden, muß die Forschungsanwenderin jedoch auf Primärliteratur zurückgreifen und die Kriterien für die kritische Bewertung anwenden.

Sekundärquellen und ihre Tücken

Als StudentIn lernt man durch Erfahrungen mit Sekundärquellen unweigerlich deren Grenzen kennen. Zunächst einmal muß festgestellt werden, daß es sich um „Information

Beispiele für veröffentlichte Sekundärliteratur zu Forschungsarbeiten

Zeitschriften

Scholarly Inquiry for Nursing Practice
Enthält neben daten- oder konzeptbezogenen Artikeln (Primärquellen) auch kritische Kommentare oder Erwiderungen

Western Journal of Nursing Research
Enthält neben daten- oder konzeptbezogenen Artikeln (Primärquellen) auch knappe Zusammenfassungen, kritische Bewertungen und Artikel über Forschungsanwendung in der Praxis. Kritische Bewertungen sind sehr nützlich, denn sie helfen dem Neuling in der Forschungsanwendung, Kritikfähigkeit zu entwickeln.

Abstracts

Nursing Scan in Research: Application for Clinical Practice (Publisher: Nursecom, Philadelphia, PA)
Rezensiert die Forschungsartikel von mehr als 1090 inländischen und ausländischen Zeitschriften und Pflegezeitschriften

Nursing Abstracts Co. (Forest Hills, New York, Box 295)
Enthält lediglich ganz knappe Abstracts von Forschungsartikeln (ohne Nennung der VerfasserInnen).

aus zweiter Hand handelt", wenn der Text nicht wörtlich zitiert wird, und zwar unabhängig davon, wie exakt umschrieben oder interpretiert wird. Darüber hinaus kann bei der Zusammenfassung, kritischen Bewertung oder verkürzten Darstellung einer fremden Arbeit folgendes passieren:

- Es werden nicht alle Konzepte, Aspekte und/oder Definitionen einer Studie dargestellt.
- Sind alle Konzepte enthalten, kann es vorkommen, daß die Definitionen derartig verfälscht dargestellt bzw. umschrieben sind, daß man nicht mehr von der ursprünglichen Arbeit sprechen kann.
- Die Bewertung (ob positiv oder negativ) erfolgt auf der Grundlage unvollständiger oder interpretierter Daten und ist daher für die AnwenderInnen nicht besonders nützlich.

Dies passiert normalerweise nicht bei Artikeln aus wissenschaftlichen Zeitschriften oder aus bearbeiteten, allgemein anerkannten Texten. Solche Artikel sind von erfahrenen Pflegewissenschaftlerinnen verfaßt worden, deren Interpretation der Theorie und/oder der damit verbundenen kritischen Bewertung wirklich fundiert sind (Marriner-Tomey, 1989; Nicoll, 1992). Allerdings sollte sich ein Neuling in der Forschungsanwendung stets bewußt sein, daß in Artikeln, in denen eine Theorie dargestellt oder eine Studie kritisch bewertet wird, gelegentlich falsche Auffassungen oder verzerrte Interpretationen wiedergegeben werden. Wenn man sich bei der Arbeit mit Sekundärquellen von Lehrkräften, StudienberaterInnen oder BibliothekarInnen beraten läßt, dann findet man sicher die geeigneten Hilfsmittel.

Sekundärquellen zu Forschungsarbeiten – Kritische Bewertungen und Erwiderungen

In dem Kasten auf S. 143 werden die Quellen von Forschungsartikeln (Zeitschriften und Abstracts) aufgeführt. Diese Zeitschriften veröffentlichen ebenfalls Sekundärliteratur zu konzeptbezogenen Artikeln. Das *Western Journal of Nursing Research* beispielsweise veröffentlicht in erster Linie daten- und konzeptbezogene Artikel als Primärliteratur. Zu vielen Artikeln werden ein oder zwei Kommentare (Sekundärquellen) veröffentlicht. Bei diesen von PflegewissenschaftlerInnen verfaßten Artikeln handelt es sich hauptsächlich um kritische Bewertungen der Primärliteratur. Manchmal folgt auf den Kommentar ein Artikel als „Erwiderung der Autorin", der auf die Fragen eingeht, die durch den Kommentar aufgeworden wurden. *Scholarly Inquiry for Nursing Practice* veröffentlicht konzept- und datenbezogene Artikel als Primärliteratur sowie Erwiderungen (d.h. Sekundärquellen). Erwiderungen unterscheiden sich von kritischen Bewertungen ein wenig, was den Schwerpunkt anbelangt. Kritische Bewertungen gehen auf die Stärken und Schwachstellen einer Studie oder Theorie ein, während eine Erwiderung die wissenschaftliche Arbeit im allgemeinen unter dem Aspekt der Brauchbarkeit für die Disziplin betrachtet, wenn es um die Entwicklung der Pflegewissenschaft und -theorien, der Praxis sowie zukünftiger Forschungsarbeiten geht. Unter diesem Aspekt geht eine Erwiderung auch auf die Stärken einer Arbeit ein, während die Schwächen gewöhnlich nicht direkt thematisiert werden. ForschungsanwenderInnen können ihre Fähigkeit, Texte kritisch zu lesen, verbessern, wenn sie Primärliteratur und auch die dazugehörigen krititischen Bewertungen und Erwiderungen (Sekundärquellen) lesen.

Nursing Scan in Research enthält Sekundärliteratur zu datenbezogenem Material. Dabei handelt es sich um knappe Abstracts von Forschungsarbeiten einschließlich kritischer Bewertung und Überprüfung der Anwendbarkeit in der Praxis. Diese Zeitschrift rezensiert Artikel aus über 150 angesehenen Pflegezeitschriften und aus Zeitschriften mit ähnlicher Thematik; die in dem Kasten auf S. 140 aufgeführten Zeitschriften gehören auch dazu. Auf diese Art und Weise kann man sich einen schnellen Überblick über eine Studie verschaffen und sich über den neuesten Wissensstand informieren, weshalb ForschungsanwenderInnen diese Zeitschrift sehr nützlich finden. Angesichts der Kürze dieser Rezensionen muß jedoch darauf hingewiesen werden, daß man sein kritisches Denk- und Lesevermögen stärker fördert, wenn man Zeitschriftenartikel in voller Länge liest.

Nursing Abstracts veröffentlicht Abstracts von Artikeln aus mindestens 77 Pflegezeitschriften, von denen einige in dem Kasten auf S. 140 aufgeführt sind. Die VerfasserInnen dieser sehr knappen (fünf bis achtzeiligen) Abstracts werden nicht genannt. Diese Abstracts sind vom Umfang her vergleichbar mit denen in Computern oder mit Abstracts, die einem Zeitschriftenartikel vorangestellt sind. Sie können LeserInnen bei der Entscheidung helfen, ob es sich lohnt, einen Artikel herauszusuchen. Da die meisten per Computer ermittelten datenbezogenen Materialien einen Abstract haben, ist diese Art von Sekundärliteratur für die Forschungsanwenderin nur von begrenztem Wert. Die Abstracts haben zu wenig Gehalt, um kritisches Denk- und Lesevermögen zu fördern.

Die Lektüre von Primär- und Sekundärliteratur – Strategien zur Verbesserung der Kritikfähigkeit

Nachfolgend werden Empfehlungen zur Verbesserung der Kritikfähigkeit gegeben. Ein Neuling in der Forschungsanwendung sollte folgendermaßen vorgehen:

- Die Primärliteratur zu einer Studie oder Theorie lesen – nicht nur die Sekundärliteratur (z.B. Zusammenfassungen einer Studie oder Theorie ohne Autorenangabe, die in der Literaturüberprüfung eines Artikels zu finden sind).
- ForscherInnen bei der kritischen Bewertung um Hilfe bitten.
- Sekundärliteratur aus wissenschaftlichen Zeitschriften lesen, deren Kommentare/kritische Bewertungen/Erwiderungen von anerkannten Forscherinnen verfaßt wurden.
- Ihre Erwiderung auf Artikel (Sekundärliteratur) mit Ihrer StudienberaterIn besprechen.
- Mit anderen PflegestudentInnen oder ForschungsanwenderInnen aus der Pflege Lesegruppen bilden (z.B. alle Gruppenmitglieder lesen einen Forschungsartikel kritisch unter Verwendung derselben Kriterien) und die Ergebnisse mit Ihrer Studienberaterin besprechen.
- Mit Hilfe der Bibliotheksberatung und der Studienberaterin die wissenschaftlichen Zeitschriften heraussuchen, die am brauchbarsten und allgemein anerkannt sind.

Merkmale einer zweckdienlichen Literaturüberprüfung

In dem Kasten auf S. 146 sind wichtige Merkmale einer zweckdienlichen Literaturüberprüfung zusammengefaßt. Diese Merkmale können als Leitfaden für die kritische Bewertung der Literaturüberprüfung dienen; dieser Bezugsrahmen bildet die Grundlage für eine eingehende Diskussion, die später in diesem Kapitel erfolgt. Diese Diskussion der Sichtung und des kritischen Studiums der Literatur ist für ForschungsanwenderInnen von großer Bedeutung.

Die Literatursichtung, die ForschungsanwenderInnen durchführen

Die meisten StudentInnen, die ein wissenschaftliches Papier vorzubereiten haben, lesen die dazu erforderlichen Kursmaterialien und beschaffen sich zusätzlich Literatur aus der Bibliothek. Die StudentInnen bezeichnen dies häufig als „wissenschaftliches Arbeiten“. In einer solchen Situation „sichten“ die StudentInnen die Literatur, um sich Wissen für die Ausarbeitung einer Seminararbeit zu einem bestimmten Thema anzueignen, und nicht, weil sie dieses Wissen für die Durchführung eines Forschungsprojekts benötigen. Allerdings erfordert die Überprüfung der Literatur dasselbe kritische Denk- und Lesevermögen, ob es sich nun um forschungsbezogene oder nicht forschungsbezogene Aktivitäten handelt. Dieser Punkt wurde bereits zu Beginn dieses Kapitels erörtert. Aus akademi-

Die Merkmale einer schriftlich formulierten „zweckdienlichen" Literaturüberprüfung

Die schriftliche Zusammenfassung und kritische Bewertung einer jeden überprüften, für ein Projekt wichtigen Informationsquelle muß eine kritische Auseinandersetzung und eine wissenschaftlich adäquate Gestaltung erkennen lassen.
Der Inhalt muß folgenden Kriterien gerecht werden:
Die Ziele der Literaturüberprüfung werden erfüllt.
Die Zusammenfassung ist kurz und bündig und gibt die überprüfte Quelle in angemessener Form wieder.
Die Kritik (objektive kritische Bewertung) läßt *Analyse* und *Synthese* des Materials erkennen:

- Die Verwendung anerkannter „Kriterien für die kritische Bewertung" zur *Analyse* der:
  - Stärken
  - Schwachstellen bzw. Grenzen
  - Widersprüche
  - Informationslücken, die sich direkt oder indirekt auf das betreffende Gebiet beziehen
- Es muß deutliche werden, daß eine Synthese der kritschen Bewertungen einzelner Informationsquellen stattgefunden hat. Ein Zusammenfügen der einzelnen Teile zu einem neuen Ganzen (Kerlinger, 1986), bzw. die Herstellung einer Verbindung zu dem, was erforscht, wiederholt, entwickelt oder implementiert werden soll.

In der Überprüfung werden überwiegend Primärquellen verwendet.
Die Anzahl der Quellen, besonders der datenbezogenen Quellen, ist ausreichend.
Das Material wird zusammengefaßt/umschrieben und nicht ständig zitiert.
Die Zusammenfassungen/kritischen Bewertungen der Studien sind logisch aufgebaut und werden mit einer Schlußfolgerung oder Synthese des überprüften Materials abgeschlossen, aus der hervorgeht, weshalb die Studie, das Projekt oder die Untersuchung eines Konzeptes durchgeführt werden sollte.

scher Sicht kann die von StudentInnen vorgenommene Literatursichtung, je nach Niveau und Art des Kurses, als eine Überprüfung der Literatur in kleinerem oder größerem Rahmen angesehen werden. Das Ziel der „Sichtung" ist Erkenntnisgewinn. ForschungsanwenderInnen müssen deshalb wissen, wie eine Sichtung der Literatur vorgenommen wird.

Die Nutzung der Bibliothek

Wenn man eine kompetente Forschungsanwenderin werden will, muß man wissen, wie man die Literatur schnell und effizient sichtet. StudentInnen, die mit der Computersichtung nicht vertraut sind, wird dringend empfohlen, sich an die Bibliotheksberatung zu wenden. Der Zeitaufwand lohnt sich, wenn man dies tut, bevor man mit der Computersichtung beginnt. Sobald Sie gut mit dem Computer umgehen können, kann es losgehen.

Print-Datenbanken

Print-Datenbanken bestehen größtenteils aus Indizes, Karteien und Abstract-Übersichten. Die *Indizes* werden benutzt, um daten- und konzeptbezogene Artikel zu den verschiedensten Themen aus regelmäßig erscheinenden Zeitschriften zu finden und um Publikationen von Berufsorganisationen und Behörden ausfindig zu machen. *Karteien* werden zur Beschaffung von Büchern, Monographien, Sitzungsprotokollen von Konferenzen und Magister- und Doktorarbeiten benutzt. *Abstract-Übersichten* enthalten Zusammenfassungen von datenbezogenen Artikeln und Bibliographien. Vor Beginn der achtziger Jahren wurde eine Literatursichtung normalerweise von Hand mit Hilfe von Print-Datenbanken durchgeführt. Dies war ein langweiliger und zeitraubender Prozeß. Beispiele für die allgemein üblichen Print-Indizes sind in dem ersten Kasten auf S. 148 zu sehen. Die wichtigste und am häufigsten benutzte Quelle für Pflegeliteratur ist nach wie vor der „Cumulative Index to Nursing and Allied Health Literature" (CINAHL) (die „Red Books"). CINAHL enthält die gesamte Pflegeliteratur von 1956 bis zur Gegenwart. Zu den wichtigsten Print-Indizes für die Bereiche Ausbildung sowie Pflege und damit verwandte Gebiete hat man jetzt auch über Computer-Datenbanken Zugang. Auf Print-Datenbanken wird auch heute noch zurückgegriffen, wenn es sich um Literatur handelt, die vor 1983 erschienen ist, oder wenn es in Ihrer Bibliothek keine Computer-Datenbank gibt.

Computer-Datenbanken

Über den Computer hat man zu beinahe allen Print-Datenbanken Zugang. Die meisten Computer-Datenbanken arbeiten mit Software-Programmen wie „Silver Platter" oder „Dialog". Der Zugang erfolgt on-line oder über CD-ROM. *CD-ROM* besagt, daß der Computer die Fähigkeit hat, auf CD (compact disc) gespeicherte Informationen zu verwenden. Die meisten Bibliotheken in Colleges und Universitäten sind darauf eingerichtet, daß die StudentInnen selbständig mit den Computern arbeiten können, die für sie betriebsbereit (über CD-ROM) zur Verfügung stehen. Diese Computer-Datenbanken sind „benutzerfreundlich." So werden in der Menü-Leiste des Computers gewöhnlich die verschiedenen Datenbanken (z.B. *CINAHL, MEDLINE*) angezeigt und die StudentInnen wählen ganz einfach die für die gewünschte Sichtung am besten geeignete aus und folgen den Anweisungen auf dem Bildschirm. Für jeden einzelnen Schritt der Sichtung gibt es normalerweise Hinweise, und für jede Datenbank stehen Suchhinweise zur Verfügung. Diese Hinweise geben Informationen über Variablen/Begriffe, Erweiterung oder Eingrenzung der Suche, Kennzeichnung oder Entfernung nicht benötigter Aufzeichnungen sowie über den Ausdruck der Zitate.

In dem zweiten Kasten auf S. 148 werden einige computerisierte Datenbanken mit Zugang über CD-ROM und On-Line aufgeführt. Darüber hinaus gibt es noch eine Vielzahl anderer Datenbanken, die zu einem großen Teil von MEDLARS (z.B. MEDLINE Standard, MEDLINE Express, MEDLINE on Hard Disk und MEDLINE Professional) produziert werden. Hier einige Beispiele: SOCIOFILE (Soziologie, Sozialarbeit), GPO (Bundesregierung), CATLINE (Bücher), AVLINE (audiovisuelles Material), Health-PLAN (Gesundheitsplanung und Verwaltung), BIOETHICSLINE (ethische Probleme)

Print-Datenbanken, die vor der Umstellung auf Computer-Datenbanken benutzt wurden

Indizes

1. **CINAHL** Cumulative Index to Nursing und Allied Health Literature (früher: Cumulative Index to Nursing Literature); bekannt als die „Red Books"
2. **INI International Nursing Index** Listen, die von der „American Journal of Nursing Company" in Zusammenarbeit mit der „National Library of Medicine" (NLM) herausgegeben wurden
3. **Nursing Studies Index** Entwickelt von Virginia Henderson – Pflegeliteratur von 1900 bis 1959
4. **IM** Index Medicus – ältester Index aus dem Gesundheitsbereich; erstmalig erschienen im Jahre 1879
5. **HLI** Hospital Literature Index – 1945 von der „American Hospital Association" in Zusammenarbeit mit der NLM herausgebracht
6. **CIJE** Current Index to Journals in Education – erstmalig im Jahre 1969 in Zusammenarbeit mit dem „Educational Resources Information Center" (ERIC) herausgegeben

Karteien Führen Bücher, Monographien, Magister- und Doktorarbeiten, audiovisuelles Material und Sitzungsberichte auf.

Übersichten über Abstracts

1. Abstracts aus dem Bereich Pflege
2. Abstracts aus dem Bereich Psychologie
3. Abstracts aus dem Bereich Soziologie
4. Abstracts von Doktorarbeiten (international)
5. Abstracts von Magisterarbeiten

Computerisierte Datenbanken: CD-ROM und On-line*

1. **CINAHL – C**umulative **I**ndex to **N**ursing & **A**llied **H**ealth **L**iterature †
2. **MEDLINE** Standard – Analyse **MED**izinischer Literatur und Retrievalsystem on**LINE**
3. **PSYCHLIT – PSYCH**ologische **LIT**eratur
4. **ERIC – E**ducational **R**esources **I**nformation **C**enter

* aufgelistet nach Bedeutung und Brauchbarkeit für die Pflege.

† sehr wichtig für den Forschungsanwender in der Pflege.

Die Vorteile von „CINAHL" für ForschungsanwenderInnen in der Pflege

1. Verwendet anstelle von medizinischer Terminologie wichtige Unterbegriffe, die speziell für das Pflegepersonal entwickelt wurden.
2. Umfaßt Literatur aus mehr als 500 Zeitschriften (Pflege, 13 verwandte Disziplinen und Wissensgebiete).
3. Bietet einen vollständigen Überblick über: Zeitschriftenartikel, Bücher, Aufsätze, Sitzungsprotokolle von Konferenzen, Praxisstandards, Dissertationen aus dem Bereich Pflege, Software aus dem Bereich Pflegeausbildung, Kapitel aus Büchern und audiovisuelles Material.
4. Verwendet Rubriken für viele spezifische Variablen einer Studie, Inhalte, Methodik und Instrumente.
5. Enthält von den AutorInnen verfaßte Inhaltsangaben aus mehr als 150 Zeitschriften.
6. Verfügt über umfassende Zusammenfassungen aus Dissertationen, Software und audiovisuellem Material.

Quelle: CINAHL 1992. CINAHL fact sheets 1992. Glendale, CA: CINAHL Informationssysteme: Glendale, CA.

und SEDBASE (Meylers Nebenwirkungen von Arzneimitteln) (Silver Platter Fact Sheets, 1993).

Für die meisten pflegespezifischen Literatursichtungen ist die CINAHL-Datenbank eine ausgezeichnete Möglichkeit, zweckdienliche Informationen abzurufen. In dem Kasten oben werden die Vorteile von CINAHL im Vergleich zu den anderen, üblicherweise benutzten Datenbanken aufgelistet. Für die Forschungsanwenderin bietet CINAHL den Vorteil, daß pflegespezifische Rubriken verwendet werden (z.B. Begriffe aus dem Pflegeprozeß, NANDA Pflegediagnosen, wichtige Pflegemodelle und -theorien). CINAHL beinhaltet Literatur aus mehr als 500 Zeitschriften, einschließlich Pflege und 13 verwandten Disziplinen und Wissensgebieten.

MEDLINE verwendet anstelle von pflegespezifischer Terminologie mehr medizinische Terminologie; außerdem wird nicht die gesamte Pflegeliteratur erfaßt. CINAHL gibt an, daß von den 534 ab März 1992 erfaßten, periodisch erscheinenden Zeitschriften 176 nicht in MEDLINE aufgeführt waren. Hierfür einige Beispiele: „AORN Journal", „AIDS Patient Care", „American Journal of Health Promotion" sowie „Harvard Health letter". CINAHL ermöglicht einen leichten Zugang zu forschungsbezogener Literatur. Für viele spezifische forschungsbezogene Variablen gibt es Rubriken, z.B. Design, konzeptueller Bezugsrahmen, Methoden der Datensammlung und statistische Methoden der Datenanalyse. Darüber hinaus gibt es ein Feld, in dem sämtliche in einer Studie verwendeten Instrumente aufgeführt sind (CINAHL, 1992).

Manchmal ist es nötig, für die Literatursichtung noch andere Datenbanken heranzuziehen. Bevor man mit der Sichtung beginnt, sollten jedoch die Vor- und Nachteile einer jeden Datenbank geprüft werden. Es ist auch ratsam, dies mit der Bibliotheksberatung und/oder mit der Studienberaterin zu besprechen.

Wie viele Quellen sind nötig?

Häufig stellen StudentInnen folgende Fragen: „Wie viele Artikel brauche ich?“ „Wie viele sind genug?“ „Wie weit muß ich die Literatur zurückverfolgen?“ Häufig ergibt eine Computersichtung (z.B. stammt die CINAHL-Datenbank aus dem Jahre 1983) mehr als genug Material, um den Zweck der Sichtung zu erfüllen. Allgemein beträgt der zeitliche Rahmen für konzeptbezogene wissenschaftliche oder praxisbezogene Schriften/Projekte 3–5 Jahre, für Forschungsprojekte können 10 und mehr Jahre angemessen sein. Mit zunehmender Erfahrung werden Sie wissen, wieviel Material ausreicht. Wie bereits festgestellt wurde, ist jede Computer-Datenbank zeitlich begrenzt. Wenn sich bei der Sichtung herausstellt, daß Material erforderlich ist, das nicht über die Computer-Datenbank aufzufinden ist, dann wird die Sichtung mit Hilfe von Print-Datenbanken forgesetzt. Ein weiterer Aspekt bezieht sich auf die Kosten der Sichtung, falls diese nicht in den Studiengebühren enthalten sind, auf die Anzahl der Texte, die bei einer Sichtung ausgedruckt werden können und, ganz wichtig, auf die zeitliche Begrenzung des Projekts.

Normalerweise verfügt jede Datenbank über spezielle Hinweise für die Sichtung, die über den Aufbau des Textes und die Terminologie informieren. CINAHL verwendet zum Beispiel pflegespezifische Begriffe, MEDLINE dagegen medizinische Terminologie. Für die Computersichtung ist es wichtig, die richtigen Variablen/Konzepte/Begriffe zu finden, in die man sich dann „einklinkt“. Mit Fragen zu diesem Komplex wendet man sich am besten an BibliotheksberaterInnen.

Wenn die Sichtung abgeschlossen ist, zeigt der Bildschirm die Anzahl der aufgefundenen Quellen an. Im Normalfall enthält ein Text Angaben über den Autor, den Titel, die Quelle (z.B. Buch oder Zeitschrift), und die Art des Textes (z.B. daten- oder konzeptbezogen); eine Inhaltsangabe kann ebenfalls enthalten sein. Bevor man all diese Texte (Aufzeichnungen) ausdruckt, ist es ratsam, ein wenig darin zu „blättern“ (Verzeichnis) und das relevante Material zu kennzeichnen. Man kann sich die Entscheidung erleichtern, wenn man den Titel (TI), den Autor (AU), die Quelle (SO), den Abstract (AB), falls vorhanden, und die Art der Arbeit (DT), falls vorhanden, überprüft. In Abbildung 5-4 ist ein typischer CINAHL-Text abgedruckt. Den Schwerpunkt dieser Sichtung bildete die therapeutische Beziehung zwischen Pflegepersonal und PatientInnen. Die Angaben unter TI, SO und AB in diesem Text geben einen Hinweis auf seine Brauchbarkeit für diesen Themenbereich. Wenn das gesamte Material zusammengestellt ist, halten die meisten Studenten es für sinnvoll, Fotokopien anzufertigen. Dies erleichtert zwar das Ordnen des Materials für das kritische Lesen, kann jedoch teuer sein.

Die Beendigung der Sichtung

Nun kann der eigentlich wichtige Teil der Sichtung beginnen – das kritische Lesen des zusammengestellten Materials. Wie bereits in Kapitel 4 erwähnt wurde, erfordert das kritische Lesen wissenschaftlichen Materials, besonders wenn es sich um datenbezogene Artikel handelt, mehrfaches Durchlesen sowie die Anwendung der Kriterien für die kritische Bewertung.

Die Gestaltung der Literaturüberprüfung

Wenn ForschungsanwenderInnen mit der Gestaltung der Literaturüberprüfung vertraut sind, dann kommt ihnen dies zugute, wenn sie die Kriterien für die kritische Bewertung auf die Beurteilung der Überprüfung anwenden. Forschungsfrage/-thema sowie Anzahl und Art des daten- und konzeptbezogenen Materials bestimmen den logischen Aufbau der Überprüfung. Der Aufbau einiger Überprüfungen richtet sich nach den untersuchten Variablen und die Darstellung folgt, nach Variablen getrennt, chronologischen Gesichtspunkten. In anderen wird das Material in chronologischer Reihenfolge dargeboten und die Subkategorien bzw. Variablen werden in jedem Absatz diskutiert; wieder andere stellen die Variablen dar und enthalten Subkategorien, die mit der Art und dem Design der Studie oder den entsprechenden Subvariablen in Zusammenhang stehen.

SilverPlatter 3.11 **CINAHL (R) 1983 - 10/92**
140 of 244
Marked in Search: 26

TI TITLE: The hybrid model for concept development: its value for the study of therapeutic alliance
AU AUTHORS (S): Madden-BP
SO SOURCE (BIBLIOGRAPHIC CITATION): Advances-in-Nursing-Science (ANS) 1990 Apr; 12(3); 75-87 (37 ref)
SI SERIAL IDENTIFIER: A55330000
SB JOURNAL SUBSET: Core-Nursing (C); Nursing (N); USA-and Canada (U); Peer-Reviewed (P)
PY PUBLICATION YEAR: 1990
AB ABSTRACT: Schwartz-Barcott and Kim's hybrid model is used as a research methodology for the development and analysis of the concept of therapeutic alliance. Empirical data gathered in a community health setting by field research techniques are used to compare, to contrast, and to rework exisiting definitions and related concepts from literature review. The resulting definitional refinement provides clear distinctions between the concepts of compliance and therapeutic alliance and assists in selection of appropriate nursing interventions supportive of clients' health goals.
DE DESCRIPTORS (SUBJECT HEADINGS): *Concept-Formation; *Nursing-Models-Theoretical; *Patient-Compliance; *Nurse-Patient-Relations; *Community-Health-Nursing
DE DESCRIPTORS (SUBJECT HEADINGS): Behavior-contracting; Communication-; Middle-Age; Aged-; Male-; Female-
DT DOCUMENT TYPE: journal; case-study
UD UPDATE CODE: 9005
AN ACCESSION NUMBER: 106776

Abb. 5-4 Textausdruck der CINAHL (Cumulative Index to Nursing and Allied Health Literature) Datenbank.

In der Literaturüberprüfung von Krainovich-Miller (1988) für eine Studie, in der die Pflegediagnose „präoperative Angst“ validiert werden sollte, wurde beispielsweise das überprüfte Material entsprechend den verschiedenen Aspekten der zu untersuchenden Variablen „Angst“ strukturiert. Die Überprüfung folgte zum einen einer chronologisch-historischen Perspektive, zum anderen wurde das Konzept der Angst aus pflegespezifischer und nicht pflegespezifischer Sicht einbezogen. In dem folgenden Kasten sind Auszüge aus der historischen Perspektive dieser Überprüfung wiedergegeben; die Zeitangaben sind unterstrichen, um den chronologischen Aufbau zu markieren. Der logische Aufbau zeigt sich in der Darstellung der daten- und konzeptbezogenen Literatur verschiedener Autoren zu diesem Konzept; dazu gehören auch die Darstellung von Anzeichen und Symptomen, die Unterscheidung zwischen Furcht und Angst und die Methoden zur Validierung der Diagnose im Rahmen von Medizin/Psychiatrie und Pflege.

Die Studie von Grey et al. (1991) (siehe Anhang B) ist ein gutes Beispiel für einen logischen Aufbau, der sich an den zu untersuchenden Variablen orientiert: „Ziel dieser Studie war es, den Einfluß von Alter, Coping und Selbstpflegeverhalten auf die psycho-

Die Literaturüberprüfung von Krainovich-Miller (1988): Die chronologische Darstellung der Variablen „Angst“; Zeitabschnitte bzw. Daten sind unterstrichen

Historischer Überblick

Obwohl das Phänomen der Angst seit Beginn der Menschheitsgeschichte existiert, wurde das Konzept der Angst erst im klassisch-griechischen Zeitalter entwickelt (McReynolds, 1975). Dem bekannten Theologen und Psychologen Kierkegaard wurde das Verdienst zuerkannt, zu Beginn des neunzehnten Jahrhunderts mit der wichtigen formalen Arbeit für die Entwicklung dieses Konzepts begonnen zu haben. Seine zukunftsweisende Arbeit, *Der Begriff Angst*, wurde erst im Jahre 1944 ins Englische übersetzt, obwohl sie bereits 1844 veröffentlicht wurde. Kierkegaard unterschied zwischen zwei unterschiedlichen Arten der Angst: ...
Guislain, ein belgischer Psychiater, führte im Jahre 1826 ein medizinisches Modell der Angst ein...

Im Jahre 1895 schlug Freud eine neue Diagnosekategorie vor, die er als Angst-Neurose bezeichnete. Obwohl Freud die Beiträge anderer zu dem Konzept der krankhaft übersteigerten Angst anerkannte, wurde sie jedoch von keinem als eigenständige Krankheit dargestellt (McReynolds, 1975)...

Während der dreißiger und vierziger Jahre untersuchte der Neo-Freudianer Harry Stack Sullivan ebenfalls die Erfahrung des Menschen mit der Angst...

Im Jahre 1950 veröffentlichte Rollo May sein klassisches Werk, *Die Bedeutung der Angst...*

Das zwanzigste Jahrhundert wurde als das Angstzeitalter bezeichnet (Cattell, 1963; Cohen, 1969). Seit Mitte des zwanzigsten Jahrhunderts wurde ein Anwachsen der Veröffentlichungen wissenschaftlicher Abhandlungen und Untersuchungen sowie zahlreicher Magister- und Doktorarbeiten zum Thema Angst verzeichnet (May, 1977; McReynolds, 1975; Spielberger et al., 1983).

logische, soziale und physiologische Anpassung bei Kindern und Jugendlichen mit Diabetes zu untersuchen" (S. 144). Diese Variablen erschienen zwar nicht als Untertitel, gingen jedoch klar aus der Zusammenfassung der überprüften Studien hervor. In dem ersten Absatz der Überprüfung werden in erster Linie Studien vorgestellt, die sich mit der psychologischen Verhaltensanpassung von Kindern und Jugendlichen mit Diabetes beschäftigen. In den Abschnitten 2 bis 5 werden Studien vorgestellt, die die Anpassung in Abhängigkeit von Coping und Selbstpflegeverhalten untersuchen. Im sechsten Abschnitt werden Studien überprüft, die die Auswirkungen von Alter und Entwicklungsstand auf das Anpassungsverhalten erforschen. Der letzte Abschnitt faßt die Ergebnisse der Literaturüberprüfung zusammen.

Der Kasten unten gibt Auszüge aus der Literaturüberprüfung in der Studie von Stewart Fahs und Kinney (1991) „Bauchregion, Oberschenkel und Arme als Orte für die subkutane Injektion von Natrium-Heparin" (siehe Anhang A) wieder. Die Literatur für die zu untersuchenden Variablen wurde chronologisch dargestellt (siehe unterstrichene Zeitangaben im Kasten).

Der Aufbau der Literaturüberprüfung in der Studie von Duckett, Henly und Garvis (1993) „Faktoren, die die Stilldauer während des Krankenhausaufenthaltes nach der Entbindung prognostizieren" orientierte sich an den prognostischen Faktoren und den Subkategorien dieser Faktoren. Die Studien bzw. die konzeptbezogene Literatur zu jedem

Auszüge aus der Literaturüberprüfung von Stewart Fahs und Kinney (1991): Der Aufbau erfolgte nach chronologischen Gesichtspunkten und entsprechend der Technik, Nadelstärke/ Hämatom und Schmerz durch Heparin, Heparin und Volumen und Technik/ Heparin/ Hämatome; Hervorhebung durch Unterstreichen

Literaturüberprüfung

Brenner, Wood und George (1981) untersuchten zwei Injektionstechniken, um den Injektionswinkel, die Aspiration und die Gewebsmassage zu vergleichen...
VanBree, Hollerbach und Brooks (1984) untersuchten den Effekt dreier Techniken zur subkutanen Verabreichung von Low-dose-Heparin auf die Bildung von Hämatomen am Injektionsort...
Wooldridge und Jackson (1988) verglichen zwei Techniken zur subkutanen Injektion von Heparin...
Die Auswirkung der Nadelstärke auf das Hämatom und den Schmerz der Heparin-Injektion wurde von Coley, Butler und Mullane (1987) untersucht.
Es gab nur eine Studie, in der über die Heparin-Konzentration und das Volumen der Lösung berichtet wurde (Mitchell und Pauszek, (1987)...
Der Zusammenhang zwischen Techniken zur Verabreichung von Low-dose-Heparin und der Bildung von Hämatomen wurde in zwei Rezensionen aufgegriffen (Hanson, 1987; Schumann, Bruya und Henke, 1988)...

Der Aufbau der Literaturüberprüfung von Duckett, Henly und Garvis (1993)

Faktoren, die die Stilldauer prognostizieren

1. Die Voraussetzungen der Mutter (Alter, Bildung, ethnische Zugehörigkeit und gleichberechtigte Stellung)
2. Innere Faktoren (Gründe für das Stillen, die Haltung gegenüber dem Stillen)
3. Äußere Faktoren (Unterstützung des Stillens, Informationen über das Stillen)
4. Störungen (mangelnde Unterstützung des Stillens, Probleme mit dem Stillen und ergänzende Ernährung im Krankenhaus) (S. 178)

prognostischen Faktor und jeder Subkategorie wurden chronologisch dargestellt. Der Kasten auf S. 154 zeigt den Aufbau dieser Literaturüberprüfung.

Im Gegensatz zu den Literaturüberprüfungen der vorgenannten, quantitativen Studien, ist die Literaturüberprüfung bei qualitativen Studien sehr viel kürzer oder sie fehlt ganz. Dies liegt zum einen daran, daß nur wenig über das zu untersuchende Thema bekannt ist bzw. daß die Besonderheiten des qualitativen Designs es ganz einfach erforderlich machen, daß eine Überprüfung der Literatur nach Abschluß der Studie durchgeführt und mit den Ergebnissen verglichen wird. In dem einleitenden Abschnitt der phänomenologischen Studie von Beck (1992) „Die durchlebte Erfahrung der Wochenbettdepression" wird beispielsweise festgestellt, „Nicht untersucht wurde allerdings die durchlebte Erfahrung der Wochenbettdepression" (S. 166). Obwohl es Literatur über die Anzeichen und Symptome einer Wochenbettdepression gibt, wurde sie nicht aus der Sicht der Patientinnen, das heißt, derjenigen Personen, die dieses Phänomen erleben, untersucht. Dies ist der Hauptgrund dafür, daß ein phänomenologischer Ansatz gewählt wurde (siehe Kapitel 20).

Etwas Ähnliches findet man in der qualitativen, „grounded theory"- Studie von Wilson und Morse (191) „Das Zusammenleben mit einer Ehefrau, die eine Chemotherapie bekommt". Die Autorinnen beschreiben am Anfang des ersten Abschnittes die körperlichen und emotionalen Aspekte einer Krebserkrankung sowie das spezifische Ziel ihrer qualitativen Studie. Im zweiten Abschnitt stellen sie fest, daß die gesamte Literatur über die Reaktion von Patientinnen auf eine Chemotherapie viel eher die Perspektive der Fachleute berücksichtigt als die der Patientinnen und ihrer Ehegatten. Im dritten Abschnitt kommen die Autorinnen zu dem Schluß, daß nur wenig darüber bekannt ist, wie ein Ehemann mit der Tatsache umgeht, daß seine Frau eine Chemotherapie bekommt. Die Forscherinnen entschieden sich für eine „grounded theory"-Methode, „um die Erfahrungen des Ehemannes über eine längere Zeit aufzuzeichnen und um ein Erklärungsmodell zu entwickeln" (S. 79). ForschungsanwenderInnen sollten mit den verschiedenen Formen der Literaturüberprüfungen vertraut sein, damit sie die Darstellung der Informationen kompetent beurteilen können.

Kriterien zur kritischen Bewertung einer Literaturüberprüfung

Bei der Analyse des Forschungsberichtes muß jeder Schritt des Forschungsprozesses bewertet werden. Die Merkmale einer zweckdienlichen Literaturüberprüfung (Kasten auf S. 146) und das Ziel der Literaturüberprüfung (Kasten auf S. 130) bildeten den Bezugsrahmen für die Entwicklung der Bewertungskriterien. Schwierigkeiten, die ForschungsanwenderInnen mit der Bewertung und den entsprechenden Strategien haben könnten, werden nach der Diskussion der Kriterien für die kritische Bewertung thematisiert.

Die kritische Bewertung der Literaturüberprüfung von daten- und konzeptbezogenen Berichten ist eine anspruchsvolle Aufgabe für ForschungsanwenderInnen. Kriterien für die kritische Bewertung stehen für alle Aspekte des quantitativen Forschungsprozesses zur Verfügung, des weiteren für verschiedene quantitative und qualitative Ansätze sowie für nicht-forschungsbezogene Projekte in der Pflegepraxis und im Ausbildungsbereich. Die Kriterien für die kritische Bewertung der Literaturüberprüfung beziehen sich normalerweise auf den quantitativen Forschungsprozeß. Da dieses Buch sich hauptsächlich an Krankenschwestern mit Bachelor Degree richtet, die Forschung anwenden wollen, sind die Kriterien für die kritische Bewertung auf diesen Rahmen abgestellt.

Für die LeserInnen kommt es darauf an, die Gesamtbedeutung des daten- oder konzeptbezogenen Berichtes festzustellen. Durchdringt die Literaturüberprüfung den gesamten Bericht? Leistet sie einen Beitrag zu der Bedeutung des Berichtes, was die Pflegetheorie, die Forschung, die Ausbildung oder die Praxis anbelangt? (Schauen Sie Abb. 5-1 noch einmal an.) Eine ganz allgemeine Frage, die es zu beantworten gilt, lautet: „Führt die Literaturüberprüfung zu neuen Erkenntnissen?“ Diese Frage zielt auf die Absicht der Literaturüberprüfung, die darin besteht, Erkenntnisse bereitzustellen (Schauen Sie sich den Kasten auf S. 130 noch einmal an). Dieses Hauptziel veranlaßt zu der Frage „Wurde durch die Überprüfung der Literatur denn eine gute Wissensgrundlage geschaffen, die zur Durchführung der Forschungsarbeit bzw. des wissenschaftlichen Projektes im klinischen oder im Ausbildungsbereich berechtigte?“ In dem Kasten auf S. 156 werden die Kriterien für die kritische Bewertung in Form von Fragen vorgestellt, die ForschungsanwenderInnen bei der Literaturüberprüfung verwenden können.

Fragen, die die logische Darstellung der überprüften Artikel betreffen, bereiten Neulingen in der Forschungsanwendung meistens etwas mehr Schwierigkeiten. Je mehr wissenschaftliche Artikel StudentInnen lesen, desto leichter fällt die Beantwortung dieser Fragen. Gelegentlich sprechen die Fragen, die im Zusammenhang mit einem bestimmten Konzept gestellt werden, für eine chronologische Darstellung der überprüften Studien (d.h. vielleicht frühere oder richtungsweisende Literatur an den Anfang stellen). Lesen Sie noch einmal die Diskussion über Stil und Gestaltung von Literaturüberprüfungen.

Es muß auch gefragt werden, ob jede Erklärung eines Schrittes im Forschungsprozeß diesen Richtlinien (Kriterien) gerecht wird oder nicht. In dem Kasten auf S. 130 werden z.B. die Ziele einer Literaturüberprüfung dargestellt. Aus der zweiten Zielsetzung geht hervor, daß die Literaturüberprüfung Lücken, Übereinstimmungen und Widersprüche in der Literatur über ein Thema, Konzept oder Problem feststellen soll. Die Frage in Tabelle 19-1 (siehe Kapitel 19, S. 497) lautet „Welche Wissenslücken lassen sich in bezug auf das Problem erkennen, und wie wird in der Studie versucht, diese Lücken zu schließen?“ In diesem Beispiel wurde eine Absicht oder Zielsetzung der Literaturüberprüfung zur Be-

Kriterien für die kritische Bewertung

1. Deckt die Literaturüberprüfung Wissenslücken oder Widersprüche auf?
2. Läßt die Überprüfung kritisches Denken erkennen?
3. Erscheinen in der Überprüfung alle relevanten Konzepte und Variablen?
4. Werden in der Zusammenfassung jeder überprüften Studie die wesentlichen Komponenten des Designs dargestellt?
5. Geht die kritische Bewertung jeder überprüften Studie auf die Stärken, Schwachstellen oder Grenzen des Designs ein und werden Kontroversen, Lücken und Widersprüche in dem Gebiet, um das es geht, thematisiert?
6. Wurde sowohl konzept- als auch datenbezogene Literatur ausgewertet?
7. Wurde in erster Linie Primärliteratur verwendet?
8. Beinhaltet die Literaturüberprüfung eine zusammenfassende Synthese der überprüften wissenschaftlichen Literatur?
9. Ist diese Synthese logisch aufgebaut, so daß die LeserInnen erkennen können, weshalb gerade dieses forschungsbezogene bzw. nicht-forschungsbezogene Projekt durchgeführt werden soll?
10. Wurde die Überprüfung der Studien nach logischen Gesichtspunkten aufgebaut (d.h. nach chronologischen bzw. nach Konzepten,Variablen oder nach Art, Design bzw. Ebene der Studie), so daß die LeserInnen leichter beurteilen können, ob es nötig war, gerade dieses forschungsbezogene bzw. nicht-forschungsbezogene Projekt durchzuführen?
11. Wird die Literaturüberprüfung der/den Absicht(en) der Studie oder des nicht forschungsbezogenen Projektes gerecht?

wertungsfrage bzw. zum Bewertungskriterium für die kritische Bewertung der Literaturüberprüfung.

„Wurde sowohl konzept- als auch datenbezogene Literatur berücksichtigt?“ und: „Wurde in erster Linie Primärliteratur verwendet?“ sind zwei weitere wichtige Fragen. In anderen Kriterienkatalogen für die kritische Bewertung können diese Fragen anders oder allgemeiner formuliert sein. So könnte die Frage auch lauten: „Erscheint die Literatursichtung ausreichend?“ oder: „Ist der Bericht in wissenschaftlich adäquater Form abgefaßt?“. Es scheint, als seien diese Fragen für StudentInnen schwer zu beantworten; man kann jedoch zunächst einmal feststellen, ob es sich bei der Quelle um eine wissenschaftliche Zeitschrift handelt (siehe Kasten, S. 140). Man kann mit einiger Sicherheit davon ausgehen, daß eine wissenschaftliche Zeitschrift Manuskripte veröffentlicht, deren Literatursichtung ausreichend ist, die in erster Linie Primärliteratur verwenden und die in wissenschaftlich adäquater Form abgefaßt sind. Vielleicht ist es nötig, die Studienberatung einzuschalten, wenn es darum geht, sich die Fähigkeit zur Beantwortung dieser Frage anzueignen.

Gibt es zu jeder überprüften Quelle eine Zusammenfassung? Gibt es eine kritische Bewertung? Es scheint, als könnte man diese Fragen leicht beantworten, wenn man liest, was in der Literaturüberprüfung steht. Wegen der unterschiedlichen Gestaltung und auch aus Platzgründen sind Zusammenfassungen jedoch manchmal nur ganz kurz und nicht selten fehlt die kritische Bewertung völlig. Andere Gründe für das Fehlen der kritischen

Bewertung wurden an früherer Stelle in diesem Kapitel angeführt. Es kommt sehr häufig vor, daß Angaben über die Absicht, Art und Größe der Stichprobe und über die Ergebnisse in der Zusammenfassung enthalten sind. Nicht selten wird eine ganze Studie in ein oder zwei Sätzen zusammengefaßt. Die Studie von Stewart Fahs und Kinney (1991) macht dies deutlich (siehe Anhang A). Die kursiv gedruckten Textstellen bezeichnen die quantitativen Komponenten der Studie.

> Wooldridge und Jackson (1988) *verglichen zwei Techniken für die subkutane Injektion von Heparin* [Absicht]. Für die Reihenfolge der Behandlung wurden *nach dem Zufallsprinzip* [Art der Stichprobe] *50 weiße Versuchspersonen* [Größe der Stichprobe] ausgewählt, die sich selbst kontrollierten. *Es wurde kein Unterschied in Bezug auf die Anzahl der Hämatome festgestellt, jedoch wurden weniger und kleinere Hämatome und kleinere verhärtete Bereiche bei folgender Technik festgestellt: größere (3 Milliliter) Spritze, 0,2 Milliliter Luftblase, Auswechseln der Nadel vor der Injektion und steriler, trockener Tupfer als Druckverband nach der Injektion* [Ergebnisse]. (S. 204)

Dieser Bericht enthält keine kritische Bewertung, man kann aber davon ausgehen, daß Stewart Fahs und Kinney diese Studie doch kritisch bewertet haben. Möglicherweise erschien ihnen die Bewertung für die Überprüfung nicht wichtig oder sie wurde aus Platzmangel weggelassen.

Eine weitere Zusammenfassung und kritische Bewertung einer überprüften Studie ist in der Literaturüberprüfung von Grey et al. zu finden (1991; Anhang B). Die Forscherinnen fassen darin eine Studie von Burns und anderen Wissenschaftlerinnen (1986) zusammen und bringen zum Schluß ihre kritische Bewertung zum Ausdruck: „Die Autorinnen geben ebenfalls keine Begründung für die lange Zeit, die seit der Diagnosestellung verstrichen ist, ein Umstand, der sich auch auf das Anpassungsverhalten auswirken kann, da die Insulinreserven mit der Zeit abgebaut werden (Travis, Brouhard und Schreiner, 1987)“ (S. 145). Darüber hinaus wird in diesem Beispiel kritisches Denken erkennbar: Die Wissenschaftlerinnen haben den Schwachpunkt einer Studie durch die Ergebnisse einer anderen Studie aufgedeckt.

Es ist allerdings nicht genug, jede Quelle zusammenzufassen und kritisch zu bewerten. Eine Literaturüberprüfung verlangt ebenfalls die Zusammenfassung bzw. Synthese aller überprüften Quellen, und es muß der Zusammenhang zwischen diesen Studien erklärt werden. In der Zusammenfassung sollte die Synthese der Hauptpunkte bzw. die Bedeutung erkennbar sein, die den Quellen im Hinblick auf die Forschungsfrage zukommt. Die Synthese einer Literaturüberprüfung erscheint gewöhnlich am Ende des Abschnittes vor den Abschnitten, in denen das Forschungsthema und die Hypothesen dargestellt werden. Wenn die Synthese nicht als solche ausgewiesen wird, erscheint sie normalerweise im letzten Abschnitt (siehe Beispiel Haber und Austin [1992], Kapitel 4, S. 113). In einer zweckdienlichen Literaturüberprüfung erkennt man die Synthese der überprüften Quellen (siehe Kasten, S. 146). Deshalb stellt sie ein wichtiges Kriterium für die kritische Bewertung dar.

Die Literaturüberprüfungen der in Anhang A, B und C abgedruckten Studien werden den Kriterien für die kritische Bewertung in zufriedenstellender Art und Weise gerecht, ganz besonders wenn es um die Synthese geht. Stewart Fahs und Kinney (1991; Anhang A) beispielsweise schließen ihre Literaturüberprüfung wie folgt ab:

> „Gegenwärtig findet man in der Literatur viele Beschreibungen von Pflegeinterventionen, in denen der empirische Nachweis zur Absicherung der Praxis fehlt. Die Benutzung von anderen Stellen als der Bauchregion für die subkutane Injektion von Heparin wurde nicht empirisch

> ausgewertet. Deshalb scheint die gängige Praxis, die Bauchregion als einzig möglichen Injektionsort für eine Low-dose-Heparin-Therapie anzusehen, eher auf Tradition als auf systematischer Untersuchung zu basieren.“ (S. 204)

Diese Synthese wird dem Ziel gerecht, Erkenntnisse darzustellen, zu ermitteln, was bekannt und was nicht bekannt ist, sowie Lücken und Widersprüche in der Literatur aufzudecken. Die Angaben in diesem Synthesebeispiel enthalten den Grund für die Durchführung der Studie und sie lassen darauf schließen, daß die Literaturüberprüfung in einer wissenschaftlich adäquaten Form abgefaßt wurde, die kritisches Denken erkennen läßt. Dieses Beispiel deckt in besonderer Weise Fragen aus dem Kasten auf S. 156 ab.

Grey et al. (1991; Anhang B) schließen ihre Einleitung mit der Feststellung ab, daß „das Anpassungsverhalten durch Alter, Coping und Selbstpflegeverhalten beeinflußt wird“ (S. 144). Obwohl diese Variablen nicht als Untertitel erscheinen, gehen sie deutlich aus den Zusammenfassungen der überprüften Studien hervor. Die Forscherinnen haben die zu überprüfenden Variablen dargestellt, die Studien im Zusammenhang mit diesen Variablen überprüft und die Überprüfung mit einer Zusammenfassung abgeschlossen, in der zum Ausdruck kommt, weshalb sie ihre Studie durchgeführt haben. In der Zusammenfassung (Synthese) wird festgestellt, daß „...die Literatur die Auffassung stützt, daß die Anpassung an eine chronische Krankheit wie beispielsweise Diabetes in der Kindheit und Jugend durch viele Faktoren beeinflußt wird. Die relativen Auswirkungen dieser Faktoren können jedoch durch existierende Studien nicht festgestellt werden. Aus diesem Grunde untersuchte diese Studie...“ (S. 145).

Die qualitative „grounded theory“-Studie (siehe Anhang C) von Hutchison und Bahr (1991) liefert ein weiteres Beispiel für eine Synthese, die den Kriterien für die kritische Bewertung gerecht wird. Die Forscherinnen haben die Literaturüberprüfung nicht als solche ausgewiesen, jedoch ist die Synthese im letzten Abschnitt unverkennbar:

> „Bei der Literaturüberprüfung wurden keine Studien oder Berichte gefunden, die sich umfassend mit der Art und Weise beschäftigt hätten, in der PflegeheimbewohnerInnen durch fürsorgliches Verhalten sozial produktiv sein können, oder damit, was es für diese Menschen persönlich bedeutet, sich in dieser Weise zu engagieren. Diese Studie verfolgte die Absicht, die besonderen Arten des fürsorglichen Verhaltens der HeimbewohnerInnen und die persönliche Bedeutung, die dieser Einsatz für sie selbst hatte, zu erforschen und zu beschreiben“ (S. 85).

Die Studie von Norman, Gadaletta und Griffin (1991) über die Bewertung von Methoden der Blutdruckmessung bei einer Untersuchungsgruppe mit akutem Trauma liefert ein weiteres Beispiel für eine gelungene Synthese. In dieser Studie erscheint die Literaturüberprüfung unter der Überschrift „Themenbezogene Literatur“. Die Zusammenfassung bzw. Synthese wird nicht als solche ausgewiesen, aber sie geht aus dem letzten Abschnitt über die themenbezogene Literatur klar hervor. Diese Forscherinnen haben jede überprüfte Studie zusammengefaßt, allerdings ist eine kritische Bewertung in dem Bericht nicht zu finden. (Wie bereits zu Beginn dieses Kapitels festgestellt wurde, heißt dies nicht, daß eine kritische Bewertung nicht durchgeführt wurde.) Folgendes wird festgestellt:

> „Es ergeben sich Diskrepanzen zwischen direkten und indirekten Methoden der Blutdruckmessung, die auf die physiologischen Eigenschaften der PatientInnen, auf die Methoden des Klinikpersonals sowie auf die Verläßlichkeit der Instrumente zurückzuführen sind (Henneman und Henneman, 1989; Rebenson-Piano, Holm und Powers, 1987). Diese Studie, bei der Empfehlungen aus früheren Arbeiten als Richtlinie zugrunde gelegt wurden, hat zum Ziel, diejenigen Faktoren zu überprüfen, die zu direkten und indirekten Messungsschwankungen führen könnten, die auf Fremdeinwirkung zurückzuführen sind.“ (S. 86)

Whitleys (1992a) konzeptbezogener Artikel ist ein Beispiel für eine Synthese von konzept-und datenbezogenen Quellen. Dieser Artikel befaßt sich mit der Analyse des Konzepts der Furcht. In gewissem Sinn könnte eine Konzeptanalyse als eine umfassende Literaturüberprüfung im „Langformat" angesehen werden. Überschriften und Untertitel sind für jede auf das Konzept bezogene Variable ausgewiesen, und die Synthese ist im Abschnitt „Schlußfolgerungen" zu finden. Whitley stellt folgendes fest:

> „Sowohl bei der Analyse des Konzepts der Furcht als auch bei der Analyse des Konzeps der Angst [früher veröffentlicht] wurde die enge Verwandtschaft dieser beiden Konzepte deutlich. Die Möglichkeit der Existenz eines Furcht-Angst-Syndroms, wie es von Taylor-Loughlin et al. (1989) diskutiert wird, läßt weitere Untersuchungen in der Tat gerechtfertigt erscheinen. Es ist jedoch auch klar, daß die Unterscheidung der beiden Konzepte sowohl möglich als auch notwendig ist. Durch das Aufzeigen wichtiger Merkmale, Prämissen, Konsequenzen und empirischer Daten erfüllt diese Unterscheidung in theoretischer und klinischer Hinsicht ihren Zweck ... ... Konzeptanalysen liefern wichtige Basisdaten zur Entwicklung der Instrumente für diesen Prozeß" (S. 160-161).

Ein weiteres Beispiel für eine Synthese in einem konzeptbezogenen Artikel liefert die Literaturüberprüfung von Ouellet und Rush (1992). Diese Autorinnen verfaßten einen Artikel mit dem Titel „Eine Synthese ausgewählter Literatur über Mobilität: Grundlagen für die Untersuchung der eingeschränkten Mobilität." Durch Überschriften und Untertitel wird die Lektüre der überprüften konzept- und datenbezogenen Quellen erleichtert. Die Zusammenfassung am Ende des Artikels hat eine Überschrift, umfaßt vier Abschnitte und erfüllt viele der Kriterien für die kritische Bewertung (siehe Kasten, S. 156). Die LeserInnen sollten einmal versuchen, diese Kriterien auf das folgende Beispiel anzuwenden, das dem ersten Abschnitt dieser Zusammenfassung entnommen ist:

> „Die Literaturüberprüfung legt nahe, daß die Pflege der Mobilität eine untergeordnete Bedeutung beigemessen hat; sie zeigt außerdem klar auf, daß die Mobilität im gesundheitlichen Kontext kaum diskutiert wird. Sie wird ganz im Gegenteil in erster Linie unter dem Aspekt der Immobilität thematisiert und entspricht somit einem krankheitsorientierten Modell. Dennoch wird die Gesundheit üblicherweise als Zweck oder Ziel der Pflege bezeichnet ... ... erste Verbindungen zwischen den beiden Aspekten wurden von Hogue (1984), Houldin, Salstein und Ganley (1987) und Mangalam (1968) hergestellt. Diese Arbeiten könnten als Ausgangsbasis für eine Erweiterung des Konzepts der Mobilität dienen, um die unterschiedlichen Dimensionen der Gesundheit einzubeziehen." (S. 72)

Die Fähigkeit zur kritischen Bewertung der Literaturüberprüfung kann man sich aneignen. Sie sollten weiterhin viel lesen, das Gelesene wiederholen und bei Lehrpersonal und erfahrenen ForscherInnen Rat suchen. Es empfiehlt sich ebenfalls, die Strategien für das kritische Lesen der Literatur, wie in Kapitel 4 beschrieben, jetzt noch einmal zu wiederholen.

Merksätze

- Die Aufgabe der ForschungsanwenderInnen bei der kritischen Bewertung einer Literaturüberprüfung wurde auf der Grundlage der Ausbildungsrichtlinien für Forschungsaktivitäten (ANA, 1989) und der Standards für die klinische Praxis (ANA, 1991) definiert.
- Die Überprüfung der Literatur ist definiert als eine breit angelegte, umfassende, gründliche, systematische und kritische Überprüfung wissenschaftlicher Publikationen, unveröffentlichter wissenschaftlicher Print-Materialien, audiovisueller Materialien und persönlicher Mitteilungen.
- Eine Literaturüberprüfung findet bei forschungsbezogenen und nichtforschungsbezogenen Aktivitäten statt.
- Für ForschungsanwenderInnen besteht das Hauptziel darin, sich folgende Fähigkeiten für die Literaturüberprüfung anzueignen:
  - Rasch und sicher eine ausreichende Menge wissenschaftlichen Materials für eine Literaturüberprüfung ausfindig machen.
  - Auf der Grundlage allgemein akzeptierter Überprüfungskriterien daten- und konzeptbezogenes Material kritisch bewerten.
  - Auf der Grundlage allgemein akzeptierter Überprüfungskriterien eine Literaturüberprüfung kritisch bewerten.
- Primärquellen sind für die Literaturüberprüfung wichtig.
- Sekundärquellen aus wissenschaftlichen Zeitschriften sind Teil einer Lernstrategie, mit der man die Fähigkeit des kritischen Bewertens entwickelt kann.
- Computer-Datenbanken haben gegenüber Print-Datenbanken viele Vorteile, wenn es um das Auffinden wissenschaftlichen Materials geht.
- Zu den Strategien zum raschen und sicheren Auffinden wissenschaftlichen Materials gehören auch die Beratung durch BibliotheksberaterInnen sowie die Verwendung von Software für Computer-Datenbanken.
- Literaturüberprüfungen können sowohl chronologisch als auch nach Variablen aufgebaut sein.
- Die Ziele und Merkmale einer zweckdienlichen Literaturüberprüfung finden in den Kriterien für die Bewertung wissenschaftlicher Literatur ihren Niederschlag; die Kriterien sind in Form von Fragen zusammengestellt.

Literaturverzeichnis

Acute Pain Management Guideline Panel. (1992). *Acute pain management: Operative or medical procedures and trauma practice guideline* (ACHCPR Publication No. 92-0023). Rockville, MD: Agency for Health Care Policy and Research, Public Health Service, U.S. Department of Health and Human Services.

American Nurses Association. (ANA). (1980). *A social policy statement.* Kansas City, MO: Author

American Nurses Association. (ANA). (1989). *Education for participation in nursing research..* Kansas City, MO: Author.

American Nurses Association. (ANA). (1991). *Standards of clinical nursing practice.* Kansas City, MO: Author

Avant, K.C. (1990). The art and science in nursing diagnosis development. *Nursing Diagnosis*, 1, 51-56.

Beck, C.T. (1992). The lived experience of postpartum depression: A phenomenological study. *Nursing Research*, 41(2), 166-170.

Bridges, J.M. (1990). Literature review on the images of the nurse and nursing in the media. *Journal of Advanced Nursing*, 15, 850-854.

CINAHL. (1992). CINAHL *fact sheets* 1992. Glendale, CA: CINAHL Information Systems.

Collins, R.M., & Fielder, J.H. (1992). Beckstrand's concept of practice theory: A critique. In L.H. Nicoll (Ed.), *Perspektives on nursing theory* (S. 555-561). New York: J.B. Lippincott.

Duckett, L., Henly, S.J., & Garvis, M. (1993). Predicting breast-feeding duration during the postpartum hospitalization. *Western Journal of Nursing Research*, 15(92), 177-198.

Glass, E.C. (1991). Importance of research to practice. In M.A. Mateo & K.T. Kirchhoff (Eds.), *Conducting and using nursing research in the clinical setting* (S. 3-7). Baltimore: Williams & Wilkins.

Grey, M. (1990). The literature review. In G. LoBiondo-Wood & J. Haber (Eds.), *Nursing research: Methods, critical appraisal, and utilization* (S. 78-88). St. Louis: Mosby.

Grey, M., Cameron, M.E., & Thurber, F.W. (1991). Coping and adaptation in children with diabetes. *Nursing Research*, 40(3), 144-149.

Haber, L.C., & Austin, J.K. (1992). How married couples make decisions. *Western Journal of Nursing Research*, 14(3), 322-342.

Hawks, J.H. (1991). Power: A concept analysis. *Journal of Advanced Nursing*, 16, 754-762.

Hutchison, C.P., & Bahr, R.T. (1991). Types and meanings of caring behaviors among elderly nursing home residents. *Image*, 23(2), 85-88.

Kerlinger, F.N. (1986). *Foundations of behavioral research.* (3rd ed.). New York: Holt, Rinehart & Winston.

Kirchhoff, K.T. (1991). Strategies in research utilization. In M.A. Mateo & K.T. Kirchhoff (Eds.), *Conducting and using nursing in the clinical setting* (S. 108-112). Baltimore: Williams & Wilkins.

Krainovich-Miller, B. (1988). Clinical validation of the nursing diagnosis of pre-operative state anxiety (Doctoral dissertation. Columbia University Teachers College, 1988). *Dissertation Abstracts International*, 8824404.

LeFort, S.M. (1993). The statistical versus clinical significance debate. *Image*, 25(1), 57-62.

LeMone, P. (1991). Analysis of a human phenomenon: Self-concept. *Nursing Diagnosis*, 2(3), 126-130.

Marriner-Tomey, A. (1989). *Nursing theorists and their work.* (2nd ed.). St. Louis: Mosby.

Miller, B.K., Haber, J. & Byrne, M. (1990). The experience of caring in the teaching-learning process of nursing education: Student and teacher perspectives. In M. Leininger & J. Watson (Eds.), *The caring imperative in education* (S. 125- 135). New York: NLN.

New Webster's Dictionary and Thesaurus. (1991). New York: Book Essentials.

Nicoll, L.H. (1992). *Perspektives on nursing theory.* (2nd ed.). New York: J.B. Lippincott.

Norman, E., Gadaletta, D., & Griffin, C.C. (1991). An evaluation of three blood pressure methods in a stabilized acute trauma population. *Nursing Research*, 40(2), 86-89.

Ouellet, L.L., & Rush, K.L. (1992). A synthesis of selected literature on mobility: A basis for studying impaired mobility. *Nursing Diagnosis*, 3(2), 72-80.

Owens, M.K., & Ehrenreich, D. (1991). Literature review of nonpharmacologic methods for the treatment of chronic pain. *Holistic Nursing Practice*, 6(1), 24-31.

Paul, R.W. (1900). *Critical thinking: What every person needs to survive in a rapidly changing world.* Rohnert Park, CA: Center for Critical Thinking & Moral Critique.

Phillips, J.R. (1992). Research issues: Search in research. *Nursing Science Quarterly*, 5(2), 50-51.

Rogers, M.E. (1970). *An introduction to the theoretical basis of nursing.* Philadelphia: F.A. Davis.

Shade, P. (1992). Patient-controlled analgesia: Can client education improve outcomes? *Journal of Advanced Nursing*, 17, 408-413.

Silver Platter Information. (1993). 1993 *Directory of* CD-ROM *Databases.* Norwood, MA: Silver Platter Information.

Stepnick, A., McDaniel, R.W., & Bach, C.A. (1991). Nursing research making it easier. *Journal of Nursing Staff Development*, March/April, S. 61-63.

Stewart Fahs, S. & Kinney, M.R. (1991). The abdomen, thigh, and arm as sites for subcutaneous sodium heparin injections. *Nursing Research*, 40(4), 204-207.

Whitley, G.G. (1992a). Concept analysis of anxiety. *Nursing Diagnosis*, 3(3), 107-116.

Whitley, G.G. (1992b). Concept analysis of fear. *Nursing Diagnosis*, 3(4), 155-160.

Wilson, S., & Morse, J.M. (1991). Living with a wife undergoing chemotherapy. *Image*, 23(2), 78-84.

Zusätzliche Literatur

American Psychological Association. (APA). (1983). *Publication manual of the American Psychological Association.* (3rd ed.). Washinton, DC: Author.

Strunk, W., & White, E.B. (1979). *The elements of style* (3rd ed.). New York: Macmillan.

Tornquist, E.M. (1986). *From proposal to publication: An informal guide to writing about nursing research.* Menlo Park, CA: Addison-Welsey.

6 Der theoretische Bezugsrahmen

Harriet R. Feldman

Lernziele

Nach der Lektüre dieses Kapitels sollten Sie Folgendes können:

- Sinn und Beschaffenheit eines theoretischen Bezugsrahmens erklären.
- Den Prozeß der Entwicklung eines theoretischen Bezugsrahmens beschreiben.
- Konzeptuelle und operationale Definitionen unterscheiden.
- Beschreiben, in welcher Weise ein theoretischer Bezugsrahmen die Forschungsarbeit bestimmt.
- Die Pflegetheorie definieren.
- Die vier für die Pflege relevanten Phänomene benennen.
- Die Punkte der kritischen Einschätzung beschreiben, die zur Bewertung der Angemessenheit, des inneren Zusammenhalts und der Konsistenz eines theoretischen Bezugsrahmens verwendet werden.

Schlüsselbegriffe

Hypothese
Konstrukt
Konzept
Konzeptuelle Definition
Operationale Definition
Proposition
Theoretischer Bezugsrahmen
Theorie
Variable

Ein theoretischer Bezugsrahmen kann mit dem Rohbau eines Hauses verglichen werden. Genauso wie ein Fundament ein Haus stützt, liefert ein theoretischer Bezugsrahmen die logische Grundlage für Prognosen über die Beziehungen zwischen den Variablen einer Forschungsarbeit. Dieses Kapitel beschäftigt sich mit den Eigenschaften und dem Sinn des theoretischen Bezugsrahmens in einer Studie und zeigt, wie man einen theoretischen Bezugsrahmen entwickeln und kritisch bewerten kann. Die folgenden Definitionen sollen als Einführung in die sich anschließende Diskussion dieser Themen dienen.

Die Definition des Begriffs der Theorie

Der Begriff *Theorie* ist schon vielfach definiert worden. Barnum (1990) beispielsweise stellt fest: „Eine Theorie ist eine Aussage mit dem Ziel, ein bestimmtes Phänomen zu begründen oder zu charakterisieren", und „die ins Auge springenden Aspekte eines Phänomens betont, so daß die wichtigen und notwendigen Faktoren (oder Beziehungen) von den zufälligen und unwichtigen Faktoren (oder Beziehungen) getrennt werden können" (S. 1). Chinn und Kramer (1991) sagen, Theorie sei eine „systematische Abstraktion der Wirklichkeit, die einem Zweck dient" (S. 20). Sie beschreiben jeden Teil der Definition wie folgt: *systematisch* impliziert ein spezifisches Organisationsmuster, *Abstraktion* bedeutet, daß die Theorie die Wirklichkeit repräsentiert und *Zweck* bedeutet die Beschreibung, Erklärung und Prognose der Phänomene sowie die Kontrolle über die Wirklichkeit. Nach Meleis (1985) ist es mit Hilfe einer Theorie möglich, eine „maximale Anzahl wahrnehmbarer Beziehungen" zu erklären, indem man festlegt, „welche Fragen zu stellen und welche Methoden anzuwenden sind, um Antworten auf die Fragen zu erhalten" (S. 30).

Kerlingers (1986) Definition der Theorie wird vermutlich in der Forschung am meisten benutzt. In dieser Definition werden die grundlegenden Aufgaben der Wissenschaft hervorgehoben, das heißt, die Entwicklung allgemeiner Erklärungen für natürliche Phänomene mit Hilfe von Theorien. Um es präziser auszudrücken, „eine Theorie ist eine Gruppe von zusammenhängenden *Konstrukten* [Konzepte, die auf einen wissenschaftlichen Zweck zugeschnitten wurden], Definitionen und Propositionen, die die Auffassung von Phänomenen systematisch beschreibt, indem sie Beziehungen zwischen Variablen mit dem Ziel benennt, die Phänomene zu erklären und zu prognostizieren" (Kerlinger, 1986, S. 9).

Mit Hilfe der Forschung können WissenschaftlerInnen Theorien entwickeln, modifizieren oder bewerten. Wie bereits in Kapitel 2 dargelegt wurde, werden Theorien durch induktive Prozesse entwickelt, durch die WissenschaftlerInnen veranlaßt werden, Prognosen über beobachtete Phänomene zu *entwickeln*. Ein deduktiver Ansatz wird dagegen benutzt, existierende Theorien dadurch zu bewerten und zu modifizieren, daß Prognosen über Beziehungen zwischen beobachteten Phänomenen *überprüft* werden.

Die Definition eines theoretischen Bezugsrahmens

Ein *theoretischer Bezugsrahmen* liefert den Kontext für die Untersuchung eines Problems, das heißt, die theoretische Grundlage für die Entwicklung von Hypothesen, genauso wie ein Kompaß (N-S-O-W) den Bezugsrahmen für die die Benutzung einer Straßenkarte bildet. Er stellt auch ein Bezugssystem dar, das heißt eine Basis für Beobachtungen, die Definition von Konzepten, Forschungsdesigns, Interpretationen und Generalisierungen, ähnlich wie der Rohbau, der auf einem Fundament ruht, den Gesamtentwurf eines Hauses zeigt. Schließlich dient ein theoretischer Bezugsrahmen als Leitfaden für die systematische Bestimmung logischer, exakt definierter Beziehungen zwischen Variablen.

Angenommen, eine Pflegeforscherin möchte Interventionen zur Verminderung von Schmerzen bei PatientInnen nach einer Gallenblasenoperation untersuchen und sie fände durch die Literatursichtung heraus, daß die Schmerzwahrnehmung durch Ablenkung verändert werden kann. Sie könnte also den Einsatz einer Ablenkungsmöglichkeit (z.B. Musik) bei diesen PatientInnen erforschen. In dem Fall würde sie die Beziehung zwischen dem Einsatz von Musik und postoperativen Schmerzen untersuchen. Die Gate-control-Theorie des Schmerzes (Melzack und Wall, 1965) bildet den theoretischen Bezugsrahmen für die Untersuchung der Beziehung zwischen zwei Variablen, der Musik und den postoperativen Schmerzen. Dieser Theorie zufolge kann man Schmerzen dadurch beeinflussen, daß schmerzhemmende Mechanismen, wie das zentrale Kontrollsystem in der Hirnrinde, beeinflußt werden. Ablenkung kann also diesen hemmenden Mechanismus verändern, indem die Schmerzwahrnehmung durch einen konkurrierenden Reiz überlagert wird. In Abbildung 6-1 ist diese theoretische Beziehung abgebildet.

Eine Wissenschaftlerin, die über ihre Forschungsarbeit berichtet, ist verpflichtet, die theoretische Grundlage für die Bildung der **Hypothese** (die Prognose der Wissenschaftlerin über das Ergebnis der Studie), sowie die Interpretation der Ergebnisse exakt darzulegen. Genau wie in der an früherer Stelle verwendeten Analogie jedes Stück Bauholz des Rohbaus mit einem anderen Stück verbunden werden muß, so müssen auch zwei oder mehr Variablen durch Beziehungen verbunden werden. Der Rohbau muß lotrecht auf einem soliden Fundament ruhen, ebenso wie die Beziehung zwischen zwei Variablen sich fest auf den theoretischen Bezugsrahmen stützen muß. Alles muß genau übereinstimmen, oder das Haus stürzt ein; ebenso präzise muß die theoretische Übereinstimmung sein, oder die Prognose, die über die Beziehung der Variablen gemacht wurde, wird aller Wahrscheinlichkeit nach keiner Überprüfung der Hypothese standhalten.

Die Verwendung eines theoretischen Bezugsrahmens als Richtschnur in einer Forschungsarbeit

Der theoretische Bezugsrahmen einer Forschungsarbeit stellt das Problem in einen theoretischen Kontext und weist dem Problem und den Ergebnissen der Studie damit eine Bedeutung zu. Er faßt das über den zu untersuchenden Bereich existierende Wissen

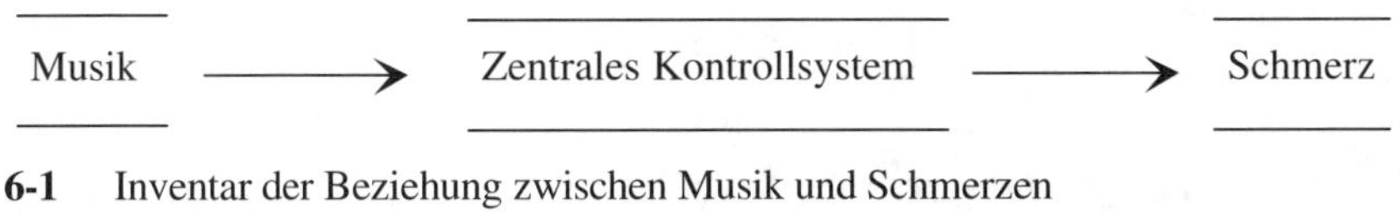

Abb. 6-1 Inventar der Beziehung zwischen Musik und Schmerzen

zusammen, macht die Verbindungen zwischen den definierten Konzepten deutlich und schafft so eine Grundlage für die Prognose bestimmter Ergebnisse oder die Bildung von Hypothesen (Abb. 6-2). Aus diesen Verbindungen oder *Propositionen* geht hervor, wie die Konzepte zusammenhängen, und sie bilden die Grundlage für die Entwicklung von Methoden, durch welche die Validität und Stärke der prognostizierten Beziehungen oder Hypothesen überprüft werden kann. Die Beispiele, die nun folgen, machen deutlich, wie der Forschungsprozeß durch die Theorie bestimmt wird.

Angenommen, eine Pflegeforscherin interessiert sich für Medikationsalternativen zur Behandlung postoperativer Schmerzen. Die Überprüfung der Literatur ergibt vielleicht, daß Entspannungsübungen als Intervention infrage kommen. Folgende Fragen könnten dann gestellt werden:

- Auf welcher Grundlage wurde die Verbindung zwischen Schmerzen und Entspannung hergestellt?
- Welcher Art ist diese Verbindung?
- Wie kann diese Verbindung oder Beziehung überprüft werden?
- Welche Methoden eignen sich für die Überprüfung?

Die Beantwortung dieser Fragen muß bei der Untersuchung eines theoretischen Bezugsrahmens einsetzen, der geeignet ist, dem Forschungsproblem gerecht zu werden.

Levin, Malloy und Hyman (1987) untersuchten die Beziehung zwischen Entspannung und postoperativen Schmerzen bei Frauen, die sich zu einer Gallenblasenoperation

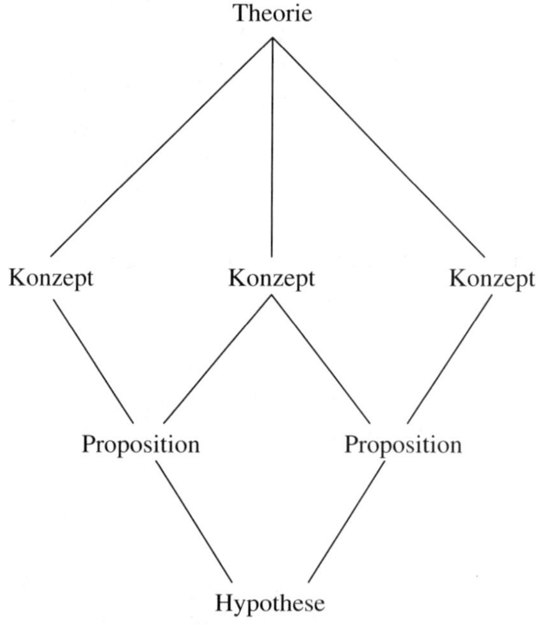

Abb. 6-2 Prozeß der Bildung einer Hypothese

entschlossen hatten. Als theoretische Erklärung für die Verbindung dieser Variablen benutzten sie die „Gate-controll-Theorie" und stützten sich auf zwei Komponenten der Schmerzerfahrung, die physiologische und die psychologische, sowie auf die Interaktion dieser Komponenten. Auf der Grundlage der Arbeit von Melzack und Wall (1975) stellten sie fest: „Die durch einen Stimulus hervorgerufene Empfindung wird durch motivational-affektive und kognitive Variablen verändert, die entweder die Übertragung neuronaler Impulse blockieren oder die Weiterleitung ermöglichen" (S. 464). Sie stellen weiter fest „Angst ist eine motivational-affektive Variable, die als Spannungszustand definiert wurde, der eine Streßreaktion hervorruft" (S. 464) und daher mit dem Zustand der Entspannung unvereinbar ist. Bei der Beschreibung der Entspannungsreaktion gehen sie auf psychologische und physiologische Auswirkungen dieser Technik ein. Sie ziehen den Schluß: „Wenn ein Zustand der Entspannung erreicht werden kann, dann werden die Angst und die sie begleitende, erhöhte Aktivität des Sympathikus neutralisiert. Es wurde festgestellt, daß eine Verminderung der Angst das Ausmaß senken kann, in dem ein Schmerzreiz als quälend wahrgenommen wird" (S. 464).

Abbildung 6-3 zeigt die Verbindung zwischen der unabhängigen (Entspannung) und der abhängigen Variable (Schmerz) in dieser Studie, indem sie deutlich macht, daß durch die Beeinflussung bestimmter psychologischer und physiologischer Komponenten der Schmerzerfahrung genau diese Erfahrung verändert werden kann. Wenn man in dem Ge-

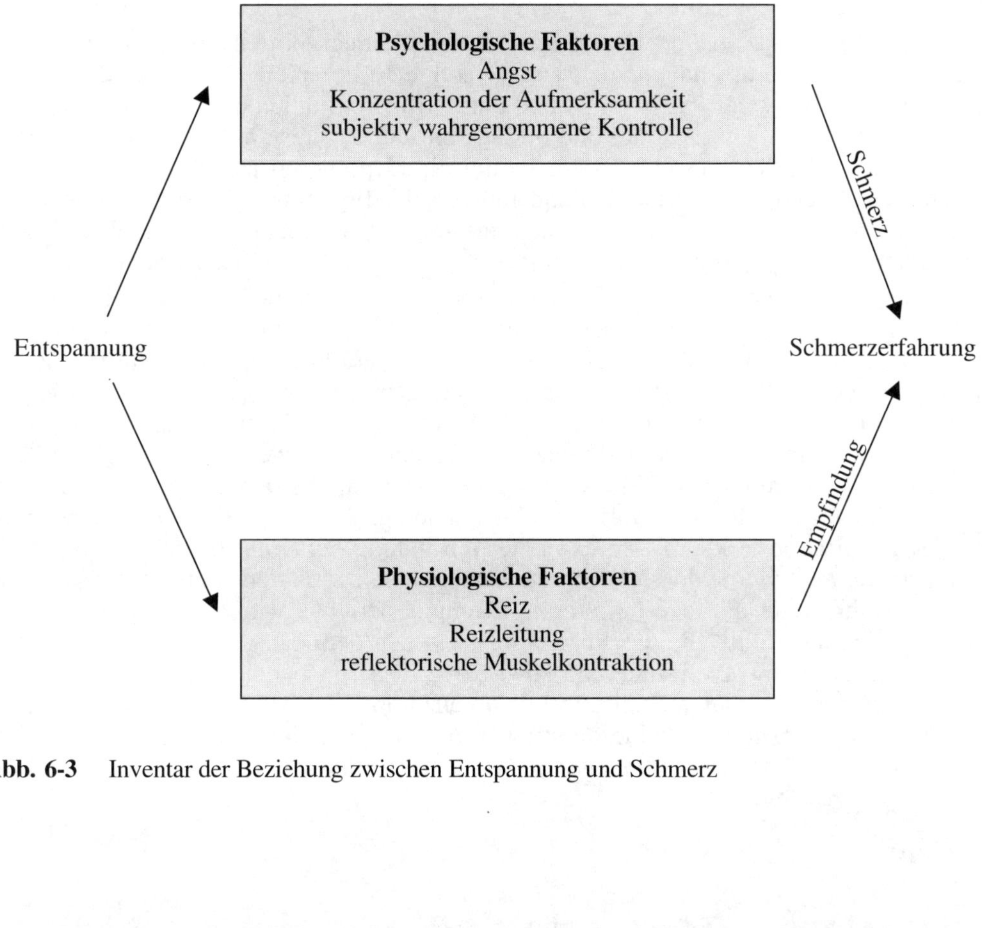

Abb. 6-3 Inventar der Beziehung zwischen Entspannung und Schmerz

dankengang dieser theoretischen Grundlage einen Schritt weitergeht, dann können folgende Hypothesen formuliert werden:

1. PatientInnen, die eine Entspannungstechnik anwenden, haben weniger starke postoperative Schmerzen als PatientInnen, die eine solche Technik nicht anwenden.
2. PatientInnen, die eine Entspannungstechnik anwenden, erleben Schmerzen weniger intensiv als PatientInnen, die eine solche Technik nicht anwenden.
3. PatientInnen, die eine Entspannungstechnik anwenden, leiden nach der Operation weniger unter Angst als PatientInnen, die eine solche Technik nicht anwenden.

Die erste Hypothese wurde aus der theoretischen Verbindung zwischen Entspannung und den physiologischen, mit Schmerz in Zusammenhang stehenden Faktoren abgeleitet. Die zweite Hypothese wurde aus den theoretisch fundierten, mit Schmerz in Zusammenhang stehenden psychologischen Faktoren abgeleitet. Die dritte Hypothese wurde aus der theoretischen Verbindung zwischen Entspannung und den mit Schmerz in Zusammenhang stehenden psychologischen Faktoren (Angst) abgeleitet.

Sobald Hypothesen aufgestellt sind, werden sie überprüft. Dies erfordert die Auswahl von Versuchspersonen für die Studie, Instrumente, mit denen die Variablen valide und reliabel gemessen werden, die Entwicklung einer Methode für das systematische Sammeln von Information, die erforderlich sind, um die in der Hypothese formulierten Beziehungen zu überprüfen, sowie die Auswahl statistischer Prüfverfahren, mit denen Ausmaß und Bedeutung bzw. Signifikanz der Beziehungen festgestellt werden kann. Darüber hinaus müssen die Ergebnisse der Studie dahingehend überprüft werden, ob sie die theoretische Grundlage stützen oder nicht.

Es ist einleuchtend, daß der theoretische Bezugsrahmen für den gesamten Prozeß der Durchführung einer Forschungsarbeit eine wichtige Rolle spielt. Wenn der Bezugsrahmen in logischer Hinsicht fehlerfrei ist und durch frühere Studien bestätigt wird, dann ist auch die Wahrscheinlichkeit groß, daß die aus diesem Bezugsrahmen abgeleiteten Prognosen und Hypothesen bestätigt werden; sind die Hypothesen jedoch nicht fest in der theoretischen Grundlage verankert, dann müssen die Ergebnisse angezweifelt werden. ForschungsanwenderInnen müssen in der Lage sein zu entscheiden, ob der theoretische Bezugsrahmen mit den Konzepten, Definitionen und Hypothesen in Einklang steht.

Möglicherweise geht aus dem Forschungsbericht nicht immer eindeutig der Zusammenhang zwischen der theoretischen Grundlage und der Entwicklung der Hypothesen hervor. Dazu ein Beispiel: Zwar stellten Gift, Moore und Soeken (1992) die Hypothese auf, daß PatientInnen mit chronisch-obstruktiver Lungenerkrankung (COPD), die mit Hilfe einer Tonbandanleitung progressive Muskelentspannung erlernten, „beim Vergleich mit einer Kontrollgruppe ohne Tonbandanleitung eine deutlichere Besserung ihres Zustandes (Angst, Atemnot und Verkrampfung des Respirationstraktes) spüren " (S. 242), aber sie stellten zwischen den Variablen Entspannung, Angst, Atemnot und Verkrampfung des Respirationstraktes keine explizite Verbindung her. Eine Beziehung zwischen Angst und Atemnot wurde durch Forschungsarbeiten belegt, in denen über eine Zunahme der Angst während der Perioden verstärkter Atemnot berichtet wurde. Außerdem werden andere Studien angeführt, die die Beziehung zwischen dem Einsatz von Entspannungstechniken und der Angstverminderung sowie zwischen Entspannungstechniken und der Verbesserung des maximalen Expirationsvolumens (ein Indikator für die Verkrampfung) bestätigen. Es wurde jedoch keine direkte theoretische Beziehung hergestellt, die zeigt, wie Entspannung Angst vermindert und wie die verminderte Angst sich auf die Ver-

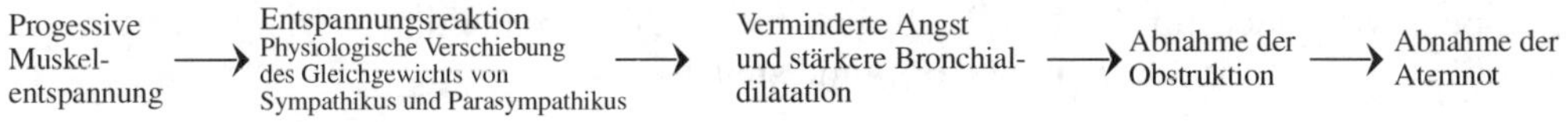

Abb. 6-4 Inventar der Beziehung zwischen progressiver Muskelentspannung und Abnahme der Atemnot

krampfung des Respirationstraktes und auf die Atemnot auswirkt. In Abbildung 6-4 wird dargestellt, wie diese theoretische Beziehung aussehen könnte. Da die Hypothese der Studie nicht durch die dokumentierte Darstellung der theoretischen Grundlage bestätigt wurde, bleiben diesbezügliche Interpretationen den LeserInnen überlassen.

In einigen Fällen ist die theoretische Grundlage einfach nicht richtig. Beispiele hierfür sind: (1) eine Theorie, die ein bestimmtes Verhalten bei Kindern erklären soll, aber nicht unbedingt geeignet für die Erforschung solcher Verhaltensweisen bei Erwachsenen ist; (2) eine Theorie über Management, die auf der Grundlage von Beobachtungen an männlichen Führungskräften aufgestellt wurde, wäre nicht geeignet zur Erforschung management-typischer Verhaltensweisen bei Frauen; (3) die „Theorie der Stärke" (Barrett, 1988), die sich aus Rogers (1986) nicht-kausalem, ganzheitlichen „Modell des einheitlichen Menschen" ableitet; dort wird behauptet, daß die Menschen „in einem fortwährenden, wechselseitigen Austauschprozeß mit der Umgebung stehen" (Barrett, 1989, S. 207); der Überprüfung dieses Modells würde ein Bezugsrahmen, dessen Grundlage das Verhältnis von Ursache und Wirkung wäre, nicht gerecht. Falsche theoretische Grundlagen können, ganz abgesehen davon, daß sie logisch nicht fehlerfrei sind, zu irrigen Schlußfolgerungen und nicht bestätigten Prognosen über das zu untersuchende Problem führen.

Es mag auch Fälle geben, in denen die theoretische Grundlage schwach ist. Beispielsweise kann es sein, daß die Theorie nicht ausreichend überprüft wurde, die Voraussetzungen (siehe Kapitel 2) nicht miteinander vereinbar und die Konzepte schlecht definiert sind oder daß die Begriffe nicht mit der Theorie übereinstimmen.

Der Sinn eines theoretischen Bezugsrahmens in einer Forschungsarbeit

Weshalb benötigt man für eine Forschungsarbeit einen theoretischen Bezugsrahmen? Weshalb kann man nicht einfach zwei nach vernünftigen Gesichtspunkten ausgewählte Variablen miteinander vergleichen und ihre Beziehung zueinander untersuchen? Denken Sie zum Vergleich an das erste Mal, als Sie mit dem Auto zu einem Ihnen unbekannten Ort unterwegs waren. Wie haben Sie Ihr Ziel erreicht? Haben Sie eine Straßenkarte benutzt oder sind Sie nach den Angaben einer anderen Person gefahren? Haben Sie sich an die vorgeschriebene Route gehalten oder haben Sie eine Abkürzung genommen? Sind Sie nach links anstatt nach rechts abgebogen, weil Ihnen dies logisch erschien, oder haben Sie diese Entscheidung aufgrund Ihrer Kenntnis getroffen? Die Straßenkarte diente als Führer zu Ihrem Bestimmungsort, und wenn man eine Forschungsarbeit durchführt, dient eine theoretische Grundlage ebenso als Führer oder Karte, um eine logische, genau definierte Beziehung zwischen Variablen systematisch zu identifizieren. Darüber hinaus soll die theoretische Grundlage eine klare Beschreibung der Variablen geben, Möglichkeiten oder Methoden für die Durchführung der Studie bereitstellen sowie die Interpretation, Bewertung und Integration der Befunde steuern.

Die Entwicklung eines theoretischen Bezugsrahmens

Von ForschungsanwenderInnen wird erwartet, daß sie den theoretischen Bezugsrahmen von Forschungsarbeiten kritisch bewerten können. Das Wissen um Grundlagen und Schwierigkeiten bei der Entwicklung eines theoretischen Bezugsrahmens wird Krankenschwestern bei der kritischen Bewertung dieses Aspektes einer Forschungsarbeit helfen. Als Anleitung für diesen Prozeß werden Beispiele herangezogen.

Die Auswahl der Konzepte

Ein Konzept ist das Abbild bzw. die symbolische Darstellung einer abstrakten Idee. Es entsteht durch die Verallgemeinerung bestimmter Merkmale. Beispielsweise ist Gesundheit ein Konzept, das aufgrund der Verallgemeinerung bestimmter Verhaltensweisen entstanden ist, wie z.B. sich bewegen zu können, frei von Infektionen zu sein und in angemessener Form kommunizieren zu können. Andere Konzepte sind Schmerz, Intelligenz, Gewicht, Kummer, Selbstkonzept und Leistung. Konzepte erleichtern die genaue Darstellung von Ideen, so daß eine systematische Untersuchung stattfinden kann. Manche Konzepte sind direkt wahrnehmbar, wie zum Beispiel ein Stuhl oder Regen, andere sind indirekt wahrnehmbar, wie beispielsweise Angst oder Intelligenz. Durch einen theoretischen Bezugsrahmen wird die Beziehung zwischen den Konzepten einer Studie exakt bestimmt.

Da Konzepte die Grundlage für die Erweiterung von Ideen und für die Entwicklung von Theorien bilden, ist es wichtig, Konzepte auszuwählen, in denen der zu untersuchende Gegenstand seinen Niederschlag findet. Bei der Bewertung einer Forschungsarbeit müssen ForschungsanwenderInnen darauf achten, ob die Konzepte ihrer Definition gemäß sowohl allgemein als auch speziell auf den Kontext des zu erforschenden Problems bezogen untersucht werden (siehe Kapitel 7 und 14). Des weiteren muß darauf geachtet werden, ob sie mit den geeigneten Instrumenten erfaßt werden (siehe Kapitel 14 und 15).

Das Erkennen der Wechselbeziehung zwischen Konzepten

Während der Untersuchung von Konzepten oder Variablen, die die Forschungsarbeit bestimmen, können sich Beziehungen herauskristallisieren. Beispielsweise kann man bei der Überprüfung der Literatur zu einem bestimmten Bereich, z.B. Streß, auf Informationen über Variablen stoßen, die mit dem Thema zusammenhängen (z.B. Beginn einer Krankheit, gewisse physiologische Reaktionen und Lernfähigkeit). Beziehungen lassen sich aber auch durch systematische Beobachtung und durch Erfahrung erkennen. Eine Beziehung kann möglich oder nicht beweisbar sein.

Naturwissenschaftliche Gesetze, z.B. Newtons drei Bewegungsgesetze, sind ein Beispiel für eine allgemein gültige Beziehung. In diesem Fall ist keine gegenteilige Beobachtung bekannt. Eine mögliche oder fragliche Beziehung ist eine Hypothese, die eine Beziehung zwischen zwei oder mehr Variablen postuliert, die weder als wahr noch als falsch nachgewiesen werden kann. Sowohl Naturgesetze als auch Hypothesen stellen verschiedene Arten von Propositionen dar (siehe Kapitel 2).

Die Literaturüberprüfung ist im allgemeinen der Teil des Forschungsberichtes, in dem die theoretische Grundlage diskutiert wird; hier sollten auch die auf die einzelnen Variablen bezogenen Propositionen explizit formuliert werden. Die in den Hypothesen postulierten Beziehungen zwischen den Variablen müssen eindeutig und präzise zum Ausdruck gebracht werden, und die Hypothesen sollten auf der Grundlage der aus dem theoretischen Bezugsrahmen abgeleiteten Propositionen formuliert werden (siehe Kapitel 5 und 7).

Die Formulierung von Definitionen

Wie bereits an früherer Stelle gesagt wurde, sind Konzepte Darstellungen abstrakter Ideen. Um einen theoretischen Bezugsrahmen zu entwickeln, auf dessen Grundlage Hypothesen gebildet und überprüft werden können, müssen die Konzepte klar definiert sein. Wenn Sie sich noch einmal das Beispiel der Fahrt zu einem unbekannten Ort in Erinnerung rufen, wie wären Sie dann Ihrer Ansicht nach zu dem Ort gelangt, wenn die Angaben ganz einfach gelautet hätten „Erst fahren Sie eine Straße entlang, dann biegen Sie an einer anderen ab und fahren noch drei Straßen weiter?“ Ohne eine klare Vorstellung davon, an welcher Straße Sie in welcher Richtung abbiegen und wie weit Sie weiterfahren sollen, hätten Sie sich vermutlich verfahren. Der gleiche Prozeß gilt für jedes Konzept. Wie würden Sie beispielsweise Schmerz, Angst, Intelligenz definieren? Außer den Namen der Straßen, die man befahren muß, braucht man ganz eindeutig noch andere Angaben, zum Beispiel über die Art des Transportmittels, das man benutzen muß, durch welche Stadt man fahren muß, wie man erkennt, daß man am Ziel ist und wie weit man fahren muß. Solche Parameter geben die Vorgehensweise vor, indem sie festlegen, welche *Operationen* ausgeführt werden müssen, um die Reise machen zu können. Wenn man Konzepte für eine systematische Untersuchung definiert, müssen sowohl konzeptuelle als auch operationale Informationen enthalten sein.

Konzeptuelle Definitionen

Konzepte müssen unabhängig von dem Grad der Abstraktion so eindeutig wie nur möglich definiert werden, so daß sie anderen leicht vermittelt werden können. Selbst das englische Wort *can* kann verschieden interpretiert werden; es kann beispielsweise bedeuten: Abfalltonne; zu etwas in der Lage sein; Kommode. Eine *konzeptuelle Definition* gibt wie ein Wörterbuch die allgemeine Bedeutung eines Konzepts wieder. In ihr schlägt sich die der Studie zugrundliegende Theorie dieses Konzepts nieder. Nachfolgend sind Beispiele für konzeptuelle Definitionen aufgeführt:

- *Genesung:* Der Prozeß der Heilung nach einer Verletzung
- *Adaptation:* „Das Ausmaß, in dem sich eine Person in psychologischer, sozialer und physiologischer Hinsicht an eine chronische Krankheit anpaßt" (Grey, Cameron und Thurber, 1991, S. 144)
- *Postoperativer Schmerz:* Beschwerden, die eine Person nach einem chirurgischen Eingriff erlebt
- *Coping-Versuch:* „Aufwand an physischer und/oder emotionaler Energie, den ein Ereignis oder eine Situation erfordert, um sich an die Situation anzupassen oder mit ihr fertigzuwerden" (Schepp, 1991, S. 44)
- *Subjektiv wahrgenommene Unsicherheit:* „Die Wahrnehmung, die eine Person eine Situation als ambivalent empfinden läßt" (Wineman, 1990, S. 294)
- *Reaktive Angst:* „Ein vorübergehender emotionaler Zustand in einer Situation, die als Bedrohung der persönlichen Integrität wahrgenommen wird" (Mullooly, Levin und Feldman, 1988, S. 5)

Da es sich hier um allgemeine Definitionen handelt, enthalten sie keine Hinweise darauf, wie die Konzepte zu bewerten sind.

Operationale Definitionen

Durch die *Operationalisierung* wird die konzeptuelle Definition dadurch um eine Dimension erweitert, daß die zur Bewertung des Konzepts erforderlichen Verfahren oder Operationen genau dargelegt werden. Sie liefert die Informationen, die erforderlich sind, um die Daten für das zu untersuchende Problem zu sammeln. Einige Konzepte lassen sich leicht operational definieren; der Puls beispielsweise kann numerisch gemessen werden, nachdem man den radialen Puls gefunden hat und die Anzahl der Schläge bzw. den Puls eine Minute lang mißt. Andere Konzepte lassen sich auf diese Art viel schwieriger operationalisieren, zum Beispiel Coping, da es der jeweiligen Forscherin überlassen bleibt, ein Meßinstrument ausfindig zu machen und auszuwählen, mit dem das definierte Konzept am besten bewertet werden kann. Nachfolgend sind Beispiele für *operationale Definitionen* aufgeführt.

- *Atemnot:* „Das Gefühl, nur unter Schwierigkeiten atmen zu können" (Gift, Moore und Soeken, 1992, S. 242); Bewertungsgrundlage: „Visual Analogue Dyspnea Scale" (VADS)
- *Hoffnungslosigkeit:* „Die gedankliche Vorwegnahme der Erfahrung unerwünschter Situationen bzw. Konsequenzen, auf die man größtenteils keinen Einfluß hat, wurde auf der „Hopelessness Scale" gemessen " (Abraham, Neundorfer und Currie, 1992, S. 198)
- *Körperhaltung:* „Die allgemeine Haltung von Personen gegenüber der äußeren Form und Erscheinung ihres Körpers" (Drake, Verhulst, Fawcett und Barger, 1988, S. 89); Bewertungsgrundlage: „Body Attitude Scale"
- *Soziale Unterstützung:* „Charakteristisches Merkmal einer sozialen Situation, die die Auswirkungen von Streß auf die Gesundheit von Menschen abfedert" (Northouse, 1988, S. 91); Bewertungsgrundlage: „Social Support Questionnaire"
- *Reaktive Angst:* „Ein vorübergehender emotionaler Zustand in einer Situation, die als Bedrohung der persönlichen Integrität wahrgenommen wird" (Mullooly et al., 1988,

S. 5); Bewertungsgrundlage: „State-Trait Anxiety Inventory" (Inventar zur Messung der reaktiven und der persönlichkeitsbedingten Angst) von Spielberger (Spielberger, Gorsuch und Lushene, 1970)

Jedes dieser Beispiele besteht aus einer konzeptuellen Definition und wenigstens einem Bewertungsindex, der die operationale Komponente hinzufügt. Zusammenfassend kann festgehalten werden, daß eine operationale Definition den Konstrukten Spezifität und Richtung verleiht, so daß sie die Entwicklung einer Forschungsarbeit bestimmen können. Sobald ein Konstrukt operationalisiert (meßbar gemacht) wurde, wird es „Variable" genannt. Ab diesem Zeitpunkt spielt es eine bedeutsame Rolle bei der Formulierung der theoretischen Grundlage. Die ForschungsanwenderInnen entscheiden, ob die Variablen in konzeptueller und operationaler Hinsicht klar definiert sind. Wenn die Bedeutung einer Variablen nicht klar ist, oder wenn die Variable und die Meßmethode nicht auf dasselbe Ziel ausgerichtet sind, dann ist ein Vergleich der Forschungsarbeit mit anderen Untersuchungen nicht valide, und die Forschungsarbeit kann auch nicht sinnvoll wiederholt werden (siehe Kapitel 7).

In einigen Forschungsberichten werden konzeptuelle Definitionen gegeben, und die Beschreibung der Meßmethode erfolgt in einem anderen Abschnitt, z.B. unter „Methodologie" oder „Instrumentarium". Andere geben operationale Definitionen; wieder andere geben vielleicht gar keine Definitionen und überlassen die Interpretation hinsichtlich der Bedeutung der Variablen den LeserInnen. Im letzen Fall passiert es natürlich leicht, daß man sich nicht mehr zurechtfindet.

Die Formulierung der theoretischen Grundlage

Durch die Literaturüberprüfung werden WissenschaftlerInnen auf theoretische Verbindungen zwischen den Variablen aufmerksam bzw. finden sie bestätigt. Zum Beispiel fanden Hutchison und Bahr (1991) bei der Literaturüberprüfung zu dem Thema „ältere Menschen" heraus, daß die Unterbringung in einem Heim (z.B. in einem Pflegeheim) sich negativ auf das Wohlbefinden auswirkt. So konnte durch Untersuchungen belegt werden, daß das Personal in Pflegeheimen die BewohnerInnen davon abhielt, fürsorgliches Verhalten anderen gegenüber zu zeigen und daß Isolation, Apathie, Motivationsverlust, Depression und ähnliche Faktoren für die Verschlechterung des Befindens verantwortlich waren. In anderen Studien wurde gezeigt, daß einige PflegeheimbewohnerInnen versuchten, sich anderen zuzuwenden und so ihr fürsorgliches Verhalten zum Ausdruck zu bringen. Keine einzige Studie berichtete jedoch über die Art und Weise, in der PflegeheimbewohnerInnen „durch ihr fürsorgliches Verhalten sozial produktiv sind und darüber, was es für sie persönlich bedeutet, sich auf diese Art zu engagieren" (Hutchison und Bahr, 1991, S. 85). Ihre Studie war darauf ausgelegt, sowohl Form und Bedeutung des fürsorglichen Verhaltens älterer PflegeheimbewohnerInnen als auch die persönliche Bedeutung dieses Verhaltens zu beschreiben.

Ein anderes Beispiel bezieht sich auf den Gebrauch von Kondomen bei schwarzen Frauen. Jemmot und Jemmot (1991) untersuchten durch Einstellungen und Normen bedingte Einflüsse sowie das Wissen über die erworbene Immunschwäche (AIDS) bei schwarzen Frauen unter dem Aspekt des AIDS-Risikoverhaltens, in diesem Fall den Vorsatz, ein Kondom zu benutzen. Die Theorie des vernunftgeleiteten Handelns (Ajzen und Fishbein, 1980) bildete den theoretischen Bezugsrahmen für diese Studie. In dieser Theorie „liegt der Schwerpunkt auf sehr spezifischen Einstellungen, subjektiven Normen, Absichten und Verhaltensweisen. Der Theorie zufolge ist Verhalten das Ergebnis einer bestimmten Absicht...; ...die Absicht einer Frau, ein Kondom zu benutzen, wird von ihrer Einstellung – ob positiv oder negativ – zum Gebrauch von Kondomen und ihrer Wahrnehmung dessen bestimmt, was sie nach Auffassung wichtiger Leute tun sollte" (Jemmot und Jemmot, 1991, S. 228). Auf der Grundlage dieser Theorie sollte die Studie die Hypothesen bezüglich des Vorsatzes der Frauen, ein Kondom zu benutzen, und bezüglich ihrer Einstellungen (günstig oder ungünstig) und subjektiven Normen (Befürwortung oder Ablehnung von Kondomen) überprüfen. Ebenfalls erforscht wurde das Wissen über AIDS im Zusammenhang mit Einstellungen und Absichten.

Bei dem ersten Beispiel wählten Hutchison und Bahr einen induktiven Ansatz für die Erforschung der Formen des fürsorglichen Verhaltens von PflegeheimbewohnerInnen und der persönlichen Bedeutung dieses Verhaltens für diese Menschen. Auf der Grundlage von Daten, die sie aus Gesprächen mit den PflegeheimbewohnerInnen gewonnen hatten, entwickelten sie ein Modell der verschiedenen Formen des fürsorglichen Verhaltens. Dieses Modell kann verwendet werden, um Hypothesen über fürsorgliches Verhalten und Variable, wie z.B. Selbstkonzept, Depression und Verschlechterung, zu generieren. Im zweiten Beispiel wählten Jemmot und Jemmot einen deduktiven Ansatz. Klinische Erkenntnisse, frühere Forschungsarbeiten sowie die Theorie des vernunftgeleiteten Handelns bildeten die Ausgangsbasis für Schlußfolgerungen: das heißt, die Generierung von Hypothesen über Einstellungen, subjektive Normen und Wissen zum Thema AIDS bezogen auf die Absicht, ein Kondom zu benutzen.

Wenn man die Formulierung der theoretischen Grundlage beurteilt, muß man darauf achten, daß die innere Struktur, z.B. die Konzepte und ihre Definitionen, klar ist und ein zusammenhängendes Ganzes ergibt; darüber hinaus sollte der Ansatz zum Verständnis der Phänomene, ob induktiv oder deduktiv, sich durch Logik auszeichnen. ForschungsanwenderInnen sollten bei der Beurteilung auf folgendes achten: Umfang und Gründlichkeit der Literaturüberprüfung, Vorhandensein oder Fehlen eindeutiger Definitionen von Konzepten und Variablen, logische und explizit formulierte theoretische Grundlage, die fest in diesen Strukturen verankert ist.

Verschiedene Arten von Theorien

Theorien können ein bestimmtes Phänomen beschreiben, die Beziehungen zwischen Phänomenen erklären oder prognostizieren, wie ein Phänomen ein anderes beeinflußt (Fawcett, 1989, S. 21). Die Ansätze zur Überprüfung der verschiedenen Theoriearten sind unterschiedlich (siehe Kapitel 8, 9 und 10 – verschiedene Forschungsdesigns).

Deskriptive Theorien beispielsweise „beschreiben oder klassifizieren spezifische Dimensionen oder Merkmale von Einzelpersonen, Gruppen, Situationen oder Ereignissen, indem sie die Gemeinsamkeiten zusammenfassen, die sich aufgrund von Einzelbeobachtungen ergeben haben" (Fawcett, 1989, S. 21). Zur Überprüfung deskriptiver Theorien werden deskriptive Studien durchgeführt. Hutchison und Bahr wählten den „grounded theory"-Ansatz, um Form und Bedeutung des fürsorglichen Verhaltens älterer PflegeheimbewohnerInnen zu beschreiben. Sie beobachteten die PflegeheimbewohnerInnen und führten Befragungen durch, um ihre Sichtweise des fürsorglichen Verhaltens zu verstehen. Auf der Grundlage der gefundenen Gemeinsamkeiten entwickelten die Wissenschaftlerinnen ein Modell der verschiedenen Formen des fürsorglichen Verhaltens und dessen Bedeutung, wie die PflegeheimbewohnerInnen sie zum Ausdruck brachten.

Erklärende Theorien sind Theorien, „die die Beziehung zwischen den Dimensionen oder Merkmalen von Einzelpersonen, Gruppen, Situationen oder Ereignissen spezifizieren" (Fawcett, 1989, S. 21); sie werden durch Korrelationsstudien überprüft. Grey et al., (1991) führten eine solche Korrelationsstudie durch, um den Einfluß von Alter, Coping und Selbstpflege auf das soziale, psychologische und physiologische Anpassungsverhalten von Kindern und Jugendlichen mit Diabetes festzustellen. Durch die Literaturüberprüfung fanden sie heraus, daß mehrere Faktoren das Anpassungsverhalten an chronische Krankheiten während der Adoleszenz beeinflussen; allerdings war die relative Auswirkung dieser Faktoren noch nicht ermittelt worden. Sie stellten die Hypothese auf, daß „das Anpassungsverhalten durch Alter, Coping und Selbstpflegeverhalten beeinflußt wird" (S. 144) und fanden bei Kindern und Jugendlichen Unterschiede in Bezug auf diese Faktoren.

Durch **prognostizierende Theorien** sollen „die genauen Beziehungen zwischen den Dimensionen oder Merkmalen eines Phänomens oder die Unterschiede zwischen Gruppen vorausgesagt werden" (Fawcett, 1989, S. 21); diese Theorien werden durch experimentelle oder quasi-experimentelle Forschungsdesigns überprüft. Gift et al., (1992) beispielsweise wählten ein quasi-experimentelles Design, um die Wirksamkeit einer auf Tonband aufgenommenen Entspannungsanleitung bei Atemnot und Angst von PatientInnen mit chronisch-obstruktiver Lungenerkrankung zu überprüfen. Ziel dieser Arbeit war es, im Hinblick auf eine zukünftige Nutzung im klinischen Rahmen Prognosen über den Einsatz von Entspannungstechniken zur Verringerung von Atemnot und Angst zu machen.

Der Beitrag von Pflege-Theorien oder des Bezugrahmens der Pflege zur Forschung

Bei der Entwicklung eines theoretischen Bezugsrahmens für Pflegestudien bieten sich zwei Möglichkeiten an, wenn es darum geht, Erkenntnisse zu gewinnen. Entweder wird der in pflegefremden Disziplinen entwickelte Bezugsrahmen zum Zweck der Lösung von pflegespezifischen Problemen „entliehen", oder er ergibt sich dadurch, daß man pflegespezifische Phänomene identifiziert und Fragen dazu stellt. Der Beitrag der „entliehenen" Theorien ist dann sehr dienlich, wenn die Daten speziell auf die Pflege bezogen sind.

Pflegespezifische Theorien leisten Hilfestellung, wenn es der Pflege darum geht zu definieren, inwiefern sie sich von anderen Disziplinen unterscheidet. Pflegetheorien spiegeln eine bestimmte Sichtweise des Menschen, der Gesundheit und anderer Konzepte wieder, die zur Entwicklung eines Wissensstandards beitragen, der pflegespezifischen Belangen Rechnung trägt. Was aber ist eine *Pflegetheorie*? Mit welchen Phänomenen hat es die Pflege hauptsächlich zu tun? Woher stammen die Pflegetheorien, wenn sie nicht aus anderen Disziplinen „entliehen" wurden?

Meleis (1991) definiert *Pflegetheorie* als „klar formulierte und allgemein zugängliche Konzeptualisierung konstruierter oder entdeckter Wirklichkeitsbereiche (zentrale Phänomene und Beziehungen) innerhalb der Pflege oder der Pflege verwandter Gebiete, die das Ziel verfolgt, Pflegeleistungen zu beschreiben, zu erklären, zu prognostizieren oder vorzuschreiben" (S. 167). Sie stellt weiter fest, daß „eine Theorie hauptsächlich Richtlinie für eine Forschungsarbeit sein soll. Durch den Austausch mit der Praxis werden Richtlinien für die Praxis entwickelt. Durch Forschung werden Theorien bestätigt und modifiziert, und schließlich bestimmt die Theorie die Praxis" (S. 168). Fawcett (1989) definiert die Pflegetheorie als „eine relativ spezifische und konkrete Zusammenstellung von Konzepten und Propositionen, die den Anspruch erhebt, die für die Pflege wichtigen Phänomene zu erklären bzw. zu charakterisieren" (S. 23). Die für die Pflege maßgebenden Phänomene sind Menschen, ihr soziales Umfeld, ihre Gesundheit und letztendlich die Pflege selbst. Aus diesem Grunde werden Theorien, die sich mit diesen Phänomenen befassen, als *Pflegetheorien* bezeichnet. Diese Phänomene sind weder Konzepte noch sind sie operationalisiert. Zweifellos müssen Bezeichnungen aber definiert werden, bevor man nähere Angaben über die Beziehungen zwischen ihnen machen kann.

Die naheliegende logische Frage muß also lauten „Wie werden diese Phänomene definiert?" Eine *Person* kann beispielsweise als Handelnder gesehen werden oder als jemand, der auf eine Behandlung wartet, als von Natur aus gut oder als von Natur aus böse, als Energiefeld (Rogers, 1986) oder als eine integrierte Einheit (Orem, 1990). Diese Definitionen stammen aus der von Meleis (1991) beschriebenen „konstruierten oder entdeckten Wirklichkeit", die der Bildung von Theorien zugrundeliegt. Diese Wirklichkeit entsteht vor dem Hintergrund *konzeptueller Modelle*, die als abstrakter Überbau fungieren, der für die Anhänger einer Theorie einen chrakteristischer Bezugsrahmen abgibt; dieser zeigt ihnen auf, was sie überprüfen und worüber sie Spekulationen anstellen sollen. Am wichtigsten ist jedoch, daß ein konzeptuelles Modell bestimmt, wie die Welt zu betrachten ist..." (Fawcett, 1989, S. 3). Konzeptuelle Modelle sind also vergleichbar mit der ganzen Straßenkarte, die verschiedene Routen ausweist. Der Reisende hat verschiedene Möglichkeiten, um die Route ausfindig zu machen, die am besten geeignet (gut gepflastert, nicht zu viel Verkehr, keine Straßenbenutzungsgebühr) ist, ans Ziel zu gelangen. Ebenso können ForscherInnen verschiedene Hypothesen überprüfen, um eine Theorie bestätigt zu finden, deren Rahmen auf einem bestimmten konzeptuellen Modell basiert. Wird eine Theorie bestätigt, wird auch das konzeptuelle Modell verifiziert (das Ziel ist erreicht).

Es gibt mehrere bekannte PflegetheoretikerInnen, deren konzeptuelle Modelle als Grundlage für die Entwicklung von Theorien gedient haben. Zu diesen Theorien gehören Rogers' (1986) Modell der fortwährenden Interaktion zwischen Mensch und Umwelt; Kings (1981) Modell der personalen, interpersonalen und sozialen Systeme; Orem's (1991) Modell der Selbstpflege; Neuman's (1988) Modell der Gesundheitssysteme; Johnson's Modell der behavioralen Systeme (1980); King's Modell der offenen Systeme (1983) und Roy's (1984) Adaptationsmodell. Jede dieser WissenschaftlerInnen befaßt sich mit den vier für die Pflege wichtigen Phänomenen aus einer anderen Perspektive. Rogers beispielsweise versteht den Menschen und seine Umgebung als Energiefelder, die mit dem Universum eine Einheit bilden; das heißt, die Interaktionen zwischen Mensch und Umgebung finden wechselseitig und zum gleichen Zeitpunkt statt. Für King dagegen sind Mensch und Umgebung voneinander getrennt, und die Interaktionen sind Prozesse, denen das Prinzip von Ursache und Wirkung zugrundeliegt.

Wie wirken sich diese konzeptuellen Modelle nun eigentlich auf die Forschungsaktivitäten aus? Die folgenden Beispiele von drei kürzlich auf der Grundlage von Orems Arbeiten durchgeführten Studien dürften Klarheit in diesen Prozeß bringen. Conn (1991) untersuchte das Selbstpflegeverhalten von älteren Erwachsenen bei der Behandlung von Erkältungen und Grippe. Der von ihr verwendete Befragungsleitfaden enthielt Fragen „aus den allgemeinen, für den Krankheitsfall empfohlenen Maßnahmen für die Selbstpflege“ wie Orem sie beschreibt. Aufgrund der Befragung wurden folgende Selbstpflegemaßnahmen erfaßt: Einnahme von Medikamenten, Veränderung der Flüssigkeitsaufnahme, Veränderung der Sozialkontakte, Veränderung der Ruhepausen, Veränderung der Aktivität, Veränderung der Nahrungsaufnahme, Veränderung der mit der Atmung in Zusammenhang stehenden Selbstpflege und Veränderung der Selbstpflege im Ausscheidungsbereich. Es wurde festgestellt, daß die meisten TeilnehmerInnen der Studie (Versuchspersonen) präventive Maßnahmen und nur selten potentiell gefährliche Selbstpflegepraktiken anwendeten. In dieser Studie konnte mit Hilfe der Theorie der Selbstpflege von Orem das Verhalten älterer Erwachsener erklärt werden.

Geden und Taylor (1991) entwickelten ein Bewertungsinstrument, um die subjektiv wahrgenommene Fähigkeit zur Pflege der eigenen Person, das heißt, die Wirksamkeit der Selbstpflege, wie sie von Orem beschrieben wurde, zu ermitteln. Sie stellen fest: „Die Unfähigkeit, Selbstpflege beständig und effektiv durchzuführen, schafft die Situation, die die Notwendigkeit einer professionellen Pflege belegt. Folglich muß das Pflegepersonal die Fähigkeit der PatientInnen einschätzen, Selbstpflegemaßnahmen durchzuführen“ (S. 47). Nachdem Geden und Taylor (1991) zunächst ein Selbstpflegeinventar (SCI) entwickelt und zuvor an einer College-Population getestet hatten, verwendeten sie SCI bei einer gemischten Population von Männern und Frauen im Alter von 18–94 Jahren, in der wenigstens sechs ethnische Gruppen vertreten waren. Die erste Auswertung des SCI ergab vier verschiedene, auf die Selbstpflege bezogenen Bereiche: (1) Kenntnis der eigenen Person, (2) Ansichten und Entscheidungen, die die Durchführung der Selbstpflege beeinflussen, (3) Aufmerksamkeit und Kenntnis, was die eigene Person und die Selbstkontrolle anbelangt, und (4) physische Fähigkeiten und die Zufriedenheit mit der Selbstpflegeroutine. Durch die Entwicklung eines Instrumentes zur Bewertung der von Orem definierten Konzepte haben ForscherInnen die Möglichkeit, die von Orems Modell der Selbstpflege abgeleiteten Theorien zu überprüfen.

Eine dritte Studie von Wanich, Sullivan-Marx, Gottlieb und Johnson (1992) untersucht die Auswirkung ausgewählter Pflegeinterventionen (Anleitung durch das Pflegepersonal, Orientierung und Kommunikation, Aktivierung, Veränderung der Umgebung, Anleitung/Beratung von BetreuerInnen, medikamentöse Behandlung, Entlassungsplanung) auf stationär behandelte PatientInnen mit akuter Verwirrung oder Delirium. Die Pflegeinterventionen basierten auf der Theorie des Selbstpflegedefizits von Orem. „Delirium wurde als wirkliches oder potentielles Gesundheitsproblem angesehen, das die Fähigkeit der PatientInnen, die Selbstpflege fortzuführen, beeinträchtigt“ (S. 202); die PatientInnen „sind nicht in der Lage, die von Orem beschriebenen Selbstpflegemaßnahmen durchzuführen“ (S. 202). Ein umfangreiches Interventionsprogramm, mit dem eine ganze Reihe von Selbstpflegemaßnahmen erfaßt werden sollten, „ließ erwarten, das Delirium besser in den Griff zu bekommen und einen höheren funktionalen Status zu erreichen" (S. 202). Das Interventionsprogramm führte zu einem stark verbesserten funktionalen Status bei stationär behandelten PatientInnen im Vergleich zu anderen PatientInnen, bei denen diese Interventionen nicht durchgeführt wurden, und dies unabhängig von dem Grad der Erkrankung oder des Deliriums. Bei der Diskussion der Forschungsergebnisse stellten die Wissenschaftlerinnen fest: „In Übereinstimmung mit den im theoretischen Bezugsrahmen dargelegten Erwartungen kommen wir zu dem Schluß, daß Aktivitäten, die darauf abzielen, den Normalzustand durch Mobilisierung, soziale Interaktion und Risikovorbeugung aufrechtzuerhalten, die Fähigkeit verbessern, Selbstpflegemaßnahmen durchzuführen" (S. 206).

Mit diesem Wissen, was Pflegegemodelle sowie die für die Pflege relevanten Phänomene sind und wie Pflegetheorien entwickelt werden, kann der Beitrag, den ein Pflegemodell zur Forschung leistet, nun zusammengefaßt werden. Kapitel 2 beschäftigte sich mit dem wissenschaftlichen Ansatz des Forschungsprozesses unter Berücksichtigung der Wissenschaftsphilosophie, der Quellen menschlichen Wissens sowie der Merkmale des wissenschaftlichen Ansatzes. Es wurde dargelegt, daß die Entwicklung einer Wissensgrundlage für die Pflege sowohl von der Philosophie als auch von der Wissenschaft beeinflußt wird und daß das Ziel der Forschungsaktivitäten von der philosophischen Haltung einer Forscherin gegenüber dem menschlichen Verhalten und anderen verwandten Phänomenen bestimmt wird. Ebenso bringt ein konzeptuelles Pflegemodell, auf dessen Grundlage Theorien entwickelt werden, die philosophische Sichtweise eines spezifischen, für die Pflege relevanten Phänomens zum Ausdruck. Ein solches Modell ist somit geeignet, die Forschungsaktivitäten in der Pflege zu lenken.

Die kritische Bewertung des theoretischen Bezugsrahmens

Die Kriterien für die kritische Bewertung des theoretischen Bezugsrahmens sind in dem Kasten auf S. 179 zusammengefaßt. Im Kontext des theoretischen Bezugsrahmens werden Probleme erläutert und spezifiziert, Hypothesen aufgestellt und überprüft, Forschungsergebnisse bewertet und Generalisierungen vorgenommen. Als ForschungsanwenderInnen müssen Krankenschwestern wissen, wie man die theoretische Grundlage einer Forschungsarbeit kritisch beurteilt. Die folgende Darstellung soll bei diesem Prozeß Hilfestellung leisten.

Zunächst wendet man sich den zu untersuchenden Konzepten zu. Aus diesen sollte der Bereich, mit dem die Untersuchung sich beschäftigt, deutlich zu erkennen sein. So dürfte es z.B. Schwierigkeiten bei der Definition der Variablen und bei der Darstellung der Hypothesen geben, wenn das allgemeine Streßkonzept verwendet wird, obwohl das Angstkonzept für das Forschungsvorhaben viel eher geeigneter wäre.

Als nächstes müssen Vollständigkeit und Angemessenheit der operationalen Definition eines jeden Konzepts bewertet werden. Wenn die Definitionen feststehen, gilt es zu überprüfen, ob die Variablen sowohl allgemein als auch speziell im Kontext des zu erforschenden Problems untersucht werden. Diese Diskussion findet man in der Literaturüberprüfung.

Abschließend werden die zur Messung der Variablen benutzten Instrumente unter dem Aspekt der Angemessenheit bewertet. Mißt beispielsweise das Instrument die Variablen gemäß ihrer Definition und stimmt es mit dem theoretischen Bezugsrahmen über-

Kriterien für die kritische Bewertung

1. Ist der theoretische Bezugsrahmen klar erkennbar?
2. Stimmt der theoretische Bezugsrahmen mit dem Forschungsgegenstand überein?
3. Werden die Konzepte klar und operational definiert?
4. Reicht die überprüfte Literatur aus, um die postulierten Beziehungen zu stützen?
5. Ist die theoretische Grundlage für die Bildung der Hypothese klar formuliert? Ist sie logisch?
6. Werden die Beziehungen zwischen den Propositionen klar formuliert?
7. Werden die Daten, falls die Theorie aus einer anderen Disziplin als der Pflege stammt, speziell auf die Pflege bezogen?
8. Wird ein Zusammenhang zwischen den Befunden der Studie und der theoretischen Grundlage hergestellt?

ein? Wie schneiden die Instrumente im Vergleich mit anderen ab? Messen alle Teile des Instruments durchgängig dieselben Merkmale? Behalten die Instrumente ihre Stabilität bei, wenn sie wiederholt über einen längeren Zeitraum verwendet werden (siehe Kapitel 14)?

Der zweite Aspekt bei der Beurteilung der theoretischen Grundlage bezieht sich auf die Wechselbeziehung zwischen den Konzepten (Hypothesen). Kurzum, Hypothesen sollten exakt und eindeutig die Beziehungen zwischen Variablen zum Ausdruck bringen. Sie müssen auf der Grundlage der Propositionen formuliert sein, die aus dem theoretischen Bezugsrahmen abgeleitet sind, und sie müssen direkt auf das an früherer Stelle des Berichts dargestellte Forschungsproblem bezogen sein. Eine ausführlichere Diskussion der kritischen Bewertung von Hypothesen erfolgt in Kapitel 7.

Bei der Bewertung des theoretischen Bezugsrahmens kommt es darauf an, sowohl die Gründlichkeit als auch den Umfang der Literaturüberprüfung zu untersuchen. Reichen die Informationen aus, um das Problem und die Hypothese vor dem Hintergrund einer Vielzahl von Möglichkeiten zu begründen? Wird die philosophische Sichtweise der Phänomene konsequent beibehalten? Werden frühere Studien so beschrieben, daß ihre Validität festgestellt werden kann? Gibt es eine sichere Grundlage für die Verbindung der Variablen und für die Richtung der Hypothesen? Kann die Theorie empirisch überprüft werden? Leistet die Forschungsarbeit einen Beitrag zum Verständnis der Phänomene, um die es geht? Werden die Befunde im Zusammenhang mit dem theoretischen Bezugsrahmen diskutiert? Kurz, die Forschungsanwenderin muß entscheiden, ob der theoretische Bezugsrahmen bzw. die Straßenkarte die Forscherin auf einem logischen und systematischen Weg zu den erwarteten Befunden bzw. zum Ziel geführt hat.

Merksätze

- Eine Theorie übernimmt die wichtige Funktion eines Wegweisers, wenn es um das systematische Erfassen und Erforschen von logischen und präzise formulierten Beziehungen zwischen Variablen geht.
- Ein Konstrukt ist das Abbild oder die symbolische Darstellung einer abstrakten Idee, die auf ein wissenschaftliches Problem zugeschnitten wurde. Konstrukte ermöglichen es, die Ideen zu erweitern, die die Grundlage für die Entwicklung von Theorien bilden.
- Um die Erweiterung zu erleichtern, müssen die Konstrukte klar definiert sein. Außerdem dient die Operationalisierung der Definitionen dazu, die zur Bewertung der Konstrukte erforderlichen Verfahrensweisen bzw. Operationen genau zu beschreiben.
- Eine mögliche Definition von Theorie lautet „eine Zusammenstellung von miteinander verbundenen Konstrukten, Definitionen und Propositionen, in der die systematische Sichtweise von Phänomenen dadurch zum Ausdruck gebracht wird, daß Beziehungen zwischen Variablen spezifiziert werden mit dem Ziel, die Phänomene zu erklären und zu prognostizieren" (Kerlinger, 1986, S. 9).
- Eine theoretische Grundlage fungiert als Straßenkarte bzw. Kontext für die Untersuchung von Problemen sowie für die Entwicklung und Überprüfung von Hypothesen. Sie faßt die Erkenntnisse des zu untersuchenden Gebiets zusammen, macht die Verbindungen zwischen den Konzepten deutlich und weist damit dem Problem und den Befunden der Studie eine Bedeutung zu.
- Bei der Entwicklung eines theoretischen Bezugsrahmens für die Pflege können Erkenntnisse aus anderen Disziplinen oder direkt aus der Pflege genutzt werden. In beiden Fällen werden diese Erkenntnisse dazu verwendet, pflegespezifische Probleme zu lösen.
- Konzeptuelle Pflegemodelle liefern den Kontext für die Entwicklung von Theorien, die sich mit den zentralen, für die Pflege relevanten Phänomenen beschäftigen: Mensch, Umwelt, Gesundheit und Pflege. Mit Hilfe dieser konzeptuellen Pflegemodelle kann die Pflege genau festlegen, was sie von anderen Disziplinen unterscheidet.
- Für die Forschungsanwenderin ist die Einschätzung bzw. die kritische Bewertung der theoretischen Grundlage einer Forschungsarbeit von besonderer Bedeutung. Es ist wichtig, nicht nur auf die klare und logische Darstellung der theoretischen Grundlage selbst zu achten, sondern es gilt auch zu ermitteln, ob die operationalen Definitionen, die Instrumente für die Bewertung sowie die im Hinblick auf die Variablen, Hypothesen und Befunde ausgewählten Methoden der Datensammlung im Einklang mit der Theorie stehen.

Literaturverzeichnis

Abraham, I.L., Neundorfer, M.M., & Currie, L.J. (1992). Effects of group interventions on cognition and depression in nursing home residents. *Nursing Reseasrch*, 41(4), 196-202.

Ajzen, I., & Fishbein, M. (1980). *Understanding attitudes and predicting social behavior.* Englewood Cliffs, NJ:Prentice Hall.

Barnum, B.J.S. (1990). *Nursing theory: Analysis, application, evaluation* (3rd ed.). Glenview, IL: Scott, Foresman/Little, Brown Higher Education.

Barrett, E. (1988). Using Rogers' science of unitary human beings in nursing practice. *Nursing Science Quarterly,* 1(2), 50-51.

Barret, E. (1989). A nursing theory of power for nursing practice: Derivation from Rogers' paradigm. In J.P. Riehl (ed.), *Conceptual models for nursing practice* (3rd ed., pp. 207-217). Norwalk, CT: Appleton & Lange.

Chinn, P., & Kramer, M. (1991). *Theory and nursing: A systematic approach* (2nd ed.). St.Louis: Mosby.

Conn, V. (1991). Self-care actions taken by older adults for influenza and colds. *Nursing Research,* 40(3), 176-181.

Drake, M., Verhulst, D., Fawcett, J., & Barger, D. (1988). Spouses' body image changes during and after pregnancy: A replication in Canada. *Image*, 20, 88-92.

Fawcett, J. (1989). The „what" of theory development. In *Theory development: What, why, how?* New York: National League for Nursing.

Geden, E., & Taylor, S. (1991). Construct and empirical validity of the self-as-carer inventory. *Nursing Research*, 40(1), 47-50.

Gift, A., Moore, T., & Soeken, K. (1992). Relaxation to reduce dyspnea and anxiety in COPD patients. *Nursing Reseasrch*, 41(4), 242-246.

Grey, M., Cameron, M.E., & Thurber, F.W. (1991). Coping and adaptation in children with diabetes. *Nursing Research*, 40(3), 144-149.

Hutchison, C.P., & Bahr, Sr. R.T. (1991). Types and meanings of caring behaviors among elderly nursing home residents. *Image*, 23(2), 85-88.

Jemmot, L.S., & Jemmot III, J.B. (1991). Applying the theory of reasoned action to AIDS risk behavior: Condom use among black women. *Nursing Research,* 40(4), 228-234.

Johnson, D.E. (1980). The bahavioral system model for nursing. In J.P. Riehl & C. Roy (Eds.), *Conceptual models for nursing practice* (2nd ed., pp. 207-216). New York: Appleton-Century-Crofts.

Kerlinger, F. (1986). *Foundations of behavioral research.* (2nd ed.). New York: Holt, Rinehart & Winston.

King, I. (1981). *A theory for nursing: Systems, concepts, process.* New York: John Wiley & Sons.

King, I.M. (1983). King's theory of nursing. In I.W. Clements & F.B. Roberts (Eds.), *Family health: A theoretical approach to nursing* (pp. 177-188). New York: John Wiley & Sons.

Levin, R.L., Malloy, G.B., & Hyman, R.B. (1987). Nursing management of postoperative pain: Use of relaxation techniques with female cholecystectomy patients. *Journal of Advanced Nursing*, 12, 463-472.

Meleis, A.I. (1991). *Theoretical nursing: Development and progress* (2nd ed.). Philadelphia: J.B. Lippincott.

Melzack, R., & Wall, P. (1965). Pain mechanisms: A new theory. *Science*, 150, 971-979.

Mullooly, V., Levin, R., & Feldman, H. (1988). Music for postoperative pain and anxiety. *Journal of the New York State Nurses Association*, 19, 4-7.

Neuman, B.M. (1988). The Betty Neuman health care systems model: A total person approach to patient problems. In J.P. Riehl & C. Roy (Eds.), *Conceptual models of nursing practice* (3rd ed.) (pp. 119-134). New York: Appleton- Century-Crofts.

Northouse, L. (1988). Social support in patients' and husbands' adjustment to breast cancer. *Nursing Reseasrch*, 37, 91-95.

Orem, D. (1991). *Nursing: Concepts of practice*. St. Louis: Mosby.

Rogers, M.E. (1986). Science of unitary human beings. In V.M. Malinski (Ed.), *Explorations on Martha E. Rogers' Science of Unitary Human Beings* (pp. 3-8). Norwalk, CT: Appleton-Century-Crofts.

Roy, C. (1984). *Introduction to nursing: An adaptation model* (2nd ed.). Englewood Cliffs, NJ: Prentice-Hall.

Schepp, K.G. (1991). Factors influencing the coping effort of mothers of hospitalized children. *Nursing Research*, 40(1), 42-46.

Spielberger, C., Gorsuch, R., & Lushene, R. (1970). *Manual for the state-trait anxiety inventory*. Palo Alto, CA: Consulting Psychologists Press.

Wanich, C.K., Sullivan-Marx, E.M., Gottlieb, G.L., & Johnson, J.C. (1992). Functional status outcomes of a nursing intervention in hospitalized elderly. *Image*, 24 (3), 201-207.

Wineman, M.W. (1990). Adaptation to multiple sclerosis: The role of social support, funtional disability, and perceived uncertainty. *Nursing Reseasrch*, 39(5), 294-299.

Zusätzliche Literatur

Chinn, P.L. (1983). *Advances in nursing theory development*. Rockville, MD: Aspen.

Fawcett, J. (1989). *Analysis and evaluation of conceptual models of nursing* (2nd ed.). Philadelphia: F.A. Davis.

Leddy, S., & Pepper, M. (1985). *Conceptual bases of professional nursing*. Philadelphia: J.B. Lippincott.

Malinski, V.M. (Ed.). (1986). *Explorations on Martha Rogers' Science of Unitary Human Beings*. Norwalk, CT:Appleton-Century-Crofts.

Nicoll, L. (Ed.). (1992). *Perspectives on nursing theory* (2nd ed.). Philadelphia: J.B. Lippincott.

Cody, W.K., & Mitchell, G.J. (1992). Parse's theory as a model for practice: The cutting edge. *Advances in Nursing Science*, 15(2), 52-65.

Silva, M.C., & Sorrell, J.M. (1992). Testing of nursing theory: Critique and philosophical expansion. *Advances in Nursing Science*, 14(4), 12-23.

7 Forschungsprobleme und Hypothesen

Judith Haber

Lernziele

Nach der Lektüre dieses Kapitels sollten Sie Folgendes können:

- Die Beziehung von Problemdarstellung und Hypothese zu den anderen Komponenten des Forschungsprozesses beschreiben.
- Den Prozeß der Identifizierung und Entwicklung eines Forschungsproblems beschreiben.
- Die Kriterien zur Feststellung der Relevanz eines Forschungsproblems benennen.
- Die Merkmale von Forschungsproblemen und Hypothesen benennen.
- Vor- und Nachteile von gerichteten und ungerichteten Hypothesen beschreiben.
- Statistische und wissenschaftliche Hypothesen vergleichend gegenüberstellen.
- Die Angemessenheit von Forschungfragen versus Hypothesen in einer Forschungsstudie erörtern.
- Die Kriterien für die kritische Bewertung von Forschungsproblemen und Hypothesen benennen.
- Diese Kriterien auf die Bewertung einer Problemdarstellung und einer Hypothese in einem Forschungsbericht anwenden.

Schlüsselbegriffe

Abhängige Variable
Forschungshypothese
Forschungsproblem
Gerichtete Hypothese
Hypothese
Konzeptuelle Definition
Operationale Definition
Population
Problemdarstellung
statistische Hypothese
Theorie
Überprüfbarkeit
Unabhängige Variable
Ungerichtete Hypothese
Variable

Die Formulierung des Forschungsproblems und die Entwicklung von Hypothesen sind vorbereitende Schritte, die im Forschungsprozeß eine Schlüsselstellung einnehmen. Das *Forschungsproblem*, das oft unter der Bezeichnung *Problemdarstellung* erscheint, beinhaltet die Frage, der die Studie nachgehen soll. Die *Hypothese* versucht, eine Antwort auf die im Forschungsproblem enthaltene Frage zu geben.

Im ersten Schritt, der eine der wichtigsten Bedingungen des Forschungsprozesses erfüllen muß, geht es darum, das zu untersuchende Gebiet deutlich darzustellen und das Forschungsproblem knapp zu umreißen. Bevor die Studie geplant und die Hypothesen formuliert werden, verwendet die Wissenschaftlerin viel Zeit darauf, den breitgefächerten Problembereich auf ein präzises und handhabbares Forschungsproblem zu begrenzen, das die Richtung der Studie bestimmt.

Hypothesen können als sinnvolle Ahnungen, Vermutungen oder Prognosen verstanden werden, die ForscherInnen bei der Suche nach einer Lösung bzw. Antwort auf die Forschungsfrage helfen. Sie sind ein Vehikel für die Überprüfung der Validität der im theoretischen Bezugsrahmen formulierten Annahmen, und sie fungieren als Brücke zwischen der Theorie und der realen Welt. In der wissenschaftlichen Welt werden die Hypothesen von Theorien abgeleitet und einer empirischen Überprüfung unterzogen. Die Validität einer Theorie wird nicht direkt untersucht; vielmehr kann ihr Wert durch die Hypothesen bestimmt werden.

Häufig findet die Forschungsanwenderin in Forschungsberichten oder -artikeln keine formale Darstellung des Forschungsproblems oder der Hypothese; die Gründe dafür sind Platzmangel oder stilistische Erwägungen. Dagegen erscheint in veröffentlichten Artikeln häufiger eine Darstellung der Ziele bzw. Absicht einer Forschungsarbeit. Dennoch ist es wichtig, daß sowohl ForschungsanwenderInnen als auch ForscherInnen die Bedeutung der Problemdarstellung und der Hypothese als grundlegende Elemente einer Forschungsarbeit verstehen, denn es handelt sich um Elemente, die der Schauplatz für die Entwicklung der Studie sind.

Dieses Kapitel vermittelt den LeserInnen praktisches Wissen über Forschungsprobleme und Hypothesen bei quantitativen Ansätzen, über Standards für das schriftliche Abfassen und über Bewertungskriterien.

Entwicklung und Erweiterung eines Forschungsproblems

Eine Wissenschaftlerin verwendet viel Zeit darauf, eine Forschungsidee so weit zu entwickeln, daß ein überprüfbares Forschungsproblem daraus wird. Leider hat derjenige, der die Forschungsarbeit bewertet, keinen Anteil an diesem kreativen Prozeß, da sich dieser während der Planung der Studie vollzieht. Häufig ist es so, daß die endgültige Darstellung des Problems nicht in dem Forschungsartikel erscheint, es sei denn, es handelt sich um eine qualitative Studie (siehe Kapitel 11). Zwar werden Sie in diesem Abschnitt nicht lernen, wie man ein Forschungsproblem formuliert, dennoch ist es wichtig, einen ungefähren Eindruck davon zu bekommen, wie sich der Prozeß der Entwicklung eines Forschungsproblems für die Forscherin darstellt.

Wie aus Tabelle 7-1 (S. 186) ersichtlich ist, werden Forschungsprobleme oder -themen nicht aus der Luft gegriffen. Forschungsprobleme sollten erkennen lassen, daß praktische Erfahrung, eine kritische Einschätzung der wissenschaftlichen Literatur oder Interesse an nicht verifizierten *Theorien* Ausgangspunkt für die Entstehung einer Forschungsidee waren. Forschungsprobleme ergeben sich ebenfalls aus der Festlegung von Prioritäten durch Berufsorganisationen und durch Fragen im Zusammenhang mit Qualitätsverbesserung (siehe Kapitel 1). Aus der Problemdarstellung sollte die Weiterentwicklung der anfänglichen Überlegungen der Forscherin deutlich werden. KritikerInnen einer Forschungsarbeit müssen erkennen können, daß die Forscherin

1. einen bestimmten Problembereich definiert hat
2. die relevante wissenschaftliche Literatur überprüft hat
3. die potentielle Bedeutung des Problems für die Pflege untersucht hat
4. die praktische Durchführbarkeit der Erforschung des Problems überprüft hat.

Die Definition des Problembereichs

Im allgemeinen richtet sich das Interesse von ForscherInnen zunächst auf ein weitgefächertes Gebiet, z.B.: Schmerzbehandlung, Kommunikationsmuster innerhalb der Familie, Selbstpflegeverhalten von älteren Menschen oder Umgang mit Harninkontinenz. Wenn Krankenschwestern Fragen stellen wie: „Warum wird eine Sache so und nicht anders gemacht?“ oder „Was würde passieren, wenn...?“ oder „Welche Merkmale treten zusammen mit... ...auf?“, dann haben sie schon einen Schritt in Richtung auf die Entwicklung eines Forschungsproblems getan.

Gewöhnlich konzentriert sich die Forschung auf die *abhängige Variable* der Studie, jene Variable, die aufgrund ihrer Beziehung zu der unabhängigen Variablen prognostiziert bzw. erklärt werden soll. Durch Brainstorming mit LehrerInnen, StudienberaterInnen oder KollegeInnen kann eine Forscherin wertvolle Anregungen bekommen, die ihr helfen, sich auf einen bestimmten Problembereich zu konzentrieren. Dazu das folgende Beispiel: Angenommen, eine Forscherin teilt der Studienberaterin mit, ihr Interessengebiet seien die familiären Beziehungen zu älteren Verwandten. Die Frage der Studienberaterin könnte lauten: „Was interessiert Sie an diesem Thema besonders?“ Durch eine solche Unterhaltung kann eine Gedankenkette in Gang gesetzt werden, an deren Ende die Entscheidung steht, Streß bei BetreuerInnen älterer Familienmitglieder zu erforschen. In Abbildung 7-1 wird gezeigt, wie ein weitgefächertes Interessengebiet (familiäre Beziehungen zu älteren Verwandten) auf ein spezifisches Forschungsthema (Streß bei BetreuerInnen älterer Familienmitglieder) eingegrenzt wird.

Die Literaturüberprüfung

Aus der Literaturüberprüfung sollte hervorgehen, daß die themenbezogene wissenschaftliche Literatur kritisch überprüft wurde. Häufig findet man in den abschließenden Abschnitten, in denen Empfehlungen und Implikationen für die Praxis gegeben werden, Hinweise auf Lücken in der Literatur und auf die Notwendigkeit von Replikationen bzw. Erweiterungen der Wissensgrundlage zu einem bestimmten Forschungsthema (siehe Kapitel 5). In dem zuvor angeführten Beispiel „Streß bei BetreuerInnen älterer Familienangehörigen“ wurde möglicherweise zur Vorbereitung in Büchern und Zeitschriften nach Theorien und Forschungsarbeiten gesucht, um Faktoren ausfindig zu machen, die offen-

Entstehen einer Idee

Familiäre Beziehungen verändern sich, wenn ältere Verwandte schwach und gebrechlich werden.

↓

Brainstorming

Verändern sich die Beziehungen positiv oder negativ? Welche Faktoren tragen dazu bei, daß sich die Beziehungen in die positive oder in die negative Richtung entwickeln?

↓

Literaturüberprüfung

Die Literatur deutet darauf hin, daß erwachsene BetreuerInnen älterer Menschen Streß erfahren, unabhängig davon, ob die Beziehung positiv oder negativ ist. Obwohl der finanzielle Status, die Dauer der Betreuerrolle und der kognitive Status als Stressoren erkannt wurden, fand noch keine empirische Überprüfung statt.

↓

Definition der Variablen

Potentielle Variable:

- Streßlevel
- Finanzieller Status
- Kognitiver Status der älteren Menschen
- Alter der betreuenden Person
- Dauer der Betreuerrolle
- Gesundheitszustand der betreuten Person
- Umfang und Art der sozialen Unterstützung
- Psychische Verfassung

↓

Formulierung des Forschungsproblems

Wie wirken sich subjektiv empfundener Streß und soziale Unterstützung auf die psychische Verfassung von BetreuerInnen älterer Familienangehöriger aus?

Abb. 7-1 Die Formulierung des Forschungsproblems: ein Prozeß

sichtlich von entscheidender Bedeutung für Familien sind, die sich um ein älteres Familienmitglied kümmern. Diese Faktoren sollten potentiell relevant, meßbar und interessant sein. Zu den in der Literatur erwähnten, relevanten Faktoren können emotionale, soziale, körperliche und finanzielle Schwierigkeiten gehören, die mit der Betreuung in Zusammenhang stehen. Andere Variablen, wie z.B. die demographischen Merkmale der BetreuerInnen und der älteren Menschen, die Merkmale der Betreuungssituation und die soziale Unterstützung, die sich mit den Auswirkungen von Streß bei den BetreuerInnen befassen, werden ebenfalls als wichtige Faktoren vorgeschlagen, die Beachtung finden sollten (Kuhlmann, Wilson, Hutchison und Wallhagen, 1991). Diese Informationen können dann von der Forscherin verwendet werden, um das Forschungsproblem weiter zu präzisieren. In diesem Stadium könnte die Problemdarstellung vorläufig so formuliert werden: *Wie wirken sich Streß und soziale Unterstützung auf die Psyche von BetreuerInnen älterer Familienangehöriger aus?* Obwohl das Problem noch nicht endgültig formuliert ist, kann man sich den Zusammenhang zwischen der ursprünglichen Darstellung des Problembereiches, der Literaturüberprüfung und der präzisierten Problemdarstellung vorstellen. Die LeserInnen des Forschungsberichts überprüfen das Endprodukt dieses Formulierungsprozesses und sollten somit einen Eindruck von dieser zeitaufwendigen Arbeit gewinnen können.

Relevanz

Es ist von entscheidender Bedeutung, daß die Forscherin vor der endgültigen Formulierung des Problems seine potentielle Relevanz für die Pflege untersucht. Es sollte einen Beitrag zur Erweiterung des Wissensstandards der Pflege leisten. Um relevant zu sein, muß ein Problem aber nicht unbedingt ein preisverdächtiges Format haben; dennoch sollte es die folgenden Kriterien erfüllen:

- PatientInnen, Pflegepersonal, der medizinische Bereich im allgemeinen und die Gesellschaft ziehen potentiell Nutzen aus den Erkenntnissen der Studie.
- Die Ergebnisse finden Anwendung in der Pflegepraxis, der Ausbildung oder der Verwaltung.
- Die Ergebnisse sind theoretisch relevant.
- Die Ergebnisse stützen nichtverifizierte theoretische Annahmen, erweitern eine existierende Theorie bzw. stellen sie in Frage, oder sie tragen zur Auflösung eines Widerspruchs in der Literatur bei.
- Die Ergebnisse können als Grundlage für die Ausarbeitung bzw. Änderung von Praktiken oder Richtlinien in der Pflege benutzt werden.

Sollte das Forschungsproblem keines dieser Kriterien erfüllen, dann ist es ratsam, es noch einmal einer eingehenden Überprüfung zu unterziehen oder es ganz fallen zu lassen. Die Relevanz des Problems in der zuvor angeführten Problemdarstellung läßt sich beispielsweise aus folgenden Fakten ableiten:

- Die Anzahl der älteren Menschen in der Bevölkerung wird sich innerhalb der nächsten 40 Jahre mehr als verdoppeln.

Tabelle 7-1 Der Einfluß von praktischen Erfahrungen, wissenschaftlicher Literatur und nicht verifizierten Theorien auf die Entwicklung einer Forschungsidee

Bereich	Einfluß	Beispiel
Praktische Erfahrung	Die klinische Praxis bietet Raum für vielfältige Erfahrungen, von denen sich Forschungsprobleme ableiten lassen. Es kann vorkommen, daß eine Krankenschwester ein bestimmtes Ereignis oder eine bestimmte Verhaltensweise beobachtet und wissen möchte, warum dies geschieht und welche Beziehung das Ereignis zu anderen Faktoren in der Umgebung des Patienten hat.	Eine Krankenschwester, die mit Patienten arbeitet, die an einer chronisch-obstruktiven Lungenerkrankung (COLE) leiden, beobachtet, daß bestimmte Patienten mehr unter Atemnot leiden als andere, deren Zustand ebenso schlecht ist. Die Krankenschwester weiß, daß solche Patienten gerade wegen der Atemnot medizinisch versorgt werden wollen, daß jedoch nur wenige Erleichterung finden. Sie beobachtet weiter, daß Angst bei einigen Patienten eng mit der Schwere der Atemnot verknüpft zu sein scheint. Die Krankenschwester stellt den Unterschied in den beiden Gruppen fest und stellt Vermutungen über die Auswirkungen von progressiven Muskelentspannungsübungen auf Angst, Atemnot und Obstruktion der Luftwege an (Gift, Moore und Soeken, 1992).
Kritische Bewertung der wissenschaftlichen Literatur	Bei der kritischen Einschätzung von Forschungsstudien, die in Zeitschriften erscheinen, kann sich indirekt ein Problembereich ergeben, durch das der Leser zum Denken angeregt wird. Vielleicht stellt eine Krankenschwester kontroverse Auffassungen oder Widersprüche bei den Ergebnissen mehrerer Forschungsstudien zu dem gleichen Thema fest und fragt sich, welche Ergebnisse richtig sind.	Bei einer Zusammenkunft des Personals, bei der es um das Thema Kosteneffizienz ging , berichtete eine Krankenschwester über einen Artikel, in dem zu lesen war, daß kochsalzhaltige Lösungen kostengünstiger seien als Heparinlösungen (sie ersparen den Krankenhäusern bis zu 1 000 000 Dollar pro Jahr), jedoch ebenso effektiv bei der Aufrechterhaltung der Durchgängigkeit von Venenkathetern, ohne das Auftreten einer Trombophlebitis zu erhöhen. Eine andere Krankenschwester sagte, andere Artikel deuteten darauf hin, daß Heparinlösungen zwar teurer, aber auch effektiver seien. Die Gruppe war sich über die Widersprüchlichkeit der Daten einig und initiierte eine Literaturüberprüfung, um mit wissenschaftlichen Methoden die Diskrepanz bei den Ergebnissen aufzulösen und einen Problemschwerpunkt zu bestimmen (Goode et al., 1991).
Lücken in der Literatur	Eine Forschungsidee kann sich auch dadurch ergeben, daß bei einer kritischen Durchsicht der Literatur auf Lücken in der Literatur verwiesen wird und Vorschläge für zukünftige Studien gemacht werden. Forschungsideen können auch	Ein Krankenpfleger, der gerade seine Arbeit in der onkologischen Abteilung aufgenommen hatte, stellte fest, daß sich niemand um die Belange und um das Befinden der Partner von Patientinnen mit Brustkrebs kümmerte, nachdem die Diagnose gestellt und die Behandlung der Krankheit eingeleitet

Tabelle 7-1 (Fortsetzung)

Bereich	Einfluß	Beispiel
	beim Lesen von Forschungsberichten entstehen, in denen nahegelegt wird, eine bestimmte Studie zu wiederholen, um die Wissensgrundlage zu erweitern oder zu verbessern.	worden war. Er fragte sich, ob die emotionalen und physischen Bedürfnisse und das Wohlbefinden als Faktoren, die das Anpassungsverhalten voraussagen, jemals untersucht worden sind. Eine Literaturüberprüfung in Bezug auf dieses Thema zeigte, daß keine Forschungsstudien existierten, die eine wissenschaftliche Grundlage zur Bestimmung der Faktoren liefern, die mit dem Anpassungsverhalten von Brustkrebspatientinnen und ihren Partnern in Zusammenhang stehen (Hoskins, 1991).
Interesse an nicht verifizierten Theorien	Die Verifizierung einer nicht überprüften Pflegetheorie ist ein relatives Neuland, aus dem sich Forschungsprobleme ableiten lassen. Da ja die Theorien selbst nicht überprüft werden, kann eine Forscherin sich überlegen, ob sie ein spezielles Konzept bzw. eine Gruppe von Konzepten aus einer bestimmten Pflegetheorie untersuchen will. Um ein Forschungsproblem ausfindig zu machen, käme eine deduktiver Prozeß in Frage. In dem Fall könnte die Forscherin folgende Fragen stellen: „Wenn diese Theorie stimmt, welches Verhalten würde ich unter welchen Bedingungen bei bestimmten PatientInnen erwarten?“ *oder:* „Wenn diese Theorie gültig ist, wie sähen die sie stützenden Beweise aus?“	Eine Pflegeforscherin verwendet Rogers „Theorie des einheitlichen Menschen“ als Grundlage einer Forschungsstudie, mit der verschiedene Aspekte dieses konzeptbezogenen Systems verifiziert werden sollen. Es wurde eine Studie geplant, um durch die Untersuchung der Beziehungen zwischen Kreativität, Verwirklichung und Empathie bei Personen im Alter von 18–92 Jahren Rogers Theorie der beschleunigenden Veränderung zu überprüfen (Alligood, 1991).

- Der Rückgang der vom Staat finanzierten Programme für ältere Menschen wird in erhöhtem Maße die Verantwortung für deren Betreuung auf die Familien verlagern.
- Die Betreuung kann einen hohen Tribut von den Familien fordern.
- Bei den früheren Forschungsarbeiten handelte es sich weitgehend um explorative, nicht theoretisch fundierte Studien; das macht es schwierig, Schlußfolgerungen zu ziehen.

Durchführbarkeit

Es ist wichtig, ein Forschungsproblem auf seine praktische Durchführbarkeit zu untersuchen. Unabhängig davon, wie relevant oder wie gut erforschbar ein Problem auch sein mag, können pragmatische Erwägung wie beispielsweise Zeit, Verfügbarkeit von Versuchspersonen, Räumlichkeiten, Ausrüstung und Geld, die Erfahrung der Forscherin sowie ethische Überlegungen eine Forscherin zu dem Schluß kommen lassen, daß das Forschungsproblem ungeeignet für die Untersuchung ist, weil die Durchführbarkeit nicht gegeben ist (siehe Kapitel 8 und 13).

Die endgültige Darstellung des Problems

Ein Forschungsproblem kann als Aussage (siehe Tabelle 7-2) oder als Frage (siehe Tabelle 7-3) formuliert werden, denn beide Formen sind möglich. Der Stil ist weitgehend der Forscherin überlassen. Eine gute Problemdarstellung weist folgende Merkmale auf:

- Sie weist klar und eindeutig die zu untersuchenden Variablen aus.
- Sie bringt die Beziehung der Variablen untereinander deutlich zum Ausdruck.
- Sie macht genaue Angaben über die Art der zu untersuchenden Population.
- Sie bezieht die Möglichkeit der empirischen Überprüfung mit ein.

Die Variablen

ForscherInnen bezeichnen die von ihnen untersuchten Merkmale als *Variablen*. Diese Merkmale nehmen unterschiedliche Werte an. Eine Variable ist daher, wie der Name schon sagt, etwas, das sich verändert. Besonderheiten, die sich voneinander unterscheiden, wie z.B. Alter, Gewicht, Größe, Religion und ethnische Zugehörigkeit sind Beispiele für Variablen. ForscherInnen versuchen zu verstehen, wie und warum die Unter-

Tabelle 7-2 Die Problemdarstellung in Form einer Aussage

Forschungsschwerpunkt	Problemdarstellung
Die Auswirkung von Entspannung auf Angst und Atemnot bei PatientInnen mit COLE	Diese Studie untersucht die Auswirkungen von Entspannung auf Angst und Atemnot bei PatientInnen mit COLE (Gift, Moore und Soeken, 1992).
Vergleich der Angstsymptomatik bei jugendlichen kambodschanischen Flüchtlingen vor und nach der Umsiedlung in die Vereinigten Staaten	Die Angstsymptomatik bei jugendlichen kambodschanischen Flüchtlingen vor und nach der Umsiedlung in die Vereinigten Staaten ist noch nicht verglichen worden (Mueck und Sasse, 1992).
Die Auswirkung von Herztransplantationen auf psychosoziales Verhalten	In dieser Studie werden die Auswirkung von Herztransplantationen auf das psychosoziale Verhalten untersucht (Bohachick et al., 1992).

Tabelle 7-3 Die Problemdarstellung in Form einer Frage

Forschungsschwerpunkt	Problemdarstellung
Faktoren, die die Anpassung von Kindern und Jugendlichen mit Diabetes beeinflussen	In welcher Weise beeinflussen Alter, Coping-Verhalten und Selbstpflege die psychologische, soziale und physiologische Anpassung von Kindern und Jugendlichen mit insulinabhängigem-Diabetes mellitus (Grey, Cameron und Thurber, 1992)?
Die Auswirkungen von Gruppentherapie auf kognitive Funktionen und Depression bei PflegeheimbewohnerInnen	Wie wirkt sich Gruppentherapie auf kognitive Funktionen und Depression bei älteren PflegeheimbewohnerInnen aus (Abraham, Neundorfer, Currie, 1992)?
Geistige Gesundheit, Coping-Reaktionen und infauste physische Krankheit	Welche Rolle spielt die geistige Gesundheit bei Coping-Reaktionen von PatientInnen auf eine infauste physische Krankheit (Mickley, Soeken und Belcher, 1992)?

schiede einer Variablen mit den Unterschieden einer anderen Variablen in Beziehung stehen. So kann z.B. die Variable „postoperativer Schmerz“ im Mittelpunkt des Interesses stehen. Es handelt sich um eine Variable, weil nicht alle PatientInnen nach einer Operation Schmerzen haben oder zumindest nicht in gleichem Maße. Es kann auch interessant sein herauszufinden, welche anderen Faktoren mit postoperativen Schmerzen in Verbindung gebracht werden können. So wurde ein Zusammenhang zwischen Angst und Schmerzen festgestellt. Folglich stellt Angst eine Variable dar, weil nicht alle Patienten nach einer Operation Angst haben, zumindest nicht in gleichem Maße.

Wenn von Beziehungen zwischen Variablen die Rede ist, dann geht es im wesentlichen um die Frage: „Steht X mit Y in Beziehung? Wie wirkt sich X auf Y aus? In welcher Weise stehen X_1 und X_2 mit Y in Beziehung?“ Es wird also die Frage nach der Beziehung von einer oder mehreren *unabhängigen Variablen* zu einer *abhängigen Variable** gestellt.

Eine *unabhängige Variable*, die normalerweise mit „X“ bezeichnet wird, ist die Variable, die die vermutete Auswirkung auf die abhängige Variable hat. In einer experimentellen Studie wird die unabhängige Variable von der Forscherin manipuliert. Zum Beispiel könnte eine Krankenschwester untersuchen, in welcher Weise sich Injektionen in verschiedene intramuskuläre Injektionsstellen auf die Schmerzwahrnehmung von PatientInnen auswirken. Sie kann die unabhängige Variable – intramuskulärer Injektionsort – dahingehend manipulieren, daß sie an unterschiedlichen Stellen injiziert (siehe Kapitel 9). In der nichtexperimentellen Forschung wird die unabhängige Variable nicht manipuliert, und man geht davon aus, daß ihr Erscheinen vor oder während der Durchführung der Studie natürliche Ursachen hat. Beispielsweise könnte man die Beziehung zwischen der Stärke der Angst und der Schmerzwahrnehmung untersuchen. Die unabhängige Variable – Stärke der Angst – wird dann nicht manipuliert, man geht einfach davon aus, daß sie auftritt, und sie wird in dem Maße beobachtet und erfaßt, wie sie sich zeigt (siehe Kapitel 10).

* Bei mehr als einer unabhängigen oder abhängigen Variablen werden tiefgestellte Indizes verwendet, um die Anzahl der zu untersuchenden Variablen zu kennzeichnen.

Die *abhängige Variable*, die mit „Y“ bezeichnet wird, ist häufig die *Konsequenz* oder vermutete Auswirkung, die sich bei Veränderung der unabhängigen Variablen ebenfalls verändert. Die abhängige Variable wird nicht manipuliert. Sie wird beobachtet und man geht davon aus, daß sie sich bei Veränderung der unabhängigen Variablen ebenfalls verändert. Prognosen haben immer die Richtung von der unabhängigen Variablen hin zur abhängigen Variablen. Es ist nämlich die abhängige Variable, die verstanden, erklärt oder prognostiziert werden soll. So könnte man vermuten, daß die Schmerzwahrnehmung – die abhängige Variable – sich mit der Veränderung der Stärke der Angst – der unabhängigen Variablen – ebenfalls verändert. In diesem Fall wird der Versuch unternommen, die subjektive Schmerzwahrnehmung und ihre Beziehung zur Stärke der Angst zu erklären.

Man geht zwar davon aus, daß die Veränderung der abhängigen Variablen von einer Änderung der unabhängigen Variablen herrührt, doch bedeutet dies nicht, daß eine kausale Beziehung zwischen X und Y besteht oder daß eine Änderung der Variablen X bewirkt, daß sich auch die Variable Y verändert. Wir verweisen dazu auf ein Beispiel, bei dem die Einstellung von Krankenschwestern zum Thema „Vergewaltigung“ untersucht wurde. Wissenschaftlerinnen fanden heraus, daß die Einstellung älterer Krankenschwestern zu diesem Thema sehr viel negativer war als die jüngerer Kolleginnen. Die Forscherinnen zogen daraus nicht den Schluß, daß die Einstellung der Krankenschwestern zur Vergewaltigung durch ihr Alter *verursacht* wurde, andererseits ist es auch offensichtlich, daß eine gerichtete Beziehung zwischen Alter und Einstellung zu diesem Thema besteht. Das heißt, daß mit zunehmendem Alter der Krankenschwestern ihre Einstellung zur Vergewaltigung negativer wird. Dieses Beispiel unterstreicht die Tatsache, daß unabhängige und abhängige Variablen nicht notwendigerweise eine kausale Beziehung implizieren, sondern es wird lediglich eine Aussage über eine Beziehung postuliert, die möglicherweise gerichtet ist.

Obwohl es in den angeführten Beispielen jeweils um eine abhängige und um eine unabhängige Variable ging, ist die Anzahl der Variablen in einer Problemdarstellung nicht begrenzt. Man sollte jedoch immer bedenken, daß Problemstellungen, insbesondere zu Beginn einer Forschungsarbeit, nicht unnötig komplex oder schwerfällig sein sollten. Problemdarstellungen mit mehr als einer unabhängigen oder abhängigen Variable können in knappe Unterabschnitte gegliedert werden.

Abschließend sollte noch angemerkt werden, daß Variablen nicht schon an sich unabhängig oder abhängig sind. Eine Variable, die in einer Studie als unabhängig klassifiziert wird, kann in einer anderen Studie als abhängig betrachtet werden. Zum Beispiel könnte eine Krankenschwester einen Artikel über Persönlichkeitsfaktoren überprüfen, die Alkoholismus begünstigen. In diesem Fall ist Alkoholismus die abhängige Variable. Bei der Überprüfung eines anderen Artikels über die Beziehung zwischen Alkoholismus und Eheproblemen stellt Alkoholismus die unabhängige Variable dar. Ob eine Variable als unabhängig oder abhängig angesehen wird, hängt von der Rolle ab, die ihr in einer Studie zugewiesen wird.

Die Population

Die Merkmale der zu untersuchenden *Population* müssen in der Problemdarstellung spezifiziert werden. Wenn der Rahmen des Problems auf ein bestimmtes Thema begrenzt ist und die Variablen klar benannt wurden, dann können die LeserInnen eines Forschungsberichtes die Eigenschaften der Population erkennen. Erscheint z.B. in einer Problemdarstellung die Frage: „Gibt es einen Zusammenhang zwischen Rooming-in und der Anpassung von Kindern im Vorschulalter an einen Krankenhausaufenthalt?“, dann legt dies nahe, daß die zu untersuchende Population sich aus Müttern und ihren stationär behandelten Kindern im Vorschulalter zusammensetzt. Es wird ebenfalls impliziert, daß bei einigen Müttern im Gegensatz zu andern Rooming-in praktiziert wurde. ForscherInnen bzw. LeserInnen wird so gleich zu Beginn eine Vorstellung von der Zusammensetzung der zu untersuchenden Population vermittelt (siehe Kapitel 12).

Überprüfbarkeit

Die Darstellung des Forschungsproblems muß die Überprüfbarkeit des Problems implizieren, daß heißt, es muß die Möglichkeit der Messung mit qualitativen oder quantitativen Methoden gegeben sein. So ist zum Beispiel die Problemdarstellung „Sollten Krankenschwestern mit sterbenden PatientInnen arbeiten?“ aus mehreren Gründen nicht angemessen; ein Grund ist die nicht gegebene Überprüfbarkeit. Die Problemdarstellung beinhaltet eher eine wertende Aussage als die Aussage über eine Beziehung. Eine wissenschaftliche Problemdarstellung bzw. Aussage über eine Beziehung muß eine Beziehung zwischen einer unabhängigen und einer abhängigen Variablen in einer Form postulieren, die deutlich macht, daß die Variablen dieser Beziehung auf irgendeine Art gemessen werden können.

Viele interessante und wichtige Fragen sind keine validen Forschungsprobleme, weil sie sich nicht für eine Überprüfung eignen. Bei der Frage: „Sollten Krankenschwestern mit sterbenden PatientInnen arbeiten?“ könnte die philosophische Fragestellung in eine wissenschaftliche umgewandelt werden, die Überprüfbarkeit impliziert. Die beiden folgenden Beispiele sind verbesserte Versionen der Problemdarstellung:

- Gibt es eine Beziehung zwischen der Einstellung von Krankenschwestern zu sterbenden PatientInnen und der Qualität der Pflege?
- Wie wirkt sich die Einstellung von Krankenschwestern zum Tod und zum Sterben auf die einfühlende Kommunikation mit unheilbar kranken PatientInnen aus?

In diesen Beispielen wird die Beziehung zwischen den Variablen deutlich, die unabhängige und die abhängige Variable sind erkennbar, und die Überprüfbarkeit des Forschungsproblems ist gewährleistet.

Da die Elemente der formalen Problemdarstellung nun ausführlich dargestellt wurden, können sie für die Formulierung der Problemdarstellung in dem Beispiel über Streß in Familien, die einen älteren Familienangehörigen betreuen, genutzt werden. An anderer Stelle in diesem Kapitel wurde die vorläufige Problemdarstellung so formuliert: *Wie wirken sich Streß und soziale Unterstützung auf die Psyche von BetreuerInnen älterer Familienmitglieder aus?* Diese Problemdarstellung wurde ursprünglich von einem ganz allgemeinen Interessengebiet – familiäre Beziehungen zu älteren Verwandten – abgeleitet. Das Thema wurde dann durch die genaue Angabe eines bestimmten Problembereichs spezifiziert – Streß in Familien, die ein älteres Familienmitglied betreuen. Nach der Literaturüberprüfung nahm das Problem noch konkretere Formen an bis zu der oben angegebenen, vorläufigen Form. Mit den vier Kriterien, die zu einer befriedigenden Darstellung des Problems gehören, ist es nun möglich, eine verbesserte bzw. formale Problemdarstellung zu formulieren, das heißt, eine Problemdarstellung, die das Problem präzise in Form einer Frage zum Ausdruck bringt und genaue Angaben über die Beziehungen der wichtigen Variablen der Studie, der zu untersuchenden Population und die empirische Überprüfbarkeit des Problems macht. In Übereinstimmung mit diesen vier Kriterien kann die Problemdarstellung dann so formuliert werden: *Wie wirken sich Streß und familiäre Unterstützung auf die Psyche von BetreuerInnen älterer Familienangehöriger aus?* (Ballie, Norbeck und Barnes, 1988). Tabelle 7-4 stellt die Komponenten dieser Problemdarstellung in ihrer Beziehung zu und in Übereinstimmung mit den vier für die Problemdarstellung wichtigen Kriterien vor. In Tabelle 7-5 (S. 196) werden weitere Beispiele für vorläufige Problemdarstellungen angeführt. Aus Spalte 1 in Tabelle 7-5 geht hervor, daß die Problemdarstellung mit verschiedenen Forschungsdesigns, das heißt, mit experimentellen, quasiexperimentellen oder nichtexperimentellen Ansätzen verknüpft wird (siehe Kapitel 9 und 10). Es ist wichtig festzuhalten, daß der Prozeß, der sich von der Festlegung eines allgemeinen Themenbereiches über die vorläufige Darstellung des Problems bis zu der verbesserten, formalen Problemdarstellung erstreckt, häufig aus mehreren Zwischenschritten besteht.

Die Problemdarstellung in veröffentlichten Forschungsarbeiten

Die meisten aktuellen Forschungsartikel enthalten keine formale Problemdarstellung. Sie erscheint jedoch bei finanziell unterstützten Forschungsvorhaben, wissenschaftlichen Arbeiten und Dissertationen, die detailliertere Angaben erfordern. Weiter verbreitet ist die Darstellung der Absicht in Forschungsartikeln, üblicherweise im einleitenden Abschnitt bzw. am Anfang oder Ende der Literaturüberprüfung. Für ForschungsanwenderInnen ist es also wichtig, über den Unterschied zwischen diesen beiden Komponenten des Forschungsprozesses Bescheid zu wissen.

Wie bereits festgestellt wurde, ist ein Forschungsproblem eine Frage, auf die eine Antwort in Form einer Beschreibung, Erklärung oder Prognose gefunden werden soll. Es handelt sich dabei um eine kurze Darstellung der Beziehungen zwischen den Variablen. Downs (1993) verweist auf die Bedeutung der Formulierung dieser Beziehungen, die die Forscherin vermutet. Die Darstellung solcher Informationen am Anfang eines Artikels macht es leichter, zum Kernpunkt der Studie zu gelangen; sie ermöglicht es der Forscherin, jetzt der Autorin, die Punkte schematisch darzustellen, auf die sie in dem Artikel näher eingehen muß.

Tabelle 7-4 Die Komponenten der Problemdarstellung und die dazugehörigen Kriterien

Variablen	Population	Überprüfbarkeit
– Unabhängige Variable: subjektiv empfundener Streß und soziale Unterstützung bei BetreuerInnen – Abhängige Variable: Psychische Beschwerden	BetreuerInnen älterer Familienangehöriger	Unterschiedliche Auswirkungen von Streß und sozialer Unterstützung auf die Psyche

Das Problem steht mit der Absicht der Studie in Zusammenhang, ist jedoch nicht damit identisch. Die Absicht der Studie umreißt die Ziele, die die Forscherin mit ihrer Arbeit zu erreichen hofft, nicht das zu lösende Problem. Dazu ein Beispiel: Eine Krankenschwester, die in der Rehabilitation mit PatientInnen arbeitet, welche an einer Blasenfunktionsstörung leiden, ist durch vermehrtes Auftreten von Harnwegsinfekten beunruhigt. Sie kann folgende Forschungsfrage stellen: „Welches ist die optimale Häufigkeit für einen Wechsel der Urindrainage bei PatientInnen mit Blasenfunktionsstörungen, um das Auftreten von Harnwegsinfekten zu senken?" Würde diese Krankenschwester eine Studie planen, dann könnte deren Absicht darin bestehen, die unterschiedlichen Auswirkungen des Auswechselns der Urindrainage nach einem ein- bzw. vierwöchigen Zeitschema auf das Auftreten von Harnwegsinfekten bei PatientInnen mit Blasenfunktionsstörungen zu ermitteln. Andere Beispiele für die Darstellung der Absicht werden in dem Kasten weiter unten angeführt.

Die Entwicklung der Forschungshypothesen

Hypothesen sind, ähnlich wie die Problemdarstellung, oft nicht explizit in einem Forschungsartikel formuliert. Sie sind dann in der Datenanalyse, der Ergebnisdarstellung oder in dem Diskussionsabschnitt des Forschungsberichtes enthalten. In diesem Fall ist es die Aufgabe der LeserInnen, die Merkmale der zu überprüfenden Hypothese festzustellen. In Anbetracht dieser Tatsache ist es wichtig, die Komponenten der Hypothesen zu kennen, zu wissen, wie sie entwickelt werden, und über die Standards zur Abfassung und Bewertung Bescheid zu wissen.

Hypothesen leiten sich aus der Problemdarstellung, der Literaturüberprüfung und dem theoretischen Bezugsrahmen ab. In Abbildung 7-2 wird diese Beziehung dargestellt. Eine *Hypothese* ist eine Aussage über die vermutete Beziehung zwischen zwei oder mehr Variablen, in der eine Antwort auf die Forschungsfrage zum Ausdruck gebracht wird.

Beispiele für die Darstellung der Absicht einer Studie

- Diese Arbeit hatte zum Ziel, den Zusammenhang zwischen gesundheitsförderndem Verhalten, aktuellem Gesundheitszustand und der Zufriedenheit bei älteren schwarzen Erwachsenen zu beschreiben und zu analysieren (Foster, 1992).
- Mit dieser Studie wurde die Absicht verfolgt, die Auswirkungen von Herztransplantationen auf das psychosoziale Verhalten quantitativ zu bewerten; Grundlage der Bewertung war ein Vergleich des Verhaltens vor und nach der Transplantation (Bohachick et al., 1992).
- Das Ziel dieser Studie bestand darin, drei subkutane Injektionsstellen für eine Low-dose-Heparin-Therapie zu bewerten (Stewart Fahs und Kinney, 1991).
- Mit dieser Studie sollten (1) das Auftreten von i.v.-Injektionssymptomen und (2) die patienten- und praxisbezogenen Faktoren ermittelt werden, die mit der Entwicklung dieser Symptome in Zusammenhang stehen (Bostrum-Ezrati, Dibble und Rizzuto, 1990).

Tabelle 7-5 Beispiele für vorläufige und endgültige Problemdarstellungen

Vorgeschlagenes Design	Vorläufige Problemdarstellung	Kritische Bewertung der Problemdarstellung	Endgültige Problemdarstellung
Nichtexperimentell	Beeinflußt die Einstellung von Krankenschwestern gegenüber PatientInnen mit dem erworbenem Immunschwächesyndrom (AIDS) den emotionalen Zustand der PatientInnen?	Keine präzise Darstellung der Beziehung; Überprüfbarkeit ist nicht erkennbar	Gibt es einen Zusammenhang zwischen der Einstellung von Krankenschwestern gegenüber AIDS und dem emotionalen Zustand von AIDS-PatientInnen?
Experimentell	Wie wirkt sich eine Patientenschulung auf die Angst erstgebärender Mütter nach der Entlassung aus?	Keine präzise Darstellung der Beziehung, Überprüfbarkeit ist nicht impliziert, Variablen sind nicht eindeutig erkennbar	Der Zusammenhang zwischen Patientenschulung durch die KS und der Stärke der Angst bei Erstgebärenden nach der Entlassung ist nicht bekannt.
Experimentell	Messung der Effizienz von Gruppenunterricht bei stationär behandelten PatientInnen mit Herzerkrankung	Population ist nicht spezifiziert	Die Auswirkung von Gruppenunterricht auf das Verhalten von PatientInnen nach dem ersten Myokardinfarkt wurde noch nicht wissenschaftlich belegt.
Experimentell	Hat die Lagerung einen Einfluß auf das Auftreten von Kontrakturen bei bewußtlosen PatientInnen?	Variablen sind nicht klar erkennbar	Welche Unterschiede bestehen im Auftreten von Kontrakturen bei komatösen PatientInnen im Zusammenhang mit der Häufigkeit der Umlagerung?
Experimentell	Wie wirken sich von Pflegepersonal geleitete Kurse für PatientInnen auf ans Haus gebundene ältere Menschen aus?	Keine Definition der Beziehung. Population wird nicht angemessen definiert, Variablen sind nicht klar definiert, Überprüfbarkeit ist nicht impliziert	Die Auswirkungen der von Pflegepersonal geleiteten Rehabilitationsprogramme auf chronisch kranke, ans Haus gebundene ältere PatientInnen wurden noch nicht erforscht.
Nichtexperimentell	Wie wirkt sich das Wohlbefinden der Mutter während der Schwangerschaft auf ihre Zuneigung zu ihrem Kind aus?	Keine präzise Darstellung der Beziehung, Variablen sind nicht klar definiert	Gibt es bei erstmalig Schwangeren einen Zusammenhang zwischen den körperlichen Schwangerschaftssymptomen und der Zuneigung der Mutter zu dem Ungeborenen?

Tabelle 7-5 (Fortsetzung)

Vorgeschlagenes Design	Vorläufige Problemdarstellung	Kritische Bewertung der Problemdarstellung	Endgültige Problemdarstellung
Experimentell	Benötigen Patientinnen nach einer Hysterektomie eine Sexualberatung?	Keine Darstellung der Beziehung, Variablen sind nicht klar spezifiziert, Überprüfbarkeit ist nicht impliziert	Der Zusammenhang zwischen Sexualberatung und Anpassung der Patientinnen nach einer Hysterektomie wurde wissenschaftlich noch nicht belegt.
Nichtexperimentell	Welchen Zusammhang gibt es zwischen dem Selbstbewußtsein depressiver Frauen und einem Gefühl der Stärke?	Keine eindeutige Darstellung der Beziehung, Variablen sind nicht klar spezifiziert	Gibt es einen Zusammenhang zwischen selbstbewußtem Verhalten und einem Gefühl der Stärke bei depressiven Frauen?

Eine Hypothese wandelt die in der Darstellung des Forschungsproblems aufgeworfene Frage in eine Feststellung um, die das erwartete Ergebnis prognostiziert.

Jede Hypothese stellt eine Einheit bzw. Untereinheit des Forschungsproblems dar. Ein Forschungsproblem kann die folgende Frage aufwerfen: „Gibt es einen Zusammen-

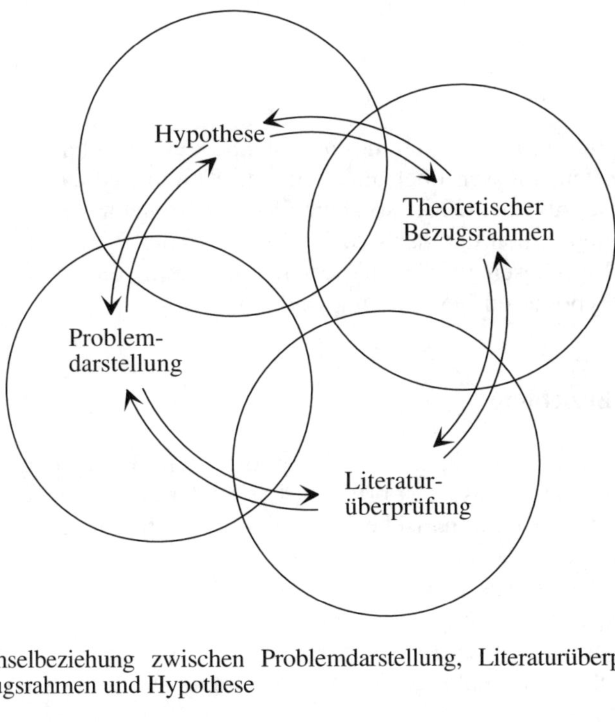

Abb. 7-2 Wechselbeziehung zwischen Problemdarstellung, Literaturüberprüfung, theoretischem Bezugsrahmen und Hypothese

hang zwischen gesundheitsförderndem Verhalten, aktuellem Gesundheitszustand und Zufriedenheit bei älteren schwarzen Erwachsenen?" (Foster et al., 1992). Dieses Problem kann in zwei Fragestellungen aufgeteilt werden:

1. Gibt es einen Zusammenhang zwischen aktuellem Gesundheitszustand und Zufriedenheit bei älteren schwarzen Erwachsenen?
2. Gibt es einen Zusammenhang zwischen gesundheitsförderndem Verhalten und Zufriedenheit bei älteren schwarzen Erwachsenen?

Für jede Einheit des Forschungsproblems – den Untereinheiten – kann dann eine Hypothese aufgestellt werden. Die Hypothesen für dieses Forschungsproblem könnten lauten:

- Hypothese 1: Es gibt einen positiven Zusammenhang zwischen dem aktuellen Gesundheitszustand und der Zufriedenheit bei älteren schwarzen Erwachsenen.
- Hypothese 2: Es gibt einen positiven Zusammenhang zwischen gesundheitsförderndem Verhalten und Zufriedenheit bei älteren schwarzen Erwachsenen.

Die Kritikerin eines Forschungsberichtes wird feststellen wollen, ob es sich bei den Hypothesen der Studie, wie in dem obigen Beispiel, um Untereinheiten des globalen Forschungsproblems handelt.

Die Hypothesen werden vor der eigentlichen Durchführung der Studie formuliert, da sie die Richtung für die Sammlung, Analyse und Interpretation der Daten angeben. Mit Hypothesen werden drei Ziele verfolgt. Das erste Ziel besteht darin, eine Brücke zwischen der Theorie und der Wirklichkeit zu schlagen; in diesem Sinn vereinigen sie zwei Bereiche. Zweitens sollen sie ein wirksames Mittel für die Gewinnung von Erkenntnissen sein, da sie die Forscherin in die Lage versetzen, sich neu zu entdeckenden Gebieten objektiv zu nähern. Drittens wird die Absicht verfolgt, durch vorläufiges Festlegen des zu erwartenden Ergebnisses die Richtung für Forschungsaktivitäten vorzugeben.

Merkmale

Krankenschwestern, die selbst Forschung betreiben oder veröffentlichte Forschungsstudien kritisch bewerten, müssen über ausreichende Kenntnisse darüber verfügen, was eine „gute" Hypothese ausmacht. Mit solchem Wissen besitzen sie einen Standard zur Bewertung ihrer eigenen Arbeit und der Arbeit anderer. In der folgenden Diskussion über die Merkmale von Hypothesen werden Kriterien vorgestellt, die bei der Formulierung und Bewertung von Hypothesen Verwendung finden sollen.

Die Darstellung der Beziehung

Eine Hypothese ist eine Aussage, die die prognostizierte Beziehung zwischen zwei oder mehreren Variablen zum Ausdruck bringt – dies ist das erste charakteristische Merkmal. Daraus folgt, daß eine systematische Beziehung zwischen einer unabhängigen Variable und einer abhängigen Variable besteht. Die Richtung der prognostizierten Beziehung ist ebenfalls in dieser Aussage enthalten. Ausdrücke wie *größer als, weniger als, positiv, negativ* oder *krummlinig verbunden* (∪- oder ∩-förmig) werden in diesem Zusammenhang verwendet, außerdem wird die Art der Korrelation zwischen den Variablen postuliert, d.h. z.B. parallel oder entgegengesetzt. Neulingen in der Forschung passiert es nicht selten, daß sie eine Hypothese aufstellen, in der eine der zwei erforderlichen Variablen fehlt oder in der die Richtung der Beziehung nicht angegeben ist. Beispielsweise ist die Prognose: „Kinder mit Asthma sprechen günstig auf eine Lagerungsdrainage an" keine wissenschaftlich akzeptable Hypothese. Es wird lediglich eine Variable exakt definiert, nämlich Lagerungsdrainage. Aus dieser Aussage könnte eine akzeptable Hypothese mit zwei Variablen und einer Beziehungsdarstellung gemacht werden. Die Hypothese würde dann lauten: „Kinder mit Asthma, die eine Lagerungsdrainage (unabhängige Variable) bekommen, haben weniger Sekretstau in den Bronchien (abhängige Variable) als Kinder, die diese Behandlung nicht bekommen." In dieser Hypothese werden die beiden Variablen genau beschrieben, und der Beziehungsaspekt der Prognose ist in dem Ausdruck *weniger als* enthalten.

Die Art der Beziehung, kausal oder assoziativ, ist ebenfalls in der Hypothese impliziert. Bei einer kausalen Beziehung kann die Forscherin prognostizieren, daß die unabhängige Variable (X) eine Veränderung der abhängigen Variable (Y) bewirkt. In der Forschung kommt es selten vor, daß man sich sicher genug ist, um einen entschiedenen Standpunkt hinsichtlich einer Ursache-Wirkung-Beziehung vertreten zu können. Beispielsweise könnte eine Forscherin die Hypothese aufstellen, daß Entspannungstraining sich signifikant auf den physischen und psychischen Gesundheitszustand von PatientInnen mit Myokardinfarkt auswirkt. Es wäre allerdings schwierig, wegen der vielen intervenierenden Variablen wie Alter, Medikation, Änderung des Lebensstils, die sich auch auf den Gesundheitszustand der Versuchspersonen auswirken, eine starke Ursache-Wirkung-Beziehung zu prognostizieren. Im allgemeinen wird eine nicht-kausale Beziehung zwischen Variablen hergestellt; das heißt, die Variablen sind systematisch aufeinander bezogen, aber auf eine assoziative Art. Das bedeutet, daß eine systematische Entwicklung in Bezug auf die assoziierte Bedeutung der beiden Phänomene festzustellen ist. So gibt es stichhaltige Beweise, daß eine Verbindung zwischen dem Kontakt mit Asbest und Lungenkrebs besteht. Die Versuchung ist groß zu behaupten, daß es einen kausalen Zusammenhang zwischen dem Kontakt mit Asbest und Lungenkrebs gibt. Man darf aber auch nicht übersehen, daß nicht alle, die Kontakt mit Asbest hatten, an Lungenkrebs erkranken werden und daß nicht alle, die Lungenkrebs haben, Kontakt mit Asbest hatten. Folglich wäre es wissenschaftlich nicht haltbar, eine Position zu vertreten, die einen kausalen Zusammenhang zwischen diesen beiden Variablen befürwortet im Sinne von: „Immer, wenn...". Statt dessen kann man lediglich festgstellen, daß ein assoziativer Zusammenhang zwischen den Variablen „Kontakt mit Asbest" und „Lungenkrebs" besteht, ein Zusammenhang, der eine starke systematische Verbindung zwischen den beiden Phänomenen aufweist.

Überprüfbarkeit

Das zweite Merkmal einer Hypothese ist die *Überprüfbarkeit*. Das bedeutet, daß die Variablen der Studie für die Beobachtung, Bewertung und Analyse geeignet sein müssen. Nach Sammlung und Analyse der Daten wird die Hypothese entweder bestätigt oder nicht. Das prognostizierte und in der Hypothese postulierte Ergebnis stimmt bei Überprüfung der Hypothese mit dem tatsächlichen Ergebnis überein oder nicht. Durch Bestätigung oder die Verwerfung einer Theorie erweitern Hypothesen wissenschaftliche Erkenntnisse.

Es kommt vor, daß Hypothesen den Kriterien der Überprüfbarkeit nicht gerecht werden, weil die Forscherin keine Prognose über das zu erwartende Ergebnis abgegeben hat, die Variablen nicht beobachtbar oder bewertbar sind, oder weil in der Hypothese Begriffe verwendet werden, die eine Wertung beinhalten. In Tabelle 7-6 wird jeder dieser Punkte verdeutlicht, und es wird ein Verbesserungsvorschlag zu jedem Problem unterbreitet.

Die theoretische Grundlage

Eine solide Hypothese steht im Einklang mit existierenden Theorien und Forschungsbefunden. Ungeachtet der Tatsache, ob man auf induktivem oder deduktivem Weg zu einer Hypothese gelangt (Kapitel 2), muß die wissenschaftliche Grundlage fundiert sein. Die LeserInnen von Forschungsberichten müssen den Gedankengang von der Problemdarstellung über die Literaturüberprüfung, den theoretischen Bezugsrahmen bis zu den Hypothesen nachvollziehen können (siehe Kapitel 5 und 6). Tabelle 7-7 veranschaulicht diesen Prozeß für die Problemdarstellung: „Welches sind die Auswirkungen von Streß und sozialer Unterstützung auf die Psyche von BetreuerInnen älterer Familienmitglieder?" (Baillie, Norbeck und Barnes, 1988). Bei diesem Beispiel wird deutlich, daß die theoretische Grundlage der Studie auf einem ausführlich entwickelten, zweckdienlichen Standard wissenschaftlicher Daten fußt.

Tabelle 7-6 Hypothesen, die den Kriterien der Überprüfbarkeit nicht gerecht werden

Problematische Hypothese	Problematisches Ergebnis	Revidierte Hypothese
Angst steht mit Lernen in Zusammenhang.	Es wird keine Prognose über den Zusammenhang gemacht, deshalb ist die Beziehung nicht verifizierbar.	Zwischen Angst und Problemlösungsverhalten besteht eine krummlinige (∩-förmige) Beziehung.
PatientInnen, die vor der Operation Instruktionen erhalten, haben nach der Operation weniger Streß als andere PatientInnen.	Die Variable „Streß nach der Operation" muß genauer definiert werden, so daß sie beobachtbar oder meßbar ist, andernfalls kann die Beziehung nicht überprüft werden.	PatientInnen, die vor der Operation an Kursen teilnehmen, haben nach der Operation weniger emotionalen Streß als andere PatientInnen.
Unterricht in Kleingruppen ist in Bezug auf die Einhaltung von Diäten bei DiabetespatientInnen besser als Einzelunterricht.	Der Ausdruck „besser als" enthält eine Wertung und ist nicht objektiv. Moralische und ethische Fragen, die Wörter enthalten wie *sollte, dürfte, besser als* und *schlecht für* sind wissenschaftlich nicht überprüfbar.	PatientInnen mit Diabetes, die in Kleingruppen Diätanweisungen bekommen, halten sich eher an die Diät als PatientInnen, die diese Anweisungen durch Einzelunterricht erhalten.
Witwenschaft verursacht psychosoziale Gesundheitsstörungen.	Es wird ein kausaler Zusammenhang ohne ausreichende Beweise angenommen. Die Variable „Witwenschaft" muß genauer definiert werden, andernfalls kann der Zusammenhang nicht überprüft werden.	Verwitwete Menschen, die größere Ressourcen haben, leiden weniger unter psychosozialen Gesundheitsstörungen als andere mit weniger Ressourcen.

Tabelle 7-7 Der Datenfluß von der Problemdarstellung über die Literaturüberprüfung und den theoretischen Bezugsrahmen bis zur Hypothese

Problemdarstellung	Literaturüberprüfung	Theoretischer Bezugsrahmen	Hypothesen
Welches sind die Auswirkungen von Streß und sozialer Unterstützung auf die Psyche von BetreuerInnen älterer Familienmitglieder?	1. Studien zum Thema emotionale, physische, soziale und finanzielle Schwierigkeiten im Zusammenhang mit Betreuung. 2. Studien zum Thema Überanstrengung, Belastung oder vermindertes Wohlbefinden (Faktoren im Problemfeld). a) Demographische Merkmale der BetreuerInnen und der älteren Menschen. b) Charakteristika der Betreuungssituation. c) Variablen, die die Auswirkungen von Streß bei BetreuerInnen abschwächen, wie z.B. soziale Unterstützung.	1. BetreuerInnen älterer Familienmitglieder erfahren beträchtlichen Streß, der mit der Belastung durch die Betreuung in Zusamenhang steht. 2. Die Stärke des Streß schwankt, und es wird angenommen, daß es sich um ein Wahrnehmungsphänomen handelt. 3. Es wird angenommen, daß soziale Unterstützung eine Variable ist, durch die Streß abgeschwächt (abgefedert) wird. 4. Soziale Unterstützung steht in positivem Zusammenhang mit der Effizienz des Coping und der verringerten Belastung. 5. Die Zufriedenheit mit sozialer Unterstützung korreliert mit geistiger Gesundheit.	1. Subjektiv empfundener Streß durch die Betreuung geht einher mit einer schlechten psychischen Befindlichkeit. 2. Zufriedenheit mit sozialer Unterstützung steht in negativem Zusammenhang mit einer schlechten psychischen Befindlichkeit. 3. Soziale Unterstützung wirkt sich günstig auf den Zusammenhang zwischen subjektiv empfundenem Streß von BetreuerInnen und schlechter psychischer Befindlichkeit aus.

Die Hypothesen sind, wie aus Tabelle 7-7 hervorgeht, logisch vom theoretischen Bezugsrahmen abgeleitet. ForschungsanwenderInnen seien jedoch vor der Annahme gewarnt, daß die Verbindung zwischen der Theorie und der Hypothese immer deutlich wird. Bei einer Analyse praxisbezogener Pflegeforschungsarbeiten aus den Jahren 1977 bis 1986 verweisen Moody, Wilson, Smyth, Tittle und Vancott (1988) darauf, daß in nur etwas mehr als der Hälfte (51%) der 720 analysierten Artikel so etwas wie eine theoretische Perspektive enthalten war.

Die Formulierung der Hypothese

In dem Maße, wie Sie mit wissenschaftlicher Literatur vertrauter werden, werden Sie merken, daß es viele Möglichkeiten gibt, eine Hypothese zu formulieren. Abgesehen von der besonderen Form der Hypothese sollte die Aussage klar, einfach und knapp abgefaßt werden. Wird dieses Kriterium erfüllt, dann können die LeserInnen

1. die Variablen der Hypothese
2. die zu untersuchende Population
3. das in der Hypothese vorausgesagte Ergebnis

klar erkennen.
Weitere Informationen hierzu im Abschnitt „Definitionen" in einer Studie (siehe Kapitel 6 und 15).

Gerichtete und ungerichtete Hypothesen

Hypothesen können gerichtet oder ungerichtet sein. Eine *gerichtete Hypothese* ist eine Hypothese, die genaue Angaben über die zu erwartende Richtung der Beziehung zwischen der unabhängigen und der abhängigen Variablen macht. In einer gerichteten Hypothese wird sowohl eine Beziehung als auch die Art bzw. Richtung dieser Beziehung postuliert. Hier ein Beispiel für eine gerichtete Hypothese: „Es gibt einen positiven Zusammenhang zwischen subjektiv wahrgenommener sozialer Unterstützung der Mutter und der Zuneigung dieser Mutter zu ihrem Kind mit Down-Syndrom" (Quinn, 1991). Weitere Beispiele für gerichtete Hypothesen sind in Tabelle 7-8, Beispiele 2 bis 5, 7 und 8 angeführt.

Im Gegensatz dazu verweist eine *ungerichtete Hypothese* zwar auf die Existenz einer Beziehung zwischen den Variablen, aber sie macht keine genauen Angaben über die zu erwartende Richtung der Beziehung. Hier ein Beispiel für eine ungerichtete Hypothese: „Es gibt einen Zusammenhang zwischen subjektiv wahrgenommener Kompetenz und dem Stillverhalten." Weitere Beispiele für ungerichtete Hypothesen werden in Tabelle 7-8, Beispiele 1 und 6, angeführt.

Krankenschwestern, die gerade lernen, Forschungsarbeiten kritisch zu bewerten, sollten wissen, daß sowohl die gerichtete als auch die ungerichtete Hypothese akzeptable Formen darstellen. Aber sie sollten auch wissen, daß jede Form klare Vor- und Nachteile hat.

BefürworterInnen der ungerichteten Hypothese behaupten, daß diese Form objektiver und unvoreingenommener ist als die gerichtete Hypothese. Sie argumentieren, daß die gerichtete Hypothese potentiell voreingenommen ist, weil die Forscherin durch die Angabe des zu erwartenden Ergebnisses ihre Festlegung auf eine bestimmte Position deutlich macht.

Andererseits argumentieren BefürworterInnen der gerichteten Hypothese, daß ForscherInnen natürlich Ahnungen, Vermutungen oder Erwartungen in Bezug auf das Ergebnis ihrer Forschungsarbeit haben, denn es war ja gerade diese Ahnung, Neugier oder Vermutung, die sie anfangs veranlaßt hat, Spekulationen über das Problem anzustellen. Die Literaturüberprüfung und der konzeptuelle Rahmen bilden die theoretische Grundlage für die Ableitung der Hypothese. Folglich könnte man sagen, daß eine deduktive, von einer Theorie abgeleitete Hypothese fast immer gerichtet sein wird (siehe Kapitel 2). Die

Tabelle 7-8 Beispiele für die Formulierung von Hypothesen

Hypothese	Variable *	Art der Hypothese	Vorgeschlagenes Design
1. Es gibt einen Zusammenhang zwischen Selbst-Konzept und Selbstmordgefährdung.	UV: Selbst-Konzept AV: Selbstmordgefährdung	Ungerichtet	Nicht-experimentell
2. Die Synchronisation des Schlafrhythmus von Mutter und Neugeborenem steht in negativem Zusammenhang mit Wochenbettdepression.	UV: Sychronisation des Schlafrhythmus von Mutter und Neugeborenem AV: Wochenbettdepression	Gerichtet	Nicht-experimentell
3. Strukturierter Unterricht vor der Operation ist wirkungsvoller für die Verringerung der Schmerzwahrnehmung bei PatientInnen als strukturierter Unterricht nach der Operation.	UV: Unterricht vor der Operation UV: Unterricht nach der Operation AV: Schmerzwahrnehmung	Gerichtet	Experimentell
4. Häufigkeit des Auftretens und Ausmaß der Beschwerden von Versuchspersonen sind bei der intramuskulären Verabreichung von Medikamenten nach der Z-Spur-Methode geringer als nach der Verabreichung von Medikamenten nach der herkömmlichen intramuskulären Injektionsmethode.	UV: Z-Spur-Methode der intramuskulären Injektion UV: Herkömmliche Methode der intramuskulären Injektion AV: Beschwerden der Versuchspersonen	Gerichtet	Experimentell
5. Progressive Entspannung beeinflußt die Anzeichen physiologischer Erregung bei PatientInnen, die nach einer Herzerkrankung eine Rehabilitation mitmachen, günstiger als Entspannung durch Hypnose oder Selbstentspannungstechniken.	UV: Progressive Entspannung UV: Entspannung durch Hypnose UV: Selbstentspannungstechniken AV: Anzeichen physiologischer Erregung	Gerichtet	Experimentell
6. Es gibt einen Zusammenhang zwischen der Dauer der Pflegeerfahrung und der Einstellung gegenüber PatientInnen mit HIV-Erkrankung.	UV: Dauer der Erfahrung AV: Einstellung gegenüber HIV-PatientInnen	Ungerichtet	Nicht-experimentell
7. Es gibt einen positiven Zusammenhang zwischen Vertrauen und Sich-Öffnen in ehelichen Gemeinschaften.	UV: Vertrauen AV: Sich-Öffnen	Gerichtet	Nicht-experimentell
8. Die Abnahme der reaktiven Angst nach dem Test ist bei Versuchspersonen, die mit indirekter Berührung behandelt wurden, stärker als bei solchen, die mit direkter Berührung behandelt wurden.	UV: Indirekte Berührung UV: Direkte Berührung AV: Zustandsangst	Gerichtet	Experimentell

* UV = Unabhängige Variable; AV = Abhängige Variable

Theorie liefert die entscheidende Grundlage für die Annahme, daß Beziehungen zwischen Variablen zu bestimmten Ergebnissen führen werden. Wenn es keine Theorien oder entsprechende Forschungsarbeiten gibt, auf die die theoretische Grundlage bezogen werden kann, oder wenn die Befunde früherer Studien nicht eindeutig sind, dann ist die ungerichtete Hypothese besser geeignet.

Zusammenfassung: Gerichtete Hypothesen weisen folgende Vorteile auf, weshalb sie sich für die meisten Studien eignen:

1. Gerichtete Hypothesen zeigen an, daß die Hypothese von einer theoretischen Grundlage abgeleitet wurde und daß die zu untersuchenden Phänomene kritisch überprüft und miteinander in Beziehung gesetzt wurden. Ungerichtete Hypothesen können ebenfalls von einer theoretischen Grundlage abgeleitet sein; da es sich aber bei vielen Studien mit ungerichteten Hypothesen um explorative Studien handelt, ist die theoretische Grundlage möglicherweise nicht so gut entwickelt.
2. Sie verfügen über einen speziellen theoretischen Bezugsrahmen, in dem die Studie durchgeführt wird.
3. Sie machen deutlich, daß die Forscherin nicht unangreifbar ist und die statistische Analyse der Daten folglich auf effektivere Art und Weise durchgeführt werden kann.

Was die Richtung der Hypothese anbelangt, sollte sich die Kritikerin unbedingt merken, daß festgestellt werden muß, ob es eine fundierte Grundlage für die von der Forscherin postulierte Richtung gibt.

Statistische Hypothese versus Forschungshypothese

Die LeserInnen von Forschungsberichten werden feststellen, daß Hypothesen außerdem in Forschungs- oder statistische Hypothesen eingeteilt werden können. Eine *Forschungshypothese*, auch als wissenschaftliche Hypothese bezeichnet, besteht aus einer Aussage über die zu erwartende Beziehung zwischen den Variablen, sie stellt die Erwartungen hinsichtlich des Ergebnisses einer Studie fest, und sie ist gerichtet oder ungerichtet. Erhält die Wissenschaftlerin statistisch signifikante Befunde für eine Forschungshypothese, dann wird die Hypothese bestätigt. Forrester (1990) stellte in einer Studie über AIDS-Risikofaktoren, in die die medizinischen Diagnosen sowie Anweisungen, keine Wiederbelebung einzuleiten und schließlich die Aggressivität medizinisch-pflegerischer Interventionen einbezogen worden waren, die Hypothese auf: „Die Einstellung des Pflegepersonals gegenüber aggressiven Interventionen wird abgeschwächt, wenn die Anweisung besteht, keine Wiederbelegungen einzuleiten.“ Die Autorin berichtet über statistisch signifikante Befunde für diese Hypothese, also wurde die Hypothese bestätigt, das heißt, das prognostizierte Ergebnis wurde durch die Befunde der Studie gestützt. Bei den Beispielen in Tabelle 7-8 handelt es sich um Forschungshypothesen.

Eine *statistische Hypothese*, auch als *Null-Hypothese* bezeichnet, geht davon aus, daß es keine Beziehung zwischen der unabhängigen und der abhängigen Variablen gibt. Tabelle 7-9 gibt Beispiele für solche Hypothesen. Wenn sich aufgrund der Datenanalyse eine statistisch signifikante Beziehung zwischen den Variablen auf einem bestimmten Signifikanzniveau ergibt, dann wird die Null-Hypothese verworfen. Zum Beispiel wurde in einer Studie, die einen Vergleich zwischen Bauchregion, Oberschenkel und Arm als Injektionsstellen für subkutane Natrium-Heparin-Injektionen anstellte (Stewart Fahs und

Tabelle 7-9 Beispiele für statistische Hypothesen

Hypothese	Variable *	Art der Hypothese	Vorgeschlagenes Design
Sauerstoffinhalationen von bis zu 6 l/min durch eine nasale Kanüle beeinflußt nicht die orale Temperatur; Messung mit einem elektronischen Thermometer.	UV: Sauerstoffinhalation durch nasale Kanüle AV: Orale Temperatur	Statistisch	Experimentell
Es gibt keinen Unterschied in der Häufigkeit von Schwangerschaften zwischen Mädchen, die Kurse über Geburtenkontrolle belegen, und solchen, die diese Kurse nicht belegen.	UV: Kurse über Geburtenkontrolle AV: Schwangerschaften bei Jugendlichen	Statistisch	Experimentell

* UV = Unabhängige Variable; AV = Abhängige Variable

Kinney, 1991), eine Null-Hypothese oder statistische Hypothese formuliert: „Es gibt keinen Unterschied hinsichtlich der Wirksamkeit einer Low-Dose-Heparin-Therapie (Indikator: die gemessene aktivierte partielle Thromboplastinzeit (aPPT)), wenn die Lösung an drei verschiedenen Injektionsorten subkutan injiziert wird.“ Stewart Fahs und Kinney berichteten, daß es keinen signifikanten Unterschied in Bezug auf die aPPT gibt, wenn an den drei Injektionsorten (Bauchregion, Oberschenkel, Arm) Low-Dose-Heparin-Injektionen subkutan verabreicht werden. Da die Unterschiede zwischen den Injektionsorten nicht größer als zufallsbedingte Unterschiede waren, wurde die Null-Hypothese akzeptiert (siehe Kapitel 17).

Einige ForscherInnen bezeichnen die Null-Hypothese als statistischen Kunstgriff, der die direkte Prognose des Ergebnisses verschleiert. Andere wieder sagen, daß sie in statistischer Hinsicht exakter und vorsichtiger ist und daß die Annahme einer Null-Hypothese bedeutet, daß die Beweise zur Stützung eines bestehenden Unterschiedes als nicht ausreichend angesehen werden.

Die LeserInnen von Forschungsberichten werden feststellen, daß allgemein häufiger mit Forschungshypothesen als mit statistischen Hypothesen gearbeitet wird. Es ist erwünscht, daß die Erwartungen der Forscherin formuliert werden. Die LeserInnen haben dann auch eine genauere Vorstellung von dem postulierten Ergebniss. In Studien, in denen statistische Analysen durchgeführt werden, wird die zugrundeliegende Null-Hypothese normalerweise unterstellt, sie wird nicht ausführlich dargestellt.

Die Beziehung zwischen Hypothese und Forschungsdesign

Unabhängig davon, ob eine statistische oder eine Forschungshypothese verwendet wird, gibt es Hinweise auf die Beziehung zwischen der Hypothese und dem Design der Studie. Das Design – experimentell oder nichtexperimentell (siehe Kapitel 9 und 10) – hat einen Einfluß auf die Formulierung der Hypothese. Bei einem experimentellen Design werden Hypothesen formuliert, die Aussagen über die Beziehung enthalten:

- X_1 hat größeren Einfluß auf Y als X_2.
- Der Einfluß von X_1 auf Y ist größer als der von X_2 auf Y.
- Es gibt keinen Unterschied im Auftreten von Y bei Versuchspersonen, die X_1- und X_2-Behandlungen erhalten.
- Das Auftreten von Y bei Versuchspersonen ist nach X_1 häufiger als nach X_2.

Solche Hypothesen geben einen Hinweis darauf, daß ein experimentelles Design gewählt wurde, und daß zwei Gruppen von Versuchspersonen, Experimental- und Kontrollgruppe, verwendet wurden, um zu überprüfen, ob der in der Hypothese prognostizierte Unterschied tatsächlich existiert.

Im Gegensatz dazu handelt es sich bei den Hypothesen eines nichtexperimentellen Designs um assoziative Beziehungsaussagen:

- X steht zu Y in negativer Beziehung.
- Es gibt einen positiven Zusammenhang zwischen X und Y.

Weitere Beispiele für dieses Konzept finden sich in Tabelle 7-8.

Forschungsfragen

Forschungsarbeiten enthalten nicht immer Hypothesen. In dem Maße, wie Sie mit der wissenschaftlichen Literatur vertrauter werden, werden Sie feststellen, daß explorative Studien gewöhnlich keine Hypothese enthalten. Dies gilt besonders dann, wenn es nur sehr wenig Literatur oder themenbezogene Forschungsarbeiten auf einem bestimmten, für die Forscherin interessanten Gebiet gibt. Die Forscherin, die mehr über ein spezielles Phänomen wissen möchte, kann sich auf die Untersuchung von Fakten und Beziehung konzentrieren und sich dabei nur von Forschungsfragen leiten lassen. Das Ergebnis einer explorativen Studie kann in der Sammlung von Daten über ein Phänomen bestehen, und die Forscherin ist dann in der Lage, Hypothesen für eine zukünftige Studie zu formulieren. Dies wird manchmal als *Studie zur Generierung von Hypothesen* bezeichnet.

Eine Studie von Mass, Buckwalter und Kelley (1991), in der die Wahrnehmungen von Familienangehörigen bezüglich der Pflege von in Anstalten lebenden PatientInnen mit Alzheimer-Krankheit untersucht wurden, zeigt, wie eine Untersuchung, die Beziehungen ausfindig machen und Lücken in der Literatur schließen sollte, von Forschungsfragen geleitet wurde. Die Forschungsfragen bezogen sich auf folgende Punkte:

- Welche Wahrnehmungen haben die Familienmitglieder bezüglich der Pflege?
- Haben sich diese Wahrnehmungen im Laufe der Zeit verändert?
- Welche Aspekte der Pflege finden die Familienmitglieder besonders gut und welche am wenigsten zufriedenstellend?

Da es nur wenige Forschungsarbeiten über Familienmitglieder gibt, deren Verwandte in eine Anstalt eingewiesen wurden, sind Forschungsfragen in der Anfangsphase einer Studie, die darauf abzielten, eine bestimmte Station für Alzheimer-PatientInnen in einer Einrichtung für Langzeitpflege zu bewerten, besser geeignet als Hypothesen. Die Befunde der Studie deuteten auf den Bedarf an weiteren Studien zur Überprüfung von Hypothesen hin, die dann Interventionen bestimmen sollten, die die Beteiligung der Familie als Partner bei der Pflege von in Anstalten lebenden Verwandten mit Alzheimer-Krankheit erleichtern.

Qualitative Forschungsarbeiten werden ebenfalls eher von Forschungsfragen als von Hypothesen bestimmt. Die deskriptiven Befunde qualitativer Studien können auch die Grundlage für zukünftige Studien zur Überprüfung von Hypothesen bilden. „Wie sieht die durchlebte Erfahrung der pflegerischen Arbeit aus Sicht der PatientInnen und des Pflegepersonals aus?“ ist eine Forschungsfrage aus einer qualitativen Studie von Miller, Haber und Byrne (1992), in der die Wahrnehmung der pflegerischen Arbeit in einem Notfallkrankenhaus untersucht wurde.

Wie Sie sehen, sind Forschungsfragen allgemeiner formuliert als die in dem Abschnitt „Problemdarstellung“ dieses Kapitels diskutierten Forschungsprobleme. Je spezieller sie jedoch sind, desto mehr geben sie die Richtung der Studie vor.

In anderen Studien werden außer der Hypothese Forschungsfragen formuliert, um Fragen zu beantworten, die sich auf zusätzliches Datenmaterial beziehen. Solche Fragen haben nicht direkt mit den in der Hypothese postulierten Ergebnissen zu tun; sie können zusätzliche und manchmal überraschende Ergebnissen liefern, die die Studie bereichern und die Richtung für weitere Studien aufzeigen. Manchmal sind sie auch die Grundlage für neue oder in der Zukunft zu formulierende Hypothesen.

Bei der Bewertung einer Forschungsarbeit gilt es herauszufinden, ob es in Anbetracht der Art und des Kontextes der Studie richtig war, eine Forschungsfrage anstatt einer Hypothese zu formulieren.

Die kritische Bewertung des Forschungsproblems und der Hypothesen

Die Sorgfalt, die eine Forscherin auf die Entwicklung der Problemdarstellung und der Hypothesen verwendet, ist oft bezeichnend für das Gesamtkonzept und das Design der Studie. Ein überlegt formuliertes Forschungsproblem bildet die Grundlage für die Entwicklung der Hypothesen, und in einer empirischen Forschungsarbeit dreht sich der Rest der Studie um die Überprüfung der Hypothesen oder, in einigen Fällen, der Forschungsfragen. Dies mag für die Forscherin ein zeitaufwendiges und manchmal frustrierendes Unterfangen sein. Allerdings zeigt sich bei der abschließenden Analyse, daß das von den AnwenderInnen zu bewertende Produkt in den meisten Fällen die Mühe wert war.

Da dieser Text auf Krankenschwestern als kritische AnwenderInnen abgestellt ist, werden sich die folgenden Abschnitte in erster Linie mit der Bewertung von Forschungsproblemen und Hypothesen in Forschungsberichten beschäftigen.

Die kritische Bewertung der Problemdarstellung

In dem Kasten auf S. 209 sind die Kriterien zur Bewertung dieser Anfangsphase des Forschungsprozesses – der Problemdarstellung – aufgeführt. Da die Problemdarstellung die Grundlage für die Studie bildet, steht sie normalerweise am Anfang des Forschungsberichtes. Damit werden der Schwerpunkt und die Richtung der Studie festgelegt, und man kann so beurteilen, ob der Rest der Studie einem logischen Gedankengang folgt. Häufig steckt die Autorin zunächst den allgemeinen Problembereich ab, dessen aktuelle Problematik ein gewisses Unbehagen ausgelöst bzw. bestimmte Fragen aufgeworfen hat. Der wissenschaftliche Hintergrund und der Erfahrungshintergrund, die zu diesem speziellen Problem hinführten, werden kurz zusammengefaßt, dann werden Absicht und Ziel der Studie dargelegt. Die Problemdarstellung und alle damit zusammenhängenden Aspekte sind Inhalte, auf die im Verlauf einer Studie immer wieder Bezug genommen wird.

Ziel der Zusammenfassung des wissenschaftlichen Hintergrundes und des Erfahrungshintergrundes am Anfang ist es, den LeserInnen einen Eindruck von der kritischen Auseinandersetzung der Autorin mit der Entwicklung des Forschungsproblems zu vermitteln. Die Hinführung zu dem Forschungsproblem gibt den geeigneten konzeptuellen Rahmen für die Studie ab und schafft die Voraussetzungen für ihre Entfaltung. In diesem einleitenden Abschnitt sollte auch die Relevanz der Studie thematisiert werden, das heißt, der Grund, weshalb die Forscherin die Studie durchführt, sollte klar werden. Die Relevanz kann beispielsweise aus einem Problem resultieren, auf das man im pflegerischen Alltag einer Klinik stößt, und deshalb die Pflege verbessern würde, oder daß divergierende Ansichten zu einem kleinsten Problem vorhanden sind oder daß Daten gewonnen werden, die eine innovative, kostengünstige Pflegeintervention absichern.

Tatsächlich wird man häufig feststellen, daß das Forschungsproblem am Ende dieses Abschnittes nicht klar dargelegt wird. In einigen Fällen wird es in der Tat lediglich angedeutet, und die LeserInnen sind gefordert, das Problem, um das es geht, zu identifizieren. In anderen Fällen erscheint die Problemdarstellung im einleitenden Text oder in der Darstellung der Zielsetzung der Untersuchung.

Dies hängt bis zu einem gewissen Grad von dem Stil der jeweiligen Zeitschrift ab. Trotzdem muß bei der Beurteilung Wert darauf gelegt werden, daß die eindeutige Darstellung des Hauptproblems in dem einleitenden Abschnitt erscheint, auch wenn die Untereinheiten des Problems hier nicht angesprochen werden.

Die LeserInnen sollten sich an vier Hauptelementen orientieren, die bereits an anderer Stelle in diesem Kapitel beschrieben und erläutert wurden. Sie lauten:

1. Wird das Problem klar und eindeutig dargestellt?
2. Wird in der Problemdarstellung eine Beziehung zwischen zwei oder mehr Variablen oder mindestens zwischen einer unabhängigen und einer abhängigen Variablen formuliert?
3. Werden in der Problemdarstellung genaue Angaben über die zu untersuchenden Population gemacht?
4. Impliziert die Problemdarstellung empirische Überprüfbarkeit?

Diese vier Elemente können als Kriterien zur Bewertung der Solidität eines Forschungsproblems verwendet werden. Wenn in der Problemdarstellung Unklarheiten im Zusammenhang mit den Variablen, der Population und der Überprüfbarkeit auftreten, dann ist auch der Rest der Studie wahrscheinlich nur eingeschränkt verwertbar. Eine Forschungsarbeit enthielt beispielsweise einführendes Material über Angst im allgemeinen, Angst im Zusammenhang mit der Zeit vor und nach der Operation sowie über den potentiell günstigen Einfluß der Pflege auf die Angstverminderung. Die Autorin stellte abschließend fest, daß die Studie ermitteln sollte, ob man aufgrund bestimmter Messungen

Kriterien für die kritische Bewertung

Die Problemdarstellung

1. Steht die Problemdarstellung am Anfang?
2. Wurde das Problem klar und eindeutig in Form einer Aussage oder Frage dargestellt?
3. Wurde in der Problemdarstellung eine Beziehung zwischen zwei oder mehreren Variablen oder wenigstens zwischen einer unabhängigen und einer abhängigen Variablen formuliert, so daß die empirische Überprüfbarkeit gegeben ist?
4. Werden in der Problemdarstellung genaue Angaben über die zu untersuchende Population gemacht?
5. Wurde die Beschäftigung mit dem Problem durch ausreichendes Material über den wissenschaftlichen Hintergrund und den Erfahrungshintergrund begründet?
6. Wurde das Problem im Kontext eines geeigneten theoretischen Bezugsrahmens erforscht?
7. Wurde auf die Relevanz des Problems eingegangen?
8. Wurden pragmatische Fragen wie zum Beispiel die Durchführbarkeit thematisiert?
9. Wurden Absicht und Ziel der Studie dargelegt?

Die Hypothese

1. Steht die Hypothese in direkter Beziehung zu dem Forschungsproblem?
2. Ist die Hypothese knapp in Form einer Aussage formuliert?
3. Wurden die unabhängige und die abhängige Variable in der Formulierung der Hypothese identifiziert?
4. Sind die Variablen meßbar bzw. potentiell meßbar?
5. Wurde für jede Beziehung eine Hypothese formuliert, so daß jede Hypothese entweder bestätigt oder verworfen werden kann?
6. Wurde die Hypothese so formuliert, daß sie überprüft werden kann?
7. Wurde die Hypothese objektiv, ohne wertende Begriffe formuliert?
8. Kommt die Richtung der Beziehung in jeder Hypothese klar zum Ausdruck?
9. Steht jede Hypothese im Einklang mit der Literaturüberprüfung?
10. Wurde die theoretische Grundlage der Hypothese ausführlich dargelegt?
11. Wurden Forschungsfragen angemessen verwendet (d.h. in explorativen oder qualitativen Studien oder im Zusammenhang mit Analysen von zusätzlichem Datenmaterial)?

Unterschiede in der Angst der PatientInnen in Abhängigkeit von verschiedenen Pflegeansätzen in der Zeit vor und nach der Operation feststellen kann. Die Autorin hat das Forschungsproblem allerdings nicht weiter ausgeführt. Eine Darstellung des Problems in Form einer Frage könnte wie folgt lauten:

(Y_1) (X_1, X_2, X_3)

Welche Unterschiede in der Stärke der Angst von PatientInnen lassen sich bei verschiedenen Pflegeansätzen in der Zeit vor und nach der Operation feststellen?

Wenn hierüber gleich am Anfang einer Forschungsarbeit Klarheit herrscht, dann kann das Design logisch weiterentwickelt werden. Die LeserInnen haben eine klare Vorstellung davon, worum es in dem Bericht geht, und sie können die nachfolgenden Ausführungen mit Verständnis beurteilen.

Die kritische Bewertung der Hypothese

Wie aus dem Kasten auf S. 209 ersichtlich ist, sollten einige Kriterien zur kritischen Bewertung der Hypothese als Standards verwendet werden, um die Stärken und Schwächen der Hypothesen in einem Forschungsbericht zu beurteilen.

1. Es kann sein, daß ForschungsanwenderInnen beim Lesen einer Forschungsarbeit die Hypothesen klar und präzise in einem separaten Abschnitt des Forschungsartikels, nach den Abschnitten „Literaturüberprüfung" oder „Theoretischer Bezugsrahmen", vorfinden. In vielen Fällen werden die Hypothesen nicht explizit formuliert, sondern sie sind lediglich implizit in den Abschnitten „Ergebnisse" oder „Diskussion" des Artikels enthalten. Folglich muß die Kritikerin anhand der Darstellung der Absicht und der Art der Analyse Rückschlüsse auf die Hypothesen ziehen. Die LeserInnen müssen über diese Unterschiede Bescheid wissen und nicht etwa annehmen, daß die Hypothesen in einer Studie fehlen, bloß weil sie nicht am Anfang des Artikels zu finden sind. Selbst wenn sie am Anfang eines Artikels erscheinen, gehen die Abschnitte „Ergebnisse" oder „Diskussion" nochmals darauf ein, wenn die Ergebnisse dargestellt und diskutiert werden. Man kann allerdings erwarten, daß die Hypothesen im Einklang mit der Absicht der Studie und der Gestaltung des Artikels stehen.

2. Die Hypothese sollte direkt auf das am Anfang des Berichts dargestellte Forschungsproblem eingehen. Die Hypothese erscheint im Forschungsbericht logischerweise nach der Problemdarstellung, der Literaturüberprüfung und dem theoretischen Bezugsrahmen, weil sie der Kulminationspunkt ist, in dem der konzeptuelle Prozeß seinen Ausdruck findet. Die Hypothese sollte sowohl mit der Literaturüberprüfung als auch mit dem theoretischen Bezugsrahmen in Einklang stehen. Der Fluß dieses Prozesses muß, wie in Tabelle 7-8 anschaulich gezeigt wurde, für die LeserInnen klar nachvollziehbar sein. Ist dieses Kriterium erfüllt, dann können die LeserInnen ziemlich sicher sein, daß die Hypothese theoretisch gut fundiert ist.

3. Bei der Untersuchung der eigentlichen Hypothese sollten mehrere Aspekte der Darstellung kritisch beurteilt werden. Erstens sollte die Hypothese aus einer Aussage bestehen, in der die Beziehung zwischen einer unabhängigen und einer abhängigen Variablen objektiv und knapp ausgedrückt wird. Bei der Formulierung einer komplexen Hypothese kann es, anders als bei einer einfachen Hypothese, mehr als eine unabhängige *und* abhängige Variable geben. Zweitens kann man dann mit mehr als einer Hypothese rechnen, wenn es mehr als eine unabhängige und abhängige Variable gibt. Dies hängt von der Art der Studie ab.

Drittens sollten die LeserInnen verstehen können, um welche Variablen es in der Hypothese geht. Häufig wird die volle Bedeutung der Variablen nicht klar, weil eine knappe Formulierung der Hypothese wichtiger erscheint. KritikerInnen sollten wissen, daß eine Forscherin in einem solchen Fall zwischen zwei Stühlen sitzt. Manchmal muß man sich entscheiden, ob man eine vollständige, aber wortreiche Hypothese oder eine weniger vollständige, aber dafür knapp formulierte Hypothese haben will. Einen Weg aus diesem Dilemma finden heißt für die Forscherin, daß sie ihrem Forschungsbericht einen

Abschnitt „Definitionen" hinzufügen muß. Mit diesen zusätzlichen *konzeptuellen Definitionen* und *operationalen Definitionen* (siehe Kapitel 6) ist die vollständige Erklärung der Variablen gesichert. KritikerInnen können dann die Hypothese aufgrund der Definitionen untersuchen und die Merkmale der Variablen genau bestimmen. Ein ausgezeichnetes Beispiel für diesen Prozeß erscheint in dem Forschungsartikel von Woods, Haberman und Packard (1993), die die Hypothese aufstellten, daß:

„Frauen, die verstärkt über direkte krankheitsbedingte Auswirkungen berichten, schlechtere Anpassung an die Krankheit zeigen
und
Frauen, die verstärkt über Beanspruchung durch innere Zerrissenheit berichten, schlechtere Anpassung an die Krankheit zeigen."

Hier handelt es sich um angemessen formulierte Hypothesen. Allerdings ist nicht vollständig klar, was die Variablen „direkte krankheitsbedingte Auswirkungen" und „Beanspruchung durch innere Zerrissenheit" bedeuten. Erst wenn man die Definitionen dieser Variablen überprüft, die in dem Abschnitt „Literaturüberprüfung" erscheinen, werden die Merkmale der Variablen klar:

- Direkte krankheitsbedingte Auswirkungen: „ Die physische und psychosoziale Erfahrung, daß Menschen direkt zu der Krankheit beitragen, mit der sie leben... dazu gehören Symptome wie Übelkeit, Müdigkeit, Schmerzen, Atemnot und Schwäche" (S. 12).
- Beanspruchung durch innere Zerrissenheit: „Stellt einen Angriff auf das Gefühl von Integrität, Kontinuität und Normalität eines Menschen dar" (S. 12).

Jetzt ist der Kontext der Variablen klar.

Viertens ist es vorzuziehen, die Richtung der Beziehung zwischen den Variablen in der Hypothese anzugeben, obwohl eine Hypothese berechtigterweise auch ungerichtet sein kann. Die LeserInnen werden merken, daß bei einem Mangel an Informationen aus der Literaturüberprüfung – in diesem Fall wurde ein relativ vages Gebiet untersucht – die ungerichtete Hypothese durchaus angemessen sein kann. Vielleicht stehen ganz einfach nicht genügend Informationen zur Verfügung, um sich ein vernünftiges Urteil über die Richtung der postulierten Beziehung bilden zu können. Postuliert werden kann in diesem Fall lediglich die Tatsache, daß es eine Beziehung zwischen zwei Variablen gibt. Im wesentlichen geht es KritikerInnen aber darum festzustellen, ob eine angemessene Entscheidung im Hinblick auf die Richtung der Hypothese getroffen wurde.

4. Das Kriterium der Überprüfbarkeit ist von entscheidender Bedeutung für die Solidität einer Hypothese. Ein auf die Überprüfbarkeit bezogenes Kriterium fordert, daß die Hypothese so formuliert werden muß, daß sie klar bestätigt oder verworfen werden kann. Zwar sollte man sich diese Forderung sehr gut merken, aber es ist auch wichtig zu wissen, daß durch eine Überprüfung letztendlich weder die Richtigkeit von Theorien noch von Hypothesen jemals zweifelsfrei bewiesen werden kann. ForscherInnen, die den Anspruch erheben, mit ihren Daten die Validität ihrer Hypothese „bewiesen" zu haben, sollten mit äußerster Vorsicht betrachtet werden. Die LeserInnen müssen wissen, daß Ergebnisse, die eine Hypothese bestätigen, bestenfalls als vorläufig anzusehen sind. Wenn Replikationen zu den gleichen Ergebnissen führen, dann kann man den von der Forscherin vorgebrachten Schlußfolgerungen schon mehr Vertrauen entgegenbringen. Eines sollte man sich im Zusammenhang mit der Überprüfbarkeit gut merken: Zwar steigt die Wahrscheinlichkeit, daß eine Hypothese bestätigt wird, je mehr Beweise vorliegen, doch können sie niemals bis ins Letzte bewiesen werden.

Für die Überprüfbarkeit ist noch ein weiterer Punkt für AnwenderInnen von Bedeutung: Die Hypothese muß objektiv formuliert und frei von wertenden Begriffen sein. Hypothesen, die nicht wertfrei formuliert sind, können nicht empirisch überprüft werden. Quantifizierbare Wörter wie z.B *größer als, weniger als, verringern, erhöhen* und *positiv, negativ sowie krummlinig bezogen auf* lassen auf Objektivität und Überprüfbarkeit schließen. Die LeserInnen müssen sofort mit Argwohn auf Hypothesen reagieren, die nicht objektiv formuliert sind.

5. Für KritikerInnen von Forschungsarbeiten ist es wichtig zu wissen, daß die Art, in der die in der Hypothese postulierte Beziehung formuliert ist, einen Hinweis auf das Forschungsdesign gibt, das für die Studie geeignet ist. Wird beispielsweise in einer Hypothese postuliert, daß die Behandlung X_1 größere Auswirkungen auf Y hat als die Behandlung X_2 , dann legt dies ein experimentelles oder quasiexperimentelles Design nahe (siehe Kapitel 9). Wenn eine Hypothese einen positiven Zusammenhang zwischen den Variablen X und Y postuliert, dann ist ein nichtexperimentelles Design angezeigt (siehe Kapitel 10). Wenn Sie sich noch einmal Tabelle 7-6 anschauen, werden Sie weitere Beispiele für den Zusammenhang zwischen Hypothese und Forschungsdesign finden. Die LeserInnen eines Forschungsberichtes sollten bei der Bewertung auch berücksichtigen, ob das Forschungsdesign mit der Hypothese in Einklang steht. Dieser Tatbestand hat nämlich Auswirkungen auf die angemessene Fortführung der Studie: auf die Auswahl der Stichprobe, die Datensammlung, die Datenanalyse, die Interpretation der Befunde und letztendlich auf die gezogenen Schlußfolgerungen.

6. Wenn in einem Forschungsbericht Forschungsfragen anstelle von Hypothesen erscheinen, dann müssen die LeserInnen entscheiden, ob dies der Studie angemessen ist. Das Kriterium für diese Entscheidung ist, wie früher schon in diesem Kapitel erwähnt wurde, das Design der Studie (explorativ oder qualitativ).

Handelt es sich um eine explorative bzw. qualitative Studie, sind Forschungsfragen geeigneter als Hypothesen. Ergänzende Forschungsfragen sollten danach beurteilt werden, ob sie zusätzliche Fragen beantworten, die sich aufgrund der Hypothesen ergeben. Es kommt gelegentlich vor, daß eine zusätzliche Forschungsfrage im Hinblick auf das eigentliche Forschungsproblem besser formuliert ist als eine Hypothese.

Merksätze

- Die Formulierung des Forschungsproblems und die Darstellung der Hypothese sind wesentliche, den Forschungsprozeß einleitende Schritte. Die Sorgfalt, die auf diese Schritte verwendet wird, ist oft bezeichnend für das Gesamtkonzept und das Design einer Studie.
- Die Entwicklung des Forschungsproblems beginnt mit einer allgemeinen Idee und endet mit der Definition eines spezifischen, klar umrissenen Themas.

- Durch die eingangs durchgeführte Literaturüberprüfung kann das für das jeweilige Forschungsthema wichtige Material aufgefunden und das Forschungsproblem näher bestimmt werden.
- Die Relevanz des Forschungsproblems muß unter dem Aspekt des Vorteils für PatientInnen, Pflegepersonal, den medizinischen Bereich im allgemeinen und für die Gesellschaft deutlich werden. Des weiteren müssen die Anwendbarkeit der Ergebnisse in der Pflegepraxis sowie die theoretische Relevanz nachgewiesen werden. Die Befunde sollten ebenfalls das Potential für die Änderung von Pflegepraktiken oder Richtlinien haben.
- Die Durchführbarkeit einer Forschungsarbeit muß vor dem Hintergrund ganz pragmatischer Erwägungen untersucht werden wie z.B.: Zeit, Verfügbarkeit von Versuchspersonen, Geld, Räumlichkeiten, Apparaturen, Erfahrung der Forscherin, ethische Fragen.
- Die endgültige Problemdarstellung beinhaltet eine Aussage über die Beziehung zwischen zwei oder mehr Variablen. Sie bestimmt in eindeutiger Weise die Beziehung zwischen den unabhängigen und den abhängigen Variablen, macht genaue Angaben zu der zu untersuchenden Population und sichert die empirische Überprüfbarkeit.
- Eine Hypothese versucht, die durch das Forschungsproblem aufgeworfenen Fragen zu beantworten. Bei der Überprüfung der Validität der im theoretischen Bezugsrahmen dargestellten Annahmen schlägt die Hypothese eine Brücke zwischen der Theorie und der realen Welt.
- Eine Hypothese ist eine deklarative Aussage über die Beziehung zwischen zwei oder mehr Variablen, die ein zu erwartendes Ergebnis prognostiziert. Zu den Merkmalen einer Hypothese gehören eine Aussage über die Beziehung, auf die Überprüfbarkeit bezogene Implikationen sowie die Übereinstimmung mit einer definierten theoretischen Grundlage.
- Hypothesen können gerichtet oder ungerichtet sein. Sie können weiter unterteilt werden in Forschungshypothesen und statistische Hypothesen.
- Anstelle von Hypothesen können in explorativen oder qualitativen Forschungsarbeiten Forschungsfragen verwendet werden. Diese können zusätzlich zu den Hypothesen formuliert werden, um Fragen zu beantworten, die sich auf ergänzende Daten beziehen.

- Die Kriterien für die kritische Bewertung sind Richtlinen zur Bewertung der Stärken und Schwachstellen der Problemdarstellung und der Hypothesen in einem Forschungsbericht.
- KritikerInnen beurteilen die Genauigkeit der Problemdarstellung und der Untereinheiten des Problems, die Angaben zu Besonderheiten der Population und die Implikationen in Bezug auf die Überprüfbarkeit.
- Die Wechselbeziehung zwischen Problemdarstellung, Literaturüberprüfung, theoretischem Bezugsrahmen und Hypothesen muß klar zum Ausdruck kommen.
- Die Angemessenheit des durch die Problemdarstellung bestimmten Forschungsdesigns wird ebenfalls beurteilt.
- Die Darstellung der Absicht der Studie (das heißt der Grund, weshalb die Studie durchgeführt wurde) sollte von der Problemdarstellung bzw. den zu beantwortenden Forschungsfragen deutlich abgegrenzt sein.
- Die LeserInnen bewerten die Formulierung der Hypothese unter folgenden Aspekten: Eindeutigkeit bei der Formulierung der Beziehungen, Implikationen für die Überprüfbarkeit, Übereinstimmung mit der theoretischen Grundlage. Die Angemessenheit der Hypothese wird unter dem Aspekt der Übereinstimmung mit dem Forschungsdesign ebenfalls untersucht. Es wird auch beurteilt, ob Forschungsfragen der jeweiligen Studie angemessen sind.

Literaturverzeichnis

Abraham, I.L., Neundorfer, M.M., & Currie, L.J. (1992). Effects of group intervention on cognition and depression in nursing home residents. *Nursing Research*, 41(49, 196-202.

Alligood, M.R. (1991). Testing Rogers' theory of accelerating change: The relationships of creativity, actualization and empathy in persons 18 to 92 years of age. *Western Journal of Nursing Research*, 13(1), 84-96.

Baillie, V., Norbeck, J.S., & Barnes, L.A. (1988). Stress, social support, and psychological distress of family caregivers of the elderly. *Nursing Research*, 37, 217-222.

Bohachick, P., Anton, B.B., Wooldridge, P.J., Kormos, R.L., Armitage, J.M., Hardesty, R.L. & Griffith, B.P. (1992). Psychosocial outcome 6 months after heart transplantation surgery: A preliminary report. *Research in Nursing & Health*, 15, 165-173.

Bostrum-Ezrati, J., Dibble, S., & Rizzuto, C. (1990). Intravenous therapy management: Who will develop insertion site symptoms? *Applied Nursing Research*, 3(4), 146-152.

Downs, F. (1993). How to get to the point. *Nursing Research,* 42(1), 3.

Forrester, D.A. (1990). AIDS-related risk factors, medical diagnosis, do-not-resuscitate orders and aggressiveness of nursing care. *Nursing Research*, 39(6), 350-354.

Foster, M.F. (1992). Health promotion and life satisfaction in elderly black adults. *Western Journal of Nursing Research*, 14(4), 444-456.

Gift, A.G., Titler, M., Rakel, B., Ones, D.S., Kleiber, C., Small, S., & Triolo, P.K. (1991). Relaxation to reduce dyspnea and anxiety in COPD patients. *Nursing Research*, 41(4), 242-246.

Goode, C.J., Titler, M., Rakel, B., Ones, D.S., Kleiber, C., Small, S., & Triolo, P.K. (1991). A meta-analysis of effects of heparin flush and saline flush: Quality and cost implications. *Nursing Research*, 40(6), 324-330.

Grey, M., Cameron, M.E., & Thurber, F.W. (1991). Coping and adaptation in children with diabetes. *Nursing Research*, 40(3), 144-149.

Hoskins, C. (1991). Patterns of adjustment among breast cancer patients and partners: Preliminary findings. *Proceedings of the International Conference on Good Nursing Care*. Finland, 140-154.

Kuhlman, G.J., Wilson, H.S., Hutchinson, S., & Wallhagen, M. (1991). Alzheimer's disease and family care giving: Critical syntheses of the literature and research agenda. *Nursing Research*, 40(6), 331-337.

Mass, M.L., Buckwalter, K.C., & Kelley, L.S. (1991). Family members' perceptions of the care of institutionalized patients with Alzheimer's disease. *Applied Nursing Research*, 4(3), 135-138.

Mickley, J.R., Soeken, K., & Belcher, A. (1992). Spiritual well-being, religiousness and hope among women with breast cancer. *Image*, 24(4), 267-272.

Miller, B..K., Haber, J., & Byrne, M. (1992). The experience of caring in the acute care setting: Patient's and nurses' perspectives. In D. Gaut (Ed.), *The presence of caring in nursing* (pp. 137-156). New York: National League for Nursing.

Moody, L.E., Wilson, M.E., Smyth, K., Tittle, M., & Vancott, M.L. (1988). Analysis of a decade of nursing practice research: 1977-1986. *Nursing Research*, 37, 374-379.

Mueck, M.A., & Sasse, L. (1992). Anxiety among Cambodian refugee adolescents in transit and resettlement. *Western Journal of Nursing Research*, 14(3), 267-285.

Quinn, M.M. (1991). Attachment between mothers and Down Syndrome infants. *Western Journal of Nursing Research*, 13(3), 382-396.

Stewart Fahs, P.S., & Kinney, M.R. (1991). The abdomen, thigh, and arm as sites for subcutaneous sodium heparin injections, *Nursing Research*, 40(4), 204-207.

Woods, N.F., Haberman, M.R., & Packard, N.J. (1993). Demands of illness and individual, dyadic, and family adaptation in chronic illness. *Nursing Research*, 15(1), 10-25.

Zusätzliche Literatur

Campbell, D.T., & Stanley, J.C. (1963). *Experimental and quasi-experimental designs for research.* Chicago: Rand McNally.

Downs, F.S., & Newman, M.A. (1977). *A source book of nursing research*. Philadelphia: F.A. Davis.

Kerlinger, F.N. (1986). *Foundations of behavioral research*. New York: Holt, Rinehart & Winston.

Newman, M.A. (1979). *Theory development in nursing*. Philadelphia: F.A. Davis.

Van Dalen, D.B. (1979). *Understanding educational research*. New York: McGraw-Hill.

8 Einführung in das Forschungsdesign

Geri LoBiondo-Wood

Lernziele

Nach der Lektüre dieses Kapitels sollten Sie Folgendes können:

- Den Begriff „Forschungsdesign" definieren.
- Das Ziel des Forschungsdesigns benennen.
- Den Begriff „Kontrolle" bezogen auf das Forschungsdesign definieren.
- Die Faktoren, die die Kontrolle beeinflussen, vergleichend einander gegenüberstellen.
- Einzuschätzen versuchen, welches Ausmaß an Kontrolle für ein bestimmtes Design in Frage kommt.
- Den Begriff „innere Validität" definieren.
- Die Gefahren für die innere Validität benennen.
- Den Begriff „äußere Validität" definieren.
- Die Bedingungen benennen, die die äußere Validität beeinflussen.
- Ein Forschungsdesign anhand eines Kriterienkatalogs bewerten.

Schlüsselbegriffe

Äußere Validität
Aktuelles Geschehen
Experimentalgruppe
Externe Variable
Homogenität
Innere Validität
Instrumentierung
Konstanz
Kontrolle
Kontrollgruppe
Mortalität
Randomisierung
Reaktivität
Reifung
Selektionsbedingte Verfälschung
Testvorgang

Das Wort *Design* impliziert die Anordnung von Elementen zu einem Kunstwerk. In der Welt der Kunst und der Mode läßt dieser Begriff an Prozesse und Techniken denken, mit denen ein ganzes Konzept zum Ausdruck gebracht wird. Für jemanden, der etwas schafft, sind Prozeß und Form maßgebend. Form, Prozeß und Wahrung der Struktur hängen vom Ziel des Schaffenden ab. Das gleiche gilt für den Forschungsprozeß. Der Forschungsprozeß und die Entwicklung eines Forschungsdesigns müssen keine sterile Prozedur sein, vielmehr entwickelt die Forscherin innerhalb der durch ein Problem vorgegebenen Grenzen und der theoretischen Grundlagen ein Kunstwerk. Der von der Forscherin geschaffene Rahmen stellt das Design dar. Beim Lesen einer Studie sollten ForschungsanwenderInnen in der Lage sein zu erkennen, daß die Problemdarstellung, die Darstellung der Absicht, die Literaturüberprüfung, der theoretische Bezugsrahmen und die Hypothese nicht nur allesamt in Wechselbeziehung mit der Operationalisierung des Designs stehen, sondern auch einen Beitrag dazu leisten und es abrunden (Abb. 8-1).

In der Pflege haben wir es mit einer Vielzahl von Strukturen zu tun, die unterschiedliche Ansprüche an Prozeß und Form stellen, beispielsweise die ganzheitlich und qualitätsorientierte Pflegeleistung, die Organisation des personellen Bereichs, die studentische Ausbildung und die Weiterbildung. Bei der pflegerischen Arbeit stellen Einschätzung, Planung, Intervention und Evaluation die tragenden Elemente des Pflegeprozesses dar. Bevor diese vier Schritte jedoch praktisch umgesetzt werden können, ist ein bestimmter Kenntnisstand erforderlich. Diese Kenntnisse werden aus Theorien, der Praxis und aus Erfahrungen bezogen, und diese Bereiche werden wiederum durch die Forschung validiert. Um Forschung verstehen und anwenden zu können, sind die Kenntnis des Prozesses und ebenso wichtige eingehende Kenntnisse des zu untersuchenden Themenbereiches unabdingbar. In den vorausgegangenen Kapiteln standen die Bedeutung der Theorie und

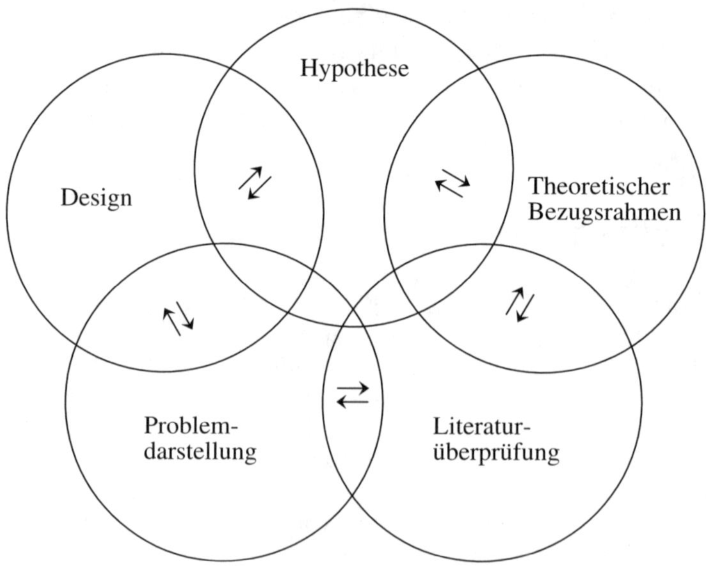

Abb 8-1 Wechselbeziehung zwischen Design, Problemdarstellung, Literaturüberprüfung, theoretischem Bezugsrahmen und Hypothese

die Kenntnis der konkreten Sachverhalte im Vordergrund. Die Art, in der eine Untersuchung strukturiert, implementiert oder geplant wird, hat einen Einfluß auf die Ergebnisse eines Forschungsprojektes.

Um forschungsbezogene Implikationen und die Anwendung von Forschung verstehen zu können, müssen AnwenderInnen die mit dem Design eines Forschungsprojektes verbundenen, zentralen Probleme nachvollziehen können. Dieses Kapitel gibt einen Überblick über die Bedeutung, die Ziele und das Gewicht des Forschungsdesigns in quantitativen Forschungsarbeiten. In den Kapiteln 9 und 10 werden spezielle Designs vorgestellt. Kapitel 11 macht die AnwenderInnen mit der Bedeutung und den Zielen qualitativer Designs vertraut und stellt spezielle Arten dieser Designs vor.

Das Ziel des Forschungsdesigns

Das Ziel des Forschungsdesigns besteht darin, ein Programm zur Beantwortung bestimmter Forschungsfragen aufzustellen. Das Design in der quantitativen Forschung wird also zum Vehikel für die Überprüfung der Hypothese, und die Prinzipien der wissenschaftlichen Untersuchung werden zur Beantwortung von Forschungsfragen eingesetzt. Für das Design sind daher Planung, Strukturierung und die Anwendung bestimmter Strategien wichtig. Diese drei Konzepte bestimmen die Formulierung der Hypothese, die Operationalisierung bzw. Durchführung des Projekts sowie die Analyse und Auswertung der Daten. Ganz allgemein dient das Forschungsdesign zwei Zielen: es soll einen Beitrag zur Lösung der Forschungsfragen leisten und die Kontrolle über das Verfahren gewährleisten. Das Ziel der Forschung ist immer die Beantwortung von Fragen, und so ist das Design mit bestimmten Methoden und Verfahren verknüpft, die zusammen einen Mechanismus bilden, der die Beantwortung von Forschungsfragen ermöglicht. Unter „Kontrolle" versteht man Maßnahmen, die die Bedingungen der Untersuchung konstant halten sollen. Auf diese Art und Weise werden Verfälschungen, die sich eventuell auf die abhängige Variable auswirken und das Ergebnis beeinflussen könnten, ausgeschaltet.

Ein Beispiel, das zeigt, wie das Design die Lösung einer Forschungsfrage fördern und die Kontrolle aufrechterhalten kann, ist die richtungsweisende Studie von Brooten et al. (1986; Anhang A). In der Studie sollte untersucht werden, ob es ungefährlich und ökonomisch sinnvoll ist, Säuglinge mit sehr niedrigem Geburtsgewicht (< 1500 g) unter bestimmten Bedingungen früh aus dem Krankenhaus zu entlassen. Zur Aufrechterhaltung der Kontrolle wiesen die Wissenschaftlerinnen Säuglinge nach dem Zufallsprinzip einer von zwei Gruppen zu. Voraussetzung für die Aufnahme in die Kontrollgruppe war, daß die Säuglinge klinisch gesund waren, gut Nahrung aufnahmen und daß sie auch aus der üblichen häuslichen Nachsorge herausfielen. Zur weiteren Aufrechterhaltung der Kontrolle wurden die Säuglinge in der Gruppe der Frühentlassenen nach Hause geschickt, bevor sie 2200 g wogen. Sie mußten klinisch gesund sein, alle 4 Stunden mit einem Gummisauger gefüttert werden, in einem offenen Kinderbett bei Raumluft liegen können, und sie durften keine Anzeichen von ernsthafter Atemlähmung oder Bradykardie haben. Die Mutter oder eine mit der Betreuung beauftragte Person mußten einen zufriedenstellenden Nachweis ihrer betreuerischen Fähigkeiten erbringen, und die häusliche Umgebung mußte den Anforderungen entsprechen. Durch die Aufstellung dieser spezifischen Kriterien im Hinblick auf Sicherheit und Eignung der Versuchspersonen und durch die Aufrechterhaltung der Kontrolle konnten die Forscherinnen sagen, welche Säuglinge am meisten von diesem Frühentlassungsprogramm profitieren würden, und sie konnten diese ergebnisorientierte Studie in diesem und anderen klinischen Bereichen durch weitere Forschungsarbeiten erweitern. Eine Vielzahl von Faktoren, u.a. die Wahl des Designs, haben Auswirkungen auf die Zielsetzung. Zu diesen Faktoren gehören die Objektivität bei der Konzeptualisierung des Problems, Sorgfalt, Ökonomie, Kontrolle des Experiments, *innere Validität* und *äußere Validität*. Hinter den vielen Formen der Kontrolle stehen statistische Prinzipien, aber für ForschungsanwenderInnen ist es wichtiger, eine genaue Vorstellung von den Konzepten zu haben.

Objektivität bei der Konzeptualisierung des Problems

Objektivität bei der Konzeptualisierung des Problems entsteht durch die Überprüfung der Literatur und die Entwicklung des theoretischen Bezugsrahmens (Abb. 8-1). Anhand der Literatur kann die Forscherin Tiefe und Umfang der Erkenntnisse zu einem bestimmten Thema einschätzen. Die LeserInnen sollten aufgrund der Literaturüberprüfung und des theoretischen Bezugsrahmens erkennen können, daß die Literatur kritisch und objektiv geprüft wurde (siehe Kapitel 5 und 6), da dies Auswirkungen auf das Design hat. Zum Beispiel kann eine Frage, die sich mit den Auswirkungen eines Stillprogramms auf die Dauer des Stillens beschäftigt, entweder ein Korrelations- oder ein experimentelles Design nahelegen (siehe Kapitel 9 und 10), während eine Frage, die sich auf die Veränderungen im Körper einer Frau während der Schwangerschaft und auf die innere Vorstellung vom ungeborenen Kind bezieht, eher an eine Erhebungs- oder Fallstudie (siehe Kapitel 10 und 11) denken läßt. Daher sollte die Literaturüberprüfung auf folgende Punkte eingehen:

- Wann das Problem untersucht wurde
- Wo es untersucht wurde
- Von wem es untersucht wurde
- Lücken oder Widersprüche in der Literatur.

Eine Überprüfung, die diesen Aspekten Rechnung trägt, macht es AnwenderInnen möglich, die Objektivität in Bezug auf den Problembereich zu beurteilen und zu entscheiden, ob für das Problem das richtige Design gewählt wurde.

Sorgfalt

Sorgfalt bei der Überprüfung der Literatur und der Entwicklung des theoretischen Bezugsrahmens gewährleistet die richtige Wahl des Designs (siehe Kapitel 5 und 6). Sorgfalt bedeutet, daß alle Aspekte einer Studie systematisch und logisch aus der Problemdarstellung entwickelt werden. Neulinge in der Forschung sind gut beraten, sich mit Forschungsfragen zu beschäftigen, die nur wenige Variablen aufweisen und kein kompliziertes Design erfordern. Ein einfaches Forschungsprojekt ist für die Praxis keineswegs unbrauchbar oder von geringerem Wert. Aber selbst wenn es sich um ein einfaches Projekt handelt, sollte man auf Sorgfalt nicht verzichten. AnwenderInnen müssen erkennen können, daß das geeignete Design gewählt wurde, um bei der Beantwortung der Forschungsfrage die Fehler auf ein Mindestmaß zu begrenzen. Einflüsse durch Fehler bzw. die Kontrollmaßnahmen werden später in diesem Kapitel diskutiert. Darüber hinaus sind viele klinische Probleme bis jetzt noch nicht untersucht worden, und deshalb wäre es auch klug, mit einer einleitenden Studie oder Pilotstudie zu beginnen. Sorgfalt, Objektivität und Validität nehmen immer eine Schlüsselstellung ein, wenn es um die Beantwortung von Forschungsfragen geht. Man sollte also Studien mit unterschiedlichem Niveau lesen und dann versuchen herauszufinden, ob und wie die auf jeden Schritt des Forschungsprozesses abgestimmten Kriterien erfüllt wurden. ForschungsanwenderInnen werden feststellen, daß viele Pflegezeitschriften nicht nur anspruchsvolle klinische Forschungsprojekte veröffentlichen, sondern auch kleinere klinische Studien, die ebenfalls in der Praxis Verwendung finden können.

Ein Beispiel für eine einleitende Studie, in der ein klinisches Problem untersucht wurde, liefert die von Schaaf Treas und Latinis-Bridges (1992) durchgeführte Arbeit. Die Wissenschaftlerinnen wollten eine effektivere Methode zur Pflege der intravenösen Katheter bei Neugeborenen finden, um die bekannten Risikofaktoren (Phlebitis, Sepsis, paravenöse Infusion), die mit der Einführung der intravenösen Katheter in Zusammenhang stehen, einzudämmen; zu diesem Zweck führten sie eine randomisierte, prospektive Studie mit zwei Gruppen durch. Mit dieser Studie sollte die Wirksamkeit einer ständigen Low-Dose-Heparin-Infusion mit der Wirksamkeit einer physiologischen Kochsalzlösung verglichen werden; Ziel war es, periphere Venenkatheter bei Neugeborenen länger offenzuhalten. In dieser Studie wurde ein bedeutendes klinisches Problem untersucht – intravenöse Katheter länger offenhalten zu können ohne andere, potentiell schädigende Gefahren für Neugeborene auf einer Intensivstation zu erhöhen. Die Forscherinnen erkennen die Grenzen der Studie und die Notwendigkeit weiterer Forschungsarbeit an. Zwar liefert diese Studie dem Pflegepersonal nicht alle notwendigen Daten, um entscheiden zu können, ob eine permanente Low-Dose-Heparin-Infusion zu positiven Ergebnissen führt, aber sie bietet Ansätze für eine ergebnisorientierte Studie zu diesem Thema und eröffnet der Pflegeforschung und der Forschungsanwendung in der Pflegepraxis neue Wege für weitere Untersuchungen.

Durchführbarkeit

Wenn man ein Forschungsdesign kritisch beurteilt, sollte man auch die pragmatischen Erwägungen kennen, die mit der Durchführbarkeit in Zusammenhang stehen. Dieser Erwägungen wird man sich oft erst dann bewußt, wenn man bereits mit der Durchführung der Arbeit begonnen hat. Dabei ist es wichtig, bei der Ausarbeitung einer Studie an die Durchführbarkeit zu denken, das heißt; Verfügbarkeit von Versuchspersonen; zeitliche Planung der Forschungsarbeit; Zeit, die die Versuchspersonen für die Teilnahme benötigen; Kosten für Dinge wie Reproduktion und Analyse der Daten, (Tabelle 8-1). Diese pragmatischen Erwägungen sind zwar kein Schritt des Forschungsprozesses, wie zum Beispiel der theoretische Bezugsrahmen oder die Methoden, aber sie beeinflussen dennoch jeden Schritt dieses Prozesses. Folglich sollten die LeserInnen einer Studie diese Erwägungen bei der Bewertung einer Untersuchung berücksichtigen. StudentInnen, die

Tabelle 8-1 Pragmatische Erwägungen im Zusammenhang mit der Durchführbarkeit eines Forschungsprojekts

Faktor	Pragmatische Erwägung
Zeit	Es muß möglich sein, das Forschungsproblem innerhalb eines realistischen Zeitrahmens zu untersuchen. Allen Forscherinnen ist für den Abschluß ihres Projektes ein fester Termin gesetzt. Es ist nötig, den Rahmen des Problems abzustecken, damit genügend Zeit für die Beendigung des ganzen Projekts bleibt. Im allgemeinen nehmen Forschungsarbeiten bis zur Beendigung mehr Zeit als erwartet in Anspruch.
Verfügbarkeit von Versuchspersonen	Die Forscherin muß feststellen, ob eine ausreichende Anzahl geeigneter Versuchspersonen verfügbar und bereit ist, an der Studie teilzunehmen. Steht ein unfreiwilliges Publikum, z.B. StudentInnen in einem Seminarraum, zur Verfügung, dann ist es möglicherweise relativ leicht, sich die Mitarbeit zu sichern. Wenn eine Studie jedoch Zeit und Arbeit von den Versuchspersonen fordert, dann sind sie vielleicht ohne entsprechende Belohnung nicht zur Teilnahme bereit. Andere potentielle Versuchspersonen haben vielleicht Angst vor irgendwelchen Schäden oder Indiskretionen, und sie stehen dem Forschungsprozeß im allgemeinen vielleicht skeptisch gegenüber. Es ist oft schwierig, Versuchspersonen mit ungewöhnlichen Merkmalen ausfindig zu machen. Ganz allgemein verhalten sich die Menschen, was die Teilnahme anbelangt, ziemlich kooperativ; allerdings muß eine Forscherin bedenken, daß die Anzahl der potentiellen Versuchspersonen größer sein wird als die Anzahl derjenigen, die tatsächlich teilnehmen. Manchmal kann man beim Lesen eines Forschungsberichtes feststellen, daß die Anforderungen großzügiger gehandhabt oder die Anzahl der Versuchspersonen geändert wurde. Dabei handelte es sich dann vermutlich um das Ergebnis irgendeiner unvorhergesehenen praktischen Schwierigkeit.
Räumlichkeiten und Verfügbarkeit von Hilfsmitteln	Für jedes Forschungsprojekt sind bestimmte Hilfsmittel erforderlich. Dies können Fragebögen, Telefone, Papier, Briefmarken, technische Ausrüstung oder andere Hilfsmittel sein. Für die meisten Forschungsprojekte sind Räumlichkeiten nötig. Dies kann für die Datensammlung ein Krankenhaus, für die Datenanalyse ein Labor oder ein Rechenzentrum sein.
Geld	Forschungsprojekte sind mit einigem Kostenaufwand verbunden. Bevor eine Forscherin ein Studie in Angriff nimmt, hat sie wahrscheinlich die Ausgaben aufgegliedert und eine Planung der Gesamtkosten des Projekts vorbereitet. Daraus ergibt sich dann ein klares Bild des finanziellen Bedarfs für Dinge wie Bücher, Papier, Porto, Druck, technische Ausrüstung, Gebühren für Telefon und Computer sowie Gehälter. Die Ausgaben bewegen sich zwischen ca. 150 DM für ein kleines, von StudentInnen durchgeführtes Projekt und Hunderttausenden von DM für ein großes, von der Regierung unterstütztes Projekt.
Erfahrung der Forscherin	Die Auswahl des Forschungsproblems sollte sie an dem Erfahrungs- und Interessengebiet der Krankenschwester orientieren. Es fällt wesentlich leichter, eine Studie zu einem Thema zu entwickeln, mit dem man entweder in theoretischer Hinsicht oder aufgrund seiner Erfahrung vertraut ist. Die Auswahl eines für die Forscherin interessanten Problems ist wichtig, wenn es darum geht, die Begeisterung angesichts der unvermeidlichen Höhen und Tiefen des Projekts aufrechtzuerhalten.
Ethische Erwägungen	Forschungsprobleme, die an Versuchspersonen Anforderungen stellen, die ethisch nicht zu vertreten sind, eignen sich nicht für eine Studie. Derartige Erwägungen müssen von ForscherInnen ernstgenommen werden. Sie können sich auf die Wahl zwischen einem experimentellen und einem nichtexperimentellen Design auswirken.

eine Forschungsarbeit durchführen, können möglicherweise nicht über Gelder verfügen oder haben den Zugang zu Hilfsmitteln. Bei der kritischen Bewertung einer Untersuchung sollte man zwei Aspekte berücksichtigen: die Möglichkeiten der AutorInnen und die Tatsache, ob die Untersuchung Teil eines studentischen oder Teil eines voll finanzierten Projektes war. Handelt es sich um ein studentisches Projekt, dann werden die Standards für die kritische Bewertung großzügiger angewandt als bei einer voll ausgebildeten, erfahrenen Forscherin oder Pflegepraktikerin. Letztendlich wirken sich die pragmatischen Probleme auf den Bereich und den Umfang einer Untersuchung und damit auf ihre Verallgemeinerungsfähigkeit aus.

Kontrolle

ForscherInnen sind im allgemeinen bestrebt, ein Design zu wählen, bei dem sie maximale Kontrolle über die geprüften Variablen haben. *Kontrolle* heißt, daß die Bedingungen der Studie konstant gehalten und spezielle Kriterien für die Stichprobenerhebung, wie von Brooten et al. (1986) beschrieben, aufgestellt werden müssen. Durch ein effizientes Design können Ergebnisse maximiert, Fehler verringert und vorherrschende oder nachteilige Bedingungen, die das Ergebnis beeinflussen können, in Grenzen gehalten werden. Die Bemühungen maximieren heißt, die Kontrolle maximieren. Aus diesem Grunde sollten Forschungsdesign und Methodik das Bemühen der Forscherin um Kontrolle erkennen lassen.

In der Studie von Foxall et al. (1992) wurde beispielsweise versucht, den Grad der Einsamkeit bei sehbehinderten Erwachsenen zu untersuchen und zu ermitteln, ob es eine Beziehung zwischen der Einsamkeit und bestimmten Faktoren gab, die mit der Person und der sozialen Unterstützung in Zusammenhang stehen. Folgende Forschungsfragen wurden gestellt:

- Welches Ausmaß hat die Einsamkeit von sehbehinderten Erwachsenen?
- Gibt es Beziehungen zwischen der Einsamkeit und den persönlichen Faktoren Selbstbewußtsein und Optimismus bei sehbehinderten Erwachsenen?
- Bis zu welchem Grad kann Einsamkeit bei sehbehinderten Erwachsenen prognostiziert werden, wenn man Faktoren wie soziale Unterstützung und die Zufriedenheit mit ihr berücksichtigt?

Um diesen Fragen nachgehen und um die Kontrolle aufrechterhalten zu können, rekrutierten die Wissenschaftlerinnen für ihre Studie Personen, die in zwei Kliniken für Sehbehinderte behandelt wurden und folgende Merkmale aufwiesen: (1) Die Sehschärfe lag bei 20/70 oder darunter (bis zu fast völliger Blindheit) auf dem besseren Auge; Nachweis der Korrektur durch die Krankenakte der PatientInnen. (2) Zum Zeitpunkt der Datensammlung waren sie seit mindestens 1 Jahr sehbehindert; Nachweis durch die Krankenakte. (3) Sie waren 19 Jahre oder älter. (4) Sie waren in der Lage, Englisch zu hören, zu sprechen und zu verstehen. (5) Sie lebten innerhalb eines Umkreises von 60 Meilen (ca. 97 km) um das Krankenhaus. Völlig blinde PatientInnen (angeborene oder erworbene Blindheit) wurden von der Studie ausgeschlossen, weil solche Menschen im Vergleich zu Sehbehinderten unterschiedliche Erfahrungen mit Blindheit haben. Diese

Studie macht deutlich, wie die Forscher das Design entwarfen, um entsprechende Kontrollen zu installieren. Kontrolle ist jedoch bei allen Designs wichtig. Bei der kritischen Bewertung der verschiedenen Forschungsdesigns wird immer die Frage nach der Kontrolle gestellt, allerdings in unterschiedlicher Intensität. Die an dieser Stelle angesprochenen Probleme werden klarer, wenn Sie sich mit den unterschiedlichen Designs beschäftigen, die in späteren Kapiteln vorgestellt werden (Kapitel 9 bis 11). Kontrolle ist gewährleistet, wenn *externe Variable* ausgeschlossen werden, die bei der Erklärung der Ergebnisse einer Studie in Konkurrenz mit der unabhängigen Variablen treten. Die *externe Variable* beeinträchtigt die Auswirkungen der uanbhängigen Variablen auf das zu untersuchende Phänomen, wie z. B. Alter, Geschlecht oder, wie in dem vorherigen Beispiel, Blindheit. Externe Variablen können kontrolliert werden durch:

- Homogene Stichproben
- Konsistente Methoden der Datensammlung
- Manipulation der unabängigen Variablen
- Randomisierung

Das folgende Beispiel verdeutlicht und erläutert diese Konzepte: Eine Forscherin möchte herausfinden, wie sich ein neues Raucherentwöhnungsprogramm (unabhängige Variable) auf das Rauchverhalten (abhängige Variable) auswirkt. Es wird davon ausgegangen, daß die unabhängige Variable das Ergebnis bzw. die abhängige Variable beeinflußt. Die Forscherin muß jedoch relativ sicher sein, daß eine Verringerung des Rauchens wirklich auf das Raucherentwöhnungsprogramm zurückzuführen ist und nicht etwa auf eine andere Variable, z. B. Motivation. Das Design der Forschungsarbeit allein ist noch kein Garant für Kontrolle, aber eine adäquat geplante Studie mit den nötigen Kontrollen versetzt die Forscherin viel eher in die Lage, eine Antwort auf diese Forschungsfrage zu finden.

Die homogene Stichprobenerhebung

In der Studie über die Auswirkungen des Raucherentwöhnungsprogramms können externe Variablen die abhängige Variable beeinflussen. Bei den charakteristischen Merkmalen der Versuchspersonen einer Studie handelt es sich um normale externe Variablen. Alter, Geschlecht und selbst neue Rauchergesetze können sich auf das Ergebnis der oben genannten Studie auswirken. Diese Variablen können also das Ergebnis beeinflussen, obwohl sie extern sind, das heißt sich außerhalb des Designs der Studie befinden. Zur Kontrolle dieser und anderer, ähnlich gelagerter Probleme sollten die Versuchspersonen, was die externen, für eine Studie relevanten Variablen anbelangt, *Homogenität* oder Ähnlichkeit aufweisen (siehe Kapitel 12). Bei diesen externen Variablen handelt es sich nicht um bestimmte Variablen, aber sie müssen vor dem Hintergrund des jeweiligen Problems und seiner theoretischen Grundlage geprüft und beurteilt werden. Werden homogene Versuchspersonen ausgewählt, dann hat die Forscherin bereits eine Kontrollmaßnahme ergriffen.

Von Jones und Heermann (1992) stammt das Beispiel für das Design einer Langzeitstudie, die zum Ziel hatte, den Zusammenhang zwischen der Berufstätigkeit der Mutter und der Aufteilung der Kinderbetreuung in der Familie zu erforschen; weiter sollte untersucht werden, ob es aufgrund der Charaktereigenschaften des Kindes möglich war, die Betreuung des Kindes durch den Vater und durch die Mutter während des ersten Lebensjahres zu prognostizieren. Um eine homogene Stichprobe normaler Kinder zu erhalten, wählten die Forscherinnen Mütter mit unkomplizierten Schwangerschaften und Entbindungen aus, deren Kinder voll ausgetragen waren und beim Apgar-Test Werte größer als 7 bei fünfminütiger Messung erreichten. Familien mit geplanten Kaiserschnitt-Entbindungen waren bei der Studie zugelassen. Alle Elternpaare lebten zusammen. Diese Kontrollmaßnahme begrenzt bei der Analyse und Diskussion der Ergebnisse die *Verallgemeinerbarkeit* bzw. Anwendbarkeit der Ergebnisse auf andere Populationen (siehe Kapitel 18). Die Ergebnisse sind dann nur auf ähnliche Populationen übertragbar. Man könnte einwenden, daß dies eine Einschränkung darstellt, aber das stimmt nicht unbedingt, da keine Behandlung und kein Programm auf alle Populationen übertragbar ist; für AnwenderInnen von Forschungsergebnissen bedeutet dies, daß Unterschiede in Bezug auf die Populationen berücksichtigt werden müssen. Es ist besser, eine „saubere" Studie zu haben, deren Ergebnisse auf eine bestimmte Population übertragen werden können, als eine „schlampige", die nur wenige oder gar keine Möglichkeiten für Verallgemeinerungen bietet.

Hat die Forscherin den Eindruck, daß eine der externen Variablen wichtig ist, dann kann diese in das Design integriert werden. Bezogen auf das Beispiel der Raucherentwöhnung bedeutet dies folgendes: Wenn die Versuchspersonen in einem Bereich arbeiten, in dem Rauchen nicht gestattet ist, und diese Tatsache als wichtig angesehen wird, dann könnte die Forscherin diesen Sachverhalt mit einer entsprechenden Kontrolle in das Design einbauen. Dies kann wie folgt geschehen: Man vergleicht zwei verschiedene Arbeitsbereiche – einen, in dem Rauchen erlaubt, und einen, in dem Rauchen verboten ist. Man muß unbedingt darauf achten, daß vor der Sammlung der Daten die wichtigen externen Variablen identifiziert, eingeplant bzw. kontrolliert werden müssen.

Konstanz bei der Datensammlung

Eine weitere grundlegende Komponente, die für die Kontrolle von Bedeutung ist, stellt die *Konstanz* in Bezug auf die Bedingungen oder Methoden der Datensammlung dar. *Konstanz* heißt, daß die Methoden der Datensammlung den AnwenderInnen ähnlich wie ein Rezept in einem Kochbuch zeigen müssen, wie die Forscherin die Bedingungen der Studie kontrolliert hat. Dies bedeutet, daß die Umfeldbedingungen, das Timing, die Instrumente und die Methoden der Datensammlung für alle Versuchspersonen gleich sein müssen (siehe Kapitel 12). Caruso et al. (1992) geben ein Beispiel für eine gut kontrollierte klinische Studie. Diese Studie wurde mit dem Ziel durchgeführt, die Auswirkungen von vier durch Kühldecken hervorgerufenen Temperaturempfindungen bei PatientInnen zu testen, die mit Antipyretika behandelt wurden: die eigentliche Kühlungszeit, das Nachkühlen (der Betrag, um den die Körpertemperatur nach Entfernung der Kühldecke fällt), Kälteschauer, subjektiv wahrgenommenes Unbehagen. Zur Kontrolle der Bedingungen wurde die gleiche hypothermische Ausrüstung und die gleiche Art von hypothermischer Decke bei allen Versuchspersonen verwendet. Die tatsächliche Temperatur der Decke wurde von einer Einmal-Sonde für die Hautoberfläche (Pharmaseal) gemessen, die mit Klebstreifen an drei Stellen des unteren Teils der hypothermischen Decke befestigt war. Alle Geräte wurden vor dem Gebrauch überprüft, und eine Assistentin blieb während der ganzen Prozedur bei der Versuchsperson (Beobachtungsphase der Studie). Den PatientInnen wurden oral oder rektal 650 mg Acetaminophen verabreicht. Die Daten wurden von jeder Versuchsperson auf die gleiche Art und Weise und unter den gleichen Bedingungen gewonnen. Derartige Kontrollen machen es leichter, Schlußfolgerungen zu ziehen und die Notwendigkeit weiterer Studien in diesem Bereich zu erörtern und zu befürworten. Diese Art von Kontrolle gibt AnwenderInnen ein klares, konsistentes und spezifisches Beispiel für eine konstante Datensammlung. Eine andere Möglichkeit, Konstanz bei den Methoden der Datensammlung zu gewährleisten, besteht darin, die mit der Datensammlung beauftragten Personen auf die gleiche Art und Weise zu schulen.

Nicht alle Probleme, die Krankenschwestern untersuchen möchten, sind für einen Laborversuch geeignet. Für Studien, die in einem klinischen Setting durchgeführt werden, spielt Konstanz bei der Methodik der Datensammlung ebenfalls eine große Rolle, damit AnwenderInnen erkennen können, wieviel Sorgfalt auf die Kontrolle verwendet wurde.

Die Manipulation der unabhängigen Variable

Ein drittes und höchst effektives Mittel der Kontrolle ist die Manipulation der unabhängigen Variablen. Dies bedeutet, daß ein Programm, eine Behandlung oder eine Intervention nur bei einer Gruppe der Studie, nicht aber bei den anderen Versuchspersonen durchgeführt wird. Die erste Gruppe wird als *Experimentalgruppe* bezeichnet, die andere als *Kontrollgruppe*. In der Kontrollgruppe werden die zu untersuchenden Phänomene auf einem konstanten oder Vergleichsniveau gehalten. Dazu ein Beispiel: Angenommen, eine Forscherin möchte die Infektionsrate bei einer neuen Art von Wundverband und einer herkömmlichen Wundabdeckung erforschen. PatientInnen, bei denen die ältere Methode zur Anwendung kommt, stellen die Kontrollgruppe dar; PatientInnen, bei denen die neue Technik eingesetzt wird, bilden die Experimentalgruppe. In experimentellen Designs wird mit Manipulation gearbeitet, während in nichtexperimentellen Designs die unabhängige Variable nicht manipuliert wird. Dadurch wird der Wert eines nichtexperimentellen Designs nicht geschmälert, vielmehr steht der Einsatz einer Kontrollgruppe in einem experimentellen Design mit dem Niveau des Problems und, um es noch einmal zu wiederholen, mit seinem theoretischen Bezugsrahmen in Zusammenhang. Wenn das Problem sich aber für ein Design eignet, das die Manipulation der unabhängigen Variablen vorsieht, dann kann dadurch die Berechtigung der Forscherin, verallgemeinerbare Ergebnisse abzuleiten, theoretisch und statistisch nur untermauert werden, vorausgesetzt, allen anderen Möglichkeiten der Kontrolle wurde in gleicher Weise Rechnung getragen (siehe Kapitel 9 und 10). Die LeserInnen seien noch einmal davor gewarnt anzunehmen, es handele sich um eine unzureichende Studie, wenn die unabhängige Variable nicht manipuliert wurde. Vielmehr haben die Art des Problems, der Umfang der theoretischen Arbeit sowie die dem Projekt vorausgegangene Forschung einen Einfluß auf die Wahl des Designs.

Randomisierung

Randomisierung ist noch eine weitere Möglichkeit der Kontrolle. Man spricht von *Randomisierung*, wenn die erforderliche Anzahl von Versuchspersonen aus einer Population so gewonnen wird, daß jede Versuchsperson der Population die gleiche Chance hat, ausgewählt zu werden. Randomisierung schließt Verfälschungen aus, verhilft zu einer repräsentativen Stichprobe und kann bei verschiedenen Designs eingesetzt werden (siehe Kapitel 9 und 12). Rice, Mullin und Jarosz (1992) (siehe Kapitel 19) verwendeten eine Methode der Randomisierung, als sie PatientInnen mit einem Bypass-Transplantat der Koronararterien entweder einer Gruppe für den Selbstunterricht vor der Aufnahme ins Krankenhaus oder der Gruppe für den Unterrricht durch eine Krankenschwester nach der Aufnahme zuwiesen.

Randomisierung kann auch bei Papier-und-Bleistift-Instrumenten eingesetzt werden. Die Items werden dann nach dem Zufallsprinzip auf dem Instrument angeordnet, und die Forscherin kann so erkennen, ob es Unterschiede bei den Antworten gibt, die mit der Anordnung der Items zusammenhängen. Dies kann ganz besonders bei Langzeitstudien wichtig sein, wo sich Probleme durch Verfälschungen ergeben können, wenn denselben Versuchspersonen viele Male dieselben Instrumente vorgelegt werden (siehe Kapitel 10 und 15).

Kontrolle und Flexibilität bei quantitativen Studien

Kontrolle kann nicht bei allen Designs in gleichem Maße ausgeübt werden. Bei der Diskussion der verschiedenen Arten der quantitativen Designs in den Kapiteln 9 und 10 werden die Probleme, die in diesem Kapitel eingeführt wurden, eingehender erörtert. Wenn ein neues Gebiet erforscht wird, über dessen Konzepte nur wenig oder keine Literatur existiert, wird vermutlich ein exploratives Design gewählt. Bei einer solchen Studie geht es darum, ein Phänomen in einer Gruppe von Individuen zu beschreiben und zu kategorisieren. Eine der ersten Arbeiten von Rubin (1967a und 1967b) über die Entwicklung der mütterlichen Pflichten während der Schwangerschaft ist ein Beispiel für eine explorative Arbeit, in der der Versuch unternommen wird, die verschiedenen mütterlichen Pflichten in der Schwangerschaft in konzeptueller Hinsicht zu kategorisieren. Sie führte Interviews mit Frauen während der ganzen Schwangerschaft durch und entwikkelte aus diesen umfassenden Interviews einen Bezugsrahmen für die mütterlichen Pflichten während der Schwangerschaft. Bei der kritischen Bewertung einer solchen Studie sollte die Frage nach der Kontrolle wegen des explorativen Charakters der Arbeit äußerst flexibel gehandhabt werden.

Geht aus einer Studie hervor, daß es die Absicht der Forscherin war, eine Korrelationsstudie durchzuführen oder eine, in der es um die Beziehung zwischen den Variablen geht, dann gewinnt die Frage nach der Kontrolle an Bedeutung (siehe Kapitel 10), denn Kontrolle muß strikt und wo immer es möglich ist ausgeübt werden. In diesem Stadium des Designs muß für KritikerInnen erkennbar sein, daß die Forscherin die externen Variablen berücksichtigt hat, die als Erklärung für die Ergebnisse in Frage kommen könnten.

Bei Studien mit einem experimentellen Design (siehe Kapitel 9) müssen alle Aspekte der Kontrolle streng überprüft werden. Die LeserInnen müssen anhand des Forschungsberichtes feststellen können, ob die folgenden Kriterien erfüllt wurden: Konstante Bedingungen während der Durchführung der Studie, Zuweisung der Versuchspersonen zu den Teilgruppen nach dem Zufallsprinzip, Verwendung einer Experimental- und einer Kontrollgruppe. Die Studie von Caruso et al. (1992) wird allen Aspekten der Kontrolle gerecht. Die eingesetzten Kontrollmaßnahmen zeigen, daß das höchstmögliche Maß an Kontrolle ausgeübt wurde, um die externen Variablen zu berücksichtigen.

Innere und äußere Validität

LeserInnen einer Forschungsarbeit müssen den Eindruck gewinnen, daß die Ergebnisse der Studie valide und präzise sind und genau dem entsprechen, was erforscht werden sollte. Eine Studie, die Grundlage für weitere Forschungen, für die Praxis und für die Entwicklung von Theorien sein soll, muß glaubwürdig und zuverlässig sein. Es gibt zwei wichtige Kriterien für die Bewertung der Glaubwürdigkeit und Zuverlässigkeit der Ergebnisse: die innere Validität und die äußere Validität. Die Gefahren für die Validität sind in dem Kasten auf S. 229 aufgeführt, die Diskussion erfolgt im Anschluß daran.

Innere Validität

Bei der inneren Validität geht es darum festzustellen, ob die unabhängige Variable tatsächlich Auswirkungen hat. Deshalb muß die Forscherin alle anderen Faktoren bzw. Gefahren für die Beziehung zwischen den Variablen als konkurrierende Erklärungen ausschließen. Innere Validität hat also etwas mit kausalen Beziehungen zu tun. Probleme der inneren Validität stehen mit der Kontrolle im Zusammenhang. Campbell und Stanley (1966) benennen sechs wichtige Gefahren für die innere Validität. Diese sollten von ForscherInnen bei der Planung des Designs und von AnwenderInnen vor Implementierung von Ergebnissen in der Praxis in Betracht gezogen werden. ForschungsanwenderInnen sollten bedenken, daß die Gefahren für die innere Validität sich vorwiegend auf experimentelle Designs beziehen, doch sollten alle quantitativen Designs in einem gewissen Umfang auf Faktoren überprüft werden, die die Ergebnisse gefährden können. Werden diese Gefahren außer Acht gelassen, dann könnten sich die Ergebnisse der Forschungsarbeit als wertlos erweisen. In den Kapiteln 9 und 10 wird erörtert, wie diese Gefahren Einfluß auf die einzelnen Designs nehmen können. Im folgenden sollen jedoch zunächst die Gefahren für die innere Validität erläutert werden:

1. **Aktuelles Geschehen:** Neben der unabhängigen Variablen kann es innerhalb oder außerhalb des experimentellen Settings ein anderes Ereignis geben, das sich eventuell auf die abhängige Variable auswirkt; dies wird als *aktuelles Geschehen* bezeichnet. So kann ein Ereignis wie z. B. eine von der Regierung gesponserte Werbung über die Bedeutung des Stillens (im Fernsehen und in der Zeitung) für eine Studie, die sich mit den Auswirkungen eines Stillprogramms auf die Dauer des Stillens beschäftigt, eine Gefahr darstellen in dem Sinn, daß nicht erfaßte Faktoren wirksam werden.

   Ein anderes Beispiel: Eine Forscherin überprüft, ob ein Unterrichtsprogramm zur Selbstuntersuchung der Brust Auswirkungen auf die monatliche Selbstuntersuchung der der Brust hat. Zur gleichen Zeit wird bei einem berühmten Kinostar oder bei einer Nachrichtensprecherin Brustkrebs diagnostiziert. Ein solches Ereignis bei einer Person des öffentlichen Lebens zieht die Aufmerksamkeit der Medien auf sich. Medizinische Experten werden eingehend interviewt und die Bedeutung der Selbstuntersuchung der Brust wird unterstrichen. Stellt die Forscherin nun fest, daß in diesem Zeitraum die

Gefahren für die Validität

Innere Validität	Äußere Validität
aktuelles Geschehen	Selektionseffekte
Reifung	reaktive Effekte
Testvorgang	Testeffekte
Instrumentierung	
Mortalität	
selektionsbedingte Verfälschung	

Häufigkeit der Selbstuntersuchung der Brust zugenommen hat, dann kann sie daraus nicht schließen, daß diese Verhaltensänderung ausschließlich auf das Unterrichtsprogramm zurückzuführen ist; sie kann auch das Ergebnis der Erkrankung bei der bekannten Persönlichkeit und der anschließenden Diskussion in den Medien sein.

2. **Reifung**. Unter Reifung versteht man biologische, psychologische oder entwicklungsbedingte Prozesse, die in einem Individuum im Zeitverlauf wirksam werden und von außen auf die Ereignisse der Untersuchung einwirken. Dazu ein Beispiel: Angenommen, jemand möchte den Einfluß einer bestimmten Lehrmethode auf die Leistungen von StudentInnen bei einem Leistungstest überprüfen. Zunächst werden die Fähigkeiten der StudentInnen vor und nach dem Einsatz der Lehrmethode ermittelt. In der Zeit zwischen Pre-Test und Post-Test sind die StudentInnen jedoch älter und klüger geworden. Dieser Wissenszuwachs bzw. diese Veränderung steht nicht mit der Untersuchung in Zusammenhang, erklärt jedoch die Unterschiede zwischen den beiden Tests, die dann nicht (ausschließlich) durch die Lehrmethoden bedingt sind.

   Die von Vessey (1988) durchgeführt Studie ist ein Beispiel für den Versuch, mit Hilfe von Vorsichtsmaßnahmen die Gefahr durch Reifung auszuschalten. Vessey wollte untersuchen, wie sich zwei Lehrmethoden auf das Wissen von Kindern über die inneren Organe auswirken. Die Post-Tests zur Überprüfung des Wissenszuwachses wurden eine Woche nach Abschluß der Unterrichtsphase durchgeführt. Diese relativ kurze Zeitspanne bedeutet einen Zuwachs an Validität, die die Schlußfolgerung erlaubt, daß die Ergebnisse auf das Design der Studie zurückzuführen sind und nicht etwa auf Reifung bei einer Population von Kindern, die sich neues Wissen schnell aneignen können.

3. **Testvorgang**. Unter Testvorgang oder Testung versteht man die Auswirkungen, die ein Pre-Test auf die Ergebnisse eines Post-Tests hat. Durch den Testvorgang können Versuchspersonen sensibilisiert und die Ergebnisse des Post-Tests verbessert werden. Im allgemeinen schneiden Versuchspersonen unabhängig von der Art der unabhängigen Variablen beim Post-Test besser ab. Die Unterschiede zwischen den beiden Testergebnissen sind nicht unbedingt die Auswirkung der unabhängigen Variablen, sondern sie können auch auf den testbedingten Erfahrungszuwachs zurückgeführt werden.

   Die Studie von Lowe und Roberts (1988) liefert ein Beispiel dafür, daß Ergebnisse auf den Testvorgang zurückgeführt werden können. In der Studie sollte die Übereinstimmung von Aussagen über Schmerzen während der Wehentätigkeit und die Erinnerung an diese Schmerzen bewertet werden. Die Forscherinnen bewerteten die Wehenschmerzen mehrere Male während der Wehen und in der Zeit nach der Entbindung. Sie fanden heraus, daß die Frauen nach der Entbindung im Vergleich zu ihren Aussagen während der Wehentätigkeit die Schmerzen bei den Eröffnungswehen eher herunterspielten und die Schmerzen der Austreibungswehen übertrieben darstellten, wenn man die rückblikkende Darstellung als Maßstab verwendet.

Bei der Diskussion der Ergebnisse wiesen die Forscherinnen darauf hin, daß die wiederholte Bewertung der Schmerzen während der Wehentätigkeit, die eine Störgröße darstellt, die nach der Entbindung gemachten Aussagen beeinflußt haben könnte und daß die Wiederholung der Angaben über Schmerzen unter Verwendung desselben Instrumentes während der Wehentätigkeit und nach der Entbindung die Ergebnisse beeinflußt haben kann.

4. **Instrumentierung.** Unter Gefahren durch Instrumentierung versteht man die Veränderung von Meßmethoden der Variablen oder der Beobachtungstechniken während der Studie, die abweichende Meßergebnisse zur Folge haben können.

   Die Tatsache, daß Caruso et al. (1992) die gleiche Ausrüstung und die gleichen Verfahren bei jeder Datensammlung verwendeten, zeigt beispielhaft auf, mit welchen Maßnahmen man durch die Instrumentierung bedingte Gefahren ausschalten kann.

   Noll et al. (1992) verwendeten den Oximetix Opticath Lungenarterienkatheter, den Oximeter 3 Computer und Drucker (Abbott Critical Care Division, Mountain View, Calif.), um Schwankungen der gemischten Sauerstoffsättigung bei PatientInnen mit schweren Erkrankungen während einer Ruhephase zu ermitteln. Um Sorgfalt und Reliabilität zu gewährleisten, versicherten sich die Forscherinnen vor der Datensammlung der Kalibrierungen. Die Forscherinnen stellten außerdem fest, daß die durch den Opticath ermittelten Werte der venösen Sauerstoffsättigung gut (r = 0,90 bis 0,97) mit Werten übereinstimmen, die direkt durch einen Co-Oximeter im einem Bereich von 24% bis 85% gemessen wurden. Auch dies ist ein Beispiel dafür, wie durch bestimmte Maßnahmen die Gefahr durch Instrumentierung ausgeschaltet werden kann.

   Ein weiteres Beispiel zu diesem Thema bezieht sich auf die Beobachtungstechniken. Wenn eine Forscherin mehrere MitarbeiterInnen hat, die Daten durch Beobachtung sammeln, dann müssen alle auf die gleiche Art und Weise geschult werden. Ist dies nicht der Fall, dann kann es sein, daß ihre Bewertungen nicht übereinstimmen und somit eine beachtliche Gefahr für die innere Validität darstellen.

   Manchmal besteht diese Gefahr, obwohl Maßnamen zur Vermeidung getroffen wurden. In einer Studie von Lipson (1992) sollten der Gesundheitszustand und die Anpassungsprozesse iranischer Einwanderer erforscht werden. Die Forscherin und zwei hochqualifizierte Assistentinnen, die Iranerinnen waren und deshalb persisch sprachen, führten halbstrukturierte Interviews mit den Versuchspersonen. Die Forscherin sprach Englisch. Sie weist darauf hin, daß die Versuchspersonen bei dem Interview mit einer Iranerin den politischen Charakter ihrer Einwanderung erwähnten, aber dies nicht taten, wenn die Interviewerin Amerikanerin war. Dies ist ein Problem, das man aufgrund der heiklen politischen Umstände nur schwer umgehen kann. Wenn KritikerInnen mit einer Gefahr dieser Art konfrontiert werden, dann muß diese im Gesamtkontext der Studie bewertet werden, wie es bei dieser Studie tatsächlich auch geschehen ist.

5. **Mortalität**. Mortalität ist der Verlust von Versuchspersonen zwischen dem Zeitpunkt der ersten Datensammlung (1. Test) und der zweiten Datensammlung (2. Test). Wenn Versuchspersonen, die in der Studie bleiben, denen, die ausschieden, nicht ähnlich sind, könnten die Ergebnisse beeinflußt werden. Wenn in einer Studie über die Auswirkungen von Medienkampagnen auf die Verbreitung des Stillens die meisten der Ausgeschiede-

nen Frauen wären, die nicht stillen, dann könnte der Eindruck entstehen, daß der Anstieg der stillenden Frauen auf den Einfluß der Medienkampagne zurückzuführen ist, obwohl der Mortalitätseffekt in Wirklichkeit zu den ermittelten Ergebnissen geführt hat.

Die von Murphy (1988) durchgeführte Studie zeigt beispielhaft, daß die Ergebnisse auf die Mortalität der Versuchspersonen zurückgeführt werden kann. In der Studie wurde ein Längsschnittdesign gewählt, um die Beziehung zwischen Streß, potentiellen Streßvermittlern und der Gesundheit zu untersuchen. Die Daten wurden über einen Zeitraum von drei Jahren gesammelt. Mehrere Versuchspersonen nahmen nicht mehr an der zweiten Datensammlung teil. Murphy (1988) beruft sich auf ihre frühere Forschungsarbeit (1986) und die von Green et al. (1983); sie vertritt die Auffassung, daß möglicherweise einige derjenigen, die weiter an der Studie teilnahmen, schlimmer dran waren als die, die ausgeschieden waren. Sie führt weiter aus, daß nicht bekannt ist, ob Menschen, die mehr Kummer haben, häufiger an Folgeuntersuchungen teilnehmen als solche, die ihren emotionale Streß geringer einschätzen.

6. **Selektionsbedingte Verfälschung**. Wenn bei der Auswahl einer repräsentativen Stichprobe keine Vorsichtsmaßnahmen getroffen werden, könnte sich durch die Art der Auswahl der Versuchpersonen eine Verfälschung ergeben. Studien, in denen die Entscheidung über die Teilnahme bei den Versuchspersonen selbst liegt, stellen ein Problem dar. Angenommen, eine Forscherin möchte wissen, ob ein neues Stillprogramm dazu führt, daß häufiger und länger gestillt wird. Wenn das neue Programm allen angeboten wird, dann besteht die Wahrscheinlichkeit, daß Frauen an dem Programm teilnehmen, die stärker motiviert sind, etwas über das Stillen zu lernen. Die Einschätzung der Effektivität des Programms ist dann problematisch, weil die Forscherin nicht sicher sein kann, ob die Anzahl der Frauen, die ihre Kinder stillen, sich aufgrund des neuen Programms erhöht hat, oder ob sich nur besonders motivierte Frauen zur Teilnahme gemeldet haben. Eine Möglichkeit, in einem solchen Fall *selektionsbedingte Verfälschungen* zu vermeiden, besteht darin, die Frauen nach dem Zufallsprinzip der Gruppe mit dem neuen Programm oder einer Kontrollgruppe zuzuweisen, die andere Anweisungen erhält. In der Studie von Rice et al. (1992) (siehe Kapitel 19) wurden selektionsbedingte Verfälschungen dadurch kontrolliert, daß Selektionskriterien aufgestellt und die Versuchspersonen nach dem Zufallsprinzip einer der beiden Gruppen zugewiesen wurden.

Äußere Validität

Die äußere Validität hat mit Problemen der Übertragbarkeit von Forschungsergebnissen auf andere Populationen und auf andere Situationen zu tun. Äußere Validität fragt danach, unter welchen Bedingungen und mit welcher Art von Versuchspersonen gleiche Ergebnisse zu erwarten sind. ForscherInnen sind bestrebt, ein Design zu wählen, bei dem sowohl die innere als auch die äußere Validität maximiert wird. Dies ist nicht immer möglich; in einem solchen Fall muß die Forscherin Mininalbedingungen aufstellen, um den Kriterien der äußeren Validität gerecht zu werden.

Die Faktoren, die die äußere Validität beeinflussen können, beziehen sich auf die Auswahl der Versuchspersonen, die Bedingungen, unter denen die Studie durchgeführt wird, und auf die Art der Beobachtung. Diese Faktoren werden als *Selektionseffekte, reaktive Effekte* und *Testeffekte* bezeichnet. Den LeserInnen wird sicher die Ähnlichkeit in der Bezeichnung der selektions- und testbezogenen Faktoren und den Gefahren für die innere Validität auffallen. Werden die Faktoren als Gefahr für die innere Validität betrachtet, beurteilt man sie in Zusammenhang mit den unabhängigen und abhängigen Variablen *innerhalb* der Studie; werden sie dagegen als äußere Gefahren angesehen, werden sie unter dem Aspekt der Verallgemeinerbarkeit bzw. Nützlichkeit für andere Populationen und Bedingungen *außerhalb der Studie* eingeschätzt. Probleme der inneren Validität sind im allgemeinen leichter zu kontrollieren. Mit Problemen der Übertragbarkeit ist dagegen schwerer umzugehen, weil dies bedeutet, daß die Forscherin voraussetzt, daß andere Populationen so sind wie die zu untersuchende oder ihr zumindest ähnlich sind. Im folgenden wird jeder Faktor der äußeren Validität erläutert:

1. **Selektionseffekt.** Die Selektion steht im Zusammenhang mit der Übertragbarkeit der Ergebnisse auf andere Populationen. Ein Selektionseffekt tritt beispielsweise dann auf, wenn eine ideale Population für die Gewinnung einer Stichprobe nicht gefunden werden kann. Manchmal ist die Anzahl verfügbarer Versuchspersonen gering oder die Versuchspersonen sind der Forscherin nicht zugänglich; dann muß sie Methoden der gesteuerten Stichprobenerhebung anstelle von Methoden der Wahrscheinlichkeitserhebung verwenden (siehe Kapitel 12). Aus diesem Grunde beeinflussen die Methode der Stichprobenerhebung und die Art der Zuweisung der Versuchspersonen zu den Forschungsbedingungen die Übertragbarkeit auf andere Gruppen bzw. die äußere Validität.

   Folgendes Beispiel verdeutlicht den Selektionseffekt. Aaronson (1989) untersuchte die subjektiv wahrgenommene und tatsächlich erhaltene soziale Unterstützung während der Schwangerschaft und ihre Auswirkungen auf das gesundheitsbezogene Verhalten während der Schwangerschaft. Die Stichprobe bestand aus 529 schwangeren Frauen, die Fragebögen ausfüllten und sich für Telefoninterviews zur Verfügung stellten. In der Diskussion der Befunde warnt Aaronson vor zu weitreichenden Verallgemeinerungen. Sie stellt fest:

   > „Eine Warnung ist jedoch notwendig: Den Ergebnissen und Schlußfolgerungen dieser Studie liegt eine relativ homogene Mittelklasse-Stichprobe zugrunde. Folglich können die Befunde nicht auf andere, ethnisch unterschiedliche Gruppen oder auf solche mit einem niedrigeren sozioökonomischen Status übertragen werden." (S. 7)

   Ihre Anmerkungen sind eine Warnung vor weitreichenden Verallgemeinerungen, und sie machen deutlich, daß die Befunde nur begrenzt verwertbar sind.

2. **Reaktive Effekte**. Reaktivität ist definiert als die Reaktion von Versuchspersonen auf die Tatsache, daß sie Mittelpunkt einer Untersuchung sind. Es kann vorkommen, daß Versuchspersonen einer Forscherin nicht wegen der mit der Studie zusammenhängenden Verfahren Rede und Antwort stehen, sondern daß dies lediglich als eine unabhängige Reaktion auf die Tatsache anzusehen ist, daß sie im Mittelpunkt einer Untersuchung stehen. Dies wird auch als *Hawthorne-Effekt* bezeichnet; der Name stammt aus dem Werk der „Western Electric Corporation" in Hawthorne. In diesem Werk wurde eine Studie über Arbeitsbedingungen durchgeführt. Die Forscherinnen erforschten verschiedene Arbeitsbedingungen (d.h. voll aufgedrehtes Licht, Abspielen von lauter oder leiser Musik, Veränderung der Arbeitszeit). Sie stellten fest, daß die Produktivität der Arbeiter anstieg, egal was geschah. Sie zogen daraus den Schluß, daß die Produktionssteigerung nicht auf die Versuchsbedingungen zurückzuführen war, sondern darauf, daß die Arbeiter wußten, daß sie Mittelpunkt einer Untersuchung waren.

   Eine Gefahr für die innere Validität kann gleichzeitg auch eine Gefahr für die äußere Validität bedeuten. Ein Beispiel hierfür liefert die von Lipson (1992) durchgeführte Studie über die iranischen EinwanderInnen. Die Reaktion auf die Interviewerin in dieser

Studie stellt eine durch die Instrumentierung bedingte Gefahr dar; gleichzeitig geht es hier auch um Reaktivität und somit um eine Gefährdung der Verallgemeinerbarkeit der Befunde. Es muß jedoch darauf hingewiesen werden, daß es sich trotz dieser Problematik um eine ausgezeichnete Studie handelt, weil sie auf die vielfältigen Bedürfnisse von EinwanderInnen aufmerksam macht, die mit Gesundheitsfürsorge und deren Anbietern in Zusammenhang stehen. Chrisman (1992), eine Kritikerin, weist darauf hin, daß die EinwanderInnen ihre Besorgnis bezüglich der Sprache und der unterschiedlichen Darstellungs- und Erklärungsarten ihrer Krankheit zum Ausdruck brachten.

Sie stellt aber auch fest, daß auf diesem Gebiet dennoch mehr geforscht werden muß, damit das Pflegepersonal die EinwanderInnen besser beurteilen und effektiver als Vermittler tätig werden kann. Mit dieser Studie läßt sich gut demonstrieren, wie eine Forscherin zunächst Interesse für ein relevantes Problem der Pflege zeigt, dann zur Erforschung des Problems eine Studie entwickelt, sich mit den eigentlichen Forschungsproblemen auf dem Gebiet auseinandersetzt und sich dann einem Spezialgebiet zuwendet, das letztendlich die Pflege der PatientInnen verbessert.

3. **Testeffekt**. Wird Versuchspersonen in einer Versuchssituation ein Pre-Test vorgelegt, dann wirkt sich dies auf die Übertragbarkeit der Befunde auf andere Populationen aus. Ebenso wie sich ein Pre-Test auf die Ergebnisse des Post-Tests innerhalb einer Studie auswirkt, so wirkt sich der Pre-Test auf die Ergebnisse des Post-Tests und auf die Verallgemeinerbarkeit außerhalb der Studie aus.

   Nehmen wir einmal an, es wird eine Studie mit dem Ziel durchgeführt, die Haltung gegenüber dem erworbenen Immunschwächesyndrom (AIDS) zu verändern. Zu diesem Zweck enthält die Studie ein Unterrichtsprogramm über die AIDS-Risikofaktoren. Um zu überprüfen, ob das Unterrichsprogramm die Einstellung gegenüber AIDS verändert, werden vor und nach dem Unterrichtsprogramm Tests durchgeführt. Anhand des Pre-Tests können die Versuchspersonen ihre Haltung zu AIDS überprüfen. Die Antworten solcher Versuchspersonen auf den Post-Test können sich von den Antworten der Versuchspersonen, die an dem Unterrichtsprogramm teilgenommen, aber den Pre-Test nicht gesehen haben, durchaus unterscheiden. Wenn also eine Studie mit einem Pre-Test durchgeführt wird, können die Versuchspersonen dadurch beeinflußt werden, und die Übertragbarkeit der Ergebnisse auf andere Situationen erscheint zweifelhaft.

Es gibt noch andere Gefahren für die äußere Validität, die von dem Design und den Methoden der Stichprobenerhebung abhängig sind; diese zu erörtern, würde jedoch den Rahmen des Buches sprengen. Campbell und Stanley (1966) bieten eine detaillierte Darstellung der Probleme, die im Zusammenhang mit der inneren und der äußeren Validität auftreten können.

Die kritische Bewertung des Forschungsdesigns

Die Kriterien zur kritischen Bewertung des Forschungsdesigns sind in dem Kasten auf S. 234 aufgeführt. Die kritische Bewertung des Designs setzt voraus, daß man sich zunächst einmal über die allgemeinen Implikationen, die die Wahl eines bestimmten Designs für die Studie insgesamt haben kann, im klaren ist. Bei dem Konzept des Forschungsdesigns handelt es sich um ein Gesamtkonzept, das dem Konzept des theoretischen Bezugsrahmens entspricht. Das Forschungsdesign ist dem theoretischen Bezugs-

Kriterien für die kritische Bewertung

1. Ist die Wahl des Designs angemessen?
2. Macht die Forscherin Gebrauch von den verschiedenen Möglichkeiten der Kontrolle, die für das gewählte Design in Frage kommen?
3. Läßt das Design ökonomische Gestaltungspinzipien erkennen?
4. Läßt das Design eine logische Abfolge von Forschungsproblem, theoretischem Bezugsrahmen, Literaturüberprüfung und Hypothese erkennen?
5. Gibt es Gefahren für die innere Validität?
6. Wie werden die Gefahren für die innere Validität kontrolliert?
7. Gibt es Gefahren für die äußere Validität?
8. Wie werden die Gefahren für die äußere Validität kontrolliert?

rahmen insofern ähnlich, als es sich mit einem Teil der Forschungsarbeit befaßt, der sich auf das Ganze auswirkt. Damit das Design einer angemessenen kritischen Bewertung vor dem Hintergrund der gesamten Studie unterzogen werden kann, muß man die Faktoren kennen, die auf die Wahl und auf die Implikationen des Designs Einfluß nehmen. Die Bedeutung und das Ziel des Designs sowie die damit zusammenhängenden Faktoren einschließlich des dazugehörigen Vokabulars wurden in diesem Kapitel bereits thematisiert.

Einige Kriterien zur Bewertung des Designs können aus dem vorigen Kapitel übernommen werden. Man sollte bedenken, daß die Anwendung dieser Kriterien bei den verschiedenen Designs unterschiedlich ausfällt. Unterschiedliche Anwendung ist nicht mit einem planlosen Design gleichzusetzen, gemeint ist vielmehr, daß zu jedem Design bestimmte Kriterien gehören, die KritikerInnen in die Lage versetzen, es seiner Art entsprechend zu klassifizieren, zum Beispiel als „experimentell" oder „nichtexperimentell". Diese Kriterien müssen bei der Durchführung eines Experiments beachtet werden. Die Besonderheiten spezieller Designs werden in den Kapiteln 9 und 10 vorgestellt. Die folgende Diskussion gilt in erster Linie der globalen Bewertung eines Forschungsdesigns.

Das Forschungsdesign sollte erkennen lassen, daß die Wahl des Designs von einer objektiven Überprüfung der Literatur und der Formulierung eines theoretischen Bezugrahmens bestimmt wurde. Hierzu wird man in einer Forschungsarbeit keine expliziten Angaben vorfinden. ForschungsanwenderInnen können aber die Bewertung des Designs in die Beurteilung des theoretischen Bezugsrahmens (siehe Kapitel 6) und in die Literaturüberprüfung (siehe Kapitel 5) mit einfließen lassen. Handelt es sich um ein neues und noch nicht ausreichend erforschtes Problem? Wurde das Problem schon vielfach erforscht oder geht es um eine neue oder andere Betrachtungsweise eines alten Problems? Die Wissenschaftlerinnen treffen ihre Wahl in Abhängigkeit von dem Niveau des jeweiligen Problems. Rice et al. (1992) (siehe Kapitel 19) führten eine Studie durch, in der die Auswirkungen von zwei Ansätzen verglichen werden sollten, CABG-PatientInnen nach der Operation therapeutische Übungen (Selbstunterricht vor der Aufnahme ins Krankenhaus und Unterricht durch eine Krankenschwester nach der Aufnahme) beizubringen. Grundlage des Vergleichs waren die für den Unterricht nach der Aufnahme gültigen Indikatoren, z. B. Stimmungslage, Übungsverhalten, Unterrichtszeit nach der Aufnahme, Schmerzmittelbedarf und Dauer des Krankenhausaufenthaltes. Die Forscherinnen stützten ihre Arbeit auf Theorien sowie frühere eigene und fremde Forschungsarbeiten, um ihre Studie zu entwickeln und die Forschung auf diesem Gebiet so objektiv und sorgfältig wie möglich fortzuführen. Die Studie sollte an frühere Forschungsarbeiten anknüpfen, durch Replikation und Erweiterung eine Lücke schließen und die Stimmungslage der PatientInnen erforschen, was vorher noch nicht geschehen war.

AnwenderInnen sollten auf die Mittel achten, die zur Aufrechterhaltung der Kontrolle eingesetzt wurden: Homogenität der Stichprobe, Konsistenz bei der Methodik der Datensammlung, Randomisierung und das „ob“ und „wie“ der Manipulation der unabhängigen Variablen. Wie die LeserInnen in Kapitel 9 feststellen werden, müssen bei einem experimentellen Design alle diese Kriterien erfüllt sein. In dem Maße wie die LeserInnen die verschiedenen Designs und Niveaus von Forschungsarbeiten verstehen lernen, nämlich quasi-experimentelle und nicht-experimentelle Designs wie z. B. Erhebungs- und Wechselbeziehungsdesigns, werden sie merken, daß diese Konzepte unterschiedlich eingesetzt werden, oder daß, wie im Fall der Erhebungsstudie, die unabhängige Variable überhaupt nicht manipuliert wird (siehe Kapitel 10). Ausmaß und Einsatz der Kontrollmöglichkeiten, die in den Kapiteln 9 und 10 dargestellt werden, runden das Wissen ab, das erforderlich ist, um die verschiedenen Aspekte des Designs in einer Studie einer umfassenden kritischen Bewertung zu unterziehen.

Wenn erst einmal festgestellt worden ist, ob die nötige Kontrolle bzw. Konstanz der Bedingungen aufrechterhalten wurde, muß weiter ermittelt werden, ob die Studie glaubwürdig oder valide ist. Man sollte sich fragen, ob die Befunde das Resultat überprüfter und intern valider Variablen sind, oder ob sie auch anders erklärt werden könnten. Um dies einschätzen zu können, sollte man sich noch einmal mit den Gefahren für die innere Validität beschäftigen. Ist eine Studie systematisch, theoretisch gut fundiert und werden die für jeden Untersuchungsschritt relevanten Kriterien beachtet, dann werden die LeserInnen vermutlich folgern, daß die Studie innere Validität aufweist.

Darüber hinaus müssen kritische LeserInnen wissen, ob eine Studie äußere Validität besitzt bzw. ob sie auf andere Populationen oder Umfeldbedingungen übertragbar ist. Die äußere Validität kann nur dann beansprucht werden, nachdem die innere Validität festgestellt wurde. Konnte die Glaubwürdigkeit einer Studie (innere Validität) nicht festgestellt werden, dann kann sie nicht auf andere Populationen übertragen werden (äußere Validität). Die Entscheidung über die äußere Validität geht Hand in Hand mit der Definition der Stichprobe (siehe Kapitel 12). Ist eine Studie für keine Gruppe oder Phänomen repräsentativ, dann ist äußere Validität nur begrenzt bzw. überhaupt nicht vorhanden. KritikerInnen erkennen hier, daß die Feststellung der inneren und äußeren Validität nicht nur die Kenntnis der Gefahren für die innere und äußere Validität voraussetzt, sondern daß auch Kenntnisse über das zu erforschende Problem erforderlich sind. Erst aufgrund der Kenntnisse über das zu erforschende Problem kann beurteilt werden, ob die Verbindung zwischen der Theorie und den zu überprüfenden Variablen gelungen ist. Es sollte eine logische Abfolge von theoretischem Bezugsrahmen, Literaturüberprüfung, Problemdarstellung und Hypothesen erkennbar sein. KritikerInnen müssen in der Lage sein, auf der Grundlage ihres klinischen Wissens und ihrer Kenntnis des Forschungsprozesses festzustellen, daß in einer Studie nicht Äpfel mit Birnen verglichen werden.

Merksätze

- Es ist das Ziel eines Designs, eine Forschungsarbeit kunstvoll und kreativ zu gestalten. Es gibt viele verschiedene Design. Ganz gleich, welches Design gewählt wird, das Ziel bleibt immer dasselbe.
- ForschungsanwenderInnen sollten in der Lage sein, innerhalb der Studie einen Anhaltspunkt für die Frage zu finden, die die Forscherin beantworten wollte. Diese Frage sollte im Zusammenhang mit einem Entwurf oder Schema für die Durchführung der Untersuchung gestellt werden. Die AnwenderInnen müssen erkennen können, daß die Maßnahmen zur Sicherung der Kontrolle der Fragestellung entsprechen.
- Die Wahl eines bestimmten Designs hängt von der Art des Problems ab. Genaue Angaben zur Art des Problems setzen voraus, daß bei dem Design auf Objektivität, Sorgfalt, pragmatische Erwägungen und, ganz wichtig, Kontrollmaßnahmen geachtet wurde.
- Kontrolle wirkt sich nicht nur auf das Ergebnis einer Studie aus, sondern auch auf deren zukünftige Verwendung. Aus dem Design sollte auch hervorgehen, wie die Gefahren für die innere und für die äußere Validität kontrolliert wurden. Die innere Validität muß vor der äußeren Validität festgestellt werden. Innere und äußere Validität finden Berücksichtigung bei der Strukturierung der Stichprobenerhebung.
- Ungeachtet des gewählten Designs sollte für die LeserInnen klar erkennbar sein, daß die Wahl auf der Basis einer gründlichen Überprüfung des Problems innerhalb des theoretischen Bezugsrahmens erfolgte.
- Design, Problemdarstellung, Literaturüberprüfung, theoretischer Bezugsrahmen und Hypothesen sollten sich alle aufeinander beziehen und ein miteinander verwobenes Muster erkennen lassen.
- Die Wahl des Designs wird auch von pragmatischen Fragen beeinflußt. Gelegentlich kommt es vor, daß sich zwei verschiedene Designs für dasselbe Problem anbieten.

Literaturverzeichnis

Aaronson, L.S. (1989). Perceived and received support: Effects on health behavior during pregnancy. *Nursing Research*, 38, 4-9.

Brooten, D., Kumar, S., Brown, L.P., Butts, P., Finkler, S.A., Bakewell-Sachs, S., Gibbons, A, & Delivoria-Papadopoulos, M. (1986). A randomized clinical trial of early hospital discharge and home follow-up of very-low-birth-weight infants. *The New England Journal of Medicine*, 315, 934-939.

Campbell, D., Stanley, J. (1966). *Experimental and quasi-experimental designs for research.* Chicago: Rand McNally.

Caruso, C.C., Hadley, B.J., Shukla, R., Frame, P., & Khoury, J. (1992). Cooling effects and comfort of four cooling blanket temperatures in humans with fever. *Nursing Research*, 41, 68-72.

Chrisman, N.J. (1992). Review of the health and adjustment of Iranian immigrants [Commentary]. *Western Journal of Nursing Research*, 14, 27-28.

Foxall, M.J., Barron, C.R., Von Dollen, K., Jones, P.A., & Shull, K.A. (1992). Predictors of loneliness in low-vision adults. *Western Journal of Nursing Research*, 14, 86-99.

Green, B.L., Grace, M.C., Lindy, J.D., Titchener, J.L., & Lindy, J.G. (1983). Levels of functional impairment following a civilian disaster: The Beverly Hills Supper Club fire. *Journal of Consulting and Clinical Psychology*, 51, 573-580.

Jones, L.C., & Heermann, J.A. (1992). Parental division of infant care: Contextual influences and infant characteristics. *Nursing Research*, 41, 228-235.

Lipson, J.G. (1992). The health and adjustment of Iranian immigrants. *Western Journal of Nursing Research*, 14, 10-24.

Lowe, N.K., & Roberts, J.E. (1988). The convergence between in-labor report and postpartum recall of parturition pain. *Reseasrch in Nursing & Health*, 11, 11-22.

Murphy, S.A. (1986). Stress, coping and mental health outcomes following a natural disaster: Bereaved family members and friends compared. *Death Studies*, 10, 411-429.

Murphy, S.A. (1988). Mental distress and recovery in a high-risk bereavement sample 3 years after untimely death. *Nursing Research*, 37, 30-35.

Noll, M.L., Fountain, R.L., Duncan, C.A., Weaver, L., Osmanski, V.P., & Halfmann, S. (1992). Fluctuation in mixed venous oxygen saturation in critically ill medical patients: A pilot study. *American Journal of Crititcal Care*, 1, 102-106.

Rice, V.H., Mullin, M.H., & Jarosz, P. (1992). Preadmission self-instruction effects on postadmission and post-operative indicators in CABG patients: Partial replication and extension. *Research in Nursing & Health*, 15(4), 253-259.

Rubin, R. (1967a). Attainment of the maternal role: 1. Processes. *Nursing Research*, 16, 237-245.

Rubin, R. (1967b). Attainment of the maternal role: 2. Models and referents. *Nursing Research*, 16, 342-346.

Schaaf Treas, L., & Latinis-Bridges, B. (1992). Efficacy of heparin in peripheral venous infusion in neonates. *Journal of Obstetric, Gynecologic and Neonatal Nursing*, 21(4), 214-219.

Vessey, J.A. (1988). Comparison of two teaching methods on children's knowledge of their internal bodies. *Nursing Research*, 37, 262-267.

Zusätzliche Literatur:

Cook, T.D., & Campbell, D.T. (1979). *Quasi-experimentation: Design analysis issues for field settings.* Boston: Houghton-Mifflin.

Judd, C.M., & Kenny, D.A. (1981). *Estimating the effects of social interventions*. Cambridge: Cambridge University Press.

Kerlinger, F.N. (1986). *Foundations of behavioral research* (3rd ed.). New York: Holt, Rinehart & Winston.

9 Experimentelle und quasi-experimentelle Forschungsdesigns

Margaret Grey

Lernziele

Nach der Lektüre dieses Kapitels sollten Sie Folgendes können:

- Die Kriterien zur Feststellung einer Ursache-Wirkung-Bezichung aufzählen.
- Experimentelle von quasi-experimentellen Designs unterscheiden.
- Probleme der inneren Validität erläutern, die mit experimentellen und quasi-experimentellen Designs in Zusammenhang stehen.
- Die Verwendung experimenteller und quasi-experimenteller Designs in der Evaluationsforschung darlegen.
- Die Befunde ausgewählter Studien zur Überprüfung von Ursache-Wirkung-Beziehungen kritisch bewerten.

Schlüsselbegriffe

Abhängige Variable
Nur-Post-Test-Design
Nicht äquivalentes Desing mit Kontrollgruppe und Nur-fort-Text
Evaluationsforschung
Experimentelles Design
Intervenierende Variable
Klassisches Experiment
Kontrolle
Manipulation
Nicht-äquivalentes Design mit Kontrollgruppe
Quasi-experimentelles Design
Randomisierung
Vier-Gruppen-Design
Langzeitdesign mit Testserien
Unabhängige Variable
Vorausgehende Variable

Die Feststellung von Ursache-Wirkung-Beziehungen ist eine der wesentlichsten Zielsetzungen wissenschaftlicher Forschung in jeder Berufssparte. Zum Beispiel ist es das Anliegen der Pflege, effektive Ansätze zur Aufrechterhaltung und Wiederherstellung der Gesundheit zu entwickeln. Die Überprüfung entsprechender Pflegeinterventionen auf ihre tatsächliche Wirksamkeit – das heißt, die Bewertung der Ergebnisse unter dem Aspekt der Effektivität und Kosteneffizienz – erfolgt mit Hilfe experimenteller und quasi-experimenteller Designs. Diese unterscheiden sich in einem wesentlichen Punkt von nicht-experimentellen Designs: die Forscherin führt den gewünschten Effekt aktiv herbei und beobachtet Verhaltensweisen bzw. Handlungen nicht passiv. Mit anderen Worten, die Forscherin ist daran interessiert, etwas in Gang zu setzen und nicht bloß die übliche Pflege der PatientInnen zu beobachten. Experimentelle und quasi-experimentelle Studien sind auch für die Forschungsanwendung interessant. Erst durch die Befunde solcher Studien können klinische Praxis und theoretische Grundlagen validiert und bestimmte Blickrichtungen der Praxis verändert werden (siehe Kapitel 3).

Experimentelle Designs eignen sich ganz besonders für die Überprüfung von Ursache-Wirkung-Beziehungen, weil durch sie andere mögliche Erklärungen für die Befunde ausgeschlossen werden. Die folgenden drei Kriterien müssen für die Annahme eines Kausalzusammenhangs erfüllt sein: es muß eine Beziehung zwischen der kausalen Variablen und der Wirkungsvariablen bestehen, die Ursache muß der Wirkung vorangehen, und die Beziehung darf nicht durch eine andere Variable erklärbar sein. Bei der kritischen Bewertung von Studien mit experimentellem und quasi-experimentellem Design muß sich das Hauptaugenmerk auf die Validität der Schlußfolgerung richten, daß die experimentelle Behandlung oder die *unabhängige Variable* den gewünschten Effekt auf das Ergebnis oder die *abhängige Variable* herbeigeführt hat. Die Validität der Schlußfolgerung hängt genau davon ab, wie gut die anderen Variablen, mit denen die zu untersuchende Frage ebenfalls erklärt werden könnte, kontrolliert wurden. In diesem Kapitel gilt es somit zu erörtern, wie die verschiedenen experimentellen und quasi-experimentellen Designs die externen Variablen kontrollieren.

Typen von experimentellen und quasi-experimentellen Forschungsdesigns

I. Experimentelle Designs

True experiment (pretest-posttest control group) design
Klassisches Design (Kontrollgruppe sowie Pre-Test und Post-Test)
Solomon four-group design (Vier-Gruppen-Design)
After-only design (Nur-Post-Test-Design)

II. Quasi-Experimentelle Designs

- Nonequivalent control group design (Nicht-äquivalentes Design mit Kontrollgruppe)
- After-only nonequivalent control group design (Nicht-äquivalentes Design mit Kontrollgruppe und Nur-Post-Test)
- Time series design (Langzeit-Design mit Testserien)

Wir möchten jedoch darauf hinweisen, daß die meisten Forschungsarbeiten in der Pflege den nichtexperimentellen Designs zuzuordnen sind. Das liegt daran, daß sich die Pflege im Gegensatz zu den Naturwissenschaften immer noch auf Inhalte der Pflege und Theorien bezieht, mit denen sich ausschließlich die Pflegewissenschaft beschäftigt. Darüber hinaus setzt ein experimentelles Design voraus, daß alle relevanten Variablen definiert werden, damit sie gesteuert und erforscht werden können. Die meisten Problembereiche in der Pflege erfüllen diese Voraussetzungen nicht. Deshalb müssen zunächst nichtexperimentelle Studien durchgeführt werden, die die Variablen identifizieren und deren Beziehung zueinander ermitteln, bevor experimentelle Studien in Angriff genommen werden können.

Ziel dieses Kapitels ist es, Ihnen die Probleme nahezubringen, die mit der Interpretation von Studien mit *experimentellen Designs* und *quasi-experimentellen Designs* verbunden sind. Die vorgestellten Designs werden in dem Kasten auf S. 240 aufgeführt.

Das klassische Experiment

Ein *Experiment* ist eine wissenschaftliche Untersuchung, bei der nach klar definierten Kriterien Beobachtungen durchgeführt und Daten gesammelt werden. Klassische Experimente weisen drei typische Merkmale auf: Randomisierung, Kontrolle und Manipulation. Aufgrund dieser Merkmale ist es möglich, andere Erklärungen für ein Phänomen auszuschließen und so das Design mit der nötigen Beweiskraft auszustatten, die zur Überprüfung von Ursache-Wirkung-Beziehungen erforderlich ist.

Randomisierung – Zufallsverteilung auf Gruppen

Randomisierung oder die *Zufallsverteilung auf Gruppen* bedeutet die rein zufällige Verteilung von Versuchspersonen auf die Experimentalgruppe oder auf die Kontrollgruppe. Das heißt, für jede Versuchsperson ist die Wahrscheinlichkeit, einer der beiden Gruppen zugewiesen zu werden, anerkanntermaßen gleich groß. Die Zufallsverteilung kann sich auf Einzelpersonen oder auf Gruppen beziehen (Conlon und Anderson, 1990; Hauck et al., 1991). Die Zufallsverteilung auf Gruppen ermöglicht die Ausschaltung jeder methodisch bedingten Verfälschung innerhalb der Gruppe, wenn es um Merkmale geht, die sich auf die zu untersuchende abhängige Variable auswirken können. Bei dem Verfahren der Zufallsverteilung geht man davon aus, daß jede wichtige intervenierende Variable gleich auf die Gruppen verteilt wird und, wie in Kapitel 8 dargestellt, Abweichungen minimiert werden. Wir weisen darauf hin, daß die Zufallsverteilung auf Gruppen sich von der in Kapitel 15 erörterten Zusammenstellung von Zufallsstichproben unterscheidet.

Kontrolle

Unter *Kontrolle* verstehen wir die Einführung einer oder mehrer Konstanten in die Versuchssituation. Kontrolle wird erreicht durch die Manipulation der kausalen oder unabhängigen Variablen, durch Zufallsverteilung der Versuchspersonen auf eine Gruppe, durch sorgfältige Ausarbeitung eines Versuchsprotokolls und durch Vergleichsgruppen. In der experimentellen Forschung ist die Vergleichsgruppe identisch mit der Kontrollgruppe bzw. mit der Gruppe, die anstelle der neuen, experimentellen Behandlung die übliche Behandlung erhält.

Manipulation

Wir haben festgestellt, daß experimentelle Designs sich dadurch auszeichnen, daß die Forscherin mit mindestens einigen der Versuchspersonen „etwas tut". Dieses „etwas" bzw. die unabhängige Variable wird nun dadurch *manipuliert*, daß einige TeilnehmerInnen der Studie „es" erhalten, andere dagegen nicht, oder daß verschiedene Gruppen unterschiedlich viel davon erhalten. Bei der unabhängigen Variablen kann es sich um eine Behandlung, einen Lehrplan oder um eine bestimmte Medikation handeln. Gemessen wird der Effekt dieser *Manipulation*, um das Ergebnis der experimentellen Behandlung zu festzustellen.

Die Konzepte der Kontrolle, *Randomisierung* und Manipulation und ihr Einsatz bei experimentellen Designs sorgen gelegentlich bei den StudentInnen für Verwirrung. Um zu zeigen, wie ForscherInnen aufgrund dieser Merkmale in die Lage versetzt werden, ihren kausalen Schlußfolgerungen zu vertrauen, weil andere mögliche Erklärungen ausgeschlossen werden können, sollen diese Merkmale in Zusammenhang mit einem Bericht näher betrachtet werden. O'Sullivan und Jacobson (1992) führten ein randomisiertes klinisches Experiment durch, um die Auswirkungen eines speziellen Gesundheitsvorsorgeprogramms für jugendliche Mütter und ihre Säuglinge zu untersuchen. Nachdem die Mütter der Teilnahme an der Studie zugestimmt hatten, wurden diejenigen, die 17 Jahre und jünger waren, nach dem Zufallsprinzip auf eine der beiden Gruppen verteilt. Dies bedeutet, daß alle Mütter die gleiche Chance hatten, entweder der Kontroll- oder der Experimentalgruppe zugewiesen zu werden. Die Zufallsverteilung auf Gruppen gewährleistet, daß beide Gruppen vergleichbar sind in Bezug auf bereits vorhandene Faktoren, die das Ergebnis beeinflussen könnten, wie z.B. das Alter, die Dauer der Betreuung in der Schwangerschaft und Komplikationen während der Schwangerschaft. Es sei noch erwähnt, daß man mit statistischen Mitteln überprüfen kann, ob bei dem Verfahren der Zufallsverteilung tatsächlich Gruppen herauskommen, die ähnlich sind.

Bei den beiden Untersuchungsgruppen handelte es sich um eine ganz normale Nachsorgegruppe für Kleinkinder und um eine Gruppe, die die normale Nachsorge sowie spezielle Betreuung erhielt, wie z. B. streng überwachte weitere Betreuungsmaßnahmen, Beratung der Mutter bezüglich Rückkehr zur Schule, Familienplanung und besonderer Anleitung in gesundheitlichen Fragen. Das Ausmaß der Kontrolle über die Versuchsbedingungen läßt sich an der ausführlichen Beschreibung in dem Bericht über das spezielle Betreuungsprogramm ablesen. Damit ist sichergestellt, daß alle Teilnehmerinnen der Experimentalgruppe die gleiche Behandlung erhielten. Die Kontrollgruppe ermöglicht den Vergleich als Maßstab für die Ergebnisse der Experimentalgruppe.

In dieser Studie wurde die Art der Nachsorge für Kleinkinder – normales oder spezielles Programm – manipuliert. Mütter und Säuglinge der Experimentalgruppe erhielten das spezielle Betreuungsprogramm, die der Kontrollgruppe die normale Nachsorge für

Kleinkinder. Bei allen Teilnehmerinnenn wurden die Ergebnisse gemessen, als die Säuglinge 12 und 18 Monate alt waren.

Durch das experimentelle Design konnten die Forscherinnen viele der potentiellen Gefahren für die innere Validität der Ergebnisse ausschließen, die z. B. bedingt sein können durch Selektion, aktuelles Geschehen und Reifung (siehe Kapitel 8). Die einwandfreie und sorgfältige Kontrolle des experimentellen Spezialprogramms ließ die Behauptung zu, daß mit diesem Programm das Auftreten erneuter Schwangerschaften vermindert, der Prozentsatz der Säuglinge mit Vollimmunisierung gesteigert und die Inanspruchnahme von Notfalleinrichtungen für Säuglingsbetreuung gesenkt werden konnte.

Die Stärke des klassischen experimentellen Designs liegt darin, daß sowohl ForscherInnen als auch LeserInnen in der Lage sind, die Einflüsse jeglicher externer Variablen, die sich als Gefahr für die innere Validität erweisen könnten, zu kontrollieren. Bei solchen externen Variablen kann es sich um vorausgehende oder intervenierende Variablen handeln. Die *vorausgehende Variable* wirkt sich bereits vor Beginn der Studie aus, kann jedoch die abhängige Variable beeinflussen und die Ergebnisse verzerren. Faktoren wie Alter, Geschlecht, sozioökonomischer Status sowie der Gesundheitszustand können sich in der Pflegeforschung als wichtige vorausgehende Variablen erweisen, weil sie sich auf die abhängigen Variablen wie z. B. die Genesungsdauer und die Fähigkeit, gesundheitsbezogene Maßnahmen zu integrieren, auswirken können. In der Studie von O'Sullivan und Jacobson (1992) gehören der Gesundheitszustand der Mutter, der Drogenkonsum, das Alter des Fetus sowie der sozioökonomische Status zu den vorausgehenden Variablen, die die abhängige Variable beeinflussen können. Die Zufallsverteilung auf Gruppen gewährleistet, daß diese in Bezug auf solche Variablen ähnlich sind, so daß Unterschiede bei der abhängigen Variable auf die experimentelle Behandlung zurückgeführt werden können. Es muß jedoch betont werden, daß eine Forscherin überprüfen und berichten sollte, was der Vergleich der Gruppen hinsichtlich solcher Variablen ergeben hat. Die *intervenierende Variable* tritt im Verlauf der Studie auf; sie ist nicht Teil der Studie, wirkt sich aber auf die abhängige Variable aus. Ein Bespiel für eine intervenierende Variable, die die Ergebnisse der Studie von O'Sullivan und Jacobson (1992) beeinflussen könnte, wäre eine Veränderung in der Finanzierung der Gesundheitsvorsorge, die darauf abzielt, die Schwangerschaftsbetreuung für schwangere Jugendliche auszuweiten. Die Studie würde mit Sicherheit beeinflußt, wenn es während der Durchführung zu wichtigen Veränderungen in der Betreuung schwangerer Jugendlicher käme.

Verschiedene experimentelle Designs

Es gibt verschiedene experimentelle Designs (Campbell und Stanley, 1966), die alle auf dem Design basieren, das als *klassisches Experiment* bezeichnet wird und in Abbildung 9-1A zu sehen ist. Wie Sie erkennen werden, sind die Versuchspersonen in dieser Darstellung nach dem Zufallsprinzip auf die Experimental- und auf die Kontrollgruppen verteilt. Nur die Experimentalgruppe erhält die experimentelle Behandlung; mit den Pre-Tests und Post-Tests werden die abhängigen Variablen vor und nach der experimentellen Behandlung gemessen. Bei allen klassischen experimentellen Designs werden die Versuchspersonen nach dem Zufallsprinzip auf Gruppen verteilt, es wird immer eine experimentelle Behandlung bei einigen Versuchspersonen durchgeführt, und es werden die

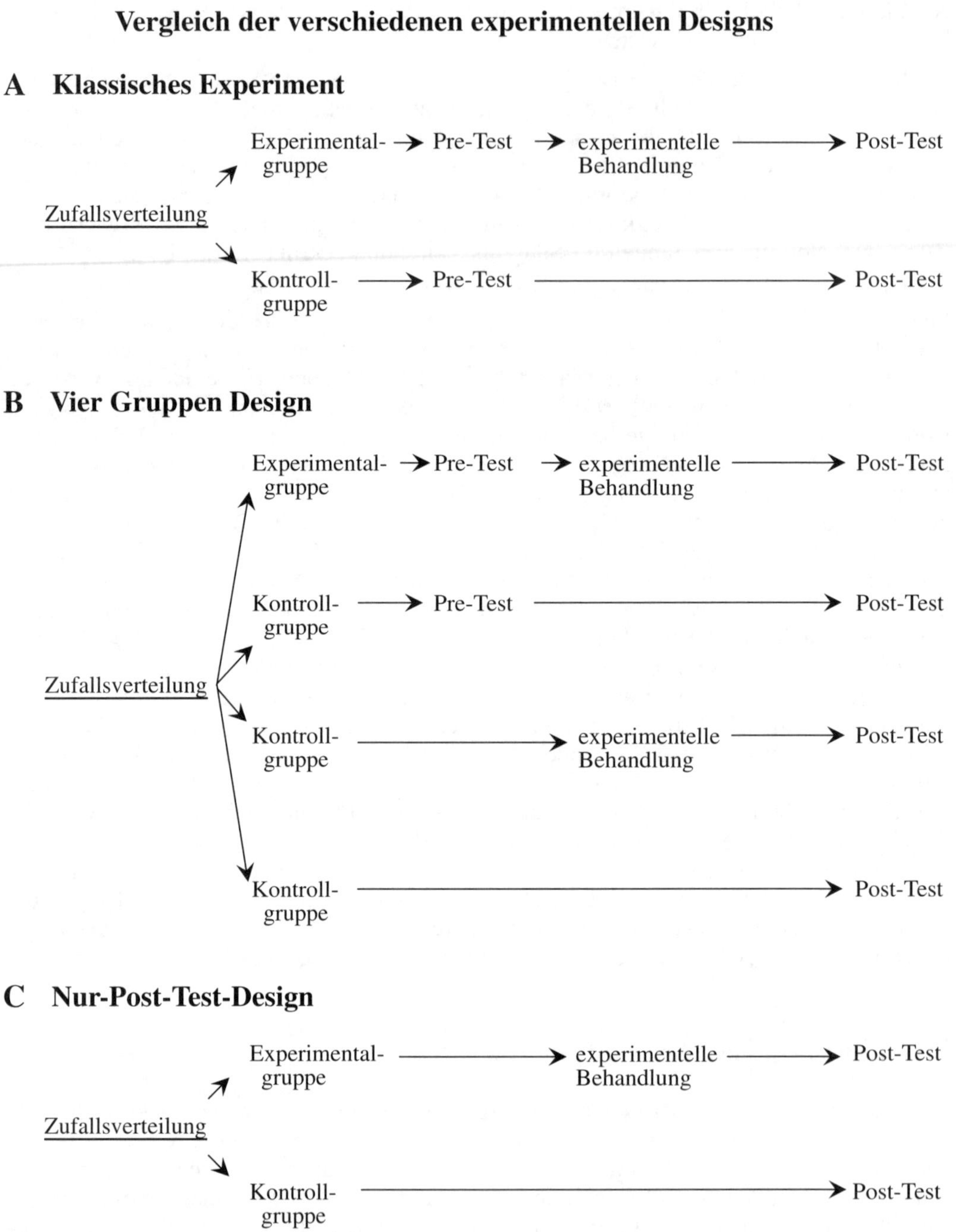

Abb. 9-1 Vergleich der verschiedenen experimentellen Designs.
A. Echtes oder klassisches Experiment
B. Vier-Gruppen-Design
C. Nur-Post-Test-Design

Auswirkungen der Behandlung beobachtet. Die verschiedenen Designs unterscheiden sich in erster Linie durch die Anzahl der durchgeführten Beobachtungen.

Wie man sieht, werden die Versuchspersonen nach dem Zufallsprinzip auf die beiden Gruppen, die Experimental- und die Kontrollgruppe, verteilt, so daß vorausgehende Variablen kontrolliert werden. Dann werden mit dem Pre-Test Messungen bzw. Beobachtungen durchgeführt, so daß die Forscherin eine Ausgangsbasis zur Verfügung hat, wenn sie die Auswirkungen der unabhängigen Variablen ermittelt. Jetzt wird die experimentelle Variable bei einer Gruppe eingeführt, und die abhängige Variable wird erneut gemessen, um zu sehen, ob eine Veränderung festzustellen ist. Die Kontrollgruppe erhält keine experimentelle Behandlung, bei ihr wird aber später auch eine Messung durchgeführt, um den Vergleich mit der Experimentalgruppe zu ermöglichen. Das Ausmaß des Unterschieds zwischen den beiden Gruppen am Ende der Studie gibt an, wie groß die Sicherheit ist, daß eine kausale Verbindung zwischen den unabhängigen und den abhängigen Variablen besteht. Da durch die Zufallsverteilung und die dem Design entsprechende Kontrolle die Auswirkungen vieler Gefahren für die innere Validität minimiert werden, kann man hier von einem überzeugenden Design sprechen, wenn es um die Überprüfung von Ursache-Wirkung-Beziehungen geht. Allerdings ist das Design nicht perfekt, denn einige Gefahren lassen sich auch bei klassischen experimentellen Studien nicht kontrollieren (siehe Kapitel 8). Mortalität wird hier häufig zum Problem, da es leicht passieren kann, daß TeilnehmerInnen ausfallen, wenn die Studie sich über einen langen Zeitraum erstreckt. Wenn die Anzahl der TeilnehmerInnen, die ausfallen, bei der Experimental- und bei der Kontrollgruppe unterschiedlich groß ist, dann könnten die Ergebnisse nämlich mit dem Mortalitätseffekt erklärt werden. Beim Lesen einer solchen Arbeit ist es ganz wichtig, die Stichprobe und die Ergebnisse einer sorgfältigen Prüfung zu unterziehen, damit man feststellen kann, ob Todesfälle aufgetreten sind. Das Testverfahren ist in solchen Studien ebenfalls ein Problem, weil dieselbe Messung zweimal durchgeführt wird und die Versuchspersonen nicht selten beim zweiten Mal besser abschneiden, ganz einfach deshalb, weil sie aus dem Test lernen. Dieses Problem läßt sich auf zwei Arten umgehen: entweder werden für die beiden Messungen verschiedene Ausführungen desselben Tests verwendet, oder man wählt ein komplexeres experimentelles Design, das *Vier-Gruppen-Design*.

Im **Vier-Gruppen-Design**, der in Abbildung 9-1 B zu sehen ist, gibt es zwei Gruppen, die identisch mit denen des klassischen experimentellen Designs sind, sowie zwei zusätzliche Gruppen, eine Experimental- und eine Kontrollgruppe, denen nur der Post-Test vorgelegt wird. Wie aus der Abbildung ersichtlich ist, werden bei allen vier Gruppen die Versuchspersonen, genau wie bei experimentellen Studien, nach dem Zufallsprinzip verteilt, jedoch ist es durch die Einbeziehung von zwei weiteren Gruppen möglich, die mit dem Testverfahren zusammenhängenden Gefahren für die innere Validität zu erkennen, denen die Gruppen mit Pre-Test und Post-Test ausgesetzt sind. Nehmen wir einmal an, eine Forscherin interessiert sich dafür, wie sich eine Beratung auf die Selbstachtung von chronisch kranken PatientInnen auswirkt; die bloße Bewertung der Selbstachtung kann jedoch einen Einfluß auf die Angaben der Versuchspersonen haben. So kann es sein, daß die Versuchspersonen durch die einzelnen Items des Fragebogens veranlaßt werden, mehr über ihre Selbsteinschätzung nachzudenken, so daß beim zweiten Ausfüllen des Fragebogens der Eindruck entstehen kann, infolge des Beratungsprogramms sei ihre Selbstachtung gestiegen. In Wirklichkeit kann es sich so verhalten, daß ihre Selbstachtung nach wie vor die gleiche ist und lediglich aufgrund des Pre-Tests ein anderer Eindruck entsteht. Die Entscheidung für dieses Design, bei dem zwei Gruppen nicht am Pre-Test teilnehmen, macht es möglich, bei den beiden ersten Gruppen die Auswirkung des Pre-Tests auf den Post-Test zu bewerten. Zwar können mit diesem Design die Auswirkungen des Testverfahrens bewertet werden, aber das Ausscheiden aus der Stichprobe bleibt, wie bei dem klassischen experimentellen Design, auch hier ein Problem.

Ein anderes, häufig gewähltes Design ist das **Nur-Post-Test-Design**, das ebenfalls in Abbildung 9-1 C zu sehen ist. Dieses Design besteht aus zwei nach dem Zufallsprinzip zusammengesetzten Gruppen. Im Unterschied zu dem klassischen experimentellen Design wird keine der beiden Gruppen einem Pre-Test oder einer vorherigen Bewertung unterzogen. Auch hier wird die unabhängige Variable in die Experimentalgruppe und nicht in die Kontrollgruppe eingeführt. Man geht davon aus, daß die Zufallsverteilung der Versuchspersonen auf die Gruppen ausreicht, Verfälschungen auszuschließen, daß die Forscherin dennoch feststellen kann, ob signifikante Unterschiede zwischen den beiden Gruppen auf die Behandlung zurückzuführen sind. Dieses Design ist besonders dann von Nutzen, wenn man damit rechnet, daß Auswirkungen des Testverfahrens zum Problem werden, die Anzahl der verfügbaren Versuchspersonen für ein Vier-Gruppen-Design aber nicht ausreicht. Dieses Design wurde von O'Sullivan und Jacobson (1992) gewählt, weil es ganz einfach nicht möglich ist, Ergebnisse bei Säuglingen zu bewerten, die noch nicht geboren sind. Stewart Fahs und Kinney (1991; Anhang A) untersuchten drei verschiedene Injektionsorte für eine Low-Dose-Heparin-Therapie. Die Versuchspersonen wurden nach dem Zufallsprinzip auf drei Gruppen verteilt – in einer Gruppe wurde die Bauchregion, in einer anderen der Arm und in einer weiteren der Oberschenkel als Injektionsort benutzt. Die Autorinnen haben zwar vor und nach den Heparin-Injektionen die aktivierte partielle Thromboplastinzeit gemessen, aber die Bewertung der Hämatome erfolgte erst 60 und 72 Stunden nach der Injektion. Man kann davon ausgehen, daß vor der Injektion keine Hämatome vorhanden waren, so daß eine Bewertung vor der Injektion nicht erforderlich war. Die Autorinnen belegten dann, daß es in Bezug auf die Hämatome und auf die Wirksamkeit des Heparins in Abhängigkeit vom Injektionsort keine Unterschiede gibt; folglich konnte die gängige Praxis nicht wissenschaftlich untermauert werden.

Feld- und Laborexperimente

Das Setting kann auch ein Einteilungskriterium für Experimente sein. Feldexperimente und Laborexperimente haben die Merkmale der Kontrolle, Randomisierung und Manipulation gemeinsam, auch das Design hat die gleichen Charakteristika; sie werden aber an verschiedenen Orten durchgeführt. Laborexperimente finden in einem künstlich hergestellten Umfeld statt, das speziell für die Untersuchung geschaffen wird. Im Labor hat die Forscherin beinahe uneingeschränkte Kontrolle über die Merkmale der Umgebung, wie z.B. Temperatur, Feuchtigkeit, Geräuschpegel sowie die mit den Versuchspersonen zusammenhängenden Bedingungen. Feldexperimente sind dagegen genau das, was schon die Bezeichnung vermuten läßt – Experimente, die in einem wirklich existierenden sozialen Umfeld, wie z. B. in einem Krankenhaus oder in einer Klinik, durchgeführt werden, wo die Phänomene, die es zu untersuchen gilt, normalerweise auftreten. Weil es sich bei den meisten Experimenten in der Pflegeliteratur um Feldexperimente handelt und weil Kontrolle ein so wichtiger Faktor bei der Durchführung von Experimenten ist, dürfte klar sein, daß bei Feldstudien mit einer Beeinflussung durch externe Faktoren zu rechnen ist, die umgebungsspezifisch und für Forscherinnen nicht kontrollierbar sind. Studien, die im Labor durchgeführt werden, sind dagegen ihrem Wesen nach „künstlich", weil das Setting für den jeweiligen Forschungszweck geschaffen wird. Folglich wirken sich bei Laborexperimenten, die eine stärkere Beziehung zu Fragen der inneren Validität aufweisen als Feldexperimente, Probleme mit der äußeren Validität in stärkerem Maße aus. So kann das Verhalten einer Versuchsperson im Labor sich völlig von dem Verhalten dieser Person in der echten Umgebung unterscheiden – eine Dichotomie, die bei der Übertragung der Ergebnisse vom Labor auf die echte Umgebung Probleme bereitet. Beim Lesen von Forschungsberichten ist es ganz besonders wichtig, dem Setting des Experiments große Beachtung zu schenken und zu überlegen, welchen Einfluß dieses auf die Ergebnisse der Studie haben könnte.

Wir verweisen in diesem Zusammenhang auf die Studie über eine Strategie, durch die der nächtliche Schlaf bei Kindern im Krankenhaus gefördert werden sollte (White et al., 1990). Diese Studie hätte auch in einem Schlaflabor durchgeführt werden können, wo eine völlige Kontrolle über die Umgebung möglich gewesen wäre, eine Variable, die wichtig bei der Erforschung des Schlafs sein könnte. Es gibt allerdings keine Garantie dafür, daß die in einem Schlaflabor gewonnenen Ergebnisse einer Studie auf Kinder im Krankenhaus übertragbar sind, und die Studie würde somit ihre äußere Validität einbüßen.

Vor- und Nachteile des experimentellen Designs

Wie bereits erwähnt wurde, sind experimentelle Designs hervorragend geeignet für die Überprüfung von Ursache-Wirkung-Beziehungen. Das liegt daran, daß dieses Design die Kontrolle über die Versuchssituation ermöglicht. Die Überzeugungskraft ist größer als wenn man die unabhängige Variable auf eine bestimmte Art und Weise manipuliert, denn *in diesem Fall* sind bestimmte Konsequenzen zu erwarten. Solche Studien sind wichtig, weil es zu den Prioritäten in der Pflegeforschung gehört, einen Nachweis für Ergebnisse zu erbringen, um eine wissenschaftliche Basis für Veränderungen oder Bestätigungen der gängigen Pflegepraxis zu haben (siehe Kapitel 1). Aus ihrer Studie konnten Stewart Fahs und Kinney (1991; Anhang A) die Schlußfolgerung ableiten, daß hinsichtlich der Häufigkeit von Hämatomen in Abhängigkeit vom Ort der subkutanen Heparin-Injektionen keinerlei Unterschiede bestehen. Diese Studie trägt dazu bei, Pflegepraktiken aufzudecken, die nicht wissenschaftlich fundiert sind. Ebenso konnten die Autorinnen in der klassischen Studie von Brooten et al. (1986) zu der Schlußfolgerung gelangen, daß Säuglinge mit niedrigem Geburtsgewicht, die früh aus dem Krankenhaus entlassen und dann von PflegespezialistInnen weiterbetreut werden, Ergebnisse aufweisen, die ebenso gut bzw. besser waren als die Ergebnisse bei Säuglingen, die die normale Pflege im Krankenhaus erhalten. Diese Studien und andere, ähnlich gelagerte, versetzen Krankenschwestern in die Lage, die Ergebnisse ihrer praktischen Arbeit wissenschaftlich zu antizipieren und eine Grundlage für effektive und qualifizierte Pflegemaßnahmen zu schaffen.

Dennoch werden experimentelle Designs längst nicht am häufigsten gewählt. Es gibt mehrere Gründe für die Tatsache, daß die meisten Studien in der Pflegeforschung kein experimentelles Design haben. Erstens geht man bei einem Experiment davon aus, daß alle relevanten, mit einem Phänomen zusammenhängenden Variablen identifiziert wurden. Auf viele Bereiche der Pflegeforschung trifft dies aber ganz einfach nicht zu, und so müssen erst die Ergebnisse deskriptiver Studien vorliegen, bevor experimentelle Untersuchungen durchgeführt werden können. Zweitens haben diese Designs gewichtige Nachteile.

Ein Problem bei experimentellen Designs ist die Tatsache, daß viele Variablen, die wichtig für die Prognose von Pflegeergebnissen sind, sich nicht für die experimentelle Manipulation eignen. Es ist hinlänglich bekannt, daß sich der Gesundheitszustand in Abhängigkeit vom Alter und dem sozioökonomischen Status ändert. Ganz gleich wie sorgfältig eine Forscherin arbeitet, man kann Versuchspersonen nicht nach dem Zufallsprinzip auf Gruppen verteilen und gleichzeitig das Alter oder eine gewisse Einkommenshöhe berücksichtigen. Darüber hinaus mögen Variablen zwar rein technisch manipulierbar sein, doch kann sich dies aufgrund ihres Wesens verbieten. So würde man beispielsweise die ethische Einstellung einer Forscherin doch ernsthaft in Zweifel ziehen, die versuchen würde, nach dem Zufallsprinzip Gruppen für eine Studie zur Untersuchung der Auswirkungen des Zigarettenrauchens zusammenzustellen, und die dann die Experimentalgruppe bitten würde, zwei Schachteln Zigaretten pro Tag zu rauchen. Darüber hinaus wäre eine solche Studie nicht durchführbar, weil die zufällig auf die Rauchergruppe verteilten Nichtraucher die ihnen gestellte Aufgabe sehr wahrscheinlich nicht erfüllen würden.

Ein weiteres Problem bei experimentellen Designs besteht darin, daß ihr Einsatz bei Feldstudien problematisch oder unpraktisch sein könnte. Es kann ziemlich schwierig sein, PatientInnen auf einem Krankenhausflur nach dem Zufallsprinzip auf verschiedene Gruppen zu verteilen, wenn sie die Gelegenheit haben, über die verschiedenen Behandlungsarten zu sprechen. Die mit dem Experiment zusammenhängenden Methoden können außerdem störend in die gewohnte Routine der Umgebung eingreifen. Wenn aber mehrere Krankenschwestern in das Versuchsprogramm einbezogen werden, dann ist es eventuell nicht möglich zu gewährleisten, daß das Programm bei jeder Versuchsperson auf die gleiche Art und Weise angewandt wird.

Schließlich kann die simple Tatsache, daß man im Mittelpunkt einer Untersuchung steht, die Ergebnisse einer Studie beeinflussen. Dies wird als *Hawthorne-Effekt* bezeichnet. Wie bereits in Kapitel 8 dargelegt wurde, besagt dieser Effekt, daß das bloße Wissen der Versuchspersonen um ihre Rolle in einer Studie sie veranlassen kann, Fragen anders zu beantworten und sich anders zu verhalten.

Aufgrund dieser Probleme bei der Durchführung klassischer Experimente entscheidet man sich häufig für andere Forschungsdesigns, wenn es um die Bewertung von Ursache-Wirkung-Beziehungen geht. Solche Designs werden als *Quasi-Experimente* bezeichnet, weil sie wie Experimente aussehen, jedoch auf Kontrolle in vollem Umfang, wie beim klassischen experimentellen Design, verzichten.

Quasi-experimentelle Designs

Bei einem quasi-experimentellen Design ist Kontrolle in vollem Umfang nicht möglich. *Quasi-Experimente* sind Forschungsdesigns mit einer experimentelle Behandlung, in denen jedoch einige charakteristische Merkmale des klassischen Experiments fehlen. Es kommt vor, daß Kontrolle wegen der Beschaffenheit der unabhängigen Variablen bzw. der verfügbaren Versuchspersonen nicht möglich ist. Gewöhnlich fehlt in einem quasi-experimentellen Design das Merkmal der Randomisierung. In anderen Fällen fehlt möglicherweise die Kontrollgruppe. Allerdings gibt es bei Quasi-Experimenten ebenso wie bei Experimenten eine experimentelle Behandlung.

Verglichen mit dem klassischen experimentellen Design sind Quasi-Experimente ähnlich, was ihre Verwendung anbelangt. Zur Überprüfung von Ursache-Wirkung-Beziehungen kommen beide Designs in Frage. Bei einem quasi-experimentellen Ansatz wird jedoch die Unsicherheit, mit der Aussagen über kausale Zusammenhänge behaftet sind, zum Problem. Da auf einige Kontrollen in der Forschungssituation verzichtet werden muß, sind quasi-experimentelle Designs anfällig für die Verzerrung durch viele, wenn nicht alle, Gefahren für die innere Validität, die in Kapitel 8 dargestellt wurden.

Verschiedene quasi-experimentelle Designs

Es gibt viele verschiedene quasi-experimentelle Designs. Wir diskutieren hier nur diejenigen, die am häufigsten in der Pflegeforschung verwendet werden. Wir benutzen auch hier wieder die schon früher in diesem Kapitel eingeführten Bezeichnungen.

Sehen Sie sich noch einmal das klassische experimentelle Design in Abb. 9-1 an und vergleichen Sie dieses mit dem *nonequivalent control group design (nicht-äquivalentes Design mit Kontrollgruppe)* in Abbildung 9-2 A.

Sie werden feststellen, daß dieses Design ganz genauso aussieht wie das klassische Experiment, abgesehen davon, daß die Versuchspersonen hier nicht nach dem Zufallsprinzip auf Gruppen verteilt werden. Angenommen, eine Forscherin interessiert sich für die Auswirkungen eines neuen Diabetes-Unterrichtsprogramms auf die körperlichen und psychosozialen Ergebnisse bei neu-diagnostizierten PatientInnen. Unter geeigneten Bedingungen könnte die Forscherin die Versuchspersonen nach dem Zufallsprinzip entweder der Gruppe mit dem neuen Programm oder der Gruppe mit dem normalen Programm zuweisen; aus den unterschiedlichsten Gründen mag dieses Design nun aber nicht durchführbar sein. Zum Beispiel könnte es passieren, daß die Krankenschwestern auf der Station, auf der sich die betreffenden PatientInnen befinden, so begeistert von dem neuen Programm sind, daß sie gar nicht anders können als diese neuen Informationen allen PatientInnen zugänglich zu machen. Somit hat die Forscherin zwei Möglichkeiten – das Experiment aufzugeben oder ein Quasi-Experiment durchzuführen. Dazu müßte sie eine ähnliche Station ausfindig machen, auf der das neue Programm noch nicht eingeführt ist, und die neu-diagnostizierten Diabetes-PatientInnen auf dieser Station untersuchen, die als Vergleichgruppe in Frage kommen. Für eine solche Studie wäre dieses Design dann geeignet.

Das nicht-äquivalente Design mit Kontrollgruppe wird normalerweise für Pflegeforschungsstudien gewählt, die vor Ort durchgeführt werden. Ein grundlegendes Problem

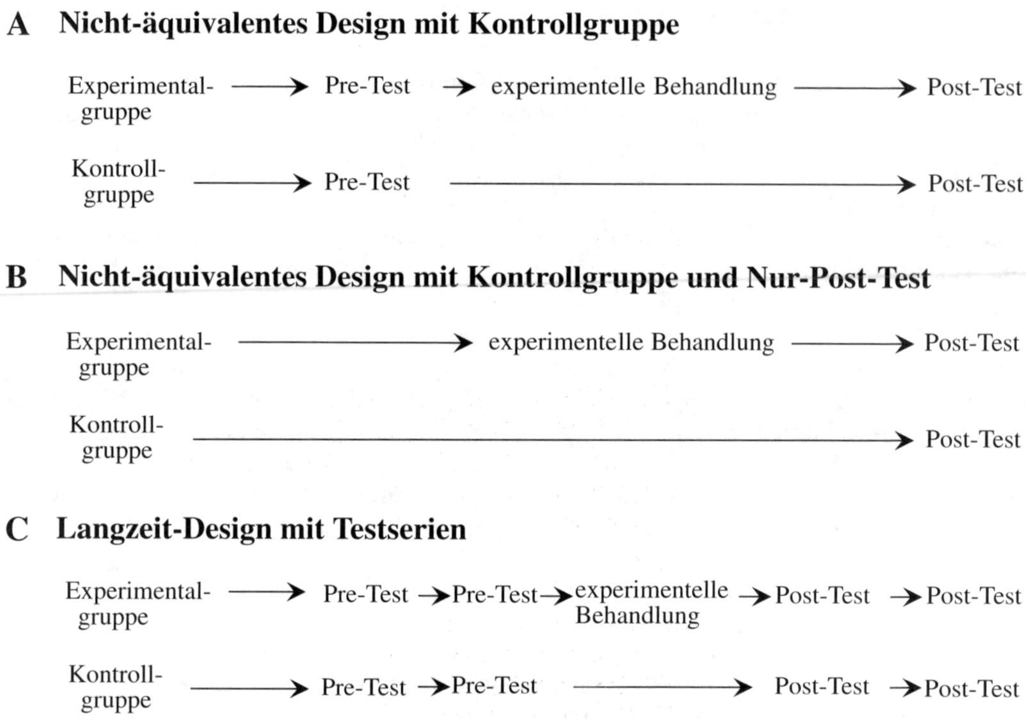

Abb. 9-2 Vergleich verschiedener quasi-experimenteller Designs.
A Nicht-äquivalentes Design mit Kontrollgruppe;
B Nicht-äquivalentes Design mit Kontrollgruppe und Nur-Post-Test;
C Langzeit-Design mit Testserien.

bei diesem Design besteht darin, daß man nicht mit Sicherheit weiß, ob die Experimental- und die Vergleichsgruppe zu Beginn der Studie unter gleichen Voraussetzungen antreten. Bei diesem Design können außerdem Gefahren für die innere Validität in Erscheinung treten, z. B. Selektion, Reifung, Testverfahren und Mortalität. Trotzdem ist das Design relativ beweiskräftig, weil durch die Datensammlung beim Pre-Test ein Vergleich der Äquivalenz beider Gruppen in Bezug auf wichtige vorausgehende Variablen vor Einführung der unabhängigen Variablen möglich ist. In unserem Beispiel kann die Motivation der PatientInnen, etwas über ihre Krankheit zu lernen, eine wichtige Rolle bei der Erforschung der Auswirkungen des neuen Unterrichtsprogramms spielen.

Die Forscherin könnte in die zu Beginn ihrer Studie getroffenen Vorkehrungen eine Bewertung der Lernmotivation miteinbeziehen. Dann können die Unterschiede zwischen den beiden Gruppen in Bezug auf diese Variable überprüft und, falls signifikante Unterschiede bestehen, bei der Analyse statistisch kontrolliert werden. Dennoch hängt die Beweiskraft der Behauptung eines Kausalzusammenhangs bei solchen Designs von der Fähigkeit der Forscherin ab, potentielle Gefahren für die innere Validität erkennen, bewerten oder kontrollieren zu können.

Wir wollen einmal davon ausgehen, daß die Forscherin nicht daran gedacht hat, die Versuchspersonen vor Einführung der neuen Behandlung zu bewerten (vielleicht kam er oder sie erst nach Einführung des neuen Programms zu dem Projekt), aber später der Auffassung war, daß es sinnvoll sein könnte, Daten zu haben, die die Auswirkungen des Programms belegen. Vielleicht sind die Daten auch für andere interessant, um entscheiden zu können, ob sich die zusätzlichen Kosten für das neue Unterrichtsprogramm lohnen. Die Studie, die man in einem solchen Fall durchführen könnte, sähe wie das in Abbildung 9-2 B gezeigte *nicht-äquivalente Design mit Kontrollgruppe und Nur-Post-Test* aus.

Dieses Design gleicht dem Nur-Post-Test-Design, jedoch erfolgt die Verteilung auf die Gruppen nicht nach dem Zufallsprinzip. Bei diesem Design geht man von der Voraussetzung aus, daß die beiden Gruppen vor Einführung der unabhängigen Variablen äquivalent und vergleichbar sind. Somit hängen Solidität und Glaubwürdigkeit der Ergebnisse von der Solidität dieser vorausgesetzten Vergleichbarkeit vor der Intervention ab. Häufig ist es schwierig, die Behauptung zu stützen, daß die beiden nicht nach dem Zufallsprinzip zusammengesetzen Gruppen zu Beginn der Studie vergleichbar sind, weil es keine Möglichkeit gibt, die Validität dieser Behauptung zu beurteilen. In dem Beispiel mit dem Unterrichtsprogramm für neu-diagnostizierte Diabetes-PatientInnen gäbe die Bewertung der Motivation der Versuchspersonen nach der Einführung des Unterrichtsprogramms keinen Aufschluß darüber, ob die Versuchspersonen vor Einführung des Programms unterschiedlich stark motiviert waren; es ist auch möglich, daß die Versuchspersonen erst durch das Unterrichtsprogramm motiviert wurden, mehr über ihre Krankheit zu erfahren. Deshalb stünde der Schlußfolgerung, daß das Unterrichtsprogramm den körperlichen Zustand und die psychsozialen Befunde verbessert hat, die andere Schlußfolgerung entgegen, daß nämlich die Ergebnisse aufgrund vorher bestehender Motivation (Selektionseffekt) in Kombination mit der größeren Lernfähigkeit entsprechend motivierter TeilnehmerInnen (Wechselwirkung von Selektion und Reifung) zustande gekommen sind. Dennoch wird dieses Design häufig in der Pflegeforschung benutzt, weil die Gelegenheit zur Datensammlung oft begrenzt ist und weil dieses Design besonders brauchbar ist, wenn mit dem Testverfahren zusammenhängende Effekte sich als problematisch erweisen könnten. Wir wollen noch einmal auf das Beispiel des von O'Sullivan und Jacobson (1992) durchgeführten Experiments zurückgreifen und annehmen, die Forscherinnen hätten die jungen Mütter nicht nach dem Zufallsprinzip auf die Gruppen verteilt. In dem Fall hätte die Studie ein nicht-äquivalentes Design mit Kontrollgruppe und Nur-Post-Test. Hätten die Autorinnen sich für eine Studie mit diesem Design entschieden und wären zu den gleichen Ergebnissen gekommen, dann wären die Ergebnisse weniger gesichert gewesen, da sich Selektionseffekte möglicherweise stärker ausgewirkt hätten.

Der folgende Ansatz wird benutzt, wenn nur eine Gruppe zur Verfügung steht, die über einen längeren Zeitraum untersucht werden soll. Dieses quasi-experimentelle Design, das in Abbildung 9-2 C dargestellt ist, wird als Langzeit-Design mit Testserien bezeichnet. Solche Designs sind gut geeignet, wenn es um die Ermittlung von Trends geht. Jones, Robertson und Pieper (1992) untersuchten die Auswirkungen der gesetzlichen Altersbegrenzung beim Alkoholkonsum auf tödliche Unfälle von Fußgängern. Sie überprüften die Todesraten, indem sie mehrere Jahre vor und nach der Gesetzesänderung Daten von der „National Highway Traffic Safety Administration“ (Nationale Behörde für Verkehrssicherheit) auswerteten. Indem die AutorInnen aufzeigten, daß sich eine Trendwende von dem Zeitpunkt an abzeichnete, als die Altersbegrenzung per Gesetz von 18 auf 21 Jahre heraufgesetzt wurde, belegten sie, daß durch diese Gesetzesänderung die Todesrate bei Fußgängern rückläufig war. Diese Studie gilt als Quasi-Experiment, weil es den AutorInnen darum ging, die Auswirkungen der Gesetzesänderung auf tödliche Unfälle von Fußgängern zu ermitteln. Sie konnten jedoch den einzelnen Staaten keine Anweisung erteilen, ihr gesetzlich festgelegtes Mindestalter für Alkoholkonsum nach dem Zufallsprinzip zu verändern; daher untersuchten sie Trends über einen längeren Zeitraum und konnten so nachweisen, daß die Begrenzung auf das 21. Lebensjahr positive Auswirkungen zeigte.

Um andere Erklärungen für die Ergebnisse eines solchen Designs mit nur einer Gruppe und Testserien auszuschließen, kann man das betreffende Phänomen über einen längeren Zeitraum messen und die experimentelle Behandlung irgendwann während der Phase der Datensammlung durchführen. Selbst wenn eine Kontrollgruppe fehlt, können durch das weiter gesteckt Feld der Datensammlung Gefahren für die innere Validität, wie z. B. durch aktuelles Geschehen bedingte Effekte, ausgeschlossen werden. Ganz offensichtlich eignet sich das Problem aus unserem früheren Beispiel, in dem es um den Unterricht für Diabetes-PatientInnen ging, nicht für dieses Design, da man vor der Diagnosestellung keinen Zugang zu den PatientInnen hat.

Gardner (1991) liefert ein Beispiel dafür, wie man mit einem Langzeit-Design mit Testserien die Schlußfolgerungen im Hinblick auf einen Kausalzusammenhang erhärten könnte. Verglichen wurde Bezugspersonen- und Gruppenpflege, indem Stationen mit Gruppenpflege vor und nach der Umstellung auf Bezugspersonenpflege untersucht wurden. Daten über die Qualität der Pflege, die Auswirkungen auf die Pflegegruppe und die Kosten wurden einmal vor der Umstellung und zweimal danach gesammelt. Es gab keine Vergleichsstationen, die unverändert blieben, somit auch keine Kontrollgruppe. Es fällt schwer zu glauben, daß die beschriebenen Ergebnisse die Folge der Pflegeumstellung waren und nicht aufgrund von Entwicklungen in der Pflege oder Veränderungen in der Zusammensetzung der PatientInnen zustande kamen. Hätten der Autorin mehr Daten aus der Zeit vor der Umstellung zur Verfügung gestanden, die gezeigt hätten, daß es sich nicht um einen Trend handelte, dann würde die Schlußfolgerung erhärtet, daß die verbesserte Pflege und der geringere Kostenaufwand auf das veränderte Pflegesystem zurückzuführen sind. Ein Langzeit-Design mit Testserien würde die Erklärung abschwächen, daß die Veränderungen auf irgendein Ereignis während der Durchführung der Studie zurückzuführen sind. Allerdings lauern in diesen Designs beträchtliche, durch das Testverfahren bedingte Gefahren für die Validität, weil die Bewertungen so häufig stattfinden (siehe Kapitel 8).

Vor- und Nachteile quasi-experimenteller Designs

In Anbetracht der Probleme, die bei der Interpretation der Ergebnisse von Studien mit quasi-experimentellem Design auftreten, mögen Sie sich fragen, warum solche Designs denn überhaupt benutzt werden. Sie werden deshalb häufig benutzt, weil sie praktisch und gut durchführbar sind und die Ergebnisse sich verallgemeinern lassen. Des weiteren können sie besser den Gegebenheiten der wirklichen Welt angepaßt werden als die kontrollierten experimentellen Designs. Darüber hinaus kann die Auswirkung der zu untersuchenden unabhängigen Variablen in bestimmten Hypothesen nur mit Hilfe dieses Designs bewertet werden.

Die Schwächen quasi-experimenteller Ansätze zeigen sich darin, daß keine eindeutigen Aussagen über Ursache und Wirkung gemacht werden können. Wenn aber jede andere plausible Erklärung der Ergebnisse ausgeschlossen werden kann, dann können solche Studien durchaus die Erkenntnisse über Kausalzusammenhänge erweitern. Es gibt mehrere Möglichkeiten, solche alternativen Erklärungsmöglichkeiten auszuschalten. Man kann sie entweder a priori durch das Design oder mit statistischen Mitteln kontrollieren, oder in bestimmten Fällen sagt einem auch der gesunde Menschenverstand bzw. die Kenntnis eines Problems und der Population, daß bestimmte Erklärungen ausscheiden. Dennoch ist die Replikation solcher Studien wichtig, um die in dem quasi-experimentellen Design entwickelte Erklärung von Kausalzusammenhängen zu stützen.

Am Beispiel der Literatur über das Zigarettenrauchen läßt sich zeigen, wie die Ergebnisse von mehreren experimentellen und nicht-experimentellen Studien verknüpft werden können, um eine kausale Beziehung herzustellen. Durch eine große Anzahl von gut kontrollierten Experimenten mit Versuchstieren, die nach dem Zufallsprinzip entweder dem Zigarettenrauch ausgesetzt wurden oder nicht, konnte gezeigt werden, daß sich bei „rauchenden“ Tieren eine Lungenkrankheit entwickelt. Zwar deutet ein solches Ergebnis auf eine Verbindung zwischen dem Rauchen und Lungenerkrankungen beim Menschen hin, aber es ist nicht direkt übertragbar, weil Tiere und Menschen nun einmal verschieden sind. Aus ethischen und auch aus anderen Gründen können wir nun aber Menschen nicht nach dem Zufallsprinzip auf Raucher- und Nichtrauchergruppen verteilen. Daher müssen Forscherinnen, die sich für dieses Problem interessieren, auf quasi-experimentelle Daten zurückgreifen, um ihre Hypothesen über Rauchen und Lungenerkrankungen zu überprüfen. Um dieses Problem zu untersuchen, wurden mehrere quasi-experimentelle Designs verwendet, und alle wiesen ähnliche Ergebnisse auf, daß eine kausale Beziehung zwischen Zigarettenrauchen und Lungenerkrankungen besteht. Es gilt zu beachten, daß die Kombination der Ergebnisse von experimentellen und von nicht-experimentellen Studien zu dem Schluß führen, daß Rauchen Krebs verursacht, weil die Studien zusammen die Kriterien der Kausalität erfüllen: Beziehung zwischen den Variablen, zeitliche Koordinierung und das Fehlen einer anderen Erklärung. Nichtsdestoweniger vertritt die Tabakindustrie den Standpunkt, daß es für die festgestellte Beziehung eine andere Erklärung geben kann, weil es sich bei den Studien mit Menschen nicht um echte Experimente handelt. Sie verweist beispielsweise darauf, daß die Neigung zu rauchen mit der Neigung zu Lungenerkrankungen verknüpft sein kann und daß das Rauchen lediglich eine unwichtige intervenierende Variable ist. Die LeserInnen müssen sich schon mit den Befunden der Studien auseinandersetzen um festzustellen, ob die postulierte Ursache-Wirkung-Beziehung glaubwürdig ist.

Evaluationsforschung und Experimentieren

In dem Maße, wie sich die Pflegewissenschaft ausweitet und die Kosten der Gesundheitsfürsorge steigen, ist man sowohl in der Pflege als auch anderweitig damit befaßt, Kosten und Nutzen der Pflege nachzuweisen (siehe Kapitel 8). Dabei handelt es sich um einen komplexen Prozeß, in dessen Mittelpunkt die Bewertung oder Messung von Pflegeergebnissen steht. In solchen Studien geht es gewöhnlich um Qualitätssicherung und um

Evaluation. Evaluationsstudien bzw. Studien über Qualitätssicherung beschäftigen sich genau damit, was bereits durch den Namen angedeutet wird: mit der Ermittlung der Qualität von Pflegeleistungen und Gesundheitsfürsorge und mit der Qualitätssicherung in der Pflege zum Nutzen der Öffentlichkeit.

Die Qualitätssicherung in der Pflege steckt noch in den Kinderschuhen. Wir haben gerade erst damit begonnen, im Experiment verwendete Techniken auf die Untersuchung von Pflegeleistungen anzuwenden. In vielen früheren Studien zur Qualitätssicherung wurde untersucht, ob die Pflegeleistungen den festgesetzten Standards entsprechen. Solche Studien sind durchaus wichtig, aber sie lassen keine Bewertung unterschiedlicher Pflegeansätze zu.

Unter *Evaluationsforschung* versteht man die Anwendung wissenschaftlicher Forschungsmethoden und -verfahren bei der Bewertung von Programmen, Behandlungen, Dienstanweisungen oder der Praxis. Um den Wert einer Maßnahme zu belegen, bedient sich die Evaluationsforschung analytischer Mittel. Diese Art von Forschung erfordert kein anderes Design, sondern sie verwendet sowohl experimentelle als auch quasi-experimentelle Designs (auch nicht-experimentelle), um die Auswirkungen bzw. Ergebnisse eines Programms zu ermitteln. Nach Bigman (1961) dient die Evaluationsforschung folgenden Zielen und Verwendungszwecken:

1. Feststellung, ob und wie gut die Zielsetzungen erfüllt werden
2. Ermittlung der Gründe für Erfolg und Mißerfolg
3. Den Verlauf des Experiments zu bestimmen mit Hilfe von Methoden zur Steigerung der Effektivität
4. Aufdeckung von Prinzipien, die erfolgreichen Programmen zugrundeliegen
5. Nutzung erfolgversprechender alternativer Methoden bei der Durchführung neuer Forschungsarbeiten
6. Neudefinition der Mittel zur Erlangung bestimmter Ziele und, auf der Grundlage gewonnener Forschungsergebnissen, Neudefinition der abhängigen Ziele.

Evaluationsstudien können formativ oder summativ sein. *Formative Evaluation* zielt auf die Einschätzung der Durchführung eines Programms ab; gewöhnlich wird dieser Prozeß bewertet und nicht die Ergebnisse. *Summative Evaluation* bedeutet dagegen die Bewertung der Ergebnisse eines Programms nach dessen Durchführung. Die Studie von Abraham, Neundorfer und Currie (1992) liefert ein Beispiel für formative und summative Evaluation im Rahmen eines experimentellen Designs. Die Autorinnen untersuchten die Auswirkungen von kognitiv-behavioraler und visuell-imaginativer Gruppentherapie sowie von Gruppen, in denen Entscheidungsfindung trainiert wird, auf die Denkleistungen, Depression, Hoffnungslosigkeit und Lebensunzufriedenheit von depressiven PflegeheimbewohnerInnen. Die Datensammlung erfolgte vor den Interventionen, 8 und 20 Wochen nach Beginn der Behandlung und 4 Wochen nach Abschluß der Behandlung. Bei der Datensammlung in der Mitte der Interventionsphase sammelten die Autorinnen Daten über die formativen Aspekte des Programms; dabei interessierten sie sowohl die Implementation der Interventionen als auch die Ergebnisse. Nach Beendigung des Programms wurden auch die Ergebnisse bewertet, womit dem summativen Aspekt Rechnung getragen wurde.

Durch experimentelle und quasi-experimentelle Designs in Qualitätssicherungs-Evaluationsstudien läßt sich nicht nur festzustellen, ob Pflegeleistungen angemessen sind, sondern man kann auch herausfinden, welche Pflegemethode unter welchen Bedingungen die beste ist. Außerdem läßt sich mit solchen Studien ermitteln, ob eine bestimmte

Art von Pflegeleistung kostengünstig ist, das heißt, ob die Pflegeleistung nicht nur das bewirkt, was sie bewirken soll, sondern ob sie dies auch mit geringerem bzw. gleichem Kostenaufwand tut. Die Studie von Brooten et al. (1986) war sehr wichtig für die Pflege und für das Gesundheitswesen ganz allgemein, weil die Autorinnen nachweisen konnten, daß die Intervention ungefährlich und effektiv war und daß die frühe Entlassung aus dem Krankenhaus mit anschließender Betreuung durch klinische PflegespezialistInnen zu signifikanten Kosteneinsparungen führte. Dieses Modell wurde jetzt auf andere klinische Bereiche, wie zum Beispiel die gerontologische Pflege, ausgeweitet (Naylor, 1990). In einer Zeit, in der Reformen und Kosteneindämmung im Gesundheitswesen anstehen, wird es immer wichtiger, Kosten und Nutzen neuer Pflegeprogramme zu bewerten. Nur wenige Studien in den Bereichen Pflege und Medizin haben dies bis jetzt getan, doch werden Kostenbewertung und Kosteneinsparung für die Zielrichtung zukünftiger Studien eine wichtige Rolle spielen.

Die kritische Bewertung experimenteller und quasi-experimenteller Designs

Es wurde bereits erwähnt, daß sich die verschiedenen Designs für Forschungsstudien in Bezug auf das Ausmaß der Kontrolle über die vorausgehenden und die intervenierenden Variablen, die die Ergebnisse der Studie beeinflussen können, unterscheiden. Klassische experimentelle Designs bieten die größten Kontrollmöglichkeiten, vorexperimentelle die wenigsten, während quasi-experimentelle irgendwo dazwischen angesiedelt sind. Um zu brauchbaren Ergebnissen zu kommen, muß ein Forschun^gsdesign den Erfordernisse der inneren und äußeren Validität in gleichem Maße Rechnung tragen. Ein richtig gewähltes Design zeichnet sich auch dadurch aus, daß es in Einklang mit der Problemstellung steht, frei von Verfälschungen und für die Lösung der Forschungsfrage geeignet ist.

Die Fragen, die die LeserInnen bei der Lektüre von Studien stellen sollten, die Ursache-Wirkung-Beziehungen überprüfen, sind in dem Kasten auf S. 256 aufgelistet. Die Fragen dürften hilfreich sei, wenn die LeserInnen zu entscheiden haben, ob sie mit einiger Sicherheit von der Existenz einer kausalen Beziehung ausgehen können.

Bei Studien, für die ein experimentelles oder ein quasi-experimentelles Design in Frage kommt, sollte man zuerst feststellen, welches Design gewählt wurde. Häufig erscheint eine Aussage zum Design der Studie in den Abschnitten „Zusammenfassung" oder „Methoden" des Berichts. Fehlt eine solche Aussage, dann sollte man im Text nach Hinweisen auf die drei Merkmale Kontrolle, Randomisierung und Manipulation suchen. Werden alle diskutiert, dann handelt es sich wahrscheinlich um ein experimentelles Design. Wurde in der Studie dagegen eine experimentelle Behandlung durchgeführt, ohne daß die Versuchspersonen nach dem Zufallsprinzip auf verschiedene Gruppen verteilt wurden, dann ist das Design quasi-experimentell.

Anschließend sollte ermittelt werden, welches der experimentellen bzw. quasi-experimentellen Designs gewählt wurde. Sie gewinnen damit einen Vorteil, da jedes Design ganz typische Gefahren für die Validität aufweist und dieser Schritt die kritische Bewertung der Studie ein wenig erleichtert. Dann sollte die Frage gestellt werden, ob ein Problem untersucht wird, bei dem es um die Feststellung von Ursache und Wirkung geht. Ist dies der Fall, dann passen Studie und Design zusammen. Abschließend muß die Studie

Kriterien für die kritische Bewertung

1. Welches Design wird in der Studie verwendet?
2. Handelt es sich um ein experimentelles oder um ein quasi-experimentelles Design?
3. Geht es bei dem Problem um eine Ursache-Wirkung-Beziehung?
4. Passen die gewählte Methode und das Problem zusammen?
5. Paßt das Design zum Umfeld der Studie?

Experimentelle Designs

1. Welches experimentelle Design wird in der Studie verwendet? Ist es geeignet?
2. Wie werden Randomisierung, Kontrolle und Manipulation eingesetzt?
3. Gibt es Gründe für die Annahme, daß es noch andere Erklärungen für die Ergebnisse gibt?
4. Geht der Bericht auf alle Gefahren für die Validität, einschließlich Mortalität, ein?
5. Unabhängig davon, ob das Experiment im Labor oder in einem klinischen Setting durchgeführt wurde, sind die Befunde auf die größere Population übertragbar, um die es geht?

Quasi-experimentelle Designs

1. Welches quasi-experimentelle Design wird in der Studie verwendet? Ist es geeignet?
2. Welches sind bei diesem Design die bekannten Gefahren für die Validität der Befunde?
3. Gibt es andere plausible Erklärungen? Werden sie thematisiert?
4. Sind die Erklärungen im Zusammenhang mit den Gefahren für die Validität akzeptabel?
5. Werden die Grenzen der Studie thematisiert?
6. Gibt es noch andere, durch das Design bedingte Grenzen, die nicht erwähnt werden?

Evaluationsforschung

1. Benennt die Studie ein bestimmtes Problem, eine Richtlinie, eine Behandlung oder die Praxis, die bewertet werden soll?
2. Werden die zu bewertenden Ergebnisse thematisiert?
3. Wird das Problem analysiert und beschrieben?
4. Wird das zu analysierende Programm beschrieben und standardisiert?
5. Wird die Bewertung des Ausmaßes einer eingetretenen Veränderung (Ergebnis) erkennbar?
6. Wird ermittelt, ob das beobachtete Ergebnis mit einer Maßnahme oder mit einer anderen Ursache in Zusammenhang zu bringen ist?

unter dem Aspekt des Umfeldes überprüft werden. Ist es möglich, daß die Studie in dem jeweiligen Setting unverzerrt durchgeführt werden konnte?

Die wichtigste Frage, die man sich beim Lesen experimenteller Studien überhaupt stellen kann, lautet: „Welche anderen Erklärungen gibt es für die Ergebnisse?“ Die Autorin muß also ausführlich über Maßnahmen berichten, die sie im Hinblick auf Randomisierung, Kontrolle und Steuerung getroffen hat. Der Text muß die Methoden der Zufallsverteilung so genau beschreiben, daß die LeserInnen nachvollziehen können, wie groß die Wahrscheinlichkeit für jede einzelne Versuchsperson war, einer bestimmten Gruppe zugewiesen zu werden. Auch die unabhängigen Variablen müssen eingehend beschrieben werden. Aufgrund dieser Informationen können die LeserInnen entscheiden, ob die Behandlung, die einige Versuchspersonen in der Experimentalgruppe erhielten, sich möglicherweise von der der anderen Versuchspersonen in derselben Gruppe unterscheidet. Darüber hinaus sollten auch die Gefahren für die Validität, z. B. im Zusammenhang mit Testverfahren oder Todesfällen, thematisiert werden. Anderenfalls kann es passieren, daß sich die Ergebnisse der Studie als fehlerhaft herausstellen und für die LeserInnen wenig glaubwürdig sind.

Fragen, die sich auf andere Erklärungsmöglichkeiten bzw. auf Gefahren für die innere Validität der Befunde beziehen, sind bei der kritischen Bewertung einer quasi-experimentellen Studie sogar noch wichtiger, weil bei einem quasi-experimentellen Design andere plausible Erklärungen einfach nicht ausgeschlossen werden können. Ein guter Bericht über eine quasi-experimentelle Studie geht systematisch auf die potentiellen Gefahren für die Validität der Befunde ein, und dann haben die LeserInnen zu entscheiden, ob die Erklärungen der Autorin einleuchtend sind.

Bei der kritischen Bewertung von Studien aus der Evaluationsforschung sollten die LeserInnen auf eine sorgfältige Beschreibung der zu bewertenden Programme/Richtlinien/Verfahren/Behandlungen achten. Eventuell müssen sie darüber hinaus auch feststellen, welches Design zur Bewertung eines Programms gewählt wurde, um einschätzen zu können, ob das Design für die Bewertung geeignet ist. Sobald die Frage nach dem Design geklärt ist, werden die Gefahren für die Validität beurteilt, indem man die Stichhaltigkeit der Schlußfolgerungen mit den Ergebnissen in Beziehung setzt. Wie bei allen Forschungsarbeiten, so gilt auch für diese Studien und die entsprechenden Designs der Grundsatz, daß sie auf eine größere Population als die tatsächlich untersuchte übertragbar sein müssen. Folglich muß anhand des Versuchsprotokolls festgestellt werden, ob potentielle Versuchspersonen ausgeschlossen wurden und ob sich dies auf die innere und auf die äußere Validität ausgewirkt hat.

Merksätze

- In der Pflegeforschung werden zur Überprüfung von Hypothesen über Ursache-Wirkung-Beziehungen im allgemeinen experimentelle und quasi-experimentelle Designs gewählt. Beide sind nützlich für die Erweiterung der Wissensgrundlage in der Pflege, weil sie die Auswirkungen der pflegerischen Arbeit testen und zur Entwicklung normativer Theorien beitragen.
- Klassische Experimente sind durch die Möglichkeit gekennzeichnet, externe Variablen zu kontrollieren, unabhängige Variablen zu steuern und Versuchspersonen nach dem Zufallsprinzip auf Forschungsgruppen zu verteilen.

- Mit Experimenten, die entweder in klinischen Settings oder im Labor durchgeführt werden, können kausale Beziehungen am besten nachgewiesen werden, weil die folgenden drei Kriterien erfüllt werden können:
  1. Die unabhängige und die abhängige Variable stehen miteinander in Beziehung.
  2. Die unabhängige Variable geht der abhängigen Variablen zeitlich voran.
  3. Die Beziehung kann nicht durch die Existenz einer dritten Variablen erklärt werden.
- ForscherInnen wählen zur Überprüfung von Ursache-Wirkung-Beziehungen häufig quasi-experimentelle Designs, weil experimentelle Designs oft praktisch nicht durchführbar oder unethisch sind.
- In Quasi-Experimenten können Merkmale des klassischen Experiments, entweder die Randomisierung oder die Kontrollgruppe oder beides, fehlen. Ihre Brauchbarkeit für die Erforschung kausaler Beziehungen hängt von der Fähigkeit der Forscherin ab, potentielle Gefahren für die Validität der Befunde, wie z.B. aktuelles Geschehen, Selektion, Reifung und durch das Testverfahren bedingte Effekte, auszuschalten.
- Der Zweck der kritischen Bewertung solcher Studien liegt ganz allgemein darin, die Validität der Befunde zu beurteilen und festzustellen, ob es sich lohnt, diese Befunde in die pflegerische Praxis zu integrieren.

Literaturverzeichnis

Abraham, I.L., Neundorfer, M.M., & Currie, L.J. (1992). Effects of group interventions on cognition and depression in nursing home residents. *Nursing Research*, 41(4), 196-202.

Bigman, S.K. (1961). Evaluating the effectiveness of religious programs. *Review of Religious Research*, 2, 99-110.

Brooten, D., Kumar, S., Brown, L.P., Butts, P. Finkler, S., Bakewell-Sachs, S., Gibbons, A., & Delivoria-Papadopoulos, M. (1986). A randomized clinical trial of early hospital discharge and home follow-up of very-low-birth-weight infants. *New England Journal of Medicine*, 315, 934-939.

Campbell, D., & Stanley, J. (1966). *Experimental and quasiexperimental designs for research.* Chicago: Rand-McNally.

Conlon, M., & Anderson, G.C. (1990). Three methods of random assignment: Comparison of balance achieved on potentially confounding variables. *Nursing Research*, 39(6), 376-378.

Gardner, K. (1991). A summary of findings of a five-year comparison study of primary and team nursing. *Nursing Research*, 40(2), 113-117.

Hauck, W.W., Gilliss, C.L., Donner, A., & Gortner, S. (1991). Randomization by cluster. *Nursing Research*, 40(6), 356-358.

Jones, N.E., Robertson, L., & Pieper, C. (1992). *American Journal of Public Health*, 82, 112-115.

Naylor, M. (1990). Comprehensive discharge planning for hospitalized elderly: A pilot study. *Nursing Research*, 39, 156-161.

O'Sullivan, A.O., & Jacobson, B.J. (1992). A randomized trial of a health care program for first-time adolescent mothers and their infants. *Nursing Research*, 41(4), 210-215.

Stewart-Fahs, P.S., & Kinney, M.R. (1991). The abdomen, thigh, and arm as sites for subcutaneous sodium heparin injections. *Nursing Research*, 40(4), 204-207.

White, M.A., Williams, P.D., Alexander, D.J., Powell-Cope, G.M., & Conlon, M. (1990). Sleep onset latency and distress in hospitalized children. *Nursing Research*, 39(3), 134-139.

Zusätzliche Literatur

Atwood, J.R., & Taylor, W. (1991). Regression discontinuity design: Alternative for nursing research. *Nursing Research*, 40(5), 312-315.

Cook, T.D. (1990). The generalization of causal connections: Multiple theories in search of clear practice. In L. Sechrest, E. Perrin, & J. Bunker (Eds.), AHCPR *Conference Proceedings: Research methodology: Strengthening causal interpretations of nonexperimental data* (pp. 9-31), Rockville, D:d: Agency for Health Care Policy and Research.

Cook, T.D., & Campbell, D.T. (1979). *Quasi-experimentation: Design and analysis issues for field settings*. Chicago: Rand-McNally.

Given, B.A., Keilmann, L.J., Collins, C., & Given, C.W. (1990). Strategies to minimize attrition in longitudinal studies. *Nursing Research*, 39(3), 184-186.

Given, C.W., Given, B.A., & Coyle, B.W. (1985). Prediction of patient attrition from experimental behavioral interventions. *Nursing Research*, 34, 293-298.

Hinshaw, A.S., Gerber, R.N., Atwood, J.R., & Allen, J.R. (1983). The use of predictive modeling to test nursing practice outcomes. *Nursing Research*, 32, 35-42.

Jacobson, B.S., & Meininger, J.C. (1990). Seeing the importance of blindness. *Nursing Research*, 39, 54-57.

Polivka, B.J., & Nickel, J.T. (1992). Case-control design: An appropriate strategy for dnursing research. *Nursing Research*. 41, 250-253.

Strickland, O.L., & Waltz, C.F. (1988). *Measurement of nursing outcomes: Measuring client outcomes* (Vol. 1). New York: Springer.

Suchman, E.A. (1967). *Evaluative research*. New York: Russel Sage Foundation.

Waltz, C.F., & Strickland, O.L. (1988). *Measurement of nursing outcomes: Measuring client outcomes* (Vol. 2). New York: Springer.

10 Nicht-experimentelle Forschungsdesigns

Geri LoBiondo-Wood, Judith Haber

Lernziele

Nach der Lektüre dieses Kapitels sollten Sie Folgendes können:

- Das globale Ziel nicht-experimenteller Designs beschreiben.
- Die Merkmale deskriptiver/explorativer Erhebungen und Wechselbeziehungs-Designs beschreiben.
- Die Unterschiede zwischen deskriptiven/explorativen Erhebungen und Wechselbeziehungs-Designs darlegen.
- Vor- und Nachteile von Erhebungen und den verschiedenen Wechselbeziehungs-Designs aufzählen.
- Die Merkmale methodologischer Forschung und Metaanalyse benennen.
- Die Ziele methodologischer Forschung und Metaanalyse benennen.
- Im Zusammenhang mit nicht-experimentellen Designs kausale Schlußfolgerungen versus relationale Schlußfolgerungen erörtern.
- Die Kriterien zur kritischen Bewertung nicht-experimenteller Forschungsdesigns benennen.
- Diese Kriterien auf die Bewertung nicht-experimenteller Forschungsdesigns, wie sie in Forschungsberichten erscheinen, anwenden.

Schlüsselbegriffe

Deskriptive/explorative Erhebung
Entwicklungsstudie
Ex-Post-Facto-Studie
Korrelationsstudie
Längsschnittstudie
Metaanalyse
Methodologische Forschung
Nichtexperimentelle Forschung
Prognostische Studie
Prospektive Studie
Psychometrie
Querschnittstudie
Retrospektive Daten
Retrospektive Studie
Wechselbeziehungsstudie

Nicht-experimentelle Forschungsdesigns werden in Studien verwendet, in denen es darum geht, ein Bild bestimmter Phänomene zu entwerfen oder Ereignisse so zu beschreiben, wie sie natürlich in Erscheinung treten. In der experimentellen Forschung wird die unabhängige Variable manipuliert, in der nicht-experimentellen Forschung nicht. Hier sind die unabhängigen Variablen bereits existent, und die Forscherin kann sie nicht direkt durch Manipulation kontrollieren. Bei einem experimentellen Design wird eine oder mehrere Variable manipuliert, bei einem nicht-experimentellen Design werden dagegen Beziehungen untersucht.

Beim Lesen von Forschungsberichten zeigt sich, daß in die meisten Studien ein nicht-experimentelles Design verwendet wird. Viele für die Pflege interessante und relevante Phänomene eignen sich nicht für ein experimentelles Design. So interessieren sich Krankenschwestern, die sich mit dem Schmerzphänomen beschäftigen, beispielsweise für die Stärke des Schmerzes, für Unterschiede in der Schmerzintensität und für die Reaktion von PatientInnen auf post-operative Schmerzen. Hier würde man, nur um die Schmerzerfahrung aus den genannten Blickwinkeln zu erforschen, sicher keine experimentelle Studie entwickeln, durch die die Schmerzen der PatientInnen potentiell verstärkt werden. Statt dessen werden die Faktoren untersucht, die die Unterschiede in der post-operativen Schmerzerfahrung der PatientInnen bedingen. In diesem Fall würde man zur Beantwortung derartiger Fragen ein nicht-experimentelles Forschungsdesign verwenden.

Nicht-experimentelle Forschung erfordert auch eine klare und knappe Problemdarstellung auf der Grundlage eines theoretischen Bezugsrahmens. Obwohl die Variablen nicht aktiv durch die Forscherin manipuliert werden, sollten die in Kapitel 8 eingeführten Konzepte der Kontrolle weitestgehend beachtet werden. Gemäß den von Stetler konzipierten Phasen bei der Forschungsanwendung kommen für die kognitive, instrumentelle oder symbolische Anwendung von Befunden (siehe Kapitel 3) mehrere nicht-experimentelle Studien zur Untersuchung derselben Konzepte in Frage.

Die ForscherInnen sind sich in Bezug auf die Klassifizierung nicht-experimenteller Studien nicht einig. Zu Diskussionszwecken werden in diesem Kapitel die nicht-experimentellen Forschungsdesigns in *deskriptive/explorative Erhebungsstudien* und *Wechselbeziehungsstudien* eingeteilt, wie in dem Kasten unten zu sehen ist. Eine schematische Gesamtdarstellung quantitativer Forschungsdesigns wird in Abbildung 10-1 gezeigt. Es

Zusammenfassung nicht-experimenteller Forschungsdesigns

I. Deskriptive/explorative Erhebungsstudien
II. Wechselbeziehungsstudien
  A. Korrelationsstudien
  B. Ex-post-facto-Studien
  C. Prognostische Studien
  D. Entwicklungsstudien
    1. Querschnitt- und Längsschnittstudien
    2. Retrospektive und prospektive Studien

handelt sich hier um eine flexible Einteilung, und es kann sein, daß nicht-experimentelle Studien in anderen Texten anders eingeteilt werden. Einige Studien weisen ausschließlich die Merkmale einer Kategorie auf, während bei anderen Studien Merkmale von mehr als einer Kategorie zu finden sind. Dieses Kapitel gibt eine Einführung in die verschiedenen nicht-experimentellen Designs, die Vor- und Nachteile dieser Designs, in die Einsatzmöglichkeiten nicht-experimenteller Forschung, in Fragen der Kausalität sowie in den Prozeß der kritischen Bewertung, nicht-experimenteller Forschung.

Deskriptive/explorative Erhebungsstudien

Die Erhebungsstudie ist die umfassendste Kategorie nicht-experimenteller Designs. Erhebungsstudien werden weiter unterteilt in deskriptive oder explorative Forschungsdesigns. Beim Lesen von Forschungsarbeiten kann man feststellen, daß Erhebungen bzw. explorative/deskriptive Erhebungsstudien den Forschungszielen auf verschiedene Arten gerecht werden können. Bei deskriptiven/explorativen Erhebungsstudien werden detaillierte Beschreibungen existierender Variablen gesammelt; diese Daten werden verwendet, um allgemeine Bedingungen und gängige Praktiken zu bestätigen bzw. zu beurteilen, oder um durchdachte Pläne zur Verbesserung der Praktiken im Gesundheitswesen auszuarbeiten. In Forschungsarbeiten werden in den Aussagen zum Design einer Studie die Begriffe *explorativ, deskriptiv* und *Erhebung* entweder allein, synonym oder zusammen verwendet. Dieses Design wird gewählt, wenn es darum geht, genaue Informationen über die Merkmale bestimmter Versuchspersonen, Gruppen, Institutionen bzw. Situationen oder über die Auftretenshäufigkeit eines Phänomens zu sammeln. Entsprechende Variablen sind Meinungen, Einstellungen oder Fakten. Die von Cole und Slocumb (1993) durchgeführte Studie liefert ein Beispiel für die Erforschung einer Meinungs- bzw. Einstellungssvariablen. Untersucht wurde, ob Krankenschwestern in Abhängigkeit von der Übertragungsart des Virus unterschiedliche Einstellungen gegenüber PatientInnen mit dem erworbenen Immunschwächesyndrom AIDS hatten. Es wurden tatsächlich signifikante Unterschiede in der Einstellung gegenüber AIDS-PatientInnen je nach Übertragungsart des Virus gefunden. Studien wie diese bilden die Grundlage für weitere Forschungsarbeiten auf diesem Gebiet und für die Entwicklung von Ausbildungsprogrammen für Krankenschwestern, durch die eine affirmative Betreuung von AIDS-PatientInnen gefördert werden soll.

Bei der Untersuchung von Fakten stehen die Merkmale von Individuen, wie z. B. Geschlechtszugehörigkeit, Einkommenshöhe, politische, religiöse und ethnische Zugehörigkeit sowie der Beruf und das Bildungsniveau, in Abhängigkeit von ihrer gesellschaftlichen Stellung im Mittelpunkt. Die von Mason, Jensen und Boland (1992) durchgeführte Studie ist ein Beispiel für die Erforschung von Fakten. Die Studie ergab, daß die gesundheitlichen Risiken bei obdachlosen Männern ziemlich hoch waren. Um dieses Problem in der Gegend erforschen zu können, in der sie lebten, untersuchten die Forscherinnen ge-

nicht-experimentell ⟶ quasi-experimentell ⟶ experimentell

Abb. 10-1 Kontinuum eines quantitativen Forschungsdesigns.

sundheitsbezogene Verhaltensweisen und Risiken von obdachlosen Männern in Utah. Sie wiesen darauf hin, daß die Bedeutung dieser Studie darin besteht, daß Krankenschwestern auf die Bedürfnisse der Obdachlosen zugeschnittene Programme zur Gesundheitsförderung/Krankeitsvorbeugung entwickeln und so die gesundheitlich bedingten Risiken und Kosten bei der obdachlosen, männlichen Bevölkerung von Utah vermindern könnten.

Die von Schneider und LoBiondo-Wood (1992) durchgeführte explorative Erhebung liefert eine weiteres Beispiel. Richtige Beurteilung und Intervention sind ein wichtiger Bestandteil der pflegerischen Arbeit, wenn es um die Reaktion von Kindern auf verschiedene Maßnahmen der Gesundheitsvorsorge geht. Es wurde eine explorative Studie durchgeführt, um beurteilen zu können, ob es innerhalb einer Gruppe von Versuchspersonen Unterschiede in Bezug auf die Einschätzung der Schmerzwahrnehmung von Kindern gibt. Es sollte ermittelt werden, ob Kinder, ihre Eltern und ihre Krankenschwestern die mit einer Präventivmaßnahme (Immunisierung) verbundenen Schmerzen unterschiedlich wahrnehmen. Ebenso wie in den beiden zuvor angeführten Studien wurden auch in dieser Studie die Variablen nicht manipuliert, sondern es wurde die Wahrnehmung von Schmerzen bei Kindern beurteilt, um Daten für weitere Interventionsstudien bereitzustellen.

Daten in der Erhebungsforschung können entweder mit Hilfe eines strukturierten Fragebogens oder durch ein strukturiertes bzw. unstrukturiertes Interview gesammelt werden (siehe Kapitel 14). ForscherInnen, die sich mit Erhebungen befassen, untersuchen entweder kleine oder große Stichproben von Versuchspersonen aus einer definierten Population. Die Analyseeinheiten können entweder weit oder eng gefaßt sein, sie können aus Menschen oder Institutionen bestehen. Wenn beispielsweise in einem Krankenhaus eine Rehabilitationsstation für die Erstversorgung auf der Grundlage eines Fallmanagement-Modells (case management model) eingerichtet werden soll, dann könnte vor der Auswahl der MitarbeiterInnen für diese Station eine Erhebung über die Einstellung zukünftiger Bewerber gegenüber diesem Modell durchgeführt werden. Allgemeiner ausgedrückt, wenn man in einem Krankenhaus auf allen Pflegestationen das Konzept des Fallmanagements einführen wollte, dann könnte man eine Erhebung mit dem Ziel durchführen, die Einstellung einer repräsentativen Stichprobe von Krankenschwestern in Krankenhaus X gegenüber diesem Konzept zu ermitteln. Die Daten könnten dann als Grundlage für die Vorausplanung innerbetrieblicher Fortbildungsbedürfnisse der Pflege bezüglich des Fallmanagements dienen.

Erhebungen sind ihrem Wesen nach deskriptiv und explorativ. In solchen Erhebungen wird lediglich versucht, eine Variable mit einer anderen in Beziehung zu setzen, es geht nicht um Kausalzusammenhänge.

Die Erhebungsforschung hat sowohl Vorteile als auch Nachteile. Zwei große Vorteile bestehen darin, daß sich auf relativ ökonomische Art und Weise eine Vielzahl von Informationen über eine große Population gewinnen lassen und daß diese Informationen erstaunlich exakt sind. Wenn eine Stichprobe repräsentativ für die Population ist (siehe Kapitel 12), dann kann eine relativ kleine Anzahl von TeilnehmerInnen ein recht genaues Bild von dieser Population vermitteln.

Es gibt aber auch Nachteile bei deskriptiven/explorativen Erhebungen. Erstens tendieren die gewonnenen Informationen zur Oberflächlichkeit, denn es steht eher der Umfang als die Tiefe im Vordergrund. Zweitens erfordert die Durchführung einer Erhebung großes fachmännisches Können auf vielen Gebieten. Die Forscherin, die eine Erhebung durchführt, muß sich mit den Methoden der Stichprobenerhebung, mit der Ausarbeitung von Fragebögen, mit der Durchführung von Interviews und mit der Datenanalyse auskennen, um eine reliable und valide Studie durchführen zu können. Drittens sind großangelegte Erhebungen nicht selten zeitaufwendig und teuer, obwohl durch den Einsatz von Personal vor Ort auch Kosten eingespart werden können.

ForschungsanwenderInnen müssen wissen, daß eine gut geplante deskriptive/explorative Erhebung eine Fülle von Daten über ein bestimmtes Phänomen bereitstellen kann, auch wenn sie die Beziehungen zwischen den Variablen nicht untersucht.

Wechselbeziehungsstudien

Im Gegensatz zu ForscherInnen, die Erhebungen durchführen, untersuchen andere ForscherInnen, die nicht-experimentelle Designs wählen, die Wechselbeziehung zwischen Variablen, um so einen tieferen Einblick in ein bestimmtes Phänomen zu gewinnen. Solche Studien können als Wechselbeziehungsstudien klassifiziert werden. Folgende Wechselbeziehungsstudien sollen hier erörtert werden: *Korrelationsstudien, Ex-Post-Facto-Studien, prognostische Studien* und *Entwicklungsstudien.*

Korrelationsstudien

ForschungsanwenderInnen werden sehen, daß Korrelationsdesigns gewählt werden, wenn es darum geht, die Beziehung zwischen zwei oder mehr Variablen zu untersuchen. Es wird dann nicht geprüft, ob eine Variable sich auf eine andere auswirkt, sondern es wird geprüft, ob die Variablen sich zusammen verändern. Die Fragestellung lautet also: Wenn sich eine Variable verändert, ist dann eine entsprechende Veränderung bei der anderen Variablen festzustellen? Einer Forscherin, die dieses Design wählt, geht es darum, die Größenordnung bzw. Intensität der Beziehung zwischen den Variablen zu quantifizieren. Die positive bzw. negative Richtung der Beziehung steht ebenfalls im Mittelpunkt des Interesses (ausführliche Erläuterungen zum Korrelationskoeffizienten in Kapitel 17). Redeker (1992) führte eine Korrelationsstudie mit der Absicht durch, die Beziehung zwischen Unsicherheit und Coping zu untersuchen und die Veränderung dieser Beziehung 1–6 Wochen nach einer Bypass-Operation der Koronararterien (CABS) zu beschreiben. Die Forscherin wies darauf hin, daß die Erholung von einer solchen Operation eine anerkanntermaßen streßbeladene Erfahrung ist. Sie verwendete einen konzeptuellen/theoretischen Bezugsrahmen, der mit den in der Studie benutzten operationalen Definitionen übereinstimmte. Eine Analyse der Daten ergab, daß zwischen den meisten Unsicherheits- und Coping-Variablen signifikante und posititive Beziehungen bestanden, daß die Korrelationen zwischen den Coping-Unterskalen mit einer Ausnahme alle statistisch signifikant waren und daß die Beziehungen zwischen den Unsicherheits-Variablen unterschiedlich ausfielen. Die mit dieser Studie ermittelten signifikanten Korrelationen deuten auf eine positive Beziehung zwischen Unsicherheit und Coping hin.

Wir weisen nochmals darauf hin, daß keine Ursache-Wirkung-Beziehung untersucht wurde. Es ist lediglich bekannt, daß eine Beziehung festgestellt wurde und daß sich bei den Versuchspersonen der untersuchten Stichprobe eine Variable (Unsicherheit) zusammen mit einer anderen Variablen (Coping) verändert hat. Bei der Überprüfung einer Korrelationsstudie muß man fragen, welche Beziehung untersucht wird, und man muß darauf achten, ob die angenommene Beziehung mit dem theoretischen Bezugsrahmen und den zu überprüfenden Hypothesen in Einklang steht. Korrelationsstudien bieten ForscherInnen und ForschungsanwenderInnen folgende Vorteile:

- Größere Flexibilität bei der Untersuchung komplexer Beziehungen zwischen Variablen
- Effektive Methode, eine große Menge von Daten über ein Problemgebiet zu sammeln
- Möglichkeit der praktischen Anwendung in klinischen Settings
- Potentielle Ausgangsbasis für weitere Forschungsarbeiten mit spezifizierter Zielsetzung
- Möglicher Bezugsrahmen für die Erforschung der Beziehung zwischen Variablen, die ihrem Wesen nach nicht manipulierbar sind.

Die LeserInnen werden merken, daß Korrelationsdesigns realitätsnah und deshalb besonders interessant sind, weil sich damit klinische Probleme lösen lassen. Korrelationsdesigns haben folgende Nachteile:

- DieVariablen, um die es geht, können nicht kontrolliert werden.
- Diese Variablen können auch nicht manipuliert werden.
- Bei der Stichprobenerhebung wird auf Randomisierung verzichtet, da es sich um bereits bestehende Gruppen handelt; deshalb ist die Verallgemeinerbarkeit begrenzt.
- Es lassen sich keine kausalen Beziehungen zwischen den Variablen feststellen, weil Manipulation, Kontrolle und Randomisierung fehlen.

Die Ableitung einer kausalen Beziehung zwischen den Variablen ist eine der häufigsten Fehlinterpretation von Befunden einer Korrelationsstudie. In der Redeker-Studie (1992) wurde die richtige Schlußfolgerung gezogen, daß eine Beziehung zwischen den Variablen besteht, es wurde jedoch nicht gefolgert, daß Coping Unsicherheit verursacht. Ebenfalls richtig war die Folgerung, daß die Möglichkeit der Übertragbarkeit dieser Studie wegen der demographischen Merkmale der Stichprobe (vorwiegend weiße, männliche Teilnehmer) und wegen klinischer Beschränkungen (Schwere der Krankheit und nur ein Setting) begrenzt ist. Der Bericht über diese Studie schließt mit gut durchdachten Empfehlungen für weitere klinische Studien auf diesem Gebiet. Die Studie kann somit als Beispiel für ein sinnvoll eingesetztes Korrelationsdesign herangezogen werden. Die Tatsache, daß keine Aussage über kausale Zusammenhänge möglich war, sollte ForschungsanwenderInnen nicht zu der Annahme verleiten, daß nicht-experimentelle Korrelationsstudien ein wenig tragfähiges Design haben. Es handelt sich vielmehr um ein sehr brauchbares Design für klinische Studien, weil bei vielen klinisch relevanten Phänomenen keine Möglichkeit der Manipulation, Kontrolle und Randomisierung besteht. Beispielsweise könnte eine Forscherin, die die Trauererfahrung bei Frauen nach einer Fehlgeburt untersuchen möchte, die Versuchspersonen nicht nach dem Zufallsprinzip auf Gruppen mit und ohne Trauer verteilen. Darüber hinaus handelt es sich bei einer Fehlgeburt um einen natürlich auftretenden Prozeß, der nicht manipuliert werden kann.

Tabelle 10-1 Beispiel eines Ex-Post-Facto-Designs

Gruppen (nicht nach dem Zufallsprinzip zusammengesetzt)	Unabhängige Variable (nicht durch die Forscherin manipuliert)	Abhängige Variable
Experimentalgruppe Zigarettenraucher	X Zigarettenrauchen	Y_E Lungenkrebs
Kontrollgruppe Nichtraucher		Y_C Kein Lungenkrebs

Ex-post-facto-Studien

Wenn Kausalität oder Faktoren, die für das Auftreten von Ereignissen oder Bedingungen verantwortlich sind, erklärt werden sollen, dann wird bevorzugt ein experimentelles Design gewählt. Jedoch kann die unabhängige Variable X nicht immer manipuliert werden bzw. man kann nicht immer eine Verteilung nach dem Zufallsprinzip vornehmen. In Fällen, in denen der Einsatz eines experimentellen Designs nicht möglich ist, werden Ex-Post-Facto-Studien durchgeführt. *Ex post facto* bedeutet wörtlich „nach Eintreten des Ereignisses". Ex-Post-Facto-Studien sind auch unter der Bezeichnung „kausal-vergleichende Studien" oder „vergleichende Studien". bekannt. Die LeserInnen werden im weiteren Verlauf der Diskussion sehen, daß viele Elemente der Ex-Post-Facto-Forschung dem quasi-experimentellen Design ähnlich sind (Campbell und Stanley, 1963).

ForschungsanwenderInnen werden sehen, daß die Forscherin in einer Ex-Post-Facto-Studie beispielsweise die Hypothese aufstellt, daß X (Zigarettenrauchen) in Beziehung mit Y (Lungenkrebs) steht und eine Determinante von Y ist; X, die vermutete Ursache, wird jedoch nicht manipuliert, und die Versuchspersonen werden nicht nach dem Zufallsprinzip auf Gruppen verteilt. Statt dessen wird eine Gruppe von Versuchspersonen ausfindig gemacht, die X (Zigarettenrauchen) als normale Situation erlebt, und es wird eine Kontrollgruppe von Versuchspersonen ausgewählt, bei denen dies nicht der Fall ist. Verhalten, Leistung oder Merkmale (Lungengewebe) der beiden Gruppen werden nun verglichen, um zu ermitteln, ob die Gefährdung durch X den in der Hypothese postulierten Effekt hat. In Tabelle 10-1 wird ein Beispiel für Ex-Post-Facto-Studien dargestellt. Eine Überprüfung von Tabelle 10-1 zeigt, daß man nicht auf eine kausale Beziehung zwischen den Variablen schließen kann, obwohl das Zigarettenrauchen offensichtlich eine Determinante von Lungenkrebs ist, denn die unabhängige Variable wurde nicht manipuliert und die Versuchspersonen nicht nach dem Zufallsprinzip auf die Gruppen verteilt.

Die Vorteile des Ex-Post-Facto-Designs sind denen des Korrelationsdesigns ähnlich. Das Ex-Post-Facto-Design hat aber zusätzlich noch den Vorteil, daß es gegenüber dem Korrelationsdesign ein höheres Maß an Kontrolle bietet. Zum Beispiel werden in der Studie über die Auswirkungen des Zigarettenrauchens Lungengewebsproben von Nichtrauchern mit den Lungengewebsproben von Rauchern verglichen. Aufgrund dieses Vergleiches kann die Behauptung aufgestellt werden, daß Zigarettenrauchen sich unterschiedlich auf das Lungengewebe auswirkt. Jedoch ist es nach wie vor nicht möglich, auf eine kausale Beziehung zwischen den beiden Variablen zu schließen, und genau darin liegt der größte Nachteil des Ex-Post-Facto-Designs.

Ein weiteres Problem ist die Tatsache, daß die aufgezeigte Beziehung durch eine andere Hypothese erklärt werden kann. Wenn man Daten von zwei Versuchsgruppen erhält, von denen eine X ausgesetzt war, die andere jedoch nicht, und diese Daten die Hypothese stützen, daß X in Beziehung zu Y steht, dann kann man nicht mit Sicherheit sagen, ob X oder eine externe Variable die eigentliche Ursache für das Auftreten von Y ist.

Es ist äußerst schwierig, natürlich vorkommende Versuchsgruppen ausfindig zu machen, die sich in jeder Hinsicht ähnlich sind und sich nur in Bezug auf die Beeinflussung durch eine bestimmte Variable unterscheiden. Es besteht immer die Möglichkeit, daß noch andere Unterschiede zwischen den Gruppen bestehen, z. B. können sie noch einer anderen Lungenirritation ausgesetzt sein, z. B. Asbest. Dies kann sich auf die Ergebnisse der Studie auswirken und zu falschen Befunden führen. Folglich müssen bei der kritischen Bewertung einer solchen Studie die von der Forscherin gezogenen Schlußfolgerungen besonders sorgsam beurteilt werden.

Prognostische Studien

Es kommt vor, daß ForscherInnen mit einer Führungsposition in der Ausbildung oder im Management die Erfolgschancen von Individuen in einem bestimmten Setting, auf einem Spezialgebiet oder unter bestimmten Bedingungen prognostizieren wollen. In diesen Fällen werden prognostische Studien eingesetzt. So wurden zum Beispiel in einer von Mills et al. (1992) durchgeführten Studie PflegekandidatInnen, die sich erstmals nach der Absolvierung eines vierjährigen Studiums (Bachelor Degree) zur Prüfung gemeldet hatten, untersucht, um die Faktoren zu ermittelt, die ein erfolgreiches Abschneiden beim NCLEX-RN-Examen ermöglichten. Retrospektive Daten aus den Unterlagen der StudentInnen (Beispiele für diese Daten sind: Geschlechtszugehörigkeit, Durchschnittsnote der weiterführenden Schule, Ergebnisse der Eingangsprüfung sowie kumulative Durchschnittsnoten der Pflegekurse) und die von der staatlichen Pflegekommission mitgeteilten NCLEX-RN-Ergebnisse waren die Quelle. Die Forscherinnen gaben an, daß die Fakultät aufgrund dieser Informationen solche StudentInnen erkennen könnte, die im NCLEX-RN-Examen möglicherweise durchfallen. Mit der Studie sollten existente Merkmale von StudentInnen festgestellt werden, auf deren Grundlage eine Prognose über die Beziehung zu der abhängigen Variablen, erfolgreicher Abschluß vor der staatlichen Prüfungskommission, gemacht werden konnte.

In einem weiteren Beispiel, einer Studie von Johansen, Bowles und Haney (1988, S. 375), wurde der Versuch unternommen, einen Pilottest mit einem statistischen Prognose-Modell durchzuführen und seine Einsatzmöglichkeiten anhand folgender Beispiele aufzuzeigen: „(a) Schätzung der Anzahl von PatientInnen mit Krebs und Myokardinfarkt, die aller Wahrscheinlichkeit nach zeitweise einen häuslichen Spezialpflegedienst nach ihrer Entlassung aus dem Krankenhaus benötigen; (b) Schätzung der Kosten, die solche Dienste nach der Entlassung landesweit verursachen; und (c) Schätzung der Anzahl der PatientInnen und der Kosten in Abhängigkeit von einer geänderten Verweildauer im Krankenhaus sowie von der Schwere der Krankheit“.

Um das von ihnen entwickelte Modell zu testen, verwendeten die Forscherinnen nur objektive Aufzeichnungen über Patientenvariable z. B. Alter, Familienstand, Anzahl der Tage mit Intensivpflege (bei PatientInnen mit Myokardinfarkt), Anzahl der Behandlungen während des Krankenhausaufenthaltes (bei KrebspatientInnen) und die Anzahl der Zweitdiagnosen. Die Auswahl der Variablen erfolgte aufgrund der Literatur und der klinischen Erfahrung. Mit der Studie wurden folgende Ziele verfolgt: (1) sollte gezeigt werden, wie aufgrund eines Modells Schätzungen von Bedarf und Kosten durchgeführt werden können und (2) sollte die Simulation von Veränderungen des Pflegeleistungssystems ermöglicht werden, um beurteilen zu können, wie diese Veränderungen sich in den Kostenschätzungen niederschlagen. In dieser Studie verwendeten die Forscherinnen ebenfalls retrospektive Daten von zwei Patientengruppen, um den Bedarf zu prognostizieren. Man hofft, daß auch andere ForscherInnen dieses Modell nutzen, wenn es darum geht, den Bedarf an häuslicher Pflege für andere Patientengruppen zu prognostizieren.

ForschungsanwenderInnnen werden feststellen, daß in prognostischen Studien die retrospektiven Daten einer Gruppe bei Prognosen für ähnliche Gruppe herangezogen werden. Bei diesem Design werden im allgemeinen komplizierte statistische Methoden angewandt, wenn die Beziehungen zwischen den Variablen bei einer Gruppe erforscht werden mit dem Ziel, Prognosen über das Verhalten einer anderen Gruppe zu machen.

Der größte Vorteil prognostischer Studien liegt darin, daß sie vernünftige Entscheidungen ermöglichen, weil der Prozeß von objektiven Kriterien gesteuert wird. Das kann besonders in Situationen wichtig sein, in denen eine Auswahl vorgenommen werden muß (z.B. die Selektion von StudientInnen). Der Hauptnachteil bzw. die wesentliche Grenze prognostischer Studien liegt in der Tatsache, daß das Design keine Ursache-Wirkung-Beziehung zwischen den unabhängigen prognostischen Variablen und der abhängigen Variablen ermöglicht. Wenn darüber hinaus die prognostischen Variablen nicht auf der Basis einer fundierten theoretischen Grundlage ausgewählt wurden, ist die Studie nicht valide.

Entwicklungsstudien

Es gibt auch nicht-experimentelle Designs mit einer zeitlichen Perspektive. ForscherInnen, die Entwicklungsstudien wählen, haben es nicht nur mit einem existenten Zustand und der Wechselbeziehung zwischen Phänomenen zu tun, sondern auch mit Veränderungen als Folge verstrichener Zeit. Im folgenden werden vier Designs vorgestellt: Querschnitt- und Längsschnittdesigns sowie retrospektive und prospektive Designs.

Querschnitt- und Längsschnittstudien

Querschnittstudien untersuchen Daten zu einem bestimmten Zeitpunkt; das heißt, die Daten werden bei denselben Versuchspersonen nur einmal und nicht zu verschiedenen Zeitpunkten gesammelt. Koniak-Griffin (1988) liefert ein Beispiel für eine Querschnittstudie. In dieser Studie ging es um die Beziehung zwischen der Zuneigung der Mutter zu dem Ungeborenen und der sozialen Unterstützung und Selbstachtung in einer Gruppe von schwangeren Jugendlichen mit kulturell unterschiedlichem Hintergrund. Die Jugendlichen füllten zu einem bestimmten Zeitpunkt während ihrer Schwangerschaft drei

Fragebögen aus. Anhand der Fragebögen wurden die subjektiven Wahrnehmungen der Jugendlichen in Bezug auf den Selbstwert, die soziale Unterstützung und die Zuneigung der Mutter zu dem Ungeborenen bewertet.

Ein anderer Ansatz bei Querschnittstudien ist die gleichzeitige Sammlung von Daten für die zu untersuchenden Variablen bei verschiedenen Teilgruppen. Wenn man beispielsweise die Entwicklung der Zuneigung der Mutter zu dem Ungeborenen in Abhängigkeit von dem Fortschreiten der Schwangerschaft bei Erstgebärenden beobachten will, dann kann man die Zeitpunkte für die Datensammlung auf die 12., die 24. und die 36. Schwangerschaftswoche festsetzen. Man wählt dann äquivalente Gruppen von Erstgebärenden aus, deren Schwangerschaft den entsprechenden Zeitpunkt erreicht hat. Die Daten aus jeder Gruppe werden schließlich mit Hilfe statistischer Meßmethoden verglichen.

Grey, Cameron und Thurber (1991; Anhang A) liefern ein ausgezeichnetes Beispiel für eine Querschnittstudie mit Untergruppen verschiedenen Alters. In dieser Studie sollte verglichen werden, wie sich Alter, Coping und Selbstpflege auf die psychologische, soziale und physiologische Anpassung von Kindern und Jugendlichen mit Diabetes auswirken. Kinder mit insulinabhängigem Diabetes mellitus zwischen 8 und 18 Jahren und ihre Eltern nahmen an dieser Studie teil; sie füllten zu einem bestimmten Zeitpunkt mehrere Fragebögen aus, aufgrund derer die Variablen der Studie bewertet wurden. Die Unterschiede zwischen den Gruppen von Kindern und Jugendlichen wurden analysiert, indem die Versuchspersonen nach Stadien der sexuellen Reife (nach Tanner) eingeteilt wurden.

Längsschnittstudien. Im Gegensatz zum Querschnittdesign werden in Längsschnittstudien Daten bei derselben Gruppe zu verschiedenen Zeitpunkten gesammelt. Zum Beispiel könnte die Forscherin, die die Studie über die Zuneigung der Mutter zu ihrem Ungeborenen durchgeführt hat, sich auch für ein Längsschnittdesign entscheiden. In diesem Fall wird dieselbe Gruppe von Erstgebärenden zu jedem Zeitpunkt der Datensammlung getestet. Durch die Datensammlung bei jeder Versuchsperson in der 12., 24. und 36. Schwangerschaftswoche wird der Entwicklung der Zuneigung in Abhängigkeit von der zeitlichen Perspektive Rechnung getragen (LoBiondo-Wood, 1985).

Beide Designs haben viele Vor- und Nachteile. Wenn ForschungsanwenderInnen beurteilen müssen, ob eine Querschnitt- oder eine Längsschnittstudie angemessen ist, dann sollten sie zunächst vor dem Hintergrund des theoretischen Bezugsrahmens das Ziel der Forschungsarbeit feststellen. In der Studie über die Zuneigung der Mutter zu ihrem Ungeborenen konzentriert sich die Forscherin auf einen Entwicklungsprozeß; aus diesem Grunde erscheint ein Längsschnittdesign geeigneter. Allerdings muß man auch die mit einem Längsschnittdesign verbundenen Nachteile bedenken. Die Datensammlung kann wegen der festgesetzten Zeitpunkte, die die Versuchspersonen einhalten müssen, lange dauern. In der Studie über die Zuneigung der Mutter zu dem Ungeborenen würde jede Frau dann 24 Wochen für den Abschluß der Datensammlung benötigen. Die Forscherin würde 6 Monate für die Datensammlung benöten, *falls* alle Versuchspersonen auf einmal gewonnen werden könnten. Damit sind noch nicht einmal intervenierende Variablen wie z. B. Ermüdung bzw. Ausstieg, Fehlgeburt oder Schwangerschaftskomplikationen berücksichtigt, die nach Beginn der Studie auftreten können. Ebenso ist Mortalität als Gefahr für die innere Validität in einer Längsschnittstudie ein stets gegenwärtiges und unvermeidliches Risiko.

Dies alles macht eine Längsschnittstudie kostspielig, was Zeit, Anstrengungen und Geld betrifft. Des weiteren können konfundierende, verwirrende Variablen auftreten, die

die Interpretation der Ergebnisse möglicherweise beeinflussen. Bei solchen Studien kommt es vor, daß sich die Versuchspersonen bei ihren Antworten von sozialer Wünschbarkeit leiten lassen, was die Forscherin ihrer Ansicht nach auch erwartet. Hier läßt sich eine Ähnlichkeit mit dem in Kapitel 8 vorgestellten „Hawthorne-Effekt" erkennen. Allerdings sollte eine Forscherin trotz der pragmatischen Beschränkungen eine Längsschnittstudie durchführen, wenn der theoretische Bezugsrahmen dies rechtfertigt.

Die Vorteile einer Längsschnittstudie liegen darin, daß jede Versuchsperson separat begleitet wird und sich dadurch selbst kontrolliert, daß die Antworten tiefere Einblicke zulassen, und daß sich früh abzeichnende Trends aufgrund der Daten untersucht werden können. Die Forscherin kann darüber hinaus bei den zu untersuchenden Variablen Veränderungen über einen gewissen Zeitraum einschätzen.

Im Gegensatz dazu sind Querschnittstudien weniger zeitaufwendig, weniger teuer und somit leichter durchführbar. Da eine große Menge von Daten auf einmal gesammelt werden kann, sind die Ergebnisse leichter verfügbar. Darüber hinaus fehlt die konfundierende Variable „Reifung", die als Folge der verstrichenen Zeit auftritt. Allerdings werden die ökonomischen Vorteile zunichte gemacht, weil es nicht gut gelingt, die Entwicklung in der Wechselbeziehung der zu untersuchenden Phänomene genau einzuschätzen. Folglich kann man nicht feststellen, ob die eingetretene Veränderung mit der in der Hypothese postulierten Veränderung zusämmenhängt, weil dieselben Versuchspersonen nicht über einen gewissen Zeitraum begleitet wurden. Mit anderen Worten, die Versuchspersonen können sich nicht selbst kontrollieren (siehe Kapitel 8).

Zusammenfassend kann festgehalten werden: ForschungsanwenderInnen müssen wissen, daß Längsschnittstudien in der Gegenwart beginnen und in der Zukunft enden. Querschnittstudien dagegen konzentrieren sich zu einem bestimmten Zeitpunkt auf den Ist-Zustand einer Population.

Retrospektive und prospektive Studien

Retrospektive Studien sind im wesentlichen dasselbe wie Ex-Post-Fakto-Studien. Die Bezeichnung *retrospektiv* wird in erster Linie von EpidemiologInnen verwendet, während SozialwissenschaftlerInnen dem Begriff *„ex post facto"* den Vorzug geben. In beiden Fällen ist die abhängige Variable schon von der unabhängigen Variablen beeinflußt worden, und die Forscherin versucht nun, gegenwärtige Ereignisse mit vergangenen Ereignissen in Verbindung zu bringen. Ein Beispiel für eine retrospektive Studie wäre folgender Fall: Eine Forscherin führt eine retrospektive Überprüfung von Patientendokumentationen durch und vergleicht dabei PatientInnen, die zum Offenhalten intravenöser Zugänge Heparin bekommen haben, mit solchen, die nur physiologisch Kochsalzlösung bekommen haben, um die Wirksamkeit der beiden Methoden zu beurteilen.

Um die Faktoren zu ermitteln, die mit dem Offenhalten intravenöser Zugänge in Zusammenhang stehen, wird auf der Grundlage einer systematischen retrospektiven Überprüfung zunächst ein theoretischer Bezugsrahmen entwickelt. Die Befunde retrospektiver Studien können als Ausgangsbasis für weitere Untersuchungen dienen, die zusätzliche, wissenschaftliche Informationen erfordern.

In einem weiteren Beispiel für eine retrospektive Studie untersuchten Shannahan und Cottrell (1985), wie sich die Entbindung in einem Geburtsstuhl auf die Dauer des zweiten Wehenstadiums, auf die Apgar-Werte und den Blutverlust der Mutter auswirkt. Um die Studie mit einem retrospektiven Design durchführen zu können, nahmen die Forscherinnen eine retrospektive Überprüfung der Patientendokumentationen von 60 erstgebärenden Frauen in der 37. bis 41. Schwangerschaftswoche vor; die Überprüfung wurde in einem Krankenhaus innerhalb von 2 Monaten durchgeführt. Alle Versuchspersonen hatten eine normale Schwangerschaft, spontane Wehentätigkeit, keine Zunahme der Wehentätigkeit; Hämoglobin und Hämatokrit wurden bei Aufnahme und nach der Geburt bestimmt. Die aufgrund der Patientendokumentationen gesammelten Daten bezogen sich auf die Art der Entbindung, Episiotomie, Laceratio, Anästhesie, Analgesie, Apgar-Werte, Bluttestergebnisse sowie die Dauer des zweiten Wehenstadiums. Die Forscherinnen fanden heraus, daß der Geburtsstuhl keine ungünstigen Auswirkungen auf den Zustand des Säuglings hatte, aber bei den Müttern, die im Geburtsstuhl entbunden hatten, wurden in der Tat signifikant niedrigere Hämoglobin- und Hämatokritwerte festgestellt als bei den Müttern, die im Liegen entbunden hatten.

Die Forscherinnen machten eine Vielzahl von Bereichen für weitere Forschungsarbeiten auf diesem Gebiet ausfindig. Sie verwiesen auch darauf, daß sie selbst auf diesem Gebiet weiterforschen und dieselben Variablen mit einem prospektiven Design messen werden. Hiermit wird in hervorragender Weise gezeigt, wie mit der Durchführung zusätzlicher Studien, in denen die Variablen weiter untersucht werden, klinisches Wissen entwickelt und erweitert werden kann.

Prospektive Studien erforschen angenommene Ursachen oder angenommene Beziehungen und bewegen sich dann in der Zeit vorwärts bis zu der angenommenen Auswirkung. Damit haben sie viel mit Längsschnittstudien gemeinsam, denn sie beginnen in der Gegenwart und enden in der Zukunft. Sie werden ebenfalls im allgemeinen von EpidemiologInnen benutzt. So könnte eine Forscherin auf die Idee kommen, die Häufigkeit des Alkoholkonsums während der Schwangerschaft im Zusammenhang mit niedrigem Geburtsgewicht der Säuglinge zu untersuchen. Um diese Hypothese zu überprüfen, wählt die Forscherin eine Stichprobe von schwangeren Frauen, von denen einige während der Schwangerschaft regelmäßig Alkohol getrunken haben, die anderen nicht. Dann wird die Inzidenz von Säuglingen mit niedrigem Geburtsgewicht in beiden Gruppen analysiert. Auf der Grundlage dieser Daten wäre die Forscherin in der Lage zu beurteilen, ob eine Beziehung zwischen regelmäßigem Alkoholkonsum während der Schwangerschaft und dem Geburtsgewicht des Säuglings besteht.

In einer anderen Situation soll vielleicht die Entwicklung einer bestimmten Krankheitserscheinung untersucht werden. Für eine solche Studie werden die TeilnehmerInnen aus einer Population ausgewählt, die die zu untersuchende Krankheitserscheinung nicht aufweist; dann werden die TeilnehmerInnen danach eingeteilt, ob sie einen oder mehrere Faktoren (unabhängige Variable) haben, von denen man annimmt, daß sie mit der Krankheitserscheinung in Zusammenhang stehen. Diese TeilnehmerInnen, die häufig als *Kohorte* bezeichnet werden, untersucht man dann über einen gewissen Zeitraum – dies können Monate bis Jahre sein – um festzustellen, wer diese Krankheitserscheinungen entwikkelt. In der „Framingham-Herz-Studie“ wurden die Auswirkungen von Blutdruck, Cholesterinspiegel, Rauchen, körperlicher Bewegung und von anderen Variablen auf die Entwicklung von Erkrankungen der Koronararterien bei einer Kohorte von gesunden Männern erforscht. Die Versuchspersonen wurden über einen Zeitraum von mehreren Jahren in ganz bestimmten zeitlichen Abständen untersucht.

Schraeder (1993) liefert ebenfalls ein Beispiel für eine prospektive Studie. Ziel dieser Studie war es, die Eignung von drei Instrumenten zur Einschätzung der Entwicklung im Vorschulbereich zu bewerten. Diese Instrumente können von pädiatrischen Krankenschwestern benutzt werden, um den Schulerfolg in den Grundschulstufen (Kindergarten bis zur 2. Schulklasse) für eine Gruppe von Kindern, deren Geburtsgewicht sehr gering war (< 1500g), zu prognostizieren. Die Stichprobe bestand ursprünglich aus 41 Kindern mit sehr geringem Geburtsgewicht; diese Kinder waren 4 Jahre alt, als die Studie begann. Zum Schluß bestand die Stichprobe aus 35 Kindern, die in zeitlichen Abständen vom Kindergarten bis zur 2. Klasse getestet wurden.

Bei der Lektüre der Studie von Schraeder (1993) kann man feststellen, daß das Design als prospektives Design und als Längsschnittdesign klassifiziert wird. Dies ist durchaus korrekt und ForschungsanwenderInnen werden bei Forschungsberichten häufig darauf stoßen, weil auch in anderen Studien oft Aspekte aus verschiedenen Designs enthalten sind.

Prospektive Studien sind weniger üblich als retrospektive Studien. Dies kann durch die Tatsache erklärt werden, daß es unter Umständen lange dauert, bis sich das Phänomen, um das es geht, in einer prospektiven Studie zeigt. Wenn also eine Forscherin schwangere Frauen untersuchen will, die regelmäßig Alkohol trinken, dann dauert es 9 Monate, bis die Auswirkungen in Form von niedrigem Geburtsgewicht bei den Säuglingen der Versuchspersonen zutage treten. Die Probleme von prospektiven Studien sind deshalb mit denen einer Längsschnittstudie zu vergleichen. Allerdings sind prospektive Studien wegen des Ausmaßes an Kontrolle über die externen Variablen, die die Daten konfundieren können, überzeugender als retrospektive Studien.

Kausalität in der nicht-experimentellen Forschung

Kausalität steht für Krankenschwestern bei der Durchführung von Forschungsarbeiten im Mittelpunkt des Interesses. Auch WissenschaftlerInnen sind daran interessiert, Ursache-Wirkung-Beziehungen zu erklären. Ein Blick in die Geschichte zeigt ebenfalls, daß immer wieder behauptet wurde, das Konzept der Kausalität könne nur duch experimentelle Forschung bestätigt werden. Krankenschwestern wollen beispielsweise herausfinden, welche Angstauslöser in bestimmten Umfeldern vorhanden sind. Wenn man die Ursachen herausfinden kann, können Interventionen entwickelt werden, die Angst verhindern oder verringern. Kausalität setzt die chronologische Ordnung von Ereignissen voraus; das heißt, wenn sich in einem randomisierten Experiment herausstellt, daß Ereignis 1 (Streß) vor Ereignis 2 (Angst) auftritt, und daß die Versuchspersonen in der Streß-Gruppe Angst hatten, während die Versuchspersonen in der Gruppe ohne Streß keine Angst hatten, dann kann man sagen, daß die Hypothese „Streß verursacht Angst“ durch diese empirischen Beobachtungen gestützt wird. Wenn diese Ergebnisse bei einer nicht-experimentellen Studie herauskämen, in der einige Versuchspersonen den Streß eines operativen Eingriffs erfahren und Angst empfinden und andere Versuchspersonen ohne diese Erfahrung keine Angst empfinden, dann würde man sagen, daß es eine Assoziation bzw. Beziehung zwischen Streß (Operation) und Angst gibt. Jedoch kann man auf der Grundlage von Ergebnissen einer nicht-experimentellen Studie nicht behaupten, daß der Operationsstreß die Angst *verursacht* hat.

Es gibt darüber hinaus viele Variablen wie Angst, die PflegeforscherInnen gerne untersuchen würden; diese Variablen können aber nicht manipuliert werden, und es wäre auch nicht ratsam, dies auch nur zu versuchen. Dennoch besteht ein Bedarf an Studien, die eine kausale Sequenz erklären können; angesichts dieses Bedarfs setzen viele PflegeforscherInnen verschiedene Analysetechniken ein, mit deren Hilfe die Beziehungen zwischen Variablen erklärt und kausale Zusammenhänge hergestellt werden können. Diese Techniken werden als *kausales Modellieren* und als *assoziierte kausale Analysetechniken* bezeichnet (Asher, 1976; Ferketich und Verran, 1984; Verran und Ferketich, 1984). LeserInnen von Forschungsarbeiten werden bei der Beschreibung dieser Techniken auch die Begriffe *Pfadanalyse*, LISREL, *Analyse kovarianter Strukturen* und *Strukturgleichungsmodell* vorfinden (Pedhazur und Schmelkin, 1991). In der Studie von Mercer, Ferketich und DeJoseph (1993) wird die Technik des kausalen Modellierens eingesetzt. In dieser Studie ging es um die Beurteilung der Partnerbeziehung bei Frauen mit risikoloser Schwangerschaft und bei ihren Partnern sowie bei den Frauen, die sich wegen einer Risikoschwangerschaft im Krankenhaus aufhielten, und bei ihren Partnern. Ermittelt werden sollten zu verschiedenen Zeitpunkten während der Schwangerschaft und während des frühen Säuglingsalter der Risikostatus (Auswirkung von Streß vor der Geburt) bzw. geschlechtsspezifische Unterschiede. Die Untersuchungen fanden während der Schwangerschaft, während des Krankenhausaufenthaltes nach der Geburt und 1, 4 und 8 Monate nach der Entbindung statt. Auf der Grundlage früherer Forschungsarbeiten entwickelten die Forscherinnen ein theoretisches Modell und testeten es in dieser Studie, um im Längsschnitt die Partnerbeziehung bei Paaren mit einer Risikoschwangerschaft während der Übergangszeit zur Elternschaft zu untersuchen. Aufgrund der Studie ergaben sich Unterschiede zwischen der Gruppe mit hohem Schwangerschaftsrisiko und der Gruppe mit niedrigem Schwangerschaftsrisiko einerseits und den Geschlechtern andererseits. Die Forscherinnen verweisen zum einen auf den Bedarf an weiteren Forschungsarbeiten über die Vorgeschichte und die Bedingungen der Partnerbeziehung während der Risikoschwangerschaft, und zum anderen auf den Bedarf an weiteren Tests des Modells. Der Hinweis auf den Bedarf an weiteren Forschungsarbeiten macht deutlich, daß unabhängig von der Art des Designs oder von dem statistischen Verfahren die Notwendigkeit besteht, die Prinzipien, von denen sich die pflegerische Arbeit leiten läßt, weiterhin zu testen und zu entwickeln.

Eine umfassende Beschreibung der Methoden und Prinzipien des kausalen Modellierens würde den Rahmen dieses Buches sprengen. Die LeserInnnen können sich mit Hilfe der zusätzlichen Quellenangaben mit den Grundvoraussetzungen und Prinzipen dieser Techniken vertraut machen.

Zusätzliche Designs

Es gibt noch andere, die wissenschaftliche Forschung ergänzende Designs. Diese Designs haben einen anderen Ansatz, wenn es um das Sammeln, Analysieren und Interpretieren von Daten geht. Sie sind valide und brauchbar und sie kommen für spezielle Forschungsgebiete in Betracht. Sie zeigen einen anderen Weg auf, Phänomene zu beurteilen und zu interpretieren, einen Weg, der die Pflegewissenschaft und die Pflegepraxis auf eine breitere Basis stellt und mit neuen Erkenntnissen bereichert. Diese zusätzlichen Forschungsarten sind wichtige Bindeglieder in der Entwicklung der Pflegeforschung. Sie werden als *methodologische Forschung* und *Metaanalyse* bezeichnet. Unter „methodologischer Forschung“ versteht man die Entwicklung von Instrumenten zur Datensammlung, unter „Metaanalyse“ die Synthese von Forschungsarbeiten eines speziellen Gebietes.

Methodologische Forschung

Methodologie ist ein allgemeiner Begriff mit vielen Bedeutungen. Man versteht darunter Folgendes: verschiedene Möglichkeiten, Forschungsarbeiten mit unterschiedlichen Zielsetzungen durchzuführen; verschiedene Möglichkeiten, Hypothesen zu formulieren; verschiedene Methoden, Daten zu sammeln und zu bewerten sowie verschiedene Techniken der Datenanalyse. Die Methodologie als ein insgesamt kritischer Forschungsansatz beinhaltet auch Aspekte der Wissenschaftsphilosophie (Kerlinger, 1986). Wie Sie beim Lesen der nachfolgenden Kapitel (siehe Kapitel 14 und 15) feststellen werden, wird die Forschung stark von der Methodologie beeinflußt. *Methodologische Forschung* ist die kontrollierte Anwendung theoretischer und anwendungsbezogener Aspekte der Mathematik, Statistik und Meßmethodik, und sie ist das Mittel der Sammlung und Analyse von Daten (Kerlinger, 1986).

Ein überaus wichtiger Aspekt der methodologischen Forschung, der bei der Meßmethodik und in der Statistik eine Rolle spielt, wird als *Psychometrie* bezeichnet. Die Psychometrie befaßt sich mit der Theorie und der Entwicklung von Bewertungsinstrumenten oder Meßtechniken während des Forschungsprozesses. Die Psychometrie beschäftigt sich also mit der Messung eines Konzeptes, wie z. B. Angst oder zwischenmenschliche Konflikte, mittels reliabler und valider Instrumente (zur Darstellung von Reliabilität und Validität siehe Kapitel 15). Psychometrie ist daher ein wichtiges Thema für PflegeforscherInnen. Viele der von ihnen verwendeten Instrumente sind von anderen Disziplinen, z. B. der Psychologie und Soziologie, entwickelt worden, und sie sind möglicherweise nicht uneingeschränkt für den Einsatz in der Pflege geeignet. Da Krankenschwestern in Bezug auf ihre Untersuchungen und wissenschaftlichen Kenntnisse anspruchsvoller geworden sind, hat die Entwicklung geeigneter Instrumente zur Messung bestimmter Phänomene zugenommen. Methodologische Forschung ist für die Reliabilität und Validität einer Studie von entscheidender Bedeutung. Klein (1983) führte beispielsweise eine Studie über die Verwendung von Kontrazeptiva bei Frauen durch, die einen Schwangerschaftsabbruch wollten; untersucht wurde auch die subjektive Wahrnehmung dieser Frauen im Hinblick auf die Möglichkeit und Fähigkeit, schwanger zu werden. Obwohl die Absicht und die Probleme der Studie klar waren, wies das von der Autorin entwickelte und eingesetzte Meßverfahren verschiedene psychometrische Probleme auf. Wenn sich in einer Studie psychometrische Probleme zeigen, dann sind die Ergebnisse fragwürdig oder nur begrenzt verwendbar.

Für Pflegeforscherinnen besteht ein Hauptproblem darin, ein für die Messung geeignetes Instrument ausfindig zu machen. In der Studie von Klein wirkt sich ein wichtiges Konzept, das Risikoverhalten, möglicherweise auf den Gebrauch von Kontrazeptiva und damit auf die klinische Praxis aus; deshalb mußte es gemessen werden. Das geeignete Instrument war nicht verfügbar, also entwickelte die Autorin es selbst. Viele der Phänomene, die für die Pflegepraxis und die Pflegeforschung interessant sind, z. B. zwischenmenschliche Konflikte oder die Zuneigung der Mutter zu dem Ungeborenen, sind vage. Diese Unbestimmtheit der Vorstellungen und das Wissen um die Notwendigkeit, die Phänomene dennoch messen zu müssen, weisen der methodologischen Forschung eine wichtige Position zu.

Die methodologische Forschung unterscheidet sich von anderen Forschungsdesigns. Erstens sind darin nicht alle in Kapitel 4 dargestellten Schritte des Forschungsprozesses enthalten. Zweitens muß eine Forscherin, die die Techniken der methodologischen Forschung einsetzen will, über solide Kenntnisse in der Psychometrie verfügen, oder sie muß die Beratung durch eine Forscherin in Anspruch nehmen, die mit den Techniken der Psychometrie vertraut ist. Eine Wissenschaftlerin, die methodologische Forschung betreibt, ist nicht an der Wechselbeziehung zwischen der unabhängigen und der abhängigen Variablen interessiert oder daran, wie sich die unabhängige Variable auf die abhängige auswirkt. Sie möchte vielmehr ein vages Konstrukt identifizieren und es mit Hilfe einer Befragung oder eines Beobachtungsprotokolls faßbar machen. Eine methodologische Studie enthält im wesentlichen die folgenden Schritte:

1. Definition des Konstrukts oder des zu messenden Verhaltens
2. Formulierung der Einzelelemente
3. Entwicklung von Anweisungen für BenutzerInnen und Versuchspersonen
4. Überprüfung der Reliabilität und Validität des Instrumentes.

Diese Schritte erfordern eine solide, präzise und erschöpfende Literaturüberprüfung, um die dem Konstrukt zugrundeliegenden Theorien ausfindig zu machen. Die Literaturüberprüfung ist die Grundlage für die Formulierung der Einzelelemente. Wenn die Items entwickelt sind, werden Reliabilität und Validität des Instrumentes beurteilt (siehe Kapitel 15). Die verschiedenen Aspekte dieser Verfahren können je nach Verwendungszweck, Zielsetzung und Entwicklungsstadium des Instrumentes unterschiedlich gestaltet werden.

Die klassischen Studien von Bergstrom et al. (1987) sowie Braden und Bergstrom (1987) sind Beispiele für methodologische Forschung. In diesen Studien identifizierten die Forscherinnen das Konstrukt der Ätiologie von Dekubiti und definierten es konzeptuell und operational. In Tabelle 10-2 werden allgemeine Überlegungen zur methodologischen Forschung skizziert. Viele andere Beispiele für methodologische Forschung sind in der Literatur über Pflegeforschung zu finden (Frank-Stromberg, 1992; Waltz und Strickland, 1988; Strickland und Waltz, 1988). Psychometrische oder methodologische Studien sind in erster Linie in Zeitschriften abgedruckt, die über Forschung berichten. Die Diskussion spezieller Verfahren methodologischer Forschung geht über den Rahmen dieses Buches hinaus, aber die LeserInnen sind dringend aufgefordert, sehr genau auf die in den Studien verwendete Instrumente zu achten. Literaturhinweise zur psychometrischen oder methodologischen Forschung werden in der Auflistung der zusätzlichen Literatur in diesem Kapitel gegeben.

Die Metaanalyse

Die Metaanalyse ist an sich kein Design, sondern eine Forschungsmethode, die die Ergebnisse vieler Studien eines Spezialgebietes zusammenfaßt und ihre Befunde synthetisiert, um Schlußfolgerungen über den neuesten Stand der Wissenschaft auf einem bestimmten Gebiet ziehen zu können. Die Synthese der Daten kann auf verschiedene Arten

Tabelle 10-2 Allgemeine Überlegungen zur Entwicklung von Meßinstrumenten

Überlegung	Beispiel
Gut ausgearbeitete Skalen, Tests, Fragebögen oder andere Formen von Meßverfahren sollten aus einer objektiven, standardisierten Maßeinheit für Muster-Verhaltensweisen bestehen, die klar definiert wurde. Die Beobachtungen sollten an einer kleinen, aber sorgfältig ausgesuchten Auswahl der zu untersuchenden Verhaltensweise durchgeführt werden, damit wir sicher sein können, daß die Stichproben repräsentativ sind.	In der Studie über das Risiko von Dekubiti wählten Bergstom et al. (1987) sechs Faktoren aus, die gemäß der Definition von Dekubitus als wichtige Risikofaktoren betrachtet wurden. Entscheidungsgrundlage waren die Befunde einer gründlichen Überprüfung früherer theoretischer und forschungsbezogener Literatur.
Das Instrument sollte *standardisiert* sein; das heißt: ein Block gleichartiger Items und Antwortmöglichkeiten, die auf die gleiche Art und Weise vorlegt und ausgewertet werden.	In den Studien von Bergstrom et al. (1987) erfolgte die Bewertung des Dekubitusrisikos aufgrund objektiver Einschätzungen von Pflegeforscherinnen aus der Praxis in unterschiedlichen Settings. Ohne spezifische Kriterien und Beurteilungsmaßstäbe für das beobachtete Verhalten wären die subjektiven Eindrücke des Pflegepersonals, die in Abhängigkeit von den BeobachterInnen und Bedingungen signifikant voneinander abweichen können, die Grundlage für die Bewertungen.
Die Elemente eines Bewertungsinstrumentes müssen eindeutig sein; es sollten klar umrissenene, kurze, exakte Aussagen sein, in denen jeweils nur ein Gedanke ausgedrückt wird. Negative Bedeutungen bzw. Items, in denen die Antwortmöglichkeiten negativ formuliert sind, können zu einer doppelten Verneinung und zur Doppeldeutigkeit der Items und Antwortmöglichkeiten führen.	Bei der Ausarbeitung eines Instrumentariums zur Bewertung der Arbeitszufriedenheit formuliert eine Pflegewissenschaftlerin folgende Aussagen: „Ich habe nie den Eindruck, daß ich keine Zeit habe, gute Pflegearbeit zu leisten." Als Reaktionsmöglichkeiten sind „ja", „weiß nicht" und „nein" vorgesehen. Es ist sehr wahrscheinlich, daß die Reaktionsmöglichkeit „nein" wegen der doppelten Verneinung, die Verwirrung stiftet, manchmal nicht die beabsichtigte Antwort der befragten Person wiedergibt.
Die Arten von Items in einem Test bzw. einer Skala sollten nur geringe sprachliche Variationen enthalten. Versuchspersonen, die sich von einer Formulierungsweise auf die nächste einzustellen müssen, geben möglicherweise keine wahre Antwort, weil sie durch die wechselnden Formulierungen abgelenkt wurden.	Die Vermischung von „Wahr-oder-falsch-Aussagen" mit Fragen, die eine „Ja-oder-nein-Antwort" verlangen, sowie Aussagen, die fünf Antwortmöglichkeiten anbieten, fördern in hohem Maße Bewertungsfehler.
Die Items sollten keine unnötigen Hinweise auf die erwartete Antwort enthalten. Ein Item kann, wenn es nicht sorgfältig ausgearbeitet ist, einen Hinweis auf die erwartete Reaktion oder Antwort geben. Darüber hinaus sollte die korrekte Antwort bzw. die erwartete Reaktion auf ein Item nicht in einem anderen Item enthalten sein.	Ein Item, das einen Hinweis auf die erwartete Antwort gibt, enthält wertende Wörter, die kulturell bedingte Erwartungen wiedergeben, wie z.B. „Eine gute Ehefrau kümmert sich gern um Heim und Familie."

Tabelle 10-2 (Fortsetzung)

Überlegung	Beispiel
Die Items eines Meßinstrumentes sollten nicht dadurch kompliziert werden, daß sie unnötig komplexe oder exakte Denkprozesse erfordern. Darüber hinaus muß der Schwierigkeitsgrad eines Items dem Niveau der urteilenden Versuchspersonen angepaßt sein. Dieses Ziel läßt sich erreichen, wenn jedes Item nur eine einzige Aussage enthält.	Ein Test, der zur Bewertung der Lernfortschritte in einem Einführungskurs über Forschungsmethoden ausgearbeitet wird, kann ein Item enthalten, das ungeeignet für die vorgesehene Gruppe ist, wie z. B. „Eine Transformation von nichtlinearen Daten in lineare Daten stellt ein nützliches Verfahren dar, bevor man eine nichtlineare Hypothese testet."
Der Wert eines Instrumentes für die Diagnose, Prognose und Bewertung hängt davon ab, wie umfassend es als Indikator für einen relativ breitgefächerten und signifikanten Verhaltensbereich gelten kann. Dieser Verhaltensbereich wird auch als *Gesamtheit aller Variationsmöglichkeiten* dieses Verhaltens bezeichnet. Wie bereits erwähnt wurde, muß ein bestimmtes Verhalten klar defininiert werden, bevor es bewertet werden kann. Die Definition wird aus der Gesamtheit aller Variationsmöglichkeiten abgeleitet; das heißt, die Informationen und Forschungsergebnisse, die in Bezug auf das betreffende Verhalten verfügbar sind. Diese Definition muß sich in den Items wiederspiegeln. Der Grad, bis zu dem die Test-Items dieses Ziel erreichen, gibt einen Hinweis auf die Validität des Instrumentes.	Zwei Pflegeforscherinnen, A und B, untersuchen das Konstrukt „Patientenzufriedenheit". Beide Pflegeforscherinnen haben das Konstrukt anders definiert. Folglich enthält das von den Krankenschwestern ausgearbeitete Bewertungsinstrument unterschiedliche Fragen. Die Fragen eines jeden Instrumentes geben die Gesamtheit aller Variationsmöglichkeiten der Patientenzufriedenheit auf der Grundlage der Definition der Forscherin wieder.
Das Instrument muß den definierten Sachverhalt ausreichend abdecken. Die erste Überlegung gilt der Frage, ob Anzahl und Art der Items in der Auswahl ausreichend sind. Bei zu wenigen Items muß die Sorgfalt bzw. Reliabilität der Messung in Zweifel gezogen werden. Im allgemeinen sollte jeder einzelne Verhaltensaspekt durch mindestens 10 Items abgedeckt werden.	Nur sehr wenige Leute würde die Messung der Intelligenz zufriedenstellen, wenn die Skala auf drei Items begrenzt wäre.
Der Wert einer Messung muß durch Reliabilitäts- und Validitätstests empirisch nachgewiesen werden.	Eine Forscherin muß den LeserInnen beweisen, daß die Skala verläßlich ist und das bewertet, was sie zu bewerten vorgibt (siehe Kapitel 15).

erfolgen (Glass, McGraw und Smith, 1981; Hunter und Schmidt, 1990). ForschungsanwenderInnen sollten bedenken, daß es sich bei der Durchführung einer Metaanalyse nicht um die Analyse von Originaldaten des jeweiligen Gebietes handelt, sondern daß Daten bereits veröffentlichter Studien für eine Synthese der Informationen verwendet werden, wobei bestimmte, vorgegebene Schritte beachtet werden. Die Metaanalyse kann für die Synthese deskriptiver und experimenteller Forschungsarbeiten verwendet werden (Reynolds, Timmerman, Anderson und Sabol Stevenson, 1992). Studien dieser Art haben erst in der letzten Zeit verstärkt Eingang in die Pflegeforschung gefunden. Brown (1992) liefert ein Beispiel für die Durchführung einer Metaanalyse in der Pflege. Sie benutzte die

Daten von 73 Studien über Literatur zur Anleitung von DiabetespatientInnen und verwendete Methoden der Metaanalyse, um den Einfluß von Merkmalen der Studie und der Versuchspersonen, wie z. B. Art der Studic und Alter der Versuchspersonen, auf die patientenbezogenen Ergebnisse, z. B. die Kenntnisse der PatientInnen und ihre Fähigkeit zur Selbstbehandlung, Gewichtsabnahme, glykosylierter Hämoglobinspiegel und psychologische Folgeerscheinungen, festzustellen.

Brown und Grimes (1993) liefern ein weiteres Beispiel für eine Metaanalyse. In dieser Studie, die im Auftrag der „American Nurses Association" durchgeführt wurde, analysierten die Forscherinnen 38 Studien über Krankenschwestern und 15 Studien über zugelassene Hebammen; Vergleichsstandard war die Versorgung durch den Arzt. Was die Ergebnisse im klinischen Bereich betraf, erzielten Krankenschwestern die gleichen Ergebnisse wie Ärzte oder sie schnitten in Bezug auf viele untersuchte Variablen sogar besser ab. Studien wie diese stellen dem Pflegepersonal die Synthese und Integration von Forschungsergebnissen eines bestimmten Gebietes zur Verfügung und dienen als Indikatoren für den Bedarf an weiteren Forschungsarbeiten.

Die kritische Bewertung nicht-experimenteller Forschungsdesigns

Die Kriterien zur kritischen Bewertung nicht-experimenteller Designs werden in dem Kasten auf S. 280 aufgeführt. ForschungsanwenderInnen sollten bei der kritischen Bewertung nicht-experimenteller Forschungsdesigns bedenken, daß solche Designs die wenigsten Kontrollmöglichkeiten bieten. Der erste Schritt bei der kritischen Bewertung nicht-experimenteller Forschung ist die Feststellung des in einer Studie verwendeten Designs. Häufig erscheinen Angaben zu dem Design in den Abschnitten „Zusammenfassung" und „Methoden" des Forschungsberichtes. Fehlen solche Angaben, sollten die LeserInnen sehr genau auf diesbezügliche Hinweise achten. Die LeserInnen müssen erkennen können, ob es sich z. B. um eine Erhebung oder um eine Wechselbeziehungsstudie handelt; bei einer Wechselbeziehungsstudie muß auch die Art des Designs festgestellt werden. Wenn es beispielsweise um eine Untersuchung über die Entwicklung des Selbst-Konzepts bei Kindern vom Zeitpunkt der Geburt bis zum 5. Lebensjahr geht, dann handelt es sich um eine Wechselbeziehungsstudie mit Längsschnittdesign.

Als nächstes sollten der theoretische Bezugsrahmen und die theroretische Grundlage der Studie beurteilt werden um herauszufinden, ob ein nicht-experimentelles Design im Hinblick auf das Problem ein wirklich geeigneter Ansatz war. Beispielsweise legen die zahlreichen Studien über die Zuneigung zwischen Mutter und Säugling, auf die in diesem Text häufig Bezug genommen wird, von der Theorie her alle eine nichtmanipulierbare Wechselbeziehung zwischen der Zuneigung und einer der zu untersuchenden Variablen nahe. Somit kommt für diese Studien ein nicht-experimentelles Korrelations-, Längsschnitt- bzw. Querschnittdesign in Frage. Die Forscherin wählt eines dieser Designs aus, um die Beziehung zwischen den Variablen in natürlich vorkommenden Gruppen zu untersuchen. Vielleicht sind die LeserInnen gelegentlich der Auffassung, daß die Forscherin besser ein experimentelles oder quasi-experimentelles Design gewählt hätte. Allerdings muß bei solchen Überlegungen auch bedacht werden, daß die Wahl des Designs möglicherweise von pragmatischen oder ethischen Erwägungen bestimmt wurde (siehe Kapitel 8 und 13).

Kriterien für die kritische Bewertung

1. Welches nicht-experimentelle Design wird in der Studie verwendet?
2. Wird auf der Basis des theoretischen Bezugsrahmens die Grundlage der Art des Designs deutlich?
3. Wie ist die Übereinstimmung zwischen dem Design und der Absicht der Studie?
4. Ist das Design für das Forschungsproblem geeignet?
5. Ist das Design auf die Methoden der Datensammlung abgestimmt?
6. Stimmt die Darstellung der Ergebnisse mit dem gewählten Design überein?
7. Geht die Arbeit über die Beziehungsparameter der Ergebnisse hinaus und leitet fälschlicherweise Ursache-Wirkung-Beziehungen zwischen den Variablen ab?
8. Gibt es Gründe für die Annahme, daß es noch andere Erklärungen für die Ergebnisse gibt?
9. Wie diskutiert die Forscherin, wo dies zweckdienlich erscheint, die Gefahren für die innere und äußere Validität?
10. Wie behandelt die Autorin die Beschränkungen der Studie?

Des weiteren muß beurteilt werden, ob das Problem für das Niveau der experimentellen Manipulation geeignet ist. Vielfach soll lediglich festgestellt werden, ob Beziehungen zwischen den Variablen bestehen. Deshalb sollte bei der kritischen Bewertung nicht-experimenteller Studien die Absicht der Studie überprüft werden. Ist die Beschreibung einer Ursache-Wirkung-Beziehung nicht Teil der Absicht, dann darf die Forscherin auch nicht dafür kritisiert werden, daß dies nicht Gegenstand der Untersuchung war. Dagegen sollten KritikerInnen eine nicht-experimentelle Studie mit Zurückhaltung betrachten, in der eine Ursache-Wirkung-Beziehung in der Darstellung der Befunde angedeutet wird.

Der/die Faktor(en), die die Veränderung der abhängigen Variable tatsächlich bewirken, sind bei nicht-experimentellen Designs häufig nicht eindeutig. Wie bei allen komplexen Phänomenen können mehrere Faktoren für die Variabilität der Reaktionen von Versuchspersonen verantwortlich sein. Wenn kein experimentelles Design zur Kontrolle dieser externen Variablen, die die Ergebnisse beeinflussen können, verwendet wird, dann muß die Forscherin versuchen, diese externen Variablen so gut wie möglich im Kontext des nicht-experimentellen Designs zu kontrollieren. War es beispielsweise nicht möglich, die Versuchspersonen nach dem Zufallsprinzip auf die Behandlungsgruppen zu verteilen, um eine unabhängige Variable zu kontrollieren, dann kann man für bestimmte Variablen die Strategie der Parallelisierung von Versuchspersonen einsetzen. In einer Studie über das Geburtsgewicht von Säuglingen könnten die schwangeren Frauen beispielsweise in Bezug auf die Variablen Gewicht, Größe, Rauchgewohnheiten, Drogenkonsum und anderer Faktoren, die das Geburtsgewicht beeinflussen können, parallelisiert werden. Die zu untersuchende unabhängige Variable, z. B. die Art der Schwangerschaftsvorsorge, wäre dann vermutlich der Hauptunterschied zwischen den Gruppen. Man kann dann mit ziemlicher Sicherheit davon ausgehen, daß der einzig wirkliche Unterschied zwischen den beiden Gruppen auf die Unterschiede bei der unabhängigen Variablen zurückzuführen ist, weil die anderen Faktoren in beiden Gruppen theoretisch gleich waren. Jedoch sollten

ForschungsanwenderInnen auch bedenken, daß es noch andere Variablen geben kann, die einen Einfluß haben, aber außer Acht gelassen wurden, wie z. B. Einkommen, Bildung und Ausbildung sowie Ernährung. Konkurrierende Faktoren haben einen bedeutenden Einfluß auf die Interpretation einer nicht-experimentellen Studie, weil sie die Verallgemeinerbarkeit der Ergebnisse einschränken.

Bei der kritischen Bewertung der zusätzlich vorgestellten Forschungsdesigns ist es wichtig, zuerst festzustellen, welches Design gewählt wurde. Dann wird die Aufmerksamkeit auf die jeweilige Absicht und Gestaltung gelenkt. Gestaltung und Methodik können bei methodologischer Forschung und bei der Metaanalyse variieren; wenn die Forschungsanwenderin weiß, wie diese Variationen aussehen, kann sie beurteilen, ob die Vorgehensweise der Forscherin geeignet ist. Hier wurden nur Grundprinzipien dieser Methoden dargelegt. Die Erörterung der speziellen Kriterien zur Bewertung dieser Designs würde den Rahmen dieses Textes sprengen, aber die Literaturhinweise können dabei Hilfestellung leisten. Trotz unterschiedlicher Gestaltung und Methodik von Forschungsarbeiten sollte man ihr Hauptanliegen nicht aus den Augen verlieren: eine wissenschaftlich fundierte Antwort auf Fragen zu finden.

Merksätze

- Nicht-experimentelle Forschungsansätze werden in Studien verwendet, die ein Bild von Ereignissen entwerfen oder diese Ereignisse so beschreiben sollen, wie sie natürlich in Erscheinung treten. Der Hauptunterschied zwischen nicht-experimenteller und experimenteller Forschung besteht darin, daß bei nicht-experimentellen Designs die unabhängige Variable nicht von der Forscherin manipuliert wird.
- Nicht-experimentelle Designs können entweder als Erhebungsstudien oder Wechselbeziehungsstudien klassifiziert werden.
  - Erhebungsstudien sammeln detaillierte Beschreibungen existierender Phänomene und verwenden die Daten entweder dazu, bestehende Bedingungen und gängige Praktiken zu bestätigen oder sinnvolle Pläne zur Verbesserung auszuarbeiten.
  - Wechselbeziehungsstudien erforschen die Wechselbeziehungen zwischen Variablen, die einen tieferen Einblick in das betreffende Phänomen ermöglichen. Korrelationsstudien, Ex-Post-Fakto-Studien, prognostische Studien und Entwicklungsstudien sind Beispiele für Wechselbeziehungsstudien. Entwicklungsstudien sind weiter aufgeteilt in Querschnittstudien, Längsschnittstudien, retrospektive und prospektive Studien.

- Methodologische Forschung und Metaanalyse stellen weitere Möglichkeiten dar, den Wissensstandard der Pflegeforschung zu erweitern. Vor- und Nachteile beider Designs müssen von ForscherInnen und KritikerInnen bei der Beurteilung des Wertes nicht-experimenteller Designs beachtet werden.
- Mit nicht-experimentellen Forschungsdesigns können keine Ursache-Wirkung-Beziehungen zwischen den Variablen festgestellt werden. ForschungsanwenderInnen sollten nicht-experimentelle Studien, die kausale Schlußfolgerungen aus den Befunden ableiten, mit Zurückhaltung begegnen, es sei denn, es wird die Technik des kausalen Modellierens verwendet.
- Nicht-experimentelle Designs bieten die geringsten Kontrollmöglichkeiten für die Forscherin. Konkurrierende Faktoren beeinflussen die Interpretation einer nicht-experimentellen Studie beträchtlich, da sie die Verallgemeinerbarkeit der Ergebnisse einschränken; solche Faktoren müssen deshalb von kritischen LeserInnen in vollem Umfang geprüft werden.
- Der Prozeß der kritischen Bewertung zielt darauf ab, die Angemessenheit eines nicht-experimentellen Designs zu beurteilen. Die besondere Aufmerksamkeit gilt dabei dem Forschungsproblem, dem theoretischen Bezugsrahmen, der Hypothese, der Methodik sowie der Analyse und Interpretation von Daten.

Literaturverzeichnis

Asher, H.B. (1983). *Causal modeling* (2nd ed.). Beverly Hills, CA: Sage.

Bergstrom, N., Braden, B.J., Laguzza, A., & Holman, V. (1987). The Braden scale for predicting pressure sore risk. *Nursing Research*, 36, 205-210.

Brown, S.A. (1992). Meta-analysis of diabetes patient education research: Variations in intervention effects across studies. *Research in Nursing and Health*, 15, 409-420.

Brown, S.A., & Grimes, D. (1993). Study shows nurse practitioner care may rival physician primary care. *The American Nurse*, Jan/Feb, p. 3.

Campbell, D.T., & Stanley, J.C. (1963). *Experimental and quasi-experimental designs for research.* Chicago: Rand McNally.

Cole, F.L., & Slocumb, E.M., (1993). Nurse's attitudes toward patients with AIDS. *Advances in Nursing Science*, 18, 1112-1117.

Ferketich, S.L., & Varran, J.A. (1984). Residual analysis for causal model assumptions. *Western Journal of Nursing Research*, 6(1), 41-60.

Frank-Stromberg, M.F. (Ed.). (1992). *Instruments for clinical nursing research.* Boston: Jones and Bartlett.

Glass, G., McGraw, B., & Smith, M. (1981). *Meta-analysis in social research.* Newbury Park, CA: Sage.

Grey, M., Cameron, M.E., & Thurber, F.W. (1991). Coping and adaptation in children with diabetes. *Nursing Research*, 40, 144-149.

Hendrix, M.J., Sabritt, D., McDaniel, A., & Field, B. (1988). Perceptions and attitudes toward nursing impairment. *Research in Nursing & Health*, 10, 323-334.

Hunter, J.E., & Schmidt, F.L. (1990). *Methods of meta-analysis.* Newbury Park, CA: Sage.

Johansen, S., Bowles, S., & Haney, G. (1988). A model for forecasting intermittent skilled home nursing needs. *Research in Nursing & Health*, 11, 375-382.

Kerlinger, F.H. (1986). *Foundations of behavioral research* (3rd ed.). New York: Holt, Rinehart & Winston.

Klein, P.M. (1983). Contraceptive use and perceptions of chance and ability of conceiving in women electing abortion. *Journal of Obstetrics and Gynecology*, 12, 167-171.

Koniak-Griffin, D. (1988). The relationship between social support, self-esteem, and maternal-fetal attachment in adolescents. *Research in Nursing & Health*, 11, 269-278.

LoBiondo-Wood, G. (1985). The progression of physical symptoms in pregnancy and the development of maternal-fetal attachment. *Dissertation Abstracts International*, 46, 2625-B. (University Microfilms No. 85-21, 973.)

Mason, D.J., Jensen, M., & Boland, D.L. (1992). Health behaviors and health risks among homeless males in Utah. *Western Journal of Nursing Research*, 14, 775-787.

Mercer, R.T., Ferketich, S.L., & DeJoseph, J.E. (1993). Predictors of partner relationships during pregnancy and infancy. *Research in Nursing & Health*, 16, 45-46.

Mills, A.C., Sampel, M.E., Pohlman, V.C., & Becker, A.M. (1992). The odds for succes on NCLEX-RN by nurse candidates from a four-year baccalaureate nursing program. *Journal of Nursing Education*, 31(9), 403-408.

Newman, M.A., & Gaudiano, J.K. (1984). Depression as an explanation for decreased subjective time in the elderly. *Nursing Research*, 33, 137-139.

Pedhazur, E.J., & Schmelkin, L.P. (1991). *Measurement, design, and analysis*, Hilldsdale, NJ: Lawrence Erlbaum Associates.

Redeker, N.S. (1992). The relationship between uncertainty and coping after coronary bypass surgery. *Western Journal of Nursing Research*, 14, 48-60.

Reynolds, N.R., Timmerman, G., Anderson, J., & Sabol Stevenson, J. (1992). Meta-analysis for descriptive research. *Research in Nursing and Health*, 15, 467-476.

Schneider, E.M., & LoBiondo-Wood, G. (1992). Perceptions of procedural pain: Parents, nurses, and children. *Children's Health Care*, 21, 157-162.

Schraeder, B.D. (1993). Assessment of measures to detect preschool academic risk in very-low-birth-weight children. *Nursing Research*, 42, 17-21.

Shannahan, M.D., and Cottrell, B.H. (1985). Effect of the birth chair on duration of second-stage labor, fetal outcome and maternal blood loss, *Nursing Research*, 34: 89-92.

Stetler, C.B. (in press). Refinement of the Stetler/Marram model for application of research findings to practice, *Nursing Outlook.*

Strickland, O.L., and Waltz, C.F. (1988). *Measurement of nursing outcomes: measuring client outcomes*, vol. 1, New York, Springer Publishing Co.

Verrran, J.A., & Ferketich, S.L. (1984). Residual analysis for statistical assumptions of regression equations. *Western Journal of Nursing Research.* 6, 1, 27-40.

Waltz, C.F., and Strickland, O.L. (1988). *Measurement of nursing outcomes: measuring client outcomes*, vol. 2, New York, Springer Publishing Co.

Zusätzliche Literatur

Anastasi, A. (1988). *Psychological Testing* (6th ed.). New York: Macmillan Publishing Company.

Huck, S.W., and Sandler, H.M. (1979). *Rival hypotheses*. New York: Harper & Row.

Miller, D. (1991). *Handbook of Research Design and Social Measurement*. (5th ed.). Newbury CA: Sage.

Waltz, C.F., and Bausell, R.B. (1991). *Nursing research: design, statistics and computer analysis.* Philadelphia: F.A. Davis.

11 Qualitative Forschungsansätze

Patricia R. Liehr, Marianne Taft Marcus

Lernziele

Nach der Lektüre dieses Kapitels sollten Sie Folgendes können:

- Die Merkmale qualitativer Forschung und quantitativer Forschung unterscheiden.
- Die Verwendungsmöglichkeiten qualitativer Forschung in der Pflege benennen.
- Die Prozesse bei der phänomenologischen, ethnographischen, historischen und der „grounded theory"- Methode benennen.
- Pflegespezifische Phänomene aufzählen, die für die Methodik der Fallstudie geeignet sind.
- Forschungsmethoden benennen, die aus der Pflegetheorie entwickelt wurden.
- Wichtige Punkte erörtern, die bei qualitativen Forschungsansätzen im Zusammenhang mit folgenden Themenbereichen relevant sind: ethische Erwägungen; Kriterien zur Beurteilung der wissenschaftlichen Exaktheit; Kombination qualitativer und quantitativer Ansätze und die Verwendung von Computer-Software zur Unterstützung der Datenverarbeitung.
- Die erwähnten Kriterien bei der Bewertung eines Berichtes aus dem Bereich der qualitativen Forschung anwenden.

Schlüsselbegriffe

Äußere kritische Überprüfung
Ausklammern
Axiales Codieren
Datensättigung
Domäne
Durchlebte Erfahrung
Emisch
Ethnographische Methode
Etisch
„grounded-theory"-Methode
Historische Forschungsmethode
Innere kritische Überprüfung
Lebenskontext
Methode der Fallstudie
Methode des fortwährenden Vergleichs
Phänomenologische Methode
Primäquelle
Qualitative Forschung
Schlüsselinformanten
Sekundärquelle
Symbolischer Interaktionismus
Theoretische Stichprobenerhebung

Die Pflege ist sowohl eine Wissenschaft als auch eine Kunst. In der *qualitativen Forschung* werden der wissenschaftliche und der künstlerische Anteil der Pflege kombiniert, um die gesundheitsbezogenen menschlichen Erfahrungen besser verstehen zu können. Unter dieser allgemeinenen Bezeichnung vereinigen sich viele philosophische Theorien und Forschungsmethoden. Von Boyd (1990) stammt die folgende umfassende Definition:

„In der qualitativen Forschung geht es um weit gefaßte Fragestellungen, in deren Mittelpunkt die Erfahrungen von Menschen und die Wirklichkeit stehen; diese werden durch ständigen Kontakt mit Menschen in ihrer natürlichen Umgebung erforscht; dabei ergibt sich eine Vielzahl deskriptiver Daten, die uns helfen, ihre Erfahrungen zu verstehen" (S. 183).

In den letzten Jahren ist das Interesse an qualitativen Forschungsmethoden gestiegen; dies wird durch die zunehmende Anzahl von Berichten über qualitative Forschung in Pflegefachzeitschriften belegt. Die Überprüfung von vier Zeitschriften – *Advances in Nursing Science, Image, Nursing Research* und *Research in Nursing and Health* – ergab, daß sich die Berichte über qualitative Forschung in der Zeit von 1988 bis 1992 mehr als verdreifacht haben (Abb. 11-1). Berücksichtigt wurden nur vollständige Forschungsberichte (keine Abstracts oder Kurzinformationen), die unter Verwendung induktiver Strategien durchgeführt wurden. In Kapitel 20 führt Streubert noch viele andere Zeitschriften an, die in hohem Maße dazu beigetragen haben, daß sich die Anzahl der qualitativen Forschungsberichte erhöht hat. Daher gibt diese Zählung nicht die endgültige Gesamtzahl der von Krankenschwestern durchgeführten qualitativen Forschungsarbeiten wieder. Sie soll lediglich den Aufwärtstrend bei etablierten Pflegepublikationen aufzeigen.

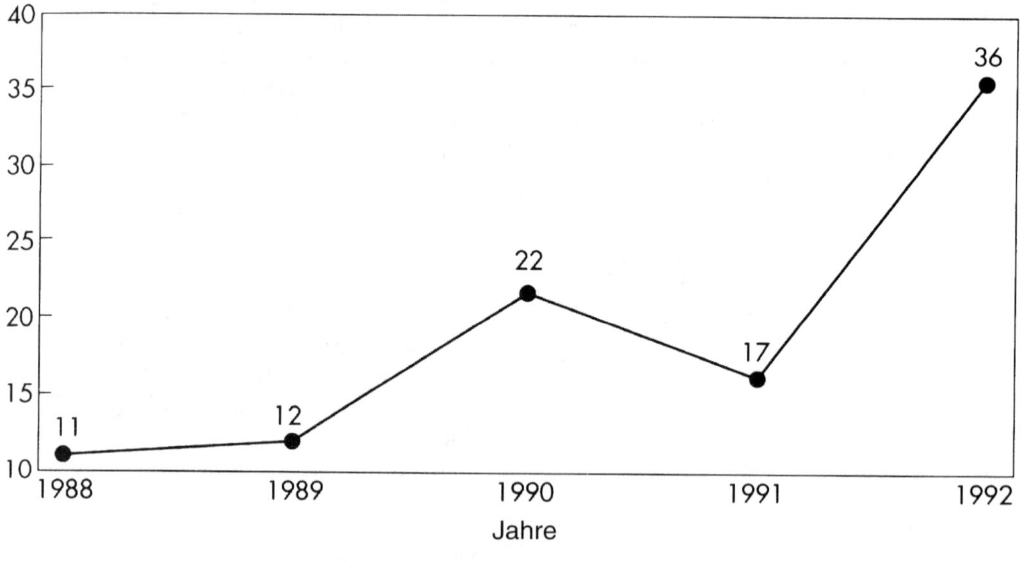

Abb. 11-1 Anzahl der Artikel über qualitative Forschung, die in vier Zeitschriften (*Advances in Nursing Science, Image, Nursing Research* und *Research in Nursing and Health) von 1988 bis 1992 veröffentlicht wurden*

Nach Leininger (1992) gibt es mehr als 20 bekannte qualitative Forschungsmethoden. Dieses Kapitel greift vier Methoden auf, die am häufigsten in der Pflege verwendet werden: die *phänomenologische Methode,* die *„grounded theory"-Methode,* die *ethnographische* und die *historische Methode.* Obwohl jede Methode sich von den anderen unterscheidet, weist sie doch bestimmte Merkmale auf, aufgrund derer sie den qualitativen Forschungsansätzen zugeordet werden kann. Einige grundlegende Unterschiede zwischen qualitativen und quantitativen Ansätzen werden hier aufgezeigt, um für die Diskussion der qualitativen Methodik eine Grundlage zu schaffen. Qualitative Ansätze gehen von anderen Auffassungen, anderen Forschungsaktivitäten und andere Fragestellungen aus als quantitative Forschungsansätze. In Tabelle 11-1 (S. 288) werden die Auffassungen, Aktivitäten und Fragestellungen quantitativer Ansätze denen qualitativer Ansätze gegenübergestellt.

Quantitative und qualitative Forschungsansätze

Auffassungen

Kapitel 2 gibt eine Einführung in die quantitativen Ansätze der Pflegeforschung. Diesen Ansätzen liegt die Auffassung zugrunde, daß der Mensch aus Organsystemen besteht, an denen nacheinander oder auch gleichzeitig objektive Messungen vorgenommen werden können. Beim Lesen und bei der kritischen Bewertung quantitativer Studien wird häufig deutlich, daß die Messung oder Bewertung einer oder mehrerer Merkmale des Menschen (z.B. psychologische, physiologische, soziale) im Vordergrund steht und daß versucht wird, die Merkmale, um die es geht, zu isolieren und eine klares, vom Kontext unabhängiges Bild dessen zu bekommen, was erforscht werden soll. Ein solches, vom Kontext unabhängiges Bild bekommt man, wenn man die Variablen, die die zu untersuchenden Variablen beeinträchtigen können, entweder eliminiert oder kontrolliert.

Im Gegensatz dazu wird bei qualitativen Ansätzen der Mensch als ganzheitliches Wesen betrachtet; folglich untersuchen diese Ansätze schwerpunktmäßig die Erfahrungen, die der Mensch in seiner natürlichen Umgebung macht. ForscherInnen, die diesen Ansatz wählen, vertreten die Auffassung, daß der einzelne Mensch seinen Erfahrungen Bedeutung zumißt, und Erfahrungen entwickeln sich aus dem Lebenskontext. Unter dem Begriff *Lebenskontext* versteht man die Matrix der Beziehungen zwischen Mensch und Umwelt, die sich im Laufe des Lebens herauskristallisiert. Aus dieser Perspektive unterscheidet sich die Schmerzerfahrung des einen Menschen von der eines anderen, und der Zugang zu dieser Erfahrung erfolgt über die subjektive Beschreibung durch das Individuum.

Eine Forscherin, die die durchlebten Schmerzerfahrungen eines Jugendlichen mit rheumatischer Arthritis erforschen möchte, wird sich in der natürlichen Umgebung des Jugendlichen, z.B. zu Hause oder in der Schule, aufhalten, um etwas über die Bedeutung des Schmerzes herauszufinden, eine Bedeutung, die sich nicht aus der Häufigkeit der medikamentösen Behandlung oder aus einer Bewertung auf der Likert-Skala ergibt. Diesem Ansatz liegt die Auffassung zugrunde, daß auf Tatsachen beruhende, objektive Daten menschliche Erfahrungen nicht erfassen können. Die Bedeutung der Schmerzerfahrung des Jugendlichen ergibt sich vielmehr im Kontext von persönlicher Geschichte, ak-

Tabelle 11-1 Gegenüberstellung von Auffassungen, Aktivitäten und Fragestellungen bei quantitativen und qualitativen Ansätzen

	Quantitative Ansätze	Qualitative Ansätze
Auffassungen der ForscherInnen	• Menschen sind biopsychosoziale Wesen, die sich aufgrund biologischer, psychologischer und sozialer Merkmale unterscheiden.	• Menschen sind komplexe Wesen, die ihrer Lebenssituation eine ganz besondere Bedeutung zumessen. Sie unterscheiden sich aufgrund ihres persönlichen Ausdrucks.
	• Wahrheit ist objektive Wirklichkeit, die mit den Sinnen erfaßt und von ForscherInnen gemessen werden kann.	• Wahrheit ist der subjektive Ausdruck der Wirklichkeit, so wie sie von den TeilnehmerInnen wahrgenommen und der Forscherin mitgeteilt wird. Wahrheit ist vom Kontext gefärbt.
Forschungs-aktivitäten	• Die Forscherin wählt eine (für die Population) repräsentative Stichprobe aus und legt vor der Datensammlung deren Größe fest.	• Die Forscherin wählt die TeilnehmerInnen aus, bei denen das betreffende Phänomen auftritt, und sammelt Daten, bis der Bedarf gedeckt ist.
	• Die Forscherin wählt für die Datensammlung einen extensiven Ansatz.	• Die Forscherin verwendet für die Datensammlung einen intensiven Ansatz.
	• Fragebögen und Meßinstrumente werden vorzugsweise von einer unvoreingenommenen Person in nur einem Setting eingesetzt, um die externen Variablen zu kontrollieren.	• Es werden Interviews und teilnehmende und nicht-teilnehmende Beobachtungen in der Umgebung durchgeführt, in der sich die TeilnehmerInnen normalerweise aufhalten. Vorurteile werden bewußt gemacht und ausgeklammert.
	• Reliabilität und Validität der Instrumente sowie innere und äußerer Validität sind Kriterien für die Beurteilung der wissenschaftlichen Exaktheit.	• Glaubwürdigkeit, Folgerichtigkeit, Angemessenheit und Übereinstimmung sind Kriterien für die Beurteilung der wissenschaftlichen Exaktheit.
	• Es wird eine primär deduktive Analyse vorgenommen, deren numerische Zusammenfassung es ForscherInnen ermöglicht, die Nullhypothese zu verwerfen oder zu akzeptieren.	• Es wird eine primär induktive Analyse vorgenommen, deren verbale Zusammenfassung die Synthese der von den TeilnehmerInnen erhaltenen Informationen darstellt. Daraus ergibt sich die Beschreibung menschlicher Erfahrungen.
Forschungs-fragen	• Welches ist die Beziehung zwischen der Häufigkeit einer Wochenbettverstimmung während der ersten Woche nach der Entbindung und der Inzidenz einer Wochenbettdepression bei Erstgebärenden 1, 6 und 12 Wochen nach der Entbindung?	• Welches ist die Grundstruktur der durchlebten Erfahrungen bei einer Wochenbettdepression? (Beck, 1992)
	• Welches sind die Unterschiede bezüglich Häufigkeit und Schwere von Wochenbettverstimmung und Wochenbettdepression bei Frauen, die frühzeitig aus dem Krankenhaus entlassen werden, und solchen, deren Krankenhausaufenthalt von normaler Dauer ist? (Beck, Reynolds und Rutkowski, 1992)	

tuellen Beziehungen und Zukunftsplänen und vor dem Hintergrund des täglichen Lebens in seiner dynamischen Interaktion mit der Umwelt. Das heißt, man geht davon aus, daß es sich bei der Schmerzerfahrung um eine in hohem Maße persönliche, durch den Kontext geprägte Erfahrung handelt.

Forschungsaktivitäten

Die Aktivitäten von Forscherinnen, die quantitative Ansätze wählen, werden an vielen Stellen des 2. Teils in diesem Buch diskutiert. In Tabelle 11-1 werden einige dieser bekannten Ativitäten mit denen qualitativer Ansätze verglichen. Anstatt die Größe der Stichprobe vor Beginn der Studie festzulegen, ist die Datensammlung erst abgeschlossen, wenn Sättigung erreicht ist. Datensättigung tritt dann ein, wenn sich die der Forscherin mitgeteilten Daten wiederholen. Das heißt, die von den TeilnehmerInnen formulierten Ansichten wurden schon vorher von anderen TeilnehmerInnen geäußert, und die Befragung weiterer TeilnehmerInnen führt nicht mehr zu neuen Informationen. Im allgemeinen ist die Anzahl der TeilnehmerInnen bei qualitativen Ansätzen geringer als die Anzahl der für quantitative Ansätze erforderlichen Versuchspersonen. Im Vergleich zu quantitativen Studien, in denen eine größere Anzahl von Versuchspersonen extensiv untersucht wird, kommen qualitative Studien mit weniger Versuchspersonen aus, die jedoch intensiv untersucht werden.

An den Forschungsaktivitäten beider Ansätze lassen sich die vorher dargelegten Auffassungen über die Bedeutung des Kontextes ablesen. Während man bei quantitativen Ansätzen versucht, externe Variablen auszuschalten, werden in qualitativen Ansätzen all jene Dimensionen der Individualität eines Menschen erforscht, die dazu beitragen können, die Bedeutung der Erfahrung aus der Sicht der TeilnehmerInnen zu verstehen. Die Forscherin ist das wichtigste Instrument; sie führt Interviews, sie beobachtet und sammelt Daten. Die spezifische Interaktion der Forscherin in der Umgebung der TeilnehmerInnen leistet einen Beitrag zur Entschlüsselung der Bedeutung. Es liegt in der Verantwortung der Forscherin, persönliche Vorurteile zu erkennen und auszuklammern. Durch solche Vorurteile werden die gewonnenen Informationen gefärbt, denn Vorurteile fließen unbemerkt in Beobachtungen und Interviews ein und sie verzerren die Interpretation der Daten, an denen sich die Forscherin orientiert.

Trotz genauester Berücksichtigung der Tatsache, daß die Forscherin als Instrument fungiert, kann es sein, daß die Informationen, die die TeilnehmerInnen der einen Forscherin mitteilen, nicht exakt mit denen übereinstimmen, die sie einer anderen mitteilen würden. Diese Subjektivität, die von der Forscherin und den TeilnehmerInnen gemeinsam geschaffen wird, steht im Gegensatz zu den objektiven Messungen quantitativer Ansätze.

Eine Forscherin, die einen qualitativen Ansatz wählt, sammelt zunächst Teilinformationen und setzt sie dann zusammen, wodurch ein Mosaik oder Bild der zu untersuchenden menschlichen Erfahrung entsteht. Genau wie bei einem Mosaik wird das ganze Bild erst dann erfaßt, wenn man einen Schritt zurücktritt. Dieses Gesamtbild transzendiert alle Facetten, ist aber nicht aus einer einzigen Facette erkennbar. Mit der verbalen Zusammenfassung versucht die Forscherin, die menschlichen Erfahrungen so wiederzugeben, daß sie für andere verständlich werden. Diese induktive Analyse steht im Gegensatz zu der primär deduktiven Analyse bei quantitativen Forschungsansätzen. Die deduktive

Analyse geht nämlich von einem Gesamtbild aus und versucht, dessen Facetten zu untersuchen, indem sie die Beziehung der Facetten untereinander erforscht.

Forschungsfragen

Es hängt von der Forschungsfrage ab, ob quantitative oder qualitative Methoden gewählt werden. Im allgemeinen wird für Fragen, die die Überprüfung einer Beziehung oder eines Unterschiedes erfordern, ein quantitativer Forschungsansatz gewählt; Fragen, die die Erforschung einer menschlichen Erfahrung nahelegen, verlangen einen qualitativen Ansatz. Die in Tabelle 11-2 aufgeführten Fragen bezüglich der Wochenbettdepression stammen von derselben Forscherin, Cheryl Tatano Beck. Bei dem quantitativen Ansatz fragten Beck, Reynolds und Rutowski (1992) nach der Beziehung zwischen Variablen (Wochenbettverstimmung und Wochenbettdepression) und nach dem Unterschied zwischen Gruppen (frühe Entlassung versus normale Entlassung). Bei dem qualititativen Ansatz (Beck, 1992) ging es dagegen um die durchlebten Erfahrungen während der Wochenbettdepression. In Tabelle 11-2 werden die beiden Studien verglichen und die vorher diskutierten Unterschiede zwischen quantitativen und qualitativen Ansätzen hervorgehoben.

Beck wählte für jede Studie einen anderen Ansatz, um das gleiche Thema, die Wochenbettdepression, zu erforschen. Maßgebend für die Wahl war die jeweilige Forschungsfrage. In beiden Fällen wurde auf der Grundlage unterschiedlicher Auffassungen und Aktivitäten der Wissensstandard der Pflege in Bezug auf die Wochenbettdepression erweitert. Eine Krankenschwester ist sicher nicht ausschließlich auf quantitative bzw. qualitative Ansätze festgelegt. Zwar besteht bei den meisten PflegeforscherInnen die Neigung, einem Forschungsansatz den Vorzug zu geben, doch wird die Wahl des Ansatzes letztendlich von der Forschungsfrage bestimmt.

Der qualitative Ansatz und die Pflegewissenschaft

Qualitative Forschung eignet sich ganz besonders gut für die Erforschung der gesundheitsbezogenen menschlichen Erfahrungen, ein Hauptanliegen der Pflegewissenschaft. Da qualitative Methoden sich mit der Gesamtheit menschlicher Erfahrungen und der Bedeutung beschäftigen, die diesen durchlebten Erfahrungen zugeschrieben wird, ermöglichen diese Methoden ein umfassenderes Verständnis und einen tieferen Einblick in komplexe menschliche Verhaltensweisen als Informationen, die aufgrund von Erhebungen oder anderen linearen Meßmethoden subjektiver Wahrnehmungen gewonnen werden (Lincoln, 1992). Wir führen zwei Beispiele an, die die Leistungsfähigkeit qualitativer Methoden für die Pflegepraxis und bei der Entwicklung von Theorien und Instrumenten aufzeigen.

Morgan und Laing (1991) erforschten die Bedeutung der Diagnose „Alzheimer-Krankheit" für Ehegatten, die als BetreuerInnen fungieren. Für die Untersuchung wurden eine Reihe von unstrukturierten und halbstrukturierten Interviews in der häuslichen Umgebung der TeilnehmerInnen durchgeführt. Es kristallisierten sich zwei Hauptthemenbereiche, Kummer und Belastung durch die Betreuerrolle, heraus, um die Lebenswelt dieser Menschen zu beschreiben. Die gründliche Erforschung dieser Themenbereiche ergab, daß die Beziehung, die die betreuende Person in der Vergangenheit zu dem Ehegatten hatte, die Einstellung zur Betreuerrolle beeinflußte. Ehegatten, deren Ehe vorher von Vertrautheit und Stabilität geprägt war, beklagten den Verlust dieser Beziehung zu dem Ehepartner. Andere, deren Beziehung vorher nicht stabil war, erlebten eine hohes Maß an Streß und Belastung in ihrer neuen Betreuerrolle. Obwohl Streß und Belastung durch eine Betreuerrolle keine neuen Konzepte in Situationen sind, in denen Einzelpersonen und Familien mit der Alzheimer Krankheit konfrontiert werden, so gewährt die Beziehung zu dem historischen Kontext der Ehe doch neue Einblicke in die Bedeutung der Betreuerrolle.

Tabelle 11-2 Gegenüberstellung zweier Studien über Wochenbettdepression: ein quantitativer und ein qualitativer Ansatz

	Wochenbettverstimmung und Wochenbettdepression	**Die durchlebten Erfahrungen einer Wochenbettdepression: eine phänomenologische Studie**
Versuchspersonen	*n* = 49 erstgebärende, in Amerika geborene Frauen mit unkomplizierter Schwangerschaft und vaginaler Entbindung	*n* = 7 Mütter, die einer Gruppe von Betroffenen angehörten, die an Wochenbettdepression litten; 4 waren Erstgebärende, 3 Frauen hatten mehrmals geboren; 4 hatten vaginale Entbindungen, 3 wurden durch Kaiserschnitt entbunden
Mit der Datensammlung beschäftigte MitarbeiterInnen	Vier speziell geschulte Forschungsassistentinnen ohne gesundheitsbezogene Ausbildung, „damit sichergestellt ist, daß sie nicht selbst zu konfundierenden Variablen werden"	Die Daten wurden durch die Forscherin selbst gesammelt (siehe Instrumente)
Instrumente	Skala von Stein zur Messung der Wochenbettverstimmung; eine 13 Symptome umfassende Selbsteinschätzungskala mit akzeptabler Reliabilität und Validität; das Depressions-Inventar von Beck, mit dem 21 Kategorien von Symptomen und Einstellungen bewertet werden können; Reliabilität und Validität sind nachgewiesen	Die Forscherin interviewte die Versuchspersonen und klärte durch nachfolgende Interviews ab, ob die TeilnehmerInnen mit der Interpretation ihrer Erfahrungen einverstanden waren; vor jedem Interview machte sich die Forscherin ihre Vorurteile bewußt und transzendierte sie, um die Wirklichkeit der TeilnehmerInnen erfassen zu können
Analyse/Zusammenfassung	Die deduktive Analyse erfolgte mit Hilfe von schlußfolgernden statistischen Methoden: „Es zeigten sich 1, 6 und 12 Wochen nach der Entbindung keine signifikanten Unterschiede bezüglich der Mittelwerte bei Müttern, die nach einem Krankenhausaufenthalt von normaler Dauer entlassen wurden	Die induktive Analyse wurde mit Hilfe der phänomenologischen Methode durchgeführt; aus der Bedeutung der Beschreibungen von Teilnehmerinnen wurde das Wesentliche herausgefiltert und zu 11 Themenbereichen zusammengefaßt; dazu gehörten: Einsamkeit; die Zwangsvorstellung, eine schlechte Mutter zu sein; Angst- und Schuldgefühle wegen der Überlegung, das Kind zu verletzen; Unfähigkeit, sich zu konzentrieren und Unsicherheit bis hin zu dem Bedürfnis, selbst bemuttert zu werden

Die Ergebnisse der Arbeit von Morgan und Laing (1991) bzw. jeder Studie über Menschen, die mit Veränderungen des Gesundheitszustandes leben, können Einblicke vermitteln und dazu beitragen, daß die Pflegeleistung verbessert wird. Mit qualitativen Pflegestudien lassen sich also ergiebige Daten gewinnen, und sie fördern die Sensibilität gegenüber den gesundheitsbezogenen Erfahrungen anderer. Die aus eingehenden qualitativen Studien gewonnenen Informationen liefern der Forscherin Material für deskriptive Kategorien, die für die Entwicklung eines quantitativen Instruments verwendet werden können, dessen Grundlage die tatsächlichen Erfahrungen der Versuchspersonen sind und nicht die Beurteilung durch Außenstehende.

Qualitative Studien können auch zur Entwicklung von Konzepten oder der Theorien benutzt werden. Hutchinson (1986) verwendete die „grounded theory"-Methode, um eine eigenständige Theorie aufzustellen, die den Prozeß erklärt, der Krankenschwestern medikamentenabhängig werden läßt. Es wurde eine extensive Datensammlung durchgeführt; dazu gehörten auch Interviews mit Krankenschwestern, die sich auf dem Weg der Genesung befanden, die Lektüre von Fallgeschichten über Krankenschwestern, die vor dem „board of nursing" (Pflegekommission) erscheinen mußten, die Anwesenheit bei Anhörungen des „board of nursing", die Beobachtung der Zusammenkünfte von Krankenschwestern in einer Selbsthilfegruppe und die Begleitung von Krankenschwestern bei der Kontrolle des Urins von Krankenschwestern, die auf dem Weg der Genesung waren. Nach dieser ausgedehnten Periode der Datensammlung stellte Hutchinson eine Theorie auf, die den Weg der Selbstzerstörung von Krankenschwestern beschreibt, die durch die ständige Konfrontation mit dem Leid medikamentenabhängig geworden sind.

Qualitative Methoden haben einen direkten Bezug zur Pflegepraxis insofern, als sie die Vordergründigkeit der Folgeerscheinungen, wie z.B. Medikamentenabhängigkeit, durchdringen, und Prozesse im Leben von Menschen aufdecken, die diese Folgeerscheinungen bedingen. Die Kenntnis dieser Prozesse vertieft das Verständnis und schafft eine Interventionsbasis für die Verbesserung der Lebensqualität (Munhall, 1992). So kann die Beschreibung der Prozesse, die dem Mißbrauch von Alkohol und anderen Drogen vorangehen, wertvolle Informationen für die Entwicklung von Pflegeinterventionen liefern.

Die vier Methoden der qualitativen Forschung

In den vorigen Abschnitten wurden in einem Überblick quantitative von qualitativen Forschungsansätzen abgegrenzt und der Beitrag qualitativer Studien zur Pflegewissenschaft dargelegt. Damit wurde die Grundlage für die Untersuchung der vier qualitativen Methoden geschaffen, die in diesem Kapitel vorgestellt werden. In Tabelle 11-3 werden die phänomenologische, die ethnographische, die historische und die „grounded theory"-Methode gegenübergestellt. ForschungsanwenderInnen finden in diesem Kapitel durchgängig ausführlichere Vergleiche dieser Methoden. Nach Parse, Coyne und Smith (1985) sollten Forschungsmethoden, ob qualitative oder quantitative, fünf Grundelemente enthalten:

1. Darstellung der Zielsetzung
2. Strukturierung der Studie
3. Datensammlung
4. Datenanalyse
5. Beschreibung der Befunde (S. 16).

Tabelle 11-3 Vergleich der qualitativen Methoden: Anliegen, Grundlagen und Fragestellungen

Methode	**Kern der Methode**	**Grundlage**	**Beispiele für Fragestellungen aus veröffentlichten Studien**
Phänomenologisch	Beschreibung der „durchlebten Erfahrungen"	Philosophie	Was bedeutet es, Pflegedienst auf der NICU, Intensivstation für Frühgeburten zu leisten? (Swanson, 1990) Welches sind die wesentlichen Merkmale der Selbsttranszendierung bei Frauen mit Brustkrebs im fortgeschrittenen Stadium? (Coward, 1990)
Grounded theory	Entwicklung systematischer Verfahren, mit deren Hilfe eine Theorie über grundlegende soziale Prozesse aufgestellt werden kann	Symbolische Interaktion und Sozialwissenschaften	Wie erleben BetreuerInnen von Familienmitgliedern, die an der Alzheimer-Krankheit leiden, einen Todesfall? (Jones und Martinson, 1992) Wie gehen AIDS-PatientInnen mit ihrer Krankheit um? (Ragsdale, Kotorba und Morrow, 1992)
Ethnographisch	Beschreibung kultureller Gruppen oder Lebenswelten	Kulturanthropologie	Wie nehmen Krankenschwestern aus verschiedenen Bereichen des Gesundheitswesens die Zusammenarbeit zwischen nationalen und internationalen Gesundheitsorganisation wahr? (Uphall, 1992) Was bedeutet Wohlbefinden für alternde Menschen? Welche Faktoren tragen zum Wohlbefinden beim Alterungsprozeß bei? (Miller, 1991)
Historisch	Systematische Sammlung von Daten zur Beschreibung eines vergangenen Ereignisses	Philosophie, Kunst und Wissenschaft	In welcher Weise haben Philosophie, Ausbildungsmethoden und die verschiedenen Settings zu der Entwicklung von Grundlagen der Pflegeausbildung in Amerika beigetragen? (Davis, 1991) In welcher Weise hat das Pflegepersonal durch Beobachtung und Auswahl die Entwicklung der Intensivpflege und der erforderlichen Wissensgrundlage aktiv beeinflußt? (Fairman, 1992)

Jede der qualitativen Methoden wird genau beschrieben, und anschließend folgt die Diskussion dieser fünf Grundelemente. Es wird auf Faktoren eingegangen, die die Methoden voneinander abgrenzen, und anhand von Beispielen aus der Forschung erhalten Neulinge in der Forschungsanwendung Anleitung für die kritische Bewertung.

Die phänomenologische Methode

Die *phänomenologische Methode* geht auf Edmund Husserl (1859-1938) zurück. Sie diente diesem deutschen Philosophen dazu, herauszuarbeiten was nach seinen Worten „im Bewußtsein an gültigen Strukturen aufweisbar ist". Ziel der Bemühungen von Husserl ist, eine objektive Basis für alle Einzelwissenschaften zu schaffen. Ausgangspunkt sind die Ort und Zeit verhafteten Phänomene, denen das Denken und Urteilen des Menschen gegenübertritt. Mit Hilfe der phänomenologischen Methode wird von diesen Phänomenen abstrahiert („Reduktion"), so daß die objektiven Strukturen sichtbar werden. Am Endpunkt der Reduktion sind also die Phänomene selbst verschwunden. Husserls Begriff der „deskriptiven Psychologie" erscheint heute in doppelter Hinsicht mißverständlich fomuliert: Einmal geht es diesem Philosophen nicht um die Phänomene; zum anderen werden nicht Phänomene oder psychologische Sachverhalte beschrieben, sondern objektive Denkstrukturen. In den USA ist das Stichwort „Phänomenologie" vor allem von A.H. Maslow aufgenommen worden. In der Auseinandersetzung mit dem Behaviorismus wird damit jetzt eine beschreibende Psychologie bezeichnet. Damit ist das Verfahren gemeint, Beobachtungs-Daten auf eine als „natürlich" empfundene Weise zu klassifizieren, ohne eine Analyse (Was ist Schein? Was bedeutet das wirklich?) für notwendig zu halten. Von amerikanischen Pflegetheoretikerinnen wird derzeit dieser Begriff benutzt, wenn der Erlebnis- und Prozeßcharakter einer Wahrnehmung besonders betont werden soll. [Anm. d. Bearb.]

Die Identifizierung des Phänomens

Da bei der phänomenologischen Methode (diese hat allerdings mit der philosophischen Phänomenologie nur den Namen gemeinsam) die durchlebten Erfahrungen im Mittelpunkt stehen, wird diese Methode wahrscheinlich von Forscherinnen gewählt, die eine Dimension des Von-einem-Tag-zum-anderen-Lebens bei einer bestimmten Gruppen von Individuen untersuchen wollen. Eine Krankenschwester interessiert sich vielleicht für Erfahrungen im Zusammenhang mit Hoffnung bei KrebspatientInnen oder für Erfahrungen im Zusammenhang mit Ärger bei Menschen mit Herzerkrankungen. Sowell, Bramlett, Gueldner, Gritzmacher und Martin (1991) untersuchten die durchlebten Erfahrungen im Zusammenhang mit Weiterleben und Verlust nach dem Tod eines Partners durch das erworbene Immunschwächesyndrom (AIDS). Ihr Forschungsbericht wird verwendet, um den LeserInnen die phänomenologische Methode näherzubringen.

Die Strukturierung der Studie

Die Strukturierung der Studie wird durch folgende Themen bestimmt: die Forschungsfrage, die Perspektive der Forscherin sowie die Auswahl der Stichprobe. Das Problem des Schutzes von Versuchspersonen wurde ebenfalls als Thema vorgeschlagen

(Parse et al., 1985); es wird jedoch in einem der nachfolgenden Abschnitte dieses Kapitels im Zusammenhang mit ethischen Fragen diskutiert.

Forschungsfragen. Forschungsfragen, die für die phänomenologische Methode geeignet sind, zielen auf die durchlebten Erfahrungen ab, z. B. „Wie erleben Menschen Hoffnung, die an Krebs erkrankt sind?" oder „Wie erleben Menschen mit Herzerkrankungen Ärger?" Wenn die Frage an TeilnehmerInnen gerichtet wird, geschieht dies häufig in Form einer Aufforderung. Sowell et al. (1991) formulierten ihre Bitte um Auskunft folgendermaßen: „Bitte beschreiben Sie ihre Erfahrungen beim Verlust ihres Partners durch AIDS. Beschreiben Sie die Ereignisse und Gefühle vor und nach dem Tod ihres Partners." (S. 91)

Die Perspektive der Forscherin. Bei der phänomenologischen Methode wird die Perspektive der Forscherin mit Klammern versehen. Das heißt, die Forscherin spürt persönliche Vorurteile in Bezug auf das betreffende Phänomen auf, um sich bewußt zu machen, wie durch persönliche Erfahrungen und Überzeugungen die gewonnenen Informationen und der Bericht darüber persönlich gefärbt werden können. Es wird erwartet, daß die Forscherin persönliche Vorurteile ausklammert – sie mit Klammern versieht –, wenn sie sich mit den TeilnehmerInnen beschäftigt. Wenn sich eine Forscherin ihre persönlichen Vorurteile bewußt macht, dann kann sie wahrscheinlich eher wichtigen Problemen nachgehen, die von den TeilnehmerInnen aufgegriffen werden, anstatt die TeilnehmerInnen an Probleme heranzuführen, die sie für wichtig hält.

Aufgrund ihrer Literaturüberprüfung zogen Sowell et al. (1991) die Schlußfolgerung, daß der Verlust eines Partners die Gesundheit des überlebenden Partners beeinträchtigt. Sie bezogen sich auf Theorien über Leid und Verlust, die die Grundlage für die Studie bildeten und sich auf ihre Auffassungen auswirkten. Damit machten sie ihre Wertvorstellungen deutlich und gaben den LeserInnen die Möglichkeit festzustellen, wie sich ihre Perspektive auf die Studie ausgewirkt hat.

Die Auswahl der Stichprobe. Anhand des Berichtes über eine phänomenologische Studie können die LeserInnen feststellen, daß die ausgewählte Stichprobe die Erfahrungen durchlebt, um die es der Forscherin geht. Sowell und ihre Mitarbeiterinnen rekrutierten die TeilnehmerInnen aus Gemeindegruppen, die Menschen mit AIDS und ihnen nahestehenden Personen ihre Dienste anbieten. Gelegentlich kommt es vor, daß die Erfahrungen, um die es geht, in der Vergangenheit liegen. Da phänomenologisch ortientierte Forscherinnen den Standpunkt vertreten, daß die Geschichte eines Menschen eine Dimension der Gegenwart ist, sind vergangene Erfahrungen Bestandteil der Gegenwart. Die TeilnehmerInnen in der Studie von Sowell et al. hatten beispielsweise den Tod ihres Partners in der Vergangenheit erlebt. Die Forscherinnen baten die TeilnehmerInnen, sich Ereignisse und Gefühle vor und nach dem Tod des Partners ins Gedächtnis zurückzurufen. KritikerInnen wird auffallen, daß eine Forscherin, die die phänomenologische Methode verwendet, Informationen sammelt, die aus der Erinnerung der TeilnehmerInnen stammen.

Die Datensammlung

Bei der phänomenologischen Methode können Daten schriftlich oder mündlich gesammelt werden. Die Forscherin kann die Frage in schriftlicher Form stellen und um eine schriftliche Antwort bitten, oder sie kann eine Zeit für ein Intervierw mit den TeilnehmerInnen vereinbaren und dies dann aufzeichnen. In beiden Fällen kann die Forscherin um Mithilfe bei der Aufklärung von Unklarheiten bitten. Bis zu einem gewissen Grad hängt die jeweilige Strategie der Datensammlung von der Wahl bestimmter Analysetechniken ab. Bei Verwendung der „van Kaam-Technik“ wird eine große Anzahl schriftlicher Beschreibungen gesammelt; bei Verwendung der „Colaizzi-Technik“ wird eine geringe Anzahl von Interviews transkribiert (Boyd, 1990).

Sowell et al. (1991) verwendeten die „Colaizzi-Technik“. Sie zeichneten Interviews auf, die dann zwecks Analyse transkribiert wurden. Bei dieser Datensammlung gab es eine Besonderheit: Die TeilnehmerInnen durften ihre Interview-PartnerIn von einer Liste auswählen, auf der die Geschlechtszugehörigkeit und der Wohnsitz des/der ForscherIn angegeben waren. Diese Wahlmöglichkeit sollte das Interview für die TeilnehmerInnen angenehm gestalten.

Die Datenanalyse

Bei der phänomenologischen Methode kommen für die Analyse der Daten verschiedene Techniken in Frage. Zur ausführlichen Information über spezielle Techniken sollten die Originalquellen herangezogen werden (Spiegelberg, 1976; van Kaam, 1969; Colaizzi, 1978). Obwohl die Techniken sich ein wenig voneinander unterscheiden, läßt sich doch ein Grundmuster von der Beschreibung der TeilnehmerInnen bis hin zur Synthese aller Beschreibungen erkennen. Die einzelnen Schritte sehen wie folgt aus:

1. Gründliches Lesen und sensibler Umgang mit dem Gesamttransskript der von den TeilnehmerInnen erhaltenen Beschreibungen
2. Kennzeichnung der Gedankensprünge der TeilnehmerInnen, nach denen das Transkript in Gedankenabschnitte unterteilt wird
3. Genaue Angabe der wichtigen Aussagen in jedem Gedankenabschnitt in den Worten der TeilnehmerInnen
4. Herausarbeiten jeder wichtigen Aussage mit dem Ziel, die zentrale Bedeutung eines Abschnittes in den Worten der Forscherin wiederzugeben
5. Vorläufige Synthese der zentralen Bedeutungen aller Gedankenabschnitte jedes einzelnen Teilnehmers unter Berücksichtigung der Kernaussagen über das zu untersuchende Phänomen
6. Abschließende Synthese der Kernaussagen, die sich in den Beschreibungen aller TeilnehmerInnen herauskristallisiert haben und die zu einer umfassenden Beschreibung der *durchlebten Erfahrungen* zusammengefaßt werden.

Sowell et al. (1991) stellten die Aussagen der TeilnehmerInnen über den Verlust des Partners an den Anfang, z.B: „Nun ja, es ist einfach unwirklich. Es ist für mich immer noch nicht wahr; man tut einfach was, und wenn man genug tut, dann ist man immer beschäftigt, bis man schlafen geht“ (S. 91). Die zentrale Bedeutung dieser Aussage wurde von den Forscherinnen so wiedergegeben: „Sich dem Ereignis zu stellen, fiel den Befragten sehr schwer, sie stellten deshalb die mechanische Verrichtung der Alltags-Tätigkeiten in den Vordergrund.“ (S. 91). Die Kernaussagen über das Phänomens wurden zu Themen zusammengefaßt; eines dieser Themen lautet „Abgetrennt-Sein vom Ich“. Die Synthese aller Themen ergab die Beschreibung der Dimensionen der durchlebten Erfahrungen beim Verlust einer Partners durch AIDS: Isolation/Abgetrennt-Sein, emotionale Verwirrung sowie Akzeptanz/Leugnung.

Die Beschreibung der Ergebnisse

Bei der der phänomenologischen Methode führt der Weg der Information von der Forschungsfrage über die Beispiele für wesentliche Aussagen der TeilnehmerInnen und deren Interpretation durch die Forscherin zu der abschließenden Synthese, aus der sich die durchlebten Erfahrungen zusammensetzen. Das folgende Beispiel für eine Synthese, das die durchlebten Erfahrungen wiedergibt, stammt aus dem Bericht von Sowell et al.:

> „Menschen, die einen Partner durch AIDS verlieren, erleben intensive und ambivalente Gefühle und Emotionen. Sie sind mit der Möglichkeit der Isolation und des Abgetrennt-Seins von ihren Freunden, ihrer Familie, der Familie ihres Partners und sogar von sich selbst konfrontiert. Diese Isolation wird oft Wirklichkeit. Sie sind sich ihres Unterstützungssystems nicht sicher und erleben sich oft als abgespalten, sogar von sich selbst, wenn sie mechanisch durchs Leben gehen und doch keine Verbindung damit spüren. (S. 93)

Die Sprache in dem Bericht über ein phänomenologische Studie ist beschreibend und genau, um die komplexe Bedeutung der durchlebten Erfahrungen vermitteln zu können.

Die „Grounded Theory"-Methode (Gegenstandsbezogene Theorie)

KritikerInnen, die eine Studie mit der „grounded-theory"-Methode zu bewerten haben, finden einen induktiven Ansatz vor, der aufgrund systematischer Verfahren zu einer Theorie über grundlegende gesellschaftliche Prozesse gelangt. Diese Theorie basiert auf der Beobachtung und Wahrnehmung der Gesellschaft (Crabtree und Miller, 1992). Ziel des „grounded theory"-Ansatzes ist es, elementare gesellschaftliche Kräfte aufzuspüren, die sich prägend auf das menschliche Verhalten auswirken (Thorne, 1991). Diese Methode wird dann eingesetzt, wenn eine Theorie entwickelt werden soll oder wenn eine existente Theorie bestimmte Gegebenheiten nicht erklären kann.

Die *symbolische Interaktion* ist die theoretische Grundlage der „grounded theory". Der symbolische Interaktionismus geht traditionell von der Annahme aus, daß die Beziehung zwichen dem Individuum und der Gesellschaft sich als Prozeß fortwährender symbolischer Kommunikation darstellt, durch den Menschen eine gesellschaftliche Wirklichkeit schaffen. Die Begründung dieser Theorie zu Beginn des zwanzigsten Jahrhunderts geht auf den Sozialpsychologen Herbert Mead zurück (Powers und Knapp, 1990).

Glaser und Strauß (1967) entwickelten einen systematischen Ansatz für die Erforschung von Interaktionen – die *„grounded theory"-Methode* –, um die Kluft zwischen Theorie und Forschung zu überbrücken, die der Grund für die Unterbewertung qualitativer Studien war. Bei dieser Methode besteht immer eine enge Verbindung zwischen Theorie und Daten, weil die anschaulichen Beispiele den direkten empirischen Nachweis erbringen, daß die Theorie und das zu untersuchende Phänomen zusammenpassen. Eine so generierte Theorie kann dann als konzeptueller Rahmen dienen, auf dessen Grundlage Hypothesen überprüft und quantitative Studien durchgeführt werden können. (Powers und Knapp, 1990).

Wenngleich die „grounded theory"-Methode ursprünglich als Instrument für SoziologInnen entwickelt wurde, um Interaktionen in verschiedenen gesellschaftlichen Umfeldern zu untersuchen, so ist sie doch nicht ausschließlich auf die Soziologie festgelegt. ForscherInnen aus verschiedenen Wissenschaftszweigen können dasselbe Phänomen aus unterschiedlicher Perspektive erforschen (Strauß und Corbin, 1990). Innerhalb des Forschungsbereiches der chronischen Erkrankungen könnte eine Krankenschwester an den Coping-Mustern von Familien interessiert sein, ein Psychologe an persönlichem Anpassungsverhalten und ein Soziologe an dem Verhalten von Gruppen in verschiedenen Settings innerhalb des Gesundheitswesens (Strauß und Corbin, 1990). Jede Disziplin spiegelt sich in der von ihr entwickelten Theorie wider und hilft ihr, Phänomene zu erklären.

Die Identifizierung des Phänomens

Die „grounded theory"-Methode wird also immer dann verwendet, wenn es darum geht, gesellschaftliche Prozesse aus der Perspektive der menschlichen Interaktion zu untersuchen. Der grundlegende gesellschaftliche Prozeß bzw. die Grundkategorie, die die Basis einer Theorie bildet, wird häufig in der Form des Gerundiums ausgedrückt und deutet so eine Veränderung an, während die gesellschaftliche Wirklichkeit ausgehandelt wird. Bright (1992) erforschte beispielsweise das *Platz-Schaffen* bzw. den Entwicklungsprozeß, der in Gang gesetzt wird, wenn ein Neugeborenes Aufnahme in einer Familie findet, die aus mehreren Generationen besteht. Wir beziehen uns auf die Studie von Price, in der zunächst die Unsicherheit während einer chronischen Erkrankung untersucht werden sollte, um ForschungsanwenderInnen in die „grounded theory"-Methode einzuführen.

Die Strukturierung der Studie

Forschungsfragen. Forschungsfragen, für die sich die „grounded theory"-Methode eignet, zielen auf einen grundlegenden gesellschaftlichen Prozeß ab. Sie orientieren sich tendenziell an Aktionen bzw. Veränderungen, wie z. B. „Wie reagiert eine Familie als System, das aus mehreren Generationen besteht, auf die Geburt des ersten Enkelkindes?" (Bright, 1992, S. 81). In einer „grounded theory"-Studie kann die Forschungsfrage eine Aussage oder eine weit gefaßte Frage sein, die eine eingehende Erklärung des Phänomens gestattet. Die LeserInnen werden sicher in der folgenden Aussage, die das Thema der Studie von Price widergibt, die implizit enthaltene Frage erkennen: „Wie PatientInnen durch Informationen über Diabetes Selbstbehandlung lernen und wie sie diese in ihr Leben einbeziehen" (Price, 1993, S. 32).

Die Perspektive der Forscherin. Den ForscherInnen, die die „grounded theory"-Methode verwenden, geht es um die Erforschung der Prozesse, die man beobachten kann, wenn Menschen im gesellschaftlichen Kontext mit anderen Menschen als Reaktion auf bestimmte Lebensbedingungen interagieren. Zwar werden in die Studie Erkenntnisse aus der Literaturüberprüfung eingebracht, jedoch ist diese keineswegs erschöpfend. Die Theorie wird vielmehr direkt von den Daten abgeleitet. Price (1993) weist beispielsweise darauf hin, daß andere Studien über die Selbstbehandlung von Diabetes deduktive, auf Mitarbeit, Verhaltensänderung oder den kognitiven Stil bezogene Modelle verwenden, um das Verhalten von PatientInnen zu erklären und zu prognostizieren. In der vorliegenden Studie (Price, 1993) werden jedoch Faktoren und Prozesse beschrieben, die sich während des Erlernens der Selbstbehandlung von Diabetes ergeben. Price (1993) verweist darauf, daß die Selbstbehandlung aus der Perspektive der PatientInnen untersucht wurde, daß aber auch

Faktoren wie gesellschaftliche Bedingungen und die Anweisungen des Arztes in die Untersuchung einbezogen wurden, um für die Entwicklung der Theorie ausreichend fundiertes Material zur Verfügung zu haben. Die „grounded theory"-Methode läßt also eher die kontextbedingten Wertvorstellungen erkennen als die der Forscherin (Lincoln und Guba, 1985).

Ein weiterer wichtiger Aspekt bei der Perspektive der Forscherin ist das Bemühen um die Verknüpfung von Daten und Theorie. Wie bereits erwähnt wurde, hatte Price (1993) zunächst die Absicht, das Konzept der Unsicherheit bei chronischen Erkrankungen an Erwachsenen in dem Setting der ambulanten Behandlung zu erforschen. Jedoch wurde aufgrund der sich nach und nach ergebenden Daten deutlich, daß das Konzept der Unsicherheit dem weiter gefaßten zentralen Thema „Erlernen der Selbstbehandlung" untergeordnet war.

Die Auswahl der Stichprobe. Bei der Zusammenstellung der Stichprobe werden TeilnehmerInnen ausgewählt, die unter entsprechenden Bedingungen leben, und es werden Ereignisse und Vorfälle ausgewählt, die mit dem zu untersuchenden gesellschaftlichen Prozeß in Zusammenhang stehen. Price machte erwachsene DiabetikerInnen durch ein Mitteilungsblatt ausfindig, das in der Gegend verbreitet war. Gemäß den Teilnahmebedingungen für die Studie mußten die TeilnehmerInnen seit mindestens einem Jahr, jedoch nicht länger als zehn Jahre Diabetiker (Diagnose: Diabetes mellitus) sein. Jeder der 18 Teilnehmer spritzte sich täglich zweimal oder öfter Insulin und überwachte seinen Blutzuckerspiegel selbst. Den PatientInnen stand also ein bestimmter Zeitraum zum Lernen zur Verfügung, und sie mußten bestimmte Aufgaben im Zusammenhang mit der Selbstbehandlung erledigen. Price beschreibt auch andere Faktoren bzw. Variablen wie z. B. Alter, Bildung und Ausbildung, Familienstand, und sie gibt an, ob die TeilnehmerInnen Selbsthilferuppen besuchten oder offiziell am Unterricht für DiabetikerInnen teilnahmen.

Die Datensammlung

Bei der „grounded theory"-Methode werden die Daten durch Interviews und durch die professionelle Beobachtung von Einzelpersonen gesammelt, die in einem gesellschaftlichen Setting interagieren. Die Interviews werden aufgezeichnet und dann transkribiert, die Beobachtungen werden als Feldaufzeichnungen schriftlich festgehalten. Die zu untersuchenden Konzepte werden zu Beginn mit Hilfe von offenen Fragen ermittelt.

Price (1993) interviewte jeden Teilnehmer zweimal, jedesmal ungefähr 2 Stunden. Die meisten Interviews wurden in der häuslichen Umgebung der TeilnehmerInnen geführt. Grundlage der Interview-Fragen, die Aspekte der Unsicherheit thematisierten, waren die klinischen Erfahrungen der Forscherin. Die Entwicklung der Fragen galt dem Ziel, „die Bereiche Diagnose, Behandlung, Prognose sowie die durch die chronische Krankheit bedingten, tiefgreifenden Veränderungen der körperlichen Befindlichkeit und der sozialen Interaktion zu erforschen" (S. 34). Im folgenden sind einige Fragen als Beispiel aufgeführt:

- „Was beschäftigte Sie im Zusammenhang mit Diabetes besonders?"
- „Welche Fragen im Zusammenhang mit Diabetes erscheinen Ihnen nach wie vor unklar oder verwirrend?" Ist dies *immer* so?

- „Gibt es noch andere Unsicherheiten oder Unklarheiten, mit denen Sie sich häufig beschäftigen, über die wir aber nicht gesprochen haben?“ (S. 34)

Die Datenanalyse

Es ist ein wichtiges Merkmal der „grounded theory“-Methode, daß Sammlung und Analyse der Daten gleichzeitig stattfinden. Dieser Prozeß erfordert einen systematischen und gründlichen Umgang mit den Daten auf der Basis der Feldaufzeichnungen und der transkribierten Aufzeichnungen von Interviews. Vermutungen, die im Zusammenhang mit den sich abzeichnenden Mustern aufkommen, werden als Vermerk festgehalten und von der Forscherin in die Aktivitäten vor Ort miteinbezogen. Diese Technik, die man als *theoretische Stichprobenerhebung* bezeichnet, wird benutzt, um solche Erfahrungen auszuwählen, die der Forscherin bei der Überprüfung von gedanklichen Vorstellungen und bei der Sammlung lückenloser Informationen über zu entwickelnde Konzepte helfen. Die Forscherin vermerkt zunächst in den Daten enthaltene Indikatoren, das sind tatsächliche Ereignisse, Handlungen oder Wörter. Aus den Indikatoren werden Konzepte bzw. Abstraktionen entwickelt (Strauss, 1987).

Diesen eingangs durchgeführten Analyseprozeß bezeichnet man als *offenes Codieren* (Strauss, 1987). Die Daten werden sorgfältig Zeile für Zeile untersucht, in einzelne Teile gegliedert und auf Ähnlichkeiten und Unterschiede überprüft (Strauß und Corbin, 1990). Die Daten werden fortlaufend mit anderen Daten verglichen, die sich im Verlauf der Untersuchung ergeben. Diesen Prozeß bezeichnet man als *Methode des fortwährenden Vergleichs*. Die Codes in den Daten werden zusammengefaßt, um daraus Kategorien zu bilden. Diese Kategorien werden entweder erweitert und weiterentwickelt oder sie werden zusammengefaßt. Dieser systematische Prozeß bildet die Grundlage für die Entwicklung einer Theorie. Daraus folgt, daß Datensammlung, Analyse und die Entwicklung der Theorie in direkter Wechselbeziehung zueinander stehen (Strauß und Corbin, 1990).

Thematisch verwandte Literatur, sowohl fachbezogene als auch nicht-fachbezogene, wird während des ganzen Prozesses der Datensammlung und -analyse ständig überprüft. Sämtliche Literatur wird wie Daten behandelt und mit der sich entwickelnden Theorie verglichen. Bei der kritischen Bewertung einer Studie, die die „grounded theory“-Methode verwendet, kann man davon ausgehen, daß die „grounded theory“ am Ende des Berichtes formal mit bekanntem Wissen verknüpft und in dieses Wissen integriert wird.

Price (1993) hat in ihrer Studie die Datenanalyse beschrieben. Im folgendem werden drei Beispiele für die in den Daten enthaltenen Aussagen bzw. Indikatoren gegeben:

- „Ich *vertraue meinem Körper* in etwa 90% der Zeit.“
- „Ich habe das Gefühl, daß ich ziemlich *gut auf meinen Körper eingestimmt bin*.“
- „Ich *höre* immer *in mich hinein* und überprüfe, wie ich mich fühle; es gibt praktisch *keinen Augenblick, in dem ich nicht daran denke*.“ (S. 35)

Diese Aussagen wurden als „Vertrauen in den Körper“ und „Hineinhören in den Körper“ codiert. Durch einen intensiven Codierungsprozeß um ein einziges Thema – *axiales Codieren* genannt – wurde die Aussage „Hineinhören in den Körper“ sorgfältig weiterentwickelt. Die Forscherin vermerkte, wann „Hineinhören in den Körper“ auftrat und mit welchen körperlichen Begleiterscheinungen dies verbunden war. Das Thema „Hineinhören in den Körper“ spielte eine zentrale Rolle bei dem zu untersuchenden Prozeß und wurde in den Status einer Kategorie erhoben: „Die Wahrnehmung von körperlichen Veränderungen durch 'Hineinhören in den Körper' “. Im Verlauf des nächsten Prozesses, selektives Codieren, wurden 11 Kategorien zu 4 größeren Kategorien zusammengefaßt: persönliche Überlegungen, Überwachung, kognitive Fähigkeiten, Kontrolle. Auf der Grundlage dieses systematischen Prozesses und weiterer Beratung mit den Versuchspersonen wurde die Grundkategorie „Erlernen der Selbstbehandlung bei Diabetes“ entwikkelt. Dann erfolgte die Beschreibung eines Modells mit den aufeinanderfolgenden Schritten des Prozesses; es zeigte sich, daß die vier Faktoren auf allen Stufen des Modells wirksam waren und auch für die Richtung der Bewegung zwischen den Stufen eine Rolle spielten.

Die Beschreibung der Ergebnisse

Die Berichte über „grounded theory“-Studien sind so ausführlich, daß die LeserInnen die Schritte des Prozesses und die Logik der Methode nachvollziehen können. Price (1993) führt die LeserInnen durch die Datensammlung, die theoretische Stichprobenerhebung, den fortwährenden Vergleich und die drei Ebenen des Codierens bis hin zu einem schematischen Modell, das den Prozeß anschaulich darstellt. In Berichten über „grounded theory“-Studien wird eine deskriptive Sprache verwendet, um zu gewährleisten, daß die Theorie, auf die in der Darstellung der Befunde eingegangen wird, mit den Daten verknüpft bleibt.

Die ethnographische Methode

Die *ethnographische Methode* beschäftigt sich mit der wissenschaftlichen Beschreibung von Kulturgruppen. KritikerInnen sollten wissen, daß es Ziel der EthnologInnen ist, die *emische* Sichtweise zu verstehen, das ist die Sichtweise, die die Angehörigen einer Kulturgruppe von ihrer Welt haben. Die emische Sichtweise steht im Gegensatz zu der Sichtweise des Außenstehenden bzw. der *etischen* Sichtweise bei einer quantitativen Verhaltensanalyse (Parse et al., 1985; Powers und Knapp, 1990). Der ethnographische Ansatz setzt voraus, daß die Forscherin sich in die Welt der StudienteilnehmerInnen begibt, um zu beobachten, was passiert, um zuzuhören, was gesagt wird, um Fragen zu stellen und jegliche Art von Daten zu sammeln, derer sie habhaft werden kann (Boyle, 1991). Der Begriff *Ethnographie* hat zwei Bedeutungen: einerseits ist die Forschungsmethode gemeint, andererseits das Produkt dieser Methode, die Studie selbst (Hughes, 1992).

Sanday (1989) vermerkt, daß die Ethnographie mindestens so alt ist wie das Werk Herodots, des antiken griechischen Ethnologen, der die unendliche Vielfalt und Fremdartigkeit aufzeichnete, die er in anderen Kulturen vorfand. Die moderne ethnographische Tradition basiert auf der Kulturanthropologie und den Arbeiten von Malinowski (1922), Mead (1928) und Boas (1948). Thorne (1991) verweist darauf, daß diese Methode von Krankenschwestern benutzt wird, um im Zusammenhang mit gesundheitsbezogenen Themen kulturell bedingte Abweichungen zu erforschen und um Patientengruppen als Subkulturen innerhalb eines größeren sozialen Kontextes zu untersuchen.

Die Identifizierung des Phänomens

Die LeserInnen ahnen vielleicht schon, daß der Rahmen für die Erforschung eines Phänomens in einer ethnographischen Studie unterschiedlich weit gesteckt ist. Seine Spannweite reicht von einer langfristigen Studie über eine sehr komplexe Kultur, wie z.B. die der Aborigines, bis hin zu kurzfristigeren Studien über ein Phänomen, das bei Subkulturen auftritt, wie z.B. die Förderung des Wohlbefindens bei älteren Menschen (Miller, 1991), die Zusammenarbeit mit eingeborenen Heilern in Swasiland bei der Pflege (Uphall, 1992), die erweiterte Funktion von PflegemanagerInnen an exponierter Stelle (Everson-Bates, 1992), oder die gesundheitsbezogenen Erfahrungen von afghanischen Flüchtlingen in Nordkalifornien (Lipson, 1991). Kleinman (1992) verweist auf die Nützlichkeit der Ethnographie im klinischen Bereich, wenn es darum geht, die „Lebenswelt“ von Patientengruppen zu beschreiben, die ein bestimmtes Phänomen, z.B. Leid, erfahren (S. 127). Die „Lebenswelt“ der PatientInnen hat kulturelle, politische, ökonomische, institutionelle und soziale Dimensionen, und diese Analyseeinheiten lassen sich in annähernd gleicher Weise auch in größeren und komplexeren Gesellschaften finden. Für die Darstellung der ethnographischen Methode nehmen wir Bezug auf die Studie von Mayo (1992) über das Phänomen lebenslang bestehender Muster der körperlichen Aktivität bei amerikanischen Frauen afrikanischer Abstammung.

Die Strukturierung der Studie

Forschungsfragen. Bei der Überprüfung des Berichtes über eine ethnographische Forschungsarbeit sollte man beachten, daß die Fragestellungen sich auf Lebensformen oder bestimmte Verhaltensmuster innerhalb des gesellschaftlichen Kontextes einer Kultur bzw. Subkultur beziehen. Kultur wird als ein von gesellschaftlichen Gruppen verwendetes System verstanden, das durch bestimmte Kenntnisse und sprachliche Besonderheiten gekennzeichnet ist , die es der Forscherin ermöglichen, die Welt dieser Gruppen zu interpretieren oder ihr eine Bedeutung zuzuweisen (Aamodt, 1991). Ethnographische Studien beschäftigen sich mit Fragen, die darauf abzielen, in welcher Weise kulturell bedingtes Wissen, Normen, Werte und andere kontextbezogene Variablen die Erfahrung von Gesundheit beeinflussen. Uphall (1992, S. 27) fragte: „Wie nehmen Krankenschwestern aus verschiedenen Bereichen des Gesundheitswesens (staatliche und private Institutionen, Hilfsorganisationen, nicht-staatliche Einrichtungen und solche der Wirtschaft) die Zusammenarbeit zwischen nationalen und internationalen Gesundheitsorganisationen wahr?“ Andere mögliche ethnographische Fragestellungen lauten: „Was bedeutet ‘Trösten’ in spanischen Familien?“ „Wie sehen die Rollen von PatientInnen und Pflegepersonal auf Intensivstationen aus?“ „Welche Bedeutung haben Gesundheit und Krankheit für Wanderarbeiter?“ Häufig ist die Forschungsfrage implizit in der Darstellung der Zielsetzung enthalten. Die Struktur der Studie von Mayo (1992) orientierte sich an der Frage

„Welches sind die lebenslang bestehenden Muster körperlicher Aktivität bei schwarzen berufstätigen Frauen?"

Die Perspektive der Forscherin. Wird die ethnographische Methode verwendet, kann die Perspektive der Forscherin als die einer Interpretin verstanden werden, die eine fremde Welt betritt und versucht, diese Welt aus der Sicht eines Mitglieds der Gemeinschaft zu verstehen (Agar, 1986). Genau wie ForscherInnen, die einen phänomenologischen Ansatz oder den „grounded theory"-Ansatz verwenden, so machen auch EthnologInnen ihre eigenen Auffassungen deutlich. Sie machen sich ihre persönlichen Vorurteile bewußt oder klammern sie aus, wenn sie versuchen, die Weltsicht anderer Menschen zu verstehen (Parse et al., 1985). Mayo (1992) wählt die kulturell-ökologische Orientierung als Bezugsrahmen für ihre Studie über die praktische Umsetzung körperlicher Aktivität bei berufstätigen amerikanischen Frauen afrikanischer Abstammung. Diese Perspektive geht davon aus, daß ethnische Gruppen ihre Vorstellungen von Gesundheit aus wissenschaftlichen Informationen, gesundem Menschenverstand und persönlichen Erfahrungen beziehen (Kleinman, 1980). Mayo (1992) stellt weiter fest: „Obwohl Informationen über die gesundheitsfördernden Vorteile körperlicher Aktivität allerorts zur Verfügung stehen, ist mehr als die Hälfte aller amerikanischen Frauen und zwei Drittel der amerikanischen Frauen afrikanischer Abstammung körperlich inaktiv" (S. 318).

Die Auswahl der Stichprobe. Die Ethnologin wählt eine Kulturgruppe aus, die das zu untersuchende Phänomen verkörpert (Parse et al., 1985). Sie sammelt Informationen von normalen InformantInnen und von SchlüsselinformantInnen. *SchlüsselinformantInnen* sind Personen, die über spezielles Wissen, einen speziellen Status oder über spezielle Kommunikationsfähigkeiten verfügen, und die bereit sind, der Ethnologin Auskunft über das Phänomen zu geben (Crabtree und Miller, 1992). Mayo (1992) knüpfte Kontakte mit potentiellen InformantInnen über PersonalleiterInnen, über die betriebsmedizinische Aufsicht und über berufliche Bekanntschaften. Sie führte 51 unstrukturierte Interviews und machte eine Gruppe von 24 berufstätigen amerikanischen Frauen afrikanischer Abstammung ausfindig.

Die Datensammlung

Die Datensammlung bei ethnographischen Ansätzen umfaßt die teilnehmende Beobachtung bzw. das „Eintauchen" in das Umfeld, die Durchführung von Interviews mit InformantInnen und die Interpretation kulturell bedingter Muster durch die Forscherin (Crabtree und Miller, 1992). Nach Boyle (1991) erfordern ethnographische Untersuchungsmethoden in der Pflege und in anderen Disziplinen immer, daß „Interviews persönlich geführt werden und daß die Datensammlung und -analyse in der natürlichen Umgebung der TeilnehmerInnen stattfinden" (S. 276). Folglich hat die Arbeit vor Ort bei dieser Methode einen hohen Stellenwert. Bei anderen Techniken kann es wichtig sein, die Lebensgeschichte zu erfahren und Materialien zu sammeln, die etwas über die kulturellen Gegebenheiten aussagen. Fotos und Filme, die die InformantInnen in ihrer Welt zeigen, können als Datenquellen verwendet werden. Von Spradley (1979) stammen drei Fragekategorien für die ethnographisch orientierte Befragung: *deskriptive Fragen* bzw. weit gefaßte, offene Fragen; *strukturelle Fragen* bzw. ausführliche Fragen, die die Analyseeinheit erweitern und verifizieren; *kontrastierende Fragen*, die der weiteren Klärung dienen und gleichzeitig als Ausschlußkriterien fungieren.

Durch teilnehmende Beobachtung konnte Mayo (1992) Informationen über die körperlichen Aktivitäten in der Untergruppe (13 Frauen) einer Stichprobe sammeln, während diese Frauen sich körperlich betätigten in Form von Aerobic, Walking, Joggen, Gewichtheben und Bodenturnen. Bei den Interview-Fragen handelte es sich um offene Fragen wie: „Erzählen Sie etwas über ihre körperlichen Aktivitäten, ganz gleich bei welchen Alter Sie beginnen; beschreiben Sie Ihre Erfahrungen und berichten Sie von Ihren körperlichen Aktivitäten in der Vergangenheit oder zum jetzigen Zeitpunkt“, sowie um spezielle Fragen: „Welche Faktoren, z.B. Menschen, Ihre Gefühle, die Jahreszeit, das Vorhandensein sportlicher Einrichtungen oder Geld, fördern *bzw.* hemmen Ihre Teilnahme an körperlichen Aktivitäten?“

Die Datenanalyse

Wie bei der „grounded theory“-Methode findet die Sammlung und Analyse der Daten gleichzeitig statt. Die Analyse der Daten umfaßt mehrere Ebenen, und während dieses Analyseprozesses sucht die Forscherin nach der Bedeutung kultureller Symbole in der Sprache der InformantInnen. Am Anfang der Analyse steht die Identifizierung von *Domänen* oder symbolischen Kategorien, die aus kleineren Kategorien bestehen. Die Sprache wird auf semantische Beziehungen untersucht, und dann werden strukturelle Fragen formuliert, um die Daten zu erweitern und zu verifizieren. Mayo (1992) benutzte die biomedizinischen Begriffe *Herz-Kreislauf, Atmung, Muskeln* und *Metabolismus*, um die von den Informantinnen gelieferten emischen Kriterien für die körperliche Fitneß in Gruppen einordnen zu können. Beispielsweise gehörten Begriffe wie *gute Kondition, besseres Gleichgewicht, insgesamt bessere Figur, guter Zustand* und *flexibel* in die Kategorie „Muskeln“. Die Analyse setzt sich dann weiter fort über Ebenen immer höherer Komplexität; dazu gehören die taxonomische Analyse bzw. die eingehende Verifizierung der Domänen, die Komponentenanalyse bzw. die Analyse zur Feststellung von Kontrasten zwischen den Kategorien, und die Themenanalyse bzw. die Feststellung kulturspezifischer Themen. Aus den Daten, die in der Wirklichkeit der InformantInnen verankert sind und von der Forscherin synthetisiert werden, lassen sich hypothetische Propositionen über das zu untersuchende kulturspezifische Phänomen entwickeln. Mayo (1992) hat mit Hilfe der Analyseebenen ein Konzept für die gedankliche Vorstellung entwickelt, daß die sportliche Betätigung schwarzer Amerikanerinnen einen Prozeß nicht-genetischer Anpassung an gesellschaftliche und gesundheitsbezogene Bedingungen widerspiegelt. Das Coping-Konzept von Lazarus und Folkman (1984) macht nähere Angaben zum Umgang mit körperlicher Aktivität. Wir empfehlen den LeserInnen, die ausführlichen Beschreibungen des ethnographischen Analyseprozesses bei Spradley (1979), Leininger (1985) oder Parse, Coyne und Smith (1985) nachzulesen.

Die Beschreibung der Ergebnisse

Ethnographische Studien ergeben große Mengen an Daten aus Feldaufzeichnungen bei Beobachtungen, Transkripten von Interviews und weiteren Zeugnissen wie z. B. Fotos. Für die kritische Bewertung muß man wissen, daß in einem Bericht über die Befunde normalerweise Beispiele für die Daten, eine eingehende Beschreibung des Analyseprozesses und die hypothetischen Propositionen in ihrem Zusammenhang mit dem Bezugsrahmen enthalten sind. Vollständige Ethnographien können als Monographien veröffentlicht sein.

Die historische Methode

LoBiondo-Wood (1990) definierte die *historische Forschungsmethode* als „systematische Zusammenstellung von Daten und die kritische Bewertung, Interpretation und Präsentation von Fakten über Menschen, Ereignisse und Vorkommnisse in der Vergangenheit" (S. 212). Eine der Zielsetzungen von Forscherinnen, die diese Methode wählen, besteht darin, die Vergangenheit zu erhellen, um daraus einen Nutzen für gegenwärtige und zukünftige Entwicklungen ziehen zu können.

Die historische Methode hat ihre Wurzeln in Philosophie, Kunst und Wissenschaft (Cramer, 1992). Teresa E. Christy entdeckte die historische Methodik für die Pflege und etablierte sie vor mehr als einem Jahrzehnt als legitime Untersuchungsmethode (Schweer, 1982). Christy entwickelte die Methode (1975) und zeigte den Bedarf (1981) an historischer Forschung auf, lange bevor die meisten Pflegewissenschaftlerinnen sie als legitime Forschungsmethode akzeptierten. Seit dem Jahre 1990 erscheint in den Ausgaben der *Nursing Research* ein kurzer Aufsatz unter der Rubrik „Moments in Nursing History" (Wichtige Stationen in der Geschichte der Pflege). Diese Tatsache belegt die wachsende Akzeptanz historischer Methoden in der Pflegeforschung.

Die Methodik kann aus quantitativen oder aus qualitativen Ansätzen entwickelt werden. Allerdings ist die Geschichtsschreibung ihrem Wesen nach eher an der sprachlichen (qualitativen) als an der numerischen (quantitativen) Darstellung orientiert.

Die Identifizierung des Phänomens

Die historische Methode setzt voraus, daß es sich bei dem betreffenden Phänomen um ein vergangenes Ereignis handelt, das zum Zweck der Unterscheidung von anderen Ereignissen eingegrenzt werden kann. Um die Verwendung historischer Methoden für die Kritikerin durchschaubar zu machen, wird auf die Studie von Baer (1992) über die Bemühungen der „Illinois Training School" um Erlangung des Universitätsstatus Bezug genommen. Der Bericht liefert Informationen darüber, wie die Pflege zwischen sich verschiebende gesellschaftliche Prioritäten geraten kann; das Phänomen wurde von Baer (1992) als „nicht erfülltes Bemühen" bezeichnet. Baer konzentrierte sich auf die Zeitspanne von 1880 bis 1959 in der Geschichte der „Illinois Training School". Indem sie sich auf die „Illinois Training School" konzentrierte, illustrierte Baer ihre Untersuchung der „unerfüllten Bestrebungen" an dieser Krankenpflegeschule in einer kritischen Phase ihrer Geschichte.

Die Strukturierung der Studie

Forschungsfragen. Bei der kritischen Bewertung kann man davon ausgehen, daß die Forschungsfrage in der Darstellung des zu untersuchenden Phänomens zu finden ist. Die Frage wird eher implizit als explizit dargestellt. In der Studie von Baer wurde die Frage gestellt, wie die Pflege zwischen sich verschiebende gesellschaftliche Prioritäten geraten kann. Vor dem Hintergrund der Erfahrungen der „Illinois Training School" beschrieb Baer den Prozeß des Gefangenseins in unerfüllten Bestrebungen.
Die Perspektive der Forscherin. Nach Christy (1975) ist es die erste Pflicht der Forscherin, die gewonnenen Information ohne eigene Deutung anzunehmen. Dies wird dadurch erreicht, daß sich die Forscherin persönliche Vorurteile bewußt macht, die die Deutung färben können. In dem Bericht über einen historischen Forschungsansatz fehlt dieser Schritt im Forschungsprozeß.
Die Auswahl der Stichprobe. Bei historischen Forschungsansätzen beschränkt sich die Auswahl der Stichprobe auf die Identifizierung von Datenquellen (Sarnecky, 1990). Je genauer die Forscherin das Phänomen beschreibt, desto gezielter kann sie bei der Auswahl der Datenquellen vorgehen. Es werden alle in Frage kommenden Datenquellen aufgelistet. Es kann sich um schriftliche oder mit Video aufgezeichnete Daten handeln, um Interviews mit Personen, die dieses Phänomen miterlebt haben, um Fotos sowie alle Zeugnisse, die das Phänomen erhellen können. Wir weisen nochmals darauf hin, daß in dem Forschungsbericht nicht alle untersuchten Datenquellen aufgeführt sind.

Die Datensammlung

Sobald die Liste der in Frage kommenden Datenquellen zusammengestellt ist, beginnt der Prozeß der Sammlung verfügbarer Informationen. Gelegentlich kommt es vor, daß wesentliche Informationen nicht aufgefunden werden können und deshalb von der Liste geeigneter Quellen gestrichen werden müssen. LeserInnen, die bei der Überprüfung einer veröffentlichten Studie etwas über die Datenquellen erfahren wollen, können im Literaturverzeichnis nachsehen. Baer (1992) verwendete offizielle Unterlagen der Universität, Tagebücher, Zeitungen und Briefe, um nur ein paar Datenquellen zu nennen. Sie hätte sicher auch gerne mit Menschen gesprochen, die die betreffende Phase aus der Geschichte der „Training School", um die es in ihrer Studie ging, miterlebt haben, jedoch stehen Personen, die sich an bedeutsame Ereignisse erinnern und darüber sprechen wollen, nicht immer zur Verfügung.

Bei den Daten kann es sich um primäre oder um sekundäre Quellen handeln. Unter *Primärquellen* versteht man Augenzeugenberichte in Form von Originaldokumenten, Filmen, Briefen, Tagebüchern, Unterlagen, Zeugnissen, Zeitschriften oder Bändern (LoBiondo-Wood, 1990). Im Gegensatz dazu geben *Sekundärquellen* eine Sichtweise des Phänomens aus der Perspektive einer nicht beteiligten Person wieder.

Die Datenanalyse

Im Mittelpunkt der Datenanalyse stehen zuerst die Relevanz, dann Validität und Reliabilität. Um die Relevanz einzuschätzen, wird das Material sortiert nach (1) eindeutig wertvoll (2) mäßig interessant und (3) unwichtig (Sarnecky, 1990). Das unwichtige Material entfällt als Datenquelle, jedoch nicht die Daten, die eindeutig wertvoll sind. Mäßig interessante Daten werden noch einmal überprüft, bevor sie endgültig akzeptiert oder abgelehnt werden.

Die Validität von Dokumenten wird durch eine äußere kritische Überprüfung festgestellt. Bei der *äußeren kritischen Überprüfung* geht es um die Authentizität der Datenquelle. Die Forscherin möchte sicherstellen, daß die Datenquelle tatsächlich das ist, was sie vorgibt. Wenn sie beispielsweise einen handgeschriebenen Brief von Florence Nightingale überprüft, dann geht es um folgende Punkte:

- Sind Tinte, Papier und Wachssiegel auf dem Umschlag typisch für die Zeit, in der Florence Nightingale lebte?
- Hat Nightingale das Wachssiegel auch bei anderen authentischen Zeugnissen benutzt?
- Ist die Handschrift wirklich die von Nightingale?

Erst wenn die Datenquelle den Test der äußeren kritischen Überprüfung besteht, beginnt die Forscherin mit der inneren kritischen Überprüfung. Die *innere kritische Überprüfung* bezieht sich auf die Reliabilität der Informationen in dem Dokument (Christy, 1975). Um die Reliabilität zu überprüfen, muß die Forscherin sich mit der Zeit, aus der die Daten stammen, vertraut machen. Ein Gefühl für den Kontext und die Sprache der Zeit ist für das Verständnis des Dokumentes unerläßlich. Die Bedeutung eines Wortes in einer bestimmten Epoche muß in einem anderen Zeitabschnitt nicht die gleiche sein. Die Kenntnis der Sprache, Sitten und Gewohnheiten einer Epoche ist für die Beurteilung der Reliabilität von entscheidender Bedeutung.

Man geht davon aus, daß eine Primärquelle verläßlicher ist als eine Sekundärquelle (Christy, 1975). Je weiter sich eine Quelle von einem Augenzeugenbericht entfernt, desto mehr muß ihre Reliabilität angezweifelt werden. Eine Forscherin, die die historische Methodik wählt, orientiert sich daran, ob es sich um Fakten, Wahrscheinlichkeiten oder Möglichkeiten handelt (siehe Kasten S. 308). KritikerInnen sollten keinen Bericht über die Datenanalyse erwarten, denn darüber findet man bei der historischen Methode keine Angaben; statt dessen erfolgt eine Beschreibung der Befunde.

Die Beschreibung der Ergebnisse

Die Ergebnisse einer historischen Studie ergeben eine gut zusammengestellte Chronik. Das ganze Manuskript ist sozusagen die Beschreibung der Ergebnisse. „Ist die Synthese gelungen, dann erscheinen die Forschungsarbeit und der schriftliche Bericht den LeserInnen spielerisch leicht zu sein. Sie machen sich keine Vorstellung von der gewissenhaften Arbeit, der sorgfältigen Beachtung von Details und von dem mühsamen Verfolgen von Hinweisen bei der Bearbeitung geschichtlicher Daten.“ (Christy, 1975, S. 192).

Wie man Fakten, Wahrscheinlichkeiten und Möglichkeiten bei der historischen Methode feststellt

Fakten	Zwei unabhängige Primärquellen, die übereinstimmen *oder* Eine unabhängige Primärquelle, die kritisch bewertet wurde *und* eine unabhängige Sekundärquelle, die damit übereinstimmt und kritisch bewertet wurde *und* keine wesentlichen widersprüchlichen Daten enthält
Wahrscheinlichkeit	Eine Primärquelle, die kritisch bewertet wurde *und* keine wesentlichen widersprüchlichen Daten enthält *oder* Zwei Primärquellen, die in bestimmten Punkten nicht übereinstimmen
Möglichkeit	Eine Primärquelle, die Informationen liefert, jedoch für eine kritische Bewertung nicht in Frage kam *oder* Nur Sekundär bzw. Tertiärquellen.

Geänderte Version aus „The Methodology of Historical Research: A Brief Introduction by T.E. Christy, 1975, *Image: Journal of Nursing Scholarship*, 24, (3), S. 189-192.

Der qualitative Ansatz – Die Methodik der Pflege

Die qualitative Methodik, die in diesem Kapitel eingehend erörtert wurde, stammt aus anderen Disziplinen, wie z. B. der Soziologie, der Anthropologie und der Philosophie. Die Pflegedisziplin hat diese Methodik sozusagen ausgeliehen, um forschen zu können. In dem Maße, wie die Pflege zu einer eigenständigen Disziplin avancierte, entstand jedoch eine auf der Pflegeontologie (System von Auffassungen) [In der europäischen Wissenschaft bezeichnet „Ontologie" hingegen die Lehre vom Sein eines Gegenstandsbereiches: Anm. Bearb.] fußende Methodik. Madeleine Leininger (1985; 1988) und Rosemarie Rizzo Parse (1992; 1990) sind Pflegetheoretikerinnen, die speziell auf ihre Theorien abgestimmte Forschungsmethoden ausgearbeitet haben. Jede Methode wurde über Jahre entwickelt und von anderen ForscherInnen getestet. Ziel ist es, den Wissensstandard der Pflege mit Untersuchungsmethoden zu erweitern, die mit ihrer Theorie in Einklang stehen (Tab. 11-4).

Problembereiche in der qualitativen Forschung

Die Methodik der Fallstudie: wenig verwendet, aber vielversprechend

Die *Methode der Fallstudie* beschäftigt sich über einen bestimmten Zeitraum mit einem aktuellen Phänomen, um eine eingehende Beschreibung seiner grundlegenden Di-

Tabelle 11-4 Die Methodik in der Pflegeforschung

	Leininger	Parse
Theorie	Kulturell bedingte Unterschiede und Gemeinsamkeiten in der Pflege	Menschliche Anpassung
Forschungsmethodik	Ethnologisch orientierte Pflegeforschung beschäftigt sich mit der Erforschung und Analyse von Standpunkten, Auffassungen und Gewohnheiten im Zusammenhang mit den Pflegepraktiken und Pflegeprozessen bestimmter Kulturen. (Leininger, 1978, S. 15)	Die Forschungsmethodik von Parse zielt auf die Erforschung universeller gesundheitsbezogener Erfahrungen ab. Um die Bedeutung dieser Erfahrungen zu erschließen, stehen der Forscherin Berichte der TeilnehmerInnen und transskribierte Daten zur Verfügung. Die Ergebnisse der Studie werden mit den Konzepten der Theorie über menschliche Anpassung verknüpft. (Parse, 1992)
Beispiel für eine Forschungsfrage	Was ist für ältere kanadische Witwen griechischer Abstammung Ausdruck und Bedeutung von Gesundheit? Welche ursprünglich griechischen Auffassungen und Gewohnheiten im Zusammenhang mit Gesundheit und Krankheit sind bei diesen Frauen verbreitet? (Rosenbaum, 1991)	Wie sieht die Struktur der durchlebten Erfahrungen bei der Trauer um einen persönlichen Verlust aus? (Cody, 1991)

mensionen und Prozesse zu liefern. In den Gesundheitswissenschaften wurden Fallstudien in erster Linie für den Unterricht verwendet. Es wurde die Geschichte eines Patienten vorgestellt, um ein Beispiel für einen außergewöhnlichen oder einen typischen Fall geben zu können. Die neuere Pflegeliteratur hat den Wert solcher Krankenschwester-PatientInnen-Geschichten für viele Zwecke bestätigt (Sandelowski, 1991), etwa für die Unterscheidung zwischen Anfängerin und Fachkraft (Benner, Tanner und Chesla, 1992), für die Entwicklung wichtiger ethischer Grundsätze in der Pflege (Parker, 1990) und für das Bereitstellen gesicherter Ergebnisse, um politisches Handeln in die Wege zu leiten (Sullivan, 1992). Benner (1984; 1991) verwies auf den Wert solcher Beispiele, deren anschauliche Schilderungen die Pflegepraxis nachzeichnen und das Verständnis für diese Disziplin fördern.

Solche „Fallstudien" unterscheiden sich von der für Forschungszwecke verwendeten Fallstudienmethodik. Nach Yin (1989) „kann die Fallstudie in der Forschung in ganz besonderer Weise dazu beitragen, Erkenntnisse über Phänomene zu erweitern, die bei einzelnen Personen, Organisationen sowie im gesellschaftlichen und politischen Kontexten in Erscheinung treten" (S. 14). Obwohl die Methodik der Fallstudie die Zustimmung des Pflegepersonals gefunden hat (Sterling und McNally, 1992, Munro, 1992), gibt es gegenwärtig nur wenige Pflegestudien, die diese Methodik verwenden. Sie wird häufig in der historisch ausgerichteten Forschung gewählt, jedoch geht es dabei eher um vergangene

Tabelle 11-5 Besonderheiten qualitativer Forschung, die in ethischer Hinsicht problematisch sein können

Besonderheiten	Ethisches Problem
Natürliche Umgebung	Einige ForscherInnen, deren Methodik die Beobachtung von TeilnehmerInnen erfordert, vertreten die Ansicht, daß deren Zustimmung nicht immer möglich oder erforderlich ist.
Interaktion zwischen ForscherIn und TeilnehmerIn	Aufgrund der Beziehung, die sich zwischen ForscherInnen und TeilnehmerInnen entwickelt, erwarten TeilnehmerInnen unter Umständen andere Verhaltensweisen als die, welche in der Untersuchungssituation angemessen sind.
Die Forscherin als Instrument	Die Forscherin ist in der Studie das Instrument; sie sammelt die Daten und interpretiert die Wirklichkeit der TeilnehmerInnen.
Der provisorische Charakter des Designs	Die Planung der Befragung und Beobachtung ergibt sich erst im Verlauf der Studie. Daher ist es schwierig, die TeilnehmerInnen genau über potentielle Gefahren zu informieren, bevor er oder sie ihre Zustimmung zur Teilnahme gibt.

als um gegenwärtige Ereignisse. Bei vielen der für die Pflege interessanten Phänomene handelt es sich um aktuelle Ereignisse, die gut für die Methodik der Fallstudie geeignet sind: Erfahrungen, die man macht, wenn man Mutter bzw. Vater wird, oder wenn man eine Naturkatastrophe wie z.B. einen Hurrikan miterlebt oder wenn man mit einer chronischen Krankheit lebt. Die Methodik der Fallstudie hat gute Aussichten, die Pflegeforschung in der Zukunft um einen weiteren qualitativen Ansatz zu bereichern.

Ethische Grundsätze

In der Forschung ist der Schutz der Versuchspersonen oberstes Gebot. Dieses Gebot gilt sowohl für quantitative als auch für qualitative Forschungsansätze. Der Schutz der Versuchspersonen wird, soweit er quantitative Ansätze betrifft, in Kapitel 13 diskutiert. Diese Grundsätze gelten auch für qualitative Ansätze, allerdings ergeben sich aufgrund einiger Besonderheiten der qualitativen Methodik, die in Tabelle 11-5 dargestellt werden, spezielle Problembereiche, so daß der Blickwinkel in Bezug auf den Schutz der Versuchspersonen erweitert werden muß.

Das natürliche Setting

Die Bedenken, die sich ergeben, wenn die Forschungsarbeit in dem natürlichen Setting der TeilnehmerInnen durchgeführt wird, betreffen die Notwendigkeit der Zustimmung. Einige Modelle für Feldstudien gestatten die Datensammlung ohne Information der TeilnehmerInnen (Johnson, 192). Für eine Pflegeperson ergibt sich diese Möglichkeit wahrscheinlich dann, wenn die Datensammlung in einem öffentlichen Setting stattfindet, zu dem die Forscherin sich als akzeptiertes Mitglied der Gemeinschaft ohne Erklärung leicht Zugang verschaffen kann. Ramos (1989) unterscheidet zwischen öffentlichen und privaten Verhaltensweisen. Sie weist darauf hin, daß öffentliche Verhaltensweisen nicht als persönliche Enthüllungen zu verstehen sind, daß aber für private Verhaltensweisen, die nicht an die Öffentlichkeit gelangen sollen, die „Freigabe“ eingeholt werden muß, wenn sie öffentlich gemacht werden sollen. Johnson hat sich mit dem Problem des Verzichts auf Zustimmung auseinandergesetzt. Er schreibt dazu: „Viele Ethikkommissionen verweigern automatisch ihre Zustimmung zu Studien, bei denen die ausgewählte Stichprobe nicht die Möglichkeit der Entscheidung über die Teilnahme hat.“ (S. 218).

Die Angemessenheit einer Datensammlung ohne Zustimmung der TeilnehmerInnen ist Gegenstand eines Meinungsstreits. Selbst wenn die Situation dies rechtfertigt, schlägt Munhall (1988) vor, die TeilnehmerInnen nach Abschluß der Studie zu informieren und ihnen Gelegenheit zu geben, den Forschungsbericht zu lesen, Fragen dazu zu stellen und ihn zu validieren.

Die Interaktion zwischen ForscherIn und TeilnehmerIn

Die besondere Art der Interaktion zwischen ForscherIn und TeilnehmerIn über einen gewissen Zeitraum kann dazu führen, daß die im Zusammenhang mit der Untersuchung gemachten Erfahrungen eine therapeutische Dimension bekommen. Wilde (1992) stellte fest, daß die Idee, Fachleute mit therapeutischen Funktionen (Kliniker, Patientenberater, Therapeuten, Lehrkräfte) regelmäßig in die Interaktion zwischen Forscherin und TeilnehmerIn miteinzubeziehen, durchaus sinnvoll ist; allerdings findet diese Idee nicht überall Zustimmung. Für die Forscherin ist es empfehlenswert, sich ihrer Rolle bewußt zu sein und die TeilnehmerInnen behutsam dahin zu führen, daß sie sich auf den eigentlichen Zweck der Interaktion konzentrieren. Jedoch hat „die therapeutische Verpflichtung zur Pflege (Hilfeleistung) Vorrang vor der Verpflichtung zur Forschung (Wissenserweiterung), falls sich ein Konflikt anbahnt“ (Munhall, 198, S. 151). Das heißt, eine Pflegeforscherin wird niemals auf Erkenntnisgewinn aus sein, wenn sie weiß, daß die Gesundheit der TeilnehmerInnen dadurch gefährdet ist.

Die Forscherin als Instrument

Die Verpflichtung, sich wirklich nur an die Daten zu halten und die Ergebnisse so zu interpretieren, daß die Wirklichkeit der TeilnehmerInnen genau wiedergegeben wird, stellt eine ernst zu nehmende Verpflichtung für die Forscherin dar (Munhall, 1988; Ramos, 1989). Um dieser Verpflichtung gerecht zu werden, kann die Forscherin die TeilnehmerInnen bei der Interpretation von entscheidenden Punkten um Klärung oder Validierung bitten.

Der provisorische Charakter des Designs

Der provisorische Charakter des Designs bringt es mit sich, daß die Zustimmung der TeilnehmerInnen immer wieder thematisiert werden muß. Im Verlauf einer Studie verändern sich nämlich die Situationen, und was zu Anfang angenehm war, kann aufdringlich werden. In dem Maße, wie die Datensammlung vorangeht und sich neue Informationen ergeben, ändert sich manchmal die Richtung der Studie so, daß sie für die TeilnehmerInnen nicht mehr akzeptabel ist. Wenn die Forscherin sich beispielsweise in der häuslichen Umgebung einer Familie zu einem Zeitpunkt aufgehalten hat, als es Streit zwischen den Ehepartnern gab, dann möchte die Familie vielleicht ihre Zustimmung noch einmal überdenken. Die Möglichkeit, die Zustimmung noch einmal überdenken zu können, schafft eine von Vertrauen und Respekt geprägte Beziehung und ist kennzeichnend für eine Studie, die ethischen Überlegungen Raum gibt.

Glaubwürdigkeit, Folgerichtigkeit, Angemessenheit

Bei quantitativen Studien gelten Reliabilität und Validität des Instrumentariums sowie die Kriterien für die innere und äußere Validität als Maßstab für die wissenschaftliche Exaktheit (siehe Tabelle 11-1, S. 288); allerdings eignen sich diese Maßstäbe nicht für qualitative Arbeiten. Die Exaktheit der qualitativen Methodik wird anhand besonderer Kriterien beurteilt, die dem Forschungsansatz gerecht werden. Glaubwürdigkeit, Folgerichtigkeit, Angemessenheit und Übereinstimmung sind wissenschaftliche Kriterien zur Bewertung der wissenschaftlichen Exaktheit; sie wurden von Guba und Lincoln (1981) vorgeschlagen und von Sandelowski (1986) für die Pflegeforschung adaptiert. Wenn auch die Auflistung der spezifischen Kriterien leicht voneinander abweicht (Lincoln und Guba, 1985; Strauss und Corbin, 1990), so bleiben die allgemeinen Begriffe der Glaubwürdigkeit, Folgerichtigkeit und Angemessenheit als Grundlage für die Beurteilung der wissenschaftlichen Exaktheit qualitativer Forschung erhalten. Die Bedeutung dieser Begriffe wird in Tabelle 11-6 kurz erläutert. Wie die Tabelle zeigt, ist Übereinstimmung erst dann gesichert, wenn die anderen Kriterien erfüllt sind (Sandelowski, 1986). Lincoln und Guba (1985) und Sandelowski (1986) erläutern ausführlich, mit welchen Maßnahmen Glaubwürdigkeit, Folgerichtigkeit und Angemessenheit gewährleistet werden können.

Die Kombination qualitativer und quantitativer Ansätze

Über die Kombination qualitativer und quantitativer Ansätze ist die Diskussion bis heute nicht abgerissen (Boyd, 1990). Von Leininger (1992) stammen zwei Grundgedanken, die die Forscherin berücksichtigen sollte, wenn sie diese Ansätze kombinieren will:

- Quantitative und qualitative Ansätze sind, was Ausgangspunkte und Ziele betrifft, grundverschieden;
- Forschungsmethoden aus verschiedenen Ansätzen sollten nicht vermischt werden, weil die Integrität des Ansatzes sonst verletzt wird; es ist aber akzeptabel und erwünscht, verschiedene Methoden innerhalb eines Ansatzes zu kombinieren (S. 395).

Tabelle 11-6 Kriterien für die Beurteilung wissenschaftlicher Exaktheit: Glaubwürdigkeit, Folgerichtigkeit, Angemessenheit und Übereinstimmung

Kriterium	Merkmale des Kriteriums
Glaubwürdigkeit	Die Korrektheit der Befunde aus der Sicht der TeilnehmerInnen und anderer Mitglieder der Disziplin.
Folgerichtigkeit	Die Plausibilität, die in der Adäquatheit der Informationen zum Ausdruck kommt, die die LeserInnen von der Forschungsfrage und den Rohdaten über verschiedene Analyseschritte zu der Interpretation der Befunde führen.
Angemessenheit	Die Genauigkeit bei der Wiedergabe der Wirklichkeit von TeilnehmerInnen; die Wirklichkeit muß so ausführlich beschrieben sein, daß andere Mitglieder der Disziplin die Relevanz für ihre eigene Praxis, Forschungsarbeit und Theorie beurteilen können.
Übereinstimmung	Befunde, die zeigen, daß die Kriterien der Glaubwürdigkeit, Folgerichtigkeit und Angemessenheit beachtet wurden.

Leininger vertritt die Auffassung, daß man sich bei der Durchführung einer Studie für einen Ansatz entscheiden sollte. Die grundlegenden Unterschiede, die in Tabelle 11-1 aufgeführt sind, deuten die Verwirrung an, die entsteht, wenn man bei einer einzigen Studie beide Ansätze verwendet. Allerdings räumt Leininger ein, daß sich die Befunde aus beiden Ansätzen ergänzen können. Die beiden Studien von Beck (Tabelle 11-2, S. 291) über die Wochenbettdepression bestätigen dies.

In einem kürzlich veröffentlichten Bericht, in dem die „grounded theory"-Methode für die Erforschung der Wochenbettdepression verwendet wird, hat Beck (1993) ihre Auffassung bezüglich dieses Phänomens erweitert und eine Theorie über die Wochenbettdepression entwickelt: „Sich am Rande bewegen". In dem Forschungsbericht legte Beck (1993) dar, welchen Beitrag die Kombination von phänomenologischer und „grounded theory"-Methode zur Entwicklung ihrer Theorie über die Wochenbettdepression geleistet hat.

Morse (1991) vertritt eine andere Sichtweise als Leininger, denn sie empfiehlt die Kombination der Methoden beider Ansätze. Diese Kombination der Methoden wird als *simultane oder sequentelle Triangulation* bezeichnet. Unter simultaner Triangulation versteht man die Kombination qualitativer und quantitativer Methoden in einer Studie zur selben Zeit. Bei der sequentiellen Triangulation geht dagegen ein Ansatz dem anderen voran. Jede Kombination wird aus ganz bestimmten Gründen vorgenommen (Tabelle 11-7). Wie Leininger, so betont auch Morse, daß die Befunde aus verschiedenen Ansätzen sich ergänzen. Sie legt dar, wie wichtig es ist, die quantitativen und qualitativen Daten zu trennen und die ansatzspezifischen Kriterien zu beachten, damit man einen Gewinn aus den sich ergänzenden Befunden ziehen kann. Morse (1991) hat ein systematisches und gut durchdachtes Kombinationsschema ausgearbeitet (Tabelle 11-7), das die selektive Kombination befürwortet, um „Forschungsergebnisse überzeugender zu machen und um die Entwicklung von Theorien und Erkenntnissen voranzutreiben" (S. 122).

Die Diskussion über die Möglichkeiten, verschiedene Methoden zu kombinieren, ist noch längst nicht beendet. Krankenschwestern ist es ein inneres Bedürfnis, die Beschreibung der durchlebten Erfahrungen mit objektiven Daten zu untermauern – oder vielleicht besteht auch die Anordnung, objektive Daten durch die Beschreibung von durchlebten Erfahrungen zu stützen. Bei dem derzeit vorherrschenden Klima im Gesundheitswesen, dessen Interesse patientenorientierten Ergebnissen gilt, wird die Bedeutung, die Gesundheit für den Einzelnen hat, immer wichtiger. Wer hat die besten Voraussetzungen, erwünschte Ergebnisse zu identifizieren? Welches Forschungsmodell kann diesem Ziel am besten gerecht werden? Die Pflege ist gefordert, spezielle Forschungsmodelle zu entwikkeln, die in der Lage sind, die Komplexität des Menschen zu erfassen und gleichzeitig die Integrität ihrer Überzeugungen zu wahren.

Die computergestützte Verarbeitung qualitativer Daten

Bei Abschluß der Datensammlung verfügt die Forscherin bei qualitativen Ansätzen über eine Datenflut, die sortiert, codiert und synthetisiert werden muß. Bei der Abfassung des Forschungsberichtes kann man eins der Computerprogramme für die Verarbeitung von Daten nutzen. Im Gegensatz zu Computerprogrammen für quantitative Daten nehmen diese Programme keine Analyse der Daten vor. Dies ist die Aufgabe der Forscherin. Die Daten können jedoch auch vom Computer verarbeitet werden. Reid (1992) empfiehlt drei Arbeitsschritte für die Datenverarbeitung (S. 125-126):

1. Die Vorbereitung der Daten: Eingabe der Daten aus Feldaufzeichnungen, Interviews und verschiedenen anderen Quellen; „Reinigung" der Daten, um zu gewährleisten, daß die Schreibweise korrekt ist und die Daten leicht auszuwerten sind
2. Die Identifizierung der Daten: Aufteilung der Daten in relevante Kategorien zwecks Analyse/Synthese
3. Die Manipulation der Daten: Die Suche nach bestimmten Wörtern oder Aussagen, die dann aussortiert werden.

Tesch (1991) gibt einen Überblick über fünf PC-Programme (QUALPRO; Ethnograph; Textbase Alpha; Text Analysis Package; HyperQual), die allgemein zur Verarbeitung qualitativer Daten verwendet werden. Sie bietet ausführliche Informationen, die es LeserInnen ermöglichen, das für ihre speziellen Bedürfnisse geeignete Programm auszuwählen. Morse und Morse (1989) schlagen den Einsatz von QUAL (Zentraleinheit-Programm) vor, wenn der Umfang der Datengruppen die Grenzen des PC übersteigt. Für ausführliche Informationen über Software-Kapazitäten werden KritikerInnen qualitativer Forschungsansätze an diese Quellen verwiesen.

Die kritische Bewertung qualitativer Forschung

Obwohl in dem Kasten auf S. 316 die allgemeinen Kriterien für die kritische Bewertung qualitativer Forschung vorgestellt werden, muß doch darauf hingewiesen werden, daß jede qualitative Methode ganz spezielle Merkmale hat, die sich so auswirken können, daß die Vorstellungen, die ForschungsanwenderInnen mit einem veröffentlichten Forschungsbericht verbinden, nicht unbedingt erfüllt werden. Diese allgemeinen Kriterien sind äußerst nützlich, wenn es um die kritische Bewertung von phänomenologischen, ethnographischen und „grounded theory"-Methoden geht. Sie eignen sich dagegen weniger für die kritische Bewertung historisch ausgerichteter Methoden.

Tabelle 11-7 Simultane und sequentielle Kombinationen quantitativer und qualitativer Forschungsmethoden – Theoretische Grundlagen und Beispiele

Kombination	Theoretische Grundlage	Beispiel
Simultan		
Qualitativ + quantitativ	Qualitative Grundlage und quantitative Methoden, um ergänzende Informationen zu erhalten	Die Forscherin ist an der Erfahrung depressiver Gefühle nach dem Verlust eines Ehepartners interessiert. Zur Beantwortung der Forschungsfrage können phänomenologische Methoden eingesetzt werden; die Verwendung einer Depressionsskala liefert ergänzende Informationen.
Quantitativ + qualitativ	Quantitative Grundlage und qualitative Methoden, um ergänzende Informationen zu erhalten.	Die Forscherin überprüft Hypothesen über Depression nach dem Tod eines Ehepartners. Die phänomenologische Methode wird verwendet, um die Erfahrungen einer ausgewählten Gruppe kennenzulernen, die mit depressiven Gefühlen vertraut ist.
Sequentiell		
Qualitativ → quantitativ	Die Befunde der qualitativen Untersuchung legen einen quantitativen Ansatz nahe.	Die Forscherin hat die Erfahrung depressiver Gefühle nach dem Tod eines Ehepartners beschrieben. Die sich aufgrund der Daten ergebenden Themen werden zur Entwicklung einer Depressionsskala verwendet. Diese wird auf Reliabilität und Validität überprüft.
Quantitativ → qualitativ	Die Befunde der quantitativen Untersuchung legen einen qualitativen Ansatz nahe.	Die Forscherin hat die Hypothesen überprüft, in denen eine Beziehung zwischen dem Tod eines Ehepartners und einer Depression postuliert wurde, aber sie hat keine signifikante Beziehung festgestellt. Sie führt eine qualitative Studie durch, um einerseits die Erfahrungen kennenzulernen, die beim Tod eines Ehepartners durchlebt werden, und um andererseits Daten zu gewinnen, die allgemeine Gedanken und Gefühle wiedergeben.

Veränderte Version aus „Approaches to Qualitative-Quantitative Methodological Triangulation" von J.M. Morse, 1991, *Nursing Research,* 40(1), S. 120-123.

Kriterien für die kritische Bewertung

Die Identifizierung des Phänomens

1. Hat das Phänomen mit menschlichen Erfahrungen in einem natürlichen Umfeld zu tun?
2. Ist das Phänomen für die Pflege und/oder Gesundheit von Bedeutung?

Die Strukturierung der Studie

Die Forschungsfrage

3. Geht der zu untersuchende Prozeß deutlich aus der Fragestellung hervor?
4. Geht aus der Fragestellung der Kontext (Teilnehmergruppe/Ort) des zu untersuchenden Prozesses hervor?
5. Passen die gewählte qualitative Methode und die Forschungsfrage zusammen?

Die Perspektive der Forscherin

6. Werden die Vorurteile der Forscherin thematisiert?
7. Lassen die gedanklichen Vorstellungen der Forscherinnen deren Auffassungen erkennen?

Die Auswahl der Stichprobe

8. Ist sichergestellt, daß die ausgewählte Stichprobe das Phänomen, um das es geht, durchlebt hat?

Die Datensammlung

9. Werden genaue Angaben über die Datenquellen und die Methoden der Datensammlung gemacht?
10. Gibt es Belege dafür, daß die Zustimmung der TeilnehmerInnen integraler Bestandteil des Prozesses der Datensammlung war?

Die Datenanalyse

11. Können die Dimensionen der Datenanalyse identifiziert und logisch nachvollzogen werden?
12. Zeichnet die Forscherin ein klares Bild von der Wirklichkeit der TeilnehmerInnen?
13. Gibt es Belege dafür, daß die Interpretation der Forscherin die von den TeilnehmerInnen zugeordnete Bedeutung wiedergibt?
14. Wurde die Interpretation der Forscherin von KollegInnen bestätigt?

Die Beschreibung der Befunde

15. Werden Bespiele angeführt, die es den LeserInnen ermöglichen, das Vorgehen der Forscherin von den Rohdaten bis zur Synthese der Daten nachzuvollziehen?
16. Werden die Befunde mit existierenden Theorien bzw. mit vorhandener Literatur verknüpft?

Die Kriterien für die kritische Bewertung sind wie folgt aufgegliedert: Identifizierung des Phänomens, Strukturierung der Studie, Datensammlung, Datenanalyse und Beschreibung der Befunde. Jede Frage der Kriterien bezieht sich auf Faktoren, die durchgängig in diesem Kapitel erörtert wurden. Für die Feststellung der Glaubwürdigkeit (Kriterien 13 und 14), Folgerichtigkeit (Kriterium 15) und der Angemessenheit (Kriterium 12) der Studie stehen spezielle Kriterien zu Verfügung (die kritische Bewertung qualitativer Forschung wird zusätzlich in Kapitel 20 diskutiert).

Merksätze

- „Bei der qualitativen Forschung geht es um allgemeine Fragestellungen im Zusammenhang mit menschlichen Erfahrungen und Wirklichkeiten, die durch andauernden Kontakt mit Menschen in ihrer natürlichen Umgebung erforscht werden; die ergiebigen, deskriptiven Daten leisten einen Beitrag zum Verständnis der Erfahrungen dieser Menschen“ (Boyd, 1990, S. 183).
- Qualitative Forschungsarbeiten werden von der Forschungsfrage bestimmt.
- Datensättigung tritt ein, wenn sich die der Forscherin mitgeteilten Informationen wiederholen.
- Qualitative Forschungsmethoden weisen fünf Grundelemente auf: die Identifizierung des Phänomens, die Strukturierung der Studie, die Datensammlung, die Datenanalyse und die Beschreibung der Ergebnisse.
- Die phänomenologische Methode ist ein Prozeß, in dessen Verlauf Informationen gesammelt werden, aus denen die Bedeutung menschlicher Erfahrungen herausgefiltert wird; als Grundlage dienen intensive Gespräche mit Menschen, die diese Erfahrung durchleben.
- Die „grounded theory“-Methode ist ein induktiver Ansatz, der aufgrund eines Systems von Verfahren zu einer Theorie über grundlegende gesellschaftliche Prozesse gelangt.
- Die ethnographische Methode konzentriert sich auf die wissenschaftlich fundierte Beschreibung von kulturellen Gemeinschaften.
- Bei der historischen Methode geht es um die systematische Zusammenstellung von Daten und um die kritische Darstellung, Bewertung und Interpretation von Fakten über Menschen, Ereignisse und Vorkommnisse in der Vergangenheit.

- Die Methode der Fallstudie beschäftigt sich in einem bestimmten Zeitraum mit einem ausgewählten aktuellen Phänomen, um eine eingehende Beschreibung seiner grundlegenden Dimensionen und Prozesse geben zu können.
- Ethische Überlegungen in der qualitativen Forschung berühren folgende Problembereiche: das natürliche Setting, die Interaktion zwischen ForscherIn und TeilnehmerIn, die Forscherin als Instrument sowie den provisorischen Charakter der Studie.
- Glaubwürdigkeit, Folgerichtigkeit, Angemessenheit und Übereinstimmung sind Kriterien für die Beurteilung der wissenschaftlichen Exaktheit einer qualitativen Forschungsarbeit.
- Unter „Triangulation" versteht man eine Forschungsmethode, bei der qualitative und quantitative Forschungsmethoden kombiniert werden.
- Für die Verarbeitung qualitativer Forschungsdaten können spezielle Computer-Software-Programme eingesetzt werden.

Literaturverzeichnis

Aamodt, A.A. (1991). Ethnography and epistemology: Generating nursing knowledge. In J.M. Morse (Ed.), *Qualitative nursing research: A contemporary dialogue* (pp. 40-53).

Agar, M.H. (1986). *Speaking of ethnography.* Beverly Hills, CA: Sage.

Alexander, J.C. (1987). *Twenty lectures: Sociological theory since World War* II. New York: Columbia University Press.

Baer, E.D. (1992). Aspirations unattained: The story of the Illinois Training School's search for university status. *Nursing Research*, 41(1), 43-48.

Beck, C.T. (1993). Teetering on the edge: A substantive theory of postpartum depression. *Nursing Research*, 42(1), 42-48.

Beck, C.T. (1992). The lived experience of postpartum depression: A phenomenological study. *Nursing Research*, 41(3), 166-170.

Beck, C.T., Reynolds, M.A., & Rutowski, P. (1992). Maternity blues and postpartum depression. *Journal of Obstetric, Gynecologic and Neonatal Nursing*, 21(4), 287-293.

Benner, P. (1991). The role of experience, narrative and community in skilled ethical comportment. *Advances in Nursing Science*, 14(2), 1-12.

Benner, P., Tanner, C., & Chesla, C. (1992). From beginner to expert: Gaining a differentiated clinical world in critical care nursing. *Advances in Nursing Science*, 14(3), 13-28.

Boas, F. (1948). Race, language and culture. New York: MacMillan.

Boyd, C. O. (1990). Qualitative approaches to research: In G. LoBiondo-Wood & J. Haber (Eds.), *Nursing Research: Methods, critical appraisal and utilization* (pp. 181-210). St. Louis: Mosby Year Book.

Boyle, J.S. (1991). Field research: A collaborative model for practice and research. In J.M. Morse (Ed.), *Qualitative nursing research: A contemporary diaglogue* (pp. 273-299). Newbury Park, CA: Sage.

Bright, M.A. (1992). Making place: The first birth in an intergenerational familiy context. *Qualitative Health Research*, 2(1), 75-98.

Christy, T.E. (1975). The methodology of historical research: A brief introduction. *Image: Journal of Nursing Scholarship*, 24(3), 189-192.

Christy, T.E. (1981). The need for historical research in nursing. *Image: Journal of Nursing Scholarship*, 4, 227-228.

Cody, W.K. (1991). Grieving a personal loss. *Nursing Science Quarterly*, 4(2), 61-68.

Colaizzi, P. (1978). Psychological research as the phenomenologist views it. In R.S. Valle & M. King (Eds.), *Existential phenomenological alternatives for psychology* (pp. 48-71). New York: Oxford University Press.

Coward, D.D. (1990). The lived experience of self-transcendence in women with advanced breast cancer. *Nursing Science Quarterly,* 3(4), 162-169.

Crabtree, B..F., & Miller, W.L. (Eds.). (1992). *Doing qualitative research*. Newbury Park, CA: Sage.

Cramer, S. (1992). The nature of history: Meditations on Clio's craft. *Nursing Research, 41(1), 4-7.*

Davis, A.T. (1991). America's first school of nursing: The New England Hospital for Women and Children. *Journal of Nursing Education*, 30(4), 158-161.

Everson-Bates, S. (1992). First-line nurse managers in the expanded role: An ethnographic analysis. *Journal of Nursing Administration*, 22(3), 32-37.

Fairman, J. (1992). Watchful vigilance: Nursing care, technology, and the development of intensive care units. *Nursing Research*, 41(1), 56-58.

Giorgi, A., Fischer, C.L., & Murray, E.L. (Eds.). (1975). *Duquesne studies in phenomenological psychology.* Pittsburgh: Duquesne University Press.

Glaser, B.G., & Strauss, A.L. (1967). *The discovery of grounded theory: Strategies for qualitative research*. Chicago: Aldine.

Guba, E., & Lincoln, Y. (1981). *Effetice evaluation*. San Francisco: Jossey-Bass.

Hughes, C.C. (1992). „Ethnography“: What's in a word-process? product? promise? *Qualitative Health Research*, 2(4), 439-450.

Hutchinson, S. (1986). Chemically dependent nurses: The trajectory toward self-annihilation. *Nursing Research*, 35(4), 196-201.

Jennings, J.L. (1986). Husserl revisited: The forgotten distinction between psychology and phenomenology. *American Psychologist*, 41(11), 1231-1240.

Johnson, M. (1992). A silent conspiracy? Some ethical issues of participant observation in nursing research. *International Journal of Nursing Studies*, 29(2), 213-223.

Jones, P.S., & Martinson, I.M. (1992). The experience of bereavement in caregivers of family members with Alzheimer's disease. *Image*, 24(3), 172-176.

Kleinman, A. (1980). *Patients and healers in the context of culture*. Berkeley: University of California Press.

Kleinman, A. (1992). Local worlds of suffering: An interpersonal focus for ethnographies of illness experience. *Qualitative Health Research*, 2(2), 127-134.

Lazarus, R., & Folkman, S. (1984). *Stress appraisal and coping*. New York: Springer.

Leininger, M.M. (1978). *Transcultural nursing: Concepts, theories and practices*. New York: John Wiley & Sons.

Leininger, M.M. (1985). Ethnography and ethnonursing: Models and modes of qualitative data analysis. In M.M. Leininger (Ed.), *Qualitative research methods in nursing* (pp. 33-72). Orlando: Grune & Stratton.

Leininger, M.M. (1985). *Qualitative research methods in nursing*. New York: Grune & Stratton.

Leininger, M.M. (1988). Leininger's theory of nursing: Cultural care diversity and universality. *Nursing Science Quarterly*, 1(4), 152-160.

Leininger, M.M. (1992). Current issues, problems, and trends to advance qualitative paradigmatic research methods for the future. *Quantitative Health Research*, 2(4), 392-415.

Lincoln, Y.S., & Guba, E.G. (1985). *Naturalistic inquiry*. Newbury Park, CA: Sage.

Lincoln, Y.S. (1992). Sympathetic connections between qualitative methods and health research. *Qualitative Health Research*, 2(4), 375-391.

Lipson, J.G. (1991). Afghan refugee health: Some findings and suggestions. *Qualitative Health Research*, 1(3), 349-369.

LoBiondo-Wood, G. (1990). Additional types of research. In G. LoBiondo-Wood & J. Haber (Eds.), *Nursing Research: Methods, critical appraisal and utilization* (2nd ed.) (pp. 211-226). St. Louis: Mosby-Year Book.

Malinowski, B. (1992) 1961. *Argonauts of the Western Pacific*. New York: E.P. Dutton.

Mayo, K. (1992). Physical activity practices among American Black working women. *Qualitative Health Research*, 2(3), 318-333.

Mead, M. (1928) 1949. *Coming of age in Samoa*. New York: New American Library, Mentor Books.

Miller, M.P. (1991). Factors promoting wellness in the aged person: An ethnographic study. *Advances in Nursing Science*, 13(4), 38-51.

Morgan, D.G., & Laing, G.P. (1991). The diagnosis of Alzheimer's disease: Spouse's perspectives. *Qualitative Health Research*, 1(3), 370-387.

Morse, J.M. (1991). Approaches to qualitative-quantitative methodological triangulation. *Nursing Research*, 40(1), 120-123.

Morse, J.M., & Morse, R.M. (1989). QUAL: A mainframe program for qualitative data analysis. *Nursing Research*, 38(2), 188-189.

Munhall, P.L. (1992). Holding the Mississippi River in place and other implications for qualitative research. *Nursing Outlook*, 40(6), 257-262.

Munhall, P.L. (1988). Ethical considerations in qualitative research. *Western Journal of Nursing Research*, 10(2), 150-162.

Munro, B.H. (1992). How many subjects are enough? *Clinical Nurse Specialist*, 6(1), 20.

Parker, R.S. (1990). Nurses' stories: The search for a relational ethic of care. *Advances in Nursing Science*, 13(1), 31-40.

Parse, R.R., Coyne, A.B., & Smith, M.J. (1985). *Nursing research: Qualitative methods*. Bowie, MD: Brady.

Parse, R.R. (1990). Parse's research methodology with an illustration of the lived experience of hope. *Nursing Science Quarterly*, 3(1), 9-17.

Parse, R.R. (1992). Human becoming: Parse's theory of nursing. *Nursing Science Quarterly*, 5(1), 35-42.

Parse, R.R., Coyne, A.B., & Smith, M.J. (1985). *Nursing research: Qualitative methods*. Bowie, MD: Brady.

Powers, B.A., & Knapp, T.R. (1990). *A dictionary of nursing theory and research*. Newbury Park, CA: Sage.

Price, M.J. (1993). An experimental model of learning diabetes self-management. *Qualitative Health Research*, 3(1), 29-54.

Ragsdale, D., Kotorba, J.A., & Morrow, J.R. (1992). Quality of life of hospitalized persons with AIDS. *Image*, 24(4), 259-265.

Ramos, M.C. (1989). Some ethical implication of qualitative research. *Research in Nursing and Health*, 12, 57-63.

Reid, A.O. (1992). Computer management strategies for text data. In B.F. Crabtree & W.L. Miller (Eds.), *Doing qualitative research* (pp. 125-145). Newbury Park, CA: Sage.

Rosenbaum, J.N. (1991). The health meanings and practices of older Greek-Canadian widows. *Journal of Advances Nursing*, 16, 1320-1327.

Sandelowski, M. (1991). Telling stories: Narrative approaches in qualitative research. *Image: Journal of Nursing Scholarship*, 23(3), 161-166.

Sanday, R.R. (1989). The ethnographic paradigm(s). In J. Van Maanen (Ed.), *Qualitative Methodology* (pp. 19-36). Newbury Park, CA: Sage.

Sarnecky, M.T. (1990). Historiography: A legitimate research methodology for nursing. *Advances in Nursing Science*, 12(4), 1-10.

Schweer, K.D. (1982). Lessons from nursing's historian: A tribute to Teresa E. Christy, Ed.D., F.A.A.N. (1927-1982). *Image: Journal of Nursing Scholarship*, 14(3), 66.

Sowell, R.L., Bramlett, M.H., Gueldner, S.H., Gritzmacher, D., & Martin, G. (1991). The lived experience of survival and bereavement following the death of a lover from AIDS. *Image: Journal of Nursing Scholarship*, 23(2), 89-94.

Spiegelberg, H. (1976). *The phenomenological movement:* Vols I and II. The Hague: Martinus Nijhoff.

Spradley, J.P. (1979). *The ethnographic interview.* New York: Holt, Rinehart & Winston.

Sterling, Y.M. & McNally, J.A. (1992). Single subjects research for nursing practice. *Clinical Nurse Specialist*, 6(1), 21-26.

Strauss, A.L. (1987). *Qualitative analysis for social scientists.* New York: Cambridge University Press.

Strauss, A., & Corbin, J. (1990). Basics of qualitative research: Grounded theory procedures and techniques. Newbury Park, CA: Sage.

Sullivan, E.M. (1992). Nurse practitioners and reimbursement. *Nursing and Health Care*, 13(5), 236-241.

Swanson, K.M. (1990). Providing care in the NICU: Sometimes an act of love. *Advances in Nursing Science*, 13(1), 60-73.

Tesch, R. (1991). Computer programs that assist in the analysis of qualitative data: An overview. *Qualitative Health Research*, 1(3), 309-325.

Thorne, S.E. (1991). Methodological orthodoxy in qualitative research: Analysis of the issues. *Qualitative Health Research*, 1(2), 178-199.

Uphall, M.J. (1992). Nursing perceptions of collaboration with indigenous healers in Swaziland. *International Journal of Nursing Studies*, 29(1), 27-36.

van Kaam, A. (1969). *Existential foundations in psychology.* New York: Doubleday.

Wilde, V. (1992). Controversial hypotheses on the relationship between researcher and informant in qualitative research. *Journal of Advanced Nursing*, 17, 234-242.

Yin, R.K. (1989). *Case study research: Design and methods.* Newbury Park, CA: Sage.

12 Die Stichprobenbildung

Judith Haber

Lernziele

Nach der Lektüre dieses Kapitels sollten Sie Folgendes können:

- Den Zweck der Stichprobenbildung benennen.
- Die Begriffe „Population", „Stichprobe" und „Stichprobenbildung" definieren.
- Die Begriffe „Population" und „Stichprobe" vergleichend einander gegenüberstellen.
- Die Auswahlkriterien für die Bestimmung der Stichprobe erläutern.
- Die Begriffe „gesteuerte Erhebung" und „Wahrscheinlichkeits-Erhebung" definieren.
- Die Strategien der gesteuerten Erhebung und der Wahrscheinlichkeits-Erhebung benennen.
- Vor- und Nachteile dieser Strategien vergleichen.
- Die Faktoren erörtern, die sich auf die Bestimmung der Stichprobengröße auswirken.
- Die Vorgehensweise bei der Erhebung einer Stichprobe darlegen.
- Die Kriterien für die kritische Bewertung eines Erhebungs-Plans benennen.
- Diese Kriterien auf die kritische Bewertung des Abschnitts „Bildung der Stichprobe" in einem Forschungsbericht anwenden.

Schlüsselbegriffe

Auswahlkriterium
Cluster-Erhebung
Datensättigung
Eignungskriterien
Einfache Zufallsauswahl
Element
Erhebungs-Einheit
Erhebungs-Intervall
Erhebungs-Rahmen
Gelegenheits-Erhebung
Geschichtete Zufallserhebung
Gesteuerte Erhebung
Gezielte Erhebung
Mehrstufige (Cluster) Erhebung
Netz-Erhebung
Parallelisierung
Population
Quoten-Erhebung
Repräsentative Stichprobe
Schneeballsystem
Stichprobe
Stichprobenerhebung
Systematische Stichprobe
Wahrscheinlichkeits-Erhebung
Zufallsauswahl

Unter dem Begriff „Stichprobenbildung“ versteht man den Prozeß der Auswahl repräsentativer Einheiten aus einer Population für eine wissenschaftliche Untersuchung. Bei der Bildung einer Stichprobe handelt es sich um einen komplexen, dennoch vertrauten Prozeß. Tagtäglich erweitern wir unsere Kenntnisse, treffen Entscheidungen und geben Prognosen ab, denen Prozesse einer Stichprobenerhebung zugrundeliegen. So könnten PflegestudentInnen verallgemeinernde Betrachtungen über die Qualität von ProfessorInnen der Pflegefakultät anstellen, weil sie während ihrer Studienzeit eine *Stichprobe* dieser ProfessorInnen kennengelernt haben. PatientInnen könnten bei einem einwöchigen Krankenhausaufenthalt ebenfalls verallgemeinernde Schlüsse in Bezug auf die Mahlzeiten in Krankenhäusern ziehen. Hier wird deutlich, daß der begrenzte Kontakt zu einer begrenzten Anzahl dieser Phänomene die Grundlage unserer Verallgemeinerungen bildet, und so hängen viele unserer Kenntnisse und Entscheidungen von unseren Erfahrungen mit Stichproben ab.

WissenschaftlerInnen beziehen ihre Erkenntnisse ebenfalls aus der Untersuchung von Stichproben. Viele Probleme in der wissenschaftlichen Forschung können ohne den Rückgriff auf derartige Erhebungsverfahren nicht gelöst werden. Wenn zum Beispiel die Effektivität einer Medikation für KrebspatienInnen getestet werden soll, dann wird das Mittel einer Stichprobe aus der Population verabreicht, für die das Mittel potentiell in Frage kommt. Die WissenschaftlerInnen müssen Schlußfolgerungen ziehen können, ohne das Mittel jedem Krebspatienten oder jedem auf der Welt existierenden Versuchstier verabreichen zu müssen. Da aber Menschenleben auf dem Spiel stehen, können sie sich bei ihren Schlußfolgerungen, zu denen sie aufgrund einer Untersuchung der ersten, sagen wir, zehn bis zwölf verfügbaren PatientInnen gelangt sind, nicht auf Zufallsergebnisse verlassen. Die Konsequenzen, die sich aus falschen Schlußfolgerungen oder unrichtigen Verallgemeinerungen auf der Grundlage einer kleinen, nicht repräsentativen Stichprobe ergeben, wiegen in wissenschaftlichen Untersuchungen sehr viel schwerer als im täglichen Leben. Infolgedessen haben ForscherInnen, die sich mit Methodologie beschäftigen, beträchtliche Mühen aufgewendet, um Theorien über die Bildung einer Stichprobe und entsprechende Verfahren zu entwickeln, mit denen sich exakte und aussagefähige Informationen gewinnen lassen. ForscherInnen wählen überwiegend einen repräsentativen Teil einer Population aus, da es selten machbar und auch nicht nötig ist, das Verhalten der ganzen Population zu ermitteln, um zu relevanten Informationen zu gelangen.

In diesem Kapitel werden ForschungsanwenderInnen mit den Grundkonzepten der Stichprobenbildung vertraut gemacht, die in erster Linie auf quantitative Forschungsdesigns ausgerichtet sind; des weiteren werden die Quota- und Random (Zufalls)-Verfahren, die Stichprobengröße und der Prozeß der kritischen Bewertung erörtert. Probleme der Stichprobenbildung im Zusammenhang mit qualitativen Forschungsdesigns wurden im wesentlichen in Kapitel 11 dargelegt.

Konzepte der Stichprobenbildung

Die Population

Eine *Population* (Grundgesamtheit) ist eine genau definierte Gruppe mit ganz bestimmten, spezifizierten Merkmalen. Eine Population kann aus Menschen, Tieren, Gegenständen oder Ereignissen bestehen. Will eine Forscherin beispielsweise Studien mit PflegestudentInnen durchführen, dann muß die Art der schulischen Bildung spezifiziert werden. In diesem Fall besteht die Population also aus den StudentInnen eines allgemeinen Pflegestudienganges, der mit dem „Bachelor-Degree" abschließt. Weitere Beispiele für Populationen wären etwa: alle männlichen Patienten, die in Krankenhaus A während des Jahres 1992 wegen ihres ersten Myokardinfarkts aufgenommen wurden; alle Kinder mit Down-Syndrom im Staate New York oder alle Männer und Frauen in den Vereinigten Staaten, bei denen eine „unipolare Depression" diagnostiziert wurde. Diese Beispiele zeigen, daß eine Population weit (einige Millionen Menschen) oder eng (einige Hundert Menschen) definiert sein kann.

LeserInnen von Forschungsberichten sollten darauf achten, ob die populationsspezifischen Merkmale angegeben wurden, die die Grundlage für die *Eignungskriterien* bilden; diese Eignungskriterien werden benötigt, um die Stichprobe aus der Anzahl aller in Frage kommenden Einheiten auszuwählen, ganz gleich, ob es sich um Menschen, Gegenstände oder Ereignisse handelt. Wir wollen einmal die Population betrachten, die oben als die PflegestudentInnen eines allgemeinen Studienganges mit dem Abschluß „Bachelor Degree" definiert wurde. Fallen darunter auch StudentInnen, die vorher eine andere Pflegeausbildung absolviert haben? Wie sieht es mit ausländischen StudentInnen aus? Kommt eine Bandbreite von Erstsemestern bis zu höheren Semestern in Frage? Soweit dies möglich ist, muß die Forscherin belegen, daß die exakten Kriterien, die darüber entscheiden, ob ein Individuum als Mitglied einer definierten Population klassifiziert wird, genau angegeben wurden. Die populationsspezifischen Faktoren, die die Grundlage für die Eignungskriterien bilden, müssen in der Stichprobe wiederzufinden sein; das heißt, die Merkmale der Population und der Stichprobe müssen übereinstimmen. Das Maß der Übereinstimmung ist nämlich ein Gradmesser für den repräsentativen Charakter der Stichprobe. Wurde die Grundgesamtheit beispielsweise definiert als Vollzeit-PflegestudentInnen der höheren Semester in dem allgemeinen Studiengang mit dem Abschluß „Bachelor Degree", die gebürtige Amerikaner sind, dann muß die Stichprobe dieselben Merkmale aufweisen.

Eignungskriterien können auch als *Auswahlkriterien* bzw. als diejenigen Merkmale angesehen werden, die in einer Population eine homogene Gruppe von Versuchspersonen eingrenzen. Folgende Merkmale sind solche Auswahlkriterien: Geschlechtszugehörigkeit, Alter, Familienstand, sozioökonomischer Status, Religion, ethnische Zugehörigkeit, Bildungs- und Ausbildungsniveau, Alter der Kinder, Gesundheitszustand und Diagnosestellung. In einer Studie, in der die Wiederholbarkeit des Urinflußunterbrechungstests und seine Beziehung zu anderen Bewertungen der Stärke der Beckenmuskulatur beurteilt werden sollte (Sampselle und DeLancey, 1992), wurden einige der nachfolgend aufgeführten Auswahlkriterien verwendet:

- Frauen, die gar nicht oder einmal bzw. zweimal geboren hatten
- Frauen, die derzeit nicht schwanger waren

- Frauen, deren Geburt mindestens ein Jahr zurücklag, falls sie zu einer der oben genannten Gruppen gehörten
- Frauen, bei denen in der Vergangenheit keine Blasenfunktionsstörung aufgetreten war
- Frauen, bei denen in der Vergangenheit kein gynäkologischer Eingriff vorgenommen wurde
- Frauen ohne neuromuskuläre Erkrankung.

Diese Auswahlkriterien wurden deshalb benutzt, weil deren potentielle Auswirkungen auf die Unterbrechung des Urinflusses die Validität der Befunde sowie die Möglichkeit der Verallgemeinerung dieser Befunde einschränken würden. Wir wollen einmal das Kriterium „derzeit nicht schwanger“ näher anschauen. Würden schwangere und nichtschwangere Frauen für die Stichprobe ausgewählt, dann gäbe es zwei Gruppen, deren Fähigkeit, den Urinfluß zu unterbrechen, wegen der Schwangerschaftsvariablen sehr verschieden sein kann; somit wäre die Stichhaltigkeit der Befunde beeinträchtigt. Die Heterogenität dieser Stichprobe würde einer aussagefähigen Interpretation der Befunde und der Verallgemeinerbarkeit entgegenwirken. Es ist daher sinnvoller, nur eine homogene Gruppe zu untersuchen oder spezielle Gruppen als klar von der Stichprobe abgegrenzte Untergruppen einzubeziehen und vergleichende Untersuchungen bei diesen Untergruppen durchzuführen. Sampselle und DeLancey wählten für ihre Studie 75 Frauen im Alter von 18 bis 35 Jahren aus und teilten sie in Untergruppen mit jeweils 25 Versuchspersonen auf, so daß die Frauen, die nicht, einmal bzw. zweimal geboren hatten, gleich auf die Gruppen verteilt waren. Damit standen klar abgegrenzte Untergruppen für vergleichende Untersuchungen zur Verfügung. Es gilt zu bedenken, daß Auswahlkriterien nicht nebensächlich sind, sondern sie werden aufgestellt, um externe Variabilität oder Verfälschungen kontrollieren zu können. Jedes Kriterium sollte eine Begründung haben, die sich auf einen verzerrenden Effekt bei der abhängigen Variablen bezieht. Sorgfalt bei der Auswahl dieser Kriterien für eine Stichprobe erhöht die Genauigkeit der Studie und leistet einen Beitrag zur Stichhaltigkeit und Verallgemeinerbarkeit der Befunde (siehe Kapitel 8).

Die für die Population gültigen Kriterien gelten auch für die *Zielpopulation:* darunter versteht man die Gesamtheit der Fälle, auf die sich die Verallgemeinerungen beziehen. Alle PflegestudentInnen in den Vereinigten Staaten, die in einem allgemeinen Studiengang mit dem Abschluß „Bachelor Degree“ eingeschrieben sind, könnten eine solche Zielgruppe sein. Wegen Zeit-, Geld- und Personalmangel ist es oft nicht machbar, die Untersuchungen mit einer Zielpopulation durchzuführen. Statt dessen greift man auf eine *leicht zugängliche Population* zurück, die die jeweiligen Kriterien erfüllt und *verfügbar* ist. Eine leicht zugängliche Population könnte sich beispielsweise aus allen Vollzeit-StudentInnen zusammensetzen, die in einem allgemeinen Studiengang mit dem Abschluß „Bachelor Degree“ an der Hochschule in Pennsylvania eingeschrieben sind. Bei der Auswahl einer geeigneten Population spielen pragmatische Faktoren somit auch eine Rolle.

Es ist wichtig zu wissen, daß eine Population nicht auf Versuchspersonen beschränkt ist. Sie kann auch aus Krankenhausunterlagen, aus Blut-, Urin- oder anderen, von den PatientInnen einer Klinik stammenden Proben sowie aus historischen Dokumenten oder Versuchstieren bestehen. So kann eine Population zum Beispiel aus allen Urinproben von Patientinnen der Schwangerenambulanz des „Crestview Hospital“ oder aus allen Krankenblättern, die im „Day Surgery Center“ aufbewahrt werden, zusammengesetzt sein. Somit ist klar, daß eine Population ganz unterschiedlich definiert werden kann. Es gilt zu beachten, daß die Population klar definiert sein muß, da zwischen der Verallgemeinerbarkeit der Befunde und den für die Population gültigen Kriterien ein direkter Zusammenhang besteht.

Stichprobe und Stichprobenbildung

Stichprobenbildung bezeichnet den Prozeß der Auswahl eines Teils der in Frage kommenden Population, der die gesamte Population repräsentieren soll. Eine *Stichprobe* ist eine Gruppe von Elementen, aus denen sich die Population zusammensetzt, und ein *Element* ist die kleinste Einheit, die für die Gewinnung von Informationen verfügbar ist. In der Pflegeforschung sind die Elemente normalerweise Individuen, jedoch kann eine Stichprobe oder eine Population sich auch aus anderen Elementen, z.B. aus Orten oder Gegenständen, zusammensetzen. Eine *Stichprobeneinheit* ist das Element bzw. die Gruppe von Elementen, die für die Auswahl der Stichprobe in Frage kommt. Manchmal sind die Stichprobeneinheit und das Element dasselbe, in einigen Fällen ist es effektiver, für die Stichprobenerhebung eine Einheit zu wählen, die größer ist als das Element. Eine Forscherin plante beispielsweise eine Studie, in der die Auswirkungen verschiedener Pflegeinterventionen auf die Heilungsrate von Dekubitusgeschwüren verglichen werden sollte. Anstelle der Krankenschwestern oder der Behandlungsart wurden vier Krankenhäuser als Stichprobeneinheiten gewählt, von denen jedes einen anderen Behandlungsplan hatte.

Durch die Art der Definition der Stichprobe kann die Effizienz einer Forschungsarbeit erhöht werden. Wer sich zum erstenmal mit der Überprüfung von Forschungsberichten befaßt, sollte wissen, daß es nicht machbar ist, jedes Element oder jede Einheit der Population zu untersuchen. Wenn die Stichprobenerhebung richtig durchgeführt wird, dann kann die Forscherin Schlußfolgerungen ziehen und Verallgemeinerungen im Hinblick auf die Population vornehmen, ohne jede ihrer Einheiten untersuchen zu müssen. Durch Arbeitsanleitungen für die Stichprobenbildung, die die Formulierung spezifischer Kriterien für die Auswahl verlangen, wird gewährleistet, daß die Merkmale der relevanten Phänomene bei allen der zu untersuchenden Einheiten (mit hoher Wahrscheinlichkeit) vorzufinden sind. Wenn eine Forscherin sicherstellen kann, daß die Stichprobe repräsentativ für die Zielpopulation ist, dann stärkt sie ihre Position, wenn sie aus den Befunden der Untersuchung Schlußfolgerungen ableitet und auf die Population überträgt.

Wer eine Forschungsarbeit zu bewerten hat, wird feststellen, daß Stichproben und die Auswahl-Verfahren sich in Bezug auf ihre Eignung unterscheiden. Das wichtigste Kriterium bei der Bewertung einer Stichprobe ist ihr repräsentativer Charakter. Die wesentlichen Merkmale einer *repräsentativen Stichprobe* sind mit denen der Population möglichst identisch. Wenn in einer Studie über die Praxis der Kindererziehung 70% der Population aus Frauen bestünde und 40% davon vollzeitbeschäftigt wären, dann muß eine repräsentative Stichprobe diese Merkmale im gleichen Verhältnis enthalten.

Es ist klar, daß man für den repräsentativen Charakter einer Stichprobe keine Garantie übernehmen kann, wenn nicht Daten über die gesamte Population verfügbar sind. Da es schwierig und ineffektiv ist, eine Population zu bewerten, müssen bestimmte Strategien für die Stichprobenbildung eingesetzt werden, durch die Verfälschungen minimiert bzw. kontrolliert werden können. Bei Auswahl einer geeigneten Stratgie ist es fast immer möglich, aufgrund der Daten einer Stichprobe ein recht genaues Bild der zu untersuchenden Phänomene zu bekommen.

Verschiedene Möglichkeiten der Stichprobenerhebung

Die Strategien für die Erhebung der Stichprobe werden allgemein in zwei Kategorien eingeteilt: in *gesteuerte Erhebungen* und *Wahrscheinlichkeits-Erhebungen.*

Bei der *gesteuerten Stichprobenerhebung* werden die Elemente mit nicht-randomisierten Methoden ausgewählt. Der Nachteil dieser Strategie liegt darin, daß es keine Möglichkeit gibt, die Wahrscheinlichkeit einzuschätzen, die jedes Element hat, für die Stichprobe ausgewählt zu werden. Man kann grundsätzlich nicht garantieren, daß jedes Element die Chance hat, für die Stichprobe ausgewählt zu werden.

Bei der *Wahrscheinlichkeits-Erhebung* wird für die Auswahl der Stichprobeneinheiten eine randomisierte Form gewählt, bei der man die Wahrscheinlichkeit einschätzen kann, die jedes Element der Population hat, für die Stichprobe ausgewählt zu werden. Die Wahrscheinlichkeits-Erhebung ist die zuverlässigste Strategie, die mit hoher Wahrscheinlichkeit eine repräsentative Stichprobe ergibt. Im weiteren Verlauf dieses Abschnitts werden die verschiedenen Strategien der gesteuerten und der Wahrscheinlichkeits-Erhebung erörtert. Eine Zusammenfassung dieser Strategien zeigt Tabelle 12-1. Vielleicht möchten Sie einen Blick auf diese Tabelle werfen, bevor Sie die Diskussion der verschiedenen Strategien in den folgenden Abschnitten verfolgen.

Die gesteuerte Stichprobenerhebung

Diese Strategie ist weniger streng als die Wahrscheinlichkeits-Erhebung; die mit der gesteuerten Erhebung gewonnenen Stichproben sind deshalb weniger genau und weniger repräsentativ. Allerdings werden die meisten Stichproben durch gesteuerte Erhebungen gewonnen, und dies gilt nicht nur für die Pflege, sondern auch für andere Disziplinen. Obwohl man solche Stichproben leichter gewinnen kann, schränkt man allerdings die Möglichkeit ein, die Befunde zu verallgemeinern. Die drei wichtigsten Strategien der gesteuerten Stichprobenerhebung sind: Gelegenheits-Erhebung, Quoten-Erhebung und die gezielte Erhebung.

Gelegenheits-Erhebung

Unter einer *Gelegenheits-Erhebung* versteht man die Auswahl der am leichtesten zugänglichen Personen oder Objekte für eine Studie. Die Versuchspersonen können Freiwillige sein oder die ersten 25 Personen, die mit einer bestimmten Diagnose im Krankenhaus X aufgenommen werden, oder alle, die sich im Monat September für den Studiengang Y eingeschrieben haben, oder alle StudentInnen, die sich an einer bestimmten Universität im Jahre 1993 für den Kurs Z eingeschrieben haben. Die Versuchspersonen sind bequem und leicht auszuwählen, deshalb werden sie als *Gelegenheits-Stichprobe* be-

Tabelle 12-1 Zusammenfassung der Erhebungs-Strategien

Erhebungs-Strategie	Verfügbarkeit	Verfälschungsrisiko	Repräsentativer Charakter der Stichprobe
Gesteuerte Erhebung			
Gelegenheits-Stichprobe	sehr leicht	Größer als bei jeder anderen Strategie	Fragwürdig, da die TeilnehmerInnen nicht selten selbst über ihre Teilnahme bestimmen
Quoten-Erhebung	relativ leicht	Enthält Verfälschungen, deren Quelle nicht bekannt ist. Dies hat Auswirkungen auf die äußere Validität	Der repräsentative Charakter bleibt bis zu einem gewissen Grad gewahrt, da Kenntnisse über die Zielgruppe verfügbar sind
Gezielte Erhebung	relativ leicht	Möglichkeit der Verfälschung steigt mit zunehmender Heterogenität der Population; eine bewußt in Kauf genommene Verfälschung stellt auch eine Gefahr dar	Verallgemeinerbarkeit sehr gering, da die Stichprobe handverlesen ist
Wahrscheinlichkeitserhebung			
Einfache randomisierte Erhebung	arbeitsintensiv	Gering	Optimal; die Wahrscheinlichkeit, daß der Charakter nicht repräsentativ ist, nimmt mit zunehmender Größe der Stichprobe ab
Geschichtete randomisierte Erhebung	zeitaufwendig	Gering	Erhöht
Cluster-Erhebung	Weniger zeitaufwendig als die einfache oder geschichtete Erhebung	Es treten mehr Erhebungsfehler auf als bei der einfachen oder geschichteten Erhebung	Weniger repräsentativ als die einfache oder geschichtete Erhebung
Systematische Erhebung	Bequemer und effektiver als die einfache, die geschichtete oder die Cluster-Erhebung	Kann unbeabsichtigte Verfälschungen enthalten, da die Beachtung des Zufallsprinzips nicht immer gewährleistet ist	Weniger repräsentativ, wenn Verfälschungen infolge von Nicht-Beachtung des Zufallsprinzips auftreten

zeichnet. Eine Forscherin, die die Kommunikationsmuster verheirateter Paare untersuchte, verwendete zum Beispiel eine Gelegenheits-Stichprobe, die sich aus den ersten 200 Paaren zusammensetzte, die die für die Stichprobe gültigen Kriterien erfüllten und sich für die Teilnahme an der Studie zur Verfügung stellten. Eine andere Forscherin, die die Auswirkungen von Gruppenunterricht auf die Rehabilitation von HerzpatientInnen erforschte, wählte alle PatientInnen, die im Krankenhaus X zwischen September und Dezember 1992 von der kardiologischen Intensivstation auf die intermediäre kardiologische Station verlegt wurden.

Der Vorteil einer Gelegenheits-Stichprobe besteht darin, daß man leichter an Versuchspersonen herankommt. Die Forscherin muß sich nur darum kümmern, eine ausreichende Anzahl von Versuchspersonen zu finden, die die Kriterien erfüllen.

Der Hauptnachteil einer Gelegenheits-Stichprobe zeigt sich darin, daß das Risiko der Verfälschung größer ist als bei jeder anderen Strategie (siehe Tabelle 12-1). Die Tatsache, daß die Versuchspersonen in Gelegenheits-Stichproben nicht selten selbst über ihre Teilnahme bestimmen, führt zu Verfälschungen; für die Forscherin bedeutet dies, daß ihre Informationen nur von TeilnehmerInnen stammen, die sich aus freien Stücken zur Verfügung stellen. In einem solchen Fall muß man sich Folgendes fragen: Was motivierte einige TeilnehmerInnen mitzumachen, weshalb taten andere dies nicht? Welche Daten hätten sich ergeben, wenn die Nicht-TeilnehmerInnen auch verfügbar gewesen wären? Wie repräsentativ sind die TeilnehmerInnen, die von sich aus mitgemacht haben, für die Population? Man kann beispielsweise Menschen auf der Straße ansprechen, um sie nach ihrer Meinung zu einem bestimmten Problem zu fragen; man kann Anzeigen in einer Zeitung aufgeben; man kann einen Hinweis in Kirchen, Gemeinschaftszentren oder Supermärkten anbringen und so anzeigen, daß TeilnehmerInnen für eine spezielle Studie gebraucht werden. Für eine Studie, die das Selbstpflegeverhalten von älteren Erwachsenen bei Erkältungen und Grippe untersuchte, wurden Versuchspersonen beispielsweise in Freiwilligenorganisationen, Gemeindegruppen, kirchlichen Organisationen, bei Gemeinschaftsverpflegungen für ältere Menschen, in Wohnhäusern für ältere Menschen, und in Senioren- und Einkaufszentren rekrutiert (Conn, 1991).

Wer einen Forschungsbericht zu bewerten hat, sollte wissen, daß die Gelegenheits-Erhebung die schwächste Strategie ist, und es sollte, wann immer dies möglich ist, darauf verzichtet werden. Wenn man mit einer Gelegenheits-Stichprobe arbeitet, sollte man bei der Analyse und Interpretation der Daten vorsichtig sein. Bei der kritischen Bewertung einer Forschungsarbeit mit dieser Erhebungs-Strategie wird man die äußere Validität der Ergebnisse zu Recht mit Skepsis betrachten (siehe Kapitel 8).

Quoten-Erhebung

Die *Quoten-Erhebung* ist eine Form der gesteuerten Stichprobenerhebung, bei dem der repräsentative Charakter der Stichprobe bis zu einem gewissen Grad darauf beruht, daß Kenntnisse der Grundgesamtheit mit eingebracht werden (siehe Tabelle 12-1). In einer Quoten-Stichprobe sind die Schichten einer Population proportional vertreten. So zeigt ein Blick auf die Daten in Tabelle 12-2, daß 40% der 5000 Krankenschwestern in der Stadt X ein Diplom haben, 40% über ein „Associate Degree“ und 20% ein „Bachelor Degree“ verfügen. Jede Schicht der Population sollte proportional in der Stichprobe vertreten sein. In diesem Fall verwendete die Forscherin die Strategie der proportionalen Quoten-Erhebung; sie wählte 10% aus einer Population von 5000, d.h. 500 Krankenschwestern aus. Entsprechend dem proportionalen Anteil jeder Schicht der Population bildeten 200 Personen mit Diplom, 200 mit „Associate Degree“ und 100 mit „Bachelor Degree“ die für die drei Schichten ermittelten Unterstichproben. Die Forscherin rekrutierte Versuchspersonen, die den Eignungskriterien der Studie entsprachen, so lange, bis

Tabelle 12-2 Anzahl und Prozentsatz von StudentInnen in den Schichten einer Quoten-Stichprobe von 5000 AbsolventInnen eines Pflegestudiengangs in der Stadt X

	AbsolventInnen mit Diplom	**AbsolventInnen mit „Associate Degree"**	**AbsolventInnen mit „Bachelor Degree"**
Population	2000 (40%)	2000 (40%)	1000 (20%)
Schichten	200	200	100

die Quote für jede Schicht erreicht war. Anders ausgedrückt, sobald die Forscherin die erforderlichen 200 Personen mit Diplom, 200 mit „Associate Degree" und 100 mit „Bachelor-Degree" gefunden hatte, war die Stichprobe komplett.

Die Forscherin überprüft systematisch, ob die Stichprobe proportionale Anteile der Population enthält. Die Quoten-Stichprobe wird nicht nach dem Zufallsprinzip ausgewählt – das heißt, sobald die proportionalen Schichten feststehen, werden die Versuchspersonen solange in die Stichprobe aufgenommen, bis die Quote für jede Schicht erreicht ist – das Verfahren untermauert aber den repräsentativen Charakter der Stichprobe. Mit dieser Strategie soll dem Problem der Überrepräsentierung eigentlich zu wenig vorhandener Elemente begegnet werden.

Über die Merkmale, die in den Schichten enthalten sein sollen, entscheidet eine Forscherin aufgrund ihrer Kenntnis der Population und der Literaturüberprüfung. Auswahlkriterium sollte eine Variable sein, die beträchtlichen Unterschiede bei der zu untersuchenden abhängigen Variable bewirkt. Alter, Geschlechtszugehörigkeit, Religion, ethnische Zugehörigkeit, medizinische Diagnose, sozioökonomischer Status, Niveau der abgeschlossenen Ausbildung und die berufliche Stellung gehören zu den Variablen, die die für die Pflegeforschung wichtigen Variablen darstellen.

Die KritikerInnen von Forschungsarbeiten müssen feststellen, ob die Schichten einer Stichprobe der zu untersuchende Population in angemessener Weise entsprechen und ob die Variablen, die die Schichten bilden, so homogen sind, daß ein aussagefähiger Vergleich der Unterschiede zwischen den einzelnen Schichten möglich ist. Selbst wenn die Forscherin dies berücksichtigt hat, darf man nicht vergessen, daß die Quoten-Erhebung als eine gesteuerte Strategie oft nicht erkennbare Verfälschungen enthält, die sich auf die äußere Validität auswirken.

Es kann sogar vorkommen, daß eine Forscherin den TeilnehmerInnen Geld für ihren Zeitaufwand anbietet. Dabei ergibt sich das Problem, daß diejenigen, die sich daraufhin für die Teilnahme entscheiden, möglicherweise nicht typisch für die Population sind, was die zu bewertende Variable anbelangt. Bei der Studie von Conn (1991) stellte sich heraus, daß die älteren Erwachsenen äußerst versiert in der Behandlung von Erkältungen und Grippe waren. Aufgrund der Teilnahmebedingungen ist es jedoch nicht möglich festzustellen, ob die 160 Versuchspersonen in Bezug auf die Selbstbehandlung von Erkältungen und Grippe repräsentativ für ältere Erwachsene waren. Es gibt keine Möglichkeit, die Auswirkungen von Verfälschungen einzuschätzen. Wenn die zu untersuchenden Phänomene innerhalb der Population relativ homogen sind, ist das Risiko einer Verfälschung minimal. Bei heterogenen Populationen besteht jedoch ein großes Risiko, daß Verfälschungen sich auswirken.

Gezielte Erhebung

Die *gezielte Erhebung* ist eine Strategie, bei der die Forscherin ihre Kenntnis der Population und ihrer Elemente einsetzt, um die Fälle für die Stichprobe sorgfältig auszuwählen. Normalerweise werden solche Versuchspersonen ausgewählt, die als *typisch* für die Population gelten. In einer qualitativen Forschungsstudie von Beck (1992), in der die durchlebten Erfahrungen einer Depression nach der Entbindung erforscht werden sollten, wurde eine gezielt ausgewählte Stichprobe von Müttern verwendet. Diese Frauen waren in einer Gruppe für Betroffene gewesen, und bei ihnen war die Diagnose „Depression nach der Entbindung" gestellt worden. Die Frauen waren typisch für die zu untersuchende Population und konnten so zur Aufklärung des zu untersuchenden Phänomens beitragen (siehe Kapitel 11 und 20).

Eine gezielt ausgewählte Stichprobe wird auch verwendet, wenn eine sehr ungewöhnliche Gruppe untersucht wird, wie z.B. eine Population mit einer seltenen, genetisch bedingten Krankheit, wie die Tay-Sachs-Krankheit. In diesem Fall werden die Merkmale der Stichprobe ganz genau beschreiben, damit die LeserInnen ein genaues Bild von den Versuchspersonen in der Stichprobe bekommen.

In einer anderen Situation will die Forscherin vielleicht Personen interviewen, die die entgegengesetzten Pole eine Merkmalsausprägung repräsentieren. So könnten die psychosozialen Bedürfnisse von Menschen erforscht werden, die HIV-positiv sind, aber keinerlei Symptome zeigen, und mit denen solcher Menschen verglichen werden, bei denen das erworbene Immunschwächesyndrom (AIDS) manifest ist.

Die Forscherin, die eine gezielt ausgewählte Stichprobe verwendet, geht davon aus, daß Fehler in der Beurteilung der Überrepräsentierung bzw. Unterrepräsentierung von Elementen der Population in der Stichprobe sich leicht ausgleichen lassen. Es gibt allerdings keine objektive Methode, um die Validität dieser Annahme festzustellen. Bei der Bewertung sollte man bedenken, daß die Möglichkeit der Verfälschung bei einer gezielten Auswahl der Stichprobe um so eher gegeben ist, je heterogener die Population ist. Wie schon in Tabelle 12-1 angedeutet wurde, bleibt die bewußt in Kauf genommene Verfälschung bei der Auswahl der Versuchspersonen eine ständige Gefahr. Folglich sollten die Befunde einer Studie mit einer gezielt ausgewählten Stichprobe mit Vorsicht zur Kenntnis genommen werden. Wie bei allen gesteuerten Erhebungen ist auch hier die Möglichkeit der Verallgemeinerung äußerst begrenzt. In den folgenden Fällen kann eine gezielt ausgewählte Stichprobe geeignet sein:

1. Für den Pre-Test eines neu entwickelten Meßinstruments bei einer gezielt ausgewählten Stichprobe unterschiedlicher Menschen
2. Für die Validierung einer Skala oder eines Tests durch ein Verfahren, bei dem ein bekanntes Merkmal in zwei Gruppen untersucht wird
3. Für eine explorative Datensammlung im Zusammenhang mit einer ungewöhnlichen oder sehr spezifischen Population, insbesondere dann, wenn die Forscherin die gesamte Population nicht kennt
4. Für eine deskriptive Datensammlung wie in qualitativen Studien, in denen die durchlebten Erfahrungen im Zusammenhang mit einem bestimmten Phänomen beschrieben werden, wie z.B. Depression nach der Entbindung, fürsorgliches Verhalten, Hoffnung oder Überleben eines Selbsttötungsversuchs.

Selbst wenn die Verwendung einer gezielt ausgewählten Stichprobe angezeigt ist, sollten sich ForscherInnen und KritikerInnen der Grenzen dieser Erhebungsstrategie bewußt sein.

Die Wahrscheinlichkeits-Erhebung

Das Hauptmerkmal der Wahrscheinlichkeits-Erhebung ist die *Auswahl* nach dem Zufallsprinzip von Elementen aus einer Population. Man spricht von zufälliger Auswahl, wenn jedes Element die gleiche Chance hat, für die Stichprobe ausgewählt zu werden. Es gibt vier Strategien des Wahrscheinlichkeits-Erhebung, die allgemein verwendet werden: die *einfache Zufallserhebung*, die *geschichtete Zufallserhebung*, die *Cluster-Erhebung* und die *systematische Erhebung.*

Die zufällige Auswahl von Versuchspersonen für die Stichprobe darf nicht mit der *Zufallsverteilung* auf Gruppen verwechselt werden. Letztere bezieht sich, wie in Kapitel 9 dargestellt, auf die Verteilung von Versuchspersonen auf eine Experimental- oder Kontrollgruppe.

Die einfache Zufallserhebung

Bei der *einfachen Zufallserhebung* handelt es sich um einen arbeitsintensiven und sorgfältig überwachten Prozeß. Da die Prinzipien der einfachen Zufallserhebung auch in komplexeren Wahrscheinlichkeits-Designs Verwendung finden, werden die Prinzipien dieser Strategie hier vorgestellt.

Die Forscherin definiert im Idealfall zunächst die Population (eine Gruppe), listet alle Einheiten der Population (*Erhebungsrahmen*) auf und stellt dann eine Auswahl von Einheiten zusammen, aus denen dann die Stichprobe ausgewählt wird. Wenn zum Beispiel alle amerikanischen Krankenhäuser, die auf Atmungsprobleme spezialisiert sind, die Stichprobeneinheit sind, dann ist eine Auflistung all dieser Krankenhäuser der Erhebungs-Rahmen. Wenn anerkannte PflegeexpertInnen die in Frage kommende Population sind, dann ist die Auflistung solcher Krankenschwestern der Erhebungs-Rahmen.

Sobald die Auflistung der Elemente einer Population abgeschlossen ist, dann wählt man die Stichprobe am besten mit Hilfe einer Tabelle von Zufallszahlen aus, die aus Reihen von Ziffern besteht, wie in Abbildung 12-1 zu sehen ist. Solche Tabellen können mit einem Computerprogramm erstellt werden. Nachdem die Einheiten der Population mit fortlaufenden Zahlen versehen wurden, fängt man an einer beliebigen Stelle der Tabelle an und liest die aufeinanderfolgenden Zahlen in irgendeiner Richtung ab (horizontal, vertikal oder diagonal). Wenn eine Zahl genannt wird, die mit der auf einer Karte vermerkten Einheit übereinstimmt, dann wird diese Einheit als Stichprobe ausgewählt. Dies wird so lange forgesetzt, bis die Stichprobe die gewünschte Größe hat. Die einfache Zufallserhebung bietet folgende Vorteile:

1. Die Auswahl der Stichprobe ist keiner Verfälschung unterworfen.
2. Der repräsentative Charakter der Stichprobe wird im Hinblick auf die Merkmale der Population maximiert.

1000 zufällig ausgewählte, ganze Zahlen zwischen 0 und 99

40	23	0	29	10	94	17	58	12	85	13	25	80	84	72	74	54	63	55	31
32	98	49	23	74	97	51	42	21	87	48	64	54	38	84	68	14	17	35	48
84	34	84	14	53	65	67	37	2	45	84	21	71	34	10	80	72	27	11	13
86	37	24	89	23	4	44	40	72	81	44	69	25	44	34	34	34	75	50	50
50	58	85	8	22	24	73	20	63	35	60	87	91	92	96	80	19	22	87	24
1	87	43	82	9	31	40	88	33	28	82	73	18	6	48	64	59	45	34	3
21	19	42	76	84	67	29	68	8	66	93	89	96	28	12	14	38	47	52	65
32	66	33	21	81	97	39	76	67	27	97	22	76	89	41	11	91	29	6	66
16	82	42	75	35	42	92	90	77	24	21	8	36	16	5	54	89	51	57	85
74	32	63	65	93	96	18	36	82	72	39	69	37	97	51	17	36	71	38	30
50	94	4	66	17	37	10	53	8	29	67	74	88	38	11	59	60	91	56	17
71	47	81	18	53	98	7	87	29	37	22	93	13	6	95	7	95	71	14	6
71	93	48	16	33	19	46	21	60	44	52	91	52	58	10	9	41	31	35	18
20	94	13	99	45	6	53	54	1	25	79	28	1	48	36	26	68	37	59	7
75	22	69	56	62	40	64	45	40	99	94	14	98	84	22	38	24	87	43	71
16	87	41	0	88	83	11	37	71	78	22	39	43	37	75	84	84	11	55	58
92	90	80	2	30	37	85	55	56	50	3	71	24	13	62	74	82	44	90	32
96	89	31	32	37	45	70	67	80	55	58	9	55	60	61	55	86	44	27	77
38	29	36	94	65	39	56	29	29	65	88	13	71	38	71	8	81	66	31	44
20	6	61	66	90	13	70	60	92	53	87	49	34	42	14	47	75	33	26	9
63	44	94	21	14	13	41	80	39	72	29	3	25	89	44	88	13	49	18	58
13	32	93	90	31	75	86	95	18	51	61	59	84	95	67	54	40	30	29	63
26	35	48	81	19	24	36	36	76	16	46	5	93	41	97	46	79	54	95	49
89	74	96	95	94	69	31	60	16	69	76	42	28	71	69	34	46	55	20	42
50	39	28	64	20	68	60	33	92	82	61	70	5	68	95	88	12	85	18	94
55	86	5	96	87	69	75	93	54	79	0	57	45	8	86	59	25	21	9	29
75	35	1	2	86	62	70	83	85	13	97	37	13	73	16	38	36	23	54	11
74	50	1	77	87	92	68	87	57	36	17	47	0	97	78	72	72	45	54	51
34	24	35	13	26	42	22	75	47	2	34	87	15	50	65	27	5	72	28	68
73	33	42	65	91	24	44	84	71	55	70	1	27	30	8	61	65	61	18	92
7	55	12	6	61	17	23	95	91	58	60	30	35	61	34	27	75	44	35	64
10	94	18	4	3	19	21	37	28	55	76	25	10	29	80	64	8	81	20	32
20	48	92	87	95	58	57	73	42	1	12	81	94	85	63	97	24	19	93	51
81	10	92	49	70	15	76	4	36	92	62	99	78	32	86	74	43	22	98	46
66	67	82	94	67	75	16	88	84	98	0	52	37	0	43	9	0	51	2	62
64	92	36	11	3	52	44	65	45	67	97	86	92	2	50	5	93	66	73	40
36	29	98	46	88	23	28	44	8	71	69	43	53	16	87	21	56	23	37	24
15	11	82	30	59	94	23	30	40	25	87	26	24	30	44	53	33	65	72	55
89	57	49	79	83	88	42	45	41	93	38	24	15	80	97	18	61	12	13	42
23	36	65	9	64	26	93	37	26	44	42	17	45	68	27	77	74	56	49	34
9	93	90	61	45	40	75	85	64	66	36	89	72	43	99	90	92	10	10	85
53	94	30	31	62	92	82	30	94	56	40	4	50	53	9	74	87	2	36	36
18	69	77	38	89	78	30	68	71	92	22	93	91	74	52	1	97	69	71	42
50	20	76	36	6	20	75	56	36	5	14	70	9	78	23	33	91	33	25	72
30	46	1	10	16	72	69	26	94	39	80	36	36	68	92	74	22	74	41	42
59	47	7	92	77	55	2	12	5	24	0	30	25	62	83	36	92	96	36	75
93	22	3	20	82	44	16	69	98	72	30	57	77	15	90	29	32	38	3	48
9	55	27	41	40	94	77	14	54	10	25	75	1	74	72	15	69	80	33	58
70	8	3	5	46	89	28	86	40	6	25	40	81	26	63	97	87	48	26	41
19	6	89	31	80	60	13	89	17	69	38	93	58	55	54	69	74	33	8	55

Abb. 12-1 Tabelle mit Zufallszahlen

3. Die Unterschiede in den Merkmalen der Stichprobe und der Population sind rein zufällig.
4. Die Wahrscheinlichkeit, daß eine nichtrepräsentative Stichprobe ausgewählt wird, nimmt mit zunehmender Größe der Stichprobe ab.

Die einfache Zufallserhebung wurde in einer Studie verwendet, in der der Zusammenhang zwischen pflegerischen Erfordernissen und dem Materialverbrauch bei der häuslichen Pflege auf der Grundlage eines Intensitätsindexes und von Pflegediagnosen untersucht wurde. Mit Hilfe einer Tabelle von Zufallszahlen wurde eine Zufallsstichprobe von 306 Unterlagen über PatientInnen ausgewählt, die während eines Zeitraums von 6 Monaten entlassen wurden und die mindestens dreimal einen bestimmten häuslichen Pflegedienst in Anspruch genommen hatten.

ForschunsanwenderInnen sollten bedenken, daß es trotz sorgfältiger Kontrolle der Verfahren für die Erhebung, die das Auftreten von Fehlern minimiert, keine Garantie dafür gibt, daß die Stichprobe wirklich repräsentativ ist. Faktoren wie Heterogenität der Stichprobe und das Aussteigen von Versuchspersonen können selbst bei Anwendung des stengsten Verfahrens den repräsentativen Charakter der Stichprobe gefährden.

Der wesentliche Nachteil der einfachen Zufallserhebung besteht darin, daß die Methode zeitaufwendig und nicht sehr effizient ist. Man braucht sich nur vorzustellen, man müßte alle PflegestudentInnen in den Vereinigten Staaten mit „Bachelor Degree“ auflisten. Hinzu kommt, daß es nicht immer möglich ist, genaue und umfassende Angaben über jedes Element in einer Population zu bekommen. Das wird schnell klar, wenn man sich vorstellt, man müßte eine Auflistung aller im Jahre 1993 in New York City verübten Selbsttötungen vornehmen. Es ist häufig der Fall, daß eine andere Todesursache, wie z. B. Herzversagen, auf dem Totenschein angegeben wird, obwohl Selbstmord als Todesursache durchaus in Frage kommt. Es ist schwierig zu schätzen, wie viele Elemente der Zielpopulation dann gar nicht mehr in Betracht kämen. Das Problem der Verfälschung ergäbe sich dann trotz größter Bemühungen seitens der Forscherin. Wer einen Forschungsbericht zu bewerten hat, muß also bei der Verallgemeinerung der Befunde selbst dann vorsichtig sein, wenn eine Strategie der Zufallserhebung verwendet wurde, es aber schwierig bzw. unmöglich war, eine vollständige Auflistung der Zielpopulation zu erstellen.

Die geschichtete Erhebung

Die *geschichtete Erhebung* verlangt die Aufteilung der Population in Schichten bzw. Untergruppen. Diese Untergruppen, in die die Population aufgeteilt ist, sind homogen. Eine ausreichende Anzahl von Elementen aus jeder Untergruppe wird, entsprechend ihrem Anteil in der Population, nach dem Zufallsprinzip ausgewählt. Ziel dieser Strategie ist es, den repräsentativen Charakter zu heben. Diese Strategie ist der an früherer Stelle in diesem Kapitel vorgestellten Strategie der proportionalen geschichteten Quoten-Erhebung ähnlich. Der wesentliche Unterschied ist der, daß es sich bei der geschichteten Erhebung um ein randomisiertes Auswahlverfahren für die Zusamenstellung einer Stichprobe handelt. Abbildung 12-2 zeigt ein Beispiel für eine geschichtete Erhebung.

Die Population wird entsprechend der Anzahl der Merkmale, wie z. B. Alter, Geschlechtszugehörigkeit, ethnische Zugehörigkeit, Religion, sozioökonomischer Status oder Niveau der abgeschlossenen Ausbildung, in Schichten eingeteilt. Die ausgewählten

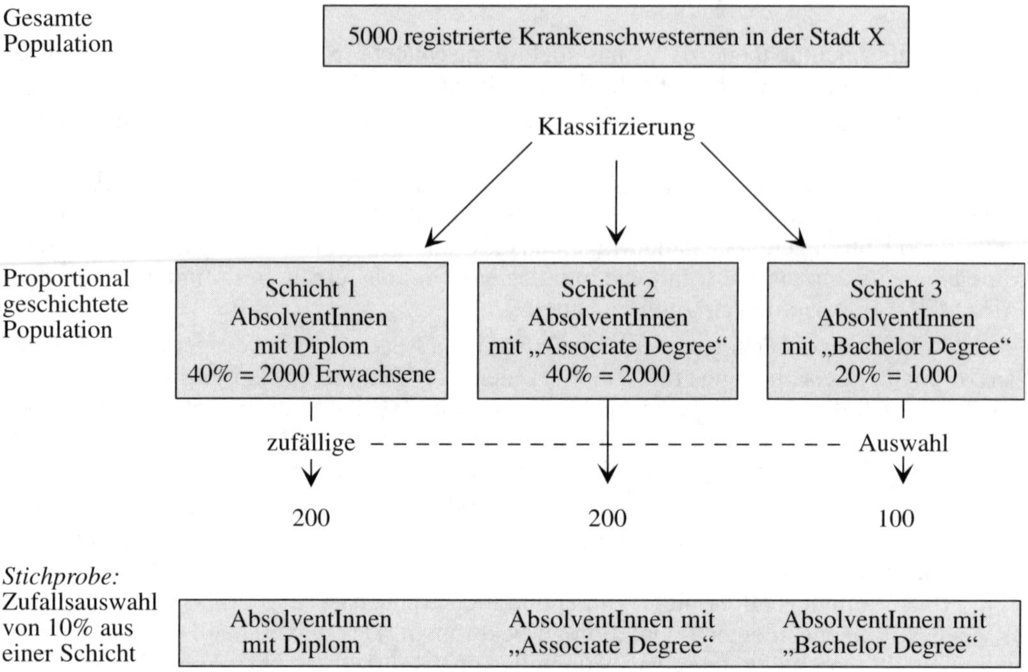

Abb. 12-2 Die Auswahl von Versuchspersonen mit Hilfe einer Strategie der proportionalen einfachen Zufallserhebung

Variablen, die die Schichten bilden, sollten im Hinblick auf die zu untersuchenden Merkmale für homogene Untergruppen geeignet sein.

Die folgenden Überlegungen können als Entscheidungshilfe bei der Auswahl einer geschichteten Stichprobe dienen:

1. Wird die Aufteilung in Schichten durch eine wichtige Variable bzw. ein wichtiges Merkmal gerechtfertigt?
2. Enthält die Auflistung der Population genügend Informationen über die Merkmale, die die Grundlage für die Aufteilung der Stichprobe in Untergruppen bilden?
3. Ist es angemessen, wenn jede Untergruppe gleich groß ist, oder ist es besser, wenn jede Untergruppe entsprechend ihrem Anteil in der Population proportional in Schichten aufgeteilt wird?
4. Falls eine proportionale Erhebung gewählt wird, reicht die Anzahl der Versuchspersonen in jeder Untergruppe aus, um aussagefähige Vergleiche zu erhalten?
5. Werden, wenn ein Vergleich der Untergruppen durchgeführt werden soll, randomisierte Verfahren für die Auswahl der Stichprobe eingesetzt?

Wie aus Tabelle 12-1 hervorgeht, hat die Strategie der geschichteten Erhebung einige Vorteile: (1) der repräsentative Charakter der Stichprobe nimmt zu; (2) die Forscherin hat eine valide Grundlage für einen Vergleich der Untergruppen, falls Informationen über die relevanten Variablen zur Verfügung standen; und (3) die Forscherin kann eine größere

Stichprobe aus einer unverhältnismäßig kleinen Schicht nehmen, um die Unterrepräsentierung dieser Schicht auszugleichen, und sie kann die Daten statistisch entsprechend gewichten und weiterhin korrekte Vergleiche anstellen.

Folgende Hindernisse sind mit dieser Strategie verbunden: (1) die Schwierigkeit, eine Auflistung der Population mit vollständigen Informationen über die relevanten Variablen zu bekommen; (2) das zeitaufwendige Bemühen um mehrfache Auflistungen; (3) die Zeit und das Geld, die für die Durchführung einer großangelegten Studie mit einer geschichteten Erhebung erforderlich sind. KritikerInnen müssen die Angemessenheit dieser Strategie in Abhängigkeit von dem zu untersuchenden Problem beurteilen. Aus dem Beispiel in Abbildung 12-2 wird ersichtlich, daß die Population in dieser Studie aus Krankenschwestern mit Diplom, mit „Associate Degree" und mit „Bachelor Degree" bestand – drei klar unterscheidbaren Schichten. Hier ist es richtig, wenn die Forscherin versucht, alle drei Schichten entsprechend ihrem Anteil in der Population in die Stichprobe aufzunehmen. Diese Strategie wäre nicht nötig, wenn nur eine der drei Untergruppen untersucht würde, es sei denn, diese Untergruppe wäre aus einleuchtenden Gründen aufgrund anderer Merkmale in Schichten eingeteilt.

Cluster-Erhebung

Bei der *Cluster-Erhebung* handelt es sich um eine gestufte Zufallserhebung von Einheiten (Cluster), deren Größe stufenweise reduziert wird; die Einheiten werden den Eignungskriterien entsprechend ausgewählt. Auf der ersten Stufe bestehen die Stichprobeneinheiten aus großen Clustern, auf der zweiten Stufe aus kleineren Clustern und auf der dritten Stufe schließlich aus noch kleineren Clustern. Soll die Stichprobe beispielsweise aus PflegeexpertInnen bestehen, dann bestünde der erste Schritt im Auswahlverfahren aus einer Zufallsstichprobe von Krankenhäusern, die aus einer Liste der „American Hospital Association" (Verband amerikanischer Krankenhäuser) ausgewählt wurde und den Eignungskriterien (z.B. Größe, Art) entsprechen. Auf der zweiten Stufe bestünde die Gesamtheit aus einer Liste mit den PflegeexpertInnen, die in jedem dieser für die erste Stufe ausgewählten Krankenhäuser tätig sind – diese Liste stammt von dem Pflegedirektor des Pflegebereichs eines jeden Krankenhauses. Die Kriterien für die Aufnahme in die Liste der PflegeexpertInnen sind (1) Anerkennung als PflegeexpertIn mit mindestens zweijähriger Erfahrung als PflegeexpertIn; (2) die/der PflegeexpertIn muß mindestens 50% ihrer/seiner Zeit für die direkte Pflege von PatientInnen aufwenden, und (3) einer Vollzeitbeschäftigung in dem Krankenhaus nachgehen. Auf der zweiten Stufe dieser Strategie wäre eine Zufallsauswahl von zwei PflegeexpertInnen aus jedem Krankenhaus erforderlich, die den eben erwähnten Eignungskriterien entsprechen.

Wenn diese Strategie für große Erhebungen auf nationaler Ebene verwendet wird, dann stellen die Länder die Stichprobeneinheiten der ersten Stufe dar. Dann erfolgt die stufenweise Reduktion zu immer kleineren Einheiten wie „Counties" (Kreisen), Städten, Stadtvierteln und Häuserblocks, die die Stichprobeneinheiten der zweiten Stufe bilden; auf der dritten Stufe setzen sich die Stichprobeneinheiten aus Haushalten zusammen.

Die Stichprobeneinheiten oder Cluster können entweder durch einfache Zufallserhebung oder durch geschichtete Zufallserhebung ausgewählt werden. Wir wollen einmal annehmen, daß die in dem obigen Beispiel beschriebenen Krankenhäuser je nach Größe

(Anzahl der Betten) in vier Kategorien eingeteilt sind: (1) 200 bis 299; (2) 300 bis 399; (3) 400 bis 499; und (4) 500 Betten und mehr. In Schicht 1 sind 25% der Population, in Schicht 2 30% der Population, in Schicht 3 20% der Population und in Schicht 4 schließlich 25% der Einheiten vertreten. Dies bedeutet, daß entweder die einfache oder die proportionale, geschichtete Zufallserhebung verwendet werden kann, um die Krankenhäuser nach dem Zufallsprinzip auszuwählen, die die Zahl der Krankenhäuser auf der Liste der „American Hospital Association" entsprechend ihrem jeweiligen Anteil repräsentieren.

Der Hauptvorteil der Cluster-Erhebung liegt, wie Tabelle 12-1 zeigt, darin, daß sie in zeitlicher und finanzieller Hinsicht weitaus wirtschaftlicher ist als andere Strategien der Wahrscheinlichkeits-Erhebung, insbesondere dann, wenn es sich um eine große und geographisch weit auseinanderliegende Population handelt, oder wenn es für die Elemente keinen Erhebungsrahmen gibt. Die beiden große Nachteile sind: (1) Es treten eher Erhebungsfehler auf als bei der einfachen oder bei der geschichteten Zufallserhebung. (2) Der richtige Umgang mit den statistischen Daten der Cluster-Stichprobe ist äußerst schwierig.

LeserInnen, die einen Forschungsbericht bewerten, werden abwägen müssen, ob das Forschungsdesign sowie andere pragmatische Aspekte, z.B. Wirtschaftlichkeit, die Cluster-Erhebung rechtfertigen.

Die systematische Stichprobenbildung

Bei der *systematischen Stichprobenbildung* geht es darum, eine Auswahl in ganz bestimmten Intervallen aus der Auflistung einer Population zu treffen, z.B. wird jedes zehnte Mitglied, das in dem Adreßbuch der „American Association of Critical Care Nurses" (Verband amerikanischen Krankenschwestern in der Intensivpflege) aufgeführt ist, ausgewählt. Diese Strategie kann für die Auswahl jeder „Xten"-Person verwendet werden, die entweder die Eingangshalle eines Krankenhauses betritt oder im Jahre 1993 mit der Diagnose „Erworbenes Immunschwächesyndrom" (AIDS) ins Krankenhaus eingeliefert wird.

Bei der systematischen Erhebung muß die Population sehr eng definiert sein, z.B. alle hereinkommenden oder herausgehenden Personen, damit die Stichprobe als Wahrscheinlichkeits-Stichprobe gelten kann. Wenn ältere Mitbürger mit Hilfe dieser Strategie beim Betreten der Eingangshalle eines Krankenhauses ausgewählt würden, dann könnte die so gewonnene Stichprobe nicht als *Wahrscheinlichkeits-Stichprobe* bezeichnet werden, weil nicht jeder ältere Mitbürger die Chance hätte, ausgewählt zu werden. Folglich kann die systematische Erhebung in einigen Fällen den gesteuerten Auswahlstrategien zugerechnet werden.

Systematische Auswahl-Strategien können jedoch so angelegt sein, daß sie den Ansprüchen einer Wahrscheinlichkeits-Stichprobe gerecht werden. Erstens muß die Auflistung der Population (Erhebungs-Rahmen) in Bezug auf die zu untersuchende Variable randomisiert werden. So wurden beispielsweise die Versuchspersonen für eine Studie, in der es um die Zufriedenheit von PatientInnen mit der Pflegeleistung ging, aus jedem zehnten Krankenzimmer ausgewählt. Zufällig war nun aber jedes zehnte Krankenzimmer des Krankenhauses, in dem die Studie durchgeführt wurde, ein Zimmer, in dem PrivatpatientInnen untergebracht wurden. Es ist gut möglich, daß die Antworten von PrivatpatientInnen, was die Zufriedenheit anbelangt, sich von denen der PatientInnen in Zweibettzimmer unterscheiden. Wegen der nicht-randomisierten Auswahl der Räume können die Daten leicht verfälscht werden.

Zweitens muß das erste Element bzw. Mitglied der Stichprobe nach dem Zufallsprinzip ausgewählt werden. Zu diesem Zweck teilt die Forscherin, die über eine Auflistung der Population bzw. einen Erhebungs-Rahmen verfügt, die Population (N) zuerst durch die Größe der gewünschten Stichprobe (n), um so die Größe des Auswahl-Faktors (k) zu erhalten. Um beispielsweise eine Stichprobe von 50 Gemeindeschwestern aus einer Population von 500 auszuwählen, wird der Faktor wie folgt errechnet:

$$k = \frac{500}{50} = 10$$

So würde also jede zehnte Person auf der Liste der Gemeindeschwestern für die Stichprobe ausgewählt. Steht der Faktor fest, kann man eine Tabelle mit Zufallszahlen benutzen (siehe Abb. 12-1), um einen Ausgangspunkt für die Auswahl der 50 Versuchspersonen zu haben. Wenn die Größe der Population 500 beträgt und eine Stichprobengröße von 50 gewünscht wird, dann wird eine Zahl zwischen 1 und 500 nach dem Zufallsprinzip als Ausgangspunkt gewählt. Wenn die erste Zahl 51 ist, würden die Gemeindeschwestern mit den Nummern 51, 61, 71 usw. für die Stichprobe ausgewählt. Bei einer anderen Methode, die häufig empfohlen wird, soll das erste Element innerhalb des ersten Erhebungsintervalls nach dem Zufallsprinzip ausgewählt werden. Ist der Faktor 5, dann würde eine Zahl zwischen 1 und 5 als randomisierter Ausgangspunkt gewählt. Nehmen wir an, die Nummer 3 wird zufällig ausgewählt. Auf der Grundlage des Erhebungsintervalls von 5 würden die Elemente mit den Nummern 8, 13, 18 usw. so lange ausgewählt, bis die Stichprobe komplett ist. Obwohl diese Methode in technischer Hinsicht korrekt ist, so ist doch die Wahl eines randomisierten Ausgangspunktes aus der gesamten Population der Elemente vorzuziehen, weil dann jedes Element beim ersten Schritt die Chance hat, für die Stichprobe ausgewählt zu werden.

Bei der systematischen Auswahl und bei der einfachen Zufallserhebung sind die Methoden im wesentlichen gleich. Der Vorteil der systematischen Auswahl zeigt sich in der bequemen und effektiveren Art und Weise, in der die Ergebnisse gewonnen werden (siehe Tabelle 12-1). Der Nachteil dieser Strategie liegt darin, daß Verfälschungen auftreten können, die auf Nichtbeachtung des Zufallsprinzips zurückzuführen sind. Dieses Problem entsteht, wenn die Auflistung der Population so angelegt ist, daß sich eine Übereinstimmung zwischen dem Erhebungsintervall und dem für ein bestimmtes Element ausgewählten Intervall ergibt. Man kann sagen, daß die PflegestudentInnen eines Studienganges mit dem Abschluß „Bachelor Degree" in einer Stichprobe überrepräsentiert wären, wenn jede zehnte Pflegestudentin in einer Auflistung aller PflegestudentInnen im Staate New York eine Studentin des Studienganges mit dem Abschluß „Bachelor Degree" wäre und das Erhebungs-Intervall ebenfalls 10 wäre. Periodische Schwankungen sind auch ein zu berücksichtigender Faktor. Wenn zum Beispiel eine Liste derjenigen PflegestudentInnen geführt wird, die die College-Bücherei jeden Tag benutzen, dann wird man vermutlich eine verfälschte Stichprobe erhalten, wenn jeder siebente Tag als ErhebungsIntervall gewählt wird, weil wahrscheinlich weniger und möglicherweise andere PflegestudentInnen an Sonntagen die Bibliothek benutzen als an Wochentagen. Deshalb ist in Bezug auf Abweichungen vom Zufallsprinzip Vorsicht geboten, da sie sich auf den repräsentativen

Charakter der Stichprobe auswirken und so die äußere Validität der Studie beeinflussen können.

KritikerInnen müssen also feststellen, ob das randomisierte Auswahlverfahren zufriedenstellend durchgeführt wurde. Falls das Verfahren nicht randomisiert war, dann ist aus der sytematischen Erhebung möglicherweise eine gesteuerte Quoten-Erhebung geworden. Man muß dies wissen, weil die mit der Interpretation und der Verallgemeinerbarkeit zusammenhängenden Implikationen sich drastisch ändern, wenn man es mit einer gesteuerten Auswahl-Strategie zu tun hat.

Spezielle Strategien der Stichprobenauswahl

Bei der gesteuerten Stichprobenerhebung gibt es einige spezielle Erhebungs-Strategien. Die *Parallelisierung* ist eine solche Strategie, bei der zum Vergleich eine äquivalente Stichprobengruppe gebildet wird; dafür werden solche Versuchspersonen ausgewählt, die in Bezug auf vorher festgelegte Variablen wie Alter, Geschlechtszugehörigkeit, Bildungs- und Ausbildungsniveau, medizinische Diagnose bzw. sozioökonomischer Status, einer Versuchsperson in einer anderen Stichprobengruppe gleichen. Theoretisch sollte jede Variable mit Ausnahme der unabhängigen Variablen, die sich auf die abhängige Variable auswirken könnte, eine Entsprechung haben. In Wirklichkeit verhält es sich so, daß es um so schwieriger ist, eine ausreichend große Stichprobe zu bekommen, je mehr Variablen parallelisiert wurden. Parallelisierung wurde beispielsweise in einer Studie verwendet, in der die Zufriedenheit mit dem Stillen untersucht wurde. Jede Gruppe wurde unter dem Aspekt der Parität und vorheriger Erfahrungen mit dem Stillen parallelisiert, um im Hinblick auf diese Variablen zwei äquivalente Gruppen zu erhalten.

Die *Netz-Erhebung*, manchmal auch als *Schneeball-Erhebung* bezeichnet, ist eine Strategie, die zum Einsatz kommt, um Stichproben auszuwählen, die anders nur schwer oder unmöglich ausfindig zu machen sind. Bei dieser Strategie macht man sich das soziale Netz zunutze sowie die Tatsache, daß Freunde nicht selten gleiche Merkmale haben. Hat eine Forscherin einige Versuchspersonen mit den geforderten Eignungskriterien gefunden, dann bittet sie diese um Hilfe bei der Vermittlung von Kontakten mit anderen, die ähnliche Kriterien aufweisen. Lipson (1992) setzte zum Beispiel dieses Verfahren ein, um an die Namen von iranischen EinwanderInnen in San Francisco zu kommen, dem Schauplatz einer Studie, in der die Gesundheit und Anpassung iranischer EinwanderInnen untersucht wurden.

Die Größe der Stichprobe

Für die Größe einer Stichprobe gibt es keine festgelegten Regeln. Bei der Abschätzung der Größe müssen viele Faktoren, wie z.B. die folgenden, berücksichtigt werden:

1. Das gewählte Design
2. Das gewählte Erhebungsverfahren
3. Die zur Abschätzung der optimalen Stichprobengröße verwendete Formel
4. Das geforderte Maß an Genauigkeit

5. Die Heterogenität der zu untersuchenden Merkmale
6. Die relative Häufigkeit, mit der das betreffende Phänomen in der Population auftritt; das heißt, allgemeines vs. seltenes Gesundheitsproblem
7. Die für eine bestimmte Erhebungs-Strategie eingeplanten Kosten.

Die Größe der Stichprobe sollte vor der Durchführung der Studie festgelegt werden. Als Faustregel gilt: Die Stichprobe sollte immer so groß wie möglich sein, denn je größer sie ist, desto größer ist die Wahrscheinlichkeit, daß sie repräsentativ für die Population ist. Bei kleineren Stichproben sind die Ergebnisse weniger genau.

Bei bestimmten qualitativen Designs ist eine Abweichung von diesem Prinzip möglich. Die Größe der Stichprobe wird dann nicht vorher festgelegt. In der qualitativen Forschung sind die Stichproben eher klein, weil eine große Menge verbaler Daten analysiert werden muß, und weil bei diesen Designs der Kontakt zu den Versuchspersonen nicht selten über einen längeren Zeitraum recht intensiv gestaltet wird (Sandelowski, 1986). Die Versuchspersonen werden so lange in die Stichprobe aufgenommen, bis *Datensättigung* eintritt, das heißt, durch zusätzliche Testpersonen ergaben sich keine neuen Informationen mehr. Die Aussagekraft der Daten spielt hier eine größere Rolle als der repräsentative Charakter der Versuchspersonen (siehe Kapitel 11).

Der Grundsatz „größer ist besser" gilt jedoch sowohl für Wahrscheinlichkeits-Erhebungen als auch für gesteuerte Erhebungen. Ergebnisse, die auf der Grundlage von kleinen Stichproben (unter 10) zustandekommen, sind oft unbeständig d.h. die Resultate zweier sehr kleiner Stichproben können grundverschieden sein. Ist die Stichprobe klein, ist die Wahrscheinlichkeit hoch, daß sie nicht repräsentativ ist. Mit zunehmender Größe nähert sich der Mittelwert dem tatsächlichen Wert der Grundgesamtheit, d.h. es treten weniger Erhebungsfehler auf.

Dieses Konzept wird durch eine Studie verdeutlicht, in der der durchschnittliche monatliche Verbrauch von Schlaftabletten bei PatientInnen untersucht wurde, die sich nach einem Unfall mit zerebrovaskulären Schäden in der Rehabilitation befanden. Aus den Daten in Tabelle 12-3 geht hervor, daß die Grundgesamtheit aus 20 PatientInnen besteht, deren durchschnittlicher Verbrauch von Schlaftabletten 15,15 pro Monat beträgt. Aus der Population von 20 PatientInnen wurden zwei einfache Zufallsstichproben ausgewählt, deren Größe 2, 4, 6 und 10 betrug. Jeder Mittelwert pro Stichprobe (rechte Spalte) ist eine Berechnung des Mittelwertes. In den meisten Fällen kennt man den tatsächlichen Wert der Grundgesamtheit nicht, da sie aber hier so klein ist, kann man ihn errechnen. Bei Überprüfung der Daten in Tabelle 12-3 kann man feststellen, daß sich bei einer Stichprobengröße von 2 eine Abweichung um 8 Schlaftabletten vom tatsächlichen Verbrauch der Grundgesamtheit ergibt. Mit zunehmender Größe der Stichprobe kommen die Mittelwerte näher an den tatsächlichen Wert heran, und die Unterschiede in den Resultaten zwischen den Stichproben A und B werden kleiner. Bei großen Stichproben wirken sich die Prinzipien der Randomisierung stärker aus, das heißt, atypische Werte werden mit zunehmender Größe seltener.

Es ist möglich, die Stichprobengröße mit Hilfe eines statistischen Verfahrens zu schätzen, das als *power analysis* (Cohen, 1977) bezeichnet wird. Es würde den Rahmen dieses Kapitels überschreiten, dieses komplexe Verfahren in aller Ausführlichkeit zu beschreiben, jedoch kann ein simples Beispiel seine Verwendung deutlich machen. Eine Forscherin möchte die Auswirkungen von präoperativem Unterricht durch eine Krankenschwester auf die Angst von PatientInnen nach der Operation feststellen. Die PatientIn-

Tabelle 12-3 Vergleich der tatsächlichen Häufigkeit der Grundgesamtheit mit den Mittelwerten von Stichproben

Anzahl pro Gruppe	Gruppe	Anzahl der verbrauchten Schlaftabletten (Werte für den Verbrauch pro Monat)	Mittelwert
20	Population	1, 3, 4, 5, 6, 7, 9, 11, 13, 15, 16 17, 19, 21, 22, 23, 25, 27, 29, 30	15,15
2	Stichprobe 1A	6, 9	7,5
2	Stichprobe 1B	21, 25	23,0
4	Stichprobe 2A	1, 7, 15, 25	12,0
4	Stichprobe 2B	5, 13, 23, 29	17,5
6	Stichprobe 3A	3, 4, 11, 15, 21, 25	13,3
6	Stichprobe 3B	5, 7, 11, 19, 27, 30	18,0
10	Stichprobe 4A	3, 4, 7, 9, 11, 13, 17, 21, 23, 30	13,8
10	Stichprobe 4B	1, 4, 6, 11, 15, 17, 19, 23, 25, 27	16,5

nen werden nach dem Zufallsprinzip einer Experimentalgruppe bzw. einer Kontrollgruppe zugewiesen. Wieviele PatientInnen sollen an der Studie teilnehmen? Bei Einsatz der „power analysis" muß die Forscherin schätzen, wie groß der Unterschied zwischen den Gruppen sein wird; das heißt, der Unterschied bezogen auf die mittlere Stärke der postoperativen Angst nach Durchführung des präoperativen experimentellen Unterrichtsprogramms. Wird ein geringer Unterschied erwartet, dann muß die Stichprobe groß sein (in diesem Fall 196 PatientInnen pro Gruppe), um zu gewährleisten, daß die Unterschiede bei der statistischen Analyse auch als signifikant bezeichnet werden können. Wird ein Unterschied mittlerer Größenordnung erwartet, dann beträgt die Größe der Stichprobe insgesamt 128 bis 64 PatientInnen pro Gruppe. Werden große Unterschiede erwartet, benötigt man keine große Stichprobe um sicherzustellen, daß die Unterschiede bei der statistischen Analyse bestätigt werden.

Bei der „power analysis" handelt es sich um eine fortschrittliche statistische Methode, die in zunehmendem Maße von ForscherInnen eingesetzt wird und eine Voraussetzung zur Begründung von Drittmitteleinwerbung darstellt (Polit und Sherman, 1990). Wird diese Methode nicht eingesetzt, dann werden Forschungsarbeiten möglicherweise mit zu kleinen Stichproben durchgeführt. In diesem Fall kann es passieren, daß die Forscherin ihre Hypothesen nicht bestätigt findet und einen Typ-I-Fehler begeht, das heißt, eine Null-Hypothese verwirft, die sie akzeptieren sollte (siehe Kapitel 17). Bei einer zu kleinen Stichprobe kann ebenfalls ein Typ-II-Fehler auftreten, das heißt, eine Null-Hypothese, die verworfen werden sollte, wird akzeptiert (siehe Kapitel 17).

Trotz der Prinzipien, die für die Bestimmung der Stichprobengröße maßgebend sind, sollten ForschungsanwenderInnen sich im klaren sein, daß große Stichproben kein Garant für deren repräsentativen Charakter oder Exaktheit sind. Durch eine große Stichprobe kann kein fehlerhaftes Forschungsdesign ausgeglichen werden. Der Anteil der Population, der für die Stichprobe ausgewählt wird, bietet keine Garantie für stichhaltige Ergebnisse. Häufig kommt man mit einer relativ kleinen Stichprobe zu exakten Ergebnissen.

KritikerInnen sollten die Größe der Stichprobe danach beurteilen, ob sie die Elemente und Untergruppen der Population adäquat repräsentiert. Denn wenn der repräsentative Charakter nicht gewährleistet ist, werden sämtliche Daten irrelevant.

Die Vorgehensweise bei der Stichprobenbildung

Die Kriterien für die Auswahl einer Stichprobe sind von Strategie zu Strategie verschieden. Unabhängig von der Strategie ist es jedoch wichtig, daß die Methode systematisch ist. Damit kann eine Verfälschung ausgeschlossen werden, die auf Inkonsequenz bei der Auswahl der Stichprobe zurückzuführen ist. Verfälschungen, die im Zusammenhang mit dem repräsentativen Charakter der Stichprobe und der Verallgemeinerbarkeit der Befunde auftreten, sind wichtige Punkte bei der Erhebung, die auch auf nationaler Ebene Beachtung gefunden hat. In vielen der richtungsweisenden Studien über die Gesundheit von Erwachsenen, wie z.B. die Framingham Herz-Studie und die Baltimore Längsschnitt-Studie über den Alterungsprozeß, wurden Frauen traditionell als Versuchspersonen ausgeschlossen. Obwohl alle Stichproben nur aus männlichen Versuchspersonen bestanden, wurden die Befunde dieser Studien trotz des Fehlens weiblicher Versuchspersonen auf *alle* Erwachsenen übertragen. Folglich ist die sorgfältige Festlegung der Zielpopulation ein entscheidender Schritt in diesem Prozeß. Will man Schlußfolgerungen im Zusammenhang mit psychosozialen Faktoren ziehen, die für *alle* PatientInnen gelten sollen, die erstmals einen Myokardinfarkt hatten, dann müssen männlich *und* weibliche Versuchspersonen in der Grundgesamtheit enthalten sein. Gelegentlich muß die Grundgesamtheit geschlechtsspezifisch sein, nämlich dann, wenn es um die Erforschung von Brust- bzw. Prostatakrebs oder um Themen wie Schwangerschaft oder Menopause geht.

Wie Abbildung 12-3 zeigt, gibt es grundlegende Schritte, die zu einem konsequenten Ansatz führen. Zunächst muß die Zielpopulation festgelegt werden; das heißt, die ganze Gruppe von Menschen oder Objekten, um die es bei den Schlußfolgerungen und Verallgemeinerungen eigentlich geht. Eine Zielgruppe kann aus allen männlichen Patienten bestehen, die zum erstenmal einen Myokardinfarkt hatten, aus allen Kindern mit akuter Leukämie, aus allen schwangeren Teenagern oder aus allen DoktorandInnen in den USA. Als nächstes muß der zugängliche Anteil der Zielpopulation genau beschrieben werden. Eine zugängliche Population kann aus allen Pflegeexpertinnen des Staates Kalifornien bestehen oder aus allen männlichen Patienten mit dem erworbenen Immunschwächesyndrom (AIDS), die im Jahre 1992 ins Krankenaus X eingeliefert wurden, oder aus allen schwangeren Teenagern einer speziellen Schwangerenberatungsstelle, oder aus allen Kindern mit akuter Leukämie, die in einem auf Onkologie spezialisierten Krankenhaus behandelt werden. Dann wird ein Plan oder Protokoll für die eigentliche Auswahl einer Stichprobe aus der zugänglichen Population ausgearbeitet. Es wird entschieden, wie Kontakt zu den Versuchspersonen aufgenommen wird, wie die Studie erklärt wird und wer die Stichprobe auswählt, die Forscherin selbst oder eine Forschungsassistentin. Unabhängig davon, wer den Plan ausführt, Konsequenz muß oberstes Gebot sein. Die LeserInnen einer Forschungsstudie erwarten eine Beschreibung der Stichprobe und der Vorgehensweise bei der Stichprobendefinition. Auf der Grundlage einer solchen Beschreibung können KritikerInnen sich ein Urteil über die Angemessenheit des Erhebungsprotokolls bilden, das sich selbstverständlich auf die Interpretation der Befunde auswirkt. Stehen die

Schritt 1

Festlegung der Zielpopulation

↓

Schritt 2

Genaue Beschreibung der zugänglichen Population

↓

Schritt 3

Ausarbeitung eines Plans für die Stichprobenbildung

↓

Schritt 4

Beantragung der Genehmigung bei der Forschungskommission

Abb. 12-3 Übersicht über die grundlegenden Schritte bei der Stichprobenbildung

zugängliche Population und der Plan für die Erhebung fest, muß die Genehmigung bei der zuständigen Forschungskommission beantragt werden. Mit dieser Genehmigung hat man freien Zugang zu der gewünschten Population.

Wurden die Größe der Stichprobe und die Erhebungsstrategie richtig gewählt, dann kann die Forscherin sicher sein, daß die Stichprobe repräsentativ für die zugänglichen Population ist; allerdings kann man nicht mehr so sicher sein, daß die zugängliche Population auch repräsentativ für die Zielpopulation ist. Sind Pflegeexpertinnen in Kalifornien repräsentativ für alle klinischen SpezialistInnen in den USA? Dessen kann man sich niemals sicher sein. Die Forscherin muß sich bei der Beurteilung dessen, was typisch ist, auf ihre eigenen Fähigkeiten verlassen. Leider gibt es keine Richtlinien für derartige Beurteilungen und für KritikerInnen ist eine solche Beurteilung noch schwieriger. Die wichtigste Faustregel bei der Bewertung des repräsentativen Charakters einer Stichprobe und der Übertragbarkeit auf die Zielgruppe ist sicher die, pauschalen Behauptungen im Zusammenhang mit den Befunden nüchtern und zurückhaltend gegenüberzustehen.

Die kritische Bewertung der Stichprobe

Die Kriterien für die kritische Bewertung der Vorgehensweise bei der Stichprobenbildung einer Studie werden in dem Kasten auf S. 345 dargestellt. ForschungsanwenderInnen betrachten den Abschnitt über die Stichprobe in einem Forschungsbericht aus einer anderen Perspektive als die Forscherin. ForschungsanwenderInnen müssen sich zwei Fragen stellen. Erstens: „Vorausgesetzt, diese Studie sollte wiederholt werden, reichen die

Informationen über die Population, die Stichprobe, die Erhebungs-Strategie und die Stichprobengröße aus, so daß eine andere Forscherin die Studie durchführen könnte?" Zweitens: „Sind die vorgenannten Faktoren in Anbetracht des speziellen Forschungsdesigns angemessen, und falls nicht, welche Faktoren müßten verändert werden, besonders dann, wenn die Studie wiederholt werden soll?"

Kriterien zur kritischen Bewertung

1. Werden die Merkmale der Stichprobe umfassend beschrieben?
2. Lassen sich die Parameter der Population von der Beschreibung der Stichprobe ableiten?
3. Bis zu welchem Ausmaß ist die Stichprobe repräsentativ für die definierte Population?
4. Werden die Eignungskriterien für die Stichprobe benannt?
5. Werden Auswahlkriterien für die Stichprobe festgelegt?
6. Wäre es möglich, eine Replikation mit der Population der Studie durchzuführen?
7. Wie wurde die Stichprobe ausgewählt? Ist die Methode geeignet?
8. Welche Verfälschungen lassen sich gegebenenfalls auf diese Methode zurückführen?
9. Ist die Größe der Stichprobe angemessen? Wie wird sie begründet?
10. Gibt es Hinweise darauf, daß die Rechte der Versuchspersonen gewahrt wurden?
11. Werden die Grenzen der Aussagekraft im Zusammenhang mit der Übertragbarkeit der Befunde von der Stichprobe auf die Population thematisiert? Geschieht dies in angemessener Form?
12. Wird angegeben, in welcher Weise die Wiederholung der Studie mit anderen Stichproben zur weiteren Absicherung der Befunde beitragen würde?

Die Definition der Stichprobe gilt als wichtiger Aspekt der Methodik einer Forschungsarbeit. Folglich erscheinen auf die Stichprobe bezogene Informationen gewöhnlich in dem Abschnitt „Methodik" eines Forschungsberichtes. Aus der Darstellung der Erhebung sollten die Entscheidungen, die auf der Grundlage der für das Design der Studie geeigneten Erhebungs-Kriterien getroffen wurden, hervorgehen ebenso wie die kontextbedingten Möglichkeiten und Grenzen. In der folgenden Diskussion werden einige Erhebungs-Kriterien herausgestellt, die für ForschungsanwenderInnen wichtig sind, wenn es um die Beurteilung des Wertes einer Erhebungs-Strategie geht.

Zunächst einmal sollte aus der Beschreibung der Parameter bzw. Merkmale der Population einer Studie klar hervorgehen, auf welche Population die Befunde übertragen werden sollen. Im allgemeinen werden in einer Studie keine besonderen Angaben über die Zielpopulation gemacht, jedoch sagt die Beschreibung der zugänglichen Grundgesamtheit und/oder der Stichprobe etwas über deren Eigenschaften aus. Gibt eine Forscherin zum Beispiel an, daß 100 Versuchspersonen nach dem Zufallsprinzip aus einer Population von verheirateten Erstgebärenden ausgewählt wurden, die in Krankenhaus L im Jahre 1993 durch eine normale Geburt von einem vollausgetragenen Kind entbunden wurden, dann können KritikerInnen die Parameter der Population einer Bewertung unterziehen. Demographische Merkmale der Stichprobe, wie z.B. Alter, Diagnose, ethnische Zugehörigkeit, Religion und Familienstand, sollten ebenfalls entweder tabellarisch oder verbal zusammengefaßt werden, da sie die Eigenschaften der Stichprobe näher erläutern und KritikerInnen die Möglichkeit geben, die Vorgehensweise bei der Stichprobenbildung genauer zu bewerten. In der Studie von Dilorio, Faherty und Manteuffel (1992), die den Titel „Selbsteffizienz und soziale Unterstützung bei der Selbstbehandlung von Epilepsie" trägt, präsentieren die Autorinnen detaillierte Daten, in denen die wichtigsten demographischen Merkmale zusammengefaßt sind:

> „Die Versuchspersonen waren zwischen 17 und 66 Jahre alt, das Durchschnittsalter betrug 35,5 Jahre. Über die Hälfte (52%) der Versuchspersonen waren weiblich; 73,5% waren Weiße, 22,4% Schwarze, 1% gehörte einer anderen ethnischen Gruppe an und 3,1% machten zu diesem Punkt keine Angaben. Fast 90% der TeilnehmerInnen hatten eine weiterführende Schule abgeschlossen, und 56,1% hatten ein College besucht. Die Hälfte (50%) der Versuchspersonen war ganztägig berufstätig, 9,2% hatten eine Teilzeitbeschäftigung. 34,7% waren zum Zeitpunkt der Erhebung ohne Arbeit und 6,1% machten zu diesem Punkt keine Angaben. Ungefähr 25% hatten eine gehobene bzw. leitende Position. Das Durchschnittsalter, in dem die Anfälle begannen, lag bei 15,6 Jahren, wobei die Spannweite zwischen Geburt und 55 Jahren lag. Sie litten zwischen 1 und 46 Jahren unter Anfällen, der Durchschnitt lag bei 20,2 Jahren. Ungefähr 56% berichteten, daß sie an generalisierten Anfällen leiden, 28,6% litten an kleinen epileptischen Anfällen, 27,6% erlebten komplexe partielle Anfälle und 17,3% hatten partielle Anfälle. Es wurde auch von atonischen (6,1%) und myoklonischen (1%) Anfällen berichtet. In diesen letzten Werten sind auch Mehrfachnennungen enthalten, d.h. es gibt einige Patienten, die berichteten, daß sie an mehr als einer Art von Anfall leiden. Die Anzahl der von den Versuchspersonen im letzten Jahr erlittenen Anfälle lag im Durchschnitt bei 3; 60% der Versuchspersonen gaben 5 oder weniger Anfälle an. Im Durchschnitt nahmen die Befragten 2 Medikamente. Die Spannweite lag zwischen 1 und 4" (S. 296).

Dieses Beispiel zeigt, daß KritikerInnen durch eine detaillierte Beschreibung der Stichprobe nicht nur einen Bezugsrahmen für die Population sowie die Stichprobe der Studie erhalten, sondern daß sich daraus auch Fragen ergeben. Beispielsweise wird angegeben, daß die Versuchspersonen an sechs Anfallsarten litten. Allerdings war die Anfallsart kein Faktor bei der Aufteilung der Versuchspersonen, denn diese wurden als eine Gruppe untersucht. KritikerInnen, die über solche demographischen Informationen über die Stichprobe verfügen, können eine Erhebungs-Strategie in Frage stellen, die nicht auch den unterschiedlichen Auswirkungen der Anfallsart auf die Selbstbehandlung der Epilepsie Rechnung trägt. Es wäre logisch, daß es einen Unterschied in der Selbstbehandlung gibt, wenn man generalisierte und kleine epileptische Anfälle gegenüberstellt.

Es ist darüber hinaus hilfreich, wenn die Forscherin begründet, weshalb eine bestimmte Population untersucht, eine andere dagegen ausgeschlossen wurde. Weshalb konzentriert sich die oben angeführte Studie beispielsweise nur auf verheiratete Erstgebärende, die durch eine normale Geburt von einem vollausgetragenen Kind entbunden wurden, und nicht auf unverheirate Frauen oder Frauen, die durch Kaiserschnitt entbunden wurden? Für eine Forschungsarbeit, die eine gesteuerte Erhebungstrategie verwendet, ist eine vollständige Beschreibung der Population und der Stichprobe, aus der hervorgeht, wer die Versuchspersonen sind und wie und warum sie ausgewählt wurden, besonders wichtig. Wenn man sich an diese Kriterien hält, dann kann der Grad der Heterogenität bzw. Homogenität der Stichprobe festgestellt werden. Eine homogene Stichprobe minimiert die aufgrund der Auswahl der Versuchspersonen verursachten Fehler – dies ist ein Problem, das besonders oft bei der gesteuerten Erhebung auftritt.

Als nächstes sollte der repräsentative Charakter der Population einer Überprüfung unterzogen werden. Die Strategien der Wahrscheinlichkeitsauswahl sind ohne Zweifel ideale

Strategien, wenn es darum geht, den repräsentativen Charakter einer Stichprobe zu gewährleisten. Der Einsatz randomisierter Auswahlverfahren, wie z. B. die einfache, die geschichtete, die systematische oder die Cluster-Erhebung, minimieren das Auftreten bewußt in Kauf genommener oder unbewußter Verfälschungen, die sich natürlich auf die Möglichkeit auswirken, die Befunde der Stichprobe auf die Zielpopulation übertragen zu können. KritikerInnen müssen die Möglichkeit haben, die Art der Wahrscheinlichkeits-Auswahl zu identifizieren, und sie müssen feststellen können, ob die auf einen bestimmten Erhebungsplan abgestimmten Kriterien beachtet wurden. Bei experimentellen und quasi-experiementellen Studien müssen die KritikerInnen außerdem wissen, ob bzw. wie die Versuchspersonen auf die Gruppen verteilt wurden. Wurden die Kriterien nicht beachtet, dann hat man allen Grund, den Schlußfolgerungen der Studie mit Argwohn zu begegnen.

Obwohl durch eine randomisierte Auswahl der repräsentative Charakter einer Studie in idealer Weise gewährleistet werden kann, erfordern oft ganz reale Hemmnisse, wie z.B. die Dienstanweisungen einer Einrichtung, die mangelnde Verfügbarkeit von Versuchspersonen, Zeit- oder Geldmangel sowie der jeweils aktuelle Wissensstand auf einem bestimmten Gebiet den Einsatz gesteuerter Erhebungsstrategien. Viele wichtige und für die Pflege interessante Forschungsprobleme eignen sich nicht für experimentelle Designs und eine Wahrscheinlichkeitsauswahl. Dies gilt ganz besonders für qualitative Forschungsdesigns. Eine gut geplante, sorgfältig kontrollierte Studie mit einer gesteuerten Erhebungsstrategie kann durchaus exakte und aussagefähigen Befunde erbringen, die einen wichtigen Beitrag zur Erweiterung des wissenschaftlich fundierten Standards der Pflege leisten. KritikerInnen kommen nicht umhin, hier eine philosophische Frage zu stellen: „Wenn es nicht möglich oder angemessen ist, eine experimentelle oder quasi-experimentelle Untersuchung mit einer Wahrscheinlichkeits-Stichprobe durchzuführen, sollte man die Studie dann nicht einfach fallenlassen? Gewöhnlich legt die Beantwortung dieser Frage nahe, daß es besser ist, die Untersuchung durchzuführen und die methodisch bedingten Grenzen bewußt in Kauf zu nehmen, als auf die Erkenntnisse zu verzichten, die man gewinnen kann. Eine Forscherin hat immer die Möglichkeit, weitere Forschungsarbeiten durchzuführen, also entweder die Studie zu wiederholen oder ein stringenteres Design und stringentere Erhebungsstrategien zu wählen, um die aus einer nicht-experimentellen Studie gewonnenen Erkenntnisse zu erweitern.

Die größte Schwierigkeit bei einer gesteuerten Stichprobe ist die Tatsache, daß nicht jedes Element der Grundgesamtheit die gleiche Chance hat, in der Stichprobe vertreten zu sein. Deshalb ist die Wahrscheinlichkeit gegeben, daß ein Teil der Population systematisch unterrepräsentiert ist. Ist die Population in Bezug auf entscheidende Merkmale homogen, dann wird die unumgängliche Verfälschung keine große Rolle spielen. Allerdings sind nur wenige Eigenschaften, für die sich eine Forscherin interessiert, so homogen in der Grundgesamtheit, daß die durch die Erhebung bedingte Verfälschung vernachlässigt werden kann.

Im nächsten Schritt sollte dann beurteilt werden, ob der Erhebungsplan mit dem Forschungsdesign in Einklang steht. In experimentellen und quasi-experimentellen Studien gibt es die Zufallsauswahl oder die Zufallsverteilung von Versuchspersonen auf Gruppen (siehe Kapitel 9). KritikerInnen haben zu bewerten, ob die Prinzipien der Zufallsauswahl und der Zufallsverteilung beachtet wurden. Ist dies nicht der Fall, dann sind der repräsentative Charakter der Stichprobe sowie die Übertragbarkeit der Studie gefährdet. Im Zusammenhang mit diesem Problem sind für KritikerInnen folgende Fragen interessant:

1. Gibt es Hinweise auf ein randomisiertes Auswahlverfahren, z.B. eine Liste zufällig ausgewählter Versuchspersonen?
2. Ist der Plan für die Erhebung einer Zufallsstichprobe angemessen, das heißt, wurde in einer Studie mit drei verschiedenen Berufsgruppen, die entscheidende Merkmale für die Schichtung sind, ein proportionaler, geschichteter Selektionsplan anstelle eines Plans für eine einfache Zufallsstichprobe gewählt?
3. Wurde der Plan für die Zufallsstichprobe in angemessener Form durchgeführt, das heißt, falls die Cluster-Erhebung verwendet wurde, wurden die Erhebungseinheiten auf jeder Stufe kleiner?

Die Zufallsauswahl sollte nicht als Allheilmittel verstanden werden. Manchmal treten unbeabsichtigte Verfälschungen selbst dann auf, wenn die Prinzipien der Zufallsauswahl beachtet wurden.

Bei nicht-experimentellen Designs werden häufig Strategien der gesteuerten Stichprobe eingesetzt. In diesem Fall stellt sich für KritikerInnen die Frage, ob das nicht-experimentelle Design und der entsprechende Plan für die gesteuerte Stichprobe für diese Studie am besten geeignet sind. Manchmal trifft es zu, daß eine Studie mit einem anderen Design oder einem anderen Selektionsplan stichhaltiger gewesen wäre und man den Befunden und der Verallgemeinerbarkeit mehr hätte vertrauen können. KritikerInnen wissen jedoch nur selten, welche Faktoren bei der Entscheidung, eine Studie so und nicht anders durchzuführen, eine Rolle gespielt haben.

Bei der kritischen Bewertung eines qualitativen Forschungsdesigns verwenden KritikerInnen die entsprechenden Kriterien für die verschiedenen Erhebungsstrategien, die für die unterschiedlichen qualitativen Ansätze in Frage kommen. Im allgemeinen handelt es sich um Strategien der gezielten Auswahl, da es um die Untersuchung bestimmter Phänomene in ihrem natürlichen Setting geht. Jede Versuchsperson, die zu einer definierten Gruppe gehört, gilt als Repräsentant dieser Gruppe. Wenn zum Beispiel eine qualitative Studie wie „Das Leben mit einer Ehefrau, die eine Chemotherapie bekommt" (Wilson und Morse, 1991) durchgeführt wird, dann besteht die definierte Gruppe aus Ehemännern, deren Frauen eine Chemotherapie bekommen. Die Forscherin verfolgt das Ziel, die Bedeutung aus dem bestimmten Aspekt des Lebens herauszufiltern, das heißt, das Typische oder Atypische an den beobachteten Ereignissen, Verhaltensweisen oder Reaktionen im Leben der Ehemänner festzustellen (siehe Kpitel 11).

Als nächstes muß überprüft werden, ob die Stichprobengröße angemessen und vertretbar ist. Es gilt nicht mehr als unüblich, in einem Forschungartikel anzugeben, wie die Stichprobengröße begründet wird; auch in Dissertationen findet man Angaben dazu. Die Methodik zur Bestimmung der Stichprobengröße sowie eine Begründung sollten kurz thematisiert werden. Es können auch sehr ausführliche Angaben gemacht werden:

> Diese Stichprobengröße wurde auf der Grundlage eines Signifikanzniveaus von 0,05, einem mittleren Effekt von 0,13 und einer Mächtigkeit von 0,95 durch das Analyseverfahren der multiplen Regression festgelegt. Diese Stichprobe, n = 168, ist größer als dies für neun Prädiktoren mit einer konventionellen Mächtigkeit von 0,80 (n = 110) erforderlich wäre. Die Stichprobe wurde erweitert, um eine Verminderung von R^2 berücksichtigen zu können.

Bei diesem Beispiel muß man nicht jeden Fachbegriff verstehen, es kommt vielmehr darauf an zu begreifen, daß eine solche Aussage oder auch eine verkürzte Version den am Anfang des Abschnitts aufgeführten Kriterien gerecht wird und im Forschungsbericht enthalten sein sollte.

Es gibt noch weitere Überlegungen im Zusammenhang mit der Stichprobengröße, insbesondere dann, wenn die Stichprobe zu klein oder unangemessen erscheint und die Größe nicht begründet wird:

- Wie wirkt sich die Größe der Stichprobe auf die Genauigkeit der Ergebnisse aus?
- Sind Untergruppen oder Zellen der Grundgesamtheit über- oder unterrepräsentiert?
- Sind einige der Untergruppen so klein, daß ein aussagefähiger Vergleich mit anderen Teilgruppen nur in begrenztem Umfang möglich ist?
- Wurden die Auswirkungen von Ermüdung bzw. den Ausstieg von Versuchspersonen auf die Ergebnisse untersucht?
- Wurden die durch die Stichprobengröße bedingten Signifikanz-Grenzen anerkannt und thematisiert?

Mit diesen Kriterien sind KritikerInnen aufgefordert, einige wichtige Faktoren im Zusammenhang mit der Stichprobengröße zu überprüfen, die sich auf die Verallgemeinerbarkeit der Befunde auswirken. Es gilt zu bedenken, daß in qualitativen Studien die vorherige Festlegung der Stichprobengröße bzw. die Methodik für die Bestimmung dieser Größe nicht thematisiert werden. Die Stichprobe ist hier eher klein und ihre Größe hängt von der Datensättigung ab (siehe Kapitel 11).

Der Nachweis über den Schutz der Rechte von Versuchspersonen sollte im Forschungsbericht in dem Abschnitt über die Stichprobe erscheinen. Es wird überprüft, ob eine Genehmigung bei der für die Einrichtung zuständigen Forschungskommission beantragt wurde, die die Studie unter dem Aspekt der Wahrung ethischer Forschungsstandards begutachtet (siehe Kapitel 3). Beispielsweise überprüft diese Kommission den Forschungsantrag dahingehend, ob der Einsatz experimenteller Verfahren sich nachteilig auswirken könnte und somit als unerwünscht abzulehnen ist. KritikerInnen haben auch zu überprüfen, ob die Information und Zustimmungserklärung der Versuchspersonen vorliegt und ob Vertraulichkeit und Anonymität zugesichert wurden. Es ist höchst unüblich, daß in einer Studie kein Nachweis für die Einhaltung dieser Kriterien erbracht wird. Dennoch werden umsichtige KritikerInnen sichergehen wollen, daß die ethischen Standards zum Schutze der Versuchspersonen beachtet wurden.

Es dürfte klar geworden sein, daß es viele Faktoren gibt, die es bei der Bewertung der Stichprobe in einem Forschungsbericht zu berücksichtigen gilt. Art und Angemessenheit der Erhebungsstrategie werden zu wichtigen Faktoren, wenn es darum geht, Daten zu analysieren und zu interpretieren, Schlußfolgerungen von den Befunden abzuleiten und die Befunde von der Stichprobe auf die Grundgesamtheit zu übertragen. Wie bereits früher in diesem Kapitel festgestellt wurde, soll die Erhebung in erster Linie die Effizienz einer Forschungsarbeit dadurch erhöhen, daß eine Stichprobe gezogen wird, die repräsentativ für die jeweilige Population ist, so daß nicht jedes einzelne Element untersucht werden muß, die Übertragung der Befunde von der Stichprobe auf die Population aber dennoch zulässig ist. KritikerInnen müssen nachvollziehen können, daß die gewählte Erhebungsstrategie so valide ist, daß man den Befunden und ihrer Verallgemeinerbarkeit trauen kann.

Merksätze

- Die *Stichprobenbildung* ist ein Prozeß, bei dem repräsentative Einheiten einer Population zu Forschungszwecken ausgewählt werden. Für eine Stichprobe werden repräsentative Teile der Population ausgesucht, weil es kaum machbar oder notwendig ist, die ganze Population zu befragen, um exakte und aussagefähige Informationen zu gewinnen.
- Eine *Population (Grundgesamtheit)* ist eine genau definierte Gruppe, die über bestimmte, spezifizierte Merkmale verfügt. Eine Population kann aus Menschen, Objekten oder Ereignissen bestehen.
- ForscherInnen stellen *Eignungskriterien* auf; hierbei handelt es sich um deskriptive Merkmale der Population, die die Kriterien für die Aufnahme in die Stichprobe darstellen.
- Die Eignungskriterien, die auch als *Auswahlkriterien* bezeichnet werden, beziehen sich auf folgende Merkmale: Alter, Geschlechtszugehörigkeit, sozioökonomischer Status, Bildungs- und Ausbildungsniveau, Religion und ethnische Zugehörigkeiten etc.
- Die Forscherin muß die *Zielpopulation* festlegen, das heißt, die Gesamtheit der Fälle, auf die sich ihre Verallgemeinerungen beziehen. Aufgrund pragmatischer Beschränkungen arbeitet die Forscherin jedoch gewöhnlich mit einer *zugänglichen Population*, d.h. einer Population, die so weit wie möglich den Kriterien entspricht und verfügbar ist.
- Eine *Stichprobe* besteht aus einer Anzahl von Elementen (Personen, Dingen, Institutionen).
- Eine *Stichproben-Einheit* wird aus den Einheiten der Grundgesamtheit ausgewählt. Das entscheidende Kriterium bei der Bewertung einer Stichprobe ist ihr *repräsentativer Charakter* oder ihre Übereinstimmung mit den Merkmalen der Grundgesamtheit.
- Bei der Stichprobenbildung können gesteuerte Strategien und Wahrscheinlichkeitsstrategien eingesetzt werden:

– Bei der *gesteuerten Erhebung* werden die Elemente mit nicht-randomisierten Methoden ausgewählt: Gelegenheitserhebung, Quotenerhebung und gezielte Erhebung.

– Für die *Wahrscheinlichkeitserhebung* ist die Zufallsauswahl der Elemente aus der Population kennzeichnend. Bei der Zufallsauswahl hat jedes Element der Grundgesamtheit die gleiche und unbeeinflußte

Chance, in die Stichprobe aufgenommen zu werden. Verschiedene Arten des Wahrscheinlichkeits-Erhebung sind: einfache Zufallserhebung, geschichtete Zufallserhebung, sytematische Erhebung und die Cluster-Erhebung.

- Die Größe der Stichprobe hängt von folgenden Faktoren ab: von der Art des Erhebungs-Verfahrens, vom Grad der geforderten Exaktheit, von der Formel, die für die Schätzung der Größe verwendet wurde, von der Heterogenität der zu untersuchenden Merkmale, von der relativen Auftretenshäufigkeit des betreffenden Phänomens und von den Kosten.
- Die Kriterien für die Auswahl einer Stichprobe sind auf die einzelnen Erhebungsstrategien abgestimmt. Durch systematisches Vorgehen bei der Auswahl wird das Auftreten von Verfälschungen minimiert. Die Zielpopulation wird bestimmt, der leicht zugängliche Teil der Zielpopulation wird genau beschrieben, die Genehmigung für die Durchführung der Studie wird beantragt, und schließlich wird ein Stichprobenverfahren ausgearbeitet.
- KritikerInnen eines Forschungsberichtes beurteilen die Angemessenheit des Auswahl-Plans in Abhängigkeit von dem Forschungsdesign. Die Vollständigkeit des Stichproben-Plans wird unter dem Aspekt der Wiederholbarkeit der Studie geprüft. Es wird auch bewertet, ob die gewählte Rekrutierungsstrategie am besten für die Studie geeignet ist.
- Ein angemessener und systematisch ausgearbeiteter Stichproben-Plan maximiert die Effizienz einer Forschungsarbeit. Er steigert die Exaktheit und Aussagefähigkeit der Befunde und vergrößert die Möglichkeit, die Befunde von der Stichprobe auf die Population übertragen zu können.

Literaturverzeichnis

Beck, C.T. (1992). The lived experience of postpartum depression: A phenomenological study, *Nursing Research*, 41(3), 166-170.

Cohen, J. (1977). *Statistical power analysis for the behavioral sciences* (rev. ed.). New York, Academic Press.

Conn, V. (1991). Self-care actions taken by older adults for influenza and colds. *Nursing Research*, 40(3), 176-181.

Dilorio, C., Faherty, B., und Manteuffel, B. (1992). Self-efficacy and social support in self-management of epilepsy, *Western Journal of Nursing Research*, 14(3), 292-307.

Lipson, J.G. (1992). The health and adjustment of Iranian immigrants. *Western Journal of Nursing Research*, 14(1), 10-24.

Polit, D. F., & Sherman, R.E. (1990). Statistical power in nursing research. *Nursing Research,* 39(6), 365-368.

Sampselle, C. M., & DeLancey, J.O.L. (1992). The urine stream interruption test and pelvic muscle function. *Nursing Research*, 41(2), 73-77.

Sandelowski, M. (1986). The problem of rigor in qualitative research. *Advances in Nursing Science*, 8(3), 27-37.

Wilson, S., & Morse, J.M. (1991). Living with a wife undergoing chemotherapy. *Image*, 23(2), 78-84.

Zusätzliche Literatur

Downs, F.S., & Newman, M. A. (1977). *A source book of nursing research.* Philadelphia: F.A. Davis.

Floyd, J.A. (1993). Systematic sampling: Theory and clinical methods. *Nursing Research*, 42(5), 290-293.

Kerlinger, F.N. (1986). *Foundations of behavioral research.* New York: Holt, Rinehart & Winston.

Levey, P.S., & Lemeshow, S. (1980). *Sampling for health professionals.* New York: Lifetime Learning.

Stewart Fahs, P., & Kinney, M.R. (1990). The abdomen, thigh, and arm as sites for subcutaneous sodium heparin injections. *Nursing Reseasrch*, 40(4), 204-207.

Volicer, B.J. (1984). *Multivariate statistics for nursing research.* Orlando, FL: Grune & Stratton.

Yarandi, H.N. (1991). Planning sample sizes: comparison of factor level means. *Nursing Research*, 40(1), 57-58.

13 Rechtliche und ethische Probleme

Bettie S. Jackson

Lernziele

Nach der Lektüre dieses Kapitels sollten Sie Folgendes können:

- Den geschichtlichen Hintergrund beschreiben, der zur Entwicklung ethischer Richtlinien für Forschungsprojekte mit Beteiligung von Versuchspersonen geführt hat.
- Die wichtigsten Elemente in einer informierten Zustimmungserklärung benennen.
- Die Angemessenheit eines solchen Formulars beurteilen.
- Die Rolle einer Forschungskommission bei der Überprüfung eines Forschungsprojektes erläutern.
- Versuchspersonen benennen, für die besondere rechtliche und ethische Bedingungen gelten.
- Die Verpflichtung der PflegeforscherInnen zur Wahrung ethischer Prinzipien bei der Durchführung von und dem Bericht über Forschungsarbeiten einschätzen.
- Die Rolle des Pflegepersonals als FürsprecherInnen der PatientInnen in einer Forschungssituation beschreiben.
- Die Rolle des Pflegepersonals darstellen, wenn es darum geht, die von der USA-Gesundheitsbehörde festgelegten Richtlinien für die Erprobung medizinischer Geräte zu befolgen.
- Die Rechte der Tiere in einer Forschungssituation erläutern.
- Die ethischen Aspekte einer Forschungsarbeit kritisch bewerten.

Schlüsselbegriffe

Achtung der Person
Anonymität
Einwilligung
Ethik
Forschungskommission
Gerechtigkeit
informierte Zustimmung
Nutzen
Produkttestung
Rechte der Tiere
Risiko
Vertraulichkeit
Verhältnis von Nutzen und Risiko
Wohlwollen
Zustimmung

> „Hör zu, Martin. Ich bin mir darüber im klaren, daß die Methode, mit Menschen ohne deren Zustimmung Experimente zu machen, gegen jede Tradition in der medizinischen Ethik verstößt. Aber ich glaube, daß die Ergebnisse die Methoden rechtfertigen. Siebzehn junge Frauen haben unwissentlich ihr Leben geopfert. Das stimmt. Aber es geschah zur Verbesserung der Gesellschaft und zur Sicherung der militärischen Überlegenheit der Vereinigten Staaten in der Zukunft. Aus der Sicht von zweihundert Millionen Amerikanern ist dies ein kleines Opfer. Überleg mal, wie viele junge Frauen sich jedes Jahr vorsätzlich das Leben nehmen oder wie viele Menschen sich selbst auf den Highways umbringen, und wozu das alles? Diese siebzehn Frauen hier haben der Gesellschaft etwas gegeben und sie wurden mit Mitgefühl behandelt." (Cook, 1981, S. 292)

„Wenn Menschen durch Vorschriften vor Schäden bewahrt werden sollen, dann interessiert sie nicht das Papier, auf dem dies geschrieben steht, sondern das Verhalten der Menschen, die sich nach diesen Vorschriften zu richten haben" (Hanks, 1984a, S. 1). Es sind nicht nur die Vorschriften und Bestimmungen für den Umgang mit Versuchspersonen in der Forschung, die sicherstellen, daß Forschung unter Berücksichtigung rechtlicher und ethischer Grundsätze betrieben wird. Auch ForscherInnen und BetreuerInnen von PatientInnen, die gleichzeitig auch Versuchspersonen sind, müssen sich uneingeschränkt den Grundsätzen der informierten Zustimmung und den Rechten der PatientInnen verpflichtet fühlen. Das Prinzip: „Der Zweck heiligt die Mittel" darf niemals toleriert werden. ForscherInnen und BetreuerInnen von Versuchspersonen in der Forschung müssen alle Vorsichtsmaßnahmen treffen, um die zu untersuchenden Versuchspersonen vor körperlichen oder psychischen Schäden oder Schmerzen zu bewahren. Dabei ist nicht immer klar, was Schaden oder Schmerz bedeutet.

In diesem Kapitel geht es um rechtliche und ethische Überlegungen vor, während und nach der Durchführung von Forschungsarbeiten. Insbesondere werden die informierte Zustimmung, die Rolle der Forschungskommissionen und die Forschung unter Beteiligung besonders schutzbedürftiger Populationen – ältere Menschen, schwangere Frauen, Kinder, Häftlinge, Menschen mit AIDS und Tiere – thematisiert. Außerdem wird die Rolle des Pflegepersonals als Fürsprecher/Anwalt der PatientInnen beleuchtet, und zwar sowohl aus der Sicht von ForscherInnen und BetreuerInnen als auch aus der Sicht von ForschungsanwenderInnen.

Ethische und rechtliche Erwägungen in der Forschung: Geschichtlicher Überblick

Die Forschung richtete erstmals nach dem zweiten Weltkrieg ihre Aufmerksamkeit auf ethische und rechtliche Erwägungen. Als die damaligen Außen- und Heeresminister erfuhren, daß es bei den Kriegsverbrecherprozessen darum ging, die von den Ärzten des Naziregimes begangenen Greueltaten als „medizinische Forschung" zu rechtfertigen, da wurde die „American Medical Association" (Verband amerikanischer Ärzte) damit beauftragt, ein Komitee mit dem Ziel zu bilden, einen Kodex für die Beachtung ethischer Grundsätze in der Forschung zu entwickeln. Dieser Kodex sollte als Grundlage für die Beurteilung der medizinischen Greueltaten gelten, die von Ärzten an Häftlingen in Konzentrationslagern verübt worden waren.

Die zehn Regeln, die der sogenannte *Nürnberger Kodex* beinhaltete, sind in dem Kasten unten aufgeführt. Die hier verwendete Definition der Begriffe *freiwillig, Rechtsfähigkeit, ausreichendes Verständnis* sowie *aufgeklärte Entscheidung* spielten eine Rolle bei zahlreichen Prozessen und Präsidialkommissionen, die damit beschäftigt waren, ethische Standards in der Forschung zu etablieren (Creighton, 1977). Der Kodex, der entwickelt wurde, besteht in allen Fällen auf informierter Zustimmung, trifft jedoch keine Vorkehrungen für die Sonderbehandlung von Kindern und älteren oder geistig nicht zurechnungsfähigen Menschen. Weitere internationale Standards folgten, von denen die „Deklaration von Helsinki“ die bedeutendste war, die im Jahre 1964 von der „World Medical Assembly“ (Internationale Ärzteversammlung) übernommen und später im Jahre 1975 überarbeitet wurde (Levine, 1979).

In den USA wurden staatliche Richtlinen für die Beachtung ethischer Grundsätze in der Forschung mit Versuchspersonen erst in den siebziger Jahren entwickelt. Einige der scheußlichsten und deshalb einprägsamen unethischen Forschungsarbeiten wurden in den USA noch in den siebziger Jahren durchgeführt. Sie sind in Tabelle 13-1 (S. 356–357) aufgeführt. Es sind traurige Erinnerungen an unser eigenes glanzloses Erbe aus der Forschungsgeschichte, die uns die Konsequenzen der Nicht-Beachtung ethischer Forschungsstandards für die beteiligten Menschen vor Augen führen.

Die Artikel des Nürnberger Kodex

1. Die freiwillige Zustimmung der Versuchsperson ist oberstes Gebot.
2. Eine Untersuchung sollte so beschaffen sein, daß sie zum Wohl der Gesellschaft zu fruchtbaren Ergebnissen führt, die mit anderen wissenschaftlichen Mitteln nicht zu erreichen sind; die Studie sollte nicht ziel- und nutzlos sein.
3. Das Experiment sollte so angelegt und durch Tierversuche, die Kenntnis des natürlichen Verlaufs der Krankheit oder andere in der Erforschung befindliche Probleme abgesichert sein, so daß die zu erwartenden Ergebnisse seine Durchführung rechtfertigen.
4. Das Experiment sollte so durchgeführt werden, daß alle unnötigen körperlichen und psychischen Leiden und Verletzungen vermieden werden.
5. Es sollte kein Experiment durchgeführt werden, bei dem man schon vorher abschätzen kann, daß Tod bzw. eine behindernde Verletzung die Folge sein könnte.
6. Das in Kauf zu nehmende Risiko sollte niemals größer sein als Risiko, welches das zu lösende Problem für die Menschheit darstellt.
7. Es sollten geeignete Vorbereitungen getroffen und äquate Einrichtungen zur Verfügung gestellt werden, um die Versuchspersonen vor Verletzung, Invalidität oder Tod zu bewahren.
8. Das Experiment sollte nur von wissenschaftlich qualifizierten Personen durchgeführt werden.
9. Die Versuchsperson sollte die Freiheit haben, das Experiment von sich aus zu beenden.
10. Wenn Grund zu der Annahme besteht, daß die Fortsetzung des Experiments zu Verletzungen, Invalidität oder Tod der Versuchsperson führen könnte, beendet der Wissenschaftler das Experiment.

Geänderte Version aus *Experimentation with human beings* (S. 289–290) von Katz, 1972, New York: Russel Sage Foundation.

Tabelle 13-1 Beispiele für unethische, in den USA durchgeführte Forschungsstudien

Forschungsstudie	Jahr	Schwerpunkt der Studie	Verstoß gegen das ethische Prinzip
Hyman vs. Jewish Chronic Disease Hospital	1965	Ärzte injizierten alten und senilen Menschen lebende Krebszellen, um die Abstoßungsreaktion zu erforschen.	Es wurde keine informierte Zustimmung eingeholt; auch gab es keinerlei Hinweise, daß die Studie von einer Ethikkommission geprüft und genehmigt worden war. Die beiden Ärzte machten geltend, sie hätten keine emotionalen Reaktionen bzw. eine Ablehnung der Teilnahme durch Aufklärung über die Art der Studie hervorrufen wollen (Hershey und Miller, 1976).
Der Fall „Milledgeville, Georgia“	1969	Geistig behinderten Kindern wurden zu Forschungszwecken Medikamente verabreicht, ohne vorher die Ansicht eines Psychiaters einzuholen.	Das Untersuchungsprotokoll wurde nicht überprüft, es gab keine Zustimmung der zuständigen Institution vor Beginn der Studie (Levine, 1986).
Tuskegee, Alabama Syphilis-Studie	1932 – 1973	40 Jahre lang führte der „Public Health Service“ der USA eine Studie mit zwei Gruppen von armen, männlichen, schwarzen Farmpächtern durch. Die Versuchspersonen der einen Gruppe hatten Syphilis, die nicht behandelt wurde; die andere Gruppe galt als nicht befallen. Die Behandlung wurde der Gruppe mit Syphilis selbst dann noch vorenthalten, nachdem Penicillin allgemein verfügbar und als wirksame Behandlungsmethode in den fünfziger Jahren anerkannt war. Es wurden Maßnahmen ergriffen, um die Versuchspersonen daran zu hindern, sich das Medikament zu beschaffen. Den Wissenschaftlern ging es um die Erforschung der unbehandelten Krankheit.	Viele der Versuchspersonen, die ihre Zustimmung zur Teilnahme an der Studie gaben, wurden nicht über den Zweck und die Vorgehensweise der Studie informiert. Anderen war gar nicht bewußt, daß sie Versuchspersonen waren. Die Höhe des Risikos überstieg den potentiellen Nutzen. Das Vorenthalten einer verfügbaren, wirksamen Behandlungsmöglichkeit verstößt gegen das Recht der Versuchspersonen auf faire Behandlung und auf Schutz vor Schäden (Levine, 1986).

Tabelle 13-1 (Fortsetzung)

Forschungsstudie	Jahr	Schwerpunkt der Studie	Verstoß gegen das ethische Prinzip
San Antonio Studie über Kontrazeptiva	1969	In einer Studie, die die Nebenwirkungen oraler Kontrazeptiva untersuchte, wurden 76 verarmte, aus Mexiko stammende amerikanische Frauen nach dem Zufallsprinzip auf eine Experimentalgruppe, die empfängnisverhütende Pillen bekam, oder auf eine Kontrollgruppe, die Plazebos bekam, verteilt. Die Versuchspersonen wurden nicht über die Plazebos und das damit verbundene Schwangerschaftsrisiko informiert. 11 Versuchspersonen wurden schwanger, 10 davon waren in der Kontrollgruppe, die Plazebos bekam.	Es wurde gegen die Prinzipien der informierten Zustimmung verstoßen. Die vollständige Offenlegung potentieller Risiken, Schäden, Ergebnisse oder Nebenwirkungen war aus der Zustimmungserklärung nicht ersichtlich. Das potentielle Risiko übertraf den Nutzen der Studie. Das Recht der Versuchspersonen auf faire Behandlung und Schutz vor Schäden wurde verletzt (Levine, 1986).
Willowbrook Hospital	1972	Geistig nicht zurechnungsfähige Kinder (n = 350) wurden nur dann in die therapeutische Wohneinrichtung des Willowbrook Hospitals aufgenommen, wenn die Eltern ihre Zustimmung gaben, daß ihre Kinder an einer Studie teilnehmen durften, in der der Verlauf einer infektiösen Hepatitis sowie die Auswirkungen von Gammaglobulin erforscht wurden. Die Kinder wurden unter verschiedenen Bedingungen gezielt mit dem Hepatitis-Virus infiziert; einige bekamen Gammaglobulin, andere nicht.	Es wurde gegen das Prinzip der freiwilligen Zustimmung verstoßen. Die Eltern wurden gezwungen, ihre Zustimmung zur Teilnahme ihrer Kinder an der Studie zu geben. Versuchspersonen bzw. deren Vormund haben ein Recht auf Selbstbestimmung: Das heißt, sie dürfen keinerlei Nötigung, Zwang oder unzulässiger Beeinflussung ausgesetzt werden. Viele Versuchspersonen fühlen sich zu Teilnahme gedrängt, wenn sie sich in einer hilflosen und abhängigen Lage befinden (Rothman, 1982).

Die Durchführung von gefährlichen und illegalen Studien machte zusätzliche Kontrollen erforderlich. Im Jahre 1973 veröffentlichte das Ministerium für Gesundheit, Erziehung und soziale Angelegenheiten das erste Paket von Bestimmungen zum Schutz von Versuchspersonen. In der wohl wichtigsten Bestimmung wurde verfügt, daß ein „Institutional Review Board“ (IRB) (Forschungskommission) in Übereinstimmung mit den durch das Ministerium festgelegten Vorschriften alle Studien überprüfen und genehmigen muß. Aufgrund des im Jahre 1974 verabschiedeten Gesetzes zur nationalen Forschung (Öffentliches Recht 93-348) wurde die „National Commission for the Protection of Human Subjects of Biomedical and Behavioral Research“ (Nationale Kommission für den Schutz von Versuchspersonen in der biomedizinischen und verhaltensorientierten Forschung) ins Leben gerufen. Die Hauptaufgabe dieser Kommission bestand darin, grundlegende Prinzipien zu bestimmen, die der Durchführung biomedizinischer und verhaltensorientierter Forschung mit Menschen zugrundeliegen sollten, und Richtlinien zu entwickeln, die sicherstellen, daß Forschungsarbeiten in Übereinstimmung mit diesen Prinzipien durchgeführt werden (Levine, 1986). Drei ethische Prinzipien wurden für die Durchführung von Forschungsarbeiten mit Versuchspersonen als relevant erachtet: *Achtung der Person, Wohlwollen* und *Gerechtigkeit.* Diese drei Prinzipien werden in dem Kasten unten definiert.

Diese Prinzipien, die in einem im Jahre 1979 herausgegebenen Bericht, dem *Belmont Report*, enthalten sind, bildeten die Grundlage der Bestimmungen für staatlich geförderte Forschungsarbeiten. Der „Belmont Report“ diente auch als Modell für viele, von wissenschaftlichen Disziplinen entwickelte Ethikkodizes („National Commission“, 1978).

Grundlegende ethische Prinzipien, die als relevant für die Durchführung von Forschungsarbeiten erachtet wurden

Achtung vor der Person	Menschen haben das Recht auf Selbstbestimmung und auf Behandlung als autonome Personen. Folglich haben sie die Freiheit, an Studien teilzunehmen oder dies abzulehnen. Menschen mit eingeschränkter Selbständigkeit haben ein Recht auf Schutz.
Wohlwollen	Die Verpflichtung, keinen Schaden zu verursachen und den potentiellen Nutzen zu maximieren. Menschen werden nach ethischen Grundsätzen behandelt, wenn man ihre Entscheidungen respektiert, sie vor Schäden bewahrt und Anstrengungen unternimmt, um ihr Wohl zu gewährleisten.
Gerechtigkeit	Versuchspersonen sollten fair behandelt werden. Eine Ungerechtigkeit besteht dann, wenn einer Person ein Vorteil, auf den sie einen Anspruch hat, ohne vernünftigen Grund vorenthalten wird, oder wenn dieser Person in unzulässiger Weise eine Belastung zugemutet wird.

Im Jahre 1980 entwickelte das Ministerium für Gesundheit und Gesundheitswissenschaften als Reaktion auf die von der „National Commission“ ausgearbeiteten Richtlinien ein Pakt von Bestimmungen. Diese Bestimmungen wurden im Jahre 1981 veröffentlicht und im Jahre 1983 überarbeitet (Ministerium für Gesundheit und Gesundheitswissenschaften, 1983). Zu diesen Bestimmungen gehören folgende Punkte:

- Allgemeine Bedingungen für die informierte Zustimmung
- Die Dokumentation dieser Zustimmung
- Die Überprüfung von Forschungsanträgen durch die Forschungskommission
- Besondere und beschleunigte Prüfungsverfahren für bestimmte Forschungsarbeiten
- Kriterien für die Genehmigung von Forschungsarbeiten durch die Forschungskommission.

Diese Bestimmungen werden in den Abschnitten über die informierte Zustimmung und über die Forschungskommission weiter unten in diesem Kapitel diskutiert.

Das Dilemma in der Forschung zum gegenwärtigen Zeitpunkt und in der Zukunft

Auf nationaler Ebene zeigt sich das Dilemma bei ethischen Fragen in der Forschung zum gegenwärtigen Zeitpunkt und im einundzwanzigsten Jahrhundert am deutlichsten in der Biotechnologie und bei der Verwendung von Tieren zu Forschungszwecken. Im Jahre 1993 beendete die US-Regierung ein fünfjähriges Moratorium und begann, Patente für Tierversuche zu bewilligen. Solche Patente wurden für Organisationen ausgestellt, die Tiere mit übertragenen Genen oder genetisch veränderte Tiere lieferten, die in der Forschung den Menschen ersetzen sollten (Andrews, 1993). Ein weiterer Bereich für die Verwendung von Tieren in der Forschung tat sich auf dem Gebiet der Fremdtransplantation auf. Im Jahre 1992 wurden drei Lebertransplantationen vorgenommen, für die zwei Paviane und ein Schwein benötigt wurden. Mehrere Transplantationszentren haben von der für sie zuständigen Forschungskommission die Genehmigung für Fremdtransplantationen erhalten. Sowohl die *ethischen Aspekte* als auch die Risiken und der Nutzen dieser Art von Forschung mit Menschen und Tieren sind noch nicht geklärt, und die Ergebnisse sind äußerst umstritten.

Andere Forschungsbereiche, die für viele Diskussionen und Meinungsstreitigkeiten sorgen, sind die Forschung mit Gewebe von Feten und die Verwendung von Frauen im gebärfähigen Alter als Versuchspersonen für Studien über Arzneimittel und Therapieansätze. Im Jahre 1993 wurde mit einer Durchführungsverordnung das Verbot der Regierung bezüglich der Forschung mit Gewebe von Feten aufgehoben. Damit ist die Wiederaufnahme von Tests mit fetalem Gewebe zur Behandlung von Krankheiten, wie z.B. die Parkinsonsche Krankheit, erlaubt.

In der Vergangenheit wurden Frauen im gebärfähigen Alter nicht als Versuchspersonen für Studien über Medikamente oder mögliche Therapieansätze zugelassen. Der Grund waren die unbekannten, potentiell schädlichen Auswirkungen von Arzneimitteln und anderen therapeutischen Ansätzen während der verschiedenen Testphasen auf die Feten. Diese Richtlinie hat dazu geführt, daß Frauen über Jahre von vielen wichtigen Studien über Medikamente und von anderer Forschung ausgeschlossen waren. Derzeit müssen ForscherInnen, die sich um Unterstützung durch das „National Institutes of Health“ bemühen, sich rechtfertigen, wenn sie Frauen von solchen Studien ausschließen (Burd, 1993).

Im Laufe der nächsten zehn Jahre wird es viele Fragen und Kontroversen geben, zum einen wegen der Risiken und des Nutzens der eben erwähnten Forschungsbereiche, zum anderen wegen der ständig zunehmenden Technologisierung des Gesundheitswesens in Bereichen, die bis jetzt noch gar nicht abgesteckt sind. Obwohl es den Anschein hat, als seien diese Forschungsbereiche weit von der Pflegeforschung und der Pflege der PatientInnen entfernt, so werden sie sich doch auf Arten von Patienten auswirken, die das Pflegepersonal zu betreuen hat, und auch auf die medizinische Forschung, die die Krankenschwester durchzuführen hat.

Die Entwicklung ethischer Grundsätze in der Pflegeforschung

Die Entwicklung ethischer Grundsätze in der Pflegeforschung kann zurückverfolgt werden bis zum Jahre 1897 und der Gründung der „Nurses' Associated Alumnae Organization“. Eines der vorrangigsten Ziele dieser Organisation bestand in der Ausarbeitung eines Ethikkodex für die Pflege. Im Jahre 1900 schrieb Isabel Hampton Robb das Buch: *Ethik in der Pflege: Im Krankenhaus und zu Hause.* Bei ihrer Beschreibungen von Umgangsformen, die es einzuhalten gilt, stellt sie fest:

> „Etikette bedeutet ganz allgemein ein bestimmtes Verhalten oder Umgangsformen, die bei bestimmten Anlässen ausdrücklich oder stillschweigend erwartet werden. Etikette macht den Kodex des höflichen Umgangs aus; dazu gehören auch bestimmte Zeremonien, die es einzuhalten gilt, und so finden wir ausnahmslos in den verschiedenen Gesellschaften, daß eine gewisse Etikette entweder stillschweigend oder aufgrund ausdrücklicher Vereinbarungen erwartet *und eingehalten wird.“*

Die Anmerkungen von Hampton Robb spiegeln ganz eindeutig die Normen der viktorianischen Gesellschaft wider, aber es drückt sich darin auch die von der Zeit geprägte Besorgnis um das ethische Verhalten von Krankenschwestern als Pflegedienstleistende aus (Robb, 1900).

Im Jahre 1967 beauftragte die „American Nurses' Association“ (ANA) (Verband amerikanischer Krankenschwestern) ihre Forschungskommission damit, Richtlinien für PflegeforscherInnen in der klinischen Forschung zu entwickeln. Im Jahre 1968 billigte der Vorstand der ANA das Papier mit dem Titel: „Die Krankenschwester in der Forschung: Ethik-Richtlinien der ANA“. Es wurden nicht nur grundlegende Prinzipien beim Einsatz von Versuchspersonen thematisiert, sondern auch die Rolle der Krankenschwester in der Forschung und in der Praxis.

Im Jahre 1970 gründete die ANA die Kommission für Pflegeforschung. Damit bestätigte sie offiziell die Verpflichtung der Pflege zur Erweiterung wissenschaftlicher Erkenntnisse und sie machte ihr Engagement für zwei Gruppen von Menschenrechten deutlich: (1) die Rechte des qualifizierten Pflegepersonals, Forschung zu betreiben und sich Zugang zu den Mitteln zu verschaffen, die für die Durchführung einer wissenschaftlichen Untersuchung erforderlich sind und (2) die Rechte der TeilnehmerInnen an solchen Studien, welche die durch das Pflegepersonl erbrachte Pflegeleistung beeinflussen. Die ANA setzte drei Schwerpunkte bei den Rechten der Versuchspersonen: (1) das Recht auf

Unversehrtheit, (2) das Recht auf Achtung der Privatsphäre und der Menschenwürde, (3) das Recht auf Anonymität.

In den *Richtlinien für die Pflege zur Wahrung der Rechte der Teilnehmer in medizinischen und anderen Forschungsbereichen*, die im Jahre 1975 von der ANA veröffentlicht wurden, spiegelt sich der forschungsbezogene Ethikkodex der Pflege wieder. Der Kasten auf S. 362 zeigt eine Zusammenfassung dieser Richtlinien, die sicherstellen sollen, daß in der Forschung ethische und auch wissenschaftliche Grundsätze strikt eingehalten werden. Diese Richtlinien sind für *alle* Krankenschwestern verbindlich. Die Krankenschwester als Forscherin bzw. Betreuerin muß den PatientInnen eine Gewähr bieten, daß ihre Menschenrechte geschützt werden. Krankenschwestern sollten bei einem Einstellungsgespräch in der Tat fragen, welche Verpflichungen sie bezüglich der Forschung haben. Solche Fragen könnten so aussehen:

- Muß das Pflegepersonal für klinische Doppelblindversuche Daten sammeln oder Medikamente verabreichen bzw. Behandlungen vornehmen?
- Gibt es die Möglichkeit, schriftliche Forschungspläne als Beleg einzusehen?
- Hat die Forschungskommission über jeden Plan entschieden?
- Können Krankenschwestern die Teilnahme ablehnen, ohne ihre Stellung aufs Spiel zu setzen?
- Welche Möglichkeiten gibt es für die Wahrung ethischer Belange bei der Durchführung von Forschungsarbeiten?

Zweifellos dürfen Unkenntnis und Naivität, wenn es um ethische und rechtliche Richtlinien für die Durchführung von Forschungsarbeiten geht, niemals eine Entschuldigung dafür sein, daß eine Krankenschwester eine Bestimmung zugunsten der PatientInnen nicht kennt, deren Rechte es jederzeit zu schützen gilt. PflegeforscherInnen gehören oft zu denen, die sich am meisten verantwortlich fühlen und sehr gewissenhaft sind, wenn es um die Respektierung der Rechte von Versuchspersonen geht. Es sollte allen Krankenschwestern klar sein, daß die Zielsetzungen des *Kodex für Krankenschwestern* (1985) mit den *Richtlinien für die Pflege zur Wahrung der Menschenrechte in klinischen und anderen Forschungsbereichen* der ANA, die bereits früher erwähnt wurden, übereinstimmen.

Fowler (1988), eine Ethikerin mit Praxiserfahrung, fordert einen internationalen Ethikkodex für die Pflegeforschung. Sie thematisiert viele ethische Fragen, denen sich das Pflegepersonal auf der ganzen Welt jetzt und in der Zukunft stellen muß. Davis (1990) befürwortet ein Konzept allgemeingültiger Werte, das von allen in der Pflege Tätigen getragen wird, und sie verweist darauf, daß viele dieser Werte in dem Berufskodex zu finden sind. Einige Länder haben ihren eigenen Kodex, andere verwenden den Kodex für Krankenschwestern des „International Council of Nurses“ (ICN).

Richtlinen für die Pflege zur Wahrung der Menschenrechte in medizinischen und anderen Forschungsbereichen – herausgegeben von der „American Nurses' Association"

Richtlinie 1: Recht auf Selbstbestimmung

Implementation: Ist die Teilnahme an der Forschung eine Voraussetzung für die Beschäftigung, dann muß das Pflegepersonal schriftlich und vor der Einstellung über die Art der Tätigkeit informiert werden. Geschieht dies nicht, dann muß das Pflegepersonal die Möglichkeit haben, die Teilnahme abzulehnen. Potentielle Risiken für andere müssen im Zusammenhang mit dem jeweiligen Untersuchungstyp geklärt werden. Ebenso geklärt werden müssen die Möglichkeiten, die es gibt, ein vorhandenes Risiko zu erkennen und potentiellen und unnötigen Gefahren entgegenzuwirken.

Richtlinie 2: Recht auf Unversehrtheit und Schutz vor Beeinträchtigungen

Implementation: Die Forscherin muß die körperliche und geistige Unversehrtheit dadurch gewährleisten, daß sie die potentiellen körperlichen oder emotionalen Risiken gegenüber dem Nutzen der Studie abschätzt. Schutzbedürftige und unfreiwillige Versuchspersonen wie z.B. StudentInnen, PatientInnen, Häftlinge, geistig unzurechnungsfähige Menschen, Kinder, ältere und arme Menschen müssen sorgfältig überwacht werden, damit sie vor potentiellen Schäden geschützt werden können.

Richtlinie 3: Der Anwendungsrahmen

Implementation: Die Richtlinien zum Schutz der Menschenrechte gelten für alle Menschen, das heißt, auch für Versuchspersonen, die an Forschungsaktivitäten teilnehmen. Die Beteiligung von Versuchspersonen mit eingeschränkten bürgerlichen Rechten ist im Normalfall nur dann gerechtfertigt, wenn der Nutzen für sie selbst oder für andere in ähnlichen Situationen erkennbar ist.

Richtlinie 4: Verpflichtung, zur Erweiterung des Wissens beizutragen

Implementation: Das Pflegepersonal ist verpflichtet, zur Entwicklung des Wissens beizutragen, mit dem wisssenschaftliche Erkenntnisse oder die Grundlage der Pflegepraxis vertieft und erweitert werden können.

Richtlinie 5: Die informierte Zustimmung

Implementation: Das Recht auf Selbstbestimmung wird geschützt, wenn die informierte Zustimmung entweder von der zukünftigen Versuchsperson oder dem gesetzlichen Vormund eingeholt wird.

Richtlinie 6: Mitgliedschaft in Forschungskommissionen

Implementation: Als Fachleute, die gegenüber der Öffentlichkeit als Nutznießer des Gesundheitssystems rechenschaftspflichtig sind, hat das Pflegepersonal die Pflicht, die Mitgliedschaft von Krankenschwestern in den Forschungskommissionen zu fördern. Das Pflegepersonal ist außerdem verpflichtet, als Mitglieder in Forschungskommissionen tätig zu werden, um die ethischen Implikationen beantragter und laufender Forschungsarbeiten zu überprüfen. Alle Studien, in denen Daten von Menschen, Tieren oder Unterlagen gesammelt werden, sollten von einer Kommission überprüft werden, in der Fachleute aus dem Gesundheitswesen und Vertreter von Gemeinschaften zusammenarbeiten, um den Schutz der Rechte der Teilnehmer zu gewährleisten.

Aus *Guidelines for Nurses in Clinical and Other Research* der „American Nurses' Association", 1974, Kansas City, MO: Author.

Der Schutz der Menschenrechte

Unter *Menschenrechten* versteht man die Ansprüche und Forderungen, die von einem Individuum oder einer Gruppe von Individuen als berechtigt angesehen werden. Der Begriff bezieht sich auf die fünf in den Richtlinien der ANA dargelegten Rechte:

1. Das Recht auf Selbstbestimmung
2. Das Recht auf Achtung der Privatsphäre und der Menschenwürde
3. Das Recht auf Anonymität und Vertraulichkeit
4. Das Recht auf faire Behandlung
5. Das Recht auf Schutz vor Schmerzen und Schäden.

Diese Rechte gelten für alle, die an einem Forschungsprojekt beteiligt sind, inklusive der Mitglieder des Forschungsteams, die möglicherweise Daten sammeln müssen, Krankenschwestern, die über das Setting an der Forschungsarbeit beteiligt sind, und auch die an der Studie teilnehmenden Versuchspersonen. ForschungsanwenderInnen sollten sich beim Lesen eines Forschungsartikels vergegenwärtigen, daß alle in Tabelle 13-2 zusammengestellten Probleme berücksichtigt und gelöst sein müssen, bevor eine Studie die Genehmigung zur Durchführung erhält.

Maßnahmen zum Schutz grundlegender Menschenrechte

Die informierte Zustimmung

Das ethische Prinzip der Achtung anderer und das damit verbundene Recht auf Selbstbestimmung, die in dem Kasten auf S. 358 und in Tabelle 13-2 erläutert sind, bilden die Grundlage für die informierte Zustimmung. Krankenschwestern müssen die einzelnen Elemente der informierten Zustimmung kennen, damit sie wissen, worum es geht, wenn sie entweder die informierte Zustimmung der PatientInnen einholen und/oder diesen Prozeß in einem Forschungsartikel kritisch zu bewerten haben.

Die *informierte Zustimmung* ist das Rechtsprinzip, welches, zumindest theoretisch, die PatientInnen berechtigt, bestimmte medizinische Interventionen zur Diagnose oder Behandlung einer Krankheit zu akzeptieren oder abzulehnen. Auf dieser Grundlage wird auch die Teilnahme an der Forschung geregelt (Dubler, 1987). Der „Code of Federal Regulations“ (1983) (Kodex staatlicher Bestimmungen) definiert die Bedeutung der *informierten Zustimmung* so:

„Die bewußte Zustimmung einer Person oder ihres vom Gesetz bevollmächtigten Vertreters unter Bedingungen, die der potentiellen Versuchsperson oder ihrem Vertreter ausreichend Gelegenheit geben zu überlegen, ob sie teilnehmen will, und zwar ohne unangemessene Beeinflussung oder den Einsatz von Gewalt, Betrug, Täuschung, Druck oder anderen Formen von Zwang oder Nötigung“ (S. 9–10).

Keine Forscherin darf einen Menschen als Versuchsperson einsetzen, bevor die rechtswirksame informierte Zustimmung von einer Versuchsperson oder deren vom Gesetz bevollmächtigten Vertreter eingeholt wurde.

Die potentiellen Versuchspersonen müssen genügend Zeit haben zu entscheiden, ob sie an einer Studie teilnehmen wollen. ForscherInnen dürfen eine Versuchsperson nicht zur Teilnahme drängen. Das Zustimmungsformular muß in einer verständlichen Sprache abge-

Elemente der informierten Zustimmung

1. Eine Erklärung, daß für die Studie Forschungsarbeit erforderlich ist.
2. Eine Erklärung des Ziels der Forschungsarbeit, aus der die voraussichtliche Dauer der Teilnahme einer Versuchsperson hervorgeht.
3. Eine Beschreibung der geplanten Vorgehensweise unter Angabe jedes Schrittes, der mit einem Experiment verbunden ist.
4. Eine Beschreibung der vorhersehbaren Risiken oder Schmerzen für die Versuchsperson.
5. Eine Beschreibung des Nutzens, den die Versuchsperson oder andere von der Forschungsarbeit erwarten können.
6. Gegebenenfalls eine Offenlegung angemessener alternativer Verfahren oder Behandlungsmöglichkeiten, die für die Versuchsperson von Vorteil sein könnten.
7. Angaben, aus denen hervorgeht, bis zu welchem Grad Anonymität und Vertraulichkeit in Bezug auf die Unterlagen, durch die die Versuchsperson identifiziert werden kann, gewahrt werden.
8. Bei Forschungsarbeiten mit einem etwas höheren Risiko, Angaben, aus denen hervorgeht, ob medizinische Behandlungsmöglichkeiten im Verletzungsfall verfügbar sind, und, wie diese gegebenenfalls aussehen und wo man nähere Informationen darüber erhalten kann.
9. Angaben über Kontaktstellen, die Fragen zu der Forschungsarbeit und zu den Rechten der Versuchsperson beantworten, und solche, an die sich die Versuchsperson im Fall einer Verletzung im Zusammenhang mit einer Forschungsarbeit wenden kann.
10. Eine Erklärung, daß die Teilnahme freiwillig ist, daß die Ablehnung der Teilnahme keine Bestrafung oder Minderung von Vorteilen zur Folge hat, auf die die Versuchspersonen anderenfalls einen Anspruch hätten; des weiteren, daß die Versuchsperson zu jeder Zeit die Teilnahme abbrechen kann, ohne daß eine Bestrafung oder der Verlust von Vorteilen folgt, auf die die Versuchsperson anderenfalls einen Anspruch hätte.

Aus „Protection of Human Subjects" in *Code of Federal Regulations*, *OPRR Reports,* 8. März 1983.

faßt sein. Für Erwachsene sollte das Niveau in etwa dem der 8. Klasse entsprechen, Fachsprache sollte vermieden werden (Rempusheski, 1991). Gemäß dem „Code of Federal Regulations" dürfen Versuchspersonen keinesfalls aufgefordert werden, auf ihre Rechte zu verzichten oder die Forscherin bei Fahrlässigkeit aus ihrer Verantwortung zu entlassen.

Die Elemente, die in einer Zustimmungserklärung enthalten sein müssen, sind in dem Kasten oben aufgeführt. Es gilt zu bedenken, daß viele Institutionen die Aufnahme zusätzlicher Elemente fordern. Das Muster einer Zustimmungserklärung ist in Abbildung 13-1 zu sehen.

Die meisten Forscherinnen erhalten die Zustimmung im Verlauf eines persönlichen Gesprächs mit den potentiellen Versuchspersonen. Das hat für die ForscherInnen den Vorteil, daß sie sofort eine Antwort auf ihre Fragen bekommen. Aber auch in der Zustimmungserklärung, ob in ausführlicher oder grob skizzierter Form, sind die Elemente enthalten, durch die die Versuchspersonen informiert und gleichzeitig auch an die Art der Studie und an ihre Zusage erinnert werden (Rempusheski, 1991).

Tabelle 13-2 Der Schutz der Menschenrechte

Grundlegendes menschliches Recht	Definition	Verstösse gegen grundlegende menschliche Rechte	Beispiele
Recht auf Selbstbestimmung	Grundlage ist das ethische Prinzip der Achtung der Person; Menschen müssen als autonome Personen behandelt werden, die die Freiheit haben, ohne äußere Beeinflussung eine Entscheidung zu treffen. Als autonom gilt eine Person, die über eine zur Genehmigung vorgelegte Studie informiert ist und die Möglichkeit hat, der Teilnahme zuzustimmen oder sie abzulehnen (Brink, 1992); Versuchspersonen haben das Recht, ohne Bestrafung aus einer Studie auszusteigen. Versuchspersonen mit verminderter Selbständigkeit haben ein Recht auf Schutz. Sie sind aufgrund von Alter, rechtlicher oder geistiger Unzurechnungsfähigkeit, unheilbarer Krankheit oder nach einer Zwangseinweisung in staatliche Einrichtungen stärker gefährdet. Die Teilnahme gefährdeter Versuchspersonen muß begründet werden.	Das Recht einer Versuchsperson auf Selbstbestimmung wird durch Nötigung, verdeckte Datensammlung und Täuschung verletzt. • Nötigung liegt vor, wenn zur Sicherstellung der Mitarbeit eine deutliche Benachteiligung angedroht oder eine unangemessen hohe Belohnung angeboten wird. • Verdeckte Datensammlung liegt vor, wenn Personen zu Versuchspersonen gemacht und Behandlungen ausgesetzt werden, ohne daß es ihnen bewußt ist. • Täuschung liegt vor, wenn Versuchspersonen über die Ziele der Forschungarbeit falsch informiert werden. • Verstöße gegen das Recht auf Selbstbestimmung sind bei Versuchspersonen mit verminderter Selbständigkeit leichter möglich; ihre Fähigkeit, ihre informierte Zustimmung zu geben, ist eingeschränkt, und deshalb sind sie besonders gefährdet.	Die Versuchspersonen könnten meinen, daß ihre Ablehnung der Teilnahme sich nachteilig auf ihre Betreuung auswirken könnte. Der Fall des „Jewish Chronic Disease Hospital“ (Tabelle 13-1) ist ein Beispiel für eine Studie, bei der die PatientInnen und ihre Ärzte nicht wußten, daß Krebszellen injiziert wurden. Bei der Milgrim-Studie (1963) wurden die Versuchspersonen getäuscht, als man sie aufforderte, einer anderen Person einen Elektroschock zu versetzen; bei dieser Person handelte es sich um einen Schauspieler, der die Wirkung der Schocks nur vortäuschte. Die Versuchspersonen, die die Schocks verabreichten, waren durch die Teilnahme an dieser Studie großem Streß ausgesetzt, obwohl sie tatsächlich keine Elektroschocks verabreicht hatten. Die Willowbrook-Studie (Tabelle 13-1) zeigt, wie durch Nötigung die Zustimmung der Eltern von schutzbedürftigen, geistig behinderten Kindern erzwungen wurde. Diese Kinder wären nicht in die Einrichtung aufgenommen worden, wenn sie nicht an einer Studie teilgenommen hätten, bei der ihnen gezielt Hepatitis-Viren injiziert wurden.

Tabelle 13-2 (Fortsetzung)

Grundlegendes menschliches Recht	Definition	Verstösse gegen grundlegende menschliche Rechte	Beispiele
Recht auf Achtung der Privatsphäre und der Menschenwürde	Grundlage ist das Prinzip der Achtung; die Privatsphäre ist die Freiheit eines Menschen, Zeit, Ausmaß und Bedingungen zu bestimmen, unter denen private Informationen anderen Personen mitgeteilt bzw. vorenthalten werden.	Das Gesetz zur Achtung der Privatsphäre von 1974 wurde erlassen, um Versuchspersonen vor derartigen Verstößen zu schützen. Diese kommen sehr häufig bei der Datensammlung vor, wenn zudringliche Fragen gestellt werden, die zum Verlust des Arbeitsplatzes, eines Freundes bzw. der Würde führen, oder Verlegenheit und psychisches Leid hervorrufen können. Gegen dieses Recht wird auch dann verstoßen, wenn die Versuchspersonen nicht wissen, daß andere Personen Zugang zu den Informationen haben.	Den Versuchspersonen können persönliche Fragen gestellt werden wie z.B. „Wurden Sie als Kind sexuell mißbraucht?" „Nehmen Sie Drogen?" „Welche Sexualpraktiken bevorzugen Sie?" Wenn bei solchen Fragen versteckte Mikrophone oder versteckte Tonbandgeräte eingeschaltet sind, dann wird die Privatsphäre der Versuchspersonen verletzt, da sie nicht wissen, daß andere Zugang zu den Daten bekommen. Versuchspersonen haben ebenfalls das Recht, den Zugang Dritter zu solchen Aufzeichnungen zu kontrollieren.
Recht auf Anonymität und Vertraulichkeit	Grundlage ist das Prinzip der Achtung; die *Anonymität* wird gewahrt, wenn selbst ForscherInnen die Identität der Versuchsperson nicht mit seinen oder ihren Antworten in Verbindung bringen können (ANA, 1985). *Vertraulichkeit* bedeutet, daß die Identität der Versuchspersonen nicht mit den von ihnen gegebenen Informationen in Verbindung gebracht werden kann und auch nicht der Öffentlichkeit preisgegeben wird.	Die Anonymität wird verletzt, wenn die Antworten der Versuchspersonen mit ihrer Identität in Verbindung gebracht werden können. Die Vertraulichkeit wird verletzt, wenn eine Forscherin, sei es zufällig oder gezielt, einer nicht befugten Person den Zugang zu den Daten einer Studie gestattet, die Informationen über die Identität der Versuchsperson oder ihre Antworten enthalten, die eine potentiell nachteilige Situation für die Versuchspersonen herbeiführen könnten.	Die Versuchspersonen werden nicht durch ihre Namen, sondern durch Code-Nummern identifiziert. Die Namen werden bei Berichten über die Befunde nie erwähnt. Ein Verstoß gegen die Vertraulichkeit kann nachteilig für die Versuchspersonen sein, wenn es um Variablen wie sexuelle Praktiken, Einkommen, Drogenkonsum, Vorurteile oder persönlichkeitsbezogene Daten geht. Die Daten werden als Gruppendaten analysiert, so daß die einzelnen Personen nicht aufgrund ihrer Antworten identifiziert werden können.

Tabelle 13-2 (Fortsetzung)

Grundlegendes menschliches Recht	Definition	Verstösse gegen grundlegende menschliche Rechte	Beispiele
Recht auf faire Behandlung	Das ethische Prinzip der Gerechtigkeit fordert, daß Menschen fair behandelt werden und das bekommen, was sie verdienen. Faire Behandlung bedeutet Unvoreingenommenheit bei der Auswahl der Versuchspersonen und ihrer Behandlung während der Dauer der Studie. Faire Behandlung bedeutet auch, daß die Versuchspersonen in Übereinstimmung mit dem zu untersuchenden Problem ausgewählt werden und nicht deshalb, weil Aspekte wie Vorteile, eine bestimmte Position oder Anfechtbarkeit eine Rolle spielen. Gemeint ist außerdem die faire Behandlung der Versuchspersonen während der Dauer der Studie, d.h. faire Verteilung der Risiken und Vorteile, ungeachtet des Alters, der Rasse oder des sozioökonomischen Status.	Infolge gesellschaftlich bedingter Vorurteile in Bezug auf den sozialen Status, Kultur, Rasse und Geschlechtszugehörigkeit sind bei der Auswahl von Versuchspersonen Ungerechtigkeiten beobachtet worden. Versuchspersonen wurden traditionell oft aus Gruppen ausgewählt, deren „sozialer Wert" als geringer galt: Arme Menschen, Häftlinge, Sklaven, geistig nicht zurechnungsfähige Menschen und Sterbende. Oft wurden solche Versuchspersonen fahrlässig behandelt, und man kümmerte sich nicht um physische oder psychische Schäden.	Die folgenden Studien liefern ein Beispiel für ungerechte Behandlung von Versuchspersonen: Die Tuskegee-Syphilis-Studie (1973), die Studie im „Jewish Chronic Disease Hospital" (1965), die San Antonio-Kontrazeptiva-Studie (1969) und die Willowbrook-Studie (1972) (Tabelle 13-1). ForscherInnen sollten sich zu einem Termin für die Datensammlung nicht verspäten, die Datensammlung pünktlich beenden, vereinbarte Verfahren oder Vorgehensweisen nicht ohne Zustimmung ändern und versprochene Vergünstigungen, wie z.B. ein Exemplar der Studienergebnisse oder eine Teilnahmevergütung, tatsächlich gewähren.

Tabelle 13-2 (Fortsetzung)

Grundlegendes menschliches Recht	Definition	Verstösse gegen grundlegende menschliche Rechte	Beispiele
Recht auf Schutz vor Schmerzen und Schäden	Auf der Grundlage des ethischen Prinzips des Wohlwollens müssen Menschen aktiv daran arbeiten, in der sie umgebenden Welt und auch in Forschungsarbeiten den Nutzen zu mehren und Schaden abzuwenden. Schmerzen und Schäden können in physischer, psychologischer, sozialer oder ökonomischer Hinsicht entstehen. Die Schmerzen und Schäden lassen sich je nach Schweregrad in fünf Katgorien einteilen: 1. Keine zu erwartenden Auswirkungen 2. Vorübergehende Beschwerden 3. Ungewöhnliches heftige vorübergehenden Beschwerden 4. Risiko eines Dauerschadens 5. Dauerschaden.	Das Recht der Versuchspersonen auf Schutz wird verletzt, wenn im voraus abzusehen ist, daß Schäden, Tod oder Verletzungen, die zu ständiger Behinderung führen, auftreten können, und die Risiken durch den Nutzen somit nicht aufgewogen werden.	Unter temporären körperlichen Beschwerden mit minimalem Risiko versteht man z.B. Müdigkeit oder Kopfschmerzen; unter finanziellen Beeinträchtigungen z.B. die Ausgaben, die mit der An- und Abreise zum und vom Ort der Datensammlung verbunden sind. Studien, die sich mit einer hochsensiblen Problematik, wie z.B. Vergewaltigung, Inzest oder Mißbrauch des Ehepartners beschäftigen, können zu ungewöhnlich hohen, temporären Belastungen führen, weil gegenwärtige und/oder vergangene traumatische Erlebnisse aufgerührt werden. In solchen Situationen wird eine Einschätzung der Höhe des Schmerzes vorgenommen und eine Sitzung eingeschoben, in der die Versuchsperson über ihre Gefühle sprechen und Fragen stellen kann. Die Forscherin hat dann Gelegenheit, professionelle Hilfen anzubieten. Studien, die zu Dauerschäden führen können, sind eher im Bereich der Medizin als in der Pflege zu finden. Die kürzlich durchgeführte Erprobung eines neuen Arzneimittels, eines monoklonalen Antikörper-Endotoxins (Centocor), wurde ausgesetzt, als aufgrund von vorläufigen Befunden eine höhere Mortalitätsrate bei der Experimentalgruppe im Vergleich zu der Plazebo-Gruppe festgestellt wurde. Die Auswertung der Daten führte zum Abbruch der Erprobung. In einigen Forschungsprojekten, wie z.B. bei der Tuskegee-Syphilis-Studie oder bei den medizinischen Versuchen der Nazis, erlitten die Versuchspersonen bleibende Schäden oder sie starben.

Informierte Zustimmung

The Caldwell Medical Center

*Code Nr.*____________________________

Mir wurde erklärt, daß ich mit dem Arzneimittel *cis*-Platin behandelt werde, bei dem als unangenehme Nebenwirkungen Übelkeit und Erbrechen auftreten können. Die Behandlung zur Bekämpfung dieser Nebenwirkungen umfaßt die Verabreichung verschiedener Arzneimittel, die Reduzierung der Aufnahme von Nahrung und Flüssigkeit vor der Chemotherapie, Ruhe sowie Beistand und Trost von Seiten des Pflegepersonals. Darüber hinaus wurde mir erklärt, daß der Einsatz verschiedener Coping-Strategien sich bei Personen in ähnlichen Situationen als hilfreich erwiesen hat.

Mir wurde erklärt, daß es Ziel dieser Studie ist, PatientInnen beim Erlernen bestimmter Coping-Techniken zu helfen und zu ermitteln, wie der Einsatz dieser Techniken sich auf das Auftreten von Übelkeit und Erbrechen nach der Verabreichung von *cis*-Platin auswirkt. Falls ich meine Zustimmung zur Teilnahme an dieser Studie gebe, werde ich nach dem Zufallsprinzip einem der folgenden drei Behandlungsprogramme zugewiesen:

1. Ich werde mich mit einer der Forscherinnen vor Beginn der Chemotherapie treffen. Wir werden über meine Erfahrungen und über die Methoden sprechen, die andere Probanden und ich in einer derartigen Situation als hilfreich empfunden haben.

oder

2. Ich werde mich mit einer der Forscherinnen vor Beginn der Chemotherapie treffen. Ich werde Anweisungen zur Durchführung einer Technik befolgen, die, unter meiner Kontrolle, einen veränderten Bewußtseinszustand herbeiführt, den man *Selbsthypnose* nennt. Man wird mich auffordern, diese Technik während und nach der Chemotherapie anzuwenden. Es wird von mir erwartet, daß ich diese Technik täglich übe, so daß ich sie ohne Anleitung durch eine andere Person anwenden kann.

oder

3. Ich werde wie die anderen PatientInnen die normale Pflege erhalten und das Arzneimittel bekommen, das allen anderen PatientInnen verabreicht wird.

Darüber hinaus werde ich, falls erforderlich, nur das Medikament „x“ zur Bekämpfung der Übelkeit und des Erbrechens bekommen.

Mir wurde erklärt, daß ich keinesfalls weniger als die übliche Standardbehandlung und eine angemessene Pflegeleistung erhalten werde, so wie ich sie bereits jetzt bekomme.

Mir wurde erklärt, daß, falls ich für die Gruppe 2 ausgewählt werden sollte, ein einfacher Test durchgeführt wird, um meine Eignung für diese Technik festzustellen. Die meisten Menschen eignen sich dafür, aber falls ich es nicht bin und weiter an der Studie teilnehmen möchte, werde ich nach dem Zufallsprinzip einer der beiden anderen Gruppen zugewiesen.

Mir wurde erklärt, daß diese Studie Anlaß für ein Gespräch mit meinem Arzt war und daß er über meine Teilnahme infomiert wurde. Die verordneten Behandlungen zur Bekämpfung der Nebenwirkungen wie Übelkeit und Erbrechen werden nicht geändert, falls ich an dieser Studie teilnehme.

Abb. 13-1 Muster einer informierten Zustimmungserklärung

Informierte Zustimmung (Forts.)

Mir wurde erklärt, daß eine Pflegeforscherin während der Beendigung meiner Chemotherapie und noch 4 Stunden nach der Behandlung in meinem Zimmer anwesend sein wird. Mir wurde erklärt, daß die Pflege von den auf der Station tätigen Krankenschwestern durchgeführt wird und nicht von der Pflegeforscherin. Die Pflegeforscherin wird meine Reaktionen auf die Chemotherapie aufzeichnen. Einmal pro Stunde wird sie mich bitten, meine Übelkeit einzuschätzen. Ich kann davon ausgehen, daß dies nur ein paar Minuten Zeit in Anspruch nehmen wird und daß ich nicht geweckt werde, falls ich schlafen sollte.
Mir wurde gesagt, daß die gleiche Prozedur bei drei Behandlungen mit Chemotherapie im Verlauf von drei Krankenhausaufenthalten zu verschiedenen Zeitpunkten durchgeführt wird.
Mir wurde erklärt, daß der Nutzen dieser Behandlung für mich darin besteht, daß ich unter Umständen weniger unter Übelkeit und Erbrechen leiden oder weniger das Gefühl haben werde, daß mein Magen nicht in Ordnung ist – Nebenwirkungen, die im Zusammenhang mit einer *cis*-Platin-Behandlung häufig auftreten. Durch meine Teilnahme sind keine Nebenwirkungen oder Risiken für mich zu erwarten.
Meine Teilnahme ist freiwillig, und ich kann mich jederzeit entscheiden, nicht teilzunehmen oder auszusteigen, ohne meine weitere Behandlung aufs Spiel zu setzen.
Meine Identität wird in keinem Fall preisgegeben. Mein Name wird codiert, so daß ich anonym bleibe.
Mir wurde auch erklärt, daß ich, falls ich glaube, infolge der Teilnahme an der Studie eine Verletzung davongetragen zu haben, mich mit den beiden Wissenschaftlerinnen Ms. B.J. Simon unter 608-0011 oder B.A. Smith unter 124-6142 oder mit dem Büro der zuständigen Forschungskommission unter 124-2500 in Verbindung setzen kann, so daß ich die Angelegenheit überprüfen und verfügbare medizinische Hilfe in Anspruch nehmen kann.
Ich nehme folgende Erklärungen zur Kenntnis:

1. „The Caldwell Medical Center" wird im Notfall jede erforderliche medizinische Versorgung in die Wege leiten, die das medizinische Personal dieses Krankenhauses für notwendig erachtet.
2. Die Kosten einer solchen Notfallversorgung trage ich persönlich durch Inanspruchnahme meiner Krankenversicherung oder einer anderen Art von Versicherung.
3. „The Caldwell Medical Center" zahlt an mich keinen Ausgleich für entgangene Lohnzahlungen infolge von Verletzungen.
4. Ein Exemplar dieser Zustimmungserklärung habe ich erhalten.

____________________	____________________
Datum	Patient
____________________	____________________
Zeuge	Leiter der Untersuchung

Die Anwerbung von Versuchspersonen für die Teilnahme an diesem Forschungsprojekt wurde von der Forschungskommission des „Caldwell Medical Center" genehmigt.

Abb. 13-1 (Fortsetzung)

Die Zusicherung von *Anonymität* und *Vertraulichtkeit* (Definition siehe Tabelle 13-2, S. 365 ff.) erfolgt normalerweise auf schriftlichem Wege. In Situationen, die die Aufmerksamkeit der Öffentlichkeit auf sich ziehen, ist eine solche Zusicherung manchmal mit Schwierigkeiten verbunden, wie im Falle von Dr. Barney Clark, der als erster ein künstliches Herz erhielt. Die Zustimmungserklärung muß von der Versuchsperson unterzeichnet und mit einem Datum versehen sein. Die Anwesenheit eines Zeugen ist nicht immer erforderlich, aber sie ist doch ein Beweis dafür, daß die betreffende Versuchsperson das Formular wirklich unterschrieben hat. In Fällen, in denen es sich um eine minderjährige Versuchsperson handelt oder um eine, die körperlich oder geistig nicht in der Lage ist, die Zustimmungserklärung zu unterschreiben, muß dies der gesetzliche Vormund bzw. Verteter tun. Die Leiterin der Untersuchung unterschreibt das Formular ebenfalls, um ihren Willen zur Einhaltung der Vereinbarung zu bestätigen.

Im allgemeinen wird die Zustimmungserklärung der Versuchsperson ausgehändigt. Die Forscherin sollte auch ein Exemplar behalten. Bei manchen Forschungsarbeiten, wie z.B. einer retrospektiven Überprüfung von Patientendokumentationen, ist eine informierte Zustimmung nicht unbedingt erforderlich, sondern nur die Genehmigung der Kommission. In anderen Fällen, die mit einem minimalen Risiko verbunden sind, muß die Forscherin der Versuchsperson lediglich ein Informationsblatt aushändigen und mündliche Erklärungen dazu abgeben. In wieder anderen Fällen, beispielsweise bei einer Gelegenheits-Erhebung, bei der die Versuchspersonen selbst über ihre Teilnahme entscheiden, genügt als Nachweis der Zustimmung das Ausfüllen und Zurückschicken der Forschungsinstrumente. Die Forschungskommission bietet bei Ausnahmen von ihren Richtlinien Beratung an; dies sind Fälle, in denen die Forschungskommission eine Verzichtserklärung gewährt oder ihre Richtlinien auf andere Art und Weise abändert. Die Forschungskommission hat das letzte Wort, wenn es um die Gestaltung eines geeigneten Nachweises geht. ForschungsanwenderInnen müssen darauf achten, ob und in welcher Form in einem Forschungsartikel der Nachweis über eine informierte Zustimmung erbracht wird.

Forschungskommissionen

Forschungskommissionen überprüfen Forschungsprojekte, um sicherzustellen, daß ethische Standards im Zusammenhang mit dem Schutz der Versuchspersonen eingehalten werden. Das Gesetz (1974) über Forschung auf nationaler Ebene verlangt, daß Einrichtungen wie Universitäten, Krankenhäuser und andere Einrichtungen des Gesundheitswesens, die sich um Förderung bzw. Aufträge für ein Forschungsprojekt bewerben, das die Durchführung von biomedizinischer oder verhaltensorienter Forschung unter Beteiligung von Versuchspersonen vorsieht, zusammen mit ihrem Antrag den Nachweis über die Einrichtung einer Forschungskommission einreichen. Diese Forschungskommission, die manchmal auch als *„human subjects committee"* bezeichnet wird, überprüft Forschungsprojekte und schützt die Rechte von Versuchspersonen (Federal Code, 1983). In Einrichtungen, die keine staatliche Förderung bzw. Aufträge erhalten, gibt es normalerweise eine Prüfungsstelle, die ähnlich wie die Forschungskommssionen arbeitet, zum Beispiel ein „Research advisory committee" (Beratungsstelle für Fragen im Zusammenhang mit Forschung).

Gemäß dem oben angeführten Gesetz muß eine Forschungskommission aus mindestens fünf Mitgliedern aus unterschiedlichen Disziplinen bestehen, damit die vollständige und adäquate Überprüfung eines Projektes gewährleistet werden kann. Die Mitglieder müssen über Fachkenntnis und Erfahrung verfügen, und sie müssen sich in Bezug auf den Beruf, Geschlechtszugehörigkeit, Rasse und Kultur unterscheiden. Ein Mitglied (Rechtsanwalt, Geistlicher, EthikerIn) hat in erster Linie nichtwissenschaftliche Belange zu vertreten, und wenigstens ein Mitglied muß darunter sein, das nicht der Einrichtung angehört.

Die Forschungskommission trägt die Verantwortung für den Schutz der Versuchspersonen vor unzumutbarem Risiko und dem Verlust die Persönlichkeitsrechte sowie der Menschenwürde. Die Forschungskommission überprüft die Planung der Studie, um sicherzustellen, daß den Erfordernissen ethischer Forschung, die in dem Kasten unten zusammengestellt sind, Rechnung getragen wird. Die meisten Kommissionen geben für ForscherInnen Richtlinien oder Anweisungen heraus, wie man die Genehmigung von einer Forschungskommission erlangen kann. So können Richtlinien für den Text einer Standard-Zustimmungserklärung zur Verfügung gestellt werden oder Kriterien, die erfüllt sein müssen, wenn eine beschleunigte anstelle einer umfassenden Überprüfung beantragt wird. Die Forschungskommission ist befugt, Forschungsarbeiten zu genehmigen, Abänderungen zu verlangen oder eine Studie abzulehnen. Bevor eine Forscherin mit der Durchführung einer Forschungsarbeit beginnt, muß sie im Besitz der Genehmigung ihrer Arbeit durch die Forschungskommission sein. Forschungskommissionen haben das Recht, die Genehmigung

Kodex staatlicher Bestimmungen für die Genehmigung von Forschungsprojekten durch eine Forschungskommission

Wenn ein Forschungsprojekt genehmigt werden soll, muß die Forschungskommission zu dem Schluß kommen, daß der folgende Kodex staatlicher Bestimmungen erfüllt wurde:

1. Die Risiken für die Versuchspersonen sind auf ein Mindestmaß beschränkt.
2. Die Risiken für die Versuchspersonen sind angesichts der zu erwartenden Vorteile tragbar.
3. Die Auswahl der Versuchspersonen ist unparteiisch.
4. Die informierte Zustimmung wird, in welcher Form auch immer, auf jeden Fall von jeder potentiellen Versuchsperson oder ihrem gesetzlichem Vertreter eingeholt.
5. Die informierte Zustimmungserklärung muß ordnungsgemäß dokumentiert sein.
6. Falls erforderlich, sind in der Forschungsplanung adäquate Vorkehrungen für die Überwachung der Datensammlung vorgesehen, um die Sicherheit der Versuchspersonen zu gewährleisten.
7. Falls erforderlich, werden adäquate Vorkehrungen getroffen, um den Schutz der Privatsphäre von Versuchspersonen und die vertrauliche Behandlung der Daten zu gewährleisten.
8. Besteht die Wahrscheinlichkeit, daß einige oder alle Versuchspersonen anfällig für Nötigungen oder unangemessene Beeinflussung sind, z.B. Personen mit akuter bzw. schwerer körperlicher oder geistiger Krankheit, oder Personen, die aufgrund ihrer wirtschaftlichen Verhältnisse bzw. ihrer Bildung benachteiligt sind, müssen weitere geeignete Schutzvorkehrungen getroffen werden.

einer Forschungsarbeit, die nicht mit ihren Bedingungen übereinstimmt oder mit zu erwartenden, ernsthaften Schäden für die Versuchspersonen verbunden ist, auszusetzen oder aufzuheben.

Bei minimalen Risiken für die Versuchspersonen können die Forschungskommissionen die Überprüfung von Forschungsarbeiten ebenfalls beschleunigen (Federal Code, 1983), wodurch der Überprüfungsprozeß verkürzt wird. Man muß stets bedenken, daß die Forschungskommission die endültige Entscheidung über die Durchführung eines Forschungsprojektes hat und die Arbeit vor der Genehmigung nicht in Angriff genommen werden kann, auch wenn das Projekt aus der Sicht der Forscherin nur mit einem geringen Risiko verbunden ist. Eine umfassende Liste von Forschungskategorien, die für ein beschleunigtes Überprüfungsverfahren in Frage kommen, kann bei den Büros der Forschungskommissionen angefordert werden. Zu diesen gehören die:

- Sammlung von abgeschnittenen Haaren und Fingernägeln (sie dürfen keine Entstellungen verursachen)
- Sammlung von Exkrementen und Sekreten einschließlich Schweiß
- Aufzeichnung von Daten (nur nichtinvasive Verfahren, die routinemäßig in der klinischen Praxis angewandt werden) über Personen, die 18 Jahre und älter sind
- Aufzeichnung von Stimmen
- Untersuchungen über existierende Daten, Dokumente, Aufzeichnungen, pathologische Proben oder diagnostische Daten.

Durch eine beschleunigte Überprüfung wird eine Forscherin nicht automatisch von der Verpflichtung zur Einholung der informierten Zustimmung befreit.
Das *Federal Register* ist eine Veröffentlichung, die aktualisierte Informationen über staatliche Richtlinien für Forschungsarbeiten mit Beteiligung von Versuchspersonen enthält. Jede Forscherin sollte sich mit dem zuständigen Forschungsbüro beraten, um zu gewährleisten, daß der Antrag auf Genehmigung den neuesten Anforderungen entspricht. Krankenschwestern, die veröffentlichte Forschungsarbeiten kritisch bewerten, sollten mit den neuesten Bestimmugen vertraut sein, damit sie beurteilen können, ob ethische Standards eingehalten wurden.

Spezielle rechtliche und ethische Erwägungen im Zusammenhang mit dem Schutz elementarer Menschenrechte

ForscherInnen sollten sich wegen der neuesten einzelstaatlichen und bundesstaatlichen Vorschriften und Richtlinien mit der zuständigen Forschungskommission in Verbindung setzen, wenn sie eine Forschungsprojekt mit Beteiligung von älteren Menschen, Kindern, psychisch Kranken, Häftlingen, Feten, StudentInnen und Menschen mit AIDS planen. Darüber hinaus sollten sie sich vor der Planung einer Studie mit einer besonders begehrten Population, wie z.B. PatientInnen mit Organtransplantationen, AIDS-PatientInnen, oder „Einsitzende“ und leicht zugängliche Populationen, wie z.B. Häftlinge, von der Forschungskommission beraten lassen. Wir möchten darauf hinweisen, daß eine Forschungsarbeit durch die Beteiligung spezieller Populationen nicht gleich der Gefahr ausgesetzt ist, abgelehnt zu werden, allerdings müssen zusätzliche Vorkehrungen zum Schutz der Rechte dieser Versuchspersonen getroffen werden.

Davis (1981a) erinnert daran, daß eine Gesellschaft danach zu beurteilen ist, wie sie mit ihren schwächsten Mitgliedern umgeht – dies ist ein Punkt, den man sich besonders bei der Forschung mit Beteiligung von Kindern und älteren Menschen merken sollte. Sie führt ihren Gedankengang wie folgt logisch fort: „Um kontinuierlichen Fortschritt in der pädiatrischen Forschung und Praxis sicherzustellen, benötigen wir das Experiment. Wenn die Zustimmungsbedingungen aber bis zu einem Punkt hochgeschraubt werden, an dem Forschung an Kindern nicht mehr möglich ist, dann werden die Kinder selbst am meisten darunter zu leiden haben" (Davis, 1981b, S. 247).

Mitchell diskutierte im Zusammenhang mit der pädiatrischen Forschung die Konzepte der *Einwilligung* und der *Zustimmung* der „National Commission". Einwilligung enthält drei grundlegende Elemente:

1. Eine grundlegende Übereinkunft darüber, was das Kind tun soll und was mit dem Kind getan wird
2. Das Verständnis des Grundanliegens der Forschungsarbeit
3. Die Fähigkeit, seinen Willen bezüglich der Teilnahme äußern zu können.

Im Gegensatz zu dem Begriff „Einwilligung" setzt *Zustimmung* ein relativ hohes Maß an kognitiven Fähigkeiten voraus. Die informierte Zustimmung setzt Kompetenzstandards voraus, die abstrakte Einschätzungen und Schlußfolgerungen bei der Verarbeitung der Informationen erfordern. Die Frage „Einwilligung" versus „Zustimmung" wird dann interessant, wenn es zu ermitteln gilt, in welchem Alter Kinder weitreichende Entscheidungen im Zusammenhang mit der Teilnahme an einer Forschungsstudie treffen können. Aufgrund der Arbeiten von Piaget über die kognitiven Fähigkeiten können Kinder, die 6 Jahre und älter sind, eine Einwilligung geben. Kinder, die 14 Jahre und älter sind, können solche Entscheidungen ebenso gut treffen wie Erwachsene, obwohl sie rein rechtlich nicht befugt sind, die alleinige Zustimmung zu geben, es sei denn, es handelt sich um aus der elterlichen Gewalt entlassene Kinder (Mitchell, 1984).

Die bundesstaatlichen Bestimmungen verlangen bei der Beteiligung von Kindern an Forschungsarbeiten die Erlaubnis der Eltern, wenn nichts anderes verfügt wurde; dies kann z.B. der Fall sein bei Kindesmißbrauch oder bei reifen Minderjährigen und minimalem Risiko (Broome und Stieglitz, 1992). Ist mit der Forschungsarbeit mehr als nur ein minimales Risiko verbunden und bedeutet sie für das einzelne Kind keinen direkten Nutzen, müssen beide Elternteile ihre Erlaubnis geben. Wenn Kinder volljährig sind – in Hinblick auf die Teilnahme an Forschungsstudien normalerweise mit 18 Jahren –, dann können sie selbst ihre Zustimmung geben. Sie können dies auch tun, wenn sie jünger sind und vor dem Gesetz zu Minderjährigen erklärt wurden, die aus der elterlichen Gewalt entlassen sind. Diesbezügliche Entscheidungen sollten der Forschungskommission und/oder dem Büro der Forschungsbehörde überlassen werden und nicht dem Ermessen der Forscherin.

Dubler (1987), eine Fürsprecherin für schutzbedürftige ältere Menschen, die zunehmend abhängig werden und deren kognitive Fähigkeiten nachlassen, behauptet, daß ältere Menschen genau die Personengruppe sind, die in der Vergangenheit und in der Gegenwart potentiell anfällig für Mißbrauch war und ist, und für die besondere gesetzliche Schutzvorkehrungen getroffen werden müssen. Die Frage nach der Rechtsfähigkeit älterer Menschen wird oft gestellt. Es entsteht kein Problem, wenn die potentielle Versuchsperson eine rechtswirksame informierte Zustimmungserklärung gegeben hat. Die Frage nach der Kompetenz läßt sich nicht mit einem einfachen „ja" oder „nein" beantworten.

Die Komplexität einer Studie kann die Fähigkeit zur Zustimmung beeinträchtigen. So kann ein älterer Mensch durchaus fähig sein, seine Zustimmung zur Teilnahme an einer einfachen Beobachtungsstudie zu geben, aber bei der Zustimmung zu einem klinischen Arzneimittelversuch überfordert sein.

Es ist häufig nötig, ältere Menschen um Zustimmung zu bitten. Dubler (persönliche Korrespondenz, 1993) verweist auf die Bestimmungen für Forschungsarbeiten, die vorsehen, daß in folgenden Fällen ganz oder teilweise auf die informierte Zustimmung verzichtet werden kann:

1. Das Forschungsprojekt ist nur mit einem geringen Risiko für die Versuchspersonen verbunden.
2. Durch Verzichtserklärungen bzw. Abänderungen werden die Rechte und das Wohl der Versuchspersonen nicht nachteilig beeinflußt.
3. Das Forschungsprojekt könnte ohne die Verzichtserklärung bzw. Abänderung nicht in geeigneter Weise durchgeführt werden.
4. Falls erforderlich, werden den Versuchspersonen nach der Teilnahme zusätzliche Informationen zum Thema zur Verfügung gestellt.

Eine besonders schutzbedürftige Population darf nicht für Forschungszwecke ausgesucht werden, weil sich dies gerade anbietet. Zum Beispiel dürfen Häftlinge nicht nur deshalb für eine Untersuchung ausgewählt werden, weil sie eine leicht verfügbare und bequem zu erreichende Gruppe sind. Dies ist nur dann gerechtfertigt, wenn die Studie mit ihnen selbst zu tun hat, das heißt, wenn Auswirkungen und Verlauf der Haft erforscht werden sollen. StudentInnen gelten auch als leicht zu erreichende Gruppe. Auch sie dürfen nicht aus Gründen der Bequemlichkeit ausgewählt werden; die Forschungsfrage muß vielmehr eine Beziehung zu ihrem Studentenstatus haben.

ForscherInnen und BetreuerInnen, die bei ihren Forschungsprojekten mit besonders schutzbedürftigen Menschen arbeiten, tun gut daran, sich mit geeigneten Forschungsbüros, PflegepraktikerInnen, JuristInnen, EthikerInnen und anderen zu beraten. In jedem einzelnen Fall sollte es Aufgabe der Forscherin sein, der Forschungskommission zu zeigen, daß die Forschung mit besonders schutzbedürftigen Versuchspersonen gerechtfertigt ist.

Verfehlungen und Täuschung in der Wissenschaft

Betrug

Regelmäßig erscheinen in der fachbezogenen und nicht fachbezogenen Literatur Artikel über unethisches Verhalten von ForscherInnen. Es kommt vor, daß Daten gefälscht bzw. erfunden oder Versuchspersonen genötigt wurden, an einer Studie teilzunehmen (Abdellah, 1990, Hawley Jeffers, 1992; Thomas, 1991). In einem besonders in akademischen und wissenschaftlichen Kreisen vorherrschenden Klima, in dem die Devise „publiziere oder stirb“ gilt und Forschungsgelder rar sind, geraten AkademikerInnen und WissenschaftlerInnen zunehmend unter Druck, bahnbrechende Forschungsergebnisse präsentieren zu müssen. Sichere Arbeitsplätze und berufliche Anerkennung stehen hoch im Kurs und beruhen oft auf der Voraussetzung, daß man als WissenschaftlerIn produktiv und als AutorIn fleißig ist. Es ist bekannt, daß dieser Druck einige Menschen überfordert, die dann „Abkürzungen“ wählen, Daten erfinden und Befunde fälschen, um beruflich voranzukommen.

Die Risiken sind mannigfaltig, und es kommt vor, daß Versuchspersonen geschädigt und falsche Daten für die klinische Praxis geliefert werden. Krankenschwestern, die für das Wohl der PatientInnen und ihre praktische Arbeit verantwortlich sind, sollten sich darüber im klaren sein, daß, wenn zum Glück auch selten, Verfehlungen von ForscherInnen gelegentlich doch beobachtet oder vermutet werden. In solchen Fällen sollten Krankenschwestern sich mit einer zuständigen Stelle, z.B. der Forschungskommission, in Verbindung setzen, um sicher sein zu können, daß die Angelegenheit zur Kenntnis genommen und überprüft wird.

Fehlverhalten

Ebenso wichtig ist, daß die Praxis der Krankenpflege auf Veröffentlichungen aufbaut, die in Fachzeitschriften erscheinen, wobei die aufeinander aufbauenden Studien und Berichte die wissenschaftliche Grundlage der Pflege begründen. Es kommt aber vor, daß Artikel, die Auffassungen korrigieren oder die Forschung in ergänzenden Arbeiten weiterbringen, unter den Tisch gekehrt, verdunkelt oder zu wenig beachtet werden. Der Arzt Lawrence K. Altman (1988) stellte fest: „Solche Unzulänglichkeiten haben ganz entscheidende Auswirkungen, weil die vielen Zeitschriften, die eine breite Palette von Spezialthemen abdecken, die Hauptquelle für wissenschaftliche Erkenntnisse sind. Auf sie greift man zurück, wenn es darum geht, gesicherte Erkenntnisse zu bekommen und Behandlungspläne aufzustellen.“ Dem Pflegepersonal als FürsprecherInnen der PatientInnen und als ForschungsanwenderInnen obliegt es, sich ständig über wissenschaftliche Berichte auf dem Laufenden zu halten, die sich auf die Pflegepraxis beziehen, und dafür zu sorgen, daß diese Praxis an die sich ständig erweiternden Forschungsbefunde angepaßt wird.

Nicht erlaubte Forschung

Manchmal wird inoffizielle bzw. Ad-Hoc-Forschung und nicht erlaubte Forschung doch weiterbetrieben, dazu gehörten auch die Produkttests. Auch wenn der Test harmlos erscheint, muß noch einmal gesagt werden, daß es nicht in den Zuständigkeitsbereich der Forscherin fällt, über seine Durchführung zu entscheiden. Krankenschwestern müssen sehr genau darauf achten, daß sie nicht in unerlaubte Forschung hineingezogen werden. Die Gründe sind nachfolgend aufgeführt (Hanks, 1984b):

- Die zu testenden Behandlungen oder Pflegemethoden werden normalerweise nicht genau auf nachteilige Auswirkungen überprüft, weshalb die PatientInnen in nicht zu rechtfertigender Weise Gefahren ausgesetzt werden.
- Das Recht der PatientInnen auf informierte Zustimmung bei klinischen Versuchen wird nicht gewahrt.

- Erfolg oder Mißerfolg dieser nicht dokumentierten Versuche leisten keinen Beitrag zu den systematisierten wissenschaftlichen Erkenntnissen über die Wirksamkeit der Behandlung oder der damit verbundenen Komplikationen.
- Das Fehlen einer unabhängigen Supervision läßt Abweichungen von dem beabsichtigten experimentellen Programm zu, die die Effektivität des Programms zunichte machen können.

Manchmal ist die Krankenschwester sowohl Forscherin als auch Betreuerin. In einer solchen Situation muß sie sich die Frage stellen, ob mit der Forschungsarbeit Risiken verbunden sind, die sich negativ auf die Pflege auswirken. Selbst wenn diese Risiken klar identifiziert sind – und das müssen sie sein –, muß die Betreuerin sicher sein, daß die Höhe des Risikos akzeptabel ist und daß der *Nutzen* die *Risiken* aufwiegt. Die PatientInnen müssen sich auch dann noch wohlfühlen können, wenn sie die Teilnahme an dem Forschungsprojekt der Betreuerin ablehnen, aber weiterhin deren pflegerische Arbeit in Anspruch nehmen. Es muß den PatientInnen klar gesagt werden, daß sie die Teilnahme ablehnen oder jederzeit aus der Studie aussteigen können, ohne daß sie Konsequenzen oder Nachteile befürchten müssen, was die Pflege oder ihre Beziehung zu der Einrichtung betrifft. Die Krankenschwester in dieser Doppelrolle muß sich auch überlegen, ob das Forschungsprojekt den PatientInnen zusätzliche Kosten verursacht, ob dies gerechtfertigt ist, und ob die Versuchsperson darüber informiert wurde.

Produkttests

Krankenschwestern werden oft von Herstellern gebeten, Produkte an PatientInnen zu testen. Moore (1984) weist darauf hin, daß alle Krankenschwestern die Richtlinien und Bestimmungen der „Food and Drug Administration" kennen sollten, die mit den *Tests medizinischer Entwicklungen* in Zusammenhang stehen, bevor sie irgendeine Form von klinischen Tests in die Wege leiten. Medizinische Entwicklungen werden in Paragraph 513 des bundesstaatlichen Gesetzes über Lebens-, Arzneimittel und Kosmetika gemäß dem Ausmaß an Kontrolle klassifiziert, das erforderlich ist, um die Sicherheit und Effektivität eines jeden Tests gewährleisten zu können. Die Klassen für die Produkttests sind in Tabelle 13-3 (S. 378) definiert.

Es ist wichtig, daß Krankenschwestern die Dienstanweisungen für *Produkttests* der Einrichtung kennen, bei der sie beschäftigt sind. Die Einstellung der Einrichtung gegenüber einem Produkt hängt von seiner Klassifizierung ab. Hat eine Krankenschwester beispielsweise den Verdacht, daß eine Entwicklung in der Klasse II unerlaubt oder ad hoc und ohne Zustimmung der PatientInnen getestet wird, dann sollte dies mit der PDL oder mit anderen zuständigen Behörden besprochen werden.

Rechtliche und ethische Aspekte bei Tierversuchen

Die bundesstaatlichen Gesetze, die zum Schutz der *Rechte der Tiere* in der Forschung erlassen wurden, leiten sich aus verschiedenen, dem geschichtlichen Wandel unterworfenen Einstellungen gegenüber Tieren und dem Wert, den Menschen diesen zubilligen, ab.

Tabelle 13-3 Klassifizierung von medizinischen Entwicklungen für Produkttests

	Beispiele
Klasse I: Allgemeine Kontrolle	
In Klasse I gehören Entwicklungen, deren Sicherheit und Wirksamkeit durch eine allgemeine Kontrolle gemäß den Bestimmungen zur Herstellung von Waren garantiert werden kann. Der entsprechende Artikel des Gesetzes stellt sicher, daß die Hersteller sich an bestimmte Richtlinien bei der Verpackung, Lagerung und produktbezogener Information halten.	Versorgungsartikel bei künstlichen Ausgängen
Klasse II: Gütenormen	
Die allgemeine Kontrolle reicht in diesem Fall nicht aus, um Sicherheit und Wirksamkeit des Produktes zu garantieren; der Hersteller muß in Form von Informationen die Sicherheit gewährleisten.	Herzschrittmacher, Nahtmaterial, Operationsschlingen aus Metall und Biopsienadeln
Klasse III: Vor der Vermarktung ist eine Genehmigung erforderlich	
In diese Klasse gehören Entwicklungen, für deren Sicherheit und Effektivität durch allgemeine Kontrolle keine Gewähr übernommen werden kann; auch durch Gütenormen können Sicherheit und Effektivität nicht in ausreichendem Maße gewährleistet werden. Diese Produkte sollen die Lebensfunktionen erhalten bzw. unterstützen; sie werden in den Körper implantiert oder sie stellen eine potententielle, nicht zu vertretende Krankheits- oder Verletzungsgefahr für PatientInnen dar. Entwicklungen aus dieser Klasse müssen vor der Vermarktung praktisch erprobt worden sein. Für Entwicklungen der Klasse III werden extensive Laborversuche und die Erprobung an Tieren und Menschen, die sich oft über 2–3 Jahre erstreckt, gefordert.	Herzklappen, Knochenzement, Kontaktlinsen sowie Implantate, die 30 Tage und länger im Körper bleiben

In den siebziger Jahren zogen Tierschützer (z.B. die „Animal Liberation Front") und Organisationen von Gegnern der Vivisektion die Aufmerksamkeit der Öffentlichkeit auf sich. Interessant ist jedoch die Tatsache, daß die älteste gesetztliche Bestimmung, die Tierversuche regelte, im Jahre 1876 in Großbritannien erlassen wurde. Angesichts der steigenden Verwendung von Tieren in der Forschung nach dem zweiten Weltkrieg verabschiedeten viele Staaten Gesetze, die als „Gesetze zur Beschlagnahme von Tieren aus Tierheimen" bezeichnet wurden; diese Gesetze erlaubten nicht nur die Übergabe von herrenlosen Tieren an Laboratorien, sie ordneten sie sogar an. Das erste Gesetz dieser Art wurde 1949 erlassen und erst im Jahre 1972 wieder aufgehoben. Im Jahre 1966 wurde in den USA das erste Gesetz zum Schutz von Versuchstieren verabschiedet. Dieses Gesetz

Grundlegende Bestimmungen in Gesetzen über Tierversuche

1. Transport, Pflege und Verwendung von Tieren müssen mit dem Gesetz zum Schutz der Tiere und anderen diesbezüglichen bundesstaatlichen Gesetzen, Richtlinien und Verordnungen in Einklang stehen.
2. Tierversuchen sollten im Bewußtsein ihrer Bedeutung für die Gesundheit von Menschen oder anderen Tieren, sowie in Hinblick auf den Erkenntnisgewinn und das Wohl der Gesellschaft geplant und ausgeführt werden.
3. Die für einen Versuch ausgewählten Tiere müssen, was ihre Art und ihre Eigenschaften anbelangt, geeignet sein, und es dürfen nur so viele Tiere verwendet werden, wie nötig sind, um valide Ergebnisse zu erhalten. Methoden wie z.B. mathematische Modelle, Computersimulationen und die In-vitro-Arbeit mit biologischen Systemen müssen ebenfalls in Erwägung gezogen werden.
4. Die ordnungsgemäße Verwendung von Tieren, das heißt die Vermeidung oder Minimierung von Unbehagen, Not und Schmerzen, ist, wenn sie im Einklang mit vernünftigen wissenschaftlichen Praktiken steht, unverzichtbar. Sofern nichts Gegenteiliges bekannt ist, sollten ForscherInnen daran denken, daß Versuche, die bei Menschen Schmerzen oder Leid auslösen, auch für Tiere schmerzhaft oder leidvoll sind.
5. Versuche an Tieren, die mehr als nur temporäre oder leichte Schmerzen bzw. Leid auslösen können, sollten nur unter Verwendung von geeigneten Beruhigungs- oder Schmerzmitteln bzw. Anästhetika durchgeführt werden. Chirurgische Eingriffe oder andere schmerzhafte Versuche sollten nicht an unbetäubten Tieren vorgenommen werden, die nur durch chemische Wirkstoffe paralysiert sind.
6. Tiere, die ernsthafte oder chronische Schmerzen bzw. Qualen erleiden, die nicht behoben werden können, sollten am Ende des Versuchs oder während des Versuchs schmerzlos getötet werden, wenn dies erforderlich ist.
7. Die Lebensbedingungen der Tiere sollten ihrer Art angemessen sein und zu ihrer Gesundheit und ihrem Wohlbefinden beitragen. Normalerweise steht die Unterbringung, Fütterung und Pflege aller für biomedizinische Zwecke verwendeten Tiere unter der Aufsicht eines Tierarztes oder eines anderen Wissenschaftlers, der über Schulung und Erfahrung verfügt, was sachgemäße Pflege, Umgang und Verwendung der Arten, die gehalten oder untersucht werden, anbelangt.
8. ForscherInnen und anderes Personal müssen über eine geeignete Qualifikation und Erfahrung für die Durchführung von Versuchen an lebenden Tieren verfügen. Es müssen adäquate Vereinbarungen für eine berufsbegleitende Ausbildung getroffen werden, dazu gehören auch die humane Betreuung und Verwendung von Versuchstieren.
9. Wo Abweichungen von diesen Bestimmungen erforderlich sind, darf die Entscheidung darüber nicht den ForscherInnen überlassen bleiben, die direkt mit dem Versuch zu tun haben, sondern die Entscheidung muß unter Berücksichtigng von Bestimmung 2 von einer geeigneten Stelle, wie z.B. der zuständigen Kommission für Forschung an Tieren, getroffen werden. Solche Ausnahmen dürfen nicht gestattet werden, wenn es bloß um Lehr- oder Demonstrationszwecke geht.

thematisierte aber nicht das Problem, das heute als eines der herausragendsten im Zusammenhang mit Tierversuchen gilt – z.B. die Schmerzbehandlung –, und es wurden immer wieder Ergänzungen verabschiedet, um dieser Thematik Rechnung zu tragen. Ein Gesetz aus dem Jahre 1970 verfügte die Etablierung eines „Animal Care and Use Committee“

(ACUC), (Kommission, die Haltung und Verwendung von Versuchstieren überwacht), von dessen Mitgliedern eines ein Tierarzt sein mußte. Das Landwirtschaftsministerium der USA (USDA) überwacht die Einhaltung dieser Gesetze und weist der Verwaltung der Einrichtungen die Verantwortung für die Einhaltung zu.

Im Jahre 1985 unterzeichnete Präsident Reagan den Artikel 99-108 des öffentlichen Rechts, in dem das „Gesetz über die verbesserten Standards für Versuchstiere" enthalten war. Die Auflistung in dem Kasten auf S. 379 zeigt einige, aber längst nicht alle Bestimmungen aus der Serie von Gesetzen und Zusatzartikeln zu diesen Gesetzen, die sich auf Tierversuche beziehen (PHS Policy on Human Care, 1985).

Dieser Abschnitt dient lediglich als Einführung in das Konzept rechtlicher/ethischer Probleme im Zusammenhang mit Tierversuchen. Die Grundlagen zum Schutz der Rechte von Tieren in der Forschung haben sich im Laufe der Zeit entwickelt. Im Gegensatz zu Menschen können Tiere keine informierte Zustimmung geben, doch dürfen Bedingungen, die mit ihrem Wohlbefinden zusammenhängen, nicht ignoriert werden. Krankenschwestern, die mit der Verwendung von Tieren zu Forschungszwecken konfrontiert werden, sollten auf die Wahrung ihrer Rechte achten.

Die kritische Bewertung der rechtlichen und ethischen Aspekte einer Forschungsarbeit

Häufig werden in Forschungsartikeln und -berichten keine genauen Angaben dazu gemacht, bis zu welchen Grade oder in welcher Form die in diesem Kapitel dargestellten rechtlich-ethischen Prinzipien berücksichtigt wurden. Platzmangel ist der Grund, weshalb auf eine umfassende Dokumentaion aller rechtlichen und ethischen Aspekte einer Forschungsarbeit verzichtet wird. Fehlt ein schriftlicher Nachweis, daß der Schutz der Rechte der Versuchsperson gewahrt wurde, dann bedeutet dies aber nicht, daß keine geeigneten Maßnahmen eingeleitet wurden.

Die Kriterien für die kritische Bewertung, die in dem Kasten auf S. 381 aufgeführt sind, stellen Richtlinien für die Bewertung der rechtlich-ethischen Aspekte eines Forschungsberichtes dar. Zwar werden ForschungsanwenderInnen feststellen, daß in Forschungsberichten nicht alle Bereiche thematisiert werden, aber sie sollten sie doch kennen und sich vergewissern, daß sie vor Erhalt der Genehmigung zur Durchführung der Studie berücksichtigt wurden. Eine Krankenschwester, die Mitglied der Forschungskommission ihrer Einrichtung ist, wird merken, daß die Kriterien für die kritische Bewertung gute Dienste bei der Beurteilung der rechlich-ethischen Aspekte eines Forschungsantrags leisten.

Informationen über rechtlich-ethische Erwägungen sind normalerweise in dem Abschnitt „Methoden" eines Forschungsberichtes zu finden und hier wahrscheinlich in den Unterabschnitten über die Stichprobe oder die Methoden der Datensammlung. Sehr häufig wird mit ein paar Sätzen mitgeteilt, daß die informierte Zustimmung eingeholt und die Genehmigung durch eine Forschungskommission oder eine ähnliche Einrichtung gewährt wurde. Ohne diese Angaben hat ein Bericht kaum Chancen, veröffentlich zu werden. Dies macht es beinahe unmöglich, daß nicht erlaubte Forschungsarbeiten veröffentlicht werden. Deshalb gilt: Wenn in einem Forschungsartikel der Nachweis erbracht wird, daß die Arbeit von einer externen Prüfungskommission genehmigt wurde, dann

Kriterien für die kritische Bewertung

1. Wurde die Studie von der zuständigen Forschungskommission oder von Mitgliedern der Kommission einer anderen Einrichtung genehmigt?
2. Gibt es einen Beleg dafür, daß von allen Versuchspersonen bzw. ihren Vertretern die informierte Zustimmung eingeholt wurde? Wie wurde sie eingeholt?
3. Wurden die Versuchspersonen vor körperlichen oder psychischen Schäden geschützt?
4. Wurden die Versuchspersonen bzw. ihre Vertreter über Absicht und Art der Studie informiert?
5. Wurden die Versuchspersonen bzw. ihre Vertreter über jedes potentielle Risiko im Zusammenhang mit der Teilnahme an der Studie informiert?
6. Werden die Risiken der Studie durch den Nutzen aufgewogen?
7. Wurden die Versuchspersonen genötigt oder in unzumutbarer Weise beeinflußt, damit sie an der Studie teilnehmen? Hatten sie das Recht, die Teilnahme zu verweigern oder auszusteigen, ohne mit Bestrafung rechnen zu müssen? Waren schutzbedürftige Personen beteiligt?
8. Wurden besondere Maßnahmen ergriffen, um die Privatsphäre der Versuchspersonen zu schützen? Wie wurde die anonyme und/oder vertrauliche Behandlung der Daten sichergestellt?

können die LeserInnen sicher sein, daß die mit der Studie zusammenhängenden ethischen Probleme gründlich überprüft und ausgeräumt wurden.

Um die Privatsphäre von Versuchspersonen und Einrichtungen zu schützen, werden in einem Unterabschnitt (Stichprobe) häufig nur ganz allgemeine Angaben über den Durchführungsort gemacht. So könnte man in einem Forschungsartikel die Information finden, daß die Datensammlung in einem Gemeindekrankenhaus mit 350 Betten im Nordosten stattgefunden hat, ohne daß der Name des Krankenhauses erwähnt ist. Der Schutz der Privatsphäre der Versuchspersonen kann explizit durch den Hinweis thematisiert werden, daß die Anonymität bzw. die vertrauliche Behandlung der Daten gewährleistet wurde, oder daß bei der Datenanalyse Gruppendaten verwendet wurden.

Oft läßt sich durch die Auswertung des Abschnitts „Methoden“ feststellen, ob die TeilnehmerInnen körperlichen oder psychischen Gefahren ausgesetzt wurden. Die LeserInnen müssen dann das *Verhältnis von Nutzen und Risiko* ermitteln, das heißt, sie müssen beurteilen, bis zu welchem Grad der Nutzen der Studie maximiert und die Risiken minimiert wurden, um die Versuchspersonen während der Studie vor Schäden zu bewahren.

Beispielsweise wurden in einer Studie von Hickey, Owen und Froman (1992), in der die Effizienz zweier Maßnahmen (Diät und Bewegungstraining) in Bezug auf Risikofaktoren für Herz-Kreislauferkrankungen validiert werden sollte, Versuchspersonen, die an einem Rehabilitationsprogramm teilnahmen, mit Mitgliedern eines Laufclubs verglichen; Maßstab der Effizienz war die Erfüllung der Zielsetzungen des Diätprogramms und des Bewegungstrainings. Der Nutzen für die TeilnehmerInnen bestand in dem Bewegungstraining und dem Diätprogramm, an dem sie bereits teilnahmen; beides, so wird vermutet, senkt die Gefahren für das Herz. Die Risiken sind hier minimiert, weil es sich bei den Versuchspersonen entweder um gesunde Läufer handelte oder um Personen, die die Erlaubnis zur Teilnahme an einem Rehabilitationsprogramm für Herzkranke hatten. Die Zeit, die die Versuchspersonen für das Bewegungstraining benötigten, hätten sie ohnehin aufgewendet; die Zeit für das Ausfüllen des Fragebogens konnte durch Organisation und rechtzeitige Planung der Forschungsaktivitäten verkürzt werden. So könnte jemand, der die Studie bewertet, aus der Beschreibung der Methode schließen, daß der Nutzen größer war als die Risiken und daß die Versuchspersonen vor Schäden geschützt wurden. ForscherInnen sind verpflichtet, Risiko und Nutzen einer Studie abzuwägen. Allerdings sollte auch den ForschungsanwenderInnen, die einen Forschungsbericht lesen, die Sicherheit vermittelt werden, daß die Versuchspersonen vor Schäden geschützt wurden.

Wenn es um die Belange schutzbedürftiger Personen geht, sollten ForschungsanwenderInnen besonders darauf achten, ob die besonderen Bedürfnisse von Versuchspersonen berücksichtigt wurden, die nicht in der Lage sind, ihre Interessen selbst zu vertreten. Wurde beispielsweise durch einen entsprechenden Hinweis im Forschungsbericht angezeigt, daß das Recht auf Selbstbestimmung durch Einholung der informierten Zustimmung respektiert wurde? In einer Studie von Meininger, Stashinko und Hayman (1991), die die psychometrischen Eigenschaften des „Mathews Youth Test for Health“ als Meßinstrument für das Typ-A-Verhalten von schulpflichtigen Zwillingen untersuchten, wurde die informierte Zustimmung von den Eltern der 6–11jährigen Zwillinge eingeholt, und auch die Zwillinge gaben vor dem Test ihre Einwilligung.

In Berichten über qualitative Studien erscheinen häufig in dem Abschnitt über die Befunde wortwörtliche Angaben von InformantInnen. In solchen Fällen muß bewertet werden, wie wirksam die Identität dieser InformantInnen geschützt wurde; zu diesem Zweck wird entweder ein fiktiver Name verwendet, oder es werden Informationen über Alter, Geschlechtszugehörigkeit, Beruf oder andere Daten, die zur Identifizierung beitragen könnten, zurückgehalten.

In diesem Kapitel dürfte deutlich geworden sein, daß es trotz des offenkundigen Bedarfs an Richtlinien für den Einsatz von Menschen und Tieren bei Forschungsarbeiten und trotz der Tatsache, daß die Prinzipien an sich eindeutig sind, viele Fälle gibt, in denen Krankenschwestern sowohl als FürsprecherInnen der PatientInnen und auch als ForscherInnen bei Entscheidungen auf sich selbst gestellt sind, wenn es um die Beurteilung der ethischen Apekte eines Forschungsprojektes geht. In jeder Forschungssituation muß das grundlegende Prinzip des Schutzes der Rechte der Versuchspersonen Gültigkeit haben. In Konfliktsituationen müssen Krankenschwestern die Freiheit haben, bei den zuständigen Stellen kritisch nachfragen zu können. In einem Krankenhaus etwa kann dies bedeuten, daß man sich zunächst an die Forscherin wendet, und, falls dies zu keiner Lösung führt, daß man als nächstes die Leitung der Pflegeforschung und die oder den Vorsitzende(n) der Forschungskommission einschaltet. Wenn es um ethische Fragen in einem Forschungsartikel geht, ist Klärung mit Hilfe einer Kollegin, einer Behörde oder Forschungskommission angezeigt. Krankenschwestern sollten ihre Bedenken so lange weiterverfolgen, bis sichergestellt ist, daß die Rechte der PatientInnen sowie ihre eigenen Rechte als Krankenschwestern geschützt sind.

Merksätze

- Ethischen und rechtlichen Belangen in der Forschung wurde in den USA erstmals nach dem zweiten Weltkrieg während der „Nürnberger Prozesse" Aufmerksamkeit geschenkt. Diese gaben den Anstoß zur Formulierung des „Nürnberger Kodex". Dieser Kodex wurde zum Standard für Richtlinien in der Forschung, durch die die Menschenrechte von Versuchspersonen geschützt werden sollten.
- Durch das im Jahre 1974 verabschiedete Gesetz zur nationalen Forschung wurde die „National Commission for the Protection of Human Subjects of Biomedical and Behavioral Research" ins Leben gerufen. In den Befunden der Arbeit dieser Kommission, die in dem *Belmont Report* enthalten sind, werden drei grundlegende ethische Prinzipien (Achtung der Person, Wohlwollen und Gerechtigkeit) erläutert, die bei der Durchführung von Forschungsarbeiten mit Beteiligung von Versuchspersonen beachtet werden müssen. Die bundesstaatlichen Bestimmungen, die als Reaktion auf den Bericht der Kommission entwickelt wurden, enthalten Richtlinien bezogen auf die informierte Zustimmung und die Arbeit der Forschungskommissionen.
- Die „Commission on Nursing Research" der „American Nurses Association" gab im Jahre 1975 die *Human Rights Guidelines for Nursing in Clinical and Other Research* zum Schutz der Menschenrechte von Versuchspersonen in der Forschung heraus. Diese Richtlinien sind sehr zweckdienlich für Krankenschwestern, die forschen und Pflegearbeit leisten. Der „Code for Nurses" der ANA steht im Einklang mit den Forschungsrichtlinien.
- Der Schutz der Menschenrechte umfaßt:
  1. das Recht auf Selbstbestimmung
  2. das Recht auf Achtung der Privatsphäre und der Menschenwürde
  3. das Recht auf Anonymität und Vertraulichkeit
  4. das Recht auf faire Behandlung
  5. das Recht auf Schutz vor Schmerzen und Schäden.
- Maßnahmen zum Schutz grundlegender Menschenrechte sind:
  - die Einholung der informierten Zustimmung; damit wird dem ethischen Prinzip der Achtung entsprochen.
  - der Antrag auf Genehmigung durch die Forschungskommission; damit wird den ethischen Prinzipien der Achtung, des Wohlwollens und der Gerechtigkeit entsprochen.

- Spezielle Überlegungen sind für Studien gefordert, an denen schutzbedürfige Populationen, wie z.B. Kinder, ältere Menschen, Häftlinge sowie geistig und körperlich behinderte Menschen, beteiligt sind.
- Betrug und Fehlverhalten in der Wissenschaft sind Ausdruck unethischen Verhaltens und müssen als Teil der Verantwortung des Berufsstandes streng überwacht werden. Inoffizielle, unerlaubte oder Ad-hoc-Forschung kann dazu führen, daß PatientInnen einem nicht zu vertretenden Risiko ausgesetzt und die Rechte der Versuchspersonen nicht adäquat geschützt werden.
- Krankenschwestern, die um Produkt-Tests gebeten werden, sollten mit den „Food and Drug Administration Guidelines and Regulations for Testing Medical Devices“ vertraut sein, bevor sie sich an Tests von Produkten beteiligen und möglicherweise gegen die für die Forschung geltenden Ethikrichtlinien verstoßen.
- Die Rechte der Tiere müssen geschützt werden; deshalb sind im Laufe der Zeit Bestimmungen für die Forschung mit Tieren entwickelt worden. Krankenschwestern, die mit der Verwendung von Tieren in der Forschung konfrontiert werden, müssen darauf achten, daß die Rechte der Tiere geschützt werden.
- Krankenschwestern als ForschungsanwenderInnen müssen über die rechtlich-ethischen Aspekte einer Forschungsstudie gut informiert sein, damit sie beurteilen können, ob ForscherInnen angemessenen Schutz der Rechte von Menschen oder Tieren gewährleisten.

Literaturverzeichnis

Abdellah, F. (1990). Scientific misconduct: Myth or reality? *Journal of Professional Nursing*, 6, 1: 61-63.

Altman, L.K. (1988, May 31). A flaw in the research process: Uncorrected errors in journals. Medical Science, *The New York Times*.

American Nurses' Association. (1975). *Guidelines for nurses in clinical and other research*. Kansas City, MO: Author.

American Nurses' Association. (1985). *Code for nurses with interpretive statements*. Kansas City, MO: Author.

Andrews, E.L. (1993, February 3). U.S. resumes granting patents on genetically altered animals. *New York Times*, C 1.

Brink, P.J. (1992). Autonomy versus do no harm. *Western Journal of Nursing Research*, 14(3), 264-266.

Broome, M.E., & Stieglitz, K.A. (1992). The consent process and children. *Research in Nursing and Health*, 15, 147-152.

Burd, S. (1993). Scientists oppose diversity rule for clinical trials in NIH bill. *Chronicle of Higher Education*, April 7, 1993, A 26.

Code of Federal Regulations, 45 CFR 46, Protection of Human Subjects, OPRR Reports, Revised March 8, 1983.

Cook, R. (1981). *Brain*. New York: Signet.

Creighton, H. (1977). Legal concerns of nursing research. *Nursing Research*, 26(4), 337-340.

Davis, A. (1981a). Ethical issues in gerontological nursing research. *Geriatric Nursing*, 2, 267-272.

Davis, A. (1981b). Ethical issues in nursing research. *Western Journal of Nursing Research*, 3(2), 247-248.

Davis, A. (1990). Ethical similarities internationally. *Western Journal of Nursing Research*, 12(5), 685-688.

Department of Health and Human Services. (1981). Final regulations amending basic HHS policy for the protection of human research subjects. *Federal Regulations*, 46, 16.

Dubler, N.N. (1987). Legal judgements and informed consent in geriatric research. *Journal of the American Geriatric Society*, 35, 545-549.

Fowler, M.D.M. (1988). Ethical issues in nursing research: A call for an international code of ethics for nursing research. *Western Journal of Nursing Research*, 3(10), 352-355.

Hanks, G.E. (1984a). Implementing human research regulations: second biennial report on the adequacy and uniformity of federal rules and policies and of their implementation, for the study of ethical problems in medicine and biomedical and behavioral research, March 1983.

Hanks, G.E. (1984b). The dangers of ad hoc protocols. *Journal of Clinical Oncology*, 2, 1177-1178.

Hawley, D.J., & Jeffers, J.M. (1992). Scientific misconduct as a dilemma for nursing. *Image*, 24(1), 51-55.

Hershey, N., & Miller, R.D. (1976). *Human experimentation and the law*. Germantown, MD: Aspen.

Hickey, M.L., Owen, S.V., & Froman, R.D. (1992). Instrument development: cardiac diet and exercise self-efficacy. *Nursing Research*, 41(6), 347-351.

Katz, J. (1972). *Experimentation with human beings*. New York: Russell Sage Foundation.

Levine, R.J. (1979). Clarifying the concepts of research ethics. *Hastings Center Report*, 93(3), 21-26.

Levine, R.J. (1986). *Ethics and regulation of clinical research* (2nd ed.). Baltimore-Munich: Urban and Schwarzenberg.

Meininger, J.C., Stashinko, E.E., & Hayman, L.L. (1991). Type A behavior in children: psychometric properties of the Mathews youth test for health. *Nursing Research*, 40(4), 221-227.

Milgrim, S. (1963). Behavioral study of obedience. *Journal of Abnormal and Social Psychology*, 67(4), 371-377.

Mitchell, K. (1984). Protecting children's rights during research. *Pediatric Nursing*, 10, 9-10.

Moore, L. (1984). Conducting clinical trials. *Journal of Enterostomal Therapy*, 11, 229-232.

National Commission for the Protection of Human Subjects of Biomedical and Behavioral Research. (1978). *Belmont report: Ethical principles and guidelines for research involving human subjects* (DHEW Publication No. 05). Washington DC: U.S. Government Printing Office. 78-0012.

Public Health Service Policy on Humane Care in Use of Lab Animals by Awardee Institution. (1985, June 25). NIH *Guidelines for Grants and Contracts*, 14(8).

Rempusheski, V.F. (1991). Elements, perceptions, and issues of informed consent. *Applied Nursing Research*, 4(4), 201-204.

Robb, I.H. (1900). *Nursing ethics: for hospital and private use*. Milwaukee, WI: G.N. Gaspar.

Rothman, D.J. (1982). Were Tuskegee and Willowbrook studies in nature? *Hastings Center Report*, 12(2), 5-7.

Thomas, S. (1991). Research fraud: when the pressure to publish manifests. *Tennessee Nurse*, 54(1), 17-18.

Zusätzliche Literatur

Annas, G.J., & Healey, J. (1974). The client rights advocate. *Journal of Nursing Administration*, 4, 25-31.

Applebaum, P.S., & Roth, L.H. (1982). Competency to consent to research. *Archives of General Psychiatry*, 39, 951-958.

Armiger, Sr.B. (1977). Ethics of nursing research: profiles, principles, perspective. *Nursing Research*, 25(5), 330-336.

Beecher, H.K. (1966a). Ethics and clinical research. *New England Journal of Medicine*, 274, 1354-1360.

Beecher, H.K. (1966b). Consent in clinical experimentation: myth and reality. *Journal of the American Medical Association*, 195, 34-35.

Davis, A.J. (1989). Clinical nurses' ethical decision making in situations of informed consent. *Advances in Nursing Science*, 11, 63-69.

Davis, A.J. (1988). The clinical nurses' role in informed consent. *Journal of Professional Nursing*, 4, 88-91.

Department of Health and Human Services. (1988, May). Policy on informing those tested about HIV sero status.

Goldberg, R.J. (1984). Disclosure of information to adult cancer clients: Issues and update. *Journal of clinical Oncology,* 2, 948-955.

Levine, R.J. (1983). Research involving children: An interpretation of the new regulations. IRB: *A Review of Human Subjects Research*, 5, 1-5.

May, K.A. (1979). The nurse as researcher: Impediment to informed consent? *Nursing Outlook*, 27, 36-39.

Melnick, V.L., Dubler, N.N., Weisbard, A, & Butler, R.N. (1984). Clinical research in senile dementia of the Alzheimer type: Suggested guidelines addressing the ethical and legal issues. *Journal of the American Geriatrics Society*, 32, 531-536.

Orlans, F.B., Simmonds, R.C., & Dodds, W.J. (1987). Effective animal care use committees. A special issue of *Laboratory Animal Science*.

Robinson, G., & Merav, A. (1976). Informed consent: recall by clients tested postoperatively. *The Annals of Thoracic Surgery*, 22, 209-212.

Rothman, D. (1991). *Strangers at the bedside*. New York: Basic Books.

Rothman, D. (1987). Ethics and human experimentation: Henry Beecher revisited. *New England Journal of Medicine*, 317, 1195-1199.

Rowen, A.H. (1984). *Of mice, models and men: A critical evaluation of animal research*. Albany, NY: State University of New York Press.

14 Methoden der Datensammlung

Margaret Grey

Lernziele

Nach der Lektüre dieses Kapitels sollten Sie Folgendes können:

- Die in der Pflegeforschung verwendeten Methoden der Datensammlung definieren.
- Die Vor- und Nachteile einer jeden Methode darlegen.
- Eine kritische Bewertung der in veröffentlichten Pflegeforschungsarbeiten verwendeten Methoden der Datensammlung vornehmen.

Schlüsselbegriffe

Delphi-Technik
Fragebögen
Geschlossene Fragen
Inhaltsanalyse
Intervention
Interviews
Konsistenz
Likert-Skalen
Objektiv
Offene Fragen
Operationalisierung
Physiologische Meßverfahren
Skala
Soziale Erwünschtheit
Systematisch
Übereinstimmung zwischen Datensammlern
Verdeckte Beobachtung
Verfügbare Daten
Wissenschaftliche Beobachtung

Krankenschwestern setzen alle Sinne ein, wenn sie Informationen über die von ihnen betreuten PatientInnen sammeln. PflegeforscherInnen verfügen ebenfalls über viele Möglichkeiten, Informationen über ihre Versuchspersonen zu gewinnen. Der Hauptunterschied zwischen den Daten, die man bei der Pflege von PatientInnen gewinnt und denen, die zu Forschungszwecken gesammelt werden, besteht darin, daß die von der Forscherin verwendeten Methoden der Datensammlung *objektiv* und *systematisch* sein müssen. Unter *objektiv* verstehen wir, daß die Daten nicht von der Person beeinflußt werden dürfen, die die Informationen sammelt; unter *systematisch* verstehen wir, daß die Daten von jeder an der Sammlung beteiligten Person auf die gleiche Art und Weise gewonnen werden müssen.

Die Methoden, die ForscherInnen verwenden, um Informationen über Versuchspersonen zu gewinnen, sind die identifizierbaren und wiederholbaren Operationen, die die zu untersuchenden Hauptvariablen definieren. Als *Operationalisierung* bezeichnet man den Prozeß der Übersetzung jener Konzepte, um die es der Forscherin geht, in konkrete Fragen, Meßeinheiten etc. Es gibt viele unterschiedliche Möglichkeiten, zu den benötigten Informationen zu kommen. Eine Forscherin, die daran interessiert ist, Angst physiologisch zu messen, könnte dies tun, indem sie die Aktivität der Schweißdrüsen mißt, oder indem sie eine *Angst-Skala* verwendet, wie z.B. die „State-Trait Anxiety Scale for Children" (Skala zur Messung der Zustandsangst und der persönlichkeitsbedingten Angst bei Kindern) (Speilberger, 1973). Die Forscherin könnte auch Kinder beobachten, um zu sehen, ob sie sich ängstlich verhalten. Die von der Forscherin gewählte Methode hängt von diversen Entscheidungen im Zusammenhang mit dem zu untersuchenden Problem, den Versuchspersonen sowie den relativen Kosten und Vorteilen einer jeden Methode ab.

In diesem Kapitel sollen StudentInnen mit den unterschiedlichen Möglichkeiten vertraut gemacht werden, mit denen Information von und über Versuchspersonen gesammelt werden. Des weiteren lernen ForschungsanwenderInnen ein Instrument kennen, mit dem sie die Auswahl, die Anwendung und die praktische Anwendbarkeit der verschiedenen Methoden der Datensammlung beurteilen können.

Die Messung relevanter Variablen

Der Erfolg einer Studie hängt weitgehend von der Qualität der Methoden ab, die für die Sammlung der Daten ausgewählt und eingesetzt werden. Den ForscherInnen stehen verschiedene Methoden zur Verfügung, mit denen sie Informationen von den Versuchspersonen in einem Forschungsprojekt sammeln können. Die Auswahl der Meßmethode für eine bestimmte Untersuchung kann die schwierigste und zeitraubendste Phase beim Design einer Studie sein. Die Pflegeforschung befindet sich immer noch in der Entwicklung, aber den ForscherInnen stehen schon eine ganze Reihe erstklassiger Instrumente mit adäquater Zuverlässigkeit und Validität (siehe Kapitel 10 und 15) zur Verfügung. Dieser Aspekt des Forschungsprozesses erfordert sehr viel Sorgfalt. Daher ist der Prozeß der Bewertung und Auswahl verfügbarer Instrumente zur Messung relevanter Variablen von entscheidender Bedeutung für den Erfolg einer Studie. In diesem Abschnitt werden die Auswahl der Erhebungsmethoden und die Durchführung der Datensammlung diskutiert.

Sie werden feststellen, daß es verschiedene Möglichkeiten gibt, um Informationen über Phänomene zu sammeln, die für das Pflegepersonal interessant sind. Wir möchten einerseits etwas über die biologischen und physikalischen Gesundheitsindikatoren, wie z.B. Blutdruck und Herzfrequenz wissen, aber Krankenschwestern sind darüber hinaus noch an komplexen psychosozialen Fragen interessiert, die sich im Umgang mit den PatientInnen ergeben. Psychosoziale Variablen, wie z.B. Angst, Hoffnung, soziale Unterstützung, Selbstkonzept, können mit verschiedenen Methoden gemessen werden, z.B. durch Beobachtung des Verhaltens oder durch eigene Angaben zu Gefühlen oder Einstellungen per Interview oder Fragebogen. ForscherInnen können zur Erforschung eines Phänomens auch Daten verwenden, die bereits für einen anderen Zweck gesammelt wurden, wie z.B. Aufzeichnungen, Tagebücher oder andere Mittel.

Man darf vermuten, daß die Auswahl der am besten geeigneten Methoden und Instrumente schwierig ist. Die Methode muß im Hinblick auf das Problem, die Hypothese, das Setting und die Testperson angemessen sein. Wollte eine Forscherin beispielsweise das Verhalten von dreijährigen Kindern in einer Tagesstätte erforschen, dann wäre es wahrscheinlich nicht sehr sinnvoll, den Kindern einen Fragebogen vorzulegen. Zwar wären die Kinder in der Lage, auf dem Papier zu zeichnen, aber es ist nicht anzunehmen, daß sie schriftliche Fragen richtig beantworten können.

Die Auswahl der Methode für die Datensammlung beginnt bei der Literaturüberprüfung. Wie bereits in Kapitel 5 dargelegt wurde, besteht ein Ziel dieser Überprüfung darin, Hinweise auf die Auswahl der Meßinstrumente zu erhalten. Schon während der Literaturüberprüfung beginnt die Forscherin zu untersuchen, wie die Variablen, die denen in ihrer Studie ähnlich sind, von anderen ForscherInnen definiert und operationalisiert wurden. Die Forscherin nutzt diese Informationen für die konzeptuelle Definition der zu untersuchenden Variablen. Danach überprüft sie die Literatur auf Hinweise für die operationale Definition. Durch diese *operationale Definition* wird die konzeptuelle Definition in Verhaltensweisen oder sprachliche Formen umgesetzt, die meßbar sind. Bei dieser zweiten Literaturüberprüfung sucht die Forscherin nach Erhebungsinstrumenten, die entweder unverändert übernommen werden können oder dem Einsatz in der Studie angepaßt werden müssen. Findet die Forscherin solche Instrumente, dann muß sie die Autorin um Erlaubnis bitten, diese verwenden zu dürfen.

Ein Beispiel soll die Beziehung zwischen konzeptuellen und operationalen Definitionen verdeutlichen. Die Streßforschung ist in vielen Disziplinen, so auch in der Pflegeforschung, weit verbreitet. Die Definition von Stressoren kann psychologischer, soziologischer oder physiologischer Art sein. Wenn eine Forscherin Stressoren untersuchen will, dann muß sie zunächst definieren, was sie unter dem Konzept „Stressor" versteht. Holmes und Rahe (1967) beispielsweise definierten ein streßauslösendes Ereignis im Leben als ein Vorkommnis, das Veränderung oder Anpassung verlangt. Diese Definition impliziert, daß das Ereignis an sich streßauslösend ist, sagt aber nichts darüber aus, wie es von einem Individuum eingeschätzt wird. In Anlehnung an die erste konzeptuelle Definition kann die Forscherin eine Checkliste von Ereignissen im Leben (operationale Definition) einsetzen, um die Höhe des Stresses zu bestimmen, den die Versuchspersonen in der Studie erleben. Wäre die Forscherin nicht mit dieser Definition einverstanden und gäbe der Definition den Vorzug, daß Ereignisse nur dann streßauslösend sind, wenn sie von den beteiligten Personen auch so empfunden werden (Lazarus und Folkman, 1984), dann wäre nur ein anderer Ansatz für die Messung mit einer solchen Ansicht vereinbar.

Es passiert häufig, daß es keine geeigneten Meßinstrumente für eine Fragestellung gibt; also muß die Forscherin entscheiden, ob die Variable für die Studie wichtig ist und ob ein neues Instrument konstruiert werden soll. In der Pflegeforschung ist dies ein häufig anzutreffendes Problem, weil viele interessante Variablen noch nicht erforscht wurden. Die Konstruktion neuer Instrumente für die Datensammlung, die zudem über angemessene Reliabilität und Validität verfügen müssen, (siehe Kapitel 15) ist eine äußerst schwierige Aufgabe. Gelegentlich entscheiden sich ForscherInnen lieber dafür, eine Variable nicht zu erforschen, wenn kein geeignetes Instrument verfügbar ist; aber es kommt auch vor, daß sie beschließen, Zeit und Energie in die Entwicklung eines Instrumentes zu investieren (Kapitel 10). Je nachdem, welches Ziel die Studie und welches die Forscherin verfolgt, sind beide Entscheidungen akzeptabel.

Unabhängig davon, ob verfügbare Methoden genutzt oder neue konstruiert werden, wenn die Variablen operational und in Übereinstimmung mit den Zielen der Studie, der zu untersuchenden Population und dem Setting definiert wurden, wird darüber entschieden, wie die Datensammlung durchzuführen ist. Bei dieser Entscheidung geht es darum, wie die Instrumente für die Datensammlung den Versuchspersonen vorgelegt werden. In dieser Phase ist Konsistenz das vordringlichste Problem.

Konsistenz besagt, daß die Art und Weise, in der die Daten von jeder Versuchsperson der Studie gesammelt werden, gleich oder weitestgehend gleich sein muß. Durch Konsistenz können Verfälschungen, die dadurch entstehen, daß mehr als eine Person die Daten sammelt, minimiert werden. Die Forscherin muß sich also überlegen, wie die Angst der Versuchspersonen minimiert und ihre Motivation, den Prozeß der Datensammlung abzuschließen, aufrechterhalten werden kann (Given, Keilman, Collins und Given, 1990); darüber hinaus müssen die mit der Datensammlung beauftragten Personen sorgfältig geschult und überwacht werden (Collins, Given, Given und King, 1988). Um Konsistenz bei der Datensammlung zu gewährleisten, müssen die mit der Datensammlung beauftragten Personen für die in der Studie verwendeten Methoden richtig trainiert werden, damit jede Person die Informationen auch auf die gleiche Art und Weise sammelt. Anleitungen, wie man Beobachtungen durchführt und Daten sammelt, findet man oft in einer Art „Kochbuch" für das Forschungsprojekt. Es kann vorkommen, daß die Schulung der AssistentInnen in systematischer und verläßlicher Datensammlung einen Zeitraum von mehreren Monaten in Anspruch nimmt. Werden AssistentInnen eingesetzt, können die LeserInnen eine Stellungnahme erwarten, was ihre Schulung und die Konsistenz bei der Datensammlung anbelangt. In der Studie von Stewart Fahs und Kinney (1991; Anhang A) wird das Verfahren zur Sicherung der Konsistenz bei der Messung klar beschrieben. Das Pflegepersonal sah sich eine Videoaufzeichnung an, nahm an einem Live-Lehrgang teil und veranstaltete Trainingskurse. Darüber hinaus wurde die Übereinstimmung zwischen den BeobachterInnen (interrater reliability) bei der Bewertung der Hämatome ermittelt, da die Beurteilung von der Forscherin und drei Assistentinnen vorgenommen wurde. Index für die Konsistenz war eine „Pearson-Korrelation" von 0,94 bis 0,99; dies bedeutet ein hohes Maß an Übereinstimmung zwischen den BeobachterInnen. Unter *interrater reliability* (siehe Kapitel 15) versteht man die Konsistenz bei Beobachtungen, die von zwei oder mehr BeobachterInnen durchgeführt wurden. Die Konsistenz zwischen BeurteilerInnen oder BeobachterInnen wird häufig in Prozenten bzw. als Koeffizient angegeben, in dem der Zufallsfaktor berücksichtig ist (Koeffizient Kappa).

Die verschiedenen Methoden der Datensammlung

Ganz allgemein können die Methoden der Datensammlung in fünf Arten eingeteilt werden: physiologische Messungen, Beobachtungen, Interviews, Fragebögen und die Nutzung von Aufzeichnungen oder anderem schon vorhandenen Material. Mit jeder dieser Methoden wird ein spezielles Ziel verfolgt; auch bringt jede Methode gewisse Vor- und Nachteile mit sich. Wir stellen jede Methode der Datensammlung vor und vergleichen anschließend die jeweiligen Einsatzmöglichkeiten und Probleme.

Die physiologische oder biologische Messung

In der täglichen Praxis sammelt das Pflegepersonal Daten über PatientInnen, wie z.B. Temperatur, Pulsfrequenz und Blutdruck. Solche Daten sind oft auch für PflegeforscherInnen nützlich, wie in der Studie von Stewart Fahs und Kinney (1991), die in Anhang A abgedruckt ist. Ziel dieser Studie war es, drei subkutane Injektionsorte für eine Low-Dose-Heparin-Therapie zu bewerten. Für die Untersuchung dieses Problems war es wichtig, daß die Hämatome bei allen Versuchspersonen auf die gleiche Art gemessen wurden. Wir verweisen auf den Abschnitt „Messungen". Achten Sie darauf, wie die Autorinnen die Messung der Hämatome beschreiben und Angaben zu dem Koeffizienten für die „interrater reliability" machen, der durch einen Vergleich der BeobachterInnen ermittelt wurde. Außerdem sammelten die Forscherinnen Daten über die aktivierte partielle Thromboplastinzeit (aPTT) der PatientInnen, weil durch diese physiologische Messung belegt werden konnte, daß das an verschiedenen Orten verabreichte Heparin wirksam war.

Die Studie von Stewart Fahs und Kinney liefert ein ausgezeichnetes Beispiel für die Verwendung einer speziellen Methode der Datensammlung – die physiologische Methode. Sowohl *physiologische Messungen* als auch biologische erfordern den Einsatz spezieller Geräte, um den physiologischen bzw. biologischen Status der Versuchspersonen zu bestimmen. Häufig ist für solche Messungen auch eine besondere Ausbildung nötig. Bei den Messungen kann es sich um physikalische, (z.B. die Gewichts- oder Temperaturmessung), chemische (z.B. die Messung des Blutzuckerspiegels), mikrobiologische (z.B. durch Kulturen) oder um anatomische (z.B. radiologische Untersuchungen) Messungen handeln. Was diese Messungen von anderen in der Forschung eingesetzten Messungen unterscheidet, ist die Tatsache, daß für die Beobachtung spezielle Geräte erforderlich sind. Wir können zwar sagen: „Diese Versuchsperson fühlt sich warm an", aber um festzustellen, wie warm die Versuchsperson tatsächlich ist, ist der Einsatz eines empfindlichen Instrumentes, eines Thermometers, erforderlich.

Heidenreich und Giuffre (1990) führten eine Studie durch, um zu ermitteln, ob die Achselhöhle eine valide Stelle für die postoperative Temperaturmessung bei PatientInnen ist. Sie setzten vier verschieden Temperaturmeßmethoden bei 18 PatientInnen ein. So konnten sie feststellen, welche der vier Meßmethoden die Kerntemperatur am exaktesten anzeigte. Die in dieser Studie eingesetzten Verfahren mußten sorgfältig standardisiert werden, damit alle Instrumente auf die gleiche Art eingesetzt werden konnten.

Physiologische und biologische Messungen eignen sich ganz besonders für die Untersuchung vieler pflegespezifischer Probleme. Das vorherige Beispiel ist typisch für Studien, die Möglichkeiten erforschen, wie bestimmte pflegerische Tätigkeiten, z.B. die

Messung und Aufzeichnung physiologischer Patientendaten, verbessert werden können. Physiologische Messungen können wichtige Kriterien zur Feststellung der Effektivität bestimmter pflegerischer Tätigkeiten sein. Eine experimentelle Studie von Gift et al. (1992) testete die Effektivität einer auf Band gesprochenen Entspannungsübung für die Verminderung der Atemnot und Angst bei PatientInnen mit chronisch obstruktiver Lungenerkrankung. Die Autorinnen setzten kombinierte Meßmethoden ein, dazu gehörten auch ein tragbares Gerätes zur Überwachung der Hauttemperatur und eine Peak-Flow-Messung zur Bestimmung der Obstruktion der Luftwege. Sie fanden heraus, daß die auf Band gesprochene Entspannungsübung effektiv zur Verringerung der Obstruktion der Luftwege sowie zum Abbau von Angstgefühlen und Atemnot eingesetzt werden konnte.

Eine Studie wie die von Gift et al. steht ganz oben auf der Prioritätenliste des „National Institute for Nursing Research" (Nationales Institut für Pflegeforschung): Es handelt sich um Studien im Grenzbereich zwischen Biologie und Verhaltensforschung (*bioethologischer Grenzbereich* genannt). Die Studie von Grey, Cameron und Thurber (1991; Anhang B) ist auch ein Beispiel für diese Art von Forschung, weil es den Autorinnen nicht nur darum ging, die psychologische Anpassung von Kindern mit Diabetes zu beschreiben, sondern auch darum, die Anpassung zur physiologischen Stoffwechselüberwachung in Beziehung zu setzen.

Die Vorteile physiologischer Daten liegen in deren Objektivität, Präzision und Empfindlichkeit. Solche Methoden sind im allgemeinen sehr objektiv, weil selbst zweimaliges Ablesen desselben Instruments zur selben Zeit durch zwei verschiedene Krankenschwestern mit hoher Wahrscheinlichkeit zu dem gleichen Ergebnis führt, wenn man technisches Versagen einmal ausschließt. Da solche Instrumente die zu untersuchende Variable messen sollen, sind sie von Vorteil, weil sie so präzise und empfindlich sind, daß sie auch sehr subtile Veränderungen des zu untersuchenden Phänomens registrieren können. Darüber hinaus ist es nicht sehr wahrscheinlich, daß eine Versuchsperson physiologische Informationen bewußt beeinflussen kann.

Physiologische Meßmethoden sind jedoch auch mit Nachteilen behaftet. Manche Instrumente können, wenn sie nicht von einem Krankenhaus zur Verfügung gestellt werden, in der Anschaffung sehr teuer sein. Darüber hinaus ist für den richtigen Einsatz oft ein spezielles Wissen und eine spezielle Ausbildung erforderlich. Ein weiteres Problem solcher Meßmethoden besteht darin, daß der bloße Einsatz dieser Methoden die betreffende Variable verändern kann. Zwar sind einige ForscherInnen der Ansicht, daß von solchen Instrumenten keinerlei Wirkung ausgeht, jedoch kann das Vorhandensein bestimmter Instrumente die Messung verändern. So kann beispielsweise ein Gerät zur Überwachung der Herzfrequenz einige PatientInnen in Angst versetzen und so ihre Herzfrequenz erhöhen. Hinzu kommt, daß beinahe alle Meßvorrichtungen auf irgendeine Art durch die Umgebung beeinflußt werden. Selbst ein simples Thermometer kann dadurch beeinflußt werden, daß die Versuchsperson unmittelbar vor der Temperaturmessung etwas Heißes trinkt. Folglich ist es wichtig zu prüfen, ob solche umgebungsbedingten Variablen in der Studie kontrolliert wurden. Es kommt auch vor, daß die betreffende Variable gar nicht mit physiologischen Methoden zu messen ist. Gelegentlich bemühen sich ForscherInnen, mit Gewalt einen physiologischen Parameter in eine Studie einzuführen, um die Präzision der Meßmethode zu erhöhen. Wenn aber die Meßvorrichtung nicht wirklich das Phänomen mißt, um das es geht, dann ist die Validität der Messung fragwürdig.

Die Beobachtung

Gelegentlich wollen PflegeforscherInnen herausfinden, wie Versuchspersonen sich unter bestimmten Bedingungen verhalten. Die Forscherin möchte vielleicht wissen, wie Kinder auf Situationen reagieren, die mit Schmerzen verbunden sind. Man könnte die Kinder fragen, wie schmerzhaft eine Erfahrung ist, aber sie werden die Frage vermutlich nicht beantworten können, weil sie nicht in der Lage sind, die Stärke des Schmerzes zu quantifizieren, oder sie verfälschen die Antworten, um der Forscherin zu gefallen. Aus diesen Gründen ergibt die Beobachtung der Versuchsperson ein genaueres Bild eines bestimmten Verhaltens als die Befragung.

Zwar ist die Beobachtung der Umgebung ein normaler Bestandteil des täglichen Lebens, aber die *wissenschaftliche Beobachtung* betont den objektivierenden und systematischen Charakter dieser Tätigkeit. Die Forscherin sieht sich nicht nur an, was geschieht, sondern sie achtet mit geschultem Blick auf ganz bestimmte Ereignisse. Eine wissenschaftliche Beobachtung erfüllt vier Bedingungen:

1. Die Beobachtungen stehen mit der Zielsetzunge der Studie in Einklang.
2. Beobachtung und Aufzeichnung von Daten folgen einem standardisierten, systematischen Plan.
3. Alle Beobachtungen werden überprüft und kontrolliert.
4. Die Beobachtungen stehen mit wissenschaftlichen Konzepten und Theorien in Zusammenhang.

Die Beobachtung ist als Methode der Datensammlung besonders geeignet für komplexe Forschungssituationen, die man am besten als Ganzes untersucht, weil die einzelnen Bestandteile nur schwer zu messen sind, wie dies z.B. in Studien der Fall ist, die entweder den Pflegeprozeß, Interaktionen zwischen Eltern und Kind oder Gruppenprozesse erforschen. Darüber hinaus bietet die Beobachtung die beste Möglichkeit, um die Variablen von Pflegeforschungsprojekten zu operationalisieren, besonders wenn es um individuelle Merkmale und Bedingungen geht, z.B. um einen Charakterzug und Symptome, um verbales und nonverbales Kommunikationsverhalten, um bestimmte Aktivitäten und die Aneignung von Kenntnissen sowie um Merkmale der Umgebung.

White, Williams, Alexander, Powell-Cope und Conlon (1990) führten eine Studie über die Auswirkungen einer Strategie durch, deren Ziel es war, den Schlaf während der Nacht bei drei- bis achtjährigen, stationär behandelten Kindern zu fördern. Die Befragung kleiner Kinder über ihr Schlafverhalten ist weder reliabel noch valide, also setzten die Forscherinnen viele Beobachtungsinstrumente ein, um die Probleme der Kinder in der Einschlafphase zu beschreiben. Der „Sleep Onset Latency Behavior Catalog" listet 54, in acht konzeptuelle Kategorien eingeteilte Verhaltensweisen der Versuchspersonen (Kinder) und anderer Personen in der Umgebung des Kindes auf (Kummer, Selbsttröstung, Kommunikation, Vergnügen, neutrales Verhalten, Schlaf, aktives Verhalten, inaktives Verhalten). Der Katalog dient der Verschlüsselung von Daten mit Hilfe eines computergestützten Aufzeichnungssystems. Die Forscherinnen weisen darauf hin, daß die BeobachterInnen im Umgang mit dem Aufzeichnungssystem und dem Verhaltenskatalog geschult wurden. Es wurden Übungsbänder verwendet, um das Verschlüsseln von Verhaltensweisen zu üben. Die Konsistenz lag im Durchschnitt bei 79%. Die Forscherinnen wiesen in der Studie nach, daß eine von einem Elternteil auf Band gesprochene Geschichte die Zeit, die die Kinder zum Einschlafen benötigten, signifikant verkürzte im

Vergleich zu Gruppen, die keine Geschichte hörten oder bei denen fremde Personen die Geschichte auf Band gesprochen hatten.

Die Methoden der Beobachtung können auch nach der Rolle des Beobachters unterschieden werden. Diese Rolle wird bestimmt durch die Häufigkeit der Interaktionen zwischen BeobachterIn und beobachteten Personen. Für jede der folgenden vier Beobachterrollen ist ein bestimmtes Maß an *Geheimhaltung* bzw. *Intervention* kennzeichnend:

1. Geheimhaltung – ohne Intervention
2. Geheimhaltung – mit Intervention
3. Keine Geheimhaltung – ohne Intervention
4. Keine Geheimhaltung – mit Intervention

Diese Methoden sind in Abb. 14-1 dargestellt, Beispiele werden später angeführt.

Geheimhaltung bezieht sich darauf, ob die Versuchspersonen wissen, daß sie beobachtet werden; *Intervention* besagt, daß BeobachterInnen Aktionen bei den beobachteten Personen provozieren. Die zuvor angeführte Studie (White et al., 1990) ist ein ausgezeichnetes Beispiel für die Konstellation „Keine Geheimhaltung – mit Intervention". Die Forscherinnen führten ihre Beobachtungen nicht verdeckt durch und sie intervenierten. Angenommen, die Forscherinnen kämen zu dem Schluß, daß sich durch die Offenlegung ihrer Identität das Verhalten der Versuchspersonen ändert. Wenn diese Forscherinnen die Studie mit älteren Kindern wiederholen wollten, die sich als Reaktion auf die Anwesenheit einer bekannten Forscherin mehr in Szene setzen, dann hätten sie die Konstellation „Geheimhaltung – mit Intervention" einsetzen können. Besteht die Möglichkeit, daß das Verhalten der Versuchspersonen sich aufgrund der Beobachtungssituation verändert, dann wird im allgemeinen die Konstellation „Geheimhaltung – ohne Intervention" verwendet. In diesem Fall werden die Versuchspersonen beobachtet, ohne daß ihnen dies bewußt ist, aber sie werden nicht zu bestimmten Aktionen provoziert. Häufig werden bei solchen verdeckten Beobachtungen versteckte Fernsehkameras, Tonbänder oder Einwegspiegel benutzt. „Geheimhaltung – ohne Intervention" wird oft in Beobachtungsstudien mit Kindern eingesetzt. Sie kennen vielleicht Räume mit Einwegspiegeln, von denen aus man das Verhalten der Personen beobachten kann, ohne von diesen gesehen zu werden. Solche Studien ermöglichen die Beobachtung des natürlichen Verhaltens von Kindern; sie werden häufig in der Entwicklungsforschung eingesetzt. Die Konstellation „Keine Geheimhaltung – ohne Intervention" ist auch in anderen Beobachtungsstudien üblich. In diesem Fall bittet die Forscherin um die informierte Zustimmung der zu beobachtenden Versuchsperson und dann beobachtet sie ganz einfach deren Verhalten.

		Geheimhaltung	
		Ja	Nein
Intervention	Ja	ForscherIn verborgen Intervention	ForscherIn offen Intervention
	Nein	ForscherIn verborgen Keine Intervention	ForscherIn offen Keine Intervention

Abb. 14-1 Verschiedene Beobachterrollen in der Forschung.

Die Beobachtung von Versuchspersonen ohne deren Wissen kann gegen die Bedingungen der informierten Zustimmung verstoßen, weshalb mit diesem Ansatz ethische Probleme verbunden sind. Manchmal gibt es jedoch keine andere Möglichkeit, bestimmte Daten zu sammeln, und diese Daten haben sehr wahrscheinlich keine negativen Konsequenzen für die Versuchsperson; deshalb werden die Nachteile der Studie wiederum durch die Vorteile aufgewogen. Darüber hinaus kann das Problem oft auch dadurch gelöst werden, daß man die Versuchspersonen nach der Beobachtung informiert, mit ihnen über alle Fragen diskutiert und ihnen Gelegenheit gibt, die Verwendung ihrer Daten für die Studie abzulehnen. Diesen Prozeß nennt man *Einsatzbesprechung*.

Arbeitet die Forscherin nicht verdeckt und werden auch keine Interventionen vorgenommen, dann stellen ethische Aspekte kein Problem dar. In diesem Fall wird keine Verhaltensänderung bei den Versuchspersonen provoziert, und sie werden über die Beobachtung informiert. Durch die Anwesenheit der Beobachterin kann sehr viel aufschlußreicheres Material gewonnen werden als wenn die Beobachterin durch eine künstliche Barriere, etwa durch einen Einwegspiegel, von den Versuchspersonen getrennt ist. Diese *teilnehmende Beobachtung* ist eine allgemein übliche Beobachtungstechnik, bei der die Forscherin Teil einer sozialen Gruppe ist, um diese Gruppe zu untersuchen. Bei dieser Beobachtungsart spielt das Problem der *Reaktivität*, bekannt als Hawthorne-Effekt, bzw. die Verfälschung eine Rolle, die auftritt, wenn Versuchspersonen in dem Bewußsein, daß sie beobachtet werden, ihr Verhalten ändern (siehe Kapitel 8).

In der Studie von White et al. (1990) beobachteten die Forscherinnen unverdeckt, weil Kinder und Eltern ihre volle Zustimmung zur Teilnahme an der Studie gegeben hatten. Sie nahmen auch eine Intervention vor – Einsatz aufgezeichneter Geschichten von Eltern, einer fremder Person, oder die Anwesenheit eines Elternteils. Die Konstellation war also „Keine Geheimhaltung – mit Intervention“. Diese Methode wird eingesetzt, wenn die Forscherin die Auswirkungen einer zu wissenschaftlichen Zwecken durchgeführten Intervention beobachtet. Da die Versuchspersonen wissen, daß sie an einer Studie teilnehmen, ergeben sich in ethischer Hinsicht wenig Probleme, jedoch stellt die Reaktivität ein Problem dar. Gill, Behnke, Conlon, McNeely und Anderson (1988) untersuchten die Auswirkungen des Saugens ohne Nahrungsaufnahme auf das Verhalten von Frühgeborenen. Da Säuglinge nichts über ihr Verhalten berichten können, müssen sie beobachtet werden. Die Forscherinnen waren nicht vor den Kindern verborgen, also handelte es sich nicht um eine verdeckte Beobachtung; allerdings wurde eine Intervention vorgenommen, indem einige Säuglinge ein „Beruhigungsmittel“ bekamen (Saugen ohne Nahrungsaufnahme). Durch Verwendung der „Anderson Behavioral State Scale“ – ein strukturiertes Instrument zur Beobachtung des Verhaltens von Säuglingen – stellten die Forscherinnen fest, daß durch Saugen ohne Nahrungsaufnahme das Verhalten wirkungsvoll gesteuert werden kann.

Verdeckte Beobachtung mit Intervention bedeutet, daß eine Situation inszeniert und das bei den Versuchspersonen durch die Intervention ausgelöste Verhalten beobachtet wird. Da die Versuchspersonen nichts von ihrer Teilnahme an einer Studie wissen, ist diese Beobachtungsmethode in Ungnade gefallen und wird in der Pflegeforschung nur selten eingesetzt.

Es gibt strukturierte und unstrukturierte Beobachtungen. Unstrukturierte Beobachtungsmethoden wie sie von West, Bondy und Hutchinson (1991) für die Arbeit mit älteren Menschen vorgeschlagen wurden, zeichnen sich nicht etwa dadurch aus, daß ihnen jegliche Struktur fehlt, sondern man versteht darunter die Sammlung deskriptiver Informationen über das zu untersuchende Thema. Bei der teilnehmenden Beobachtung macht die Beobachterin Feldaufzeichnungen, in denen sowohl die Aktivitäten als auch die Interpretation dieser Aktivitäten durch die Forscherin schriftlich fixiert werden. Feldaufzeichnungen sind normalerweise nicht auf bestimmte Aktivitäten oder Verhaltensweisen beschränkt; es wird vielmehr versucht, das Bild einer sozialen Situation in einem allgemeineren Sinn nachzuzeichnen. Eine andere Form der unstrukturierten Beobachtung stellt die Verwendung von Anekdoten dar. Anekdoten sind nicht unbedingt spaßig, aber im allgemeinen lassen sie die Verhaltensweisen, um die es geht, deutlich hervortreten und tragen oft dazu bei, daß Forschungsberichte durch die Pointierung eines bestimmten Aspektes anschaulicher werden.

Im Gegensatz dazu muß bei strukturierten Beobachtungsmethoden, wie z.B. bei dem „Sleep Onset Latency Behavior Catalog“ und der „Anderson Behavioral State Scale“, im voraus festgelegt werden, welche Verhaltensweisen oder Ereignisse beobachtet werden sollen, und es müssen Formblätter für die Aufzeichnung vorbereitet werden, z.B. Kategorisierungssysteme, Checklisten und Einschätzungsskalen. Unabhängig von dem Instrument werden die Versuchspersonen beobachtet, und diese Beobachtungen werden dann in dem Formblatt festgehalten. In jedem Fall müssen die Beobachtungen auf die gleiche Art und Weise durchgeführt werden (wir verweisen auf frühere Diskussionen und auf Kapitel 15, in dem die „interrater reliability“ näher erklärt wird). Folglich ist es wichtig, daß bei der Schulung der BeobachterInnen Konsistenz bei der Beobachtung und Einschätzung des Verhaltens im Mittelpunkt steht.

Die wissenschaftliche Beobachtung hat als Methode der Datensammlung einige Vorteile zu bieten; der Hauptvorteil liegt darin, daß Beobachtung vielleicht die einzige Möglichkeit für die Forscherin ist, eine bestimmte Variable zu erforschen. Zum Beispiel ist das, was Leute zu tun vorgeben, oft nicht das, was sie dann wirklich tun. Wenn also die Studie darauf angelegt ist, entscheidende Befunde über das menschliche Verhalten zutage zu fördern, dann ist Beobachtung unter Umständen die einzige Möglichkeit, die Validität der Befunde zu gewährleisten. Außerdem kann keine andere Methode der Datensammlung die Tiefe und Vielfalt der Informationen erreichen, die bei der Verwendung dieser Techniken gesammelt werden können. Des weiteren sind solche Techniken sehr flexibel, insofern, als sie bei experimentellen und auch bei nicht-experimentellen Designs sowie bei Labor- und Feldstudien eingesetzt werden können.

Wie alle Methoden der Datensammlung hat auch die Beobachtung ihre Nachteile. Wir verweisen im Zusammenhang mit Geheimhaltung und Intervention auf das Problem der Reaktivität und auf ethische Aspekte. Darüber hinaus sind die aufgrund von Beobachtungstechniken gewonnenen Daten anfällig für Verfälschungen durch die BeobachterInnen. Emotionen, Vorurteile und Wertvorstellungen können sich auf diese Weise auf die Beobachtung von Verhaltensweisen und Ereignissen auswirken. Allgemein gilt: je mehr Schlußfolgerungen und Beurteilungen mit einer Beobachtung verbunden sind, um so wahrscheinlicher ist das Auftreten von Verfälschungen. Wenn also die Angemessenheit einer Beobachtungsmethode beurteilt werden soll, gilt es zu bedenken, wie die Beobachtungsinstrumente konstruiert wurden und wie die BeobachterInnen geschult und eingeschätzt wurden.

Interviews und Fragebögen

Versuchspersonen können oft Informationen geben, die wichtig für die Studie sind und die man nur durch Befragung der Versuchsperson erhält. Solche Fragen können entweder mündlich durch die Forscherin selbst, z.B. bei einem Telefoninterview, oder in Form eines selbst auszufüllenden Fragebogens gestellt werden. Sowohl Interviews als auch Fragebögen verfolgen den Zweck, die Versuchspersonen selbst berichten zu lassen, aber jedes Instrument hat auch seine speziellen Vor- und Nachteile. *Interviews* sind eine Methode der Datensammlung, bei der die Datensammlerin eine Versuchsperson mündlich befragt. Bei einem Interview kann man sich gegenübersitzen oder per Telefon miteinander sprechen; Interviews können aus offenen oder aus geschlossenen Fragen bestehen. Im Gegensatz dazu sind *Fragebögen* Papier-und-Bleistift-Instrumente, die dazu dienen, Daten über Wissen, Einstellungen, Auffassungen und Gefühle zu sammeln.

Die Erhebungsforschung stützt sich fast ausschließlich auf die Befragung von Versuchspersonen durch Interviews oder Fragebögen, jedoch können diese Methoden der Datensammlung auch bei anderen Forschungsarten eingesetzt werden. Ganz gleich, um welche Art von Studie es sich handelt, das Ziel der Befragung von Versuchspersonen ist immer die Suche nach Informationen. Diese Informationen sind entweder direkt verwendbar, z.B. das Alter der Versuchsperson, oder indirekt verwendbar, z.B. wenn die Forscherin eine Kombination von Items verwenden muß, um abzuschätzen, bis zu welchem Grad sich bei der Versuchsperson ein gewisser Charakterzug oder Merkmal manifestiert. Ein Intelligenztest zeigt beispielhaft, wie ein Item mit verschiedenen anderen Items kombiniert wird, um eine Skala zur Messung der Intelligenz zu entwickeln. Werden Items mit indirekter Verwendbarkeit kombiniert, um eine verbindliche Bewertung zu ermöglichen, dann wird das Meßinstrument als *Skala* bezeichnet.

Die Forscherin legt den Inhalt eines Interviews oder Fragebogens aufgrund der Literaturüberprüfung fest (siehe Kapitel 5). Bei der Bewertung dieser Methoden spielen die Themenliste, die einzelnen Items sowie deren Reihenfolge eine Rolle. Bewertungsstandard für die einzelnen Items in einem Interview bzw. Fragebogen ist die klare Formulierung, weil die Versuchsperson verstehen muß, worauf die Frage abzielt und welche Art von Information erwartet wird. Die einzige Möglichkeit herauszufinden, ob die Zielgruppe die Fragen versteht, besteht darin, einen Pilottest mit ähnlichen Befragten durchzuführen. Des weiteren dürfen die Items nur jeweils eine Frage enthalten und sie müssen neutral formuliert sowie grammatikalisch korrekt sein. Die Fragen können *offen* oder *geschlossen* sein. *Offene* Fragen werden verwendet, wenn man erreichen will, daß die Versuchspersonen mit eigenen Worten antworten oder wenn nicht alle in Frage kommenden Beantwortungsalternativen bekannt sind. *Geschlossene* Items werden verwendet, wenn die Beantwortungsalternativen vorgegeben werden sollen. Solche vorgegebenen Beantwortungsalternativen findet man in vielen Skalen, und diese Form wird als „Likert-Skala" bezeichnet.

Die *Likert-Skala* besteht aus einer Auflistung von Aussagen, auf der die TeilnehmerInnen angeben können, ob sie „nachdrücklich zustimmen", „zustimmen", „ablehnen" oder „nachdrücklich ablehnen". Manchmal werden auch feinere Unterscheidungsmöglichkeiten angeboten, möglicherweise existiert auch eine neutrale Kategorie. Die Verwendung einer neutralen Kategorie bringt manchmal jedoch Probleme mit sich, weil sie oft die am häufigsten gewählte Antwort ist, und diese Antwort ist schwer zu interpretieren. Vorgegebene Beantwortungsmöglichkeiten können auch für Fragen verwendet werden, die ein „ja" oder „nein" als Antwort verlangen, oder wenn es Kategorien gibt, die sich auf das Einkommen beziehen. Strukturierte, vorgegebene Beantwortungsmöglichkeiten werden am besten dann eingesetzt, wenn für die Frage eine vorgegebene Anzahl von Antwortmöglichkeiten vorgesehen ist und die TeilnehmerInnen diejenige Antwort wählen sollen, die den Sachverhalt ihrer Ansicht nach am ehesten trifft. Vorgegebene Beantwortungsmöglichkeiten haben den Vorteil, daß sie den TeilnehmerInnen die Aufgabe und der Forscherin die Analyse erleichtern, aber es ist auch möglich, daß dabei wichtige Informationen verlorengehen. Mit unstrukturierten Antworten kann man solche Informationen zwar erfassen, allerdings bedarf es einer speziellen Technik, um die Antworten zu analysieren. Diese Technik wird *Inhaltsanalyse* genannt und ist eine Methode zur objektiven, systematischen und quantitativen Beschreibung von mündlichen Mitteilungen und schriftlichen Aufzeichnungen.

In dem Kasten auf S. 399 sind einige Fragen aus einer Erhebung über freiberuflich tätige Kinderkrankenschwestern aufgeführt (Grey und Flint, 1989). Die ersten beiden Fragen stammen aus einer Liste ähnlicher Fragen; es handelt sich um geschlossene Fragen in Form der Likert-Skala. Beachten Sie, daß die TeilnehmerInnen gebeten werden anzugeben, in welchem Maß sie jeder Frage zustimmen. Wenn man in einer Erhebung solche Fragen verwendet, werden die TeilnehmerInnen gezwungen, sich für eine der vorgegebenen Antworten zu entscheiden, weil man davon ausgeht, daß diese Antworten die einzig möglichen sind. Die einzige Alternative besteht darin, die Frage zu überspringen und die Antwort offenzulassen. Wie die zweite Gruppe von Fragen zeigt, hat man manchmal keine oder nur eine begrenzte Vorstellung davon, was die TeilnehmerInnen sagen werden, oder sie sollen veranlaßt werden, mit eigenen Worten zu antworten. Auch hier können die TeilnehmerInnen Fragen unbeantwortet lassen, aber sie werden nicht zu einer vorgegebenen Antwort veranlaßt.

Interviews und Fragebögen sind in der Pflegeforschung allgemein übliche Instrumente. Beide sind vernünftige Möglichkeiten zur Sammlung von Informationen zu Forschungszwecken, weil es sich um direkte Ansätze handelt. So würde man bestimmte Information, z.B. Einstellungen und Auffassungen der Versuchspersonen, nur schwer erhalten, wenn man die Versuchspersonen nicht direkt befragen könnte. Allerdings treten bei allen Methoden, die sich auf mündliche bzw. schriftliche Berichte stützen, Probleme mit der Genauigkeit auf. Es gibt oft keine Möglichkeit herauszufinden, ob das, was mitgeteilt wird, der Wahrheit entspricht. Man weiß, daß Versuchspersonen dazu neigen, Fragen so zu beantworten, daß sie einen guten Eindruck damit machen. Solche Antworten sind unter der Bezeichnung *soziale Erwünschtheit* bekannt. Da es keine Möglichkeit gibt festzustellen, ob TeilnehmerInnen die Wahrheit sagen oder lediglich einen guten Eindruck machen wollen, bleibt der Forscherin normalerweise nichts anderes übrig als davon auszugehen, daß sie die Wahrheit sagen.

Fragebögen und Interviews dienen auch speziellen Zielen und sie haben auch ihre Vor- und Nachteile. Fragebögen und „Papier-und-Bleistift"-Tests sind hervorragend geeignet, wenn die Themen begrenzt sind und die Forscherin sicher sein kann, daß die Fragen eindeutig und präzise formuliert sind. Fragebögen sind willkommene Instrumente, wenn es um das Sammeln von Informationen geht. Sind sie jedoch zu lang, werden sie wahrscheinlich nicht ausgefüllt. Direkte Techniken bzw. Interviews setzt man am besten dann ein, wenn die Möglichkeit besteht, daß die Forscherin den TeinehmerInnen die Aufgabe näher erklären muß oder daran interessiert ist, mehr persönliche Informationen zu

Beispiele für geschlossene und offene Fragen

Geschlossene Fragen (in Form der Likert-Skala)

A. Wie zufrieden sind Sie mit ihrer jetzigen Stellung?
1. Sehr zufrieden
2. Einigermaßen zufrieden
3. Unentschieden
4. Leicht unzufrieden
5. Sehr unzufrieden

B. In welchem Maße tragen die folgenden Faktoren zu dem Grad Ihrer momentanen Zufriedenheit bei?

	überhaupt nicht	*sehr wenig*	*etwas*	*ziemlich viel*	*sehr viel*
1. Anteile der auf die Pflege verwendeten Zeit	1	2	3	4	5
2. Patiententypus	1	2	3	4	5
3. Anteile der auf die Ausbildung verwendeten Zeit	1	2	3	4	5
4. Anteile der auf die Verwaltungsarbeit verwendeten Zeit	1	2	3	4	5

Geschlossene Fragen

A. Wie viele PatientInnen sehen Sie durchschnittlich pro Tag?
1. 1 bis 3
2. 4 bis 6
3. 7 bis 9
4. 10 bis 12
5. 13 bis 15
6. 16 bis 18
7. 18 bis 20
8. mehr als 20

B. Wie würden Sie Ihre Arbeitsweise beschreiben?
1. zu langsam
2. langsam
3. in etwa richtig
4. fleißig
5. zu fleißig

Offene Frage

A. Gibt es irgendwelche Anreize, die die „National Association of Pediatric Nurse Associates and Practitioners" für ihre Mitglieder schaffen sollte, die es zum gegenwärtigen Zeitpunkt aber noch nicht gibt?

____
____
____

bekommen. Durch Telefoninterviews kann man mehr TeilnehmerInnen erreichen als mit direkten Interviews, und sie sind eindeutiger als Fragebögen.

Grey et al. (1991; Anhang B) verwendeten eine Kombination aus Interview und Fragebogen, um den Einfluß von Alter, Coping und Selbstpflege auf die psychologische, soziale und physiologische Anpassung von Kindern und Jugendlichen mit Diabetes zu erforschen. Eine der Meßmethoden für die soziale Anpassung war das „Child and Adolescent Adjustment Profile" (Anpassungsprofil von Kindern und Jugendlichen). Dabei handelt es sich um ein Interview mit den Eltern, auf dessen Grundlage das soziale Rollenverhalten von Kindern und Jugendlichen in den Bereichen Produktivität, Beziehungen zu anderen Kindern bzw. Jugendlichen, Abhängigkeit, Feindseligkeit und Rückzug bewertet wurde. Um eine umfassendere Beurteilen der Anpassung der Kinder zu erhalten, mußten jedoch auch die Kinder über ihre Gefühle berichten. Zu diesem Zweck wurde das „Self-Perception Profile for Children" (Selbstwahrnehmungsprofil für Kinder) eingesetzt; hierbei handelt es sich um einen Fragebogen, in dem es um Gefühle im Zusammenhang mit Kompetenz in mehreren Bereichen geht. Auf diese Art und Weise war es den Forscherinnen möglich, über die Anpassung aus der Sicht der Kindern und ihrer Eltern zu berichten. Der Einsatz verschiedener Bewertungsmethoden ergibt ein vollständigeres Bild als der Einsatz einer einzigen Methode.

Es ist für ForscherInnen schwierig zu entscheiden, ob sie Interviews oder Fragebögen einsetzen sollen. Die endgültige Entscheidung hängt oft von der Verfügbarkeit der Instrumente und den relativen Kosten und Vorteilen ab.

Sowohl das persönliche Interview als auch das Telefoninterview haben gegenüber Fragebögen gewissen Vorteile. Unter gleichen Voraussetzungen sind Interviews besser als Fragebögen, weil der Prozentsatz der auskunftsbereiten Personen fast immer höher ist und dadurch Verfälschungen im Zusammenhang mit der Stichprobe eher ausgeschlossen werden können (siehe Kapitel 15). Es ist wahrscheinlicher, daß TeilnehmerInnen einen Fragebogen wegwerfen als daß sie den Hörer auflegen oder der Interviewerin die Tür vor der Nase zumachen. Ein weiterer Vorteil des Interviews liegt darin, daß einige Menschen, z.B. Kinder, Blinde und Analphabeten zwar keinen Fragebogen ausfüllen, jedoch an einem Interview teilnehmen können. Bei einem Interview weiß die Datensammlerin auch, wer die Antworten gibt. Wenn dagegen Fragebögen verschickt werden, könnte beispielsweise jede in dem Haushalt lebende Person die Antworten geben.

Bei Interviews lassen sich auch Vorsichtsmaßnahmen in die Interviewsituation einbauen. Die Interviewerin kann falsch verstandene Fragen klären und sie kann feststellen, wieviel Verständnis und Kooperationsbereitschaft die TeilnehmerInnen zeigen. Darüber hinaus hat die Forscherin absolute Kontrolle über die Reihenfolge der Fragen. Bei einem Fragebogen hingegen können die TeilnehmerInnen die Fragen in beliebiger Reihenfolge beantworten. Manchmal kann eine solche Änderung der Reihenfolge die Antworten verändern.

Letztendlich sind die durch Interviews gesammelten Daten auch reichhaltiger und komplexer. Dies gilt ganz besonders dann, wenn offene Fragen verwendet werden. Aber auch bei geschlossenen Fragen können Interviews Aufschluß darüber geben, weshalb ein Teilnehmer auf eine bestimmte Art und Weise geantwortet hat.

Auch Fragebögen, die mit der Post verschickt werden, haben gewisse Vorteile. Ihr Einsatz ist sehr viel preisgünstiger als der von Interviews, weil die Durchführung von Interviews die Anwerbung und Schulung von InterviewerInnen erfordert. Steht also einer Forscherin nur eine bestimmte Menge an Zeit und Geld zur Verfügung, läßt sich mit Fragebögen eine größere und vielfältigere Stichprobe gewinnen vorausgetzt, man erzielt eine hohe Rücklaufquote. Fragebögen gewähren darüber hinaus völlige Anonymität; dies kann wichtig sein, wenn die Studie sich mit heiklen Problembereichen befaßt. Schließlich bietet die Tatsache, daß keine Interviewerin anwesend ist, der Forscherin und den LeserInnen die Gewähr, daß es keine durch die Interviewerin bedingten Verfälschungen gibt. Diese entstehen dann, wenn die Interviewerin die TeilnehmerInnen unabsichtlich dazu bringt, eine bestimmte Antwort zu geben. Dieses Problem tritt speziell in Studien mit unstrukturierten Interviews auf. Ein ganz leichtes Nicken mit den Kopf könnte die TeilnehmerInnen schon dazu verleiten, eine Antwort zu geben, die dem entspricht, was die Forscherin hören möchte.

Aufzeichnungen oder verfügbare Daten

Die bisher vorgestellten Methoden der Datensammlung werden von PflegeforscherInnen eingesetzt, wenn es darum geht, neue Daten für die Erforschung eines für sie interessanten Phänomens zu sammeln. Allerdings werden nicht immer neue Informationen benötigt. Manchmal können auch bereits existierende Informationen unter einem anderen Aspekt untersucht werden, um ein Problem zu erforschen. Es wird allgemein angenommen, daß in erster Linie die historische Forschung Aufzeichnungen oder verfügbare Daten verwendet, aber Krankenhausunterlagen, Pflegepläne und Datenquellen wie z.B. Volkszählungen werden häufig zur Sammlung von Informationen in der Pflegeforschung benutzt. Was diese Untersuchungen von einer Literaturüberprüfung unterscheidet, ist die Tatsache, daß diese verfügbaren Daten unter einem neuen Aspekt untersucht und nicht nur zusammengefaßt werden, und daß sie zur Beantwortung spezifischer Forschungsfragen dienen. Unter *Aufzeichnungen oder verfügbaren Daten* versteht man also Informationen, die aus existierenden Materialien gewonnen werden, z.B. aus Krankenhausunterlagen, historischen Dokumenten oder Videobändern, und die der Beantwortung von Forschungsfragen unter einem neuen Aspekt dienen.

Die Verwendung verfügbarer Daten bietet gewisse Vorteile. Da die Phase der Datensammlung oft der schwierigste und zeitaufwendigste Schritt des Forschungsprozesses ist, wird durch die Verwendung verfügbarer Aufzeichnungen häufig eine beträchtliche Zeiteinsparung ermöglicht. Wenn diese Aufzeichnungen auf die gleiche Art und Weise über längere Zeiträume geführt wurden, wie dies z.B. bei den „National Health and Examination Surveys“ (Nationale Erhebungen über Untersuchungen und gesundheitliche Themen) der Fall ist, dann kann man durch eine Analyse dieser Unterlagen Trends über längere Zeiträume untersuchen. Die Studie mit dem Langzeit-Design in Kapitel 9 (Jones, Robertson und Pieper, 1992) ist ein Beispiel für eine solche Studie. Darüber hinaus lassen sich durch die Verwendung verfügbarer Daten Probleme wie Reaktivität und Verfälschungen im Zusammenhang mit der Beantwortung von Fragen vermindern, und die Forscherin muß niemanden um Teilnahme an der Studie bitten.

Andererseits wird ForscherInnen manchmal nur sehr ungern Zugang zu Unterlagen gewährt. Geht aus den Unterlagen die Identität einzelner Personen nicht hervor, gibt es gewöhnlich keine Probleme. Das Gesetz zum Schutz der Privatsphäre – ein Bundesgesetz – schützt jedoch das Recht von Einzelpersonen, die aufgrund der Unterlagen identifiziert werden könnten. Ein weiteres Problem, das sich auf die Qualität verfügbarer Daten auswirkt, ist die Tatsache, daß die Forscherin nur Zugang zu vorhandenen Aufzeichnungen hat. Wenn diese nicht repräsentativ für alle Daten sind, dann können Verfälschungen zum Problem werden. Oft gibt es keine Möglichkeit festzustellen, ob nicht schon die Auswahl der für die Registrierung vorgesehenen Daten ein verfälschtes Bild wiedergibt, und die Forscherin ist bei der Einschätzung der Genauigkeit solcher Aufzeichnungen auf sich selbst gestellt. Beispielsweise könnte es sein, daß sie sozioökonomische Faktoren im Zusammenhang mit der Selbsttötungsrate untersuchen will. Derartige Daten gelangen wegen der mit einer Selbsttötung verbundenen Stigmatisierung relativ selten an die Öffentlichkeit und sie wären somit verfälscht.

Ein weiteres Problem bezieht sich auf die Authentizität der Aufzeichnungen. Die Unterscheidung zwischen Primär- und Sekundärliteratur ist hier ebenso wichtig wie bei der Literaturüberprüfung (siehe Kapitel 5). So ist es möglich, daß ein Buch von einem „Ghostwriter" verfaßt wurde, jedoch der bekannten Autorin zugeschrieben wird. Es wird dann schwierig für die Forscherin, solche subtilen Verfälschungen aufzuspüren.

Dennoch stellen Aufzeichnungen und verfügbare Daten eine reiche Quelle für Forschungszwecke dar. Aber und Hawkins (1992) liefern ein interessantes Beispiel für die Verwendung verfügbarer Daten bei einer Untersuchung über das Image von Krankenschwestern durch eine Auswertung von Anzeigen. In dieser Studie ging es den Forscherinnen darum herauszufinden, ob Krankenschwestern in Anzeigen als eigenständige Berufsgruppe oder als Helferinnen der Ärzte dargestellt werden. Sie überprüften mit Hilfe der standardisierten Inhaltsanalyse 313 verschiedene Anzeigen in Medizin- und Pflegezeitschriften. Die Studie ergab, daß Krankenschwesternen als Sexobjekte, schmückendes Beiwerk und Dienerinnen der Ärzte dargestellt wurden.

Die Entwicklung neuer Instrumente

Wie bereits in diesem Kapitel und in Kapitel 10 erwähnt wurde, ist es manchmal nicht möglich, ein Instrument bzw. eine Methode mit akzeptabler Reliabilität und Validität ausfindig zu machen, um eine bestimmte Variable zu bewerten. Dies ist oft der Fall, wenn es um die Überprüfung eines Teils einer Pflegetheorie oder um die Bewertung der Auswirkungen einer medizinischen Intervention geht. Die Arbeit von Melnyk (1990) liefert ein Beispiel aus jüngster Zeit; es sollte erforscht werden, weshalb manche Menschen Gesundheitsvorsorge in Anspruch nehmen, andere dagegen nicht. Ein entspechendes Konstrukt wären die subjektiven Hemmnisse gegenüber der Gesundheitsvorsorge. Melnyk führt zum Zweck der Operationalisierung des Konzepts der Hemmnisse eine Untersuchung durch, indem sie die potentiellen Hemmnisse mit Hilfe eines speziellen Verfahrens, *Delphi-Technik* genannt, ermittelte. Dann wurden die Items auf Reliabilität überprüft und mittels Faktorenanalyse klassifiziert (siehe Kapitel 17). Diese Klassifizierung führte schließlich zu der Entwicklung einer Skala, die getestet wurde. Die Entwicklung von Instrumenten ist ein zeitaufwendiger und komplexer Prozeß, der sich aus den folgenden Schritten zusammensetzt:

- Definition des zu bewertenden Konstrukts
- Formulierung der Items
- Überprüfung der Items auf innere Validität

- Entwicklung von Instruktionen für Versuchspersonen und AnwenderInnen
- Durchführung von Pre-Tests und Pilot-Tests mit diesen Items
- Beurteilung der Reliabilität und Validität.

Um das zu bewertende Konstrukt definieren zu können, muß die Forscherin genau über das Konstrukt Bescheid wissen. Dies erfordert eine umfassende Überprüfung der Literatur sowie aller mit dem Konstrukt zusammenhängenden Tests und Bewertungen. Die Forscherin faßt dann alle verfügbaren Informationen in einer Synthese zusammen, damit das Konstrukt definiert werden kann (siehe Kapitel 5 und 10).

Im Anschluß daran können die einzelnen Items zur Bewertung des Konstrukts entwickelt werden. Zu diesem Zweck werden viel mehr Items entwickelt als nötig sind, um jeden Aspekt des Konstrukts bzw. Unterkonstrukts zu erfassen. Die Items werden von einem Gremium aus ExpertInnen des jeweiligen Wissensgebietes beurteilt, so daß die Forscherin sicher sein kann, daß die Items genau das bewerten, was sie bewerten sollen (innere Validität; siehe Kapitel 15). Am Ende werden einige Items ausgeschlossen, weil sie nicht so geeignet sind wie ursprünglich angenommen; sie werden dann einfach weggelassen. In dieser Phase muß die Forscherin auf Konsistenz bei den Items und bei den Test- und Bewertungsverfahren achten.

Zuletzt wird der Test einer Gruppe von Personen vorgelegt, die den Versuchspersonen ähnlich sind, die im Rahmen einer größeren Studie untersucht werden sollen. Ziel dieser Analyse ist es, einerseits die Qualität des Instrumentes in seiner Gesamtheit festzustellen (Reliabilität und Validität) und andererseits zu überprüfen, ob es mit Hilfe der einzelnen Items gelingt, Unterschiede bei den TeilnehmerInnen festzustellen (Varianz bei der Beantwortung der Items). Es ist auch möglich, ein ähnliches Instrument vorzulegen, um zu ermitteln, ob sich das neue Instrument deutlich von dem alten unterscheidet.

Es ist wichtig, daß ForscherInnen, die sehr viel Zeit auf die Entwicklung von Instrumenten verwenden, ihre Ergebnisse auch veröffentlichen. Diese Art von Forschung dient nicht nur dazu, andere ForscherInnen mit dem Instrument vertraut zu machen, sondern sie soll auch zur Erweiterung der Kenntnisse in diesem Bereich beitragen, denn die Durchführung relevanter Forschungsprojekte scheitert manchmal nur daran, daß wichtige Phänomene nicht bewertet werden können.

Die kritische Bewertung der Methoden der Datensammlung

Die kritische Bewertung der Methoden der Datensammlung stellt Neulinge in der Forschungsanwendung oft vor Probleme. Das hängt damit zusammen, daß das Instrument selbst nicht verfügbar ist und man sich nicht ganz wohl fühlt, wenn man die Angemessenheit einer Methode beurteilen soll, ohne daß man sie vor Augen hat. Allerdings können beim Lesen von Forschungsberichten viele Fragen gestellt werden, die bei der Beurteilung einer Methode hilfreich sind. Diese Fragen sind in dem Kasten auf S. 404 aufgelistet.

Die Methode der Datensammlung sollte in jeder Studie klar benannt werden. Ferner müssen in dem Bericht die konzeptuellen und operationalen Definitionen einer jeden wichtigen Variablen angegeben sein. Manchmal ist es hilfreich, wenn die Forscherin erklärt, weshalb eine bestimmte Methode gewählt wurde. Geht es in einer Studie beispiels-

Kriterien für die kritische Bewertung der Datenerhebung

1. Werden alle Instrumente für die Datensammlung klar benannt und beschrieben?
2. Wird eine vernünftige Begründung für ihre Auswahl angegeben?
3. Eignet sich die Methode für das zu untersuchende Problem?
4. Eignet sich die Methode für die klinische Situation?
5. Wurden die Daten bei allen Versuchspersonen auf die gleiche Art und Weise gesammelt?

Physiologische Messmethoden

1. Eignet sich das Instrument für das Forschungsproblem? Wird es mit Gewalt den Erfordernissen angepaßt?
2. Wird für die Auswahl eines bestimmten Instrumentes eine vernünftige Begründung gegeben?
3. Werden Vorkehrungen getroffen, um die Genauigkeit der Instrumente und die Zuverlässigkeit der Personen, die sie benutzen, beurteilen zu können?

Methoden der Beobachtung

1. Wer führte die Beobachtung durch?
2. Waren die BeobachterInnen geschult, um das Auftreten von Verfälschungen zu minimieren?
3. Gab es Richtlinien für die Durchführung der Beobachtung?
4. Mußten die BeobachterInnen Schlußfolgerungen aus ihren Beobachtungen ziehen?
5. Gibt es Grund zu der Annahme, daß die Anwesenheit der Beobachterin das Verhalten der Versuchspersonen beeinflußt hat?
6. Wurden bei den Beobachtungen die Prinzipien der informierten Zustimmung beachtet?

Interviews

1. Ist der Erhebungsbogen so genau beschrieben, daß man beurteilen kann, ob er alle Untersuchungsthemen abdeckt?
2. Gibt es eindeutige Hinweise darauf, daß die Versuchspersonen die Aufgaben und Fragen verstanden haben?
3. Wer waren die InterviewerInnen, und wie wurden sie geschult?
4. Gibt es Belege für Verfälschungen durch die Interviewerinnen?

Fragebögen

1. Ist der Erhebungsbogen so genau beschrieben, daß man beurteilen kann, ob er alle Untersuchungsthemen abdeckt?
2. Gibt es Belege, daß die Versuchspersonen in der Lage waren, die Aufgabe zu erledigen?
3. Gibt es eindeutige Hinweise, daß die Versuchspersonen den Fragebogen verstanden haben?
4. Gilt für die Mehrzahl der Items, daß die offene bzw. geschlossene Fragestellung angemessen war?

Kriterien für die kritische Bewertung (Fortsetzung)

Verfügbare Daten und Aufzeichnungen

1. Eignen sich die Aufzeichnungen für das zu untersuchende Problem?
2. Werden die Daten so untersucht, daß sie zu neuen Informationen führen und nicht eine bloße Zusammenfassung der Aufzeichnungen sind?
3. Hat sich die Autorin mit Fragen der inneren und äußeren kritischen Überprüfung auseinandergesetzt?
4. Gibt es in den verfügbaren Aufzeichnungen irgendwelche Hinweise auf Verfälschungen, die auf die Auswahl zurückzuführen sind?

weise um kleine Kinder, dann könnte die Forscherin erklären, daß der Einsatz eines selbst zu beantwortenden Fragebogens nicht möglich war und deshalb ein Interview gewählt wurde.

Ist die Methode zur Bewertung einer jeden in Frage kommenden Variablen ermittelt, dann sollten Sie herausfinden, ob die Variable mit dieser Methode am besten bewertet werden kann. Wurde beispielsweise ein Fragebogen verwendet, dann könnte man sich fragen, was gegen ein Interview spricht. Darüber hinaus sollten Sie überlegen, ob die Methode der klinischen Situation angemessen war. Wäre es beispielsweise sinnvoll, PatientInnen auf einer Wachstation zu interviewen?

Sobald man festgestellt hat, daß alle relevanten Variablen angemessen operationalisiert wurden, kann man überprüfen, wie gut die Methode ausgeführt wurde. Bei Studien, in denen physiologische Meßmethoden eingesetzt werden, ist es wichtig festzustellen, ob das Instrument für das Problem geeignet war oder ob es mit Gewalt den Bedürfnissen angepaßt wurde. Die Auswahl eines bestimmten Instrumentes muß vernünftig begründet werden. Zum Beispiel wäre es wichtig zu wissen, daß die Studie unter der Schirmherrschaft eines Herstellers durchgeführt wurde, der die Meßinstrumente zur Verfügung gestellt hat. Darüber hinaus sollten Voraussetzungen geschaffen werden, damit die Genauigkeit der Instrumente und die Zuverlässigkeit derer, die sie eingesetzt haben, beurteilt werden kann.

Bei Studien, die mit Methoden der Beobachtung arbeiten, sind bestimmte Überlegungen angebracht. Wer waren die BeobachterInnen, und wie wurden sie geschult? Gibt es Grund zu der Annahme, daß die einzelnen BeobachterInnen Ereignisse bzw. Verhaltensweisen unterschiedlich gesehen haben? Es gilt zu bedenken, daß die Wahrscheinlichkeit von Verfälschungen bei Beobachtungen um so größer ist, je mehr Schlußfolgerungen gezogen werden müssen. Das Problem der Reaktivität muß ebenfalls berücksichtigt werden; bei jeder Beobachtungssituation besteht die Möglichkeit, daß die bloße Gegenwart der Beobachterin das Verhalten, auf das es ankommt, verändert. Wichtig ist hier nicht etwa das Auftreten von Reaktivität, sondern vielmehr die Frage, in welchem Maße die Daten davon betroffen sind. Schließlich muß auch überlegt werden, ob das Beobachtungsverfahren mit ethischen Grundsätzen in Einklang stand. Die LeserInnen müssen fragen, ob die Versuchspersonen über die Beobachtung informiert wurden, ob eine Intervention vorgenommen wurde und ob die Versuchspersonen der Beobachtung zugestimmt haben.

Interviews und Fragebögen müssen eindeutig beschrieben werden, damit die LeserInnen feststellen können, ob die Variablen in geeigneter Form operationalisiert wurden. Manchmal wird auf den Originalbericht über die Entwicklung des verwendeten Meßinstruments verwiesen, und die LeserInnen möchten diese Studie vielleicht erst einmal lesen, bevor sie entscheiden, ob die Methode für die vorliegende Studie geeignet ist. Die Aufgaben für die TeilnehmerInnen müssen klar formuliert sein. Folglich müssen Vorkehrungen getroffen werden, damit die Versuchspersonen zum einen die einzelnen Fragen verstehen und zum anderen auch begreifen, was sie tun sollen. Wer waren die InterviewerInnen? Wird erklärt, wie sie geschult wurden, um Verfälschungen zu minimieren?

Verfügbare Daten werden sowohl einer inneren als auch einer äußeren kritischen Überprüfung unterzogen. Bei der inneren kritischen Überprüfung wird der Wert der Unterlagen beurteilt. Diese Überprüfung bezieht sich hauptsächlich auf die Genauigkeit der Daten (siehe Kapitel 11). Die Forscherin muß auch nachweisen, daß die Unterlagen echt sind. Die äußere kritische Überprüfung beschäftigt sich mit der Authentizität von Unterlagen. Wurden sie tatsächlich von dem bekannten Autor geschrieben? Die LeserInnen sollten sich über die Probleme im Zusammenhang mit der selektiven Aufnahme und Verbreitung von Ergebnissen klar sein. Es ist gut möglich, daß die Forscherin eine Stichprobe hat, die nicht aus allen Unterlagen eines Problembereichs gewonnen wurde und deshalb verfälscht ist; diese Verfälschung kann weitreichende Auswirkungen auf die Validität der Ergebnisse haben.

Zum Schluß sollten die LeserInnen ihre Aufmerksamkeit auf die Datensammlung richten. Gibt es eine Gewähr dafür, daß alle Versuchspersonen die gleichen Information erhalten haben? Außerdem sollte man versuchen festzustellen, ob bei allen Versuchspersonen alle Informationen auf die gleiche Art und Weise gesammelt wurden.

Hat man sich davon überzeugt, daß die Methode der Datensammlung mit der Problemstellung in Einklang steht und die Verfahren auf die zu untersuchende Population abgestimmt sind, dann müssen die Reliabilität und Validität der Instrumente überprüft werden. Die Merkmale dafür werden im nächsten Kapitel vorgestellt.

Merksätze

- Die Methoden der Datensammlung sind sowohl objektiv als auch systematisch. Sie beinhalten die operationalen Definitionen der relevanten Variablen einer Studie.
- Es gibt verschiedene Methoden der Datensammlung: die physiologische Messung, die Beobachtung, Interviews, Fragebögen sowie die Nutzung verfügbarer Daten bzw. Aufzeichnungen. Jede Methode hat Vor- und Nachteile.

- Bei physiologischen Messungen werden technische Instrumente eingesetzt, um Daten über den physikalischen, chemischen, mikrobiologischen oder anatomischen Status der PatientInnen zu sammeln. Mit solchen Instrumenten läßt sich besonders gut die Effektivität von Pflegeleistungen und verschiedener Möglichkeiten zur Verbesserung der Pflegeleistung untersuchen. Physiologische Messungen sind objektiv, präzise und sie reagieren empfindlich auf kleinste Schwankungen. Aber sie können sehr teuer sein und die Variable, um die es geht, verfälschen.
- Die Methode der Beobachtung wird häufig in der Pflegeforschung eingesetzt, wenn die betreffenden Variablen mit Ereignissen oder Verhaltensweisen zu tun haben. Die wissenschaftliche Beobachtung erfordert Vorbereitungen, systematische Aufzeichnungen, Überwachung der Beobachtungen und sie setzt die Beziehung zu einer wissenschaftlichen Theorie voraus. Diese Methode ist am besten geeignet für Forschungsprobleme, die sich als Teilaspekte eines Ganzen nur schwer untersuchen lassen. Die BeobachterInnen können sich aktiv oder passiv verhalten, und sie können verdeckt oder offen arbeiten. Die Methode der Beobachtung hat mehrere Vorteile. Der Hauptvorteil ist ihre Flexibilität bei der Bewertung verschiedener Situationen. Darüber hinaus lassen sich durch Beobachtungen, je nach der Art des zu untersuchenden Problems, aufschlußreiche und umfassende Informationen sammeln. Beobachtungen haben jedoch auch so manche Nachteile. Reaktivität oder die Verfälschung von Daten durch die Anwesenheit der Beobachterin ist ein großes Problem bei nicht verdeckten Beobachtungen. Arbeitet die Beobachterin jedoch verdeckt, ergeben sich ethische Probleme. Letztendlich können Beobachtungen durch die BeobachterInnen verfälscht werden.
- Interviews und Fragebögen sind in der Pflegeforschung die am meisten verwendeten Methoden der Datenerhebung. In beiden Fällen sollen die Versuchspersonen selbst Angaben machen. Die Items auf Fragebögen und Interviewformblättern können direkt oder indirekt nutzbar sein, und sie können zu einer Skala kombiniert werden. Mit einer Skala kann man einschätzen, in welchem Grad ein gewisser Charakterzug bzw. Merkmal bei einem Teilnehmer ausgeprägt ist. Für die Befragung der Versuchspersonen können offene oder geschlossene Fragen verwendet werden. Die Fragen müssen für die TeilnehmerInnen verständlich sein, sie müssen neutral formuliert und grammatikalisch korrekt sein.

- Fragebögen (auch solche zum Selbstausfüllen) sind besonders sinnvoll bei einer begrenzten Anzahl von Fragen und wenn die Forscherin sicher ist, daß die Fragen eindeutig und genau formuliert sind. Schriftliche Erhebungen anhand von Fragebögen sind bei einer großen Anzahl von Versuchspersonen sehr viel kostengünstiger und viel weniger zeitaufwendig, insbesondere dann, wenn die Versuchspersonen in weit auseinanderliegenden Gegenden leben. Ein weiterer Vorteil, den schriftliche Erhebungen gegenüber Interviews haben, liegt darin, daß diese Form potentiell vollständige Anonymität gewährleistet. Außerdem gibt es keine Möglichkeit, daß Verfälschungen durch eine Interviewerin entstehen.
- Interviews werden am besten dann eingesetzt, wenn es darauf ankommt, eine hohe Beteiligung und verfälschungsfreies Material zu erhalten, da die Ablehnungsrate bei Interviews niedriger liegt als bei schriftlichen Umfragen. Interviews ermöglichen auch den Zugang zu Teilen der Gesamtbevölkerung, die bei schriftlichen Umfragen von der Teilnahme an der Studie ausgeschlossen wären, wie z.B. Kinder und Analphabeten. Außerdem kann die Interviewerin die unverstandenen Fragen klären.
- Aufzeichnungen und verfügbare Daten sind ebenfalls eine wichtige Quelle für Forschungsdaten. Die Verwendung verfügbarer Daten kann bei der Durchführung einer Studie beträchtliche Zeit- und Geldeinsparungen bewirken. Bei dieser Methode der Datensammlung lassen sich Probleme mit der Reaktivität und ethische Bedenken sehr in Grenzen halten. Allerdings gibt es bei Aufzeichnungen und verfügbaren Daten Schwierigkeiten im Zusammenhang mit der Verfügbarkeit, Authentizität und Genauigkeit.
- Bei der kritischen Bewertung der Methoden der Datensammlung einer Studie müssen Angemessenheit, Objektivität und Konsistenz der jeweiligen Methode im Mittelpunkt der Aufmerksamkeit stehen.

Literaturverzeichnis

Aber, C.S.M., & Hawkins, J.W. (1992). Portrayal of nurses in advertisements in medical and nursing journals. *Image: Journal of Nursing Scholarship*, 24, 289-293.

Collins, C., Given, B., Given C.W., & King, S. (1988). Interviewer training and supervision. *Nursing Research*, 37, 122-124.

Gift, A.G., Moore, T., & Soeken, K. (1992). Relaxation to reduce dyspnea and anxiety in COPD patients. *Nursing Research*, 41, 242-245.

Gill, N.E., Behnke, M., Conlon, M., McNeely, J.B., & Anderson, G.C. (1988). Effekt of nonnutritive sucking on behavioral state in preterm infants before feeding. *Nursing Research*, 37, 147-150.

Given, B.A., Keilman, L.J., Collins, C., & Given C.W. (1990). Strategies to minimize attrition in longitudinal studies. *Nursing Research*, 39(3), 184-186.

Grey, M., & Flint, S. (1989). NAPNAP membership survey: Characteristics of member's practice. *Journal of Pediatric Health Care*, 3, 336-341.

Grey, M., Cameron, M.E., & Thurber, F.W. (1991). Coping and adaptation in children with diabetes. *Nursing Research*, 40, 144-148.

Heidenreich, T., & Giuffre, M. (1990). Postoperative temperature measurement. *Nursing Research*, 39(3), 153-155.

Holmes, T.H., & Rahe, R.H. (1967). The social readjustment rating scale. *Journal of Psychosomatic Research*, 11, 213-218.

Lazarus, R.S., & Folkman, S. (1984). Coping and adaptation. In W.D. Gentry (Ed.), *The handbook of behavioral medicine* (pp. 22-325). New York: Guildford.

Melnyk, K.A.M. (1990). Barriers to care: Operationalizing the variable. *Nursing Research*, 39, 108-112.

Seaman, C.C.H., & Verhonick, P.J. (1982). *Research methods for undergraduate students in nursing*. Norwalk, CT: Appleton-Century-Crofts.

Speilberger, C.D. (1973). *Manual for the state-trait anxiety inventory for children*. Palo Alto, CA: Consulting Psychologists.

Stewart Fahs, P.S., & Kinney, M.R. (1991). The abdomen, thigh, and arm as sites for subcutaneous sodium heparin injections. *Nursing Research*, 40(4), 204-207.

West, M., Bondy, E., & Hutchinson, S. (1991). Interviewing institutionalized elders: Threats to validity. *Image: Journal of Nursing Scholarship*, 23, 171-176.

White, M.A., Williams, P.D., Alexander, D.J., Powell-Cope, G.M., & Conlon, M. (1990). Sleep onset latency and distress in hospitalized children. *Nursing Research*, 39(3), 134-139.

Zusätzliche Literatur

Butz, A.M., & Alexander, C. (1991). Use of health diaries with children. *Nursing Reseasrch*, 40, 59-61.

DeKeyser, F.G., & Puch, L.C. (1990). Assessment of the realiability and validity of biochemical measures. *Nursing Research*, 39, 314-317.

Gold, D.R., Weiss, S.T., Tager, I.B., Segal, M.R., & Speizer, F.E. (1989). Comparison of questionnaire and diary methods in acute childhood respiratory illness surveillance. *American review of respiratory diseases*, 139, 847-849.

Hutchinson, S., & Wilson, H.S. (1992). Validity threats in scheduled semistructured research interviews. *Nursing Research*, 41, 117-119.

Jones, E.J., & Kay, M. (1992). Instrumentation in cross-cultural research. *Nursing Research*, 41, 186-188.

Morse, J.M. (1991). Approaches to qualitative-quantitative methodological triangulation. *Nursing Research*, 40, 120-123.

Nield, M., & Kim, M.J. (1991). The reliability of magnitude estimation for dyspnea measurement. *Nursing Research*, 40, 17-19.

Sandelowski, M. (1991). Telling stories: Narrative approaches in qualitative research. *Image: Journal of Nursing Scholarship*, 23, 161-165.

Strickland, O.L., & Waltz, C.F. (1988). *Measurement of nursing outcomes: measuring client outcomes* (Vol. 1). New York: Springer.

Waltz, C.F., & Strickland, O.L. (1988). *Measurement of nursing outcomes: measuring client outcomes* (Vol. 2). New York: Springer

15 Reliabilität und Validität

Geri LoBiondo-Wood, Judith Haber

Lernziele

Nach der Lektüre dieses Kapitels sollten Sie Folgendes können:

- Darlegen, wie sich Bewertungsfehler auf die Ergebnisse einer Forschungsarbeit auswirken können.
- Die Ziele der Reliabilität und Validität erörtern.
- Den Begriff „Reliabilität" definieren.
- Die Konzepte „Beständigkeit", „Äquivalenz" und „Homogenität" im Zusammenhang mit Reliabilität diskutieren.
- Die verschiedenen Methoden zur Bewertung der Reliabilität vergleichen und einander gegenüberstellen.
- Den Begriff „Validität" definieren.
- Interne Validität, Kriteriumvalidität und Konstruktvalidität vergleichen und einander gegenüberstellen.
- Die Kriterien zur kritischen Bewertung der Reliabilität und Validität von Bewertungsinstrumenten benennen.
- Die Kriterien für die kritische Bewertung auf die Beurteilung der Reliabilität und Validität von Bewertungsinstrumenten anwenden.

Schlüsselbegriffe

Äquivalenz
Beständigkeit
Cronbach's Alpha
Divergente Validität
Fehlervarianz
Homogenität
Innere Konsistenz
Interne Validität
Interrater reliability
Konkurrierende Validität
Konstruktvalidität
Konvergente Validität
Korrelation zwischen einzelnen Items und der Gesamtskala
Kriteriumvalidität
Kuder-Richardson-Koeffizient
Parallele oder alternierende Form
Prognostische Validität
Reliabilität
Split-Half-Reliabilität
Systematischer Fehler
Test
Test und Testwiederholung
Überprüfung der Hypothese
Validität
Zufallsfehler

Die Bewertung pflegespezifischer Phänomene ist ein Hauptanliegen der Pflegeforschung. Wenn sich aber die Konzepte einer zu überprüfenden Theorie nicht in valider und reliabler Weise in den Erhebungsinstrumenten niederschlagen, dann sind die aus der empirischen Phase einer Studie abgeleiteten Schlußfolgerungen nicht valide, und sie leisten keinen Beitrag zur Entwicklung von Pflegetheorien. Reliabilität und Validität stehen im Mittelpunkt der Aufmerksamkeit von ForscherInnen und KritikerInnen von Forschungsarbeiten. Die in einem Forschungsprojekt verwendeten Bewertungsinstrumente müssen aus beiden Blickwinkeln bewertet werden; maßgebend ist dabei der vorhandene Grad der Reliabilität und Validität. Es gibt viele neue, für die Pflegetheorie relevante Konstrukte, und den ForscherInnen steht eine wachsende Anzahl etablierter Bewertungsinstrumente zur Verfügung. Doch müssen auch oft neue Instrumente entwickelt werden, und dazu gehört auch der Nachweis der Reliabilität und Validität, der Teil dieses Prozesses ist.

In anderen Kontexten werden Instrumente verwendet, die von ForscherInnen aus der Pflege und anderen Disziplinen entwickelt wurden. Die WissenschaftlerInnen müssen die Instrumente, die sie auswählen, beurteilen, um sicher zu sein, daß es sich um valide und reliable Meßmethoden handelt – was bedeutet, daß die zu überprüfenden Konstrukte damit exakt operationalisiert werden können.

Bei der Bewertung von Forschungsarbeiten und -berichten haben KritikerInnen die Reliabilität und Validität der in der Studie verwendeten Instrumente zu beurteilen, um feststellen zu können, ob die Auswahl dieser Instrumente für die zu untersuchenden Konstrukte angemessen ist. Die Angemessenheit der Instrumente und der Grad der festgestellten Reliabilität und Validität wirken sich ganz entscheidend auf die Befunde sowie auf die innere und äußere Validität der Studie aus. Messungen, die nicht valide sind, führen zu nicht validen Einschätzungen der Beziehungen zwischen den Variablen, was sich letztlich auf die innere Validität auswirkt. Im Hinblick auf die zu untersuchende Population führen nichtvalide Messungen zu unpräzisen Verallgemeinerungen, und damit steht die äußere Validität und die Möglichkeit, die Befunde in der klinischen Praxis verwenden zu können, auf dem Spiel. Die Beurteilung der Reliabilität und Validität erfüllt somit eine außerordentlich wichtige Funktion.

Unabhängig davon, ob neu entwickelte oder etablierte Bewertungsinstrumente verwendet werden, der Nachweis der Reliabilität und Validität ist von entscheidender Bedeutung für ForscherInnen und KritikerInnen.

Ziel dieses Kapitels ist es, die wichtigsten Arten der Reliabilität und Validität zu untersuchen und die Anwendbarkeit dieser Konzepte auf die Entwicklung, Auswahl und Beurteilung von Bewertungsinstrumenten in der Pflegeforschung zu demonstrieren.

Reliabilität, Validität und Bewertungsfehler

ForscherInnen fragen sich gelegentlich, ob es sich bei den Werten einer Stichprobe von Versuchspersonen tatsächlich um konsistente, korrekte Messungen von Verhaltensweisen handelt, die exakt die Unterschiede zwischen den einzelnen Personen wiedergeben. Variabilität bei Testwerten, die durch Fehler und nicht durch korrekte Messungen eines Verhaltens entsteht, wird als *Fehlervarianz* bezeichnet.

Ein von einem Item-Block abgeleiteter Testwert ist zusammengesetzt aus dem korrekten Wert plus Fehler (Abb. 15-1). Bei diesem Fehler kann es sich um einen *Zufallsfehler* oder um einen sogenannten *systematischen Fehler* handeln. Bei der Validität geht es um systematische Fehler, bei der Reliabilität um Zufallsfehler (Waltz, Strickland und Lenz, 1991). Zufallsfehler sind Fehler, die sich nur schwer kontrollieren lassen, z.B. die Stärke der Angst von TeilnehmerInnen zur Zeit des Tests. *Zufalls*fehler sind ihrem Wesen nach unsystematisch. Sie treten als Folge eines vorübergehenden Zustandes bei der Versuchsperson, im Kontext der Studie oder beim Umgang mit dem Instrument auf (Jennings und Rogers, 1989). Subjektive Wahrnehmungen oder Verhaltensweisen, die zu einem bestimmten Zeitpunkt auftreten, z.B. Angst, werden als Zustandsmerkmal oder vorübergehendes Merkmal bezeichnet, das sich oft dem Bewußtsein und der Kontrolle durch die Person, die die Untersuchung durchführt, entzieht. Ein Zufallsfehler könnte auch in einer Studie auftreten, in der es um die Messung des Blutdrucks geht. Er entsteht, wenn die Manschette nicht richtig angebracht wird, ein bestimmter Zeitpunkt für die Messung nicht abgewartet wird oder der Arm bei der Messung des Blutdrucks nicht im richtigen Verhältnis zum Herzen plaziert wird.

Ein *systematischer* oder *konstanter Fehler* ist ein Meßfehler, der auf relativ beständige Merkmale der Testpersonen zurückzuführen ist; diese Merkmale können das Verhalten ungünstig beeinflussen und/oder zu einer unkorrekten Kalibrierung der Instrumente führen. Solch ein Fehler hat einen systematischen Einfluß auf die Reaktionen der TeilnehmerInnen und wirkt sich dadurch auf die Validität der Instrumente aus.

Zum Beispiel können sich das Niveau der Bildung bzw. Ausbildung, der sozioökonomische Status, die soziale Wünschbarkeit, vorgegebenen Antwortmöglichkeiten oder andere Merkmale auf die Validität des Instrumentes auswirken, indem sie die Messung der „echten“ Antworten systematisch verändern.

Beobachteter Wert (X_O) =	Echte Varianz (X_T) +	Fehlervarianz (X_E)
Tatsächlich erhaltener Wert	Konsistenter, hypothetischer beständiger oder korrekter Wert	**Zufallsfehler** – vorübergehende Faktoren bei den Versuchspersonen – Instrumentierungsschwankungen – vorübergehende Faktoren in der Umgebung **Systematischer Fehler** – konsistentes Instrument, Faktoren sind auf die Versuchspersonen bzw. die Umgebung zurückzuführen

Abb. 15-1 Komponenten von Werten

So kann eine Versuchsperson, um der Forscherin zu gefallen, die Fragen ständig auf eine Art und Weise beantworten, die der sozialen Wünschbarkeit entspricht, was die Validität verfälscht. Ein systematischer Fehler kann auch auftreten, wenn ein Instrument nicht richtig kalibriert wurde. Man stelle sich eine Waage vor, die ständig zwei Pfund weniger anzeigt als das Körperwicht tatsächlich ausmacht. Die Waage kann durchaus reliabel sein (das heißt, man kann damit genaue Meßergebnisse erzielen), aber das Ergebnis ist nicht valide, weil der Meßwert immer um 2 Pfund unter dem tatsächlichen Gewicht liegt.

Validität

Validität besagt, daß das Bewertungsinstrument genau das bewertet, was es bewerten soll. Ist ein Instrument valide, dann findet das Konzept, das bewertet werden soll, darin seinen Niederschlag.

Ein valides Instrument, das Angst bewerten soll, tut dies auch; es bewertet kein anderes Konstrukt wie z.B. Streß. Wird eine Bewertung als reliabel bezeichnet, dann werden die Versuchspersonen in Zusammenhang mit einem bestimmten Konstrukt, z.B. Angst, immer gleichbleibend eingestuft; wird eine Bewertung dagegen als valide bezeichnet, dann wird das jeweilige Konstrukt – und nur das – präzise gemessen. Es kann sein, daß eine Bewertung reliabel, aber nicht valide ist. Gesetzt den Fall, eine Forscherin möchte die Angst von PatientInnen bewerten, indem sie die Körpertemperatur mißt. Selbst bei sehr sorgfältigen, gleichbleibenden und präzisen Temperaturaufzeichnungen wäre eine solche Messung niemals ein valider Indikator der Angst. Folglich ist die Reliabilität eines Instrumestes nicht notwendigerweise ein Beweis für seine Validität. Jedoch ist ein valides Instrument immer auch reliabel, denn es kann keine validen Messungen einer bestimmten Eigenschaft liefern, wenn es erratisch, inkonsistent und ungenau ist.

Man unterscheidet drei Formen der Validität, die je nach Datentyp und der Absicht der Forscherin variieren. Es gibt die *innere Validität,* die *Kriteriumvalidität* und die *Konstruktvalidität.* KritikerInnen von Forschungsartikeln haben zu beurteilen, ob die Validität ausreichend nachgewiesen ist und ob die Form der Validität mit dem Design der Studie und den verwendeten Instrumenten übereinstimmt.

Innere Validität

Innere Validität bezieht sich auf den Gesamtinhalt eines gegebenen Konstrukts. Dieser Gesamtinhalt bildet den Bezugsrahmen und die Grundlage für die Formulierung der Items, die in adäquater Weise diesen Inhalt abbilden sollen. Treten bei der Entwicklung eines Instruments Probleme mit der inneren Validität auf, dann stellt sich die Frage, ob das Bewertungsinstrument und die darin enthaltenen Items indikativ sind für das, was es zu bewerten gilt. Zunächst einmal definiert eine Forscherin das Konzept und identifiziert die Dimensionen, die die Komponenten des Konzeptes bilden. Dann werden Items formuliert, die das Konzept und seine Dimensionen abbilden.

Im Anschluß daran werden die Items einem Gremium von Fachleuten vorgelegt, die als Experten für dieses Konzept gelten. Normalerweise bitten die ForscherInnen die

Fachleute um Mitteilung, ob die Items dem Umfang und den Tiefendimensionen des Konstrukts in befriedigender Weise gerecht werden.

Hickey, Owen und Froman (1992) entwickelten zwei Instrumente, um vor dem Hintergrund zweier verbreiteter und beeinflußbarer Herz-Kreislaufrisikofaktoren – Bewegungsmangel und falsche Ernährung – die Effizienz von Ernährungsweise und Bewegungstraining zu bewerten. Auf der Grundlage einer Literaturüberprüfung, aus der die konzeptuellen Definitionen und die Items abgeleitet wurden, legten die Forscherinnen einem multidisziplinären Gremium (10 ExpertInnen auf dem Gebiet der Rehabilitation und Selbsteffizienz) 30 Items vor, die sich auf die Effektivität der Ernährungsweise (CDSEI = cardiac diet self-efficacy items) bezogen, sowie 30 Items, die sich auf die Effektivität des Bewegungstrainings (CESEI = cardiac exercise self-efficacy items) bezogen. Die ExpertInnen wurden gebeten anzugeben, wie gut jedes Item sein Teilkonzept, Ernährungsweise bzw. körperliches Bewegungstraining, abbildet; Grundlage dieser Bewertung war eine 5-Punkte-Skala (1 = paßt sehr schlecht; 5 = paßt ausgezeichnet). Die Einschätzungen der ExpertInnen wurden registriert, und die Items wurden beibehalten, wenn sie eine mittlere Bewertung von mindestens 3 erhalten hatten. Bei den CDSEI blieben 19, bei den CESEI 18 Items übrig.

Die *„plausible Validität“* (face validity) ist eine Unterart der inneren Validität. Es handelt sich dabei um eine rudimentäre Art von Validität, die im Grunde nur feststellt, daß das Instrument dem Anschein nach das Konzept bewertet. Es handelt sich hier um eine intuitive Art von Validitätsprüfung, bei der KollegInnen und Versuchspersonen gebeten werden, ein Meßinstrument dahingehend zu beurteilen, ob das Konzept, das bewertet werden soll, ihrer Ansicht nach darin wiederzufinden ist. Dieses Verfahren mag bei der Entwicklung des Instrumentes hilfreich sein, wenn es darum geht festzustellen, wie gut verständlich der Inhalt ist. Allerdings ist das keine gleichwertige Alternative zu den anderen Formen der Validitätsprüfung.

Kriteriumvalidität

Die *Kriteriumvalidität* gibt den Grad der Beziehung zwischen den Angaben einer Versuchsperson auf dem Bewertungsinstrument und ihrem tatsächlichen Verhalten an. Dieses Kriterium bezieht sich gewöhnlich auf die zweite Art der Messung, die das zu untersuchende Konzept bewerten soll.

Es gibt zwei Art der Kriteriumvalidität: konkurrierende und prognostische Validität. Die *konkurrierende Validität* bezieht sich auf den Grad der Korrelation zweier Bewertungen desselben Konzeptes zur gleichen Zeit. Ein hoher Korrelationskoeffizient zeigt Übereinstimmung zwischen den beiden Bewertungen an. Die *prognostische Validität* bezieht sich auf den Grad der Korrelation zwischen der Bewertung des Konzepts und einer erneuten Bewertung desselben Konzepts zu einem in der Zukunft liegenden Zeitpunkt. Aufgrund der verstrichenen Zeit liegt der Korrelationskoeffizient bei Studien mit prognostischer Validität wahrscheinlich niedriger.

Abraham, Neundorfer und Currie (1992) bewerteten die konkurrierende Validität der „Geriatric Depression Scale“ (GDS) (Skala zur Messung von Depressionen bei älteren Menschen), indem sie die mit der GDS ermittelten Werten mit denen der „Zung Self-Rating Depression Scale“ und der „Hamilton Rating Scale for Depression“ in Beziehung setzten; bei letzteren handelt es sich um zwei etablierte Instrumente zur Einschätzung von Depressionen bei Erwachsenen. Durch die signifikante, positive Korrelation zwischen der „Geriatric Depression Scale" und der „Zung Self-Rating Depression Scale" ($r = 0{,}84$) einerseits und der „Hamilton Rating Scale for Depression" ($r = 0{,}83$) andererseits konnte die konkurrierende Validität der GDS bestätigt werden.

Hickey et al. (1992) bewerteten die prognostische Validität der CDSEI und der CESEI. Die bei Aufnahme in ein Rehabilitationsprogramm für Herzkranke (CRP = cardiac rehabilitation program) ermittelten CDSEI- und CESEI-Werte wurden mit den später ermittelten Werten korreliert, die sich auf das Erreichen der ernährungs- und trainingsbezogenen Zielsetzung bezogen. Es ergab sich für die Effizienz von Ernährungsweise und körperlichem Bewegungstraining eine signifikante, positive Korrelation zwischen den Ausgangswerten der 101 CRP-TeilnehmerInnen und den späteren Zielwerten ($r = 0{,}62$; $p < 0{,}0001$ bezogen auf die Ernährung; $r = 0{,}53$; $p < 0{,}0001$ bezogen auf das körperliche Bewegungstraining).

Konstruktvalidität

Die *Konstruktvalidität* bezeichnet den Grad, mit dem ein Test ein theoretisches Konstrukt oder Merkmal bewertet. Es wird versucht, die Theorien zu validieren, die der Bewertung und der Überprüfung der postulierten Beziehungen zugrundeliegen. Durch eine empirische Überprüfung werden die postulierten Beziehungen zwischen den Konzepten entweder bestätigt oder widerlegt; dies nennt man die Konstruktvalidität der Instrumente. Der Nachweis der konstruktbezogenen Validität ist ein komplexer Prozeß, der häufig verschiedene Studien und verschiedene Ansätze erforderlich macht. Folgende Ansätze sollen hier vorgestellt werden: die Überprüfung der Hypothese, die Faktorenanalyse, der konvergente und divergente Ansatz sowie der Kontrastgruppenansatz.

Die Überprüfung der Hypothese

Bei der Überprüfung der Hypothese verwendet die Forscherin die dem Design des Bewertungsinstrumentes zugrundeliegende Theorie bzw. Konzept, um Hypothesen über das Verhalten von Personen mit unterschiedlichen Testwerten aufzustellen, um Daten für die Überprüfung der Hypothesen zu sammeln und um auf der Grundlage der Befunde Schlußfolgerungen abzuleiten, wobei sie darauf achtet, ob die der Entwicklung des Instruments zugrundeliegende Theorie die Befunde hinreichend erklären kann.

Haber (1990) wählte diesen Ansatz, um die Konstruktvalidität der „Level of Differentiation of Self Scale" (LDSS) nachzuweisen; hierbei handelt es sich um ein Instrument, dessen Theorie von dem grundlegenden Konzept der Bowen-Theorie (1978) über die Differenzierung des Selbst abgeleitet wurde. Wie in Tabelle 15-1 zu sehen ist, hat Haber fünf Hypothesen abgeleitet – Postulate bezogen auf die Differenzierung des Selbst, Streß, Angst und Funktionsstörungen bei Erwachsenen. Durch statistisch signifikante Befunde konnten die Hypothesen und damit auch die theoretische Grundlage und die Genauigkeit der LDSS in konzeptueller Hinsicht bestätigt werden.

Tabelle 15-1 Bewertung der Konstruktvalidität durch Überprüfung der Hypothese: die LDSS

Hypothesen	Ergebnisse	
	F-Quotient	**Pearson *r***
1. Die Differenzierung des Selbst und die negative Einschätzung streßauslösender Ereignisse im Leben leisten einen Beitrag zu Funktionsstörungen bei Erwachsenen.	21,31* 6,44 †	
2. Es besteht eine negative Beziehung zwischen der Differenzierung des Selbst und der persönlichkeitsbedingsten Angst.		−0,52*
3. Es besteht eine negative Beziehung zwischen der Differenzierung des Selbst und der reaktiven Angst.		−0,43*
4. Es besteht eine negative Beziehung zwischen der Differenzierung des Selbst und Funktionsstörungen bei Erwachsenen.		−0,53*
5. Die negative Einschätzung streßauslösender Ereignisse im Leben haben einen größeren Einfluß auf Funktionsstörungen bei Erwachsenen als die positive Einschätzung solcher Ereignisse.	58,74* 1,50	

Aus „The Haber Level of Differentiation of Self Scale“ von J.E. Haber. In C. Waltz und O. Strickland (Hrsg.), 1990, *The measurement of educational and clinical outcomes,* Band 4, New York: Springer.

* $p < 0{,}001$.

† $p < 0{,}01$.

Konvergente und divergente Ansätze

Der konvergente und der divergente Ansatz sind zwei weitere Strategien zur Einschätzung der Konstruktvalidität.

Wenn es um die Feststellung der *konvergenten Validität* geht, wird nach anderen Bewertungsmöglichkeiten für ein Konstrukt gesucht. Findet man zwei oder mehr Instrumente, die theoretisch dasselbe Konstrukt bewerten, werden diese denselben Versuchspersonen vorgelegt. Anschließend wird eine Korrelationsanalyse durchgeführt. Besteht eine positive Korrelation zwischen den Bewertungen, gilt dies als Bestätigung der konvergenten Validität. Bei der Entwicklung der „Health Related Hardiness Scale“ (HRHS) (Skala zur Messung der gesundheitlichen Widerstandsfähigkeit) wiesen Pollack und Duffy (1990) die konvergente Validität nach, indem sie die HRHS mit der „Hardiness Scale“ (Skala zur Messung der Widerstandsfähigkeit) von Kobasa korrelierten. Die statistisch signifikante, positive Korrelation von 0,54 zwischen den beiden Skalen stützte die Annahme, daß die HRHS die Widerstandsfähigkeit messen kann.

Bei der Feststellung der *divergenten Validität* werden Instrumente gesucht, die die Relation eines Konstrukts zu einem anderen bewerten. Hierbei geht es um die Abgrenzungsmöglichkeiten. Wenn die divergente Bewertung in negativer Beziehung zu anderen Bewertungen steht, dann wird die Validität der Bewertung bestätigt.

Bei der Entwicklung der „Miller Hope Scale" (MHS) (1988) (Skala zur Messung von Hoffnung) wurde die divergente Validität festgestellt, indem die MHS mit der „Hopelessness Scale" (Skala zur Messung von Hoffnungslosigkeit) korreliert wurde. Das Ergebnis war eine negative Korrelation ($r = -0{,}54$) zwischen der MHS und der „Hopelessness Scale", wodurch die divergente Validität der MHS näherungsweise nachgewiesen werden konnte.

Eine spezielle Methode der Bewertung konvergenter und divergenter Validität wird mit einem Ansatz verfolgt, in dem sich *viele Merkmale und viele Methoden* vereinen. Dieser Ansatz ist dem beschriebenen Ansatz ähnlich, jedoch erfordert diese von Campbell und Fiske (1959) vorgeschlagene Methode auch die Untersuchung der Beziehung zwischen Indikatoren, die dasselbe Konstrukt bewerten sollen, und zwischen solchen, die verschiedene Konstrukte bewerten sollen. Hierzu wird jedoch eine ganze Reihe von Meßmethoden eingesetzt. Angst könnte beispielsweise gemessen werden durch:

- Das „State-Trait Anxiety Inventory"
- Die Aufzeichnung von Blutdruckwerten
- Die Befragung von Versuchspersonen über ihre Angstgefühle
- Die Beobachtung des Verhaltens der Versuchsperson.

Die Ergebnisse einer dieser Messungen muß dann mit den Ergebnissen einer jeden anderen Bewertung korreliert werden (Waltz, Strickland und Lenz, 1991). In der Studie von Tilden, Nelson und May (1990), in der eine Meßmethode für die Dimensionen zwischenmenschlicher Beziehungen einschließlich sozialer Unterstützung, Reziprozität und Konflikt entwickelt, validiert und standardisiert werden sollte, wurde dieser Ansatz zur Einschätzung der Validität verwendet. Die beiden Dimensionen „soziale Unterstützung" und „Konflikt" des „Interpersonal Relationship Inventory" (IPRI) (Inventar zur Messungen der zwischenmenschlichen Beziehungen) wurden jeweils mit zwei verschiedenen Methoden gemessen – durch einen Fragebogen, den die Versuchspersonen selber ausfüllen mußten, und durch Beobachtungen, die mit Hilfe einer visuellen Analogieskala klassifiziert wurden. Die Dimension „Reziprozität" wurde wegen der hohen Korrelation mit der Dimension „soziale Unterstützung" ausgeschlossen.

Durch die Verwendung verschiedener Bewertungsmethoden für ein Konzept werden systematische Fehler verringert. Mit dem Einsatz unterschiedlicher Methoden für die Datensammlung, z.B. Angaben von Versuchspersonen, Beobachtung, Interview und physiologische Daten, lassen sich die Auswirkungen systematischer Fehler ebenfalls abschwächen.

Der Kontrastgruppenansatz

Wenn der Ansatz mit *Kontrastgruppen* (manchmal auch als „Ansatz mit *bekannten Gruppen" bezeichnet*) zum Nachweis der Konstruktvalidität verwendet wird, dann werden zwei Gruppen ausgewählt, von denen man annimmt, daß sie entweder sehr hohe oder sehr niedrige Werte in Bezug auf das mit Hilfe des Instruments zu bewertende Konstrukt erreichen. Das Instrument wird beiden Gruppen, der Gruppe mit hohen Werten und der mit niedrigen Werten, vorgelegt, anschließend werden die Unterschiede bei den Werten untersucht. Wenn das Instrument individuelle Unterschiede des zu bewertenden Merkmals exakt anzeigt, dann muß sich der Mittelwert der beiden Gruppen signifikant unterscheiden und die Konstruktvalidität wäre bestätigt. Zur statistischen Überprüfung dieses Unterschieds wird ein *t*-Test oder eine Varianzanalyse eingesetzt. In der Studie von Hickey et al. (1992) über die Wirksamkeit von Ernährungsweise und körperlichem Bewegungstraining wurde der Kontrastgruppenansatz verwirklicht, indem man die Unterschiede der durchschnittlichen CDSEI- und CESEI-Werte von HerzpatientInnen in der Rehabilitation und von Marathonläufern untersuchte. Wie prognostiziert, gab die Stichprobe der Marathonläufer in Bezug auf die Wirksamkeit von Ernährungsweise und körperlichem Bewergungstraining signifikant höhere Werte an als die HerzpatientInnen in der Rehabilitation. In Tabelle 15-2 werden die durchschnittlichen Werte der beiden Gruppen und die *t*-Werte angegeben, die die Unterschiede zwischen den beiden Stichprobengruppen deutlich machen.

Die Faktorenanalyse

Die *Faktorenanalyse* ist der letzte Ansatz für die Einschätzung der Konstruktvalidität. Hierbei handelt es sich um ein Verfahren, das den Grad anzeigt, bis zu dem ein Itemblock das zugrundeliegende Konstrukt bzw. die Dimension eines Konstrukts bewertet. Die Faktorenanalyse bestimmt den Grad, bis zu dem sich die einzelnen Items auf einer Skala deutlich um eine oder mehrere Dimensionen gruppieren. Items, die dieselbe Dimension bewerten sollen, müssen sich auf denselben Faktor laden; solche, die unterschiedliche Dimensionen bewerten sollen, müssen sich auf verschiedene Faktoren laden (Nunnally, 1978; Anastasi, 1988). Diese Analyse zeigt ebenfalls an, ob die Items des Instruments sich auf ein oder auf mehrere Konstrukte beziehen.

Eine Faktorenanalyse wurde von Haber (1990) zum Nachweis der Konstruktvalidität der LDSS durchgeführt. Bei der Originalskala handelt es sich um ein 32 Items umfassendes Instrument mit zwei Subskalen. Die Befunde von drei faktorenanalytischen Studien ergaben, daß 24 der 32 Items sich auf Faktor I, nur 6 sich auf Faktor II laden und daß 2

Tabelle 15-2 T-Testergebnisse der CDSEI- und CESEI-Werte im Vergleich zwischen HerzpatientInnen in der Rehabilitation und Marathonläufern

CDSEI	*n*	*M*	*S*	*SE*	*T*
Läufer	54	4,44	0,57	0,8	4,58†
HerzpatientInnen (Stichprobe)	370	4,00	0,63	0,3	
CESEI	*n*	*M*	*S*	*SE*	*T*
Läufer	54	4,40	0,58	0,8	2,89*
HerzpatientInnen (Stichprobe)	370	4,11	0,63	0,3	

Aus M.L. Hickey, S.V. Owen, & R.D. Froman, 1992, *Nursing Research*, 41: 6, 347-351.
* $p = 0{,}004$.
† $p = 0{,}0001$.

sich nichtsignifikant auf beide Faktoren laden. Aufgrund dieser und anderer Befunde wurde beschlossen, die LDSS in eine 24 Items umfassende, eindimensionale Skala umzuwandeln, die anstelle von zwei nur einen Aspekt des Konzepts der Differenzierung des Selbst bewertet.

Reliabilität

Reliable Menschen sind solche, deren Verhalten beständig und prognostizierbar ist. Die *Reliabilität* eines Forschungsinstruments wird in ganz ähnlicher Weise als der Grad definiert, bis zu dem ein Instrument bei wiederholten Messungen dieselben Ergebnisse anzeigt. Reliabilität ist also gleichzusetzen mit Konsistenz, Sorgfalt, Präzision, Beständigkeit, Äquivalenz und Homogenität. Nachdem die Validität festgestellt wurde, stellt sich für ForscherInnen und KritikerInnen gleichermaßen die Frage nach der Reliabilität des Instrumentes. Eine Methode wird als reliabel bezeichnet, wenn wiederholte Messungen eines bestimmten Verhaltens mit derselben Skala dieselben Ergebnisse anzeigen. Reliabilität hat also mit dem Verhältnis von Genauigkeit/Ungenauigkeit einer Messung zu tun. Anders ausgedrückt, wenn man dieselben oder vergleichbare Instrumente mehr als einmal zur Messung eines bestimmten Verhaltens verwendet, das normalerweise konstant bleibt, dann müssen Ergebnisse ähnlich sein, falls das Instrument reliabel ist. Eine reliable Skala zeichnet sich durch drei Hauptmerkmale aus: *Beständigkeit, Homogenität* und *Äquivalenz*. Beständigkeit bei einem Instrument bedeutet, daß man bei wiederholten Tests dieselben Ergebnisse erzielt. Homogenität besagt, daß alle Items eines Instrumentes dasselbe Konzept bzw. dieselben Merkmale bewerten, während Äquivalenz ausdrückt, daß ein Vergleich mit äquivalenten oder gleichgerichteten Instrumenten bzw. Methoden zu denselben Ergebnissen führt. Im folgenden wird jedes dieser Merkmale sowie die zu ihrer Beurteilung notwendigen Methoden erörtert. Vorher muß man jedoch wissen, wie Reliabilität zu interpretieren ist.

Die Interpretation des Reliabilitätskoeffizienten

Da alle reliabilitätsbezogenen Mermale mit dem Grad der Konsistenz zwischen Werten zu tun haben, die man bei zwei oder mehr unabhängigen Tests erhält, werden sie oft als Korrelationskoeffizient ausgedrückt. Der Reliabilitätskoeffizient bewegt sich zwischen 0 und 1. Er drückt die Beziehung zwischen zwei Serien von Meßwerten aus, die sich auf den gleichen Sachverhalt beziehen. Eine Null-Korrelation gibt an, daß keine Beziehung besteht. Wenn ein Instrument eine niedrige Fehlervarianz aufweist, liegt der Reliabilitätskoeffizient näher bei 1. Je näher der Koeffizient bei 1 liegt, desto reliabler ist somit das Instrument. Angenommen, der Reliabilitätskoeffizient eines Instrumentes wird mit 0,89 angegeben, dann besagt dies, daß die Fehlervarianz niedrig ist, das Instrument folglich wenig Meßfehler aufweist. Wird dagegen der Reliabilitätskoeffizient der Methode mit 0,49 angegeben, dann ist die Fehlervarianz hoch, und das Instrument hat sehr große Probleme mit Bewertungsfehlern. Wenn ein Instrument als reliabel bezeichnet werden soll, gilt ein Niveau von 0,70 oder höher als akzeptabler Wert. Die Interpretation des Reliabilitätskoeffizienten hängt von dem Ziel ab, das mit der Bewertung erreicht werden soll. Es gibt fünf große Reliabilitätstests, die zur Errechnung des Reliabilitätskoeffizienten verwendet werden können. Welche(n) Test(s) man verwendet, hängt von dem jeweiligen Erhebungsverfahren ab. Es handelt sich im einzelnen um: Test und Testwiederholung; parallele oder alternierende Form; Korrelation zwischen einzelnen Items; Aufteilung der Einzelwerte ad random auf 2 gleichgroße Teilgruppen; Kuder-Richardson (KR-20), Cronbach's Alpha und „interrater reliability" (Konstante auf Seiten der AnwenderInnen). Diese Tests werden im Zusammenhang mit den Merkmalen Stabilität, Äquivalenz und Homogenität (siehe Kasten auf S. 422) vorgestellt. Es gibt keine Methode, die prinzipiell am besten geeignet ist, die Reliabilität der Merkmale Stabilität, Homogenität und Äquivalenz zu beurteilen. KritikerInnen von Forschungsarbeiten sollten sich deshalb darüber im klaren sein, daß die verwendete Methode der Reliabilitätsprüfung mit den Zielen der Forscherin in Einklang stehen muß.

Beständigkeit

Man sagt, ein Instrument ist beständig oder zeigt *Beständigkeit,* wenn bei wiederholtem Einsatz des Instruments dieselben Ergebnisse erzielt werden. Wenn eine Forscherin erreichen möchten, daß das Instrument das betreffende Konzept über einen längeren Zeitraum konstant mißt, geht es ihr um Beständigkeit. Messungen über einen längeren Zeitraum sind in Langzeitstudien wichtig, wenn ein Instrument mehrfach benutzt werden muß. Beständigkeit ist auch bei einer Interventionsstudie gefordert, in der es darum geht, eine Veränderung bei einer speziellen Variablen herbeizuführen. In diesem Fall wird das Instrument einmal vorgelegt und später erneut eingesetzt, nachdem die entsprechende Intervention durchgeführt wurde. Die zur Einschätzung der Beständigkeit verwendeten Methoden sind *Test und Testwiederholung* und *parallele oder alternierende Form.*

Test und Testwiederholung

Bei dem *Reliabilitätsnachweis* durch *Test und Testwiederholung* wird denselben Versuchspersonen unter ähnlichen Bedingungen dasselbe Instrument zweimal oder mehrmals vorgelegt. Die Werte der wiederholten Tests werden verglichen. Dieser Vergleich wird durch einen Korrelationskoeffizienten ausgedrückt, gewöhnlich durch Pearson r (siehe Kapitel 16). Der zeitliche Abstand zwischen den Testwiederholungen ist verschieden und hängt von dem zu bewertenden Phänomen ab. Steht beispeilsweise die Variable, die der Test bewertet, mit den Entwicklungsstadien von Kindern in Zusammenhang, dann sollten die zeitlichen Abstände zwischen den Tests kurz sein. Die Zeitspanne, über die die Variable gemessen wurde, sollte auch in dem Bericht erwähnt werden. Die „Work Impediment Scale" (WAS) (Gulick, 1991) ist ein Instrument, dessen Reliabilität durch Test und Testwiederholung nachgewiesen wurde; mit diesem Instrument kann man Situationen bewerten, die für die Arbeitsfähigkeit von Menschen mit multipler Sklerose (MS) hinderlich oder förderlich sind. Die durch Test und Testwiederholung ermittelten Koeffizienten für die WAS-Unterskalen (Mobilität, Funktionsfähigkeit der Hände, Denkvermögen, körperlicher Allgemeinzustand, Schmerzzustand, umgebungsbedingte Hemmnisse, Schwere der Arbeit), die nach 1 bzw. 3 Wochen für 51 Versuchspersonen mit MS festge-

Methoden zur Überprüfung der Reliabilität

Beständigkeit

Test und Testwiederholung
Parallele oder alternierende Form

Homogenität

Korrelation zwischen den einzelnen Items
Aufteilung der Werte auf zwei Teilgruppen (ad random)
Kuder-Richardson-Koeffizient
Cronbach's Alpha

Äquivalenz

Parallele oder alternierende Form
Konstanz bei der Anwendung der Meßinstrumente

stellt wurden, lagen bei 0,91, 0,88, 0,83, 0,76, 0,88, 0,77 und 0,81. Die Größenordnung dieser Korrelationen legt den Schluß nahe, daß die WAS über das Merkmal der Beständigkeit verfügt.

Die parallele oder alternierende Form

Der Reliabilitätsnachweis durch die *parallele oder alternierende Form* ist nur dann geeignet und kann nur dann getestet werden, wenn zwei vergleichbare Varianten eines Instrumentes existieren. Diese Form gleicht dem Reliabilitätsnachweis durch Test und Testwiederholung insofern, als dieselben Personen innerhalb eines bestimmten zeitlichen Abstandes getestet werden, aber sie unterscheidet sich dadurch, daß den Versuchspersonen bei dem zweiten Test eine Variante des Tests vorgelegt wird. Parallele Formen bzw. Tests enthalten die gleichen Arten von Items, d.h. Items, denen dasselbe Konzept zugrundliegt, aber diese Items sind anders formuliert. Die Entwicklung von parallelen Formen ist sinnvoll, wenn mit dem Instrument eine Variable bewertet werden soll, von der man annimmt, daß „Test-Erfahrung" sich als Problem erweisen könnte. Es gibt zum Beispiel zwei Ausführungen des „Partner Relationship Inventory" (Hoskins, 1988) (Inventar zur Messung der Partnerbeziehung), die bei einer wiederholten Bewertung eingesetzt werden können. Dabei stimmt ein Item auf einer Skala („Ich kann meinem Partner meine Gefühle mitteilen") inhaltlich dem entsprechenden Item der zweiten Ausführung („Mein Partner versucht, meine Gefühle zu verstehen").

Die „Multidimensional Health Locus of Control Scale" (Wallston, Wallston und DeVellis, 1978), die drei Dimensionen bzw. Quellen der Verstärkung für gesundheitsförderndes Verhalten bewerten soll, ist ein weiteres Beispiel für diese Art von Reliabilitätsnachweis. Diese Skala verfügt über parallele Formen für Studien, deren Design wiederholte Bewertungen erfordert. Beispiele für parallele Items lauten: „Wenn ich krank werde, dann bestimme ich durch mein Verhalten, wie schnell es mir wieder gut geht". Dem entspricht „Wenn ich krank werde, habe ich die Möglichkeit, mich selbst zu kurieren." Wie man sieht, drücken beide Items die gleiche Auffassung aus, obwohl sie unterschiedlich formuliert sind. In der Praxis ist es schwierig, angesichts der vielen mit Reliabilität und Validität verbundenen Problemen alternierende Formen eines Instrumentes zu entwickeln. Gibt es solche, dann muß zwischen diesen eine hohe Korrelation bestehen, wenn die Messungen als reliabel gelten sollen.

Homogenität

Ein weiteres Merkmal, das mit der Reliabilität eines Instrumentes in Zusammenhang steht, ist die *innere Konsistenz* bzw. Homogenität der auf ein bestimmtes Konzept bezogenen Items einer Skala. Dies bedeutet, daß die Items einer Skala aufeinander abgestimmt sein bzw. sich gegenseitig ergänzen müssen und daß die Skala eindimensional sein muß. Darunter versteht man eine Skala, die nur ein Konzept bewertet. Zum Beispiel darf eine Skala, die Angst messen soll, nicht auch für die Messung von Depressionen verwendet werden. Es gibt aber auch Skalen, z.B. das „Interpersonal Relationship Inventory" (Tilden et al., 1990) (Inventar zur Messung zwischenmenschlicher Beziehungen), die tatsächlich zwei oder mehr Konzepte bzw. Dimensionen messen. Wenn dies der Fall ist, dann muß die Forscherin die LeserInnen darauf hinweisen und dafür sorgen, daß jedes Konzept der Skala separat getestet wird. Durch die innere Konsistenz der Items kann die Forscherin die Items einzeln kontrollieren und so einen Gesamtwert für das Konzept ermitteln, der dann bei der Analyse der Daten verwendet wird. Die Homogenität kann mit einer der folgenden vier Methoden bewertet werden: *Korrelation zwischen einzelnen Items und der Gesamtskala; Vergleich von zwei Teilgruppen (ad random-Split); Kuder-Richardson-Koeffizient (KR-20) oder Cronbach's Alpha.*

Korrelation zwischen einzelnen Items und der Gesamtskala

Durch die *Korrelation zwischen einzelnen Items und der Gesamtskala* wird eine Beziehung zwischen jedem einzelnen Item und der Skala insgesamt hergestellt. Bei dieser Methode wird jedes einzelne Item einer Skala korreliert (Tabelle 15-3). Niedrig korrelierte können dann in der Endfassung weggelassen werden. Gewöhnlich werden in einer Forschungsarbeit nicht alle Korrelationen zwischen den Items und der Gesamtskala angegeben, es sei denn, es handelt sich um einen Bericht über eine methodologische Studie. Es ist üblich, die niedrigsten und die höchsten Korrelationen anzugeben. Beispielsweise könnte in einem solchen Bericht folgendes zu lesen sein: „Die Korrelationen zwischen den einzelnen Items und der Gesamtskala wurden für 51 Items der HRHS berechnet. Zehn Items erfüllten dieses Kriterium nicht und wurden gestrichen. Mit Ausnahme von 5 Items erreichten die verbleibenden 41 Items eine Korrelation von über 0,30. Eine Überprüfung der Korrelationsmatrix ergab keine redundanten Items. Die Korrelationen bewegten sich zwischen $\pm 0{,}1$ und 0,51" (Pollack und Duffy, 1990).

Tabelle 15-3 Beispiele für Korrelationen zwischen einzelnen Items und der Gesamtskala auf der Grundlage von Computerdaten

Item	Korrelation mit der Gesamtskala
1	0.5096
2	0.4455
3	0.4479
4	0.4369
5	0.4139
6	0.4016

Items mit zu niedriger Korrelation werden gestrichen, die anderen werden überprüft, um sicherzustellen, daß ihre Korrelationen so hoch sind, daß sie, ohne redundant zu sein, wirklich dasselbe Konzept messen. Stellt sich heraus, daß die Korrelation zwischen den einzelnen Items und der Gesamtskala zu hoch ist, dann werden sie als redundant und damit als sich nicht gegenseitig ergänzend betrachtet (Anastasi, 1988). Dies steht im Gegensatz zu den anderen Bewertungen der Reliabilität, bei denen eine hohe Korrelation im allgemeinen als gutes Zeichen gilt.

Aufteilung auf zwei Teilgruppen

Bei der *Aufteilung auf zwei Teilgruppen* wird die Skala in zwei Hälften geteilt und verglichen. Die Hälften können aus Items mit geraden und ungeraden Zahlen bestehen oder man teilt die Skala einfach in eine erste und eine zweite Hälfte, oder man verteilt die Items nach dem Zufallsprinzip auf die Hälften, die bei der Analyse einander gegenübergestellt werden. Diese Methode bewertet die Konsistenz in Form einer auf den Inhalt bezogenen Stichprobenerhebung. Man geht davon aus, daß die beiden Hälften des Tests bzw. der Inhalt beider Hälften vergleichbar ist und errechnet den Reliabilitätskoeffizienten. Wenn die Werte für beide Hälften ungefähr gleich sind, dann kann der Test als reliabel betrachtet werden. Die „Spearman-Brown-Formel“ ist eine Methode zur Errechnung des Reliabilitätskoeffizienten. In einer Studie, in der die Einschätzung von Schmerzen und Coping bei Krebspatientinnen untersucht wurde, erreichte Arathuzik (1991) mit diesem Reliabilitätsnachweis bei einem Pilottest des „Pain Experience Inventory“ (Inventar zur Messung der Schmerzerfahrung) mit 30 Patientinnen, die metastasierenden Brustkrebs hatten und an Schmerzen litten, einen Wert von 0,85.

Kuder-Richardson-Koeffizient (KR-20)

Mit dem *Kuder-Richardson*-Koeffizienten (KR 20) beurteilt man die Homogenität von Instrumenten mit dichotomem Beantwortungsschema. Bei einem dichotomen Beantwortungsschema lassen sich die Fragen nur mit ja/nein oder mit richtig/falsch beantworten. Diese Methode führt zu einer Korrelation, die auf der Konsistenz aller Werte eines

	Ganz sicher	Ja	Weiß nicht	Nein	Ganz bestimmt nicht
Ich weiß nicht genau, ob ich schwanger bin	5	4	3	2	1
Das Baby scheint zu wissen, wenn ich verkrampft oder ängstlich bin	5	4	3	2	1

Abb. 15-2 Beispiel einer Likert-Skala. (Aus LoBiondo-Wood, G., O'Rourke Vito, K., und Brage, D. [Juli 1990]. *The prenatal maternal attachment scale: A methodological study.* Der Bericht wurde anläßlich der Forschungskonferenz der NAACOG in Denver, CO vorgestellt.)

Testverfahrens, das einmal durchgeführt wird, basiert. Strauß und Sawin (1990) entwikkelten die „Krantz Health Opinion Survey" (KHOS), mit der die Präferenzen im Hinblick auf Informationen und Kontrolle über die eigene Gesundheit bewertet werden sollten. Da das Beantwortungsschema für die KHOS und die Subskalen „Information and Behavior Control" (Informations- und Verhaltenskontrolle) binär (ja/nein) ist, wurde KR 20 verwendet, um die innere Konsistenz der Items festzustellen. Der Kuder-Richardson-20-Reliabilitätskoeffizient für die KHOS-Subskalen lag zwischen 0,68 und 0,78 und zeigte somit eine angemessenen Reliabilität für die innere Konsistenz an.

Cronbach's Alpha

Die vierte und am häufigsten verwendete Methode für den Nachweis der inneren Konsistenz heißt *Cronbach's Alpha.* Viele Meßverfahren, die zur Bewertung von psychologischen Variablen und Einstellungen verwendet werden, haben ein Beantwortungsschema wie die Likert-Skala. Bei diesem Schema sollen die Versuchspersonen eine Frage auf einer Skala mit unterschiedlichen Intensitätsgraden zwischen zwei Extremen beantworten. Antworten wie „nachdrückliche Zustimmung" bis „nachdrückliche Ablehnung" oder „trifft am meisten auf mich zu" bis „trifft am wenigsten auf mich zu" bilden die beiden Extreme. Die Punkte zwischen diesen Extremen können zwischen 1 bis 5 oder 1 bis 12 liegen. Die Versuchspersonen sollen die Antwort einkreisen, die ihrer Auffassung am nächsten kommt. Abbildung 15-2 zeigt Fragen mit dem Beantwortungsschema der Likert-Skala. Cronbach's Alpha vergleicht alle Items der Skala simultan miteinander. Beispiele für Angaben zu Cronbach's Alpha sind in dem Kasten auf S. 427 aufgeführt.

Äquivalenz

Unter *Äquivalenz* versteht man entweder die Konsistenz bzw. Übereinstimmung zwischen BeobachterInnen, die dasselbe Bewertungsinstrument benutzen, oder die Konsistenz bzw. Übereinstimmung zwischen alternierenden Formen eines Instruments. Man sagt, ein Instrument zeigt Äquivalenz, wenn die Übereinstimmung zwischen zwei oder mehr BeobachterInnen einen hohen Prozentsatz in Bezug auf ein beobachtetes Verhalten erreicht, oder wenn alternierende Formen eines Tests eine hohe Korrelation aufweisen.

Man kann Äquivalenz mit zwei Methoden testen: durch *„interrater reliability"* und durch die *alternierende oder parallele Form.*

Interrater Reliability

Bei einigen Bewertungsinstrumenten geht es nicht um das Ausfüllen von Fragebögen, sondern um die direkte Klassifizierung des beobachteten Verhaltens. Instrumente, bei denen es auf direkte, systematisch aufzuzeichnende Beobachtung des Verhaltens ankommt, müssen auf *„interrater reliability"* (Konstante bei der Anwendung des Erhebungsinstruments seitens der BeobachterInnen) getestet werden. Zu diesem Zweck müssen entweder zwei oder mehr Personen eine Beobachtung durchführen, oder eine Beobachterin muß das betreffende Verhalten mehrmals beobachten. Das Training der BeobachterInnen muß an der Definition des zu beobachtenden Verhaltens ausgerichtet werden. Bei der Methode der direkten Verhaltensbeobachtung ist die Übereinstimmung oder Reliabilität zwischen den BeobachterInnen im Hinblick auf die durchgeführte Beobachtung außerordentlich wichtig. Wenn es um „interrater reliability" geht, wird anstelle der Reliabilität des Instrumentes die Reliabilität bzw. Übereinstimmung der BeobachterInnen getestet. Die „interrater reliability" wird entweder als Prozentzahl (der Übereinstimmung zwischen den BeobachterInnen) angegeben oder als Korrelationskoeffizient zwischen Werten, die dem beobachteten Verhalten zugewiesen werden.

Im Zusammenhang mit der Entwicklung der „Braden Scale for Predicting Pressure Sore Risk" (Braden-Skala für die Prognose von Dekubiti) führten die Forscherinnen drei Studien zur Ermittlung der „interrater reliability" durch (Bergstrom, Braden, Laguzza und Holman, 1987). Dabei wurde Pflegepersonal mit unterschiedlichem Ausbildungsniveau eingesetzt, um die auf das Dekubitusrisiko bezogenen Items einzuschätzen. Der Bericht über die Bewertung der „interrater reliability" für die erste Studie lautet wie folgt:

> „Die Versuchspersonen wurden über einen Zeitraum von 1 bis 7 Wochen sowohl von Krankenschwestern (RN) als auch von graduierten StudentInnen (GS) eingeschätzt. Bei der Aufnahme lagen die Werte zwischen 11 und 15; bei der Entlassung zwischen 1 und 22. Insgesamt beobachteten die RN und GS 86 Paare. Die Pearson-Produktmomentkorrelation zwischen den BeobachterInnen betrug $r = 0{,}99$, $p < 0001$. Die in Prozenten ausgedrückte Übereinstimmung, eine ältere Methode der Reliabilitätsbewertung als die Angabe der Korrelation (Goodwin und Prescott, 1981), lag bei 88%. In keinem Fall betrug der Unterschied in der Gesamtwertung von beiden Beobachterinnen mehr als 1 Punkt." (S. 207).

Die Forscherinnen beschreiben darüber hinaus auch die beiden anderen Studien, die zum Nachweis der „interrater reliability" durchgeführt wurden. In diesen Studien wird die Übereinstimmung in Prozenten und auch als Korrelationskoeffizient angegeben. Auf der Grundlage dieser drei Studien und anderer Studien, die in dem Artikeln erwähnt werden, stellten die Forscherinnen fest, daß die Braden-Skala ein äußerst reliables Instrument ist, wenn es von Krankenschwestern und BezugspflegerInnen zur Bewertung des Dekubitusrisikos eingesetzt wird. Sie verweisen jedoch darauf, daß die „interrater reliability" von praktischen Krankenschwestern und PflegeassistentInnen nicht hoch korreliert war. Die Forscherinnen gehen den Gründen dafür nach und kommen zu dem Schluß, daß das Instrument möglichst nur von BetreuerInnen verwendet werden sollte, die examinierte Krankenschwestern sind.

Beispiele für Angaben von Cronbach's Alpha

Perlow, M. (1992, S. 206): „Bei 'The Perlow Self Esteem Survey' (PSES) lag Cronbach's Alpha bei 0,86. Der Alpha-Wert ist sehr hoch, was besagt, daß....die PSES innere Konsistenz aufweist."

Miller, J.F., and Powers, M.J. (1988, S. 8): „Cronbach's Alpha auf der 'Miller Hope Scale' lag für 522 TeilnehmerInnen bei 0,93."

Wheeler, K. (1990, S. 194): „Cronbach's Alpha (N = 81) lag für das 33 Items umfassende 'Perception of Empathy Inventory' (PEI) bei 0,94."

LoBiondo-Wood, G., O'Rourke Vito, K., Brage, D. (1990): „Cronbach's Alpha lag für die 29 Items, die auf alle Stadien der Schwangerschaft (N = 650) anwendbar sind, bei 0,89."

Ein weiteres Beispiel für „interrater reliability" liefert eine von Stewart Fahs und Kinney (1991) durchgeführte Studie; es wurde untersucht, wie sich drei verschiedene Injektionsorte für eine Low-Dose-Heparin-Therapie auf die Thromboplastinzeit und auf die Bildung von Hämatomen auswirken. Bei den in dieser Studie bewerteten Hämatomen handelte es sich um Verletzungen von weichem Gewebe, die infolge der Wunde durch die subkutane Injektion entstanden waren. Auf der Grundlage der Bewertung von 105 Injektionsstellen wurde über einen Zeitraum von 4 Monaten die „interrater reliability" anhand des Auftretens und der Größe der Hämatome errechnet. Die Einschätzungen wurden von der leitenden Forscherin sowie drei ForschungsassistentInnen vorgenommen. Der Pearson-Korrelationskoeffizient lag zwischen r = 0,94 und 0,99; dies bedeutet eine hohe „interrater reliability".

Die parallele oder alternierende Form

Die parallele bzw. alternierende Form wurde bereits in dem Abschnitt „Beständigkeit" beschrieben. Mit dem Einsatz von parallelen Formen können also sowohl Beständigkeit als auch Äquivalenz bewertet werden. Die Methoden zur Bewertung der Äquivalent mit parallelen Formen sind dieselben.

Die kritische Bewertung von Reliabilität und Validität

Reliabilität und Validität sind zwei entscheidende Aspekte bei der kritischen Beurteilung eines Erhebungsinstrumentes. Die Kriterien für die kritische Bewertung der Reliabilität und Validität sind in dem Kasten unten aufgeführt. Bewertet werden der Grad der Reliabilität und Validität eines Instrumentes sowie die Art und Weise, in der diese beiden Merkmale nachgewiesen wurden. In einem Forschungsbericht sollten die Reliabilität und Validität für jede Messung angegeben werden. Werden diese Daten überhaupt nicht the-

Kriterien für die kritische Bewertung

1. Wurden geeignete Methoden gewählt, um die Reliabilität des Instruments zu testen?
2. Ist die Reliabilität des Instruments ausreichend?
3. Wurden geeignete Methoden gewählt, um die Validität des Instruments zu testen?
4. Ist die Validität des Bewertungsinstruments ausreichend?
5. Falls sich die Stichprobe aus dem Entwicklungsstadium des Instruments von der jetzigen Stichprobe unterscheidet, wurden die Reliabilität und Validität erneut überprüft, um festzustellen, ob das Instrument immer noch geeignet ist?
6. Werden die Stärken und Schwächen im Hinblick auf die Reliabilität und Validität eines jeden Instruments dargelegt?
7. Werden die Stärken und Schwächen im Hinblick auf die Reliabilität und Validität der Instrumente in geeigneter Form in den Abschnitten „Diskussion", „Grenzen" bzw. „Empfehlungen" des Berichts thematisiert?

matisiert, dann sind der Wert des Instrumentes und sein Einsatz sowie die Ergebnisse der Studie mit großer Skepsis zu betrachten.

In einem Artikel über die Zunahme von Fragebögen, die weder reliabel noch valide sind, betont Rempusheski (1990), daß bei einem Verstoß gegen psychometrische Prinzipien und gegen solche, die die Reliabilität und Validität betreffen, im allgemeinen das Ergebnis auf den Berufsstand, die Institutuion und deren Angehörigen zurückschlägt. KritikerInnen obliegt die ethische Verpflichtung, die Reliabilität und Validität der in Studien verwendeten Instrumente kritisch zu hinterfragen und die Befunde unter dem Aspekt der Qualität der verwendeten Instrumente und der vorgelegten Daten zu überprüfen. In der folgenden Diskussion werden wichtige, mit Reliabilität und Validität zusammenhängende Bereiche eines Forschungsberichtes thematisiert, die KritikerInnen besonders beachten müssen.

Die Forscherin, die das Bewertungsinstrument entwickelt hat, muß geeignete Reliabilitätstests durchgeführt haben. Die Forscherin, die dieses Instrument dann später verwendet, muß auf diese Tests in ihrem Forschungsbericht eingehen. Wenn die für die Standardisierung verwendete Stichprobe und die vorliegende Stichprobe verschiedene Merkmale aufweisen, dann sollte die Forscherin (1) für die vorliegende Stichprobe eine Pilotstudie durchgeführt haben, um festzustellen, ob die Reliabilität immer noch gegeben ist, oder sie sollte (2) für die vorliegende Stichprobe eine Reliabilitätseinschätzung vorgenommen haben. Wenn beispielsweise die Standardisierungsstichprobe für ein Instrument, mit dem die „Zufriedenheit in einer intimen heterosexuellen Beziehung" bewertet werden soll, aus College-StudentInnen bestand und die Forscherin nun plant, das Instrument bei verheirateten Paaren einzusetzen, dann wäre es ratsam, für den Reliabilitätsnachweis des Instruments letztere Gruppe zu verwenden.

Die Forscherin bestimmt, welcher Reliabilitätstest in der Studie verwendet wird; dies hängt ab von der Art des Bewertungsinstrumentes und davon, wie es eingesetzt wird. Soll das Instrument zweimal verwendet werden, dann dürfte ein Reliabilitätsnachweis durch Test und Testwiederholung in Frage kommen, um das Instrument auf Beständigkeit zu überprüfen. Wurde für ein Design mit wiederholten Messungen eine Testvariante entwickelt, dann muß der Reliabilitätsnachweis durch eine alternierende Form erbracht werden, um die Äquivalenz der parallelen Formen sicherzustellen. Wenn es um die innere Konsistenz der Items geht, dann muß ein geeigneter Test für den Nachweis der inneren Konsistenz vorgelegt werden. In einigen Fällen wird mehr als ein Reliabilitätsnachweis vorgelegt, jedoch muß die Kritikerin entscheiden, ob alle geeignet sind. Die Kuder-Richardson-Formel impliziert beispielsweise, daß es eine einzige richtige bzw. falsche Antwort gibt, womit sie ungeeignet für den Einsatz bei Skalen ist, die drei oder mehr Antwortmöglichkeiten zulassen. In solchen Fällen wird eine andere Formel verwendet, z.B. die Cronbach's-Koeffizient-Alpha-Formel. Eine weitere wichtige Überlegung gilt dem Grad der Reliabilität, der je nach Test schwankt. Erwünscht sind Reliabilitätskoeffizienten von 0,70 und höher. Die Validität eines Instrumentes hängt von seiner Reliabilität ab, das heißt, Werte aus Tests mit niedrigen Reliabilitätskoeffizienten sind wenig glaubwürdig.

Vermutlich ist es für die Kritikerin am schwierigsten, einen zufriedenstellenden Beweis für die Validität zu erhalten. Gerade dieser Aspekt der Bewertung erfüllt die entsprechenden Kriterien am wenigsten. Validitätsstudien sind sowohl zeitaufwendig als auch komplex, und manchmal entschließen sich ForscherInnen einfach dazu, Daten mit minimaler Validität vorzulegen. Aus diesem Grunde sollten KritikerInnen bei der Bewertung der Stärken und Schwächen eines Instrumentes den Inhalt der Items genau überprüfen und versuchen, einen schlüssigen Beweis für die innere Validität zu finden. Es ist jedoch höchst unwahrscheinlich, daß man in dem Text eines Forschungartikels mehr als ein paar Muster-Items für die Überprüfung zur Verfügung hat. Weil dies so ist, müssen die KritikerInnen feststellen, ob die Forscherin unter Berücksichtigung ihrer Ziele die geeignete Methode zur Messung der inneren Validität gewählt hat. Sie können dann sicher sein, daß das Instrument in psychometrischer Hinsicht überzeugend ist, und daß der Inhalt der Items mit dem konzeptuellen Bezugsrahmen und den Konstruktdefinitionen übereinstimmt. Die Konstruktvalidität und die Kriteriumvalidität gehören zu den präziseren statistischen Tests, wenn es darum geht zu überprüfen, ob das Instrument das bewertet, was es bewerten soll. Im Idealfall sollten die innere Validität, die Konstruktvalidität und die Kriteriumvalidität eines Instrumentes nachgewiesen sein, bevor man ihm rückhaltlos vertraut.

Stärken und Schwächen der Reliabilität und Validität eines Instruments müssen in den Abschnitten „Diskussion", „Grenzen" und/oder „Empfehlungen" eines Forschungsberichts thematisiert werden. In diesem Kontext können Reliabilität und Validität im Vergleich mit anderen Instrumenten, die dieselbe Variable bewerten, diskutiert werden. Ein weiterer wichtiger Diskussionspunkt ist die Darstellung der Befunde vor dem Hintergrund der Stärken und Schwächen der Reliabilität und Validität. Abschließend müssen Empfehlungen für zukünftige Studien gegeben werden, die die Verbesserung der Reliabilität und Validität der Instrumente thematisieren (Rempusheski, 1990). Arathuzik (1991) berichtet zum Beispiel in angemessener Weise in dem Diskussionsabschnitt der Studie, in der Schmerzen und Coping bei KrebspatientInnen untersucht wurden, über die Schwächen des „Pain Inventory and Pain Coping", das für diese Studie entwickelt wurde. Sie verweist darauf, daß das Instrument nur auf innere Validität und Reliabilität überprüft wurde und dies auch nur mit einer kleinen Pilot-Stichprobe. Sie nennt weitere Schwächen der Reliabilität: gerade akzeptable Reliabilitätskoeffizienten für die innere Konsistenz des Instruments zur Messung der Schmerzbewältigung (0,71) und niedrige

Item/Gesamtskala-Korrelationen für einige Items der Subskala (> 0,20); damit wird die Beziehung dieser Items zur Gesamtskala in Frage gestellt. Darüber hinaus lag Cronbach's Alpha für die Subskala „Bedeutung – Schaden" des „Pain Inventory" nur bei 0,54, obwohl der Alpha-Wert für die Gesamtskala mit 0,84 akzeptabel war. Zwar weist Arathuzik darauf hin, daß zur Feststellung der Validität beider Instrumente und zur Stärkung ihrer Reliabilität weitere Studien nötig sind, aber sie diskutiert nicht die Auswirkungen dieser Schwächen auf die Hypothesen und auf die Befunde der Studie.

Wie man sieht, sind Reliabilität und Validität ein schwieriges Thema, und die Bewertung dieser beiden Aspekte von Forschungsberichten ist nicht immer in vollem Umfang möglich. ForschungsanwenderInnen sollten sich aber nicht von der Komplexität dieses Themas abschrecken lassen, sondern sie können die in diesem Kapitel vorgestellten Richtlinien verwenden, um die Reliabilität und Validität einer Forschungsarbeit einer systematischen Beurteilung zu unterziehen. Das Gespräch mit KollegInnen ist ebenfalls eine Möglichkeit, den Wert und die Mängel von vorhandenen und auch von neu entwikkelten Instrumenten, über die in der Pflegeforschungsliteratur berichtet wird, zu urteilen. Ein solcher Austausch vertieft das Verständnis für die Methoden und Techniken, mit denen Reliabilität und Validität festgestellt werden können, er fördert die Aneignung von Grundkenntnissen in der Psychometrie und unterstützt die Erforschung alternativer Beobachtungsmethoden sowie die Verwendung reliabler und valider Instrumente in der klinischen Praxis.

Merksätze

- Reliabilität und Validität sind entscheidende Aspekte bei der Durchführung und bei der kritischen Bewertung von Forschungsarbeiten.
- Validität bedeutet, daß ein Instrument das bewertet, was es bewerten soll; darüber hinaus ist Validität ein entscheidender Aspekt bei der Bewertung eines Instruments. Die drei Hauptarten der Validität sind: innere Validität, Kriteriumvalidität und Konstruktvalidität. Die Auswahl der Validierungsmethode ist wichtig und sie wird von der Forscherin in Abhängigkeit von den Merkmalen eines Bewertungsinstruments und seines Verwendungszwecks getroffen.
- Reliabilität hat mit dem Verhältnis von Genauigkeit/Ungenauigkeit bei einem Bewertungsinstrument zu tun. Wichtige Reliabilitätstests sind: Test und Testwiederholung; parallele oder alternierende Form; Split-Half-Reliabilität; Korrelation zwischen einzelnen Items und der Gesamtskala; Kuder-Richardson; Cronbach's Alpha und „interrater

reliability". Auch hier hängt die Auswahl der Methode zur Feststellung der Reliabilität von den Merkmalen des Instruments, von der Testmethode, die für die Datensammlung bei der Standardisierungsstichprobe verwendet wird, und von der Art der gewonnenen Daten ab.

Literaturverzeichnis

Abraham, I.L., Neundorfer, M.M., & Currie, L.J. (1992). Effects of group interventions on cognition and depression in nursing home residents, *Nursing Research*, 41: (4), 196-202.

Anastasi, A. (1988). *Psychological Testing*. (6th ed.). New York: Macmillan.

Arathuzik, M.D. (1991). The appraisal of pain and coping in cancer patients. *Western Journal of Nursing Research*, 13: (6), 714-731.

Bergstrom, N., Braden, B.J., Laguzza, A., & Holman, V. (1987). The Braden scale for predicting pressure sore risk, *Nursing Research*, 36, 205-210.

Berk, R.A. (1990). Importance of expert judgment in content-related validity evidence. *Western Journal of Nursing*, 12 (5), 659-671.

Bowen, M. (1978). On the differentiation of self. In M. Bowen (Ed.), *Family therapy in clinical practice* (pp. 467-528). New York: Jason Aronson.

Campbell, D., & Fiske, D. (1959). Convergent and disciminant validation by the matrix. *Psychological Bulletin,* 53, 273-302.

Gulick, E.E. (1991). Reliability and validity of the work assessment scale for persons with multiple sclerosis. *Nursing Research*, 40, (2), 107-112.

Haber, J.E. (1990). The Haber Level of Differentiation of Self Scale. In O. Strickland & C. Waltz (Eds.) *The measurement of educational and clinical outcomes* (Vol. 4). New York: Springer.

Hickey, M.I., Owen, S.V., & Froman, R.D. (1992). Instrument development: Cardiac diet and exercise self-efficacy. *Nursing Research*, 41 (6), 347-351.

Hoskins, C.N. (1988). *The Partner Relationship Inventory*. Palo Alto, CA: Consulting Psychologists Press.

Jennings, B.M., & Rogers, S. (1989). Managing measurement error. *Nursing Research*, 38, 186-187.

LoBionod-Wood, G., O'Rourke Vito, K., & Brage, D. (1990). *The prenatal maternal attachment scale: a methodological study.* Paper presenten at the NAACOG Research Conference Meeting, Denver, CO.

Miller, J.F., & Powers, M.J. (1988). Development of an instrument to measure hope. *Nursing Research,* 37, 6-10.

Nunnally, J.C. (1987). *Psychometric theory.* New York: McGraw-Hill.

Perlow, M. (1992). Validity and reliability of the PSES. *Western Journal of Nursing Research*, 14 (2), 201-210.

Pollack, S.E. & Duffy, M.E. (1990). The health-related hardineßscale: Development and psychometric analysis, *Nursing Research*, 39 (4), 218-222.

Rempusheski, V.F. (1990). The proliferation of unreliable and invalid questionnaires. *Applied Nursing Research*, 3 (4),174-176.

Stewart Fahs, P.S., & Kinney, M.R. (1991). The abdomen, thigh, and arm as sites for subcutaneous sodium heparin injections. *Nursing Research*, 40 (4), 204-207.

Strauss, S.S., & Sawin, K.J. (1990). The Krantz health opinion survey: A measurement model. In O. Strickland & C. Waltz (Eds.), *The measurement of educational and clinical outcomes* (Vol. 4, pp. 229-249). New York: Springer.

Tilden, V.P., Nelson, C.A., & May, B.A. (1990). The IPR inventory: Development and psychometric characteristics. *Nursing Research*, 39 (6), 337-343.

Wallston, K.S., Wallston, B.S., & DeVellis, B.S. (1978). Development of the multidimensional health locus of control (MHLC) scales. *Health Education Monographs*, 6, 160-170.

Waltz, C., Strickland, O., & Lenz, E. (1991). *Measurement in nursing research* (3rd ed.). Philadelphia: F.A. Davis.

Wheeler, K. (1990). Perception of empathy inventory. In O. Strickland & C. Waltz (Eds.), *The measurement of educational and clinical outcomes* (Vol. 4, pp. 181-198). New York: Springer.

Zusätzliche Literatur

Berk, R.A. (1990). Importance of expert judgement in content-related validity evidence. *Western Journal of Nursing Research*, 12 (5), 659-671.

Grubba, C.J., Popovich, B., & Jirovec, M.M. (1990). Reliability and validity of the Popovich scale in home health care assessments. *Applied Nursing Research*, 3 (4), 161-163.

Laschinger, H.K.S. (1992). Intraclaßcorrelations as estimates of interrater reliability in nursing research. *Western Journal of Nursing Research*, 14 (2), 246-251.

Reineck, C. (1991). Nursing research instruments: Pathway to resources. *Applied Nursing.*

Thomas, S.D., Hathaway, D.K., & Arheart, K.L. (1992). Face validity. *Western Journal of Nursing Research*, 14 (1), 109-112.

Weinert, C., & Tilden, V.P. (1990). Measures of social support: Assessment of validity. *Nursing Research*, 39 (4), 212-216.

16 Die deskriptive Datenanalyse

Ann Bello

Lernziele

Nach der Lektüre dieses Kapitels sollten Sie Folgendes können:

- Den Begriff „deskriptive statistische Methoden" definieren.
- Die Ziele der deskriptiven statistischen Methoden benennen.
- Die Skalenniveaus in einer Forschungsarbeit bestimmen.
- Die Häufigkeitsverteilung beschreiben.
- Mittlere Werte und ihre Verwendungsmöglichkeiten aufzählen.
- Die Streuungsmaße und ihre Verwendungsmöglichkeiten aufzählen.
- Die in veröffentlichen Forschungsarbeiten verwendeten deskriptiven statistischen Methoden kritisch analysieren.

Schlüsselbegriffe

Deskriptive statistische Methoden
Häufigkeitsverteilung
Intervallskala
Kurtosis (Wölbung)
Maße der zentralen Tendenz
Median
Meßmethode
Mittelwert
Modaler Prozentsatz
Modalwert
Modus
Nominalskala
Normalkurve
Ordinalskala
Perzentil
Semiquartile Spannweite
Skalenniveaus
Spannweite
Standardabweichung
Streuungsmaße
Verhältnisskala
Z-Wert

Nach einer sorgfältig durchgeführten Datensammlung werden die einzelnen Informationen strukturiert, so daß ihre Bedeutung klar erkennbar wird. Für die LeserInnen wäre es weder praktisch noch hilfreich, wenn jede Information einzeln aufgeführt würde. Vielmehr muß eine geeignete Methode gewählt werden, um die Rohdaten zu strukturieren; diese Wahl richtet sich nach der Art der gesammelten Daten und nach der Hypothese, die überprüft werden soll.

Statistische Verfahren werden benutzt, um die Daten zu strukturieren und ihr Verständnis zu erleichtern. Verfahren, mit denen man Daten beschreibt und zusammenfaßt, werden als *deskriptive statistische Methoden* bezeichnet. Verfahren, mit deren Hilfe man einschätzen kann, wie zuverlässig sich aufgrund der Daten Prognosen stellen oder Befunde verallgemeinern lassen, werden als *schließende statistische Methoden* bezeichnet (siehe Kapitel 17). Mit Hilfe deskriptiver statistischer Methoden werden die Daten zum einen durch Zusammenfassung auf leicht zu handhabende Größen reduziert, zum anderen werden unterschiedliche Merkmale der zu untersuchenden Daten beschrieben. Zu den deskriptiven Methoden gehören die Maße der zentralen Tendenz, z.B. Modus, Median und Mittelwert, die Streuungsmaße, z.B. modaler Prozentsatz, Spannweite und Standardabweichung, sowie einige Korrelationsmethoden, z.B. „scatter plots" (Streudiagramme). ForschungsanwenderInnen müssen nicht im Detail wissen, welche Berechnungen diesen statistischen Methoden zugrundeliegen, aber sie müssen über ihre Bedeutung, ihre Verwendungsmöglichkeiten und ihre Grenzen Bescheid wissen.

Mit den *Maßen der zentralen Tendenz* wird eine Stichprobe durch einen errechneten mittleren Wert beschrieben, wohingegen mit den *Streuungsmaßen* beschrieben wird, wie groß die Unterschiede zwischen allen Einheiten einer Stichprobe sind (Streuung). Folgende Angaben vermitteln den LeserInnen eines Forschungsberichtes eine völlig andere Vorstellung von zwei Kursen: In einem Pflegekurs liegt das Durchschnittsalter bei 22 Jahren, wobei das jüngste Mitglied 18 und das älteste 25 Jahre alt ist, in einem anderen Pflegekurs haben die StudentInnen ebenfalls ein Durchschnittsalter von 22 Jahren, wobei das jüngste Mitglied 17 und das älteste 45 Jahre alt ist. In beiden Fällen ist zwar das Durchschnittsalter der Stichprobe dasselbe, jedoch ist bei dem zweiten Kurs die Streuung in Bezug auf das Alter der Kursmitglieder viel größer.

Deskriptive statistische Methoden können in einem Forschungsbericht auf verschiedene Arten dargestellt werden. Die Durchschnittswerte können im Text wiedergegeben oder in Tabellen bzw. graphischen Darstellungen dargestellt werden. Ganz gleich, welche Darstellungsart gewählt wird, die LeserInnen sollten durch den Bericht ein klares und geordnetes Bild von den Forschungsergebnissen erhalten.

Dieses und auch das nächste Kapitel sind darauf ausgerichtet, LeserInnen von Pflegeforschungsarbeiten einen Einblick in statistische Methoden zu geben. In diesem Kapitel liegt der Schwerpunkt auf der Darstellung und der Bewertung deskriptiver statistischer Methoden, im nächsten werden schließende statistische Methoden vorgestellt. Um beurteilen zu können, ob eine Methode für eine Studie geeignet ist, müssen ForschungsanwenderInnen die jeder statistischen Methode zugeordneten Skalenniveaus kennen.

Die verschiedenen Skalenniveaus

Messen bedeutet, Objekten oder Ereignissen Zahlen nach bestimmten Regeln zuzuordnen (Kerlinger, 1986). Jedes Ereignis, dem eine bestimmte Zahl zugewiesen wurde, muß jedem anderen Ereignis mit derselben Zahl ähnlich sein; zum Beispiel kann man männlichen Versuchspersonen die Zahl 1 und weiblichen die Zahl 2 zuordnen. Das Skalenniveau wird durch die Art der zu bewertenden Objekte oder Ereignisse bestimmt. Die Skalenniveaus werden in aufsteigender Reihenfolge wie folgt bezeichnet: Nominal-, Ordinal-, Intervall- und Verhältnisskala. Es hängt von dem Skalenniveau ab, welche statistische Methode für die Datenanalyse eingesetzt wird.

Je höher das Skalenniveau ist, desto mehr Freiheit hat die Forscherin bei der Auswahl der statistischen Methode. Man sollte immer versuchen, das höchste Niveau zu wählen, damit ein Höchstmaß an Informationen aus den Daten gewonnen werden kann (siehe Tabelle 16-1).

Die Nominalskala

Die *Nominalskala* wird verwendet, um Objekte oder Ereignisse in Kategorien einzuteilen. Die Kategorien schließen sich gegenseitig aus; entweder ein Objekt bzw. Ereignis hat ein bestimmtes Merkmal oder nicht. Die jeder Kategorie zugeordneten Zahlen sind nichts weiter als Etiketten, sie lassen keine Rückschlüsse auf das Merkmal zu. Nominalskalen können eingesetzt werden, um eine Stichprobe nach Merkmalen wie Geschlechtszugehörigkeit, Haarfarbe, Familienstand oder Religionszugehörigkeit zu kategorisieren. Die Studie von Stewart Fahs und Kinney (1991) über die Injektionsorte für die subkutane Injektion von Natrium-Heparin liefert Beispiele für eine Nominalskalierung: das Auftreten von Hämatomen an jedem Injektionsort, die Geschlechtszugehörigkeit der Versuchsperson und ihre medizinische Diagnose (siehe Anhang A). Die Nominalskala gestattet die wenigsten mathematischen Manipulationen. Meistens wird die *Auftretenshäufigkeit* eines jeden Ereignisses gezählt, und es wird der *prozentuale Anteil* für jede Kategorie ermittelt. In der zu ihrer Studie gehörenden Tabelle1 fassen Stewart Fahs und Kinney die Auszählung der Hämatome für jede Injektion nach Injektionsstelle zusammen (siehe Anhang A).

Die Ordinalskala

Die *Ordinalskala* wird verwendet, um die relative Rangfolge von Objekten oder Ereignissen aufzuzeigen. Die jeder Kategorie zugeordneten Zahlen können verglichen werden, und man kann über das Mitglied einer höheren Kategorie die Aussage machen, daß es mehr von einem Merkmal besitzt als das Mitglied einer niedrigeren Kategorie. Die Intervalle zwischen den Zahlen auf der Skala sind nicht notwendigerweise gleich, und der Nullpunkt ist nicht unbedingt der absolute Nullpunkt. Ordinalskalierungen werden beispielsweise eingesetzt, um eine Rangfolge nach Klassen aufzustellen, in der ein Student höher oder niedriger als ein anderer eingestuft werden kann, jedoch können die Unterschiede zwischen den StudentInnen in Bezug auf den tatsächlichen Durchschnitt der

Tabelle 16-1 Übersicht

Skala	Beschreibung	Maße der zentralen Tendenz	Streuungsmaße
Nominal	Klassifizierung	Modus	Modaler Prozentsatz, Spannweite, Häufigkeitsverteilung
Ordinal	Relative Rangfolgen	Modus, Median	Spannweite, Perzentil, semiquartile Spannweite, Häufigkeitsverteilung
Intervall	Rangordnung mit gleichen Intervallen	Modus, Median, Mittelwert	Spannweite, Percentil, semiquartile Spannweite, Standardabweichung
Verhältnis	Rangordnung mit gleichen Intervallen und absolutem Nullpunkt	Modus, Median, Mittelwert	Alle

Noten beträchtlich sein. Grey, Cameron und Thurber (1991; Anhang A) bewerteten in ihrer Studie über Coping und Anpassung bei Kindern mit Diabetes die sexuelle Reife mit einer Ordinalskala, der Tanner-Skala. Mit der Tanner-Skala wird die Entwicklung der sekundären Geschlechtsmerkmale auf einer 5-Punkte-Skala gemessen. Eine niedrige Zahl zeigt eine geringere Entwicklung der sekundären Geschlechtsmerkmale an, jedoch bedeutet dies nicht, daß ein Wert von 5 eine fünfmal so starke sexuelle Entwicklung angibt als ein Wert von 1.

Die aufgrund von Ordinalskalierungen gewonnenen Daten sind im Hinblick auf die Anzahl der möglichen mathematischen Manipulationen begrenzt. Außer den Berechnungen, die bei nominalen Daten möglich sind, können noch der *Median*, das *Percentil*, und die *Korrelationskoeffizienten für die Rangordnung* ermittelt werden.

Die Intervallskala

Die *Intervallskala* zeigt die Rangfolge von Objekten oder Ereignissen auf einer Skala mit gleichen Intervallen zwischen den Zahlen. Der Nullpunkt ist willkürlich festgelegt. Bei der Messung der Temperatur mit der Fahrenheit-Skala handelt es sich auch um eine Messung auf Intervallniveau. Die Abstände zwischen den Teilstrichen sind gleich, aber der Nullpunkt ist willkürlich festgelegt. Stewart Fahs und Kinney (1991) verwendeten die Messung der aktivierten partiellen Thromboplastinzeit (aPTT), einen Koagulationstest, um die Wirksamkeit von Low-Dose-Heparin zu bewerten. Die Ergebnisse werden in Sekunden angegeben, aber der Nullpunkt steht mit der gewählten Methode in Zusammenhang und er ist nicht absolut.

Auf vielen Gebieten der Sozialwissenschaften einschließlich der Pflege gibt es Meinungsverschiedenheiten über das für Intelligenz-, Eignungs- und Persönlichkeitstests geeignete Skalenniveau; einige PflegeforscherInnen ordnen solche Bewertungen der Ordinal-, andere der Intervallskala zu. ForschungsanwenderInnen sollten sich dieser Meinungsverschiedenheiten bewußt sein und sich bei jeder Studie genau ansehen, wie die

Daten analysiert werden (Kerlinger, 1986). Daten der Intervallskala lassen mehr rechnerische Manipulationen zu, einschließlich der Addition und Subtraktion von Zahlen und der *Errechnung des Mittelwertes*. Aufgrund dieser zusätzlichen rechnerischen Möglichkeiten befürworten viele ein höheres Skalenniveau. Grey et al. (1991) verwenden in ihrer Studie über Coping und Anpassung bei Kindern mit Diabetes das „Child and Adolescent Adjustment Profile" (Skala zur Messung der Anpassung bei Kindern und Erwachsenen) und das „Self-Perception Profile for Children" (Skala zur Messung der Selbstwahrnehmung von Kindern).

Die Verhältnisskala

Die *Verhältnisskala* zeigt die Rangfolge von Ereignissen oder Objekten auf Skalen mit gleichem Abstand und absolutem Nullpunkt. Die Zahl gibt die tatsächliche Menge der Eigenschaft an, die das Objekt besitzt. Hierbei handelt es sich um das höchste Skalenniveau, das gewöhnlich jedoch nur in den Naturwissenschaften benutzt wird. Beispiele für Daten dieser Ebene sind Größe, Gewicht, Pulsfrequenz und Blutdruck. In der Studie von Stewart Fahs und Kinney (1991) (siehe Anhang A) handelt es sich bei der Angabe der Hämatomdurchmesser auf der Haut nach der Injektion von Heparin um Daten der Verhältnisskala.

Die Daten von Verhältnis-Skalen sind für alle mathematischen Verfahren geeignet. Deshalb ist die Verwendung jedes statistischen Verfahrens möglich, es muß nur mit dem Design der Studie übereinstimmen (siehe Kapitel 17).

Häufigkeitsverteilung

Die *Häufigkeitsverteilung* ist eine der elementarsten Möglichkeiten, Daten zu strukturieren. Bei der *Häufigkeitsverteilung* wird jedes Auftreten eines jeden Ereignisses gezählt, oder die Daten werden in Gruppen zusammengefaßt, und die Häufigkeit wird pro Gruppe angegeben. Ein Professor, der die Ergebnisse einer Prüfung verkündet, könnte entweder die Anzahl der StudentInnen angeben, die die gleiche Punktzahl erreicht haben, oder er könnte die Punktzahlen in Gruppen zusammenfassen und die durchschnittliche Anzahl pro Gruppe angeben. In Tabelle 16-2 werden die Prüfungsergebnisse eines Kurses mit 51 StudentInnen dargestellt. Die Prüfungsergebnisse werden verschieden dargestellt. Die Spalten auf der linken Seite zeigen eine *Übersicht* über die Rohdaten und geben die *Häufigkeit* für jede Punktzahl an, während die Spalten auf der rechten Seite die Staffelung der Daten und der Häufigkeiten wiedergeben. In der Studie von Grey et al. (1991) über Kinder mit Diabetes werden die Kinder gemäß den Tanner-Gruppen eingeteilt und die Ergebnisse pro Gruppe aufgeführt, anstatt sie für jedes Kind einzeln anzugeben (siehe Anhang B).

Wenn Daten zu Gruppen zusammengefaßt werden, muß die Größe der Gruppe bzw. der *Intervallabstand* definiert werden, so daß kein Wert zu zwei Gruppen gehört. Die Gruppierung der Daten in Tabelle 16-2 verhindert ein Überlappen, denn jeder Wert gehört nur zu einer Gruppe. Wenn eine Staffelung von 70 bis 80 und von 80 bis 90 vorgenommen worden wäre, dann hätte der Wert 80 zu zwei Kategorien gehört.

Tabelle 16-2 Häufigkeitsverteilung

Einzel-Angaben			Gruppenwerte		
Punktzahl	**Strichliste**	**Häufigkeit**	**Punktzahl**	**Strichliste**	**Häufigkeit**
90	ǀ	1	>89	ǀ	1
88	ǀ	1			
86	ǀ	1	80-89	卌 卌 卌	15
84	卌 ǀ	6			
82	ǀǀ	2	70-79	卌 卌 卌	23
80	卌	5		卌 ǀǀǀ	
78	卌	5			
76	ǀ	1	60-69	卌 卌	10
74	卌 ǀǀ	7			
72	卌 ǀǀǀǀ	9	<59	ǀǀ	2
70	ǀ	1			
68	ǀǀǀ	3			
66	ǀǀ	2			
64	ǀǀǀǀ	4			
62	ǀ	1			
60		0			
58	ǀ	1			
56		0			
54	ǀ	1			
52		0			
50		0			
TOTAL		51			51

Mittelwert 73,1; Standardabweichung + 12,1; Median 74; Modus 72; Spannweite 36 (54-90).

Die Staffelung sollte eine präzise Darstellung der Daten ohne nennenswerten Informationsverlust gestatten. Sehr große Intervallabstände führen zu Informationsverlust und können die Struktur der Daten verschleiern. Wenn die Punktzahlen in Tabelle 16-2 von 40 bis 69 und von 70 bis 99 gestaffelt worden wären, dann wäre das Muster der Punktzahlen verschleiert worden.

Die Häufigkeitsverteilung kann in Form einer Tabelle (siehe Tabelle 16-2) oder in Form einer graphischen Darstellung angegeben werden. In Abbildung 16-1 werden die am meisten verwendeten Formen der graphischen Darstellung gezeigt: die Säulengrafik und die Verlaufskurve. Die beiden graphischen Darstellungen sind sich insofern ähnlich, als sie in Punkt- oder Prozentzahlen ausgedrückte Ergebnisse mit der Häufigkeit in Beziehung setzen. Je größer die Anzahl der eingetragenen Punkte ist, desto fließender ist die sich daraus ergebende Kurve, sofern die Beziehungen, die durch den Kurvenverlauf dargestellt wurden, einen sehr konstanten Charakter haben. Aus der Form der Kurve lassen sich Informationen entnehmen, die die Daten näher beschreiben.

Die Maße der zentralen Tendenz

Die *Maße der zentralen Tendenz* fassen eine Antwort auf Fragen zusammen wie z.B. „Was denken die meisten Krankenschwestern?" oder „Wie hoch ist die Durchschnittstemperatur der PatientInnen auf einer Station?" Die Maße der zentralen Tendenz ergeben eine einzige Zahl, die einen mittleren Wert für die Gruppe angibt; sie fassen die Mitglieder einer Stichprobe sozusagen zusammen. Deshalb werden sie als *zusammenfassende statistische Methoden* bezeichnet. Sie sind stichprobenspezifisch, und weil sie dies sind, verändern sie sich mit jeder Stichprobe. Grey et al. (1991; Anhang B) listen in ihrer Studie über Coping und Anpassung bei Kindern mit Diabetes den Mittelwert und die Standardabweichung für jede der Variablen nach Tanner-Gruppierungen auf (Tabelle 16-3). Diese Werte geben den Mittelwert einer jeden Variablen und das Ausmaß der Streuung in jeder Gruppe und für jede Variable an. Bei der Tanner-Gruppe 1 lag beispielsweise der Mittelwert, bezogen auf die reaktive Angst, bei 28,2 mit einer Streuung von 4,2. Dies bedeutet, daß 68% der Tanner-Gruppe 1 bei der Bewertung der reaktiven Angst Werte zwischen 24,6 und 33 erreichten.

Die Ergebnisse von zusammenfassenden statistischen Methoden können auch in verbaler Form wiedergegeben werden, wie der folgende Auszug aus der Studie von Conn (1991) über die Selbstbehandlung von älteren Erwachsenen bei Grippe und Erkältungen zeigt:

> „Es wurden 118 Frauen und 42 Männer interviewt. 55% der Versuchspersonen lebten in einer Familie und 45% lebten allein. Das Alter der Versuchspersonen lag zwischen 65 und 94 Jahren (Mittelwert = 77,2; Standardabweichung = 7,7). Das Durchschnittseinkommen des Haushalts lag bei 16 950 Dollar pro Jahr (Spannweite 2 887 bis 80 000 Dollar). Zwei der Versuchspersonen waren Asiaten, alle anderen waren Weiße. Die Versuchspersonen gaben 0 bis 6 chronische Krankheiten an (Mittelwert = 1,6; Standardabweichung = 1,4) und 0 bis 11 rezeptpflichtige Arzneiverordnungen (Mittelwert = 3,2; Standardabweichung = 1,6). 18 Versuchspersonen (11%) schätzten ihre Gesundheit als ausgezeichnet ein, 81 (51%) als gut, 49 (31%) als einiger-

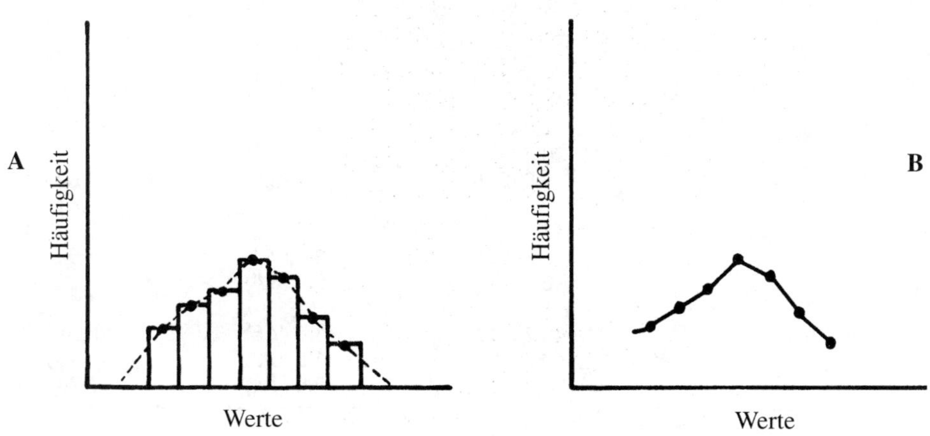

Abb. 16-1 Darstellungsformen: **A** Säulengrafik und **B** Kurve

maßen gut und 12 (7%) als schlecht. 49 Versuchspersonen (31%) gaben an, daß ihr Gesundheitszustand ihre Aktivität sehr beeinträchtigt, 61 (38%) gaben eine geringe Beeinträchtigung durch den Gesundheitszustand an und 50 (31%) berichteten, daß ihr Gesundheitszustand ihre Aktivität nicht beeinträchtigt.

Die Merkmale der Stichprobe einer Studie werden mit Hilfe zusammenfassender statistischer Methoden dargestellt. Der in Tabelle 16-2 angeführte Mittelwert ist ein Beispiel hierfür. Wäre einer anderen Gruppe von StudentInnen derselbe Test vorgelegt worden, dann sähe der Mittelwert wahrscheinlich anders aus.

Der Begriff *Durchschnitt* ist ein unspezifischer, allgemeiner Begriff. In der Statistik gibt es drei Möglichkeiten, die zentrale Tendenz zu messen: Modus, Median und Mittelwert. Normalerweise geben diese Messungen nicht dieselbe Antwort auf die Frage „Was ist der Durchschnitt?“. Jede Messung der zentralen Tendenz dient einem besonderen Verwendungszweck und eignet sich für bestimmte Meßniveaus und Verteilungen.

Der Modus

Der *Modus* ist der häufigste Wert bzw. das häufigste Ergebnis. Man bestimmt ihn, indem man die Ausgangswerte bestimmten Gruppen zuordnet, wie dies auf der rechten Seite von Tabelle 16-2 zu sehen ist. Eine Verteilung kann mehr als einen Modus haben. Die Anzahl der in einer Verteilung enthaltenen Modi wird als *Modalität* der Verteilung

Tabelle 16-3 Beispiel für die Darstellung von Daten: Unterschiede in Anpassung und Coping nach den Stadien der sexuellen Reife

Variable	**Tanner 1** *M (S)* *(n = 34)*	**Tanner 2-4** *M (S)* *(n = 39)*	**Tanner 5** *M (S)* *(n = 25)*
Zustandsangst	28,8 (4,2)	30,8 (4,4)	33,7 (5,7)
Depression	6,1 (5,8)	6,2 (5,6)	9,7 (7,7)
CAAP			
Beziehung zu Gleichaltrigen	14,4 (2,1)	13,4 (2,7)	11,9 (3,4)
Abhängigkeit	9,4 (2,2)	11,5 (2,1)	10,8 (2,5)
SPPC			
Schule	19,6 (4,4)	17,7 (3,4)	15,9 (4,2)
Verhalten	20,5 (2,6)	18,6 (3,5)	18,3 (3,1)
Hämoglobin A_1	9,8 (2,9)	11,2 (3,8)	13,9 (4,4)
A-COPE			
Problemvermeidung	17,6 (1,9)	18,0 (2,6)	19,0 (2,4)
Abreagieren	16,5 (2,7)	13,4 (3,4)	13,9 (3,1)
Entspannung	8,8 (2,5)	9,8 (2,4)	10,8 (2,4)
CHIP			
Familiäre Integration	40,7 (7,3)	41,3 (7,6)	35,5 (7,9)
SCQ	40,0 (6,5)	41,9 (6,3)	43,1 (5,9)
LEC	8,1 (6,4)	8,5 (4,4)	7,7 (3,9)

Aus „*Coping and Adaptation in Children with Diabetes*“ von M. Grey, M.E. Cameron, & F.W. Thurber, 1991, *Nursing Research*, 40, S. 3.
M = Mittelwert; *S* = Standardabweichung; *n* = Zahl der Testpersonen

bezeichnet. Abb. 16-2, A und E, und 16-3 zeigen eingipfelige Verteilungen. Abb. 16-2, B zeigt eine zweigipfelige Verteilung. Verteilungen mit zwei oder mehr Gipfeln sind in Abb. 16-2, B und D zu sehen. Aus Tabelle 16-4 (S. 443) ist ersichtlich, wie die Veränderung einiger Werte die Modalität einer Verteilung von eingipfelig in zweigipfelig verwandeln kann.

Der Modus wird am häufigsten für Daten des Nominalebene verwendet, kann aber auch für alle anderen Meßniveaus eingesetzt werden (siehe Tabelle 16-1). Der Modus kann nicht für weiterführende Berechnungen benutzt werden, und er ist nicht stabil; das heißt, er kann von Stichprobe zu Stichprobe aus derselben Population beträchtlich schwanken, weil er von der Forscherin willkürlich festgelegt werden kann. Die Veränderung eines einzigen Wertes in Tabelle 16-2 würde den Modus von 72 verändern.

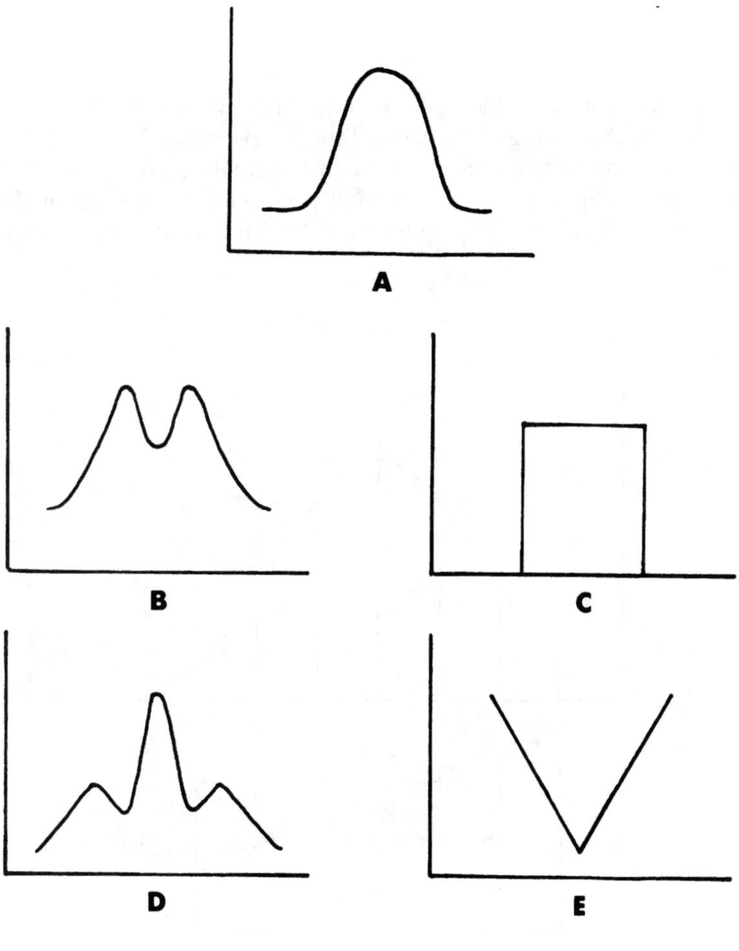

Abb. 16-2 Symmetrische Figuren

Der Median

Der *Median* ist der Wert, bei dem 50% aller Werte darüber und 50% darunter liegen. Der Median reagiert nicht empfindlich auf hohe und niedrige Extrempunkte. In der Reihe von Werten in Tabelle 16-2 ist der sechsundzwanzigste Wert immer der Median, ganz gleich wie hoch der höchste und wie niedrig der niedrigste Wert ist. Der Median wird dann verwendet, wenn die Daten sich schief verteilen (siehe „Die Normalverteilung" in diesem Kapitel) und wenn es um den „typischen" Wert geht. Wenn zum Beispiel das Alter eine Variable ist und es eine große Spannweite mit extremen Werten gibt, die sich auf den Mittelwert auswirken können, dann wäre es sinnvoll, auch den Median anzugeben. Man kann den Median durch Berechnung leicht bestimmen; er kann für Daten der Ordinalebene und für Daten höherer Ebenen verwendet werden (siehe Tabelle 16-1).

Der Mittelwert

Der *Mittelwert* ist der arithmetische Durchschnitt aller Werte; er wird für Daten der Intervall- und Verhältnisebene eingesetzt (siehe Tabelle 16-1). Der Mittelwert ist genau das, was man meint, wenn man in einer ganz normalen Unterhaltung den Begriff *Durchschnitt* benutzt; er ist das am häufigsten verwendete Maß der zentralen Tendenz, und die meisten wichtigen Tests arbeiten damit (siehe Kapitel 17). Der Mittelwert wird von jedem Einzel-

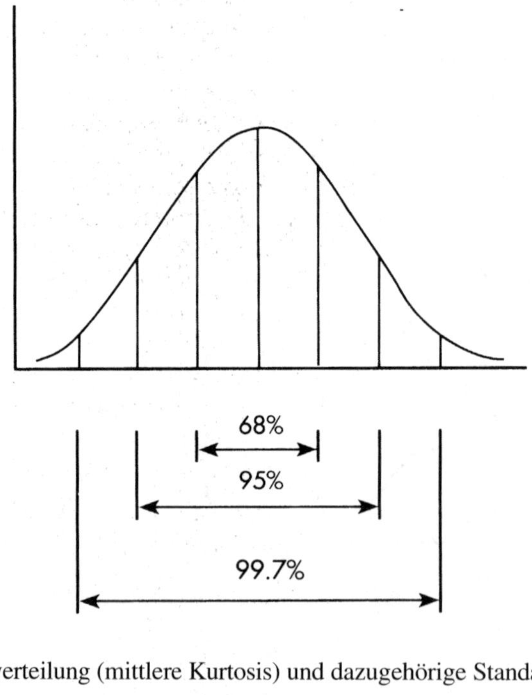

Abb. 16-3 Die Normalverteilung (mittlere Kurtosis) und dazugehörige Standardabweichungen

wert beeinflußt, aber er ist stabiler als Median oder Modus. Von den drei Maßen der zentralen Tendenz ist der Mittelwert am konstantesten und am wenigsten vom Zufall beeinflußt. Je größer die Stichprobe ist, um so weniger wird der Mittelwert von einem einzigen extremen Wert beeinflußt. Der Mittelwert wird allgemein als die beste Methode der Zusammenfassung von Daten betrachtet. In Tabelle 16-4 wird der Mittelwert am wenigsten von der Veränderung der Verteilung von eingipfelig in zweigipfelig beeinflußt.

Vergleicht man die Maße der zentralen Tendenz, dann ist der Mittelwert das stabilste und der Median das typischste Maß. Wenn die Verteilung symmetrisch und unimodal ist, dann fallen Mittelwert, Median und Modus zusammen. Ist die Verteilung aber schief, dann wird der Mittelwert in die Richtung des langauslaufenden Endes der Verteilung gezogen. Bei einer schiefen Verteilung sollten alle drei statistischen Maße angegeben werden. Die Darstellung des Volkseinkommens in den USA ergibt beispielsweise eine solche schiefe Verteilung. Der Mittelwert der Löhne und Gehälter unterscheidet sich von dem Median, weil die hohen Gehälter so viel höher liegen als die niedrigen.

Die Normalverteilung

Bei dem Konzept der Normalverteilung handelt es sich um ein rein theoretisches Konzept, dem die Beobachtung zugrundeliegt, daß die Daten von wiederholten Messungen auf der Intervall- oder Verhältnisebene sich um den Mittelpunkt in einer Verteilung gruppieren, und zwar auf eine Art, die der in Abbildung 16-3 dargestellten *Normalverteilung* sehr nahe kommt. Wenn darüber hinaus der Mittelwert einer großen Anzahl von Stichproben der gleichen Intervall- oder Verhältnisdaten errechnet und graphisch dargestellt wird, dann nähert sich diese Kurve ebenfalls der Normalkurve an. Die Mittelwerte, die sich der Normalkurve annähern, werden als *Stichprobenverteilung der Mittelwerte* bezeichnet; sie entsprechen dem Mittelwert der Population (siehe Kapitel 17).

Tabelle 16-4 Maße der zentralen Tendenz

Wert	Häufigkeit	Maß
35	~~||||~~	
36	~~||||~~ |||	Modus
37	||||	Median, Mittelwert
38	~~||||~~	
39	~~||||~~	
40	~~||||~~ |	
35	~~||||~~	
36	~~||||~~ |||	Modus
37	|||	Mittelwert
38	||||	Median
39	~~||||~~ |||	Modus
40	~~||||~~	

Eine Normalkurve ist eine Kurve, die unimodal ist und um den Mittelwert herum eine symmetrische Verteilung aufweist. Mittelwert, Median und Modus sind gleich. Es ist ein weiteres Merkmal der Normalkurve, daß ein fester Prozentsatz der Werte in einer bestimmten Entfernung zum Mittelwert liegt. Wie in Abbildung 16-3 zu sehen ist, gehören ungefähr 68% der Werte oder Mittelwerte zur Standardabweichung (S) ± 1 vom Mittelwert, 95% gehören zur S $\pm$ 2 vom Mittelwert und 99,7% zur S $\pm$ 3 vom Mittelwert.

Schiefe

Nicht alle grafischen Darstellungen von Stichprobendaten nähern sich der Normalkurve an. Einige Stichproben sind unsymmetrisch, ihr Gipfel liegt nicht in der Mitte. Wenn eine Seite länger ist als die andere, dann wird die Verteilung als *Schiefe* bezeichnet. Bei einer positiven Schiefe befindet sich der größte Teil der Daten am niedrigen Ende der Spannweite, und die längere Seite zeigt zur rechten bzw. positiven Seite der graphischen Darstellung. Das weltweite Pro-Kopf-Einkommen hat eine positive Schiefe, bei der die meisten Personen in dem niedrigen bis mittleren Bereich und nur sehr wenige in dem oberen Bereich angesiedelt sind. Der Mittelwert liegt bei einer positiven Schiefe rechts vom Median. Bei einer negativen Schiefe sind die Daten in dem hohen Teil der Spannweite angesiedelt, und die längere Seite zeigt zur linken bzw. negativen Seite der graphischen Darstellung. Das Sterbealter in den USA hat eine negative Schiefe, da die meisten Todesfälle im höheren Lebensalter auftreten. Bei einer negativen Schiefe befindet sich der Mittelwert links vom Median. Abbildung 16-4 zeigt eine positive und eine negative Schiefe. In beiden Diagrammen liegt der Gipfel nicht in der Mitte, und eine Seite ist länger.

Symmetrie

Wenn die beiden Hälften einer Verteilungskurve zusammengefaltet werden und genau aufeinanderliegen, dann spricht man von einer *symmetrischen* Verteilungskurve. Anders ausgedrückt ist jede Hälfte der Kurve ein Spiegelbild der anderen Hälfte, und die

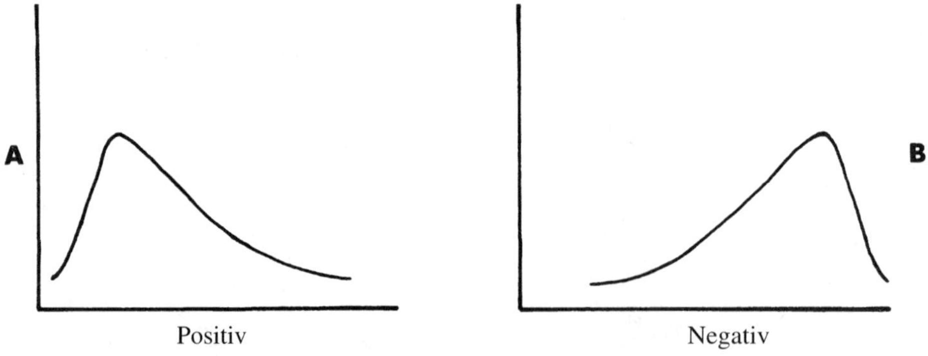

Abb. 16-4 **A,** positive und **B,** negative Schiefe

Form der Kurve insgesamt beeinträchtigt nicht die Symmetrie. Zwar sind die graphischen Darstellungen in Abbildung 16-2 alle verschieden, aber symmetrisch, doch nähert sich nur Abbildung 16-2, A der Normalkurve an.

Symmetrie und Modalität verhalten sich unabhängig voneinander. Sehen Sie sich zur Verdeutlichung noch einmal Abbildung 16-2, A und 16-3 an; beide sind unimodal. Abb. 16-4 ist ebenfalls unimodal, aber schief.

Die Kurtosis (Wölbung)

Die *Kurtosis* hängt mit dem steilen oder flachen Verlauf einer Verteilungskurve zusammen. Der Verlauf hängt wiederum von der Streuung der Daten ab. Je weiter die Daten auf der Skala gestreut sind, desto flacher ist der Gipfel. Eine Verteilungskurve mit einem deutlich ausgeprägten Gipfel wird als steil verlaufend (leptokurtic) bezeichnet, während eine breite, flache Verteilungskurve als flach verlaufend (platykurtic) beschrieben wird. Abbildung 16-5 zeigt die Kurtosis. Weder die steil verlaufende noch die flach verlaufende Verteilung nähert sich der Normalkurve oder Normalverteilung (Mesokurtosis) an.

Die Interpretation von Streuungsmaßen

Die Variabilität oder Streuung hat etwas mit der Verteilung von Daten zu tun. Stichproben mit demselben Mittelwert könnten sich sowohl in Bezug auf die Verteilung (Kurtosis) als auch im Hinblick auf die Schiefe voneinander unterscheiden. Streuungsmaße geben eine Antwort auf die Frage „Handelt es sich um eine homogene oder um eine heterogene Stichprobe?“ Wird bei zwei Stichproben – eine stammt aus einer gesunden Population und die andere aus einer Krankenhauspopulation – die Temperatur oral gemessen, dann kann es passieren (obschon es äußerst unwahrscheinlich ist), daß die beiden Stich-

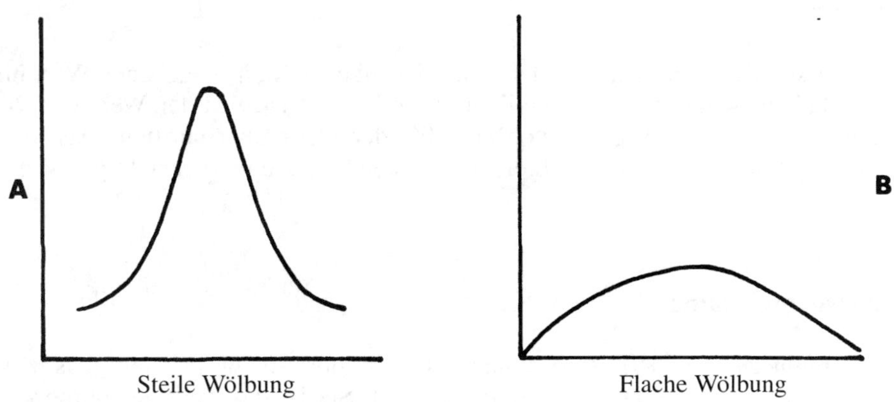

Abb. 16-5 Kurtosis. **A,** steile Wölbung; **B,** flache Wölbung.

proben denselben Mittelwert aufweisen. Allerdings ist es wahrscheinlich, daß die Spannweite bei den Temperaturen der Stichprobe aus der Krankenhauspopulation größer ist als die der Stichprobe aus der gesunden Population.

Streuungsmaße dienen dazu, Unterschiede in der Verteilung der Ausgangsdaten anzugeben. Wie die Maße der zentralen Tendenz so sind auch die Streuungsmaße für ganz bestimmte Meßniveaus und Verteilungen geeignet.

Der *modale Prozentsatz* wird bei Nominaldaten verwendet; er stellt den Prozentwert im Modus dar. Ein hoher modaler Prozentsatz deutet auf eine geringe Variabilität hin.

Die Spannweite

Die *Spannweite* ist das einfachste, aber instabilste Streuungsmaß. Die Spannweite ist der Unterschied zwischen dem höchsten und dem niedrigsten Wert. Eine Veränderung dieser Werte würde die Veränderung der Spannweite nach sich ziehen. Die Spannweite sollte immer zusammen mit anderen Streuungsmaßen angegeben werden. In Tabelle 16-2 beträgt die Spannweite 36, aber dies könnte sich leicht durch Anhebung oder Senkung des hohen Wertes von 90 oder des niedrigen Wertes von 54 ändern.

Die semi-quartile Spannweite

Die *semi-quartile Spannweite* gibt die Spannweite der mittleren 50% der Werte an. Sie ist stabiler als die Spannweite, da es so gut wie unmöglich ist, daß sie durch einen einzigen extremen Wert verändert wird. Sie liegt zwischen den oberen und den unteren Quartilen; der obere Quartil ist der Punkt, unter den 75% der Werte fallen, der untere Quartil ist der Punkt, unter den 25% der Werte fallen. Die mittleren 50% der Werte in Tabelle 16-2 liegen zwischen 68 und 78, und die semi-quartile Spannweite beträgt 10.

Das Perzentil

Ein *Perzentil* stellt den Prozentsatz der Fälle dar, über den ein gegebener Wert hinausgeht. Der Median ist das 50%-Percentil; in Tabelle 16-2 ist dies der Wert von 74. Ein Wert im neunzigsten Percentil wird von nur 10% der Werte überschritten. Das Null-Percentil und das hundertste Percentil bleiben normalerweise unberücksichtigt (McNemar, 1969).

Die Standardabweichung

Die *Standardabweichung* (S) ist das häufigste Streuungsmaß; ihr liegt das Konzept der Normalkurve zugrunde (siehe Abbildung 16-3). Sie ist das Maß der durchschnittlichen Abweichung der Werte vom Mittelwert und muß deshalb immer zusammen mit dem Mittelwert angegeben werden.

Da der Mittelwert (x) und die Standardabweichung (S) bezogen auf die Prüfungsergebnisse (Tabelle 16-2) 73,1 ± 12,1 betrugen, sollte ein Student wissen, daß 68% der Punktzahlen zwischen 85,1 und 61 lagen. Hätte ein(e) StudentIn eine Punkzahl von 88 erreicht, dann wüßte er/sie, daß er/sie besser abgeschnitten hat als die meisten KursteilnehmerInnen. Tabelle 16-3 aus der Studie von Grey et al. (1991) gibt den Mittelwert und die Standardabweichung von jeder Variablen der Studie nach der Tanner-Gruppierung an. Wie aus dieser Tabelle hervorgeht, lag der Mittelwert, bezogen auf die Depression in der Tanner-Gruppe 5, bei 9,7, die Standardabweichung betrug 7,7. Dies bedeutet, daß 68% der Depressions-Werte für die Tanner-Gruppe 5 in dem Bereich zwischen 2,0 und 17,4 angesiedelt sind. Diese Tabelle gibt den LeserInnen die Möglichkeit, die Daten zu überprüfen und ein Gefühl für die Verteilung des Datenmaterials zu entwickeln.

Die Standardabweichung wird für die Berechnung etlicher schließender statistischer Methoden verwendet (siehe Kapitel 17). Der Einsatz der Standardabweichung wird dadurch begrenzt, daß diese in den Einheiten der jeweiligen Meßmethode ausgedrückt ist und somit nicht zum Vergleich von Mittelwerten verwendet werden kann, die in unterschiedlichen Einheiten angegeben sind. Wenn man etwas über die Beziehung zwischen der in Inches (Längenmaß) gemessenen Größe und dem in Pfund gemessenen Gewicht wissen möchte, dann müßte man die Messungen von Größe und Gewicht in Standardeinheiten oder Z-*Werte* umwandeln.

Z-Werte

Der *Z-Wert* wird benutzt, um verschiedene Standardmaßeinheiten vergleichen zu können. Jeder Wert wird in einen Z-Wert umgewandelt, der es ermöglicht, die relative Entfernung der Werte vom Mittelwert zu untersuchen. Ein Z-Wert von + 1,5 bedeutet eine Standardabweichung (S) von 1,5 über dem Mittelwert, ein Wert von – 2 eine Standardabweichung (S) von 2 unter dem Mittelwert. Mit Hilfe der Z-Werte lassen sich Ergebnisse von Skalen mit unterschiedlichen Einheiten, z.B. Größe und Gewicht, vergleichen.

Es gibt eine Reihe von Streuungsmaßen, von denen die modale Häufigkeit am leichtesten zu errechnen, die Standardabweichung aber am brauchbarsten ist. Die Standardabweichung und die semi-quartile Spannweite sind immer vorhanden und sie sind ausschließlich für eine bestimmte Stichprobe gültig. Die Standardabweichung ist das stabilste statistische Maß. Die Umwandlung verschiedener Wert in Z-Werte ermöglicht den Vergleich von Werten mit verschiedenen Maßeinheiten.

Korrelationen

Korrelationen geben eine Antwort auf die Frage: „Wie stark ist die Beziehung zwischen den Variablen?“. Sie werden gewöhnlich für Daten der Ordinalebene oder für Daten höherer Ebenen verwendet. Kapitel 17 geht ausführlicher auf Korrelationen ein, an dieser Stelle sollen jedoch „scatter plots“ (Streudiagramme) kurz erwähnt werden, mit denen man die Stärke der Beziehung zwischen zwei Variablen anschaulich darstellen kann. Je mehr die Daten einer Geraden angenähert sind, desto stärker ist die Korrelation.

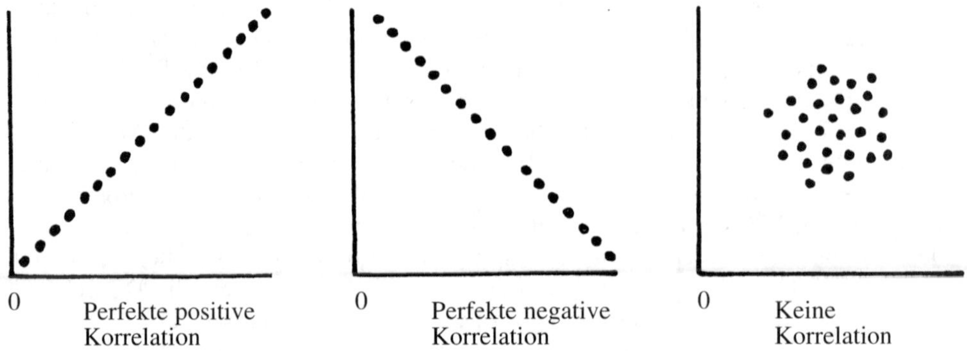

Abb. 16-6 Scatter plots (Streudiagramme)

Für eine positive Korrelation gilt: Wenn ein Wert bei einer Variablen hoch ist, dann ist er es auch bei der anderen. Temperatur- und Pulswerte sind positiv korreliert; das heißt, ein Anstieg der Temperatur ist im allgemeinen mit einer Erhöhung der Pulsfrequenz verbunden. Für eine negative Korrelation gilt: Je höher der Wert bei einem Maßstab ist, desto niedriger ist er bei dem anderen. Eine Abnahme des Blutvolumens ist im allgemeinen mit einer Erhöhung der Pulsfrequenz verbunden. Abbildung 16-6 zeigt eine perfekte positive und eine perfekte negative Korrelation sowie eine Abbildung ohne Korrelation. Bei den meisten Forschungsarbeiten liegen die Korrelationsergebnisse zwischen diesen Extremen.

Die kritische Bewertung deskriptiver statistischer Methoden

Viele StudentInnen, die noch keinen Statistikkurs absolviert haben, trauen sich die Bewertung deskriptiver statistischer Methoden nicht zu. Sie müssen aber den Einsatz statistischer Methoden einer kritischen Analyse unterziehen können, selbst wenn sie nicht verstehen, wie die Zahlen abgeleitet wurden. Bei der kritischen Bewertung dieses Aspektes einer Forschungsarbeit ist es wirklich wichtig zu überprüfen, ob die für die Zusammenfassung der Daten verwendeten Verfahren mit der Absicht der Studie in Einklang stehen. Die Kriterien zur kritischen Bewertung deskriptiver statistischer Methoden werden in dem Kasten auf S. 449 vorgestellt.

Bevor man entscheiden kann, ob die statistischen Methoden sinnvoll eingesetzt wurden, sollte man noch einmal zum Anfang des Berichts zurückgehen und sich die Absicht der Studie vergegenwärtigen. Zwar arbeiten alle Studien bei der Zusammenfassung der gewonnenen Daten mit deskriptiven statistischen Verfahren, darüber hinaus werden in vielen Studien aber auch identische statistische Methoden zur Überprüfung von Hypothesen eingesetzt (siehe Kapitel 17). Handelt es sich um eine explorative Studie, werden möglicherweise nur deskriptive statistische Methoden verwendet, weil es die Absicht einer solchen Studie ist, die Merkmale einer Population zu beschreiben.

Kriterien für die kritische Bewertung

1. Wurden die geeigneten deskriptiven statistischen Methoden eingesetzt?
2. Welches Skalenniveau wurde für die Messung einer jeden wichtigen Variablen verwendet?
3. Ist die Stichprobe so groß, daß ein extremer Wert sich nicht auf die zusammenfassenden statistischen Methoden auswirken kann?
4. Welche deskriptiven statistischen Methoden werden angegeben?
5. Waren diese deskriptiven statistischen Methoden dem Skalenniveau einer jeden Variablen angemessen?
6. Gibt es für jede wichtige Variable zusammenfassende statistische Methoden?
7. Reichen die Informationen zur Beurteilung der Ergebnisse aus?
8. Werden die Ergebnisse klar und vollständig dargestellt?
9. Wenn Tabellen und Graphiken verwendet werden, stimmen sie mit dem Text überein und ergänzen ihn, oder wiederholen sie ihn nur?

Ebenso wie die Hypothesen aus der Darstellung des Problems und der Absicht der Studie deutlich werden sollten, so sollten auch die Hypothesen einen Hinweis auf die Art der Analyse enthalten. Die Darstellung der Hauptvariablen erfolgt in knapper Form in der Hypothese. Jede Variable muß aber in dem Abschnitt „Ergebnisse“ angemessen und ausführlich beschrieben werden.

Nach der Beschäftigung mit den Hypothesen wendet man sich dem Abschnitt „Methoden“ zu. Mit Hilfe der operationalen Definition der Hypothesen kann das Skalenniveau festgestellt werden, das zur Messung einer jeden, in der Hypothese angegebenen Variablen verwendet wurde. Mit diesen Informationen lassen sich dann die Maße der zentralen Tendenz und die Streuungsmaße ermitteln, die für die Zusammenfassung der Daten in Frage kommen. Man sollte beispielsweise keinen Mittelwert als zusammenfassendes statistisches Maß erwarten, wenn es um die normale Variable „Geschlechtszugehörigkeit“ geht. Aller Wahrscheinlichkeit nach wird diese Variable in Form einer Häufigkeitsverteilung angegeben. Bei Messungen auf Intervallniveau werden dagegen Mittelwerte und Standardabweichungen mitgeteilt. Die Größe der Stichprobe spielt eine große Rolle bei der Bewertung der deskriptiven statistischen Methoden, denn je größer die Stichprobe ist, desto geringer ist die Chance, daß ein entlegener Wert das zusammenfassende statistische Maß beeinflußt.

Erst wenn diese Aspekte der Studie überprüft wurden, sollte man sich mit der Ergebnisdarstellung beschäftigen. Für jede wichtige Variable muß ein geeignetes Maß der zentralen Tendenz und ein geeignetes Streuungsmaß angegeben werden. Gibt es Tabellen oder graphische Darstellungen, dann müssen sie mit den Informationen im Text übereinstimmen. Die Tabellen und Diagramme müssen klar und vollständig beschriftet sein. Werden Häufigkeitsdaten in Gruppen dargestellt, dann müssen die Gruppen nach logischen Gesichtspunkten zusammengefaßt sein und sich gegenseitig ausschließen. Die Intervallgröße bei gestaffelten Daten darf die Struktur der Daten weder verschleiern noch künstliche Strukturen schaffen. Der Text sollte auf jede Tabelle und auf jedes Diagramm eingehen, aber die Tabellen und Diagramme müssen den Text ergänzen und ihn nicht bloß wiederholen. Der Zusammenhang einer jeden Tabelle bzw. graphischen Darstellung mit der Studie muß klar erkennbar sein. Beispielsweise kann eine Tabelle die Stichprobe beschreiben, eine andere die Daten darstellen, die für die zu untersuchende Hypothese relevant sind. Tabelle 16-4 ist ein Beispiel für eine klare Darstellung; jede Gruppe schließt sich gegenseitig aus, und die Daten in der Tabelle stimmen mit denen im Text überein. Die Ergebnisse müssen so abgefaßt sein, daß sie für den angesprochenen Leserkreis verständlich sind. In der Pflege sind dies die Krankenschwestern. Die deskriptiven Informationen müssen also so eindeutig sein, daß die LeserInnen die Brauchbarkeit der Studie für die praktische Situation erkennen können.

Deskriptive statistische Verfahren können nicht getrennt von der Studie bewertet werden, die eine Einheit darstellt. Jeder Teil des Forschungsberichtes muß im Verhältnis zu dem ganzen Bericht einen Sinn ergeben. Deshalb sollten die LeserInnen jeden Teil des Berichtes zu dem vorangegangenen Teil in Beziehung setzen. Die Bewertung der deskriptiven statistischen Methoden muß also der Bewertung der schließenden statistischen Methoden vorausgehen.

Nachfolgend wird ein Auszug aus der kritischen Bewertung der Studie von Stewart Fahs und Kinney (1991) über Bauchregion, Oberschenkel und Arm als Orte für die subkutane Injektion von Natrium-Heparin wiedergegeben; für jeden Schritt der Studie wird nur eine Angabe als Beispiel ausgewählt:

Absicht der Studie:	Feststellung des Auftretens von Hämatomen an ausgewählten Injektionsorten	
Hypothese:	Null-Hypothese (kein Unterschied im Auftreten von Hämatomen an den ausgewählten Stellen)	
Abhängige Variable:	Auftreten von Hämatomen	
Konzeptuelle Definition:	Ein Hämatom ist eine verfärbte Purpuraläsion	
Operationale Definition:	Auftreten oder Nicht-Auftreten von Hämatomen	
Skalenniveau:	Nominalebene (Hämatom oder kein Hämatom)	
	Erwartet	*Festgestellt*
Zusammenfassende statistische Methode:	Anzahl der Hämatome an jeder Injektionsstelle	In Tabelle 1 – Absolutzahl der Hämatome pro Injektionsort
Streuungsmaß:	Prozentsatz der Injektionen, die zu Hämatomen führten	Im Text – Prozentsatz der Orte mit Hämatomen
Größe der Stichprobe:	105 Personen, denen wiederholt Injektionen gegeben wurden	
Schlußfolgerung:	Die angegebenen statistischen Methoden sind für das untersuchte Problem, die Hypothese und die Meßniveaus geeignet. Die Stichprobe ist so groß, daß ein einzelner Wert keinen großen Einfluß auf den Mittelwert hat.	

Merksätze

- Mit deskriptiven statistischen Methoden können bei Forschungsarbeiten gesammelte Daten beschrieben und strukturiert werden.
- Die vier Meßniveaus sind die Nominal-, die Ordinal-, die Intervall- und die Verhältnisskala. Zu jeder Ebene gehören bestimmte deskriptive Methoden.
- Das Maß der zentralen Tendenz charakterisiert die Werte aus einer Stichprobe in ihrer Gesamtheit. Der Modus gibt den häufigsten Wert und der Median den mittleren Wert an; der Mittelwert ist das arithmetische Mittel der Einzelwerte. Von den Maßen der zentralen Tendenz ist der Mittelwert die stabilste und brauchbarste Bewertung. Zusammen mit der Standardabweichung bildet er die Grundlage für viele schließende statistische Methoden, die in Kapitel 17 beschrieben werden.
- Eine Häufigkeitsverteilung stellt Daten in tabellarischer oder graphischer Form dar und ermöglicht die Berechnung oder Darstellung von Merkmalen der Datenverteilung wie Schiefe, Symmetrie, Modalität und Kurtosis.
  - Bei nichtsymmetrischen Verteilungen werden Grad und Richtung der Neigung des nicht im Zentrum liegenden Gipfels als Schiefe dargestellt.
  - Die Modalität macht eine Aussage über die Anzahl der Gipfel einer Kurve; diese kann eingipfelig, zweigipfelig oder vielgipfelig sein.
  - Die relative Verteilung der Daten wird als Kurtosis bezeichnet.
  - Jedes Merkmal einer Häufigkeitsverteilung ist unabhängig.
- Die Streuungsmaße geben die Verteilung der Daten wieder.
  - Der modale Prozentsatz zeigt die häufigsten Fälle an.
  - Die Spannweite gibt den Unterschied zwischen hohen und niedrigen Werten an.
  - Die Standardabweichung ist das stabilste und brauchbarste Streuungsmaß. Es ist von dem Konzept der Normalkurve abgeleitet. Bei der Normalkurve gruppieren sich die Werte der Stichprobe sowie die Mittelwerte einer großen Anzahl von Stichproben um den Mittelpunkt der Verteilung, wobei ein fester Prozentsatz der Werte in einem bestimmten Abstand zum Mittelwert liegt. Diese Tendenz, sich der Normalkurve anzunähern,wird als Stichprobenverteilung der Mittelwerte bezeichnet. Ein Z-Wert ist eine in Standardeinheiten umgewandelte Standardabweichung.

- Scatter plots (Streudiagramme) stellen Messungen von Korrelationen dar.
- Bei der kritischen Bewertung von Forschungsberichten muß besonders darauf geachtet werden, ob die Skalenniveaus und die deskriptiven Verfahren zusammenpassen.

Literaturverzeichnis

Conn, V. (1991). Self-care actions taken by older adults for influenza and colds. *Nursing Research,* 40(3), 176-181.

Grey, M., Cameron, M.E., & Thurber, F.W. (1991). Coping and adaptation in children with diabetes. *Nursing Research*, 40(4), 144-149.

Kerlinger, F.N. (1986). *Foundations of behavioral research.* (2nd ed). New York: Holt, Reinhart & Winston.

Stewart Fahs. P.S., & Kinney, M.R. (1991). The abdomen, thigh, and arm as sites for subcutaneous sodium heparin injections. *Nursing Research*, 40(4), 204-207.

Zusätzliche Literatur

Bluman, A.G. (1992). *Elementary statistics*, Dubuque, IA: Wm. C. Brown.

Knapp, T.R. (1993). Treating ordinal scales as ordinal scales. *Nursing Research*, 42(3), 184-186.

Moore, D.S. (1991). *Statistics: Concepts and controversies*. New York: W.H. Freeman.

Triola, M.F. (1989). *Elementary Statistics* (4th ed.). Redwood City, CA: Benjamin Cummings.

Waltz, C.F., & Bausell, R.B. (1981). *Nursing research: Design, statistics and computer analysis*. Philadelphia: F.A. Davis.

Waltz, C.F., Strickland, O.L., & Lenz, E.R. (1991). *Measurement in nursing research* (2nd ed.). Philadelphia: F.A. Davis.

Weimer, R.C. (1987). *Applied Elementary Statistics*. Monterey, Ca: Brooks/Cole.

17 Die schließende Datenanalyse

Margaret Grey

Lernziele

Nach der Lektüre dieses Kapitels sollten Sie Folgendes können:

- Das Ziel schließender statistischer Methoden benennen.
- Zwischen Parameter und Statistik unterscheiden.
- Das Konzept der Wahrscheinlichkeit im Zusammenhang mit der Analyse von Stichprobendaten erklären.
- Zwischen Fehlern vom Typ I und Typ II unterscheiden und deren Auswirkungen auf die Ergebnisse einer Studie benennen.
- Parametrische und nichtparametrische Tests unterscheiden.
- Die allgemein verwendeten statistischen Tests und ihre Ziele aufzählen.
- Die in veröffentlichten Forschungsarbeiten verwendeten statistischen Methoden einer kritischen Bewertung unterziehen.

Schlüsselbegriffe

Chi-Quadrat (χ^2)
Fehler vom Typ I
Fehler vom Typ II
Fishers exakter Wahrscheinlichkeitstest
Freiheitsgrade
Korrelation
Kovarianzanalyse (ANCOVA)
Multiple Regression
Multiple Varianzanalyse (MANOVA)
Nichtparametrische statistische Methoden
Null-Hypothese
Parameter
Parametrische statistische Methoden
Pearson-Korrelationskoeffizient Oder Pearson r
Pfadanalyse
Schließende statistische Methoden
Signifikanzniveau (Alpha-Niveau)
Standardfehler des Mittelwertes
Stichprobenfehler
t-Test
Varianzanalyse (ANOVA)
Wahrscheinlichkeit
wissenschaftliche Hypothese

Schließende statistische Methoden werden eingesetzt, um die in einer Forschungsarbeit gesammelten Daten zu analysieren. Die LeserInnen von Forschungsarbeiten müssen Zweck und Verwendung statistischer Methoden verstehen. Es ist sicher sinnvoll, über die Durchführung statistischer Verfahren Bescheid zu wissen, aber dies ist nicht entscheidend für das Verständnis veröffentlichter Forschungsbefunde. In diesem Kapitel soll dargelegt werden, wie schließende statistische Methoden eingesetzt werden, um auf der Grundlage von Stichprobendaten Schlußfolgerungen für größere Gruppen (eine bestimmte Population) ableiten zu können. In den folgenden Abschnitten werden grundlegende Konzepte und die entsprechende Terminologie eingeführt, um den LeserInnen einen Einblick in die in Forschungsberichten beschriebenen statistischen Methoden zu geben. LeserInnen, die an einer weiterführenden Diskussion interessiert sind, werden auf den Abschnitt „zusätzliche Literatur" am Ende dieses Kapitels und die deutschsprachige Literaturliste im Anhang verwiesen.

Deskriptive und schließende statistische Methoden

Im vorigen Kapitel wurden *deskriptive statistische Methoden* vorgestellt, Methoden, die für die Zusammenfassung von Daten benutzt werden. In diesem Kapitel stehen schließende statistische Methoden im Vordergrund. Bei *schließenden statistischen Methoden* werden mathematische Prozesse und Logik kombiniert eingesetzt; dadurch ist es möglich, auf der Grundlage von Daten, die aus einer Systematischen Stichprobe stammen, Hypothesen über eine Population zu überprüfen. Schlußfolgerungen auf der Grundlage von Statistiken dienen im allgemeinen zwei Zielen: Einerseits kann die Wahrscheinlichkeit eingeschätzt werden, mit der die Stichprobe exakt die *Parameter* der Population widerspiegelt, und andererseits können Hypothesen in Bezug auf eine Population überprüft werden. Ein *Parameter* ist in erster Linie ein Merkmal einer Population, während eine Statistik ein Merkmal einer Stichprobe ist. Wir verwenden Statistiken auch zur Einschätzung der Merkmale einer Population. Angenommen, wir stellen eine Zufallsstichprobe von 100 Personen mit einer chronischen Lungenkrankheit zusammen und verwenden eine Intervallskala, um ihr Wissen über diese Erkrankung zu untersuchen. Beträgt der Mittelwert für diese Versuchspersonen 65, dann ist der Mittelwert die *Statistik der Stichprobe*. Wären wir in der Lage, jede Versuchsperson mit chronischer Lungenkrankheit zu untersuchen, könnten wir ebenfalls den Mittelwert im Hinblick auf das Wissen bestimmen, und dieser Wert wäre dann der *Parameter für die Population*. Wie man weiß, ist es aber kaum möglich, die ganze Population zu untersuchen, und so werden aufgrund der Untersuchung einer Stichprobe und mit Hilfe schließender statistischer Methoden Aussagen über die größere Population gemacht.

Das angeführte Beispiel verweist auf zwei wichtige Einschränkungen bei der Durchführung einer Studie, in der schließende statistische Methoden eingesetzt werden sollen. Erstens wurde festgestellt, daß die Stichprobe nach dem Zufallsprinzip ausgewählt wurde (siehe Kapitel 15). Da Sie ja nun schon mit den Vorteilen der Wahrscheinlichkeitsstichprobe vertraut sind, dürfte klar sein, daß die Stichprobe repräsentativ sein muß, wenn man auf deren Grundlage Aussagen über die Population machen will. Sämtliche Verfahren schließender statistischer Methoden setzen voraus, daß die Stichprobe mit einer der bekannten Strategien der Wahrscheinlichkeitserhebung oder einer guten Quotierung ausgewählt wurde. Zweitens wurde festgestellt, daß die verwendeten Skalen Intervallniveau haben müssen. Der Grund ist der, daß die mit schließenden statistischen Methoden verbundenen mathematischen Operationen dieses Meßniveau crfordern. (Tatsache ist, daß zumindest in Europa fast nur mit Quoten-Erhebungen gearbeitet wird, Anm. d. Bearb.)

Die Überprüfung der Hypothese

Schließende statistische Methoden werden häufig eingesetzt, um Hypothesen zu überprüfen. Durch die statistische Überprüfung von Hypothesen sind objektive Entscheidungen im Hinblick auf das Ergebnis einer Studie möglich; darüber hinaus lassen sich Fragen wie diese beantworten: „Bis zu welchem Grad sind die Resultate durch Meßfehler beeinflußt?“ oder „Wie stark ist die Beziehung zwischen diesen beiden Variablen?“

Die für Schlußfolgerungen verwendeten Verfahren basieren auf den Prinzipien des negativen Folgerns. Anders ausgedrückt, wenn eine Forscherin die Auswirkungen eines neuen Unterrichtsprogramms für PatientInnen mit chronischer Lungenerkrankung erforschen will, dann hat sie eigentlich zwei Hypothesen – die *wissenschaftliche Hypothese* und die *Null-Hypothese* (siehe Kapitel 7). Die Forschungshypothese oder die *wissenschaftliche* Hypothese ist die, in der das erwartete Ergebnis der Studie formuliert ist. In unserem Beispiel lautet die wissenschaftliche Hypothese also, daß die Unterrichtsintervention Auswirkungen auf das Ergebnis bei der Experimentalgruppe hat, welche die der Kontrollgruppe weit übersteigen. Die *Null-Hypothese* – dies ist die Hypothese, die tatsächlich mit Hilfe statistischer Methoden überprüft werden kann – postuliert, daß es *keinen* Unterschied zwischen den Gruppen gibt. In schließenden statistischen Verfahren wird die Null-Hypothese zur Überprüfung der Validität einer wissenschaftlichen Hypothese aufgrund der erhobenen Daten benutzt. Die Null-Hypothese drückt aus, daß keine Beziehung zwischen den Variablen besteht, und daß jede beobachtete Beziehung bzw. jeder Unterschied lediglich auf zufällige Schwankungen bei der Stichprobenerhebung zurückzuführen ist.

Das Konzept der Null-Hypothese stiftet häufig Verwirrung. Die Studie von Grey, Cameron und Thurber (1991; Anhang B) eignet sich sehr gut zur Verdeutlichung dieses Konzepts. Die Autorinnen wollten herausfinden, ob das Alter ein wichtiger Einflußfaktor für die psychologische, soziale und physiologische Anpassung von Kindern mit Diabetes ist. Die wissenschaftliche Hypothese postulierte, daß die Anpassung bei Jugendlichen schlechter ist als bei Kindern. Die Hypothese basierte auf klinischen Erkenntnissen und früheren Befunden aus der Literatur. Auf der Grundlage dieser Hypothese stellten die Autorinnen dann mit Hilfe schließender statistischer Methoden fest, ob die Werte auf den Skalen bei Kindern und bei jüngeren und älteren Jugendlichen verschieden waren. Sie verwendeten die *Null-Hypothese* – die postuliert, daß es keinen Unterschied zwischen den Gruppen gibt –, um die wissenschaftliche Hypothese zu überprüfen. Die Autorinnen fanden heraus, daß die jüngeren Kinder weniger deprimiert und weniger ängstlich waren, ihre Krankheit besser meisterten, weniger Anpassungsprobleme und eine bessere Stoffwechselstabilität hatten als die älteren Kinder. Mit anderen Worten, die Forscherinnen kamen zu dem Schluß, daß die Unterschiede zwischen den Werten der Gruppen so groß waren, daß sie nachweisbar nicht durch Zufall verursacht werden konnten; also wurde die Null-Hypothese *verworfen.*

Wir weisen besonders darauf hin, daß die Null-Hypothese *verworfen* wurde. Jede statistische Überprüfung einer Hypothese ist ein Prozeß des Widerlegens bzw. Verwerfens. Es ist unmöglich zu beweisen, daß eine wissenschaftliche Hypothese richtig ist, aber es ist möglich zu zeigen, daß die Nullhypothese mit hoher Wahrscheinlichkeit falsch ist. Die Widerlegung der Null-Hypothese bestätigt also die wissenschaftliche Hypothese, und dies wird bei den Studien angestrebt, die mit schließenden statistischen Methoden arbeiten (siehe Kapitel 7).

Wahrscheinlichkeit

Man kann zwar niemals die wissenschaftliche Hypothese beweisen, aber man kann sie durch Widerlegung der Null-Hypothese untermauern; das heißt, man kann zeigen, daß die Null-Hypothese mit hoher Wahrscheinlichkeit falsch ist. Damit haben wir die Theorie eingeführt, die allen in diesem Kapitel dargestellten Verfahren zugrundeliegt – die Wahrscheinlichkeitstheorie. *Wahrscheinlichkeit* ist ein Konzept, über das wir ständig reden, z.B. über die Wahrscheinlichkeit, daß es heute regnet, aber es fällt schwer, es zu definieren. Die Wahrscheinlichkeit des Auftretens eines Ereignisses ist seine relative Auftretenshäufigkeit auf lange Sicht bei wiederholten Versuchen unter ähnlichen Bedingungen. Anders ausgedrückt, in der Statistik geht es nicht darum, wie hoch die Wahrscheinlichkeit ist, ein bestimmtes Ergebnis durch eine einzige Studie zu erhalten, sondern es geht um die Wahrscheinlichkeit, mit der man bei wiederholter Durchführung einer Studie unter idealen Bedingungen immer wieder dasselbe Ergebnis erzielen kann. Diese Möglichkeit der Wiederholung von Versuchen erlaubt es, zur Überprüfung von Hypothesen mit dem Konzept der Wahrscheinlichkeit zu arbeiten.

Die statistische Wahrscheinlichkeit basiert auf dem Konzept des *Stichprobenfehlers.* Wir erinnern daran, daß der Einsatz schließender statistischer Methoden die Zufallserhebung voraussetzt. Aber selbst wenn die Stichproben nach dem Zufallsprinzip ausgewählt werden, besteht immer die Möglichkeit, daß Ungenauigkeiten auftreten. Deshalb können die Merkmale einer Stichprobe sich von denen der Gesamtpopulation unterscheiden. Angenommen, eine große Anzahl von PatientInnen mit Dekubitusgeschwüren steht einer Gruppe von ForscherInnen zur Verfügung, und diese wollen die durchschnittliche Dauer erforschen, die die Geschwüre bei normaler Pflege zur Heilung benötigen. Würden die ForscherInnen die ganze Population untersuchen, dann könnte eine durchschnittliche Heilungsdauer von 50 Tagen mit einer Standardabweichung von 10 Tagen herauskommen. Wir nehmen weiter an, die ForscherInnen hätten nicht das nötige Geld, um alle PatientInnen zu untersuchen und würden stattdessen mehrere aufeinanderfolgende Untersuchungen der PatientInnen durchführen. Bei einer solchen Studie erheben sie zunächst eine Stichprobe von 25 PatientInnen, errechnen den Mittelwert und die Standardabweichung und führen die Versuchspersonen wieder der Population zu, bevor sie die nächste Stichprobe auswählen. Dieser Prozeß wird viele Male wiederholt, so daß am Ende 50 verschiedene Mittelwerte herauskommen. Würden diese Mittelwerte in einer Häufigkeitsverteilung dargestellt, dann könnte diese so aussehen wie Abbildung 17-1. Diese Häufigkeitsverteilung stellt die Verteilung der Mittelwerte aus den Stichprobenerhebungen dar. Man sieht bei dieser Häufigkeitsverteilung, daß der Mittelwert der einen Stichprobe bei 50,5 liegt, der nächste bei 47,5, der nächste bei 62,5 usw. Diese Tendenz von Statistiken, sich von einer Stichprobe zur anderen zu verändern, ist unter der Bezeichnung *Stichprobenfehler* bekannt.

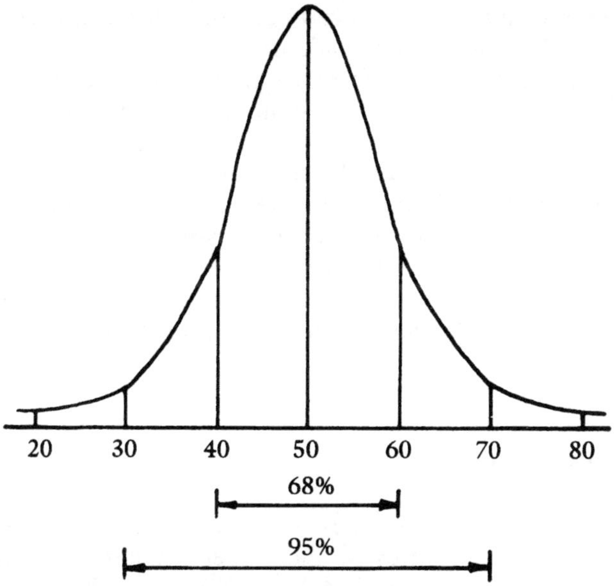

Abb. 17-1 Verteilung der Mittelwerte vieler Stichproben

Eine derartige Verteilung der Mittelwerte aus vielen Stichproben ist reine Theorie. In der Praxis kommt es praktisch nicht vor, daß routinemäßig nacheinander Stichproben aus derselben Population ausgewählt werden; normalerweise führt man statistische Berechnungen durch und zieht auf der Grundlage der Stichprobe Schlußfolgerungen. Jedoch gestattet die Kenntnis der Eigenschaften von Verteilungen – *falls* diese wiederholten Stichproben hypothetische Konstrukte sind – Schlußfolgerungen aufgrund dieser Stichprobe abzuleiten.

Die Verteilung der Mittelwerte folgt einer Normalkurve, somit ist der Mittelwert der Verteilung der Mittelwert der Population. Wie bereits im vorigen Kapitel dargelegt wurde, besagt die Tatsache, daß die Verteilung der Mittelwerte normal ist, noch einiges mehr. Denn wenn die Werte normal verteilt sind, weiß man, daß 68% der Fälle zwischen +1 und –1 der Standardabweichung liegen, oder daß die Wahrscheinlichkeit 68 von 100 beträgt, daß jeder zufällig ausgewählte Mittelwert einer Stichprobe in diesem Bereich liegt. Wenn wir in dem angeführten Beispiel nur eine Stichprobe erheben, dann besteht eine Chance von 68%, einen Stichprobenmittelwert zu finden, der zwischen 40 und 60 liegt. Die Standardabweichung der theoretischen Verteilung der Mittelwerte einer Stichprobe wird als *Standardfehler des Mittelwertes* bezeichnet. Das Wort *Fehler* wird deshalb benutzt, weil die einzelnen Mittelwerte, aus denen sich die Verteilung zusammensetzt, irgendeinen Fehler in Bezug auf die Einschätzung des Mittelwertes der Population enthalten. Der Fehler gilt als Standardfehler, weil er die Größenordnung eines durchschnittlichen Fehlers impliziert, ebenso wie eine Standardabweichung die durchschnittliche Abweichung von einem Mittelwert anzeigt. Je kleiner der Standardfehler ist, um so weniger streuen die Ergebnisse nun den Mittelwert und um so genauer sind solche Mittelwerte, wenn es um die Einschätzung des Populationswertes geht.

Obwohl die Streuung der Einzelwerte selten graphisch dargestellt werden, kann man den Standardfehler schätzen, weil er eine systematische Beziehung zur Standardabweichung der Stichprobe und zu ihrer Größe aufweist. Dies sagt uns, daß eine Vergrößerung der Stichprobe die Genauigkeit, d.h. die Übereinstimmung mit dem tatsächlichen Wert der Grundgesamtheit, erhöht. Es dürfte einleuchten, daß eine Vergrößerung der Stichprobe die Wahrscheinlichkeit verringert, daß ein extremer Wert sich drastisch auf den Mittelwert der Stichprobe auswirkt (siehe Kapitel 16). Ein weiterer Grund, weshalb die Stichprobenverteilung so wichtig ist, liegt darin, daß es solche Verteilungen für alle Statistiken gibt, und man nutzt diese Verteilungen, wenn über die Verwerfung einer Null-Hypothese entschieden wird.

Fehler vom Typ I und II

Die Entscheidung, die Null-Hypothese zu akzeptieren oder zu verwerfen, basiert auf der Überlegung, wie wahrscheinlich es ist, daß die ermittelten Unterschiede einzig und allein auf einen Zufall zurückzuführen sind. Da keine Daten über die ganze Population zur Verfügung stehen, kann man niemals eindeutig behaupten, daß die Null-Hypothese richtig bzw. nicht richtig ist (Ausnahme: Wahlergebnisse; d. Bearb.). Daher basieren statistische Schlußfolgerungen immer auf unvollständigen Informationen über eine Population, und es ist möglich, daß Fehler bei dieser Entscheidung auftreten. Bei der statistischen Schlußfolgerung lassen sich zwei Fehlerarten unterscheiden: *Fehler vom Typ I (α-Fehler)* und *Fehler vom Typ II (β-Fehler).*

Wir greifen noch einmal auf die Studie von Grey und Mitarbeiterinnen (1991; Anhang B) über Kinder und Jugendliche mit Diabetes zurück und erinnern daran, daß die Null-Hypothese der Studie postulierte, daß es keine Unterschiede in der Anpassung zwischen Kindern und Jugendlichen gibt. Ungefähr 30 TeilnehmerInnen waren in jeder der drei Gruppen: Kinder, Jugendliche und ältere Jugendliche. Die Autorinnen fanden heraus, daß es signifikante Unterschiede in der Anpassung zwischen den Gruppen gab. Wenn die festgestellten Unterschiede wirklich auf Zufall zurückzuführen wären (z.B. weil diese Gruppe von Kindern irgendwie ungewöhnlich war) und die untersuchte Anzahl zu klein wäre, dann hätten wir es mit einem Fehler vom Typ I zu tun. Ein *Fehler vom Typ I* ist die Verwerfung einer Null-Hypothese, die in Wirklichkeit richtig ist. Wären die Forscherinnen anderseits zu dem Schluß gekommen, daß die drei Altersgruppen sich nicht unterscheiden, sie aber nur ein paar Kinder untersucht hätten, dann könnte ein Fehler vom Typ II auftreten. Ein *Fehler vom Typ II* ist die Annahme einer Null-Hypothese, die in Wirklichkeit falsch ist. Die Beziehung zwischen den beiden Fehlertypen wird in Abbildung 17-2 dargestellt. In einer praxisbezogenen Disziplin gelten Fehler vom Typ I gewöhnlich als schwerwiegender, denn wenn eine Forscherin erklärt, daß Unterschiede bestehen, wo keine zu finden sind, dann hat dies möglicherweise nachteilige Auswirkungen auf die Pflege der PatientInnen.

Das Signifikanzniveau

ForscherInnen wissen nicht, wann bei statistisch fundierten Entscheidungen ein Fehler aufgetreten ist. Sie wissen lediglich sicher, daß die Null-Hypothese richtig bzw. falsch ist, vorausgesetzt, es sind Daten aus der gesamten Population verfügbar. Allerdings können sie das Risiko, Fehler vom Typ I zu machen, kontrollieren, wenn sie das *Signifikanzniveau* vor Beginn der Studie festlegen. Die Bedeutung einer solchen Festlegung vor Durchführung der Studie wird ausführlich von Slakter, Wu und Suzuki-Slakter (1991) erläutert. Das *Signifikanzniveau* gibt die Wahrscheinlichkeit an, mit der ein Fehler vom Typ I auftritt bzw. die Wahrscheinlichkeit, mit der eine Null-Hypothese verworfen wird. Das für die Pflegeforschung akzeptable, unterste Niveau beträgt 0,05. Legt man *Alpha* oder das Signifikanzniveau bei 0,05 fest, dann akzeptiert man folgende Tatsache: Wenn die Studie 100 mal durchgeführt würde, dann wäre die Entscheidung, die Null-Hypothese zu verwerfen, bei diesen 100 Versuchen 5 mal falsch gewesen. Mit anderen Worten: man akzeptiert die Wahrscheinlichkeit, daß in einem von 20 Fällen der Testwert nicht in den Fehlertoleranzbereich des tatsächlichen Wertes fällt. Wenn ForscherInnen in manchen Fällen das Risiko, eine richtige Null-Hypothese zu verwerfen, geringer halten wollten, dann legen sie das Signifikanzniveau bei 0,01 fest. In diesem Fall wollen sie bei 100 Versuchen nur einen Irrtum in Kauf nehmen. Die Entscheidung über die genaue Festlegung des Alpha-Niveaus hängt davon ab, wie wichtig es ist, keinen Fehler zu machen. Soll beispielsweise aufgrund der Ergebnisse einer Studie entschieden werden, ob sehr viel Geld für einen bestimmten Bereich der Pflege ausgegeben wird, dann spielt die Exaktheit der Ergebnisse eine so große Rolle, daß das Alpha-Niveau bei 0,01 festgelegt wird. In den meisten Studien liegt Alpha jedoch bei 0,05.

Vielleicht überlegen Sie gerade, daß das Alpha-Niveau immer so niedrig wie möglich gewählt werden sollte, weil es sinnvoll erscheint, das Risiko des Auftretens beider Fehlertypen so gering wie möglich zu halten. Leider bedeutet die Senkung des Risikos für einen Typ I-Fehler ein erhöhtes Risiko für das Auftreten eines Typ II-Fehlers. Das heißt, je strikter das Vorgehen darauf ausgerichtet ist, die Verwerfung einer richtigen Null-Hypothese zu verhindern, desto wahrscheinlicher ist die Möglichkeit, daß eine falsche Null-Hypothese akzeptiert wird. Deshalb muß man bei beiden Fehlertypen immer ein größeres Risiko in Kauf nehmen, wenn man das Alpha-Niveau festlegt.

	Realität	
Schlußfolgerung aus dem Signifikanztest	Die Null-Hypothese ist richtig	Die Null-Hypothese ist falsch
Statistisch nicht signifikant	Richtige Schlußfolgerung	Fehler vom Typ II
Statistisch signifikant	Fehler vom Typ I	Richtige Schlußfolgerung

Abb. 17-2 Statistisch fundierte Entscheidungen

Praktische Relevanz versus statistische Signifikanz

Die LeserInnen müssen sich klarmachen, daß ein Unterschied zwischen statistischer Signifikanz und praktischer Relevanz besteht. Wenn eine Hypothese überprüft wird, und es stellt sich heraus, daß sie statistisch signifikant ist, dann bedeutet dies, daß die Unterschiede zwischen den beiden verglichenen Werten wahrscheinlich nicht auf Zufall zurückzuführen sind. Anders ausgedrückt, wenn das Signifikanzniveau bei 0,05 festgelegt wurde, dann stehen die Chancen 19 zu 1, daß die Schlußfolgerung, die auf der Grundlage statistischer Tests mit Stichprobendaten gezogen wird, richtig ist. Zu einer falschen Schlußfolgerung würde man bei 100 Möglichkeiten nur 5mal gelangen. Mit anderen Worten, man würde dieses Ergebnis bei 100 Möglichkeiten durch bloßen Zufall nur 5mal erhalten.

Angenommen, eine Forscherin möchte die Auswirkungen von lauter Rockmusik auf das Verhalten von Versuchstieren (Mäuse) untersuchen. Sie plant ein Experiment, um diese Frage zu erforschen und findet heraus, daß sich die Mäuse unter Einwirkung der lauten Musik seltsam verhalten. Ein statistischer Test legt die Vermutung nahe, daß dieser Befund kein zufälliges Ergebnis ist. Obwohl solch ein Befund statistisch signifikant ist, muß er nicht notwendigerweise praktische Relevanz haben. Zwar mögen einige argumentieren, daß diese Studie für das Verständnis des Verhaltens von Teenagern relevant ist, andere würden jedoch dagegenhalten, daß die Studie keinerlei praktischen Wert hat. Die Befunde einer Studie können also statistisch signifikant sein, ohne jedoch praktischen Wert bzw. Relevanz zu haben.

Der Aspekt der praktischen Anwendbarkeit muß bei einer Problemstellung zwar schon in einem frühen Stadium des Forschungsprojektes (siehe Kapitel 4 und 7) berücksichtigt werden, aber man sollte auch zwischen der praktischen Relevanz und der statistischen Signifikanz unterscheiden, wenn die Ergebnisse einer Studie diskutiert werden. Manche sind der Ansicht, daß Ergebnisse keinen praktischen Wert haben, wenn sie nicht statistisch signifikant sind. In diesem Zusammenhang verweisen wir auf die Studie von Stewart Fahs und Kinney (1991; Anhang A), die drei Injektionsorte für eine Low-Dose-Heparin-Therapie untersuchten. In dieser Studie war die wissenschaftliche Hypothese gleichzeitig auch die Null-Hypothese, und die Forscherinnen konnten in der Tat die Null-Hypothese bestätigen. Diese Befunde sind von praktischer Bedeutung, denn sie widerlegen eine allgemein übliche Praxis mit wissenschaftlichen Befunden.

Tests zur Überprüfung der statistischen Signifikanz

Es gibt *parametrische* und *nicht-parametrische* Signifikanztests. Viele Studien in der Pflegeforschungsliteratur verwenden parametrische Tests, die die folgenden drei Merkmale aufweisen: (1) es wird mindestens ein Parameter geschätzt; (2) die Messung erfolgt mindestens auf Intervallniveau; (3) man geht von bestimmten Annahmen über die zu untersuchenden Variablen aus. Diese Annahmen beziehen sich gewöhnlich darauf, daß die Variable in der Population insgesamt normal verteilt ist. Im Gegensatz zu parametrischen Tests basieren nicht-parametrische Signifikanztests nicht auf der Schätzung der Parameter einer Population; somit liegen diesen Tests weniger restriktive Voraussetzungen in Bezug auf die Verteilung zugrunde. Im allgemeinen werden nicht-parametrische Tests eingesetzt, wenn die Variablen mit Nominal- oder Ordinalskalen gemessen werden.

Über den Wert dieser beiden statistischen Tests ist viel diskutiert worden. Die meisten ForscherInnen und StatistikerInnen vertreten die eher gemäßigte Positition, daß nicht-parametrische Statistiken am besten dann verwendet werden, wenn die Daten nicht mit einer Intervallskala gemessen wurden oder wenn die Stichprobe klein und die Normalität der zugrundeliegenden Verteilung nicht feststellbar ist. Trifft dies aber nicht zu, dann ziehen die meisten ForscherInnen den Einsatz von *parametrischen statistischen Methoden* vor, weil diese effektiver und flexiber sind als *nicht-parametrische statistische Methoden.*

Es gibt verschiedene statistische Signifikanztests, die zur Überprüfung der Hypothese verwendet werden. Die Verfahren und die theoretische Grundlage sind bei allen Tests ähnlich. Wenn das Signifikanzniveau festgelegt und die Datensammlung abgeschlossen ist, wird aufgrund der Daten die geeignete statistische Testmethode ermittelt. Jedem Test ist eine theoretische Verteilung zugeordnet, die die wahrscheinlichen und unwahrscheinlichen Werte für diese statistische Methode ausweist. Aufgrund des statistischen Ergebnisses und der Werte in der Verteilung wird die Null-Hypothese entweder akzeptiert oder verworfen, und dann wird sowohl das statistische Ergebnis als auch die dazugehörige Wahrscheinlichkeit angegeben. Man könnte also zum Beispiel mit einem statistischen Test, einem sogenannten *t*-Test, einen Wert von 8,98 erhalten und die Aussage machen, daß dieser auf dem Niveau $p < 0{,}05$ statistisch signifikant ist. Dies bedeutet, daß man bei 100 Möglichkeiten 5 mal die Chance hatte, sich bei der Schlußfolgerung, daß dieses Ergebnis nicht zufallsbedingt ist, zu irren. Darüber hinaus steigt mit zunehmender Größe der Stichprobe die Wahrscheinlichkeit, einen Wert zu erhalten, der den geforderten Signifikanzbedingungen entspricht. Diese Wahrscheinlichkeit wird durch die *Freiheitsgrade* angezeigt, die oft zusammen mit der statistischen Methode und dem Wahrscheinlichkeitswert angegeben werden. Die Freiheitsgrade kürzt man gewöhnlich mit *df* (deutsch: *f*) ab.

In den Tabellen 17-1 und 17-2 sind die schließenden statistischen Methoden aufgeführt, die in den USA am häufigsten verwendet werden. Welcher Test benutzt wird, hängt von dem Meßniveau der Ausgangswerte und der Art der zu untersuchenden Hypothese ab. Mit diesen statistischen Methoden werden hauptsächlich zwei Arten von Hypothesen überprüft: (1) die Hypothese, daß ein Unterschied zwischen verschiedenen Gruppen besteht (Tabelle 17-1) oder (2) die Hypothese, daß es eine Beziehung zwischen zwei oder mehr Variablen gibt (Tabelle 17-2).

Tests für Unterschiede

Gesetzt den Fall, eine Forscherin führt eine experimentelle Studie mit einem Nur-Post-Test-Design (siehe Kapitel 9) durch. Sie hofft herauszufinden, daß die beiden randomisierten Gruppen nach der experimentellen Behandlung Unterschiede aufweisen. Wurden die Messungen mit eine Intervallskala durchgeführt, dann verwendet die Forscherin zur Analyse der Daten den *t*-Test. Ist der *t*-Test-Wert so hoch, daß er mit hoher Wahrscheinlichkeit nicht zufallsbedingt ist, dann wird die Null-Hypothese verworfen und geschlossen, daß die beiden Gruppen in der Tat Unterschiede aufweisen, die nicht allein zufallsbedingt sein können. Mit anderen Worten, die Forscherin kommt zu dem Schluß, daß die experimentelle Behandlung den gewünschten Effekt hat. Eine Studie von Gard-

Tabelle 17-1 Tests für Unterschiede zwischen Mittelwerten

Meßniveau	Eine Gruppe	Zwei Gruppen		Mehr als zwei Gruppen
		Verbunden	Unabhängig	
Nicht-parametrische Tests				
Nominalniveau	Chi-Quadrat	Chi-Quadrat Fishers exakter Wahrscheinlichkeitstest	Chi-Quadrat	Chi-Quadrat
Ordinalniveau	Kolmogorov-Smirnov-Test	Zeichentest Wilcoxons Paarvergleich Vorzeichenrangtest	Chi-Quadrat Median-Test „U-Test“ von Mann-Whitney	Chi-Quadrat
Parametrische Tests				
Intervall- oder Verhältnisniveau	korrelierter *t*-Test ANOVA (wiederholte Messungen)	korrelierter *t*-Test	unabhängiger *t*-Test ANOVA	ANOVA ANCOVA MANCOVA

ner (1991) verdeutlicht den Einsatz des *t*-Tests. Die Autorin wollte die Bezugspersonenpflege und die Teampflege in mehreren Bereichen vergleichen. Sie setzte den *t*-Test und fand heraus, daß es signifikante Qualitätsunterschiede bei den Pflegemaßnahmen zwischen der Bezugspersonenpflege und der Teampflege gibt.

Parametrische Tests

Der *t-Test* wird allgemein in der Pflegeforschung eingesetzt. Man kann damit überprüfen, ob die Mittelwerte zweier Gruppen signifikant verschieden sind. Man benutzt diesen Test also, wenn es zwei Gruppen gibt und festgestellt werden soll, ob die mittleren Werte der Messungen stärker voneinander abweichen als man dies allein aufgrund von Zufall erwartet hätte. Die Verwendung dieses Tests setzt voraus, daß die Variablen auf Intervall- oder Verhältnisniveau gemessen wurden, und daß es sich um unabhängige Gruppen handelt. Unter *unabhängig* versteht man, daß eine Gruppe keinerlei Rückschlüsse auf die Mitglieder der anderen Gruppe zuläßt. Stehen die Gruppen miteinander in Verbindung, wie bei dem Vergleich von Stichproben (siehe Kapitel 12), und es geht ebenfalls um die Ermittlung von Unterschieden, dann kommt ein Paarvergleich oder ein korrelierter *t*-Test in Frage.

Der *t*-Test verweist auf ein Hauptziel der Pflegeforschung: Unterschiede zwischen verschiedenen Gruppen festzustellen. Gruppen können auf natürliche Art und Weise entstehen, wie z.B. Altersgruppen, oder sie können nach experimentellen Erfordernissen zusammengestellt sein. Welcher Test in einer bestimmte Studie verwendet wird, hängt in erster Linie davon ab, ob Unterschiede zwischen einer, zwei oder mehreren Gruppen er-

Tabelle 17-2 Assoziationstests

Meßniveau	Zwei Variable	Mehr als zwei Variable
nicht-parametrische Tests		
Nominalniveau	Phi-Koeffizient Punkt-biserial	Kontingenzkoeffizient
Ordinalniveau	Kendall's Tau Spearman Rho	Diskriminanzanalyse
parametrische Tests		
Intervall- oder Verhältnisniveau	Pearson *r* (Korrelationskoeffizient)	Multiple Regression Pfadanalyse Kanonische Korrelation

mittelt werden sollen und ob die zu analysierenden Daten mit einer Nominal-, Ordinal- oder Intervallskala gewonnen wurden.

Manchmal gibt es mehr als zwei Gruppen, wie in der Studie in Anhang B (Grey et al., 1991). In Tabelle 1 dieser Studie werden Daten angegeben, die sich auf die Unterschiede bei Kindern in verschiedenen Entwicklungsstadien beziehen. Da es drei Gruppen gab und es sich um Daten auf Intervallniveau handelte, setzten die Forscherinnen eine statistische Methode ein, die unter dem Namen **Varianzanalyse (ANOVA)** bekannt ist. Wie der *t*-Test, so überprüft auch die Varianzanalyse, ob sich die Mittelwerte der Gruppen unterscheiden, aber anstatt die Mittelwerte paarweise und separat zu testen, erfaßt ANOVA die Streuung zwischen allen Gruppen. In anderen Studien geht es um Unterschiede vor und nach einem bestimmten Ereignis, wie in der Studie von Stewart Fahs und Kinney (1991; Anhang A). In Tabelle 3 führen die Autorinnen die Ergebnisse ihrer Analyse der Unterschiede bei den verschiedenen Injektionsgruppen vor und nach der Injektion auf. Die geeignete statistische Methode ist hier die Varianzanalyse für wiederholte Messungen, weil diese Methode der Tatsache Rechnung trägt, daß mehrfache Messungen sich möglicherweise auf die Spannweite der Werte auswirken.

In anderen Fällen, insbesondere bei experimentellen Studien, werden *t*-Tests bzw. ANOVA eingesetzt, um festzustellen, ob durch die Zufallsverteilung Gruppen zusammengestellt werden konnten, die vor der experimentellen Behandlung gleich sind. In diesem Fall soll gezeigt werden, daß keine Unterschiede zwischen den Gruppen bestehen. In einer Studie von O'Sullivan und Jacobson (1992) über die Auswirkungen eines speziellen Behandlungsprogramms für sehr junge Mütter berichten die Autorinnen: „Es gab, was die Ablehnung betraf, keine statistisch signifikanten Unterschiede zwischen der Experimentalgruppe und der Kontrollgruppe in Abhängigkeit von dem Alter der Mutter, der Dauer der Schwangerenbetreuung oder davon, ob die Jugendliche vorher schon einmal schwanger war und ob zum Zeitpunkt der Entbindung Komplikationen bei der Mutter oder bei dem Kind auftraten“ (S. 211–212). Wir wollen jedoch einmal annehmen, diese Gruppen hätten sich hinsichtlich der Dauer der Schwangerenbetreuung unterschieden. Um schließen zu können, daß ihr Experimentalprogramm effektiv ist, hätten die Forscherinnen die Dauer der Schwangerenbetreuung statistisch prüfen müssen. Dies erfordert den Einsatz der **Kovarianzanalyse (ANCOVA)**. ANCOVA mißt ebenfalls Unterschiede zwischen Gruppenmittelwerten und verwendet außerdem eine statistische Methode, um die zu untersuchenden Gruppen in Bezug auf eine wichtige Variable anzugleichen. Eine weitere Form der Varianzanalyse ist die **Multiple Varianzanalyse (MANOVA)**. MANOVA wird ebenfalls eingesetzt, um Unterschiede bei Gruppenmittelwerten festzustellen, und zwar dann, wenn es mehr als eine abhängige Variable gibt.

Nicht-parametrische Tests

Im Zusammenhang mit der Studie von O'Sullivan und Jacobson (1992) wurde festgestellt, daß die Forscherinnen überprüften, ob die Versuchspersonen der Experimental- bzw. Behandlungsgruppe im Hinblick auf die Anzahl der Schwangerschaftskomplikationen ähnlich waren. Die Anzahl der Schwangerschaftskomplikationen wird nicht mit Intervallskalen erfaßt, deshalb konnten solche Unterschiede mit den bisher vorgestellten Tests nicht ermittelt werden. Wenn es sich um Daten der Nominalebene handelt und Gruppenunterschiede ermittelt werden sollen, dann greift man auf eine andere, sehr verbreitete statistische Methode zurück, **Chi-Quadrat** (χ^2). Chi-Quadrat gehört zu den nicht-parametrischen statistischen Methoden, und man stellt damit für jede Kategorie fest, ob die Häufigkeit zufallsbedingt ist oder nicht. Wie bei dem *t*-Test und ANOVA, so gilt auch hier: Wenn der Wert für Chi-Quadrat hoch genug ist, dann wird daraus geschlossen, daß die Häufigkeit nicht bloß zufallsbedingt ist und die Null-Hypothese wird verworfen. Obwohl dieser Test sehr vielseitig ist und in vielen verschiedenen Situationen eingesetzt werden kann, läßt er sich nicht für den Vergleich von Häufigkeiten einsetzen, wenn die Stichprobe klein ist und die zu erwartende Häufigkeit weniger als 6 pro Einheit beträgt. In solchen Fällen wird **Fishers exakter Wahrscheinlichkeitstest** benutzt. Ein Beispiel für den Einsatz von Chi-Quadrat zur Ermittlung von Gruppenunterschieden findet sich bei Aber and Hawkins (1992). Sie untersuchten den Inhalt von Pflegezeitschriften um herauszufinden, ob sich in dem Image von Krankenschwestern die Rolle widerspiegelt, die sie im Gesundheitswesen spielen. Da es bei ihren Daten um die Ermittlung von Häufigkeiten ging, benutzten sie den Chi-Quadrat-Test, um die verschiedenen Typen von Pflegeporträts zu vergleichen.

Wenn die Daten Rangfolgen anzeigen bzw. auf der Ordinalebene angesiedelt sind, dann kommen andere nicht-parametrische Tests in Frage. Dazu gehören der Kolmogorov-Smirnov-Test, der Zeichentest, Wilcoxons Paarvergleich, der Vorzeichenrangtest für verbundene Gruppen, der Median-Test und der U-Test für unabhängige Gruppen. Eine Erklärung dieser Tests würde über den Rahmen dieses Kapitels hinausgehen; LeserInnen, die nähere Informationen wünschen, verweisen wir auf die Quellenangaben am Ende dieses Kapitels.

Ein randomisierter klinischer Versuch von Naylor (1990) über die Auswirkungen einer intensiven Entlassungsplanung, die von einer Fachkraft für gerontologische Pflege durchgeführt wurde, verdeutlicht den Einsatz verschiedener Tests. Die Forscherin wollte die neue Methode der Entlassungsplanung mit der herkömmlichen Methode vergleichen. Obwohl die PatientInnen nach dem Zufallsprinzip auf die Experimental- und Kontrollgruppen verteilt wurden, galt es sicherzustellen, daß durch die Zufallsverteilung gleiche Gruppen entstanden waren, insbesondere deshalb, weil es sich um eine kleine Stichprobe handelte. Für Daten, die mit der Nominalskala gemessen wurden, wie z.B. Geschlechtszugehörigkeit und ethnische Zugehörigkeit, wurde die Chi-Quadrat-Methode verwendet.

Für Daten, die mit der Intervallskala gemessen wurden, kam der *t*-Test zum Einsatz. Um schließlich noch die Auswirkungen der Intervention überprüfen zu können, wurde, je nach Meßniveau, entweder ANOVA oder Chi-Quadrat verwendet.

Tests zur Überprüfung von Beziehungen

In Studien geht es oft darum, die Beziehung zwischen zwei oder mehr Variablen zu untersuchen. Dafür werden statistische Methoden benutzt, die die *Korrelation* oder den Grad der Beziehung zwischen zwei oder mehr Variablen feststellen. Tests zur Überprüfung der Beziehung zwischen Variablen werden manchmal als deskriptive statistische Methoden betrachtet, nämlich dann, wenn sie eingesetzt werden, um die Stärke und die Richtung der Beziehung zweier Variablen in einer Stichprobe zu beschreiben und keinerlei Aussagen über die Grundgesamtheit gemacht werden sollen. Solche Tests können aber auch den schließenden statistischen Methoden zugerechnet werden, wenn sie zur Überprüfung von Hypothesen über Korrelationen herangezogen werden, die die Zielpopulation betreffen.

Die Tests zur Überprüfung der Beziehung zwischen den Variablen in einer Null-Hypothese gehen davon aus, daß keine Beziehung zwischen den Variablen besteht. Wird also eine solche Null-Hypothese verworfen, dann folgt daraus, daß es zwischen den Variablen doch eine Beziehung gibt. Angenommen, man möchte die Beziehung zwischen dem Alter der PatientInnen und der Zeit untersuchen, die sie benötigen, um sich von einer Operation zu erholen: Wie schon bei der Erörterung der anderen statistischen Methoden dargelegt wurde, plant man eine Studie, um entsprechende Daten zu sammeln und sie dann mit den Methoden der Korrelationsmessung zu analysieren. Alter und Erholungsdauer wurden mit der Intervallskala gemessen. Dann wird ein Test eingesetzt, der als *Pearson Korrelationskoeffizient*, oder als *Pearson r* oder als „Pearson-Produktmomentkorrelation“ bezeichnet wird. Ist „Pearson *r*“ errechnet, schlägt man die Verteilung für diesen Test nach, um festzustellen, ob der errechnete Wert zufallsbedingt sein kann. Auch hier gilt: In dem Bericht wird der Korrelationswert genannt, und es wird angegeben, wie groß die Wahrscheinlichkeit ist, daß er zufallsbedingt ist.

Es ist oft schwierig für Studierende, die sich mit statistischen Methoden beschäftigen, die Korrelationskoeffizienten zu interpretieren. Deren Werte können zwischen +1,0 und –1,0 liegen, aber auch einen Betrag von Null haben. Ein Koeffizient von 0 bedeutet, daß zwischen den Variablen absolut keine Beziehung besteht. Eine perfekte positive Korrelation wird durch einen Koeffizienten von +1,0 ausgedrückt, eine perfekte negative Korrelation durch einen Koeffizienten von –1,0. Die Bedeutung dieser Koeffizienten läßt sich anhand des Beispiels aus dem vorigen Abschnitt aufzeigen. Besteht keinerlei Beziehung zwischen dem Alter der PatientInnen und der Dauer, die sie zur Erholung von der Operation benötigen, dann ergibt sich eine Korrelation von Null. Ist die Korrelation jedoch +1,0, dann bedeutet dies, daß die PatientInnen um so mehr Zeit für die Erholung benötigen, je älter sie sind, und daß es nichts anderes gibt, was die Genesung beeinflußt, als das Alter. Ein negativer Koeffizient würde hingegen anzeigen, daß die PatientInnen um so mehr Zeit für die Erholung benötigen, je jünger sie sind. Natürlich sind die Beziehungen selten perfekt. Die Stärke der Beziehung ergibt sich durch die Nähe der Korrelation zu dem absoluten Wert von 1. Somit ist eine Korrelation von –0,76 ebenso stark wie eine Korrelation von +0,76, aber die Richtung der Beziehung ist entgegengesetzt. Eine Korrelation von 0,76 ist stärker als eine Korrelation von 0,32. Wird die postulierte Beziehung zwischen zwei Variablen überprüft, dann wird auch ermittelt, ob die Korrelation so stark ist, daß sie nicht zufallsbedingt sein kann. Hierin liegt die Bedeutung des Wahrscheinlichkeitswertes oder *p*-Wertes, der zusammen mit dem Korrelationskoeffizienten angegeben wird. Wie bei anderen statistischen Signifikanztests gilt auch hier: Je größer die Stichprobe, desto größer ist die Wahrscheinlichkeit, daß sich eine signifikante Korrelation ergibt. Aus diesem Grunde werden auch die dem jeweiligen Test zugeordneten Freiheitsgrade angegeben.

Sehen Sie sich noch einmal den Bericht von Grey, Cameron und Thurber an (1991; Anhang B) über den Einfluß von Alter, Coping-Verhalten und Selbstpflege auf die psychologische, soziale und physiologische Anpassung von Kindern und Jugendlichen mit Diabetes an. Tabelle 2 (ebenfalls abgedruckt auf S. 601 in Anhang B) dieses Berichtes gibt die Korrelationkoeffizienten an, die die Beziehung zwischen allen Paaren von Variablen beschreiben. Beispielsweise betrug der Korrelationskoeffizient für Alter und Zeit seit der Diagnosestellung 0,32. Dieser Wert legt nahe, daß bei den Kindern mit zunehmendem Alter die Wahrscheinlichkeit größer wird, daß sie schon länger mit Diabetes leben. Der Wert drückt eine mäßige Korrelation aus und deutet darauf hin, daß ca. 10,4% (0,32 x 0,32) der Streuung bei der Zeit seit der Diagnosestellung durch das Alter erklärt werden können.

Auch Daten der Nominal- und der Ordinalskala können durch nicht-parametrische statistische Methoden auf Beziehungen überprüft werden. Wenn zwei zu überprüfende Variable nur zwei Ebenen haben (z.B. Geschlecht: männlich/weiblich; ja/nein), kann die Beziehungen durch den Phi-Koeffizienten ermittelt werden. Geht es um die Beziehung zwischen einer Variablen der Nominalskala und einer der Intervallskala, kommt die Punkt-biserial-Korrelation zum Einsatz. Spearman Rho wird, ebenso wie Kendalls Tau, benutzt, um den Grad der Beziehung zwischen zwei Rangreihen festzustellen. Die Werte all dieser Korrelationskoeffizienten können zwischen +1,0 und –1,0 liegen. Die Tests sind in Tabelle 17-2 aufgeführt. Naylor (1990) verwendete den Phi-Koeffzienten, um die Beziehung zwischen Entlassung und Wiederaufnahme zu ermitteln.

Nur selten sind die Probleme in der Pflege so einfach, daß sie durch zwei Variablen erkärt werden können. Wenn es um die Erforschung komplexer Beziehungen zwischen mehr als zwei Variablen geht, dann werden andere als die bisher vorgestellten Methoden eingesetzt.

Wenn man mehr von einem Problem verstehen will als die bloßen Beziehungen zwischen zwei Variablen, dann setzt man oft eine Methode ein, die als *multiple Regression* bezeichnet wird. Diese Methode mißt die Beziehungen zwischen einer abhängigen Variablen auf Intervallniveau und mehreren unabhängigen Variablen. Bei der multiplen Regression geht es darum, die Korrelation zwischen mehr als zwei Variablen zu bestimmen. Die multiple Regression wird eingesetzt, wenn man feststellen will, welche Variablen bis zu welchem Grad zur Erklärung der abhängigen Variablen beitragen. So kann es für ForscherInnen interessant sein herauszufinden, welche Faktoren für Frauen ausschlaggebend bei der Entscheidung sind, ihr Kind zu stillen. Man könnte eine Anzahl von Variablen, z.B. das Alter der Mutter, frühere Erfahrungen mit dem Stillen, die Anzahl der Kinder und das Wissen um die Vorteile des Stillens, messen und sie dann analysieren um zu sehen, ob diese Variablen, getrennt und zusammen, die Stilldauer voraussagen können.

Eine solche Studie würde den Einsatz der multiplen Regressionsanalyse erforderlich machen. Die Ergebnisse einer solchen Studie könnten Krankenschwestern die Erkenntnis vermitteln, daß eine jüngere Mutter mit noch einem weiteren Kind vermutlich mehr von einem Unterrichtsprogramm über das Stillen profitiert als eine ältere Mutter mit mehreren Kindern.

Häufig findet man in Forschungsberichten im Zusammenhang mit den Methoden der multiplen Regression die Begriffe „vorwärts gerichtete" (forward), „rückwärts gerichtete" (backward) oder „schrittweise Lösung". Hierbei handelt es sich um Methoden der multiplen Regression, mit denen man die kleinste Gruppe von Variablen ermittelt, mit der man das größte Ausmaß der Varianz bei der abhängigen Variablen begründen kann. Bei der *vorwärts gerichteten Lösung* wird die unabhängige Variable mit der höchsten Korrelation zur abhängigen Variablen zuerst in die Lösung eingegeben und als nächstes die Variable, die die begründete Varianz am meisten verstärkt. Bei der *rückwärts gerichteten Lösung* werden alle Variablen in die Lösung eingegeben; dann wird jede Variable ausgeschlossen, um zu sehen, ob die begründete Varianz signifikant abfällt. Die schrittweise Lösung stellt eine Kombination beider Ansätze dar. Im allgemeinen führen alle Ansätze zwar zu ähnlichen, nicht aber zu identischen Ergebnissen (Munro, Visintainer und Page, 1986).

Gesetzt den Fall, die Forscherin, die die Untersuchung über das Stillen durchgeführt hat, möchte nicht nur etwas über das Stillen erfahren, sondern auch Daten über die Zufriedenheit der Mutter sammeln. Wenn es also mehr als eine abhängige Variable gibt, dann wird die *kanonische Korrelation* verwendet. Handelt es sich um Daten auf Nominal- oder Ordinalniveau, wird der Kontingenzkoeffizient bzw. die Diskriminanzanalyse eingesetzt. Die Darstellung dieser beiden letzten Tests würde jedoch den Rahmen dieses Textes sprengen. Weitere Informationen dazu können den Literaturhinweisen entnommen werden.

Sehen Sie sich noch einmal die Studie von Grey et al. (1991; Anhang B) an. Den Forscherinnen ging es darum, das Streßanpassungsmodell für das Coping mit einer chronischen Erkrankung besser verständlich zu machen. Dazu mußten sie über die Analyse der Beziehung zwischen zwei Variablen hinausgehen. In Tabelle 3 ist das Ergebnis ihrer Analyse aufgeführt. Die Spalte mit der Überschrift „Beta" zeigt den Grad der Beziehung zwischen den Variablen an, wenn die anderen Variablen miteinbezogen werden. R^2 ganz unten in der Tabelle gibt das Ausmaß der Streuung bei der abhängigen Variablen an, das durch die unabhängigen Variablen begründet wird. Beispielsweise beträgt die begründete Gesamtvarianz für die Anpassung 34%, d.h. etwa zwei Drittel der Veränderung der abhängigen Variablen wurde nicht erklärt. Die übrigen Spalten in der Tabelle geben die Ergebnisse der statistischen Tests wieder, die bei der Regression zur Ermittlung der relativen Bedeutung einer jeden Variablen verwendet wurden. Diese Tabelle ist außerdem ein Beispiel dafür, wie man die Ergebnisse einer multiplen Regressionssanalyse normalerweise darstellt.

Fortgeschrittene statistische Methoden

Manchmal geht es um noch komplexere Probleme. DeMaio-Esteves (1990) verwendete die transaktionale kognitive Theorie über psychischen Streß und Coping, um die

Auswirkungen von täglichem Streß, dem Hang zur Selbstbeobachtung und Coping-Bemühungen auf den subjektiv wahrgenommenen Gesundheitszustand zu erforschen. Auf der Grundlage der Theorie postulierte die Autorin, daß der tägliche Streß sich auf den subjektiv wahrgenommenen Gesundheitszustand auswirkt, und zwar sowohl direkt als auch durch die vermittelnden Variablen „Hang zur Selbstbeobachtung" und „Coping-Bemühungen". Um die Auswirkungen der vermittelnden Variablen überprüfen zu können, muß eine fortgeschrittene statistische Methode benutzt werden, die als *Pfadanalyse* bezeichnet wird. Bei dieser Analyse wird postuliert, wie und in welcher Reihenfolge die Variablen in Beziehung zueinander stehen; dann wird überprüft, wie stark diese Beziehungen bzw. Pfade sind.

Der Gedanke, spezielle Beziehungen in einer bestimmten Reihenfolge zu testen, kann dahingehend erweitert werden, daß man in der Hypothese formulierte Variablen, die mit verschiedenen Methoden gemessen werden, überprüft. Durch eine Technik mit der Bezeichnung *LISREL* können Pfadmodelle für Variablen überprüft werden, die nicht wirklich gemessen werden. So könnte man zum Beispiel für die Untersuchung des Konzepts der Selbstachtung drei verschiedene Methoden verwenden, um die Höhe der Selbstachtung bei den Versuchspersonen zu ermitteln. Dann wird überprüft, wie genau man mit diesen drei Methoden die Selbstachtung tatsächlich messen kann, indem man zur Überprüfung eines Meßmodells LISREL einsetzt. Da viele der für die Pflegeforschung interessanten Variablen nicht leicht zu definieren und zu messen sind, weil wir letzten Endes an kausalen Modellen interessiert sind, findet LISREL in Pflegestudien immer weitere Verbreitung; siehe z.B. Braden (1990) und Mishel, Padilla, Grant und Sorenson (1991). In beiden Fällen haben die Forscherinnen Theorien über komplexe Problemstellungen überprüft; mit Hilfe der LISREL-Technik war es möglich, komplexe Interaktionen zwischen Variablen gleichzeitig zu untersuchen.

Eine andere, fortgeschrittene Technik, die häufig in der Pflegeforschung Anwendung findet, ist die Faktorenanalyse. Sie trägt zu einem umfassenderen Verständnis von Konzepten bei und erweitert die Möglichkeiten, die Reliabilität und Validität von Konzepten zu bewerten (siehe Kapitel 15). Bei der Faktorenanalyse wird eine große Anzahl von Variablen zu einer kleineren Gruppe von Faktoren zusammengefaßt. Sie wird also zur Reduzierung eines Datenpakets verwendet, damit dieses leichter zu beschreiben und zu handhaben ist. Darüber hinaus kann die Faktorenanalyse für die Entwicklung von Instrumenten und Theorien eingesetzt werden. Bei der Entwicklung von Instrumenten werden durch die Faktorenanalyse einzelne Items auf einer Skala zu aussagefähigen Faktoren oder Subskalen zusammengefaßt. Gulick (1991) wollte beispielsweise die Reliabilität und die Validität der „Work Assessment Scale" (Skala zur Bewertung von Arbeitsplatzbedingungen) für Menschen mit multipler Sklerose überprüfen. Dabei wurde die Faktorenanalyse eingesetzt, um zu ermitteln, ob die Skala tatsächlich die Konzepte bewertete, die sie bewerten sollte.

Den PflegeforscherInnen stehen noch viele andere statistische Methoden zur Verfügung. Wir empfehlen, in den Literaturhinweisen nachzusehen, wenn Sie weitere Informationen wünschen, oder wenn ein hier nicht vorgestellter Test in einer für Sie interessanten Studie erscheint.

Die kritische Bewertung der Ergebnisse schließender statistischer Methoden

Viele StudentInnen finden es schwierig, wenn nicht gar unmöglich, schließende statistische Methoden kritisch zu bewerten, wenn sie keinen Statistikkurs absolviert haben. Obwohl diese Einstellung verständlich ist, gibt es doch auch Aspekte der statistischen Analyse, die auch ohne jahrelange Arbeit in einem Statistikkurs kritisch zu bewerten sein dürften. Die wesentlichen Fragen, die bei der kritischen Bewertung dieser Methoden zu berücksichtigen sind, werden in dem Kasten unten aufgeführt.

Die kritische Bewertung der statistischen Analyse in einem Forschungsbericht sollte bei der Hypothese beginnen, denn in dieser muß bereits einen Hinweis auf die statistische Methode zu finden sein. Zeigt die Hypothese, daß es um die Überprüfung einer Beziehung geht, dann müssen Korrelationsindizes angegeben werden. Handelt es sich um eine experimentelle oder quasi-experimentelle Studie, dann enthält die Hypothese einen Hinweis, daß es der Autorin um die Ermittlung der Unterschiede zwischen den untersuchten Gruppen geht. In diesem Fall kommen statistische Tests in Frage, mit denen man die Unterschiede zwischen den Mittelwerten feststellen kann.

Wenn Sie dann zu dem Abschnitt „Methoden" des Berichtes kommen, überlegen Sie, welches Meßniveau für die Messung der relevanten Variablen gewählt wurde. Wurden Intervall- oder Verhältnisskalen verwendet, dann kann die statistische Methode höchstwahrscheinlich den parametrischen Methoden zugeordnet werden. Wurden die Variablen dagegen auf Nominal- oder Ordinalniveau gemessen, dann dürfte es sich bei den eingesetzten statistischen Methoden um nichtparametrische Methoden handeln. Achten Sie auch auf die Größe der Stichproben, und bedenken Sie, daß diese groß genug sein müs-

Kriterien für die kritische Bewertung

1. Geht aus der Hypothese hervor, daß es bei der Überprüfung entweder um Unterschiede zwischen Gruppen oder um Beziehungen zwischen Variablen geht?
2. Auf welchem Meßniveau wurden die unabhängigen und die abhängigen Variablen gemessen?
3. Läßt das Meßniveau den Einsatz parametrischer statistischer Verfahren zu?
4. Ist die Größe der Stichprobe so bemessen, daß der Einsatz parametricher statistischer Verfahren gerechtfertigt ist?
5. Werden genug Informationen geliefert, um entscheiden zu können, ob die geeigneten statistischen Methoden verwendet wurden?
6. Stehen die eingesetzten statistischen Verfahren im Einklang mit der Problemdarstellung, der Hypothese, der Methode, der Stichprobe und dem Meßniveau?
7. Werden die Ergebnisse für jede Hypothese in angemessener Form dargestellt?
8. Stimmen die Tabellen mit dem Text überein?
9. Sind die Ergebnisse verständlich dargestellt?
10. Wird zwischen praktischer Relevanz und statistischer Signifikanz unterschieden? Wie?
11. Welches ist das für die Studie festgelegte Signifikanzniveau? Gilt es für alle Teile der Studie?

sen, wenn Normalität vorausgesetzt wird. Wenn die Stichprobe sehr klein ist, z.B. 5 bis 10 Versuchspersonen, dann wurden möglicherweise die Voraussetzungen für den Einsatz schließender statistischer Methoden nicht erfüllt. Es geht also im wesentlichen darum herauszufinden, ob es gerechtfertigt ist, die angegebenen statistischen Methoden zu benutzen.

Abschließend lenken Sie Ihre Aufmerksamkeit auf die Ergebnisse und die Art ihrer Darstellung. Es müssen für jede der untersuchten Hypothesen genug Daten vorliegen, damit man feststellen kann, ob auch wirklich jede Hypothese untersucht wurde. Die Tabellen müssen die statistischen Verfahren genau wiedergeben und sie müssen mit dem Text übereinstimmen. Im Text darf zum Beispiel nicht stehen, daß ein Test statistisch signifikant ist, wenn aus den Tabellen hervorgeht, daß der Wahrscheinlichkeitswert des Tests über 0,05 liegt. Wurden Analyseverfahren benutzt, die nicht in diesem Buch vorgestellt wurden, dann sollten Sie weiterführende Literatur über statistische Methoden heranziehen, um entscheiden zu können, ob die Analyse mit der Hypothese und dem Meßniveau übereinstimmt.

Es gibt noch zwei weitere Aspekte der Datenanalyse, die kritisch bewertet werden müssen. Der Bericht sollte sich nicht wie ein Lehrbuch über Statistik lesen. Die Ergebnisse der Studie müssen für LeserInnen mit durchschnittlichen Kenntnissen so klar dargestellt sein, daß sie feststellen können, was gemacht wurde und wie die Ergebnisse aussehen. Außerdem muß die Autorin versuchen, zwischen der praktischen Relevanz und der statistischen Signifikanz zu unterscheiden. Manche Ergebnisse mögen statistisch signifikant sein, jedoch darf ihre praktische Bedeutung angezweifelt werden. Ist dies der Fall, dann muß es klar gesagt werden. Es ist aber auch möglich, daß sie einen gekonnt abgefaßten Forschungsbericht vor sich haben und diesen mit einem Gefühl von „Na und?“ beiseite legen. Solch eine Gefühl kann ein Hinweis darauf sein, daß die praktische Relevanz der Studie und ihrer Ergebnisse in dem Bericht nicht angemessen zur Sprache gekommen ist.

Bedenken Sie, daß die kritische Bewertung der statistischen Analyse eines Forschungsberichtes nicht in einem luftleeren Raum stattfindet. Die Angemessenheit der Analyse läßt sich nur vor dem Hintergrund der anderen wichtigen Aspekte des Berichtes – Problemstellung, Hypothesen, Design, Methoden der Datensammlung, Stichprobe – beurteilen. Ohne die Integration dieser Aspekte kommt den statistischen Methoden selbst nur geringe Bedeutung zu. Statistiken können lügen, daher ist es äußerst wichtig, daß die einer Problemstellung angemessenen statistischen Methoden verwendet werden. So kann es vorkommen, daß manchmal ein nicht-parametrischer Test eingesetzt wird, wenn ein parametrischer Test viel geeigneter wäre. Da parametrische statistische Methoden effektiver sind als nicht-parametrische, entspricht die parametrische Analyse möglicherweise nicht dem, was die Forscherin erwartet hat. Jedoch kann es sein, daß das Ergebnis der nicht-parametrischen Methode in die erwartete Richtung geht, also gibt sie nur dieses an.

Beispiel für die Verwendung und die kritische Bewertung schließender statistischer Methoden

An früherer Stelle in diesem Kapitel haben wir auf eine Studie über Injektionsorte für die subkutane Injektion von Heparin Bezug genommen (Stewart Fahs und Kinney, 1991; Anhang A). Ziel dieser Studie war die Bewertung dreier Stellen für die subkutane Injektion einer Low-Dose-Heparin-Therapie. Dieses Ziel impliziert, daß es den Autorinnen um die Ermittlung von Gruppenunterschieden ging. Die LeserInnen können deshalb davon ausgehen, daß für die Analyse statistische Tests eingesetzt werden, die die Unterschiede zwischen Mittelwerten überprüfen, wie z.B. ANOVA oder der *t*-Test.

Die Hauptvariablen, die Prothrombinzeit und die Hämatomgröße, wurden mit Standardmethoden auf Intervall- oder Verhältnisniveau gemessen, so daß parametrische Tests eingesetzt werden konnten. 101 Versuchspersonen wurden nach einem randomisierten Verfahren auf drei Gruppen verteilt – dies ist eine ausreichend große Stichprobe. Die Forscherinnen verwendeten ANOVAs um sicherzustellen, daß die Blutungszeit vor der Injektion von Heparin bei den drei Gruppen gleich war.

Die Hypothesen wurden mittels ANOVA überprüft. Dieser Test ist der Problemstellung angemessen, da es der Forscherin um die Feststellung von Unterschieden in Bezug auf die verschiedenen Injektionsorte ging. Die Ergebnisse, die für jede Hypothese dargestellt werden, zeigen, daß keine Unterschied an den drei Injektionsorten im Hinblick auf die Wirksamkeit der Heparininjektion festgestellt wurden. Die Tabellen stimmen mit dem Text überein, auch die Ergebnisse werden verständlich dargestellt. Die Diskussion verweist auf die Grenzen der Studie, und es werden klare Implikationen für die Praxis aufgezeigt, aus denen die praktische Relevanz der Studie hervorgeht. Das Signifikanzniveau wurde auf 0,05 festgelegt und gilt für alle Teile der Studie. Folglich stehen in dieser Studie die statistischen Methoden im Einklang mit dem Ziel, der Methode, der Stichprobe und den Meßniveaus.

Merksätze

- Schließende statistische Methoden sind ein Instrument zur Überprüfung von Hypothesen über eine Population aufgrund von Stichprobendaten.
- Da die Verteilung der Mittelwerte im Idealfall einer Normalkurve folgt, kann die Wahrscheinlichkeit, daß eine bestimmte Stichprobe die gleichen Merkmale aufweist wie die ganze Population, abgeschätzt werden.

- Schließende statistische Methoden machen es möglich, die Verallgemeinerungsfähigkeit der Resultate zu schätzen und Hypothesen zu überprüfen. Durch den Einsatz dieser Methoden können objektive Entscheidungen im Hinblick auf das Ergebnis der Studie getroffen werden. Diese Entscheidungen beziehen sich auf die Verwerfung oder Annahme der Null-Hypothese, die besagt, daß zwischen den Variablen keine Beziehung besteht.
- Wird die Null-Hypothese akzeptiert, dann deutet dies darauf hin, daß die Ergebnisse wahrscheinlich zufallsbedingt sind. Wird sie dagegen verworfen, dann akzeptiert man die wissenschaftliche Hypothese, die von einer Beziehung zwischen den Variablen ausgeht, sowie die Tatsache, daß diese Beziehung wahrscheinlich nicht zufallsbedingt ist.
- Bei der Überprüfung einer Hypothese mit statistischen Methoden können zwei Fehlertypen auftreten: Fehler vom Typ I und vom Typ II.
  - Ein Fehler vom Typ I tritt auf, wenn eine Null-Hypothese verworfen wird, die in Wirklichkeit richtig ist.
  - Ein Fehler vom Typ II tritt auf, wenn eine Null-Hypothese akzeptiert wird, die in Wirklichkeit falsch ist.
  - Man kontrolliert das Risiko eines Fehlers vom Typ I, indem man das Alpha-Niveau bzw. das Signifikanzniveau festlegt. Leider bewirkt die Verringerung des Risikos, einen Fehler vom Typ I zu machen, indem man ein niedriges Signifikanzniveau festlegt, daß sich das Risiko für einen Fehler vom Typ II erhöht.
- Die Ergebnisse statistischer Tests sind entweder statistisch signifikant oder statistisch nicht signifikant. Ergebnisse sind statistisch signifikant, wenn die Wahrscheinlichkeit ihres Auftretens, in Abhängigkeit von dem festgelegten Signifikanzniveau, weniger als 0,05 oder 0,01 beträgt. (Die Wahl des Signifikanzniveaus ist also Ermessenssache.)
- Zu den allgemein verwendeten parametrischen und nichtparametrischen statistischen Tests gehören solche, die die Unterschiede zwischen den Mittelwerten überprüfen, wie z.B. der *t*-Test und ANOVA, und solche, die die Häufigkeitswerte überprüfen, wie z.B. der Chi-Quadrat-Test.
- Zu den Tests, die die Daten auf Beziehungen überprüfen, gehören Pearson *r*, der Zeichentest, Wilcoxons Paarvergleich, der Vorzeichenrangtest und die multiple Regression.
- Zu den fortgeschrittenen statistischen Verfahren zählen die Pfadanalyse, LISREL und die Faktorenanalyse.

- Bei der kritischen Bewertung statistischer Analysen ist der Zusammenhang zwischen den eingesetzten statistischen Methoden und der Problemstellung, dem Design und den Methoden der Studie der wichtigste Aspekt. In der Hypothese müssen Hinweise auf die geeigneten statistischen Methoden enthalten sein. Die LeserInnen müssen sich darüber hinaus vergewissern, ob alle Hypothesen in dem Bericht dargestellt werden.

Literaturverzeichnis

Aber, C.S. & Hawkins, J.W. (1992). Portrayal of nurses in advertisements in medical and nursing journals. *Image: Journal Nursing Scholarship*, 24, 289-293

Braden, C.J. (1990). A test of the self-help model: Learned response to the chronic illness experience. *Nursing Research*, 39, 42-46.

DeMaio-Esteves, M. (1990). Mediators of daily stress and perceived health status in adolescent girls. *Nursing Research*, 39, 360-364.

Gardner, K. (1991). A summary of findings of a five-year comparison study of primary and team nursing. *Nursing Research*, 40, 113-117.

Grey, M., Cameron, M.E., & Thurber, F.W. (1991). Coping and adaptation in children with diabetes. *Nursing Research*, 40, 144-148.

Gulick, E.E. (1991). Reliability and validity of the Work Assessment Scale for persons with Multiple Sclerosis. *Nursing Research* 40, 107-112.

Mishel, M.H., Padilla, G., Grant, M., & Sorensen, D.S. (1991). Uncertainty in illness theory: A replication of the mediating effects of mastery and coping. *Nursing Research*, 40, 236-240.

Munro, B.H., Visintainer, M.A., & Page, E.B. (1986). *Statistical methods for health care research.* Philadelphia: J.B. Lippincott.

Naylor, M.D. (1990). Comprehensive discharge planning for hospitalized elderly: A pilot study. *Nursing Research*, 39, 156-161.

O'Sullivan, A.L., & Jacobson, B.S. (1992). A randomized trial of a health care program for first-time adolescent mothers and their infants. *Nursing Research*, 41, 210-215.

Slakter, M.J., Wu, Y.W.B., & Suzuki-Slakter, N.S. (1991). *, **, and *** : Statistical nonsense at the 0,00000 level. *Nursing Research*, 40, 248-249.

Stewart Fahs, P.S., & Kinney, M.R. (1991). The abdomen, thigh, and arm as sites for subcutaneous sodium heparin injections. *Nursing Research*, 40, 204-207.

Zusätzliche Literatur

Asher, A.B. (1976). *Causal modeling*. Beverly Hills, CA: Sage.

Blaloch, H.M. (1972). *Causal inferences in nonexperimental research.* New York: W.W. Norton.

Ferketich, S., & Muller, M. (1990). Factor analysis revisited. *Nursing Research*, 39, 59-62.

Jacobson, B.S., Tulman, L., & Lowery, B.J. (1991). Three sides of the same coin: The analysis of paired data from dyads. *Nursing Research*, 40, 359-363.

Joreskog, K.G., & Sorbom, D. (1979). *Advances in factor analysis and structural equation models.* Cambridge, MA:Clark Abt.

Kerlinger, F.N., & Pedhazur, E.J. (1986). *Foundations of behavioral research* (2nd ed.). New York: Holt, Rinehart, & Winston.

Knapp, T.R. (1990). Treating ordinal scales as interval scales: An attempt to resolve the controversy. *Nursing Research*, 39, 121-125.

Pedhazur, E.J. (1982). *Multiple regression in behavioral research* (2nd ed.). New York: Holt, Rinehart & Winston.

Wikoff, R.L., & Miller, P. (1991). Canonical analysis in nursing research. *Nursing Research*, 40, 367-370.

Wu, Y.W.B., & Slakter, M.J. (1990). Increasing the precision of data analysis: planned comparisons versus omnibus tests. *Nursing Research*, 39, 251-253.

Youngblut, J.M., Loveland-Cherry, C.J., & Horan, M. (1990). Data management issues in logitudinal research. *Nursing Research*, 39, 188-189.

18 Die Analyse der Ergebnisse

Geri LoBiondo-Wood

Lernziele

Nach der Lektüre dieses Kapitels sollten Sie Folgendes können:

- Den Unterschied zwischen der Ergebnisdarstellung und der Ergebnisdiskussion in einer Studie darlegen.
- Die Gestaltung der Ergebnisdarstellung erläutern.
- Feststellen, ob sowohl statistisch gesicherte als auch statistisch nicht gesicherte Ergebnisse diskutiert werden.
- Feststellen, ob die Ergebnisse objektiv dargestellt werden.
- Schildern, wie Tabellen und Abbildungen in einem Forschungsbericht einzusetzen sind.
- Die Kriterien einer aussagefähigen Tabelle aufzählen.
- Gestaltung und Komponenten der Ergebnisdiskussion erläutern.
- Die Ziele der Ergebnisdiskussion darlegen.
- Die Relevanz der Interpretation von bestätigten und nicht bestätigten Hypothesen erörtern.
- Die Relevanz der Thematisierung von Grenzen und Verallgemeinerungsmöglichkeiten in einem Forschungsbericht erläutern.
- Das Ziel der Empfehlungen in einem Forschungsbericht darlegen.

Schlüsselbegriffe

Empfehlungen
Ergebnisse
Grenzen
Verallgemeinerbarkeit

Die Pflegeforschung dient letztendlich zwei Zielen: der Bereitstellung von Pflegetheorien und neuen Erkenntnissen sowie der Bestätigung und Verbesserung der Pflegepraxis, wodurch gleichzeitig auch die wissenschaftliche Grundlage der Pflege erweitert wird. Aus der Pflegeforschung zieht nicht nur das Pflegepersonal Nutzen, sondern auch Einzelpersonen, Familien und Gruppen, mit denen das Pflegepersonal in den unterschiedlichsten Kontexten des Gesundheitswesens in Berührung kommt. Aus der Sicht von ForschungsanwenderInnen sind die Analyse der Ergebnisse, ihre Interpretation und die daraus abgeleiteten Verallgemeinerungen ein außerordentlich wichtiger Teil eines Forschungsprojektes. Die letzten Abschnitte eines Forschungsberichtes tragen im allgemeinen Überschriften wie *Ergebnisse* und *Diskussion*, und genau hier werden die letzten Stücke des Puzzles zu einem Gesamtbild zusammengesetzt, das dann einer kritischen Betrachtung unterzogen wird. Bei diesem Prozeß geht es um den letzten Schritt im Forschungsprozeß, die *Auswertung*. Den LeserInnen eines Forschungsberichtes erscheinen diese letzten Abschnitte möglicherweise als der leichtere Teil der Arbeit, aber eben diese Abschnitte stellen höchste Anforderungen an Kritikfähigkeit und Kreativität, denn nachdem der Einsatz der statistischen Verfahren dargestellt wurde, geht es hier im wesentlichen darum, den Zusammenhang zwischen den statistischen oder numerischen Ergebnissen und dem theoretischen Bezugsrahmen, der Literatur, der Methodik, den Hypothesen und der Problemdarstellung herzustellen.

Die letzten Abschnitte von veröffentlichten Forschungsberichten haben im allgemeinen die Überschrift *Ergebnisse* und *Diskussion*; andere Aspekte, wie z.B. die Grenzen von Ergebnissen, Implikationen für zukünftige Forschungsarbeiten und für die Pflegepraxis, Empfehlungen und Schlußfolgerungen, werden entweder separat oder in diesen Abschnitten thematisiert. Die Gestaltung dieser Bereiche eines Forschungsberichtes hängt von den stilistischen Vorstellungen der Autorin und der jeweiligen Zeitschrift ab. Die letzten Abschnitte haben also die Funktion, alle Aspekte des Forschungsprozesses miteinander zu verbinden und die mit der Untersuchung zusammenhängenden Grenzen und Verallgemeinerungsmöglichkeiten aufzuzeigen, sie zu diskutieren und zu interpretieren und so die Pflegeforschung voranzutreiben. Dieses Kapitel soll StudentInnen eine Einführung in Ziele und Inhalte der letzten Abschnitte eines Forschungsberichtes geben, in denen Daten dargestellt, interpretiert, diskutiert und verallgemeinert werden. ForschungsanwenderInnen, die verstehen, worauf es in diesen Abschnitten ankommt, werden es leichter haben, Befunde kritisch zu analysieren.

Die Befunde

Ergebnisse, Schlußfolgerungen, Interpretationen, *Empfehlungen,* Verallgemeinerungen sowie Implikationen für zukünftige Forschungsarbeiten und für die Pflegepraxis werden als die *Befunde* einer Studie bezeichnet. Diese werden in zwei größeren Abschnitten thematisiert, in der Ergebnisdarstellung und der Ergebnisdiskussion. Die Ergebnisdarstellung beschäftigt sich mit den Ergebnissen bzw. den statistischen Ergebnissen der Studie, während in der Ergebnisdiskussion auch die übrigen Aspekte berücksichtigt werden. Für diese beiden wie auch für alle anderen Abschnitte eines Berichtes gilt die Regel, daß der Inhalt klar, präzise und logisch zu formulieren ist.

Tabelle 18-1 Beispiele für die Darstellung statistischer Ergebnisse

Statistischer Test	Beispiele für die Angabe von Ergebnissen
Mittelwert	M = 118,28
Standardabweichung	S = 62,5
Pearson-Korrelation	$r = -0{,}39$; $p < 0{,}01$
Varianzanalyse	F = 3,59; df = 2,48; $p < 0{,}05$
t-Test	$t = 2{,}65$; $p < 0{,}01$
Chi-Quadrat	$\chi^2 = 2{,}52$; df = 1; $p < 0{,}05$

Die Ergebnisse

Die Ergebnisdarstellung ist der datenbezogene Teil des Forschungsberichtes. Hier werden die mit Hilfe deskriptiver und schließender statistischer Methoden gewonnenen quantitativen Daten bzw. Zahlen dargestellt. Die Ergebnisse der Datenanalyse stecken den Rahmen für den Interpretations- bzw. Diskussionsabschnitt ab, der sich an die Ergebnisdarstellung anschließt. Die Ergebnisdarstellung sollte also Informationen über die Problemstellung und über die überprüfte Hypothese enthalten. Die aus jeder Hypothese gewonnenen Informationen müssen systematisch dargeboten werden. Darüber hinaus müssen die für die Datenanalyse verwendeten Tests erwähnt werden. Werden zu dem eingesetzen Test keine genauen Angaben gemacht, dann müssen die ermittelten Werte angegeben werden, das heißt, die numerischen Werte der statistischen Methoden und der spezifischen Korrelationen sowie der Wahrscheinlichkeitsgrad bzw. der *t*-Wert (siehe Kapitel 16 und 17). Beispiele hierfür sind in Tabelle 18-1 aufgeführt. Neulinge auf diesem Gebiet sollten sich durch die Zahlen und Zeichen nicht abschrecken lassen. Die Zahlen sind zwar wichtig, aber der Forschungsprozeß besteht aus viel mehr als aus Zahlen, die nur ein Teilaspekt des Ganzen sind. Die Kapitel 16 und 17 vermitteln AnfängerInnen in der Forschungsanwendung einen Einblick in die Theorie und die Bedeutung der in Studien erscheinenden Zahlen. Ganz gleich, ob man als AnwenderIn nur über ein oberflächliches Verständnis oder über fundierte Kenntnisse in der statistischen Methodik verfügt, die Ergebnisse müssen auf jeden Fall verständlich dargestellt sein, und es muß angegeben werden, ob die Ergebnisse statistisch signifikant sind oder nicht. Das Verzeichnis zusätzlicher Quellen am Ende dieses Kapitels bietet weitere Informationen für LeserInnen, die sich für die Anwendung statistischer Methoden interessieren.

Eine Forscherin ist verpflichtet, die Daten für alle aufgestellten Hypothesen darzustellen; sie muß angeben, ob die Hypothesen akzeptiert, verworfen, gestützt oder nicht gestützt wurden. Wurden die Hypothesen durch die Daten gestützt, dann könnte dies zu der Annahme verleiten, daß sie bewiesen wurden, aber diese Annahme ist falsch. Ein solches Ergebnis bedeutet nicht unbedingt, daß die Hypothesen bewiesen wurden, es sagt lediglich Folgendes aus: Die Hypothesen wurden gestützt, und die Ergebnisse legen nahe, daß es sich bei den Beziehungen, die in den aus dem theoretischen Bezugsrahmen abgeleiteten Hypothesen postuliert wurden, wahrscheinlich um kausale Beziehungen handelt. Neulinge in der Forschungsanwendung könnten zu der Auffassung gelangen, daß eine Studie irrelevant ist oder möglicherweise nicht hätte veröffentlicht werden sollen, wenn die Ergebnisse nicht oder nur teilweise statistisch gestützt werden, aber auch eine solche Annahme wäre falsch. Wenn die Hypothesen nicht gestützt werden, dann darf man nicht von einer Forscherin erwarten, daß sie die Arbeit zu den Akten legt. Für KritikerInnen und für die Forscherin ist es in gleichem Maße wichtig, nicht bestätigte Studien zu überprüfen und die Gründe dafür zu verstehen, denn die Informationen, die man daraus gewinnt, können oft ebenso nützlich sein wie Erkenntnisse aus einer bestätigten Studie. Anhand von nicht bestätigten Studien können die *Grenzen* bestimmter Aspekte des Designs und der Verfahren aufgezeigt werden, oder es läßt sich vielleicht der Schluß ableiten, daß gängige Verfahrensweisen der Praxis oder allgemein bekannte Theorien in einem bestimmten Bereich nicht durch die Forschung bestätigt werden können und deshalb noch einmal überprüft und weiter erforscht werden müssen. Nur so helfen die Daten einer Disziplin bei der Gewinnung neuer Erkenntnisse und sie beugen außerdem einer Wissensstagnation vor.

Es wurde darauf hingewiesen, daß die Ergebnisse separat in einem Abschnitt des Berichts interpretiert werden. Es kommt aber auch vor, daß die Ergebnisdarstellung die Interpretation der Ergebnisse enthält, die normalerweise in den Diskussionsabschnitt gehört. Es liegt jedoch im Ermessen der Autorin, die Ergebnisdarstellung in die Diskussion zu integrieren. Man kann beide Abschnitte zusammenfassen, wenn eine Studie aus veschiedenen Teilen besteht, die durchaus als separate Untereinheiten eines übergeordneten Problems anzusehen sind.

Ein Beispiel für eine solche Integration liefert eine Studie von Ventura, Young, Feldman, Pastore, Pikula und Yates (1985). Ziel dieser Studie war es, aus einer Interventionsstudie über die Pflege von PatientInnen mit peripheren Gefäßerkrankungen Daten über die Kosten zu gewinnen. Die Studie untersuchte die verschiedenen Aspekten der Kosten, die mit der der Erkrankung zusammenhingen, z.B. die Kosten für einen Krankenhausaufenthalt und für eine ambulante Behandlung. Die Forscherinnen ersetzten die Abschnitte *Ergebnisse* und *Diskussion* durch eine Zusammenfasssung dieser beiden Bereiche und diskutierten diese als Untereinheit des übergeordneten Problems. Die weitgefaßte Überschrift, unter der die Ergebnisse und ihre Diskussion subsumiert waren, lautete *Krankenhausaufenthalt* und *Kosten*. Untereinheiten der Problemstellung bzw. die themenbezogenen Bereiche, die überprüft und diskutiert wurden, hatten folgende Überschriften: Kosten – periphere Gefäßerkrankung; Kosten – bezogen auf die Behandlung der Gefäße; Kosten – sonstige Behandlungen; Kosten – Zusammensetzung des Gesamtbetrages; die Praxis der ambulanten Nutzung des Krankenhauses und die zeitliche Planung; Kosten für Interventionen. Die Forscherinnen behandelten also einzelne Themenbereiche mit Bezug zu einem übergeordneten Problem. Wenn die Integration auf diese Art und Weise erfolgt, dann muß dies konsequent durchgehalten werden, das heißt, wenn eine Hypothese oder Frage integriert wird, dann sollten alle integriert werden. Die Integration darf aber nicht planlos erfolgen. In der Studie von Ventura wurde ein konsequenter Ansatz verfolgt. Im allgemeinen wird man jedoch für die Darstellung der Daten und deren Interpretation bzw. Diskussion zwei getrennte Abschnitte vorfinden.

Eine Forscherin sollte bei der Darstellung der Ergebnisse um Objektivität bemüht sein. Bei dem folgenden Zitat handelt es sich um eine angemessene Form der Ergebnisdarstellung: „Der Paarvergleich ergab einen signifikanten Unterschied zwischen diesen Durchschnittswerten, $t = 2{,}73$; $p < 0{,}05$. In Anbetracht der Stichprobengröße wurde die Mächtigkeit des statistischen Tests im Hinblick auf die Verhinderung eines Typ II-Fehlers unter-

Beispiele für die Darstellung von Ergebnissen

Quantitative Studien

Die Pearson-Korrelationen für die gesamte Stichprobe deuteten darauf hin, daß Streß in der Familie und Coping der Eltern nicht signifikant mit der familiären Anpassung in Beziehung standen. Eine signifikante negative Korrelation wurde zwischen sozialer Unterstützung und familiärer Anpassung für die gesamte Stichprobe festgestellt (p 0,05). (LoBiondo-Wood, Bernier-Henn, Williams; 1992, S. 263).

Unterschiede im Hinblick auf Zeit 1, Zeit 2 und Zeit 3 des Arbeitsaufwandes innerhalb der Familie für Mütter und Väter und die Entwicklung des Kindes wurden in Abhängigkeit von der Berufstätigkeit mit Hilfe von t-Tests (zwei Stichproben) untersucht. Es ergaben sich zwei signifikante Unterschiede. Bei Zeit 1 und Zeit 3 gaben berufstätige Mütter höhere FFS-Werte (Werte für den Arbeitsaufwand in der Familie) als nicht berufstätige Mütter an, t (58) = 2,05, p = 0,05; bzw. t (36,45) = 2,13, p = 0,04; (Youngblut, Loveland-Cherry und Horan, 1193, S. 37).

Um festzustellen, ob die soziodemographischen Merkmale der Frauen einen Einfluß auf das Vorhandensein ausgewählter Risikofaktoren hatten, wurden die Variablen Alter, Bildung und Ausbildung, Gleichberechtigung und Familienstand als zweiwertige Variablen umkodiert. Diese Analyse ergab signifikante Unterschiede. Farbige Versuchspersonen hatten in signifikant höherem Maße keine adäquate Schwangerenvorsorge ($\chi^2 = 7\,685$, $p = 0\,006$) und sie entwickelten abnorme Eßgelüste ($\chi^2 = 3{,}56$, $p = 0\,005$).

Qualitative Studien

Eine Phase des Nachdenkens (im Hinblick auf die Behandlung des Brustkrebses) beginnt, während die Patientin nach Alternativen sucht, sie bewertet und sich die Informationen verschafft, die für eine Entscheidung erforderlich sind. Die Versuchspersonen dachten über die Alternativen nach, sprachen mit Freunden und ihren Familien darüber und verschafften sich Klarheit über ihre Gefühle gegenüber der anstehenden Entscheidung (Pierce, 1993, S. 25). (Die Forscherin macht genaue Angaben zur Bedeutung all dessen und liefert Beispiele für die Reaktionen der Versuchspersonen).

Die Versuchspersonen (PatientInnen, die sich mit der Behandlung einer Krebserkrankung auseinandersetzten) beschrieben einen Prozeß, der zu ihrer Entscheidung führte, bestimmte Strategien anzuwenden, um sich auf die Behandlung vorzubereiten. Sie sahen sich zunächst mit dem Horror der Diagnose konfrontiert: „Ich war am Boden zerstört (durch die Diagnose)," „Ich geriet in Panik. Zu dem Zeitpunkt dachte ich, ich sterbe"; „Mir brach der kalte Schweiß aus"; „Ich war zu verängstigt und überwältigt, um mich damit zu beschäftigen" (Lev, 1992, S. 600). (Die Forscherin liefert weitere Beispiele für das Konzept sowie einen konzeptuellen Plan der Strategien der Versuchspersonen.)

sucht. Der empfohlene Standard liegt bei 0,80, in diesem Fall lag die Mächtigkeit bei ungefähr 0,77" (Cole, 1993, S. 109). Folgende Ergebnisdarstellung wäre ein Zeichen mangelnder Objektivität: „Ein Paarvergleich ergab überraschenderweise, daß ein signifikanter Unterschied zwischen den Mittelwerten bestand." Meinungsäußerungen oder unsachliche Aussagen im Zusammenhang mit den Daten in der Ergebnisdarstellung sind also unangemessen. In dem Kasten oben sind Beispiele für objektive Ergebnisdarstellungen aus quantitativen und qualitativen Studien zusammengestellt. Die Forscherin hat die Pflicht, in objektiver Form zu den Daten Stellung zu nehmen. Dies geschieht in dem Abschnitt „Diskussion der Ergebnisse“. Die Forscherin nimmt diese Ergebnisdiskussion zum Anlaß, auf die Ergebnisse einzugehen, sie zu interpretieren und dabei sorgfältig alle Aspekte der Studie miteinzubeziehen, die der Ergebnisdarstellung vorangestellt sind.

LeserInnen eines Forschungsberichtes sollten bedenken, daß die Daten in erheblich verkürzter Form erscheinen. In einer Studie fallen eine ganze Menge mehr Daten bzw. Zahlen an, aber in einem Bericht müssen nur die Zahlen eines Tests angegeben werden, auf die es ankommt. Wenn anstelle sämtlicher Informationen über eine Versuchsperson lediglich die Mittelwerte und Standardabweichungen bezüglich Alter, Bildung und Ausbildung, Einkommen und Dauer der Ehe angegeben werden, dann handelt es sich um eine Zusammenfassung deskriptiver Daten. Es wäre viel zu umständlich, alle Daten in einem veröffentlichten Bericht wiederzugeben. Daten von Einzelpersonen können dagegen bei einer Fallstudie vorgelegt werden. Die Daten werden sowohl im Text als auch in Tabellen und Abbildungen in komprimierter Form wiedergegeben. Tabellen und Abbildungen erleichtern die Darstellung einer großen Anzahl gewonnener Daten.

Stewart Fahs und Kinney benutzen in ihrer Studie (1991; Anhang A) Tabellen, um die Ergebnisse anschaulich darstellen zu können. Tabelle 18-2 führt die Ergebnisse (Mittelwert und Standardabweichung) nach Injektion und Injektionsort zum Zeitpunkt der Messung nach der Injektion auf. Tabelle 18-3 gibt die unterschiedliche Ausdehnung der Hämatome an den entsprechenden Injektionsorten an. Die Messung fand unabhängig von der Injektionsstelle nach 72, 60 und 48 Stunden statt; eingesetzt wurde die Varianzanalyse (ANOVA) für wiederholte Messungen. Mit Hilfe dieser Tabellen können die Forscherinnen die Ergebnisse umfassender erklären und diskutieren. Die Ergebnisdarstellung hat also die Funktion eines Resümees. Für jede aufgestellte Hypothese werden sowohl die deskriptiven als auch die schließenden statistischen Methoden dargestellt. Es dürfen keine Daten weggelassen werden, die es der Kritikerin ermöglichen, sich einen vollständigen Überblick über die Ergebnisse zu verschaffen. Werden Tabellen und Abbildungen verwendet, dann müssen sie kurz und bündig sein. Obwohl die Daten in erster Linie im Text dargestellt werden, haben Tabellen und Abbildungen eine ergänzende, dennoch eigenständige Funktion. Hier werden die Ergebnisse mit einer Genauigkeit wiedergeben, die in dem Maße nicht im Text erscheint. Das heißt allerdings nicht, daß Tabellen und Abbildungen nicht im Text erwähnt werden sollten. Die Genauigkeit, mit der die Autorin im Text die in den Tabellen aufgeführten Daten beschreibt, ist den jeweiligen Erfordernissen angepaßt. Wenn der Text alles enthält, was auch in der Tabelle zu finden ist, dann kann die Tabelle wegfallen. Eine gute Tabelle zeichnet sich durch folgende Kriterien aus:

1. Sie ist eine Ergänzung zum Text und gestattet es, ihn ökonomisch zu gestalten
2. Ihre Titel und Überschriften sind präzise formuliert
3. Sie ist keine Wiederholung des Textes.

Eine Tabelle, die diese Kriterien erfüllt, ist in der Studie von Grey, Cameron und Thurber (1991; Anhang B) zu finden. Das Forschungsteam wollte die Korrelationen zwischen den Variablen des Modells und den demographischen Variablen angeben. Wegen der vielen Variablen ist für die LeserInnen eine Tabelle sehr viel verständlicher, in der die Ergebnisse so klar und übersichtlich zusammenfaßt sind wie in dieser. Die Beschreibung jedes Ergebnisses im Text des Artikels wäre der ökonomischen Textgestaltung und der Veranschaulichung nicht dienlich gewesen. Durch die von den Forscherinnen entwickelte Tabelle (Ta-

Tabelle 18-2 Durchschnittliche Flächengröße (mm^2) und Standardabweichung, aufgelistet nach Injektion und Injektionsstelle zu einem bestimmten Meßzeitpunkt nach der Injektion

	1. Injektion 72 Std. (n = 101)		**2. Injektion 60 Std. (n = 101)**		**3. Injektion 48 Std. (n = 97)**	
	M	*S*	*M*	*S*	*M*	*S*
Bauchregion	85,71	(295,57)	88,42	(368,94)	19,17	(44,94)
Oberschenkel	95,15	(286,71)	200,20	(616,94)	118,69	(263,70)
Arm	219,39	(498,59)	151,69	(383,87)	176,07	(299,56)

Aus „The Abdomen, Thigh, and Arm as Sites for Subcutaneous Sodium Heparin Injections" von P.S.

belle 18-4) können sich die LeserInnen nicht nur einen schnellen Überblick über die Variablen verschaffen, sondern auch die Ergebnisse begutachten.

ForschungsanwenderInnen werden feststellen, daß eine gute Ergebnisdarstellung systematisch, logisch und bündig ist und auf alle analysierten Daten eingeht. Der gesamte Inhalt der Ergebnisdarstellung sollte darauf ausgerichtet sein, die Überprüfung der Problemstellungen und der Hypothesen mit den Daten zu belegen. Die Länge dieses Abschnittes hängt somit von dem Bereich und dem Umfang der Analyse ab.

Die Diskussion der Ergebnisse

Im letzten Abschnitt eines Berichtes werden die Ergebnisse der Studie diskutiert und interpretiert. Hier kann eine erfahrene Forscherin die Daten gewissermaßen zum Leben erwecken. In quantitativen Studien wird den Zahlen, in qualitativen Studien den Konzepten Deutung und Bedeutung zugeordnet. KritikerInnen mögen sich fragen, wovon die Forscherin die Bedeutung herleitet, die in diesem Abschnitt thematisiert wird. Wenn die Forscherin gute Arbeit leistet, dann schlägt sie einen Bogen zum Anfang der Studie. Sie greift frühere Abschnitte der Studie auf, in denen es um die Problemdarstellung geht und in denen auf der Grundlage eines soliden theoretischen Bezugsrahmens und einer gründlichen Literaturüberprüpfung eine Beziehung zwischen den abhängigen und unabhängigen Variablen hergestellt wird. In diesem letzten Abschnitt werden sowohl die bestätigten als auch die nicht bestätigten Daten diskutiert, und es werden vor dem Hintergrund des Designs und der Stichprobe oder den Methoden der Datensammlung auch die Grenzen und Schwachstellen der Studie aufgezeigt. Werden die Daten durch statistische Signifikanz bestätigt, dann sind Diskussion und Interpretation relativ einfach. In dem Fall wird dargelegt, in welcher Weise der theoretische Bezugsrahmen begründet wurde. In der Diskussion sollte auch das Bemühen der Forscherin zum Ausdruck kommen, die Daten auf weitere bzw. vorher nicht realisierte Beziehungen zu überprüfen.

Selbst wenn die Daten gestützt werden, dann ist dies noch nicht der Weisheit letzter Schluß. Downs (1984) warnt vor einer allzu großen Begeisterung über kleine *p*-Werte, da diese kein Anzeichen für einen Durchbruch in der Forschung sind. Für KritikerInnen bedeutet dies, daß statistische Signifikanz in einer Forschungsarbeit nicht immer heißt, daß die Ergebnisse auch klinisch relevant sind. Mit dem stetigen Erkenntniszuwachs in der

Tabelle 18-3 ANOVA für wiederholte Messungen

Variable	SS	df	MS	F-Quotient	F-Wert
Flächenbereiche (72 Std.)					
Interindividuell (alle V.P.)	386656,5	02	193382,3	1,37	0,26
Intraindividuell (eine V.P.)	13870580,9	98	141536,5		
Flächenbereiche (60 Std.)					
Interindividuell (alle V.P.)	207055,5	02	103527,7	0,47	0,63
Intraindividuell (eine V.P.)	21532142,8	98	219715,7		
Flächenbereiche (48 Std.)					
Interindividuell (alle V.P.)	404498,0	02	202249,0	3,69	0,03
Intradindividuell (eine V.P.)	5038643,5	95	141536,5		

Aus „The Abdomen, Thigh, and Arm as Sites for Subcutaneous Sodium Heparin Injections" von P.S. Stewart Fahs and M.R. Kinney, 1991, *Nursing Research,* 40, 204-207.

Pflegeforschung wächst gleichzeitig auch die Fähigkeit der Pflege, neben den Signifikanztests weitere kritische Analysen vorzunehmen und so die Verwendbarkeit von Forschungsergebnissen für die Praxis zu prüfen. In Kapitel 3 werden Methoden vorgestellt, mit denen man die praktische Verwendbarkeit von Forschungsarbeiten abschätzen und analysieren kann. Auch in der Pflegeliteratur ist die klinische Relevanz immer häufiger Gegenstand von Diskussionen (Becker, 1993; LeFort, 1993; Mercer, 1984; Polit und Sherman, 1990; Slakter, Wu und Suzuki-Slakter, 1991). Wir haben in diesem Buch immer wieder darauf hingewiesen, daß viele wichtige Teile des Puzzles zusammenpassen müssen, wenn eine Studie als gelungenes Projekt betrachtet werden soll. Aus diesem Grunde sollten ForscherInnen und KritikerInnen statistisch signifikante Befunde mit einer gewissen Skepsis zur Kenntnis nehmen, denn der Wert einer Studie zeigt sich nicht nur in statistisch signifikanten Ergebnissen, sondern es gilt auch, anderen Aspekten wie Theorien, Stichproben, Instrumenten und Methoden Beachtung zu schenken.

Wenn die Ergebnisse nicht statistisch gestützt werden, dann geht die Forscherin ebenfalls zum theoretischen Bezugsrahmen zurück und analysiert den früheren Denkprozeß. Die Ergebnisse von nicht bestätigten Hypothesen fordern nicht dazu auf, jeden Teil eines Projektes auf Fehler zu überprüfen, das wäre wirklich übertrieben, denn jede Forschungsarbeit hat ihre Schwachstellen. Diese Analyse ist lediglich ein Versuch, die Schwachstellen aufzudecken und durch entsprechende Hinweise auf das Problem oder die Probleme der Studie aufmerksam zu machen. Manchmal erweist sich der Denkansatz in theoretischer Hinsicht als richtig, aber es ergeben sich Probleme oder Grenzen im Zusammenhang mit den Instrumenten (siehe Kapitel 14 und 15), den Methoden der Stichprobenerhebung (siehe Kapitel 12), dem Design (siehe Kapitel 8 bis 11) oder der Analyse (siehe Kapitel 16 und 17). Werden Ergebnisse nicht bestätigt, dann begibt sich die Forscherin also auf die Suche nach *Fakten,* nicht nach *Fehlern.* Das Ziel der Diskussion besteht somit nicht darin, Bescheidenheit oder fachliche Kompetenz zu demonstrieren, vielmehr soll der Forscherin hier

Tabelle 18-4 Korrelationsmatrix der Variablen N = 103

Variable	Alter	Zeit	STAIC	CDI	LEC	SCQ	CHIP	COPE	CAAP	SPPC	M (S)
Zeit seit dx (Zeit)	0,32										5,3 (3,9)
Reaktive Angst (STAIC)	0,40	0,7									29,2 (4,7)
Depression (CDI)	0,15	-0,10	0,62								6,2 (5,9)
Stressoren (LEC)	-0,01	0,14	-0,03	0,14							8,2 (5,2)
Selbstpflege (SCQ)	0,06	-0,17	-0,11	-0,07	0,14						41,8 (6,7)
Coping Eltern (CHIP)	-0,05	-0,15	0,14	-0,25	-0,29	0,13					88,5 (19,5)
Coping Kind (COPE)	-0,30	0,06	0,38	-0,37	0,19	0,27	0,20				171,0 (25,9)
Anpassung (CAAP)	-0,17	-0,05	-0,27	-0,32	-0,15	0,12	0,06	0,10			67,4 (14,1)
Selbstwert – (SPPC)	0,15	-0,01	-0,43	-0,68	0,11	0,06	0,07	0,15	0,38		19,8 (3,4)
Hämoglobin A_1 (Hb A_1)	0,43	0,23	0,34	0,23	0,12	0,08	0,04	0,28	-0,09	-0,27	1,1 (3,9)

Aus „Coping and Adaptation in Children with Diabetes“ von M. Grey, M.E. Cameron, and F.W. Thurber, 1991, *Nursing Research*, 40, 144-149.

die Möglichkeit gegeben werden, zur Validität der Interpretationen Stellung zu nehmen, die aus den Daten und dem Wert der Studie insgesamt abgeleitet wurden (Kerlinger, 1986).

In dem Diskussionsabschnitt wird ein Zusammenhang zwischen allen Teilen der Studie hergestellt, und auf dieser Basis können Kritikerinnen von Forschungsarbeiten Überlegungen über die klinische Relevanz, die Notwendigkeit von Replikationen oder über neue Ideen für zukünftige Forschungsarbeiten anstellen. Dieser Abschnitt kann entweder in separate Abschnitte unterteilt oder aber in die Ergebnisdiskussion integriert sein; in jedem Fall muß er Aussagen über die *Verallgemeinerbarkeit*, Empfehlungen für weitere Forschungsarbeiten sowie eine Zusammenfassung bzw. Schlußfolgerung enthalten.

Verallgemeinerungen sind Rückschlüsse, die besagen, daß die Daten über die Stichprobe hinaus repräsentativ für ähnliche Phänomene in einer Population sind. Es muß aber davor gewarnt werden, über die untersuchte Population hinaus zu verallgemeinern. Mißtrauen Sie Forschungsarbeiten, die dies tun. Dagegen sind Verallgemeinerungen, die Schlußfolgerungen und Rückschlüsse auf eine bestimmte Situation und auf einen bestimmten Zeitpunkt begrenzen, zulässig. Ein Beispiel für eine solche Verallgemeinerung stammt aus einer von Baillie, Norbeck und Barnes (1988) durchgeführten Studie, in der die Auswirkungen von Streß und sozialer Unterstützung sowie die Wechselwirkung zwischen diesen Faktoren und dem psychischem Wohlbefinden der BetreuerInnen hilfsbedürftiger älterer Familienangehöriger untersucht werden sollten. Die Forscherinnen stellten bei der Diskussion der Stichprobe vor dem Hintergrund der Ergebnisse richtig fest:

„Die Möglichkeit, die Ergebnisse zu verallgemeinern, wird durch die Stichprobe begrenzt, weil diese nicht randomisiert war und die Versuchspersonen vorwiegend aus der Mittelschicht stammten. Obwohl die Messung des subjektiv wahrgenommenen Stresses und der sozialen Unterstützung im Hinblick auf die innere Konsistenz eine hohe Reliablität aufwies, bedarf es weiterer Arbeiten mit weiter entwickelten Meßmethoden, um diese Ergebnisse zu validieren. Da zwischen der sozialen Unterstützung und dem psychischen Wohlbefinden dieser BetreuerInnen eine starke Beziehung bestand, sind weitere Forschungsarbeiten nötig, um die Faktoren zu untersuchen, die zur Zufriedenheit mit sozialer Unterstützung beitragen" (S. 450).

Solche Aussagen sind für alle wichtig, die Forschungsarbeiten zu beurteilen haben, denn sie gehen auf die klinische Relevanz einer Studie ein und zeigen darüber hinaus Gebiete für weitere Forschungsarbeiten auf (siehe Kapitel 3). Eine einzige Studie kann nicht alle Fragen beantworten, sie sollte es auch nicht. Es wird behauptet, daß eine gute Studie mehr Fragen aufwirft als sie beantwortet. Deshalb sollten ForschungsanwenderInnen es nicht als Mangel an wissenschaftlichem Können werten, wenn eine Forscherin die Ergebnisse auf Grenzen, Verallgemeinerbarkeit und Implikationen für die Praxis untersucht. Diese letzten Schritte der Auswertung geben nämlich den entscheidenden Impuls zur Weiterentwicklung der Praxis und der Generierung weiterer Forschungsarbeiten. Wie die Auswertung des Pflegeprozesses, so ist auch die Auswertung von Forschungsarbeiten nicht das letzte Glied in der Kette; sie ist vielmehr ein Bindeglied zwischen Befunden und kann so einen Beitrag zur Verbesserung der Pflegetheorie und der Pflegepraxis leisten.

Beim letzten Punkt der Ergebnisdiskussion geht es um Empfehlungen. Diese *Empfehlungen* beinhalten Anregungen für die Verwendung der Studienergebnisse in der Praxis, für die Entwicklung von Theorien und für weitere Forschungsarbeiten. Die Überlegungen der Forscherin gelten hier der Frage: „Welchen Beitrag leistet diese Studie zur Verbesserung der Pflegepraxis?" Beispiele für die Empfehlung weiterer Forschungsarbeiten und Implikationen für die Praxis sind in dem Kasten auf S. 485 aufgeführt. Solche Überlegungen zwingen zu einer Auseinandersetzung mit dem Problem, welche Erkenntnisse bereits vorhanden sind und welche es erst noch zu gewinnen gilt, wenn die Studie praktisch genutzt werden soll. Fawcett (1982) stellt dazu fest: „Erst durch die zukünftige Erforschung der Verbreitung und Anwendung von Forschungsergebnissen in der Pflegepraxis wird die Pflegewissenschaft zu einer Größe, mit der man rechnen muß." Dies ist eine Äußerung von großer Tragweite, die von vielen PflegeforscherInnen in den letzten zehn Jahren bestätigt wurde, z.B. von Hinshaw (1988), Gortner (1990), Gennaro and Vessey (1991), Brink (1992) und Stetler.

Die kritische Bewertung der Ergebnisdarstellung und der Ergebnisdiskussion

Die Kriterien zur kritischen Bewertung der Ergebnisdarstellung und der Ergebnisdiskussion sind in dem Kasten auf S. 485 aufgeführt.

Die Ergebnisdarstellung und die Ergebnisdiskussion bieten der Forscherin die Möglichkeit, die Richtigkeit der aufgestellten Hypothese(n), den theoretischen Bezugsrahmen, die Methoden und die Analyse zu überprüfen. Dieser letzte Abschnitt erfordert ebenso viel Logik, Prägnanz und Detailtreue wie die Vorbereitung auf den Forschungs-

Beispiele für die Empfehlung weiterer Forschungsarbeiten und Implikationen für die Praxis

Empfehlung weiterer Forschungsarbeiten

„Weitere Forschungsarbeiten sind erforderlich, nicht nur über die Wahrnehmung der Hämatome durch die PatientInnen, sondern auch über alle damit verbundenen Beschwerden, ob physiologischer oder psychologischer Art. Die Angst, die PatientInnen möglicherweise vor Injektionen haben, die in die Bauchregion anstatt in die Extremitäten gegeben werden, sollte untersucht werden ebenso wie die Vorzüge, die andere Injektionsorte für PatientInnen und Pflegepersonal mit sich bringen“ (Stewart Fahs und Kinney, 1991, S. 207).

„Obwohl die Studie eine ganze Reihe von Grenzen aufweist, wie z.B. das Fehlen einer Wahrscheinlichkeitsstichprobe und das Fehlen einer effektiven Bewertung der Aktivitäten der PatientInnen nach der Operation (hier könnte das Problem der sozialen Wünschbarkeit bei den Angaben der PatientInnen zu Verfälschungen führen), lassen sich aus den Ergebnissen der Studie Implikationen für weitere Forschungsarbeiten und für die Praxis ableiten“ (Rice, Mullin und Jarosz, 1992, S. 258).

Implikationen für die Praxis

„Zusammen mit den Ergebnissen aus diesen früheren Studien bestätigen die Ergebnisse dieser Untersuchung nicht die veröffentlichten Empfehlungen hinsichtlich der Zeitspanne, um die die Messung der oralen Temperatur nach dem Trinken kalter Getränke hinausgeschoben werden sollte. Die empfohlene Zeit von 5 Minuten ist, unabhängig von der Tageszeit, zu kurz, um genaue Messungen zu erhalten. Die Empfehlung, 30 Minuten zu warten, führt zwar zu exakten Ergebnissen, aber durch diesen langen zeitlichen Aufschub kann die Zeit nicht effektiv genutzt werden, besonders dann nicht, wenn die Behandlung dadurch verzögert wird“ (Cole, 1993, S. 110).

„Die Beurteilung von Schmerzen durch Kinder und Krankenschwestern wies signifikante Unterschiede auf und bestätigte so frühere Angaben in der Literatur. Dieser Befund sollte die praktische Arbeit dahingehend beeinflussen, daß die in der Pflege Tätigen aufgefordert werden, die Schmerzen von Kindern nicht nur nach der eigenen Wahrnehmung zu beurteilen, die sich sehr wahrscheinlich von der eines Kindes unterscheidet“ (Schneider und LoBiondo-Wood, 1992, S. 161).

prozeß. ForschungsanwenderInnen benötigen Aussagen über die verwendete Analysemethode und sie müssen auch wissen, ob die Hypothese(n) durch die Daten statistisch gestützt werden. Diese Aussagen müssen unkompliziert und sachlich sein (siehe Tabelle 18-2). Zusatzdaten oder unerwartete Ergebnisse können ebenfalls dargestellt werden. Wenn zusätzliche Daten angegeben werden, dann müssen diese genauso sachlich präsentiert werden wie die Daten der Hypothese. Die durchgeführten statistischen Test sind ebenso zu erwähnen wie die numerischen Werte der gewonnenen Daten (siehe Tabelle 18-1). Die Darstellung der Tests, die Angabe der numerischen Werte und die Aussagen über eine Bestätigung bzw. Nicht-Bestätigung der Hypothese(n) müssen klar, prägnant und systematisch sein. Zum Zweck der Veranschaulichung und um die Lesbarkeit zu erleichtern sollten umfangreiche Befunde in Tabellen zusammengefaßt werden.

Kriterien für die kritische Bewertung

1. Werden sämtliche Ergebnisse einer jeden Hypothese dargestellt?
2. Werden die Informationen über die Ergebnisse prägnant und systematisch dargestellt?
3. Werden die Tests für die Analyse der Daten angegeben?
4. Werden die Ergebnisse objektiv dargestellt?
5. Wenn Tabellen oder grafische Darstellungen benutzt werden, entsprechen sie folgenden Standards:
   a) Sie sind eine Ergänzung zum Text und gestatten es, ihn verständlich zu gestalten.
   b) Ihre Titel und Überschriften sind präzise formuliert.
   c) Der Text referiert nicht nur die Inhalte der Tabellen.
6. Werden die Ergebnisse vor dem Hintergrund der Hypothesen, des theoretischen Bezugsrahmens und aller anderen, der Ergebnisdiskussion vorausgehenden Abschnitte interpretiert?
7. Wenn die Resultate durch die Signifikanzprüfungen etc. gestützt werden, erläutert die Forscherin den Zusammenhang mit dem theoretischen Bezugsrahmen?
8. Wenn die Daten sich nicht als signifikant erweisen, versucht die Forscherin, die Schwachstellen ausfindig zu machen und die möglichen Probleme der Studie aufzuzeigen?
9. Wird die klinischen Relevanz der Studie thematisiert?
10. Werden die Befunde verallgemeinert?
11. Halten sich die Verallgemeinerungen im zulässigen Rahmen oder gehen sie darüber hinaus?
12. Werden explizit oder implizit Empfehlungen für weitere Forschungsarbeiten gegeben?

In der Ergebnisdiskussion muß die Forscherin zu den Daten, Lücken, Grenzen der Studie und den Schlußfolgerungen Stellung nehmen und Empfehlungen für weitere Forschungsarbeiten geben. Werden diese Aspekt in die Studie integriert, dann dürften ForschungsanwenderInnen eine Vorstellung vom Zusammenhang der Ergebnisse mit dem theoretischen Bezugsrahmen bekommen. Aussagen, die auf die zugrundeliegende Theorie Bezug nehmen, sind immer erforderlich, ganz gleich, ob die Hypothesen bestätigt wurden oder nicht.

Werden die Ergebnisse nicht bestätigt, sollten ForschungsanwenderInnen es ForscherInnen gleichtun und versuchen, mögliche methodische Probleme ausfindig zu machen, ohne dabei nach Fehlern zu suchen. Abschließend müssen die Verallgemeinerbarkeit der Studie und die Implikationen der Befunde für die Praxis und für die Forschung knapp thematisiert werden. Solche Angaben können die Posititon von ForschungsanwenderInnen stärken, wenn sie die klinische Praxis überdenken, in klinischen Settings Diskussionen in Gang setzten (siehe Kapitel 19 und 20) oder versuchen, ähnliche Studien zu finden, in denen die zu untersuchenden Phänomene bestätigt oder widerlegt werden, um so zu einem umfassenderen Verständnis eines Problems zu gelangen.

Merksätze

- Die Analyse der Befunde ist der letzte Schritt einer wissenschaftlichen Untersuchung. In diesem Abschnitt werden die Ergebnisse in direkter Form dargestellt.
- Sämtliche Ergebnisse müssen dargestellt werden, unabhängig davon, ob sie die Hypothese bestätigen oder nicht. Zur Veranschaulichung und Komprimierung der Daten können Tabellen und Abbildungen benutzt werden.
- Nach der Darstellung der Ergebnisse erfolgt deren Interpretation. Aus diesem Abschnitt, der gewöhnlich die Überschrift „Diskussion" trägt, müssen die zu diskutierenden Aspekte hervorgehen. Solche Aspekte sind die Grenzen, Verallgemeinerungen, Implikationen und Empfehlungen für zukünftige Forschungsarbeiten einschließlich Interpretation der Ergebnisse.
- Bei der Ergebnisinterpretation stellt die Forscherin den Zusammenhang mit dem theoretischen Bezugsrahmen her und interpretiert die Ergebnisse vor dem Hintergrund der Befunde und der Theorie. Dabei müssen sowohl statistisch bestätigte als auch nicht bestätigte Ergebnisse interpretiert werden. Wird die Signifikanz der Ergebnisse nicht gestützt, sollten sie unter Bezugnahme auf die Theorie diskutiert werden; darüber hinaus müssen auch mögliche Probleme im Zusammenhang mit den Methoden, den Verfahren, dem Entwurf und der Analyse thematisiert werden.
- Die Forscherin muß auch auf Grenzen und Schwachstellen der Studie eingehen. Eine solche Stellungnahme ist wichtig, da sie sich auf die Verallgemeinerbarkeit der Studie auswirkt. Vor dem Hintergrund der Befunde erfolgt ebenfalls eine Stellungnahme zur Verallgemeinerbarkeit bzw. zu Schlußfolgerungen bezüglich ähnlicher Befunde in anderen Stichproben.
- ForschungsanwenderInnen sollten verallgemeinernde Behauptungen oder überzogene Verallgemeinerungen mit Skepsis zur Kenntnis nehmen. Eine Überbeanspruchung der Daten kann ein Warnsignal für eine Verzerrung durch die Forscherin sein.
- Die Empfehlungen geben ForschungsanwenderInnen Anregungen für die Verwendung der Studie in der Praxis, für die Entwicklung von Theorien und für zukünftige Forschungsarbeiten. Sie enthalten auch einen abschließenden Kommentar der Forscherin zur Brauchbarkeit der Untersuchung.

Literaturverzeichnis

Baillie, V., Norbeck, J.S., & Barnes, L.E. (1988). Stress, social support, and psychological distress of familiy caregivers of the elderly. *Nursing Research*, 37 : 217-222.

Becker, P.T. (1993). A lingering identity crisis. *Research In Nursing and Health*, 16, 87-88.

Brink, P. (1992). Nursing care makes a difference [Editorial]. *Western Journal of Nursing Research*, 14, 416-417.

Cole, F. (1993). Temporal variation in the effects of iced water on oral temperatures. *Research in Nursind And Health*, 16, 107-112.

Downs, F.S. (1984). *A sourcebook of nursing research* (3rd ed.). Philadelphia: F.A. Davis.

Fawcett, J. (1982). Utilization of nursing research findings. *Image*, 14, 57-59.

Fogel, C.I. (1993). Pregnant inmates: Risk factors and pregnancy outcomes. *Journal of Obstetric, Gynecologic, and Neonatal Nursing*, 22, 33-40.

Gennaro, S., & Vessey, J. (1992). Making practice perfect. *Nursing Research*, 40, 529.

Gortner, S. (1990). Nursing values and science: Toward a science philosophy. *Image*, 22, 101-105.

Grey, M., Cameron, M.E., & Thurber, F.W. (1991). Coping and adaptation in children with diabetes. *Nursing Research*, 40, 144-149.

Hinshaw, A.S. (1988). Using research to shape health policy. *Nursing Outlook*, 36, 21-24.

Kerlinger, F.N. (1986). *Foundation of behavioral research* (2nd ed.). New York: Holt, Rinehart & Winston.

LeFort, S.M. (1993). The statistical versus clinical significance debate. *Image*. 25, 57-62.

Lev, E.L. (1992). Patients' strategies for adapting to cancer treatment. *Western Journal of Nursing Research*, 14, 595-611.

LoBiondo-Wood, G., Bernier-Henn, M., & Williams, L. (1992). Impact of the child's liver transplant on the family: Maternal perspective. *Pediatric Nursing*, 18, 461-466.

Mercer, R.T. (1984). Nursing research: The bridge to excellence in practice. *Image*, 16, 47-51.

Pierce, P.F. (1993). Deciding on breast cancer treatment: A description of decision behavior. *Nursing Research*, 42, 22-27.

Polit, D.F., & Sherman, R.E. (1990). Statistical power in nursing research. *Nursing Research*, 39, 365-369.

Rice, V.H., Mullin, M.H., & Jarosz, P. (1992). Preadmission self-instruction effects on postadmission and postoperative indicators in CABG patients: Partial replication and extension. *Research In Nursing and Health*, 15, 253-259.

Schneider, E.M., & LoBiondo-Wood, G. (1992). Perceptions of procedural pain: Parents, nurses, and children. *Children's Health Care*, 21, 157-162.

Slakter, M.J., Wu, Y.W.B., & Suzuki-Slakter, N.S. (1991). *, **, and *** : Statistical nonsense at the .00000 level. *Nursing Research*, 40, 248-249.

Stetler, C.B. (in press). Refinement of the Stetler/Marram model for application and research findings to practice. *Nursing Outlook*.

Stewart Fahs, P.S., & Kinney, M.R. (1991). The abdomen, thigh, and arm as sites for the subcutaneous sodium heparin injections. *Nursing Research*, 40, 204-207.

Ventura, M.R., Young, D.E., Feldman, M.J., Pastore, P., Pikula, S., and Yates, M.A. (1985). Cost savings as an indicator of successful nursing intervention. *Nursing Research*, 34, 50-53.

Youngblut, J.M., Loveland-Cherry, C.J., & Horan, M. (1993). Maternal employment, family functioning and preterm infant development at 9 and 12 month. *Research In Nursing & Health*, 16, 33-44.

Zusätzliche Literatur

Abraham, I.L., Nadzam, D.M., & Fitzpatrick, J.J. (1989). *Statistics and quantitative methods in nursing*. Philadelphia: W.B. Saunders.

Knapp, R.G. (1985). *Basic statistics for nurses (*2nd ed.). New York: John Wiley & Sons.

Pedhazar, E.J. (1986). *Multiple regression in behavioral research*, (2nd ed.). New York: Holt, Rinehart, & Winston.

Voliker, B.J. (1984). *Multivariate statistics for nursing research.* New York: Grune & Stratton.

Waltz, C., & Bausell, R.B. (1991). *Nursing research: Design, statistics, and computer analysis.* Philadelphia: F.A. Davis.

Teil III

Kritische Bewertung und Anwendung

Forschungsanwendung in der Praxis

Mara M. Baun

Die Intensivpflege stellt eine anspruchsvolle Herausforderung innerhalb der pflegerischen Arbeit dar, die dem Pflegepersonal hohe fachliche Kompetenz abverlangt. PatientInnen auf Intensivstationen befinden sich in einem kritischen Gesundheitszustand, und deshalb können Interventionen, die für die meisten PatientInnen als relativ normal gelten, dort durchaus gesundheitsschädigende Konsequenzen haben. Auch sind nicht alle PatientInnen, die sich in einem kritischen Gesundheitszustand befinden, gleich. Folglich müssen Krankenschwestern auf Intensivstationen bei der Abstimmung der Pflege für jeden einzelnen Patienten genaue, auf Forschungsdaten und Pflegeplänen basierende Einschätzungen vornehmen.

Eine bei intubierten und künstlich beatmeten PatientInnen häufig durchgeführte Pflegemaßnahme stellt das endotracheale Absaugen (ETS = endotracheal suctioning) dar. Obwohl in den meisten Texten über Intensivpflege darauf hingewiesen wird, daß jeder Patient möglicherweise anders auf die Prozedur reagiert, wird in der Praxis so verfahren, daß die Krankenschwestern gemäß einem stationsinternen Pflegeplan absaugen oder die Methoden anwenden, die sie gelernt haben, wobei sie wenig darauf achten, ob dieser vorgeschriebene Pflegeplan für den betreffenden Patienten „richtig" ist. Für einige PatientInnen mit im wesentlichen normaler Lungenfunktion (z.B. PatientInnen mit einer Lebertransplantation) reicht normales ETS gewöhnlich aus. Solange die grundlegenden Erfordernisse der Hyperoxygenation erfüllt werden, sind bei diesen PatientInnen keine gesundheitsschädigenden Konsequenzen durch ETS festzustellen, und häufig werden sie innerhalb von einigen Stunden nach der Operation, sobald sie bei vollem Bewußtsein sind, extubiert.

PatientInnen mit akutem Atemversagen reagieren dagegen völlig anders auf jeden Schritt der Absaugeprozedur. Da diese PatientInnen möglicherweise bereits unter Sauerstoffmangel leiden, kann es sein, daß sie nur wenig Toleranzspielraum für die mit dem ETS verbundene, verringerte Sauerstoffzufuhr haben. Gewöhnlich werden sie mit einem Peep-modus (PEEP) beatmet, um ihre Luftwege offenzuhalten. So kann mit Methoden wie der Hyperventilation vor und nach dem Absaugen der positive Druck, der bereits im Thorax vorherrscht, erhöht werden. Dies verringert den Rückfluß des venösen Blutes zum Herzen und gleichzeitig auch die Herzleistung, wodurch das bereits gefährdete Gefäßsystem des Herzens noch mehr in Gefahr gerät. Durch unsere Forschungsarbeit im Labor (Baun, Rudy, Stone und Turner) und durch andere Arbeiten dieser Art (Stone, Vorst, Lanham und Zahn, 1989) konnte überzeugend gezeigt werden, daß sowohl der verringerte als auch der erhöhte arterielle Druck durch diese Hyperventilation entstehen kann. PatientInnen, die mit einem Peep-modus beatmet werden, speziell solche mit erhöhtem Lungenwiderstand, sind besonders empfindlich. Folglich müssen sorgfältige, auf

Forschungsplänen basierende Einschätzungen vorgenommen werden, damit während des Absaugens bei jedem Patienten dieselben wichtigen abhängigen Variablen wie in der Forschung gemessen werden.

Die Vorgehensweise kann dann, je nach Reaktion des Patienten auf die Interventionen, verändert werden. Zum Beispiel kann ein Patient, dessen arterieller Druck sich während des Absaugens mit Hyperventilation durch einen Ambu-Beutel deutlich erhöht, mit einem modifizierten Trachealtubus mit Adapter abgesaugt werden; bei diesem Vorgang erhält er ausreichende und gleichmäßigere Mengen Luft durch den Ventilator als durch die Hyperventilation mit dem Ambu-Beutel. Vertrautheit mit den neuesten Erkenntnissen aus der Forschung über das Absaugen kann Krankenschwestern in der Intensivpflege helfen, die zu überwachenden Hauptvariablen ausfindig zu machen und die verfügbaren therapeutischen Alternativen anzuwenden. Das Ergebnis wären weniger gesundheitsschädigende Nebenwirkungen für die PatientInnen und ein dauerhaftes Offenhalten der Luftwege.

Wie man sieht, ist die Forschung ein integraler Bestandteil der Praxis und nicht bloß eine Übung, die man beherrschen muß, um seine Ausbildung abzuschließen. Die Forschung kann dem Pflegepersonal helfen, den PatientInnen die bestmögliche Pflege zukommen zu lassen, und sie kann, auf der Grundlage wissenschaftlich fundierter Pflegepläne, einen entscheidenden Einfluß auf die Pflege einer großen Anzahl von PatientInnen nehmen.

Literaturverzeichnis

Baun, M.M., Rudy, E., Stone, K.S. & Turner, B. Differences between open and closed systems of endotracheal suctioning with and without positive end expiratory pressure in an oleic acid-injured model of acute respiratory failure (in press). *American Journal of Critical Care.*

Stone, K.S., Vorst, E.C., Lanham, B., & Zahn, S. (1989). Effects of lung hyperinflation on mean arterial pressure and postsuctioning hypoxemia. *Heart & Lung*, 18(4), 377-385.

19 Die Bewertung quantitativer Forschungsarbeiten

Judith A. Heermann, Betty Craft

Lernziele

Nach der Lektüre dieses Kapitels sollten Sie Folgendes können:

- Den Einfluß stilistischer Erwägungen auf die Abfassung eines Forschungsberichtes darstellen.
- Die Ziele des Prozesses der kritischen Bewertung benennen.
- Die Kriterien für jeden Schritt dieses Prozesses benennen.
- Die Stärken und Schwachstellen eines Forschungsberichtes bewerten.
- Die Implikationen der Befunde eines Forschungsberichtes für die Pflegepraxis erörtern.
- Die kritische Bewertung eines Forschungsberichtes skizzieren.

Schlüsselbegriffe

Replikation
Wissenschaftliche Grundlage
Wissenschaftlicher Wert

Um den Wert eines Forschungsberichtes festzustellen, wird jede Komponente einer Forschungsarbeit untersucht. Die Kriterien, die AnwenderInnen bei der Beurteilung dieses Wertes helfen sollen, wurden bereits in den früheren Kapiteln dargestellt. In diesem Kapitel dient eine gekürzte Version dieser Fragen (siehe Tabelle 19-1, S. 497 ff.), also eine Zusammenfassung der ausführlich dargestellten Kriterien, als Einschätzungsgrundlage für zwei kritische Bewertungen. Anhand dieser beiden Beispiele soll gezeigt werden, wie der Prozeß der kritischen Bewertung von Berichten über Forschungsarbeiten, die in der Praxis genutzt werden sollen, aussieht und wie durch diesen Prozeß die *wissenschaftliche Grundlage* der Pflege erweitert werden kann. Die LeserInnen finden ausführliche Darstellungen der Kriterien für die kritische Bewertung sowie Erläuterungen zum Forschungsprozeß in den vorangegangenen Kapiteln. Die in diesem Kapitel verwendeten Beispiele und Kriterien gelten für quantitative Studien.

Stilistische Erwägungen

Vor der kritischen Bewertung einer Forschungsarbeit sollten KritikerInnen sich über einige wichtige Aspekte im Zusammenhang mit der Veröffentlichung von Forschungsarbeiten im klaren sein. Erstens verfolgen die verschiedenen Zeitschriften unterschiedliche Ziele und sie sprechen ganz spezielle Berufsgruppen an. *Nursing Research* ist zum Beispiel eine Zeitschrift, die Artikel über die Durchführung und die Ergebnisse von Forschungsarbeiten in der Pflege veröffentlicht. *The Journal of Obstetric, Gynecologic, and Neonatal Nursing* veröffentlicht ebenfalls Forschungsartikel, aber auch Artikel, die sich mit Erkenntnissen, Erfahrungen, Trends und Richtlinien der Pflege in den Bereichen Geburtshilfe, Gynäkologie und Neugeborenenbetreuung beschäftigen. Das Gebiet dieser zuletzt genannten Zeitschrift ist insofern weiter gefaßt, als sie sowohl medizinische Artikel als auch theorie- und forschungsbezogene Artikel enthält. Infolgedessen richten sich Stil und Inhalt eines Manuskripts nach der Ausrichtung der Zeitschrift, der es vorgelegt werden soll.

Zweitens muß die Autorin eines Forschungsartikels bei der Abfassung des Manuskripts spezielle Richtlinien berücksichtigen sowie ihre erworbene Kompetenz anwenden. Mit *erworbener Kompetenz* ist das Fachwissen gemeint, das die Forscherin sich bei der Planung, Durchführung und Analyse der Studie angeeignet hat. Aufgrund dieses Fachwissens ist sie in der Lage zu beurteilen, welche Inhalte der Disziplin vorrangig mitzuteilen sind. Diese Entscheidung hängt von folgenden Faktoren ab:

- Von der Art der Studie: experimentell oder nicht-experimentell
- Von dem Schwerpunkt der Studie: Grundlagenforschung oder anwendungsorientierte Forschung
- Von der Leserschaft, der die Ergebnisse mitgeteilt werden sollen.

Jede Zeitschrift stellt Richtlinien für die Abfassung von Forschungsmanuskripten bereit, die zur Veröffentlichung bestimmt sind. Die folgenden wesentlichen Abschnitte sind unverzichtbarer Bestandteil von Forschungsberichten.

- Einleitung
- Methodologie
- Ergebnisdarstellung
- Ergebnisdiskussion.

Jeder Abschnitt eines Forschungsberichtes hat also einen speziellen Inhalt, dessen Darstellungsstil von den durch die Forscherin ausgewählten Schwerpunkten und den von der Zeitschrift vorgegebenen Bedingungen bestimmt wird. Stilistische Varianten, die sich auf die Gestaltung der Forschungsarbeit auswirken, sind von der Beurteilung des *wissenschaftlichen Wertes* eines Forschungsberichtes abzutrennen. Eine konstruktive Bewertung basiert auf der objektiven, vorurteilsfreien und unparteiischen Einschätzung der Stärken und Grenzen einer Studie. Erst danach wird überlegt, welchen Wert die Befunde für die Anwendung in der klinischen Pflegepraxis haben. Solche Beurteilungen sind der Grundstein für die Entwicklung einer fundierten wissenschaftlichen Grundlage und damit für eine qualifizierte Pflegearbeit.

Tabelle 19-1 Hauptabschnitte eines Forschungsberichtes und entsprechende Kriterien für die kritische Bewertung

Abschnitt	Fragen für die Bewertung
Darstellung des Problems und der Absicht (siehe Kapitel 7)	1. Wie lautet das Problem und/oder die Absicht der Forschungsarbeit? Wird es/sie angemessen dargestellt? 2. Wird in der Darstellung des Problems oder der Absicht eine Beziehung zwischen zwei oder mehr Variablen zum Ausdruck gebracht, z.B. zwischen einer unabhängigen und einer abhängigen Variablen? Wenn ja, welcher Art ist/sind die Beziehung(en)? Sind sie überprüfbar? 3. Werden in der Darstellung des Problems oder der Absicht nähere Angaben über die Art der zu untersuchenden Population gemacht? Um welche Population handelt es sich? 4. Welche Bedeutung, falls vorhanden, hat das Problem nach Angaben der Forscherin?
Literaturüberprüfung und theoretischer Bezugsrahmen (siehe Kapitel 5 und 6)	1. Um welche Konzepte geht es bei der Literaturüberprüfung? Ganz besonders zu beachten sind die Konzepte der unabhängigen und abhängigen Variablen und ihre konzeptuellen Definitionen. 2. Werden in der Literaturüberprüfung die Beziehungen zwischen den Variablen explizit zum Ausdruck gebracht oder wird ein Zusammenhang zwischen den Variablen und dem theoretischen/konzeptuellen Bezugsrahmen hergestellt? Wie sehen die Beziehungen aus?

Tabelle 19-1 (Fortsetzung)

Abschnitt	Fragen für die Bewertung
	3. Welche Lücken oder Widersprüche werden hinsichtlich der Erkenntnisse über das Problem festgestellt? Wie soll die Studie diese Lücken schließen bzw. die Widersprüche auflösen? 4. Handelt es sich bei den von der Autorin angegebenen Literaturhinweisen in erster Linie um primäre oder um sekundäre Quellen? Geben Sie ein Beispiel für eine Sekundär- und eine Primärquelle an. 5. Welches sind die operationalen Defintionen der unabhängigen und der abhängigen Variablen? Geben sie die konzeptuellen Definitionen wieder?
Hypothesen oder Forschungsfrage(n) (siehe Kapitel 7)	1. Welches sind die Hypothese(n) oder Forschungsfragen der Studie? Werden sie angemessen formuliert? 2. Wenn Forschungsfragen gestellt werden, geschieht dies zusätzlich zur Hypothese oder im Zusammenhang mit einer explorativen Studie? 3. Welches sind die unabhängigen und die abhängigen Variablen in der Darstellung jeder Hypothese/Forschungsfrage? 4. Sind die aufgestellten Hypothesen Null-Hypothesen oder wissenschaftliche Hypothesen? 5. Wie ist, falls dies angegeben wird, die Richtung der Beziehung in jeder Hypothese? 6. Sind die Hypothesen überprüfbar?
Stichprobe (siehe Kapitel 12)	1. Wie wurde die Stichprobe ausgewählt? 2. Welche Methode wird bei der Stichprobenbildung in der Studie verwendet? Ist sie für das Design geeignet? 3. Auf welche Populationen können die Ergebnisse übertragen werden? Wo liegen die Grenzen der Verallgemeinerbarkeit? 4. Ist die Stichprobe repräsentativ für die Grundgesamtheit, wie sie in der Darstellung des Problems bzw. der Absicht beschrieben ist? 5. Ist die Größe der Stichprobe angemessen? Wie wird sie begründet?
Forschungsdesign (siehe Kapitel 8 bis 10)	1. Welches Design wird in der Studie verwendet? 2. Welche Erklärung liegt der Auswahl des Designs zugrunde? 3. Weist das Design eine logische Abfolge von Problemdarstellung, theoretischem Bezugsrahmen, Literaturüberprüfung und Hypothese auf?
Innere Validität (siehe Kapitel 8)	1. Benennen Sie alle Gefahren für die innere Validität der Studie. 2. Verfügt das Design über geeignete Kontrollen, um den Gefahren für die innere Validität zu begegnen?
Äußere Validität (siehe Kapitel 8)	1. Welches sind unter dem Aspekt der äußeren Validität die Grenzen der Verallgemeinerbarkeit?

Tabelle 19-1 (Fortsetzung)

Abschnitt	Fragen für die Bewertung
Der Forschungsansatz (siehe Kapitel 13, 14 und 15) Methoden (siehe Kapitel 14)	1. Welche Methode(n) der Datensammlung wird/werden in der Studie eingesetzt? 2. Sind die Verfahren der Datensammlung für alle Versuchspersonen die gleichen?
Rechtlich-ethische Probleme (siehe Kapitel 13)	1. Wie wurden die Rechte der Versuchspersonen geschützt? 2. Welche Hinweise gibt es, daß die informierte Zustimmung von den Versuchspersonen eingeholt wurde?
Instrumente (siehe Kapitel 14)	1. Physiologische Messungen a) Wird erklärt, weshalb ein bestimmtes Instrument/Methode ausgewählt wurrde? Falls ja, wie? b) Welche Vorkehrungen werden getroffen, um die Genauigkeit des Instruments und seiner Verwendung sicherzustellen? 2. Beobachtungsmethoden a) Wer führte die Beobachtung durch? b) Wie wurden die BeobachterInnen geschult, um Verfälschungen auszuschalten? c) Gab es Richtlinien für die Beobachtungen? d) Mußten die BeobachterInnen Folgerungen aus ihren Beobachtungen ableiten? e) Gibt es Grund zu der Annahme, daß die Anwesenheit der BeobachterInnen das Verhalten der Versuchspersonen beeinflußt hat? 3. Interviews a) Wer waren die InterviewerInnen? Wie wurden sie geschult, um Verfälschungen auszuschalten? b) Gibt es Beweise für Verfälschungen durch InterviewerInnen? Wenn ja, welche? 4. Fragebögen a) Welchem Typ ist der Fragebogen zuzuordnen und wie ist er gestaltet? (z.B. Likert-Skala, offene Fragen)? 5. Verfügbare Daten und Aufzeichnungen a) Werden die verwendeten Aufzeichnungen dem zu erforschenden Problem gerecht? b) Werden diese Daten zur Beschreibung der Stichprobe oder zur Überprüfung der Hypothese verwendet?
Reliabilität und Validität (siehe Kapitel 15)	1. Welche Reliabilität wird für jedes Instrument angegeben? 2. Welcher Grad wird für die Reliabilität angegeben? Ist er akzeptabel? 3. Welche Validität wird für jedes Instrument angegeben? 4. Reicht die Validität für jedes Instrument aus? Weshalb?
Datenanalyse (siehe Kapitel 16 und 17)	1. Welches Meßniveau wird für die Bewertung einer jeden Hauptvariablen gewählt?

Tabelle 19-1 (Fortsetzung)

Abschnitt	Fragen für die Bewertung
	2. Welche deskriptiven bzw. schließenden statistischen Methoden werden angegeben? 3. Entsprechen diese deskriptiven bzw. schließenden statistischen Methoden dem Meßniveau für jede Variable? 4. Sind die schließenden statistischen Methoden in Hinblick auf die Zielsetzung (Hypothese) ausreichend? 5. Gibt die Autorin das für die Studie festgelegte Signifikanzniveau an? Wenn ja, welches? 6. Wenn Tabellen und grafische Darstellungen benutzt werden, entsprechen sie den folgenden Kriterien? a) Sie sind eine Ergänzung zum Text und gestatten es, ihn ökonomisch und verständlich zu gestalten. b) Ihre Titel und Überschriften sind präzise formuliert. c) Der Text referiert nicht nur die Tabellen.
Schlußfolgerungen, Implikation und Empfehlungen (siehe Kapitel 18)	1. Wenn es um die Überprüfung von Hypothesen geht, werden diese bestätigt oder nicht bestätigt? 2. Werden die Ergebnisse vor dem Hintergrund der Problemstellung/Absicht, der Hypothese und des theoretischen Bezugsrahmens/Literatur interpretiert? 3. Welches sind nach Angaben der Forscherin mögliche Grenzen und/oder Probleme der Studie bezogen auf das Design, die Methoden und die Stichprobe? 4. Welches ist nach Angaben der Forscherin die Relevanz für die Pflepraxis? 5. Welche Verallgemeinerungen gibt es? 6. Sind die Verallgemeinerungen durch die Befunde gedeckt oder gehen sie darüber hinaus? 7. Welche Empfehlungen für weitere Forschungsarbeiten werden gegeben oder impliziert?
Anwendung und Verwertung in der Pflegepraxis (siehe Kapitel 3)	1. Ist die Studie sinnvoll? Das heißt, werden ihre Schwachstellen durch ihre Stärken aufgewogen? 2. Gibt es andere Studien mit ähnlichen Befunden? 3. Welche Risiken/Vorteile gäbe es für die PatientInnen, wenn die Forschungsbefunde in der Praxis angewandt würden? 4. Ist die direkte Anwendung der Forschungsbefunde praktikabel, was den Aufwand an Zeit, Geld und Mühen sowie die rechtlich/ethischen Risiken anbelangt? 5. Wie und unter welchen Bedingungen sind die Befunde in der Pflegepraxis verwendbar? 6. Sollten diese Ergebnisse in der Pflegepraxis genutzt werden? 7. Wäre es möglich, diese Studie in einem anderen Setting des medizinischen Bereichs zu wiederholen?

Die kritische Bewertung einer Forschungsarbeit: Beispiel Nr. 1

Die Studie „Die Auswirkungen des Selbststudiums vor Aufnahme ins Krankenhaus auf die Patientenschulung nach der Aufnahme und auf postoperative Indikatoren bei CABG-PatientInnen: Partielle Replikation und Erweiterung" von Virginia Hill Rice, PhD, RN, FAAN; Marlene H. Mullin, MSN, RN; Patricia Jarosz, MSN, RN, die in *Research in Nursing und Health* (1992) veröffentlich wurde, wird einer kritischen Bewertung unterzogen. Der Artikel ist vollständig abgedruckt, die kritische Bewertung erfolgt im Anschluß daran auf S. 512.

Die Auswirkungen des Selbststudiums vor Aufnahme ins Krankenhaus auf die Patientenschulung nach der Aufnahme und auf postoperative Indikatoren bei CABG-PatientInnen: Partielle Replikation und Erweiterung*

Virginia Hill Rice, Marlene H. Mullin und Patricia Jarosz

Fünfzig erwachsene PatientInnen, die für eine koronare Bypass-Operation vorgesehen waren, wurden nach dem Zufallsprinzip zwei Gruppen zugewiesen, von denen die eine vor der Aufnahme im Krankenhaus zur Selbstinstruktion angeleitet wurde, die andere nach der Aufnahme Unterricht in therapeutischen Übungen, wie z.B. Abhusten, erhielt. Die Versuchspersonen mit Selbstinstruktion gaben höhere Werte auf der Stimmungsskala an, führten die Übungen in signifikant höherem Maße korrekter durch und benötigten weniger Unterricht nach der Aufnahme ins Krankenhaus. Nach der Operation waren keine Unterschiede hinsichtlich Stimmungslage, körperlicher Aktivität, Schmerzmittelverbrauch oder Verweildauer im Krankenhaus festzustellen. Bei beiden Gruppen war jedoch eine Tendenz zu weniger Schmerzmitteln erkennbar im Vergleich zu Gruppen, über die andere ForscherInnen berichteten, und ihre Verweildauer im Krankenhaus war kürzer als in den DRG (diagnosebezogene Abrechnungspauschalen) vorgesehen. © John Wiley und Sons, Inc.

Ziel dieser Studie war es, die Auswirkungen von zwei Unterrichtsansätzen für postoperative therapeutische Übungen (Selbstunterricht vor Aufnahme ins Krankenhaus und Unterricht durch eine Krankenschwester nach der Aufnahme) auf die Stimmungslage, die

---

* 1992 John Wiley und Sons, Inc. Nachdruck aus *Research in Nursing und Health*, 1992, 15, 253-259. Genehmigte Verwendung. Virginia Hill Rice, PhD, RN, FAAN ist planmäßige außerordentliche Professorin für die Gesundheit von Erwachsenen am „College of Nursing" der „Wayne State University", Detroit, MI und Mitglied der „American Academy of Nursing". Marlene H. Mullin, MSN, RN, ist klinische Pflegespezialistin für Herz-und Gefäßerkrankungen am „Sinai Hospital" in Detroit, MI. Patricia Jarosz, MSN, RN, hatte eine Teilzeitbeschäftigung als klinische, außerordentliche Professorin am „College of Nursing" der „Wayne State University" und war Doktorandin an der „University of Michigan", Ann Arbor, MI. Die Studie wurde von der „American Heart Association of Michigan" finanziert.
Dieser Artikel wurde am 14. Januar 1991 der Zeitschrift vorgelegt; er wurde überarbeitet und am 5. Februar 1992 zur Veröffentlichung angenommen.

Durchführung der Übungen und auf die Unterrichtszeit nach der Aufnahme sowie auf die postoperative Genesung zu vergleichen. Bei dieser Studie ging es um die partielle Replikation und Erweiterung einer früheren Studie (Rice und Johnson, 1984). Obwohl die CABG-Operation bei vielen Menschen mit einer Verengung der Koronararterien zur allgemeinen Verbesserung der Lebensqualität beiträgt, kann der chirurgische Eingriff selbst jedoch ein bedeutender Streßfaktor sein, der Angst, Schmerzen, postoperative Komplikationen und einen verlängerten Krankenhausaufenthalt nach sich zieht (Christopherson und Pfeiffer, 1980; King, 1985; King, Norsen, Robertson und Hicks, 1987; King und Parrinello, 1988; Lepczyk, Raleigh und Rowley, 1990; Rakoczy, 1977; Wallwork und Caine, 1985). Für die vorliegende Studie wurde der theoretische Bezugsrahmen für die Streßbewältigung (Lazarus und Folkman, 1984) übernommen, um einerseits das Übungsverhalten als eine Form des direkten Coping und andererseits die Indikatoren postoperativer Genesung als Merkmale für körperliche Gesundheit zu konzeptualisieren. Lazarus und Folkman behaupten, daß Menschen, die mit einer Streßsituation konfrontiert werden, die Auswirkungen dieser Situation auf ihr Wohlbefinden einschätzen (primäre Einschätzung), ihre Möglichkeiten, die Situatiation zu bewältigen, abwägen (sekundäre Einschätzung), eventuell ihre ursprüngliche Haltung aufgrund neuer Informationen ändern (erneute Einschätzung) und schließlich eine Coping-Strategie wählen, die mit der Art des Streßfaktors und ihren Bewältigungsmöglichkeiten im Einklang steht.

Bei diesem Bezugsrahmen wird Coping als ein dynamischer Prozeß verstanden, der bestimmt, wie jemand mit einer Situation umgeht, welche Schwierigkeiten auftreten und wie die emotionale Reaktion aussieht. Coping-Strategien sind Bemühungen (z.B. direkte Maßnahmen, indirekte Maßnahmen, intrapsychische Reaktionen und das Suchen nach Informationen), die Menschen unternehmen, um mit Anforderungen fertig zu werden, die ihre Möglichkeiten stark in Anspruch nehmen bzw. übersteigen. Lazarus und Folkman (1984) stellen die Behauptung auf, daß Menschen eine Kombination dieser Coping-Strategien einsetzen, wenn sie mit einer Gefahr wie z.B. einem chirurgischen Eingriff konfrontiert werden. Sie verweisen darauf, daß „die vorrangige Bedeutung von Einschätzungen und Coping-Prozeß darin besteht, daß beide sich auf das Anpassungsverhalten auswirken" (S. 181); zu diesem Anpassungsverhalten gehören das Sozialverhalten, die Zufriedenheit mit dem Leben bzw. die Stimmungslage und die körperliche Gesundheit.

Eine Möglichkeit, das Coping mit Streßfaktoren wie einem chirurgischen Eingriff zu erleichtern, bieten psychologisch-pädagogische Interventionen, zu denen Informationen über gesundheitliche Themen, psychosoziale Unterstützung und Unterricht in Selbstpflegemaßnahmen (z.B. Abhusten und tiefes Ein- und Ausatmen) gehören. Viele ForscherInnen haben über positive Auswirkungen solcher Interventionen (Verminderung von negativen emotionalen Reaktionen, Schmerzen und Unbehagen; Förderung der Genesung) berichtet, wenn sie die Metaanalyse einsetzten (z.B. Devine und Cook, 1983, 1986; Hathaway, 1986; Mumford, Schlesinger und Glass, 1982). ForscherInnen (Miller und Shada, 1978; Parrinello, 1984), die HerzpatientInnen untersuchten, gaben an, daß diese PatientInnen präoperativen Anweisungen für postoperative therapeutische Übungen vor allen anderen Formen perioperativer Informationen den Vorzug geben, weil sie dadurch die Möglichkeit haben, an ihrer Genesung mitzuwirken.

Bei der heute üblichen verkürzten Verweildauer ist die Zeit begrenzt, die dem Pflegepersonal für Übungsanleitungen zur Verfügung steht, während die PatientInnen sich noch im Krankenhaus aufhalten. Lipetz, Bussigel, Bannerman und Risley (1990) berichteten in ihrer Studie über 'Hemmnisse' für die Patientenschulung, daß 81% des Pflegepersonals ihrer Stichprobe die Ansicht vertrat, daß die PatientInnen nicht lange genug im Krankenhaus bleiben, um adäquate Informationen und/oder Anweisungen zu bekommen. Um den PatientInnen die Zeit zu geben, die sie zum Erlernen und Üben neuer Verhaltensweisen benötigen, erscheint es sinnvoll, ihnen die Informationen/Anweisungen vor der Aufnahme ins Krankenhaus zur Verfügung zu stellen, und es gibt Beweise dafür, daß dies eine gangbare Alternative für die Patientenschulung nach der Aufnahme ins Krankenhaus ist.

Levesque, Grenier, Kirouac und Reidy (1984) und Lepczyk, Raleigh und Rowley (1990) baten PatientInnen, zwecks Information und/oder Anleitung vor ihrer eigentlichen Aufnahme für die geplante Operation ins Krankenhaus zu kommen. Die Befunde der ersten Studie ergaben, daß PatientInnen mit Unterricht niedrigere Angstwerte hatten, die der zweiten Studie zeigten, daß PatientInnen mit Unterricht vor der Aufnahme ins Krankenhaus über mehr Wissen verfügten. Obwohl die ambulante Information/Anweisung der PatientInnen dem Krankenhaus Zeit und Geld einsparen kann, ist sie wahrscheinlich für die PatientInnen, die zum Unterricht erscheinen müsssen, teuer. Ein kostengünstigerer und weniger arbeitsintensiver Ansatz besteht darin, den PatientInnen schriftliches Material zum Selbststudium und Lernen vor der Aufnahme ins Krankenhaus nach Hause zu schicken.

Selbststudium oder selbstgesteuertes Lernen gibt dem Einzelnen die Möglichkeit, neue Verhaltensweisen in einer vertrauten Umgebung und in seinem eigenen Tempo zu lernen, zu üben und zu perfektionieren (Hill und Smith, 1985). Die Zeit, die der Einzelne benötigt, um neue Fertigkeiten zu erlernen und zu entwickeln, kann unterschiedlich lang sein, und oft ist Übung erforderlich, um die Muskeln zu beherrschen (Redman, 1984). Da die PatientInnen die Informationen zu den Übungen vor der Aufnahme ins Krankenhaus zu Hause haben, verfügen sie theoretisch über die Zeit und die Gelegenheit, die sie zum Erlernen der Übungen benötigen.

Diese Beobachtung wird durch Christopherson und Pfeiffer (1980) gestützt, die Wissenszuwachs, Angst und Verweildauer bei HerzpatientInnen untersuchten, die perioperative Informationen und Anweisungen nach der Herzkatheterisierung, aber vor ihrer späteren Aufnahme zur Herzoperation erhalten hatten. Sie fanden heraus, daß Versuchspersonen, die die Informationen vor der Aufnahme nicht gelesen hatten, niedrigere Informationswerte hatten und im Durchschnitt zwei Tage länger auf der Intensivstation und im Krankenhaus verbrachten im Vergleich zu denen, die die Informationen gelesen hatten. Unterschiede wurden weder in Bezug auf die Zeitdauer, die den PatientInnen vor der Aufnahme für die Informationen zur Verfügung stand (1 bis 2 Tage vs. 3 bis 35 Tage), noch hinsichtlich der angegebenen Stärke der Angst festgestellt. Zwar füllten die PatientInnen einen Fragebogen zu ihrem Kenntnisstand aus, es fand aber keine Bewertung der eigentlichen Durchführung des Abhustens, des tiefen Atmens und anderer, in den Informationsheften beschriebener Übungen statt.

Rice und Johnson (1984) stellten fest, daß PatientInnen, denen eine Broschüre mit spezifischen Übungsanleitungen und Feedback zur Verfügung stand, eine signifikant größere Anzahl der vorgeschriebenen Verhaltensweisen durchführen konnten als PatientInnen, die vor der Aufnahme gar keine oder nicht spezifische Anleitungen zur Durchführung der Übungen erhalten hatten. Beide Gruppen mit Selbststudium benötigten signifikant weniger Unterrichtszeit nach der Aufnahme ins Krankenhaus als Versuchspersonen, die vor der Aufnahme keine Informationen erhalten hatten, obwohl diese Gruppen sich ansonsten nicht voneinander unterschieden. In dieser und in den anderen, oben erwähnten Studien wurden jedoch nicht die Auswirkungen untersucht, wenn es solche denn überhaupt geben sollte, die der Unterricht vor der Aufnahme auf die allgemeine positive und negative Stimmungslage der Versuchspersonen sowie auf deren postoperative Genesung hat. Die vorliegende Studie verfolgt somit das Ziel, diese Lücke zu schließen; sie ist zum Teil eine Replikation und Erweiterung einer früheren Studie mit einer anderen Patientenpopulation. „Eine Replikation, zumal wenn es dabei um Konzepte geht, erscheint ganz besonders wichtig, wenn die Ergebnisse der Forschungsarbeit in der klinischen Pflegepraxis verwendet werden sollen" (Johnson, Fuller, Endress und Rice, 1987, S. 111). Wenn man mit anderen Versuchspersonen, veränderten situativen Faktoren und kleineren Abänderungen der Verfahrensweise zu den ursprünglichen Befunden gelangt, dann sind die Ergebnisse gesicherter als bei einer exakten Replikation.

Auf der Grundlage der angeführten Literatur und der theoretischen Überlegung von Lazarus und Folkman (1984) wurde die Hypothese aufgestellt, daß CABG-PatientInnen, denen vor der Aufnahme ins Krankenhaus Informationen für den Selbstunterricht zur Verfügung gestellt wurden, bei der Aufnahme: (1) eine überwiegend positive Stimmungslage haben und weniger negativ gestimmt sind, (2) eine größere Anzahl der Übungen korrekt durchführen und (3) weniger Unterrichtszeit benötigen als PatientInnen, die nach der Aufnahme instruiert werden. Es wurde außerdem postuliert, daß vor der Aufnahme instruierte PatientInnen nach der Operation: (4) mehr positive und weniger negative Stimmungswerte angeben, (5) höhere Werte bei der körperlichen Aktivität aufweisen, (6) weniger Schmerzmittel einnehmen und (7) eine kürzere Verweildauer haben. In dieser Studie wurde die Durchführung der selbst oder mit Hilfe einer Krankenschwester erlernten Übungen als ein Beitrag der PatientInnen betrachtet, mit der sie selbst zu ihrer Genesung beitragen konnten. Postoperative Variablen, d.h. positive Stimmungslage, körperliche Aktivität, verminderte Einnahme von Schmerzmitteln und eine verkürzte Verweildauer im Krankenhaus wurden allesamt als Indikatoren für körperliche Gesundheit angesehen.

Methoden

Versuchspersonen

Ein Gelegenheitssample von 55 Erwachsenen erfüllte die Kriterien der Studie und wurde nach dem Zufallsprinzip für eines der beiden Anleitungsverfahren ausgewählt: die Versuchspersonen hatten sich zum erstenmal zu einer CABG-Operation ohne Herzkatheterisierung entschlossen, im Jahr davor wurde bei ihnen keine größere Operation durchgeführt, und sie waren keine Fachleute aus dem medizinischen Bereich. Fünf Personen, von denen zwei der Gruppe mit Unterricht vor der Aufnahme und drei der Gruppe mit Unterricht nach der Aufnahme zugewiesen worden waren, lehnten die Teilnahme ab; ein spezieller Grund für die Ablehnung wurde nicht angegeben. Auf der Grundlage von 80% Mächtigkeit, einer mittleren Größe kritischer Wirksamkeit von 0,4 für jede der abhängigen Variablen und einem Signifikanzniveau von 0,05 für einseitige *t*-Tests der Mittelwerte wurde eine Stichprobengröße von 48 Versuchspersonen als ausreichend erachtet, um die Hypothesen zu überprüfen (Kraemer und Thiemann, 1987). Die Gruppe mit Unterricht vor der Aufnahme bestand aus 21 Männern und 4 Frauen; 2 Versuchspersonen waren Schwarze, die Gruppe mit Unterricht nach der Aufnahme bestand aus 20 Männern und 5 Frauen; 1 Versuchsperson war ein Schwarzer. Die Mehrzahl der Versuchspersonen (85%) in beiden Gruppen hatten ein mittleres Einkommen; sie waren entweder Eigentümer von kleinen Geschäften, FacharbeiterInnen, HandwerkerInnen und ArbeitnehmerInnen im Dienstleistungssektor. Bei beiden Gruppen gab es keine Unterschiede in Bezug auf Alter, Bildung und Ausbildung, Zeit an der Herz-Lungen-Maschine, Abklemmzeit der Aorta oder Verweildauer auf der Intensivstation nach der Operation (siehe Tabelle 1).

Die Intervention

Den Versuchspersonen aus der Gruppe mit Selbststudium vor der Aufnahme wurde 6–10 Tage vor der geplanten Aufnahme zur Operation eine Broschüre für den Selbstunterricht mit dem Titel *Übungen für eine schnelle Genesung* zugeschickt. Die Broschüre, die ursprünglich für eine frühere Studie entwickelt worden war (Rice und Johnson, 1984), enthielt aufeinander aufbauende Anleitungen für die Durchführung von Abhustübungen, Atemübungen, Beinbewegung und Gehübungen mit anschließendem Feedback, damit die Versuchspersonen überprüfen konnten, ob sie die Übungen korrekt durchführen. Der Inhalt der Broschüre stammt aus der Literatur (z.B. Lindemann und Van Aernam, 1971); er wurde vorher auf Lesbarkeit und Verständlichkeit überprüft. Außerdem wurde er von drei Krankenschwestern der kardiologischen Intensivstation auf Validität überprüft. Die Broschüre wurde ebenfalls für die Gruppe verwendet, die die Anleitungen erst nach der Aufnahme im Krankenhaus erhielten.

Tabelle 1 Demographische und perioperative Indikatoren für die Gruppen mit Unterricht vor der Aufnahme und mit Unterricht nach der Aufnahme

	Unterricht vor der Aufnahme (n=25)		Unterricht nach der Aufnahme (n=25)		
Indikatoren	*M*	*S*	*M*	*S*	*t*
Alter (Jahre)	60,4	8,3	60,0	7,4	0,17
Bildung/Ausbildung (Jahre)	11,5	2,2	12,3	3,1	1,04
Herz-Lungen-Maschine (Min.)	84,6	32,9	86,6	30,6	0,23
Abklemmen der Aorta (Min.)	54,6	22,3	52,9	18,5	0,28
Verweildauer auf der Intensivstation (Std.)	44,1	6,7	45,6	14,2	0,48

Anmerkung: Alle *t*-Werte waren nicht signifikant

Meßmethoden

Die Stimmungslage wurde mit Hilfe der „Mood Adjective Checklist“ (MACL) ermittelt, die aus 24 Adjektiven besteht, welche drei positive (sich wohl, entspannt, glücklich fühlen) und drei negative (Hilflosigkeit, Angst und Ärger) Gefühlszustände beschreiben. Jeder Gefühlszustand wird von vier Adjektiven beschrieben (Radloff und Helmreich, 1968). Die Versuchspersonen wurden gebeten, auf einer 4-Punkte-Skala, die einen Bereich von *überhaupt nicht* bis *stimmt ganz genau* umfaßte, anzugeben, wie gut jedes Adjektiv ihr Gefühl „jetzt in diesem Augenblick“ wiedergibt. Die Werte für die positiven und die negativen Stimmungslagen wurden getrennt zusammengezählt, wodurch sich eine Streuungsbreite von 12 bis 48 Aussagen für jeden Gefühlszustand ergab. Die Alpha-Werte lagen bei 0,84 für die positive Stimmungslage und für die negative bei 0,78. Es bestand eine negative Korrelation zwischen den Werten der Gefühlszustände für die positive und die negative Stimmungslage ($r = -0{,}40$, $p = < 0{,}010$). Obwohl die „Mood Adjective Checklist“ schon von anderen ForscherInnen benutzt wurde (z.B. Johnson et al., 1978; Padilla et al., 1979), existierten keine Reliabilitäts- und Validitätswerte. Padilla et al. (1979) entdeckten allerdings eine Sechs-Faktoren-Gliederung bei der Messung.

Die Durchführung der Übungen vor der Aufnahme wurde anhand einer Übungscheckliste beurteilt, in der 34 Übungen aufgeführt sind, die auch in der Interventionsbroschüre *Übungen für eine schnelle Genesung* beschrieben werden. Die Broschüre und die Übungscheckliste wurden in einer früheren Studie (Rice und Johnson, 1984) entwickelt, und die interne und die „plausible Validität“ wurde durch ein Gremium aus drei Fachleuten (klinische Chirurgen) festgestellt, die die Auffassung vertraten, daß die in der Übungscheckliste aufgeführten Verhaltensweisen denen in der Broschüre entsprachen. Die Krankenschwestern beobachteten, ob die Versuchspersonen die Teilübungen Abhusten, tiefes Atmen, Beinübungen, Umdrehen im Bett und Herumgehen durchführten oder nicht und verglichen diese dann mit der Checkliste. Für jede durchgeführte Übung gab es einen Punkt; die Werte lagen zwischen 0 und 34. Die Zeit, die die PatientInnen für die korrekte Durchführung aller 34 Übungen benötigten, wurde als Unterrichtszeit notiert; diese lag zwischen 6 und 51 Minuten. Zunächst wurde die „interrater reliability“ zwischen der Forscherin und drei chirurgischen Krankenschwestern, die an der Datensammlung beteiligt waren, ermittelt, und zwar einmal für die Anzahl der durchgeführten Übungen und einmal für die Zeit, die die PatientInnen zur Durchführung der Übungen in einer kleinen Gruppe (N = 5) von Versuchspersonen benötigten. Die Übereinstimmung lag bei 88% bzw. bei 92%.

Die Stimmungslage nach der Operation wurde mit Hilfe der oben beschriebenen „Mood Adjective Checklist“ ermittelt. Die körperliche Aktivität wurde dadurch bestimmt, daß die PatientInnen am fünften Tag nach der Operation gefragt wurden, wie oft sie in den letzten 24 Stunden aufgestanden waren. Jedem Aufstehen wurde ein Wert von eins zugeordnet; die Werte lagen zwischen 2 und 30. Die Konstruktvalidität dieser Meßmethode wurde bewertet, indem die PatientInnen gebeten wurden, an anderer Stelle auf dem postoperativen Fragebogen anzugeben, wieviel Mal sie zum Stuhl oder zum Badezimmer gegangen und auf dem Flur spazierengegangen sind; diese Werte wurden zusammengezählt und dann mit denen der ersten Meßmethode verglichen. Die Korrelationsanalyse ergab einen Koeffizienten von 0,89 zwischen den beiden Messungen.

Der Schmerzmittelverbrauch wurde durch Ermittlung der durchschnittlichen Tagesdosis für jeden der ersten drei Tage nach der Operation festgestellt; die medikamentöse

Behandlung wurde nach Gruppen gestaffelt: durch Injektion verabreichte Medikamente (z.B. Meperidine) und oral verabreichte Medikamente (z.B. Acetaminophen). Als Verweildauer galt die Anzahl der Tage, die die PatientInnen wegen der CABG-Operation im Krankenhaus verbrachten.

Verfahren

Den Versuchspersonen, die dem Unterricht vor der Aufnahme im Krankenhaus zugewiesen worden waren und der Teilnahme zugestimmt hatten, wurde die Übungsbroschüre zugeschickt. Nach der Aufnahme ins Krankenhaus suchte eine Krankenschwester, die über die Zuweisung der PatientInnen zu den Gruppen nicht informiert war, alle PatientInnen auf, bat um Information und Zustimmungserklärung und sammelte demographische und auf die Stimmungslage bezogene Daten. Dann wurden die PatientInnen aufgefordert zu zeigen, wie sie nach dem Eingriff abhusten, tief atmen, Beinübungen durchführen, aufstehen und herumgehen würden. Die Krankenschwester hielt auf der Übungscheckliste fest, wann die PatientInnen mit den Übungen begannen, und sie vermerkte auch, ob und welche der 34 Übungen fehlten. Fehlte eine Übung oder wurde sie nicht korrekt ausgeführt, gab die Krankenschwester den PatientInnen Anweisungen, bis alle Übungen ohne Hinweise oder Hilfestellung korrekt durchgeführt wurden. Eine andere Krankenschwester suchte die PatientInnen am fünften Tag nach der Operation auf und bat um Angaben zur Stimmungslage, zur körperlichen Aktivität und zum Schmerzmittelverbrauch.

Ergebnisse

Die Mittelwerte, Standardabweichungen und *t*-Werte für die Variablen, die nach der Aufnahme bewertet wurden, sind in Tabelle 2 aufgeführt. Die Analyse ergab, daß die PatientInnen, denen vor der Aufnahme Anweisungen zugeschickt worden waren, eine bessere Stimmungslage angaben, mehr Übungen durchführten und weniger Unterrichtszeit nach der Aufnahme ins Krankenhaus benötigten.

Tabelle 3 gibt die Mittelwerte, Standardabweichungen und *t*-Werte für die postoperativen Variablen an. Hinsichtlich der Stimmungslage nach der Operation wiesen die Gruppen keinerlei Unterschiede auf. Beide Gruppen gaben jedoch nach der Operation höhere Werte für die positive Stimmungslage an als bei der Aufnahme ins Krankenhaus; Paar-Vergleich (25) = 4,98 bzw. 6,65, beide $p = < 0{,}01$. Darüber hinaus konnten für beide Gruppen im Hinblick auf die körperliche Aktivität und den Schmerzmittelverbrauch keine Unterschiede festgestellt werden. Eine erste Überprüfung der Daten über die Verweildauer ergab eine unterschiedliche Varianz bei beiden Gruppen: M = 8,9, S = 2,22 bei der Gruppe mit Unterricht vor Aufnahme und M = 11,0, S = 7,0 bei der Gruppe mit Unterricht nach Aufnahme, da ein Patient in der letzteren Gruppe wegen eines Anfalls 40 Tage im Krankenhaus blieb. Nachdem dieser von der Analyse ausgeschlossen worden war, wurden keine Unterschiede hinsichtlich der Verweildauer zwischen beiden Gruppen festgestellt.

Tabelle 2 Vergleich von Stimmungslage, Übungsverhalten und Unterrichtszeit

	Unterricht vor der Aufnahme (n=25)		Unterricht nach der Aufnahme (n=25)		
Indikatoren	*M*	*S*	*M*	*S*	*t*
Stimmungslage					
Positiv	27,6	4,7	24,7	5,5	1,99 *
Negativ	22,4	6,7	21,8	5,2	0,72
Übungsverhalten (Bereich 0 – 34)	16,9	11,0	6,0	5,5	4,43**
Unterrichtszeit*** (Min.)	10,2	4,7	14,2	8,8	2,05 *

* $p = < 0{,}05$; ** $p = < 0{,}0001$.

*** eigentlich die Zeit, die für die Übungen aufgewendet wurde (Anm. d. Bearb.)

Diskussion

Die Absicht dieser Studie bestand darin, die Hauptbefunde einer früheren Studie (Rice und Johnson, 1984) mit einer Stichprobe von CABG-PatientInnen in Teilen zu reproduzieren und diese Arbeit durch postoperativer Genesungs-Variablen zu erweitern. In der vorliegenden Studie wurden für die Phase nach der Aufnahme ähnliche Ergebnisse festgestellt; die CABG-PatientInnen, denen die gleiche Broschüre für den Selbstunterricht zugeschickt wurde, konnten mehr Übungen durchführen und benötigten weniger Unterrichtszeit, um die Übungen bei der Aufnahme nachweislich zu beherrschen, als die PatientInnen, die diese Broschüre vor der Aufnahme nicht erhalten hatten. Die Befunde zeigen, daß in der vorliegenden Studie die PatientInnen mit Selbstunterricht vor der Aufnahme durchschnittlich 16,9 der Übungen korrekt durchführten im Vergleich zu den PatientInnen in der früheren Studie, bei denen die Zahl 13,2 betrug. Die größere physiologische Gefahr, die von der Operation ausging (d.h. Bypass-Operation an den Koronararterien versus Cholezystektomie), kann der Grund dafür sein, daß die PatientInnen in der vorliegenden Studie mehr Übungen erlernt haben. Die Dauer der Unterrichtszeit, die die Versuchspersonen mit Selbstunterricht vor der Aufnahme in der vorliegenden Studie benötigten, war ähnlich wie bei den PatientInnen mit Selbststudium vor der Aufnahme in der früheren Studie: 10,2 Min. gegenüber 9,6 Min. Die Zeitersparnis hinsichtlich der Unterrichtszeit betrug in der vorliegenden Studie ca. 4 Min. und 3 Min. in der früheren Studie. Ob diese durchschnittlichen „Zeiteinsparungen" in klinischer oder ökonomischer Hinsicht bedeutsam sind, bedarf weiterer Untersuchungen. Die Gründe, weshalb die PatientInnen sich überhaupt die Zeit zum Erlernen der Übungen nahmen, mag ein Ansatzpunkt für die Beantwortung dieser Frage sein.

Ein Grund, weshalb die PatientInnen sich die Zeit genommen haben, die Übungen zu erlernen, mag darin liegen, daß sie sich selbst helfen wollten, mit der Vorstellung der bevorstehenden, bedrohlichen Operation umzugehen. Die positiveren Werte für die Stimmungslage, die in dieser Studie von den PatientInnen mit Selbstunterricht vor der Aufnahme angegeben wurden, sind ein Beleg dafür. Dieser Befund stützt auch die Auffas-

Tabelle 3 Vergleich zwischen den Interventionsgruppen – postoperative Stimmungslage, körperliche Aktivität, Schmerzmittelverbrauch und Verweildauer im Krankenhaus

	Unterricht vor der Aufnahme (*n*=25)		**Unterricht nach der Aufnahme** (*n*=25)		
Indikatoren	***M***	***S***	***M***	***S***	*t*
Stimmungslage					
Positiv	31,8	5,3	31,3	5,9	0,32
Negativ	24,7	7,8	22,6	8,6	1,12
Körperliche Aktivität	9,7	7,0	7,4	5,5	1,22
Injizierte Schmerzmittel					
1. Tag	3,4	1,8	3,5	1,9	0,29
2. Tag	2,1	1,3	2,0	1,0	0,41
3. Tag	0,9	1,1	1,4	1,7	1,21
Oral verabreichte Schmerzmittel					
1. Tag	0,1	0,6	0,0	0,0	0,44
2. Tag	0,8	0,9	0,7	0,6	0,46
3. Tag	1,5	1,5	1,5	1,8	0,17
Verweildauer im Krankenhaus[a]	8,9	2,2	9,8	3,7	1,04

Anmerkung: Alle *t*-Werte waren nicht signifikant

sung von Lazarus und Folkman (1984), daß direkte Maßnahmen ein Mittel zur Bewältigung neuer und/oder bedrohlicher Ereignisse sind, und daß effektives Coping positivere Gefühle zur Folge hat. Durch die Information vor der Aufnahme war es möglich, eine positivere Einschätzung der Gefahr für das Wohlbefinden herbeizuführen. Die Übungsbroschüre informierte die PatientInnen nicht über die Operation an sich, zeigte ihnen aber Verhaltensweisen auf, deren Beherrschung nach der Operation von ihnen erwartet wurde, und sie brachte ihnen nahe, durch welche Maßnahmen sie selbst zu ihrer Genesung beitragen können. Dieser Befund stimmt mit anderen Forschungsarbeiten überein (z.B. King, 1985; Miller und Shada, 1978; Parrinello, 1984), in denen festgestellt wurde, daß Information ein wichtiges Bedürfnis von Chirurgie-PatientInnen ist. Die Messung der subjektiv wahrgenommenen Gefahreneinschätzung sollte Gegenstand weiterer Forschungsarbeiten sein, damit der postulierte Zusammenhang zwischen der Erfüllung des Informationsbedürfnisses und der Reduzierung der Bedrohung näher untersucht werden kann. Weitere Studien werden nötig sein, um zu erforschen, welche zusätzlichen Vorteile PatientInnen haben, wenn sie vor der Aufnahme Informationen erhalten.

Obwohl die PatientInnen mit Selbstunterricht vor der Aufnahme höhere Werte für die positive Stimmungslage bei der Aufnahme angaben, wurden im Vergleich zu den PatientInnen mit Unterricht nach der Aufnahme keinerlei Unterschiede hinsichtlich der negativen Stimmungslage festgestellt; in beiden Gruppen war die Stimmungslage mäßig negativ. In Anbetracht der Bedeutung einer Herzoperation ist es vermutlich nicht realistisch zu erwarten, daß allein durch Informationen zu den Übungen die mit einem solchen Ereignis verbundenen negativen Gefühle abgebaut werden können. Die Auswirkungen von Informationen vor der Aufnahme, die auch die anderen Aspekte der bevorstehenden Erfahrungen im Krankenhaus thematisieren (z.B. den Einfluß der Diagnose selbst) sollten ebenfalls erforscht werden. Möglicherweise werden verschiedenartige Information benötigt, um das Coping mit den vielfältigen Aspekten perioperativer Erfahrungen zu erleichtern (Barsevick und Johnson, 1990; Johnson, Christman und Stitt, 1985; King, 1985; Levesque et al., 1984).

Die Genesungsvariablen deuteten darauf hin, daß die PatientInnen in beiden Gruppen am fünften Tag nach der Operation signifikant höhere Werte für eine positive Stimmungslage angaben als bei der Aufnahme ins Krankenhaus. Über diese Zunahme des Wohlbefindens nach der Operation wurde auch in anderen Studien über Chirurgie- (z.B. Devine und Cook, 1986; Levesque et al., 1984) und HerzpatientInnen (King, 1985) berichtet; sie hängt wahrscheinlich mit einem allgemeinen Gefühl der Erleichterung darüber zusammen, daß die mit der Operation verbundene Gefahr vorüber ist und die Genesung voranschreitet. Die weiteren Befunde dieser Forschungsarbeit erlauben keine Rückschlüsse bezüglich der verschiedenen Auswirkungen des Selbstunterrichts vor Aufnahme auf andere Aspekte der postoperativen Genesung. Was die körperliche Aktivität nach der Operation, den Verbrauch von Schmerzmitteln oder die Verweildauer im Krankenhaus anbelangt, konnten keine Unterschiede zwischen den Gruppen festgestellt werden. Die PatientInnen in dieser Studie erhielten jedoch weniger Schmerzmittel als die CABG-PatientInnen in einer anderen Studie (King et al., 1987).

Vielleicht hat das Wissen, wie man die Übungen nach der Operation korrekt durchführt, die Schmerzen und damit den Bedarf an Schmerzmitteln verringert. Obwohl die Verweildauer bei beiden Gruppen ähnlich war, lag der Gesamtmittelwert von 9,4 Tagen niedriger als die Zeit (d.h. 11,2 Tage), die Medicare in seinem Zahlungssystem für DR-Gruppen bei CABG ohne Herzkatheterisierung (DRG 107) vorsieht (Office of Federal Register, 1990). Dieser Befund stimmt mit anderen Studien (z.B. Christopherson und Pfeiffer, 1980) überein, in denen belegt werden konnte, daß der Patientenunterricht bei der kürzeren Verweildauer im Krankenhaus eine Rolle spielt.

Der Nutzen der Unterrichtung in therapeutischen Übungen vor der Aufnahme läßt sich an den verringerten Kosten aufgrund der kürzeren Verweildauer ablesen; dies ist besonders dann wichtig, wenn von seiten der Pflege weder Zeit noch Gelegenheit besteht, allen Patientinnen nach der Aufnahme Unterricht zu erteilen, der für die Zeit nach der OP wichtig ist. Wenn die PatientInnen vor der Operation die Übungen selbst zu Hause erlernen können, dann wird dies die Zeit verkürzen, die für den Unterricht der PatientInnen nach der Aufnahme ins Krankenhaus aufgewendet werden muß. Wenngleich die Studie eine Reihe von Grenzen aufweist, zu denen die gesteuerte Stichprobenerhebung und das Fehlen einer effektiven Bewertungsmethode für die Aktivität der PatientInnen nach der Operation gehören (ein Hauptproblem dabei ist möglicherweise eine Verfälschung bei den Angaben der PatientInnen, die mit dem Problem der sozialen Erwünschtheit zusammenhängt), legen die Befunde der Studie Implikationen für weitere Forschungsarbeiten und für die Praxis nahe.

Das Verschicken von Materialien, durch die die PatientInnen notwendige Verhaltensweisen erlernen können, bevor sie mit problematischen Erfahrungen im Zusammenhang mit der Diagnostik oder Operation konfrontiert werden, ist eine wichtige und einmalige Gelegenheit für die Pflege, eine umfassendere Versorgung anzubieten. Solche Informationen sollen nicht den Bedarf an Unterweisung nach der Aufnahme ersetzen, sondern sie sollen der Pflege die Möglichkeit geben, die wertvolle Zeit nach der Aufnahme effektiver dafür zu nutzen, die den PatientInnen zur Verfügung gestellten Informationen noch einmal durchzusprechen bzw. zu vertiefen oder noch andere Information und/oder Hilfestellung anzubieten.

Literaturverzeichnis

Barsevick, A., & Johnson, J. (1990). Preference for information and involvement, information seeking, and emotional responses of women undergoing colposcopy. *Research in Nursing & Health*, 13, 1-7.

Christopherson, B., & Pfeiffer, C. (1980). Varying the time of information to alter preoperative anxiety and postoperative recovery in cardiac surgery patients. *Heart & Lung*, 9, 854-861.

Devine, E., & Cook, T. (1983). A metaanalytic analysis of the effects of psychoeducational interventions on length of postsurgical hospital stay. *Nursing Research*, 32, 267-274.

Devine, E., & Cook, T. (1986). Clinical and cost-saving effects of psychoeducational interventions with surgical patients: A meta-analysis. *Research in Nursing & Health*, 9, 89-105.

Hathaway, D. (1986). Effect of preoperative instructions on postoperative outcomes: A meta-analysis. *Nursing Research*, 35, 269-275.

Hill, L., & Smith, N. (1985). *Self-care-nursing*: *Promotion of health* (2nd ed.). Norwalk, CT: Appleton & Lange.

Johnson, J., Christman, N., & Stitt, C. (1985). Personal control interventions: Short- and long-term effects in surgical patients. *Research in Nursing and Health*, 8, 131-145.

Johnson, J., Fuller, S., Endress, P., & Rice, V.H. (1978). Altering patients' responses to surgery: An extension and replication. *Research in Nursing & Health*, 1, 111-121.

King, K. (1985). Measurement of coping strategies, concerns, and emotional responses in patients undergoing coronary artery bypass grafting. *Heart & Lung*, 14, 579-586.

King, K., Norsen, L., Robertson, R., & Hicks, G. (1987). Patient management of pain medication after cardiac surgery. *Nursing Research*, 36, 145-150.

King, K., & Parrinello, K. (1988). Patient perceptions of recovery from coronary artery bypass grafting after discharge from the hospital. *Heart & Lung*, 17, 708-715.

Kraemer, H., & Thiemann, S. (1987). *How many subjects?* Beverly Hills, CA: Sage.

Lazarus, R., & Folkman, S. (1984). *Stress, appraisal, & coping*. New York: Springer.

Lepczyk, M., Raleigh, E., & Rowley, C. (1990). Timing of preoperative patient teaching. *Journal of Advanced Nursing*, 15, 300-306.

Levesque, L., Grenier, R., Kirouac, S., & Reidy, M. (1984). Evaluation of a presurgical group program given at two different times. *Research in Nursing & Health*, 7, 227-236.

Lindeman, C., & Van Aernam, B. (1971). Nursing intervention with the presurgical patient: The effect of structured and unstructured preoperative teaching. *Nursing Research*, 20, 319-332.

Lipetz, M., Bussigel, M., Bannerman, J., & Risley, B. (1990). What is wrong with patient education programs? *Nursing Outlook*, 36, 184-189.

Miller, P., & Shada, E. (1978). Preoperative information and recovery of open-heart-surgery patients. *Heart & Lung*, 7, 486-493.

Mumford, E., Schlesinger, H., & Glass, G. (1982). The effects of psychological intervention on recovery from surgery and heart attacks: An analysis of the literature. *American Journal of Public Health*, 72, 141-150.

Office of Federal Register. (1990, Tuesday, September 4). *National archives and record administration* (Vol. 55, 3 No. 171). Washington DC: U.S. Government Printing Office.

Padilla, G., Grant, M., Wong, H., Hansen, B., Hanson, R., Bergstrom, N., & Kubo, W. (1979). Subjective distresses of nasogastric tube feeding. *Journal of Parenteral and Enteral Nutrition*, 3, 53-57.

Parrinello, K. (1984). Patients' evaluations of a teaching booklet for arterial bypass surgery. *Patient Education and Counseling*, 5, 183-188.

Radloff, R., & Helmreich, R. (1968). *Groups under stress*. New York: Appleton-Century-Crofts.

Rakoczy, M. (1977). The thoughts and feelings of patients in the waiting period prior to cardiac surgery. *Heart & Lung*, 6, 280-287.

Redman, B. (1984). *The process of patient education*. (5th ed.). St. Louis: Mosby.

Rice, V.H., & Johnson, J. (1984). Preadmission self-instruction booklets, postadmission exercise performance, and teaching time. *Nursing Research*, 33, 147-151.

Wallwork, J., & Caine, N. (1985). A comparison of the quality of life of cardiac transplant patients and coronary artery bypass graft patients before and after surgery. *Quality of Life and Cardiovascular Care*, 2, 317-331.

Einführung in die kritische Bewertung – Nr. 1

Der Artikel „Die Auswirkungen des Selbststudiums vor Aufnahme ins Krankenhaus auf die Unterweisung nach der Aufnahme und auf postoperative Indikatoren bei CABG-PatientInnen: Partielle Replikation und Erweiterung“ von Rice, Mullin und Jarosz (1992) wird im Hinblick auf seine Qualität und auf die potentielle Verwendbarkeit der Befunde in der Pflegepraxis einer kritischen Bewertung unterzogen.

Darstellung des Problems und der Absicht

Nach Angaben der Autorinnen bestand das Ziel dieser Replikationsstudie darin, „die Auswirkungen von zwei Ansätzen der Vermittlung postoperativer therapeutischer Übungen (Selbstinstruktion vor der Aufnahme und Instruktion nach der Aufnahme durch eine Krankenschwester) auf die Stimmungslage, die Durchführung der Übungen und die Unterrichtszeit nach der Aufnahme sowie auf die postoperative Genesung zu vergleichen“ (S. 253). In dieser Darstellung der Absicht sind die beiden Unterrichtsansätze die unabhängigen Variablen, die die abhängigen Variablen „Stimmungslage“, „Durchführung der Übungen“, „Unterrichtszeit nach der Aufnahme“ und „postoperative Genesung“ beeinflussen. Über die Population werden zwar in der Darstellung der Absicht keine Angaben gemacht, es wird jedoch später erwähnt, daß es sich um CABG-PatientInnen handelt. Das Forschungsproblem ist somit in der Darstellung der Absicht enthalten.

Rice et al. (1992) gehen auf die Bedeutung des Problems ein, wenn sie darauf hinweisen, daß der operative Eingriff selbst ein wesentlicher Streßfaktor mit potentiell negativen Konsequenzen, z.B. „Angst, Schmerzen, postoperativen Kompliktionen und verlängertem Krankenhausaufenthalt“ sein kann, obwohl die CABG-Operation einen Beitrag zur Verbesserung der Lebensqualität von PatientInnen mit Erkrankungen der Koronararterien leistet (S. 253). Psychologisch-pädagogische Interventionen werden als Möglichkeit dargestellt, das Coping mit Streßfaktoren zu erleichtern, die mit der Operation zusammenhängen.

Überprüfung der Literatur und der Definitionen

Bei den in der Literaturüberprüfung diskutierten Konzepten handelt es sich um Coping-Strategien, psychologisch/pädagogische Interventionen, Unterrichtszeit (timing), selbstgesteuertes Lernen sowie anpassungsbedingte Ergebnisse. Das von Lazarus und Folkman übernommene „stress-coping model“ (Streßanpassungsmodell) bildet den theoretischen Bezugsrahmen dieser Studie. Das Übungsverhalten wird als Coping in Form von direkten Maßnahmen angesehen, das durch den Einsatz psychologisch/pädagogischer Interventionen (Unterweisung in postoperativen therapeutischen Übungen) entwickelt werden muß, um die körperliche Gesundheit – ein Indikator für ein anpassungsbedingtes Ergebnis – zu verbessern. Das Konzept der körperlichen Gesundheit umfaßt die Stimmungslage, die körperliche Aktivität nach der Operation, den Schmerzmittelverbrauch und die Verweildauer im Krankenhaus. Der Zeitaufwand für die Übungen und selbstgesteuertes Lernen werden als Parameter der psychologisch/pädagogischen Interventionen diskutiert, die als wichtig für das Ergebnis angesehen werden. Somit sind alle wesentlichen Konzepte definiert.

Als Wissenslücken werden die fehlende Bewertung der Übungsdurchführung sowie der allgemeinen Stimmungslage und der postoperativen Genesung nach dem Unterricht vor Aufnahme benannt. Die Autorinnen schlagen vor, die frühere Forschungsarbeit mit einer anderen Population zu wiederholen und dabei auch die Übungsdurchführung und die Stimmungslage zu bewerten.

Die adäquate theoretische Grundlage stammt fast vollständig aus Primärquellen. Die zitierte Studie von Rice und Johnson (zitiert von Rice et al., 1992, S. 253) ist eine solche Primärquelle, denn damit ist die Studie gemeint, die einer Replikation und Erweiterung unterzogen wird. Bei der angegebenen Sekundärquelle (S. 254) handelt es sich um ein Lehrbuch von Redman, in dem der Prozeß der Patientenschulung beschrieben wird; das Buch soll die Prämisse stützen, daß die zum Lernen benötigte Zeit unterschiedlich ausfällt und häufiges Üben unabdingbar ist.

Die unabhängige Variable „psychologisch/pädagogische Unterweisung“ wurde sowohl bei der Gruppe mit Selbststudium vor Aufnahme als auch bei der Gruppe mit Unterweisung nach Aufnahme durch Ausgabe der Broschüre über Selbstunterricht „Übungen für eine schnelle Genesung“ operationalisiert. Die Broschüre wurde 6 bis 10 Tage vor der Aufnahme zur Operation an Versuchspersonen in der Gruppe mit Selbstunterricht vor Aufnahme verschickt, und sie wurde auch bei der Gruppe mit Unterricht nach Aufnahme eingesetzt. Die abhängigen Variablen „Stimmungslage, Durchführung der Übungen und Unterrichtszeit“ wurden vor der Operation bewertet, nach der Operation „Stimmungslage“, „körperliche Aktivität“, „Schmerzmittelverbrauch“ und „Verweildauer im Krankenhaus“. Die Stimmungslage vor und nach der Operation wurde durch die „Mood Adjective Checklist“ (MACL) operationalisiert; die Durchführung der Übungen wurde mit Hilfe der Übungscheckliste bewertet, in der 34 Übungen aus der Broschüre „Übungen für eine schnelle Genesung" enthalten sind. Die Unterrichtszeit ist definiert als die Zeit, die die PatientInnen benötigten, um alle 34 Übungen durchzuführen. Die körperliche Aktivität wurde dadurch operationalisiert, daß die PatientInnen am fünften Tag nach der Operation gebeten wurden anzugeben, wie oft sie in den letzten 24 Stunden aufgestanden waren. „Der Schmerzmittelverbrauch der PatientInnen wurde durch Ermittlung der täglichen Durchschnittsdosis an jedem der ersten drei Tage nach der Operation bestimmt; dabei wurden die Medikamente eingeteilt in injizierte (z.B. Meperidine) und oral verabreichte Medikamente (z.B. Acetaminophen). Als Verweildauer wurde die Anzahl der Tage zugrundegelegt, die die PatientInnen wegen der CABG-Operation im Krankenhaus verbrachten" (S. 256).

Hypothesen und/oder Forschungsfragen

Die Studie arbeitet sinnvollerweise mit Hypothesen anstatt mit Forschungsfragen. Die Hypothesen lauten, „daß CABG-PatientInnen, denen vor der Aufnahme Anleitungen zum Selbstunterricht zugeschickt werden, bei der Aufnahme ins Krankenhaus: (1) mehr positive und weniger negative Stimmungen haben, (2) mehr Übungen korrekt durchführen und (3) weniger Unterrichszeit benötigen als die PatientInnen, die nach der Aufnahme Unterricht erhalten" und „es wurde außerdem postuliert, daß PatientInnen mit Unterricht vor der Aufnahme nach der Operation: (4) höhere positive und niedrigere negative Werte für die Stimmungslage angeben, (5) höhere Werte für die körperliche Aktivität aufweisen, (6) weniger Schmerzmittel verbrauchen und (7) eine kürzere Verweildauer im Krankenhaus haben" (S. 254–255). Die unabhängige Variable ist die Art des Unterrichts (Selbstunterricht vor Aufnahme oder nur Unterricht nach Aufnahme). Die vor und nach der Operation zu messenden abhängigen Variablen sind die Stimmungslage, das Übungsverhalten, die Unterrichtszeit, die Werte für die körperliche Aktivität, der Schmerzmittelverbrauch und die Verweildauer im Krankenhaus. Bei den in wissenschaftlich adäquater Form aufgestellten Hypothesen handelt es sich vernünftigerweise um gerichtete Hypothesen, denn sie prognostizieren, daß die PatientInnen in der Gruppe mit Selbstunterricht vor Aufnahme *mehr* positive Stimmungen und *weniger* negative Stimmungen vor und nach der Operation haben, in der Lage sind, *mehr* Übungen mit *weniger* Unterrichtszeit korrekt durchzuführen, *höhere* Werte für körperliche Aktivität aufweisen, *weniger* Schmerzmittel verbrauchen und eine *kürzere* Verweildauer haben.

Die Stichprobe

Die Gelegenheitsstichprobe rekrutierte sich aus „Erwachsenen, die sich zum erstenmal zu einer CABG-Operation ohne Herzkatheterisierung entschlossen hatten; bei diesen Erwachsenen war keine andere größere Operation im Jahr davor durchgeführt worden und sie waren keine Fachleute aus dem medizinischen Bereich" (S. 255). Durch die Strategie der gesteuerten Erhebung wird die Verallgemeinerbarkeit auf die Stichprobe selbst begrenzt. Die für das Forschungsprojekt ausgewählte Stichprobe entspricht der Population, für die die CABG-Operation ein potentiell signifikanter Streßfaktor ist. Die 55 Versuchspersonen, die sich zur Teilnahme bereit erklärt hatten, überstiegen zahlenmäßig die Größe der Stichprobe von 48 Versuchspersonen, die als ausreichend für die Überprüfung der in der Studie aufgestellten Hypothesen erachtet wurde. Es werden keine Angaben dazu gemacht, wie es zu der Festlegung dieser Stichprobengröße kam.

Das Forschungsdesign

In Übereinstimmung mit dem experimentellen Design wurde die unabhängige Variable dadurch manipuliert, daß den Versuchspersonen in der Experimentalgruppe die Broschüre „Übungen für eine schnelle Genesung" zugeschickt und eine Kontrollgruppe in die Untersuchung einbezogen wurde, die erst nach der Aufnahme Unterricht erhielt. Die Versuchspersonen wurden nach dem Zufallsprinzip auf eine der beiden Unterrichtsgruppen verteilt. Die dem Forschungsdesign zugrundeliegende Theorie geht aus der Darstellung der Absicht hervor, in der dargelegt wird, daß die Auswirkungen von zwei Ansätzen, PatientInnen postoperative therapeutische Übungen beizubringen, untersucht werden sollen. Bei der Theorie handelt es sich einerseits um den theoretischen Bezugsrahmen (wie in der Literaturüberprüfung dargestellt), der davon ausgeht, daß die Erweiterung der Coping-Möglichkeiten von PatientInnen mittels psychopädagogischer Interventionen sich günstig auf das anpassungsbedingte Ergebnis auswirkt; andererseits sind die Hypothesen gemeint, in denen eine bessere postoperative Durchführung der Übungen in der Experimentalgruppe prognostiziert wird.

Die innere Validität

Bei dieser Population von Erwachsenen ergibt die Überprüfung der Gefahren für die innere Validität keinen Hinweis auf Schwierigkeiten im Zusammenhang mit aktuellem Geschehen oder Reifung über eine kurze Zeitspanne. Eine selektionsbedingte Verfälschung wird durch spezifische Kriterien bei der Auswahl der Versuchspersonen kontrolliert, die nach dem Zufallsprinzip auf die Gruppen verteilt wurden. Die Gruppen unterscheiden sich nicht in Bezug auf die ausgewählten demographischen und perioperativen Indikatoren. Obwohl zwei Versuchspersonen, die der Gruppe mit Selbstunterricht vor Aufnahme zugewiesen waren, und drei weitere, die der Gruppe mit Unterricht nach Aufnahme zugeteilt waren, die Teilnahme ablehnten, ist eine durch Mortalität bedingte Gefahr nicht gegeben, weil die Gruppen, wie beschrieben, auf Ähnlichkeit untersucht wurden. Eine potentielle, durch die Instrumentierung bedingte Gefahr, die auch von den Autorinnen zugegeben wird, hängt möglicherweise mit dem Problem der sozialen Erwünschbarkeit zusammen, denn die Forscherinnen haben sich bei der Bewertung der Aktivität nach der Operation auf die Angaben der PatientInnen verlassen. Obwohl die „Mood Adjective Checklist" sowohl vor als auch nach der Operation eingesetzt wurde, erscheint eine durch die Testung bedingte Gefahr (innere Validität) minimal. Das Forschungsdesign verfügt somit über ausreichende Kontrollen im Hinblick auf die Gefahren der inneren Validität.

Die äußere Validität

Die Verallgemeinerbarkeit der Ergebnisse wird durch die Strategie der gesteuerten Stichprobenerhebung eingeschränkt. Die Ergebnisse sind somit nur für die Stichprobe gültig.

Der Forschungsansatz

Die Methoden

Die Daten wurden mit Hilfe von Fragebögen, Beobachtungen und verfügbaren Aufzeichnungen gesammelt. Die Datensammlung bei Aufnahme und fünf Tage nach der Operation wurde sowohl bei der Experimental- als auch bei der Kontrollgruppe konsequent und systematisch durchgeführt. Rice et al. (1992) geben an, daß die Information und Zustimmungserklärung der Versuchspersonen bei der Aufnahme eingeholt wurde.

Die Instrumente

Die Einschätzung der präoperativen Übungsdurchführung beruht auf der Beobachtung der Versuchspersonen durch drei Krankenschwestern aus der Chirurgie. Die Schulung der Beobachterinnen wird durch die „interrater reliability" mit der Forscherin belegt. Richtlinie für die Beobachtungen ist die Übungscheckliste. Die Beobachterinnen sollten feststellen, ob die Versuchspersonen welche der 34 Übungen auf der Übungscheckliste durchführen und außerdem notieren, wieviel Zeit die Versuchspersonen bis zur korrekten Durchführung benötigten. Die einzig sichtbare Auswirkung auf die Übungsdurchführung der Versuchspersonen ist die angestrebte Steigerung der Anzahl korrekt durchgeführter Übungen nach dem Unterricht.

Bei dem eingesetzten Fragebogen handelt es sich um die „Mood Adjective Checklist"; auf dieser Checkliste sollten die Versuchspersonen 24 Adjektive auf einer 4 Punkte umfassenden Likert-Skala einschätzen, die von *überhaupt nicht* bis *stimmt ganz genau* reicht. Auf diesem Fragebogen, der den Versuchspersonen nach der Operation vorgelegt wurde, sollten die PatientInnen an zwei Stellen Angaben über ihre körperlichen Aktivitäten machen. Obwohl keine näheren Angaben über die Art der Fragen vorliegen, werden die Daten als Summe aus den Werten angegeben, die den körperlichen Aktivitäten nach dem Aufstehen aus dem Bett zugeordnet waren; diese Daten wurden dann mit der Häufigkeit des Aufstehens insgesamt verglichen.

Es gibt Anhaltspunkte dafür, daß der Schmerzmittelverbrauch und die Verweildauer im Krankenhaus korrekterweise anhand der Patientendokumentationen ermittelt wurden. Diese Daten dienen der Überprüfung der Hypothesen.

Reliabilität und Validität

Nach Angaben der Forscherinnen weist die „Mood Adjective Scale" in dieser Studie in Bezug auf die innere Konsistenz einen Alpha-Koeffizienten von 0,84 für die positive Stim-

mungslage und einen Alpha-Koeffizienten von 0,78 für die negative Stimmungslage auf; damit liegen die Werte über der akzeptablen Grenze von 0,70. Die „interrater reliability“ berträgt 88%, bezogen auf die Bewertung der Übungsdurchführung, und 92%, bezogen auf die Ermittlung der Zeit, die die PatientInnen zur Durchführung der Übungen benötigten; diese Angaben liegen ebenfalls in einem akzeptablen Bereich. Es fehlen Aussagen über die Reliabilität des postoperativen Fragebogens, der Messung des Schmerzmittelverbrauchs und der Messung der Verweildauer im Krankenhaus.
Die Konstruktvalidität der „Mood Adjective Checklist“ wird hinreichend bestätigt; die negative Korrelation zwischen der positiven und der negativen Subskala zur Bewertung der Stimmungslage und die zuvor festgestellte Sechs-Faktoren-Gliederung deuten auf divergente Validität hin. Es wird angenommen, daß das Vorhandensein von drei positiven und drei negativen Gefühlszuständen durch die Faktorenanlayse bestätigt wurde; auch die negative Korrelation zwischen den positiven und den negativen Werten der Subskalen belegt, daß die Skalen unterschiedliche Gefühlszustände bewerten.

Die interne Validität und die „plausible Validität“ der zur Interventionsbroschüre gehörenden Übungscheckliste wird durch drei Krankenschwestern der Wachstation festgestellt; diese Anzahl erscheint ausreichend. Die Broschüre wurde vor ihrem Einsatz auf Lesbarkeit und Verständlichkeit („plausible Validität“) überprüft.

Die Konstruktvalidität für die Bewertung der körperlichen Aktivität anhand des postoperativen Fragebogens zeigt eine Korrelation von 0,89 zwischen zwei Bewertungen. Diese Meßmethode ist also ein geeigneter und präziser Indikator für körperliche Aktivität. Zur Validität der Bewertung des Schmerzmittelverbrauchs und der Verweildauer werden keine Angaben gemacht.

Die Datenanalyse

Bei der „Mood Adjective Checklist“ handelt es sich um eine Meßmethode auf Intervallniveau, die sich aus der Addition der Werte für die jeweils 12 Adjektive der positiven und der negativen Subskalen ableitet, deren Punktzahlen zwischen 12 und 48 liegen. Bei den beiden präoperativen Leistungsmessungen handelt es sich um Messungen auf Verhältnisniveau: Ein Wert wurde für die Anzahl der durchgeführten Übungen bei Aufnahme und für die in Minuten ausgedrückte Zeit vergeben, die erforderlich war, um alle 34 Übungen oder einen Teil davon korrekt durchzuführen. Die postoperativen Bewertungen der Häufigkeit des Aufstehens, der täglichen Schmerzmitteldosis sowie der Anzahl der nach der Operation im Krankenhaus verbrachten Tage wurden allesamt auf Verhältnisniveau durchgeführt.

Rice et al. (1992) geben die Ergebnisse der Datenanalyse mit deskriptiven und schließenden statistischen Methoden an. Die deskriptiven statistischen Methoden zur Beschreibung der Stichprobe sind: Häufigkeiten, Prozentzahlen, Mittelwerte und Standardabweichungen; zur Zusammenfassung der Bewertungen nach der Aufnahme sowie der Bewertungen für die postoperativen abhängigen Variablen dienten Mittelwerte und Standardabweichungen. Die Ergebnisse der Analyse mit schließenden statistischen Methoden werden ebenfalls dargestellt. Die Vergleichbarkeit der Gruppen wurde durch den t-Test überprüft: es ging um Unterschiede bezüglich Alter, Bildung und Ausbildung, Zeit an der Herz-Lungen-Maschine, Abklemmzeit der Aorta und um die auf der Intensivstation verbrachte Zeit. Ebenfalls überprüft wurden nach der Aufnahme die Unterschiede zwischen beiden Gruppen hinsichtlich Stimmungslage, Übungsverhalten und Unterrichtszeit sowie die postoperativen Unterschiede bezogen auf die Stimmungslage, körperliche Aktivitäten, Injektion von Schmerzmitteln, orale Verabreichung von Schmerzmitteln und Verweildauer im Krankenhaus.

Die verwendeten statistischen Methoden sind für den Einsatz bei Daten der Intervall- bzw. Verhältnisebene geeignet. Die schließenden statistischen Methoden, die verwendet wurden, um die Experimental- und die Kontrollgruppe auf Unterschiede bezüglich der Variablen zu überprüfen, die nach der Aufnahme und nach der Operation bewertet wurden, eignen sich auch zur Überprüfung der Hypothese, daß PatientInnen, die vor der Aufnahme Selbstunterricht durchführen, mehr positive Stimmungszustände haben, mehr Übungen korrekt durchführen, weniger Unterrichszeit benötigen, höhere Aktivitätswerte aufweisen, weniger Schmerzmittel brauchen und eine kürzere Verweildauer im Krankenhaus haben. Das für die Studie festgelegte Signifikanzniveau wird nicht angegeben, liegt aber vermutlich bei 0,05.

Aus den drei Tabellen lassen sich detaillierte Informationen entnehmen. Ihre Titel und Überschriften sind präzise formuliert, und sie ergänzen die Datenanalyse im Text. Unnötige Wiederholung werden vermieden.

Schlußfolgerungen, Implikationen und Empfehlungen

Die Hypothesen prognostizieren, daß Unterschiede zwischen CABG-PatientInnen bestehen, denen vor der Aufnahme Anweisungen für den Selbstunterricht zugeschickt werden, und solchen, die nach der Aufnahme Unterricht erhalten. Die Hypothesen, daß CABG-PatientInnen, die vor der Aufnahme Anleitungen zum Selbstunterricht erhalten, nach der Aufnahme mehr positive Stimmungszustände angeben, mehr Übungen korrekt durchführen und weniger Unterrichtszeit benötigen, werden bestätigt. Die Prognose, daß diese PatientInnen weniger negative Stimmungszustände angeben, wird nicht gestützt. Die Hypothesen, daß die PatientInnen mit Selbstunterricht vor der Aufnahme nach der Operation höhere positive und niedrigere negative Werte für die Stimmungslage angeben, höhere Werte für die körperliche Aktivität aufweisen, weniger Schmerzmittel verbrauchen und eine kürzere Verweildauer im Krankenhaus haben, werden nicht bestätigt.

Die Autorinnen interpretieren die Befunde richtigerweise im Zusammenhang mit der Absicht der Studie, die darin bestand, die Auswirkungen von zwei Ansätzen der Vermittlung postoperativer therapeutischer Übungen zu vergleichen und eine Beziehung zu dem Streß-Coping-Bezugsrahmen von Lazarus und zu früheren Forschungsarbeiten herzustellen. Als Grenzen der Studie benennen Rice et al. (1992) die gesteuerte Stichprobenerhebung sowie die Tatsache, daß die postoperativen körperlichen Aktivitäten auf der Grundlage von Patientenangaben anstatt aufgrund direkter Messung bewertet wurden.

Für die Forscherinnen zeigt sich die klinische Relevanz der Vermittlung therapeutischer Übungen vor der Aufnahme ins Krankenhaus darin, daß durch die daraus resultierende kürzere Verweildauer und die verringerte Unterrichtszeit nach der Aufnahme die Kosten gesenkt werden können. Es ist vernüftig, daß sich die Autorinnen bei Verallgemeinerungen, die über die potentielle klinische Relevanz hinausgehen, zurückhalten. Sie weisen außerdem darauf hin, daß die Befunde der Studie keine Rückschlüsse bezüglich der Auswirkungen des Selbstunterrichts vor Aufnahme auf Aspekte der postoperativen Genesung zulassen.

Die Autorinnen benennen eine Reihe von Themen für weitere Forschungsarbeiten. Zu diesen gehören: die Feststellung der klinischen und ökonomischen Bedeutung der durch den präoperativen Selbstunterricht eingesparten Zeit; die Ermittlung weiterer Vorteile, die mit der Information der PatientInnen vor Aufnahme zusammenhängen; die nähere Untersuchung des postulierten Zusammenhangs zwischen der Erfüllung des Informationsbedürfnisses und einer Verringerung des Gefühls der Bedrohung (mittels Messung der subjektiv wahrgenommenen Bedrohung); die Untersuchung verschiedenartiger Informationen, die das Coping mit perioperativen Erfahrungen erleichtern können.

Die Verwendbarkeit in der Pflegepraxis

Bei der vorliegenden Forschungsarbeit handelt es sich um eine valide Studie, deren Konzepte von einem bereits vorhandenen theoretischen Bezugsrahmen stammen. Da die Studie auf früheren Forschungsarbeiten aufbaut, leistet sie einen Beitrag zur Erweiterung des Wissensstandards der Pflege. Das methodologische Design sieht eine genaue Überprüfung der Hypothesen vor. Die Schwachstellen stehen mit der gesteuerten Stichprobe und mit der Gefahr durch Instrumentierung im Zusammenhang; die Gefahr durch Instrumentierung ist gegeben, weil die Messung der postoperativen körperlichen Aktivität aufgrund von Patientenangaben erfolgte.

In der vorliegenden Forschungsarbeit geht es um die partielle Replikation einer früheren Studie von Rice und Johnson. Die nach der Aufnahme gewonnenen Ergebnisse sind in beiden Studien ähnlich. Die PatientInnen, denen vor der Aufnahme Anleitungen zum Selbstunterricht zur Verfügung gestellt wurden, führten mehr Übungen durch und benötigten weniger Unterrichtszeit als PatientInnen, die nach der Aufnahme Unterricht erhielten.

Der Einsatz der Übungsbroschüre über präoperativen Selbstunterricht war für die PatientInnen, denen die postoperativ durchzuführenden Übungen erst nach der Aufnahme vermittelt wurden, mit keinem erkennbaren Risiko verbunden. Der potentielle Nutzen für die PatientInnen liegt in einer schnelleren Genesung nach der Operation.

Der Verweis der Autorinnen auf potentielle Einsparungen an Zeit, Geld und Aufwand, die auf den Selbstunterricht vor der Operation zurückzuführen sind, erscheinen realistisch. Der potentielle Nutzen für die PatientInnen und das Fehlen eines erkennbaren Risikos sprechen für die Verwendbarkeit. Nach dem „Stetler-Modell“ für Forschungsanwendung spricht die Existenz von zwei Studien mit ähnlichen Ergebnissen dafür, daß diese auf die Praxis übertragbar sind bzw. dort eingesetzt werden können (siehe Kapitel 3). Die Replikation der Forschungsarbeit mit anderen Stichproben und anderen Settings ist möglich und ratsam.

Die kritische Bewertung einer Forschungsstudie: Beispiel Nr. 2

Die Studie „Einschätzung der Heimunterbringung, körperliche Unabhängigkeit, Stimmung und Gesundheit von PflegeheimbewohnerInnen“ von Katleen A. Gass, PhD, RN; Gail Gausted, MSN, RN; Marilyn T. Oberst EdD, RN und Susan Hughes, MS, RN, die in *Issues in Mental Health Nursing* (1992) veröffentlicht wurde, wird einer kritischen Bewertung unterzogen. Zunächst wird der Artikel abgedruckt, anschließend erfolgt die kritische Bewertung auf S. 534.

Einschätzung der Heimunterbringung, körperliche Unabhängigkeit, Stimmung und Gesundheit von PflegeheimbewohnerInnen*

Kathlenn A. Gass, PhD, RN, Rutgers, The State University, College of Nursing, Newark, New Jersey,
Gail Gaustad, MSN, RN, Meriter Hospital, Madison, Wisconsin,
Marilyn T. Oberst, EdD, RN, Susan Hughes, MS, RN, School of Nursing, University of Wisconsin, Madison, Wisconsin

Die Einweisung in ein Pflegeheim kann Streß bedeuten und psychische sowie körperliche Krankheiten zur Folge haben. Die Einschätzung der Einweisung bzw. die diesem Ereignis zugeschriebene Bedeutung kann die Begleiterscheinungen beeinflussen. In dieser Studie wurde bei 30 PflegeheimbewohnerInnen der Zusammenhang zwischen der Einschätzung der Einweisung und folgenden Faktoren untersucht: psychische und körperliche Gesundheit, Stimmung, körperliche Unabhängigkeit sowie demographische und situationsbezogene Faktoren einschließlich Alter, Geschlechtszugehörigkeit, Einkommen, Bildung und Ausbildung, vorheriger Wohnsitz, Beteiligung an der Entscheidung, ins Heim zu gehen und Vorbereitung auf den Umzug. Einschätzungen, die die Einweisung als Herausforderung ansahen bzw. ihr positiv oder freundlich gegenüberstanden, waren mit einer besseren Stimmungslage und körperlicher Unabhängigkeit verbunden. Eine Einschätzung der Einweisung als Bedrohung stand im Zusammenhang mit schlechterer psychischer Gesundheit und mit einer schlechteren Stimmungslage. Eine Einschätzung als Übel/Verlust stand in Beziehung mit einer schlechteren Stimmungslage und einer verminderten körperlichen Unabhängigkeit. Die Vorbereitung auf den Umzug war mit einer höheren positiven Einschätzung, einer besseren Stimmungslage, körperlicher Unabhängigkeit und niedrigeren Werten bei der Einschätzung als Übel/Verlust verknüpft. Zu den Implikationen zählt die Bewertung der Bedeutung, die die Menschen der Heimeinweisung zuordnen, damit Maßnahmen geplant werden können, die dem Streß der Einweisung entgegenwirken.

Menschen, die 65 Jahre und älter sind, stellen gegenwärtig den am schnellsten wachsenden Anteil der Bevölkerung in den USA dar. Die gestiegene Lebenserwartung hat zu einer stärkeren Nachfrage und zu einem größeren Bedarf an Pflegeleistungen geführt, zu denen auch die Unterbringung in einem Pflegeheim gehört. Nach Schätzungen von Experten werden 20% der amerikanischen Bevölkerung über 65 Jahre zeitweilig in einem

---

* *Issues in Mental Health Nursing*, 13:239-253, 1992.

Pflegeheim untergebracht sein; diese Menschen sind häufig gebrechlich und auf Hilfe angewiesen (Freudenheim, 1987). Die Umsiedlung von einer Wohnung in eine andere kann für ältere Erwachsene viel Streß mit sich bringen und zu Krankheit oder Tod führen (Pruncho und Resch, 1988; Thomasma et al., 1990; Young, 1990).

Lieberman (1961) beobachte einen Anstieg der Mortalitätsrate innerhalb eines Jahres nach der Aufnahme in ein Heim. Ältere Erwachsene, die einen radikalen Umgebungswechsel erlebten, entwickelten eine pessimistischere Einstellung gegenüber ihrer Gesundheit als solche, die einen geringfügigen oder keinen Wechsel hinnehmen mußten (Bourestom und Pastalan, 1975). Obwohl für die nachlassende Gesundheit kein kausaler Zusammenhang hergestellt werden konnte, fanden Spasoff et al. (1978) heraus, daß die körperliche Gesundheit neu eingewiesener BewohnerInnen innerhalb von 4 Wochen nach der Einweisung sich verschlechterte und daß dieser Zustand ein Jahr anhielt. Nirenberg (1983) beobachtete bei hilfsbedürftigen Versuchspersonen nach der Einweisung ein mehr in sich gekehrtes, passives Verhalten, das in einer Verringerung des interaktiven Verhaltens, des Sprechens, der Nahrungsmittelaufnahme, der Selbstversorgung, des Körperpflegeverhaltens und der Vitalität zum Ausdruck kam; dagegen zeigte sich, daß Versuchspersonen, die körperlich nicht sehr eingeschränkt waren, aktiver und extrovertierter waren. Andere ForscherInnen haben allerdings festgestellt, daß die Heimeinweisung eine minimale bzw. gar keinen Einfluß auf die Gesundheit (Borup et al., 1980; Pablo, 1977) und nur sehr geringe Auswirkungen auf die Zufriedenheit mit dem Leben, auf die Stimmungslage und auf das Verhaltensmuster hat (Raasoch et al., 1977).

Die Forschung hat sich in der letzten Zeit damit beschäftigt, Faktoren zu identifizieren, die die Begleiterscheinungen der Heimeinweisung beeinflussen (Burnette, 1986). Es hat sich gezeigt, daß eine Vorbereitung auf die andere Umgebung (Amenta et al., 1984; Haddad, 1981; Pablo, 1977; Wolanin, 1978; Zweig und Csank, 1975), die Beteiligung an der Auswahl des Pflegeheims und Wahlmöglichkeiten während des Aufenthalts im Pflegeheim Faktoren sind, die mit positiven Begleiterscheinungen der Unterbringung sowie mit einer besseren Stimmungslage und einem besseren körperlichen Zustand in Zusammenhang stehen (Pino et al., 1978). Folgende Faktoren gelten als Prädiktoren für positive Begleiterscheinungen einer Heimunterbringung: positive Einstellung gegenüber der Heimunterbringung, niedrigeres Lebensalter, weibliche Geschlechtszugehörigkeit, guter Gesundheitszustand, hohe Lebenszufriedenheit, häufige Kontakte mit Freunden und Verwandten, die Tatsache, daß der oder die Bewohnerin zuvor noch nicht lange in einer bestimmten Gegend gewohnt hat, verbessertes Wohnumfeld sowie höherer ökonomischer und sozialer Status (Borup et al., 1980; Blenker, 1967; Hasselkus, 1978; Kasl, 1972; Kowalski, 1981; Mirotznik und Ruskin, 1984; Pablo, 1977; Stein et al., 1985). Einige Forscherinnen haben gegenteilige bzw. keine Unterschiede in Bezug auf die Auswirkungen einiger dieser Faktoren auf die Begleiterscheinungen der Heimunterbringung festgestellt, wie z.B. Kowalski (1978), die ermittelt hat, daß die Mortalitätsrate bei Frauen höher ist als bei Männern, und daß es keinen Zusammenhang zwischen dem Alter und der Mortalität nach der Heimunterbringung gibt.

Ein Faktor, der sich aller Wahrscheinlichkeit nach auf die Auswirkungen der Veränderung auswirkt, ist die Einschätzung des Wohnungswechsels bzw. die Bedeutung, die diesem von den älteren Menschen beigemessen wird. Interessanterweise sind nur wenige Versuche unternommen worden, um die Bedeutung der Verarbeitung von streßauslösenden Situationen zu bewerten (Folkman und Lazarus, 1980; Gass, 1987; Gass und Chang,

1989; Oberst et al., 1989). Zwar ist in der Literatur (Stein et al., 1985; Rosswurm, 1983) über die Bedeutung einer positiven Einstellung bzw. realistischen Wahrnehmung der Heimunterbringung berichtet worden, es konnten jedoch keine Studien ausfindig gemacht werden, in denen die Bedeutung, die die Heimunterbringung für ältere Menschen hat, untersucht wird und in denen der Zusammenhang zwischen dieser Bedeutung und den gesundheitlichen Begleiterscheinungen sowie den Prädiktoren erforscht wird. Die Art und Weise, wie die einzelne Person die Situation einschätzt, kann ein weitaus wichtigerer Prädiktor für das Morbiditäts- bzw. Mortalitätsrisiko nach der Heimunterbringung sein als andere, zuvor genannte Variable, weil die Coping-Reaktionen von eben dieser Einschätzung bestimmt werden (Lazarus und Folkman, 1984).

Ziel dieser Studie war es, den Zusammenhang zwischen der Einschätzung der Heimunterbringung und folgenden Merkmalen zu untersuchen: (1) körperliche Unabhängigkeit, (2) subjektiv wahrgenommene körperliche und psychische Gesundheit, (3) Stimmungslage und (4) demographische und situationsbezogene Faktoren einschließlich Alter, Geschlechtszugehörigkeit, ökonomischer Status, Niveau von Bildung und Ausbildung, Beschaffenheit der vorherigen Wohnung und Grad der Beteiligung an der Entscheidung, ins Pflegeheim zu gehen. Überprüft wurden drei Hypothesen: (1) Ältere PflegeheimbewohnerInnen, die die Übersiedlung ins Pflegeheim positiver beurteilen, sind in höherem Maße körperlich unabhängig, beurteilen ihren psychologischen und körperlichen Gesundheitszustand günstiger ein und haben eine bessere Stimmungslage als solche, die die Heimunterbringung weniger positiv beurteilen. (2) Es gibt Unterschiede in der Einschätzung der Heimunterbringung bei relativ neu eingewiesenen älteren Erwachsenen abhängig von der Beschaffenheit ihrer früheren Wohnung, dem Ausmaß, in dem sie an der Entscheidung, ins Pflegeheim zu gehen, beteiligt waren, und der Geschlechtszugehörigkeit. (3) Es besteht ein Zusammenhang zwischen der Einschätzung der Heimunterbringung durch ältere Erwachsene und ihrem Alter, ihrem ökonomischen Status und dem Niveau ihrer Bildung und Ausbildung.

Methodik

Die Stichprobe

Untersucht wurde eine Gelegenheitsstichprobe von 30 relativ neu eingewiesenen älteren PflegeheimbewohnerInnen aus neun Langzeitpflegeeinrichtungen im mittleren Westen. Folgende Kriterien wurden für die Teilnahme an der Studie aufgestellt: Die TeilnehmerInnen müssen 60 Jahre oder älter sein und Englisch sprechen; die Aufnahme ins Pflegeheim muß ein Jahr oder weniger zurückliegen, und es darf keine Unterbringung in einem anderen Pflegeheim vorangegangen sein; die TeilnehmerInnen müssen sich selbst durch ihren Vor- oder Nachnamen und den Wohnort identifizieren können; in der Vorgeschichte dürfen keine mäßigen bis schweren kognitiven oder psychischen Beeinträchtigungen aufgetreten sein; die TeilnehmerInnen müssen sehen und hören können. Das Alter der Versuchspersonen lag zwischen 68 und 96 Jahren (Durchschnitt = 83,3), die Mehrzahl war weiblich (76,7%, n = 23) und verwitwet (76,7%). Die durchschnittliche Anzahl der Jahre, die die TeilnehmerInnen in der letzten Wohnung vor der Heimunterbringung verbracht hatten, betrug 18,31 (s = 17,37). Achtzig Prozent (n = 24) aller PflegeheimbewohnerInnen gingen davon aus, auf unbegrenzte Zeit in dem Pflegeheim zu bleiben. Die Merkmale der Stichprobe und der Unterbringungssituation werden in den Tabellen 1 und 2 aufgeführt.

Der theoretische Bezugsrahmen

Theoretischer Bezugsrahmen dieser Studie ist das „Streß-Einschätzung-Coping-Modell" von Lazarus und Folkman (1984). Dieses Modell postuliert, daß potentiell Streß auslösende Situationen, wie z.B. eine Heimunterbringung, unter dem Aspekt ihrer Bedeutsamkeit bzw. Bedeutung für das Wohlbefinden des Einzelnen wiederholt bewertet werden und daß diese Bewertungen die Coping-Reaktionen steuern. Bei der primären, auf die Bedeutung ausgerichteten Einschätzung wird festgestellt, ob eine Situation mit Streß verbunden ist, während bei der sekundären Einschätzung bestimmt wird, was zu tun ist. Es gibt drei Arten der primären Beurteilung: irrelevant, vorteilhaft-positiv und Streß auslösend. Hat ein Ereignis keine Folgen für das Wohlbefinden eines Menschen aus der Sicht dieser Person, dann ist die Einschätzung irrelevant. Die Heimunterbringung wird in dem Falls als irrelevantes Ereignis wahrgenommen. Wird ein günstiges oder definitiv positives Ergebnis erwartet, dann wird die Situation als vorteilhaft bzw. positiv angesehen. Eine Situation wird als streßauslösend empfunden, wenn sie beurteilt wird als:

Tabelle 1 Merkmale der Stichprobe

Variablen und Kategorien	Angabe der Anzahl	(%)
Schulbildung		
Weniger als 9. Klasse	9	30,0
9 bis 12 Jahre	7	23,3
High School mit zusätzlicher Ausbildung	13	43,4
Keine Angaben	1	3,3
Ökonomischer Status		
Weniger als 10 000 Dollar pro Jahr	18	60,0
10 000 bis 25 000 Dollar pro Jahr	9	30,0
25 000 bis 50 000 Dollar pro Jahr	3	10,0
Größere Gesundheitsprobleme	21	70,0
Mobilitätsprobleme		
sensorische Defizite	5	16,7
Diabetes	2	6,7
chronisch obstruktive Lungenerkrankung	1	3,3
Keine Angaben	1	3,3
Art der vorherigen Wohnung		
Unabhängig in eigenem Haus oder Wohnung	20	66,7
Wohneinrichtung für Senioren	10	33,3

Tabelle 2 Bedingungen der Heimunterbringung

Variablen und Kategorien	Anzahl	(%)
Gründe für die Heimunterbringung		
Unfähigkeit, selbständig zu leben	12	40,0
Krankheit oder Verletzung	10	33,3
Notwendigkeit der medizinischen Versorgung oder Anweisung des Arztes	6	20,0
Wunsch der Kinder	2	6,7
Entscheidungszeit vor der Aufnahme ins Pflegeheim		
Weniger als 1 Woche	19	63,3
1 bis 4 Wochen	5	16,7
Mehr als 1 bis 6 Monate	2	6,7
Mehr als 6 Monate	2	6,7
Keine Angaben	2	6,7
Grad der Beteiligung an der Entscheidung, ins Pflegeheim zu gehen		
Keine Beteiligung	11	36,7
Übereinstimmung mit der Familie, Freunden und/oder Pflegeleistungsanbietern hinsichtlich der Notwendigkeit einer Unterbringung im Pflegeheim	7	23,3
Traf die Entscheidung allein	6	20,0
Wählte das Heim für die Unterbringung aus	5	16,7
Keine Angaben	1	3,3
Art der Vorbereitung vor der Unterbringung im Pflegeheim		
Keine Vorbereitung	14	46,7
Sprach mit jemandem, der im Pflegeheim lebt	6	20,0
Wurde mündlich durch die Familie, Freunde und/oder Pflegeleistungsanbieter informiert	5	16,7
Erhielt schriftliche Unterlagen	2	6,7
Besuch im Pflegeheim vor der Unterbringung	2	6,7
Keine Angaben	1	3,3

Übel oder Verlust mit bereits eingetretenem Schaden; Bedrohung bzw. potentiell schädigend oder mit Verlusten verbunden; Herausforderung, d.h. als schwierige Situation, die die Möglichkeit von Bewältigung oder Gewinn in sich birgt (Folkman und Lazarus, 1980). Zwar ist die Einschätzung einer Situation als Herausforderung mit Streß verbunden, aber es handelt sich dabei um eine positive Reaktion, die auf einem höheren Niveau angesiedelt ist als die Einschätzung einer Situation als Bedrohung bzw. schädigender Verlust. Einschätzungen von Situationen als positiv, vorteilhaft oder als Herausforderung sind also günstige oder positive Reaktionen, während Einschätzung von Situationen als Schaden/Verlust und Bedrohung als negative Reaktionen gelten. Bei den primären und sekundären Einschätzungen handelt es sich um wiederholte Prozesse, die eine Neubewertung der Situation ermöglichen. Primäre und sekundäre Einschätzungen werden solange vorgenommen, bis der Stressor entweder neutralisiert ist oder eine Anpassung stattgefunden hat.

Verfahren

Für die *Datensammlung* wurde die Mithilfe der LeiterInnen von neun Einrichtungen für Langzeitpflege in Anspruch genommen. Die LeiterInnen erhielten einen Brief, in dem die Studie beschrieben wurde und in dem sie gleichzeitig um Unterstützung bei der Suche nach HeimbewohnerInnen gebeten wurden, die den Auswahlkriterien für die Teilnahme entsprachen. In einem anschließenden Telefongespräch mit den LeiterInnen wurde ein Termin vereinbart, um über die Studie zu sprechen. Die Leitung bzw. deren Vertretung setzte sich mit den HeimbewohnerInnen zusammen und stellte fest, ob Interesse an der Teilnahme bestand. PflegeheimbewohnerInnen, die sich zur Teilnahme entschlossen hatten, trafen sich mit einer Pflegeforscherin, die ihnen die Studie ausführlich erklärte und um Information und Zustimmungserklärung bat. Während eines 45- bis 60-minütigen Interviews füllten die HeimbewohnerInnen die „Relocation Appraisal Scale“, die „Self Ratings of Physical and Psychosocial Health“ sowie den „Background Information Questionnaire“ aus. Der „Katz-Index“ wurde von einer Pflegekraft ausgefüllt, die den/die HeimbewohnerIn betreute, während die „Behavior Morale Scale“ (BMS) von einer Pflegekraft und von einer Forscherin ausgefüllt wurde, die den/die HeimbewohnerIn kannten. Für die Analyse wurde der Durchschnitt der BMS-Werte der Pflegehilfskraft und der Forscherin verwendet.

Die Instrumente

Bei der „Relocation Appraisal Scale“ (RAS) handelt es sich um ein neu entwickeltes, 79 Items umfassendes Instrument zum Selbstausfüllen. Mit diesem Instrument wird die Bedeutung des Wohnortwechsels und Unterbringung im Pflegeheim auf der Grundlage von fünf Dimensionen bewertet: (1) Schaden/Verlust (17 Items), (2) Bedrohung (18 Items), (3) Herausforderung (17 Items), (4) vorteilhaft/irrelevant (13 Items) und (5) positiv (14 Items). Diese Items wurden entwickelt, um weite Bereiche abzudecken, die laut Angaben in Forschungsarbeiten und in der klinischen Literatur von der Heimunterbringung beeinflußt werden. Zu diesen Bereichen gehören: Verpflichtungen, Lebensstil, körperliche Gesundheit, emotionale Gesundheit, persönlicher Verlust/Entwicklung, Beziehungen, Unabhängigkeit, Kontrolle, Ziele, Finanzlage, Selbstachtung, Mobilität, Selbstpflege und Privatsphäre. Die interne Validität des Fragebogen wurde nachgewiesen mit Hilfe der im Heim untergebrachten älteren Erwachsenen, der Pflegeleistungsanbieter, die mit der Pflege der HeimbewohnerInnen betraut waren, und der Personen, die sich gut mit dem „Streß-Einschätzung-Coping-Modell“ auskannten, auf dessen Grundlage das Instrument entwickelt wurde. Die Reliabilitätskoeffizienten lagen, bezogen auf die innere Konsistenz der RAS, für diese erste Studie bei: Bedrohung, α = 0,88; Schaden/Verlust, α = 0,84; Herausforderung, α= 0,89; vorteilhaft, α = 0,54; und positiv, α = 0,90. Die Konstruktvalidität der RAS wurde in dieser Studie nicht festgestellt. Sie wird in weiteren

Studien ermittelt, wenn im Kontext des theoretischen Bezugsrahmens von Lazarus und Folkman (1984) die Beziehungen zwischen unterschiedlichen Beurteilungen der Heimunterbringung, Coping-Möglichkeiten sowie psychischer und körperlicher Gesundheit untersucht werden. Verwendet wird eine fünf Punkte umfassende Likert-Skala, deren Beantwortungsschema von 1 (stimmt überhaupt nicht) bis 5 (stimmt ganz genau) reicht. Höhere Werte für jede der fünf Subskalen zeigen ein größeres Ausmaß der jeweiligen Dimension an. Beispiele für die Items sind in Tabelle 3 aufgeführt.

Die Selbsteinschätzung der körperlichen und psychischen Gesundheit wurde mit Hilfe von „Cantril-Skalen" bewertet. Bei diesem Instrument handelt es sich um eine 10 Punkte umfassende Skala mit gleich großen Intervallen von 1 bis 10. Die 1 bedeutet schlechte körperliche oder psychische Gesundheit, die 10 steht für tadellose körperliche oder psychische Gesundheit (Palmore und Luikart, 1972). Die TeilnehmerInnen wurden gebeten, ihre körperliche oder psychische Gesundheit mit Hilfe der Skalen einzuschätzen. Bei den älteren Versuchspersonen wurde eine abgewandelte Form der „Cantril-Skala" eingesetzt (Engle und Graney, 1985-1986), deren durch Test und Testwiederholung ermittelter Reliabilitätskoeffizient laut Angaben bei 0,57 lag (Palmore und Luikart, 1972).

Der „Katz-Index of Independence in Activities of Daily Living" wurde eingesetzt, um die Unabhängigkeit der Versuchspersonen bei der Durchführung von sechs in festgelegter Reihenfolge ablaufenden Selbstversorgungsfunktionen zu bewerten: (1) Baden, (2) Anziehen, (3) Toilette machen, (4) Gehen, (5) Ausscheiden und (6) Nahrungsaufnahme. Die Beobachterin ordnete jeder der sechs Funktionen auf der Skala einen von drei Graden für unabhängiges bzw. abhängiges Verhalten zu. In Übereinstimmung mit den für das Instrument geltenden Richtlinien bewertete sie diese Aktivitäten des täglichen Lebens bei den Versuchspersonen über einen Zeitraum von 2 Wochen vor der Auswertung. Die Koeffizienten für die „interrater reliability" liegen, bezogen auf den „Katz-Index", bei 0,95 und 0,98 (Kane und Kane, 1981).

Die von MacElveen (1977) entwickelte „Behavior Morale Scale" (BMS) führt beobachtbare Verhaltensweisen auf, die die Stimmungslage anzeigen. Über einen kurzen Zeitraum wurden das verbale und das nonverbale Verhalten der Versuchspersonen beobachtet, und dann wurde jedes der 17 Items der BMS mit Hilfe einer 5-Punkte-Skala bewertet. Die Items beziehen sich auf Ausdruck, Körperhaltung, Motorik, Gesichtsausdruck, Sprechweise, Formulierungsfähigkeit und die generelle Einstellung. Hohe BMS-Werte zeigen eine gute Stimmungslage an. Die Reliabilität für die BMS (Cronbach's Alpha-Koeffizient) lag in der vorliegenden Studie bei 0,94 (Beobachtungen der Forscherin) und bei 0,91 (Beobachtungen der Pflegehilfskraft).

Des weiteren wurde ein „Background Information Questionnaire" entwickelt, um demographische Daten sowie Informationen über situationsbezogene Faktoren zu gewinnen, von denen angenommen wird, daß sie sich auf die Begleiterscheinungen der Heimunterbringung auswirken. Die Fragen beziehen sich auf Alter, Geschlechtszugehörigkeit, ökonomischen Status, Bildungsgrad bzw. Ausbildung, auf die früheren Lebensbedingungen, auf die Beteiligung an der Entscheidung, ins Pflegeheim zu gehen, auf die Dauer des Zeitraums, der für die Entscheidung zur Verfügung stand, sowie auf die Vorbereitung für den Umzug. Alle Instrumente wurden auf Klarheit, Zeitaufwand und leichte Handhabbarkeit vorgetestet.

Der Zeitraum zwischen dem Umzug ins Pflegeheim und dem Interview betrug: weniger als 1 Monat (6,7%); 1 bis 3 Monate (23,3%); 4 bis 6 Monate (36,7%); 7 bis 9 Monate

Tabelle 3 Skala zur Bewertung des Umgebungswechsels durch die Heimunterbringung (Relocation Appraisal Scale) – Beispiele für die Items

Subskalen
Bedrohung
Ich habe Angst, daß meine Freunde und/oder meine Familie sich von mir zurückziehen.
Ich befürchte, daß ich die Kontrolle über mein Leben verlieren könnte.
Ich habe Angst, daß ich in Zukunft viele Dinge aufgeben muß.
Schaden / Verlust
Durch den Umzug habe ich einen großen finanziellen Verlust gehabt.
Die Beziehung zu meinen Freunden und meiner Familie hat sehr gelitten.
Ich habe ein Gefühl des Verlustes, wenn es um Dinge geht, die ich aufgeben mußte.
Herausforderung
Dieser Umzug ist eine Herausforderung für mich, neue Möglichkeiten zu finden, um meine Unabhängigkeit zu behalten.
Es wird schwer werden, allen Verpflichtungen nachzukommen, aber ich bin zuversichtlich, daß ich es kann.
Es ist schwer, sich seine gute Laune zu bewahren, aber ich glaube, daß ich dieser Herausforderung gewachsen bin.
Vorteil/Irrelevant
Dieser Umzug ins Pflegeheim hat keine nachteiligen Auswirkungen auf meinen Lebensstil.
Meine Verpflichtungen sind dieselben wie vor dem Umzug ins Pflegeheim.
Dieser Umzug bedeutet keinen besonderen Streß für mich.
Positive Haltung
Seitdem ich im Pflegeheim bin, geht es mir körperlich besser.
Seit dem Umzug fühle ich mich besser.
Seitdem ich hier bin, fällt es mir leichter, für mich zu sorgen.

(6,7%) und 10 bis 12 Monate (26,7%). Zur Überprüfung der Hypothesen wurden *t*-Tests und Pearson-Produktmomentkorrelationen verwendet.

Ergebnisse

Die erste Hypothese wurde teilweise bestätigt (siehe Tabelle 4). Zwischen den Subskalen auf der RAS „Herausforderung", „Vorteil/irrelevant" und „positive Haltung" und dem „Katz-Index" wurden signifikante negative Beziehungen festgestellt. Dies bedeutet, daß ältere Erwachsene, die die Heimunterbringung als vorteilhaft/irrelevant bzw. positiv empfanden oder sie als Herausforderung ansahen, über größere körperliche Unabhängigkeit verfügten. Zwischen der Einschätzung als „Schaden/Verlust" und den Werten auf dem „Katz-Index" wurde eine positive Beziehung festgestellt: Das heißt, HeimbewohnerInnen, die die Unterbringung als Schaden/Verlust einschätzten, waren körperlich weniger unabhängig. Die Einschätzung als „Bedrohung" stand in keinem signifikanten Zusammenhang mit der körperlichen Unabhängigkeit. Eine signifikant negative Beziehung ergab sich zwischen der Einschätzung als „Bedrohung" und der psychischen Gesundheit, jedoch stand diese Einschätzung in keinem signifikanten Zusammenhang mit der Selbsteinschätzung der psychischen Gesundheit. Die Mittelwerte für die Einschätzung der psychischen und der körperlichen Gesundheit betrugen 6,90 (S = 2,60) bzw. 5,50 (S = 2,37). Die positiveren Einschätzungen der Heimunterbringung (positiv, vorteilhaft/irrelevant und Herausforderung) standen in signifikantem Zusammenhang mit einer besseren Stimmungslage, während die negativen Einschätzungen (Bedrohung und Schaden/Verlust) mit einer schlechteren Stimmungslage gekoppelt waren.

Die zweite Hypothese wurde nicht bestätigt. Bei der Analyse der Gruppe nach Geschlechtszugehörigkeit, früheren Wohnverhältnissen und der Beteiligung an der Entscheidung, ins Heim zu gehen, konnten bei keiner der Subskalen der RAS unterschiedliche Werte festgestellt werden.

Die dritte Hypothese wurde teilweise bestätigt. Das Niveau der Schulbildung war negativ mit der Einschätzung der Heimunterbringung als „Herausforderung" (r = -0,31; p < 0,05) und mit positiven Einschätzungen (r = – 0,33; p < 0,05) korreliert. Zwischen den verschiedenen Einschätzungen der Heimunterbringung und dem Alter oder dem ökonomischen Status wurde keine signifikante Beziehung ermittelt.

Die anderen situationsbezogenen Variablen standen sowohl mit einigen Subskalen der RAS als auch mit der körperlichen Unabhängkeit und mit der Stimmungslage in Beziehung. Die Länge der Entscheidungszeit vor der Heimunterbringung war negativ mit den Werten für die Einschätzung als „Herausforderung" (r = – 0,39; p < 0,05) und positiv mit den Werten für die Einschätzung als „Schaden/Verlust" (r = 0,46; p < 0,01) korreliert. Die Vorbereitung auf den Umzug war positiv mit den Werten für eine positive Einschätzung der Heimunterbringung (r = 0,36; p < 0,05) und den Werten der BMS (r = 0,35; p < 0,05) korreliert; sie war negativ korreliert mit den Werten für die Einschätzung als „Schaden/Verlust" (r = -0,33; p 0,05) und den Katz-Werten (r= -0,40; p < 0,05).

Tabelle 4 Pearson-Produktmomentkorrelationen zwischen den Subskalen der RAS, „Katz-Index", „Self Ratings of Health" und den Werten der „Behavior Morale Scale"

Subskalen für die Einschätzung der Heimunterbringung	Katz-Index	Einschätzung der psychischen Gesundheit	Einschätzung der körperlichen Gesundheit	„Behavior Morale Scale"
Bedrohung	0,13	– 0,40 *	– 0,21	– 0,42 *
Schaden/Verlust	0,32 *	– 0,20	– 0,41	– 0,44 *
Herausforderung	– 0,32 *	0,23	0,07	0,33 *
Vorteil/Irrelevant	– 0,35 *	0,11	0,16	0,56 **
positive Haltung	– 0,40 *	0,15	– 0,02	0,40 *

* p 0,05; ** p 0,00

Diskussion

Menschen, die in ein Pflegeheim gehen, werden selten gefragt, wie sie den Umzug bewerten. Die Ergebnisse legen nahe, daß die Einschätzung bzw. Bedeutung der Heimunterbringung ein wichtiger Faktor ist, der in Beziehung zur körperlichen Unabhängigkeit der HeimbewohnerInnen, zur Einschätzung der psychischen Gesundheit und zur Stimmungslage steht. Je mehr die Heimunterbringung als „Herausforderung" angesehen wird oder je mehr sie als „vorteilhaft" bzw. „positiv" empfunden wird, desto größer ist die körperliche Unabhängigkeit. Je mehr sie dagegen als „Schaden/Verlust" angesehen wird, desto geringer ist die körperliche Unabhängigkeit. Diese Ergebnisse stimmen mit anderen Studien überein, in denen mehr negative Begleiterscheinungen der Heimunterbringung bei Menschen mit eingeschränkter oder beeinträchtigter körperlicher Funktionsfähigkeit festgestellt wurden (Killian, 1970; Pino et al., 1978). Die Einschätzung als „Bedrohung" stand in keinem signifikanten Zusammenhang mit funktionalen Fähigkeiten. Diese Einschätzung ist auf die Zukunft gerichtet und bezieht sich auf Schäden und Verluste, die noch nicht eingetreten sind, aber erwartet werden. Dieses nichtsignifikante Ergebnis kann damit erklärt werden, daß die Heimunterbringung bereits stattgefunden hat und daß viele Versuchspersonen in ihrer jetzigen Umgebung nur in beschränktem Umfang zukunftsorientiert sind. In dem Maße, wie die Einschätzung der Heimunterbringung als Bedrohung steigt, bewerten ältere Erwachsene ihre psychische Gesundheit als schlechter. Das Fehlen signifikanter Ergebnisse für die Beurteilung der psychischen Gesundheit kann einerseits auf die kleine Stichprobe, andererseits auf die Schwierigkeiten zurückgeführt werden, die viele Versuchspersonen hatten, die Auswirkungen des Alters auf die psychische Gesundheit von den Auswirkungen der Heimunterbringung auf die psychische Gesundheit abzugrenzen.

Die Ergebnisse dieser Studie deuten darauf hin, daß die positiven Einschätzungen (d.h. Einschätzungen als „Herausforderung" sowie eine Haltung, die die Heimunterbringung als „vorteilhaft" oder „positiv" ansieht) mit hohen Werten für die Stimmungslage verknüpft waren. Negative Einschätzungen als „Schaden/Verlust" und „Bedrohung" waren dagegen mit niedrigen Werten für die Stimmungslage korreliert. Da die Stimmungslage eher ein wechselnder Zustand als ein Charakterzug oder eine unveränderliche Eigenschaft ist, wirken sich möglicherweise viele andere situationsbezogene Determinanten, z.B. die Bedeutung der Unterbringung in einem Pflegeheim, auf die Stimmungslage aus, aber sie bieten auch Ansatzpunkte für Interventionen. Wenn PflegeheimbewohnerInnen lernen, wie sie eine positivere Neubewertung der Heimunterbringung vornehmen können, kann dies wiederum ihre Stimmungslage verbessern.

Es konnten keine signifikanten Unterschiede zwischen PflegeheimbewohnerInnen festgestellt werden, die vor der Heimunterbringung unabhängig gelebt hatten, und solchen, die in einer Wohneinrichtung für SeniorInnen gewohnt hatten, was mit der Ähnlichkeit der Umgebung zusammenhängen kann. Diese Ergebnisse stimmen mit denen von Borup (1982) überein, die feststellte, daß umgebungsbedingte Unterschiede keine Auswirkungen auf die Begleiterscheinungen der Heimunterbringung zeigten.

Es überrascht, daß die Ergebnisse keine signifikanten Unterschiede in der Einschätzung der Heimunterbringung zwischen denjenigen zutage förderten, die an der Entscheidung über die Heimunterbringung beteiligt waren, und denen, die keinen Einfluß darauf hatten. Diese Ergebnisse stehen auch im Widerspruch zu früheren Forschungsergebnissen, aus denen hervorgeht, daß eine Beteiligung an der Umzugsentscheidung eine wichtige Rolle bei der positiven Beurteilung der Heimunterbringung spielt (Carp, 1977; Lawton und Yaffe, 1979). Durch die eigene Beiteiligung wird der Wechsel als kontrollierbarer und vorhersehbarer empfunden, wodurch schädliche Auswirkungen auf die Person vermindert werden (Schulz und Brenner, 1977). Das Fehlen signifikanter Unterschiede kann auf die Umstände der Beteiligung zurückzuführen sein. Achtzehn Versuchspersonen bestätigten eine Beteilung am Entscheidungsprozeß; von diesen gaben 63% an, daß ihnen für die Entscheidung ein Zeitraum von weniger als 1 Woche vor der Aufnahme zur Verfügung stand. Diese kurze Entscheidungsfrist war in den meisten Fällen durch einen Krankenhausaufenthalt vor der Heimunterbringung bedingt. Die Beteiligung an der Entscheidung über die Heimunterbringung kann durch ein streßauslösendes Ereignis, nämlich den Krankenhausaufenthalt, beeinflußt worden sein, und es ist möglich, daß das Ausmaß der Kontrolle und Vorbereitung in Wirklichkeit begrenzt war. Möglicherweise sind die Zeitspanne, die für die Entscheidung über die Heimunterbringung zur Verfügung stand, und die Vorbereitung auf den Umzug für die Einschätzung der Heimunterbringung weitaus wichtigere Variablen als die Beteiligung an der Entscheidung über die Heimunterbringung. Die Ergebnisse zeigen, daß die Einschätzung als „Herausforderung" um so größer und die als „Schaden/Verlust" um so niedriger war, je weniger Zeit den PflegeheimbewohnerInnen für die Entscheidung blieb. Die Vorbereitung auf die Heimunterbringung war gekoppelt mit höheren positiven Beurteilungen, niedrigeren Werten für „Schaden/Verlust" sowie mit einer höheren körperlichen Unabhängigkeit und einer besseren Stimmungslage.

Alter und ökonomischer Status standen in keinem signifikanten Zusammenhang mit der Einschätzung der Heimunterbringung, auch die Geschlechtszugehörigkeit spielte keine Rolle. Die nur kleine Auswahl der männlichen Versuchspersonen kann sich auf diese Ergebnisse ausgewirkt haben. Unvermuteterweise waren die Einschätzung als „Herausforderung" sowie die anderen positive Beurteilungen negativ mit dem Niveau der Schulbildung der HeimbewohnerInnen korreliert. Je höher dieses Niveau war, desto niedriger lagen die Werte für die Einschätzung als „Herausforderung" und für die anderen positiven Beurteilungen der Heimunterbringung. Zur Erklärung dieser Ergebnisse bedarf es weiterer Forschungsarbeiten. Es mag sein, daß ältere Erwachsene mit einer höheren Schulbildung mehr über die Heimunterbringung wissen und sie deshalb nicht so sehr als Herausforderung betrachten; es ist auch möglich, daß sie mehr Annehmlichkeiten aufgeben mußten, die sie hatten, als sie unabhängig lebten, und daß sie aus diesem Grunde die Heimunterbringung als weniger positiv empfinden.

Grenzen der Studie und Empfehlungen für weitere Forschungsarbeiten

Die Ergebnisse können durch die Grenzen der Studie beeinflußt worden sein. Untersucht wurde eine Gelegenheits-Stichprobe, die sich in erster Linie aus gesunden weiblichen Versuchspersonen zusammensetzte. Die Versuchspersonen lebten ein Jahr oder weniger in dem Pflegeheim; dadurch war es schwierig zu ermitteln, ob die Beurteilung der Heimunterbringung sich tatsächlich auf diese Veränderung der Lebensumstände bezog oder eher mit dem seitherigen Leben in der Einrichtung, mit dem wechselnden Personal, den wechselnden Gesundheitsdiensten und mit Besonderheiten der sozialen Aktivitäten zusammenhängt. Die Empfehlungen für weitere Forschungsarbeiten lauten: Es muß eine größere randomisierte Stichprobe untersucht werden, um die Verallgemeinerbarkeit der Ergebnisse zu erleichtern; außerdem sollte eine Längsschnittstudie über die Einschätzung der Heimunterbringung vor der eigentlichen Unterbringung und mehrmals während des ersten Jahres nach der Unterbringung geplant werden, damit einerseits Veränderungen in der Einschätzung über einen gewissen Zeitraum erforscht werden können und andererseits festgestellt werden kann, wie diese Veränderungen sich auf die Funktionsfähigkeit, die Stimmungslage und die Einschätzungen der Gesundheit durch die HeimbewohnerInnen auswirken. Es ist außerdem angebracht, die „Relocation Appraisal Scale“ weiteren Reliabilitätstests mit einer größeren, heterogeneren Population von PflegeheimbewohnerInnen zu unterziehen. Die Subskalen der „Relocation Appraisal Scale“ verfügen, mit Ausnahme der Subskala „Irrelevant“ über eine gute Reliabilität. Drei Items dieser Subskala hatten einen Wert von weniger als 0,1 korrigierte Item-Korrelation. Zu diesen Items gehörten „Dieser Umzug wirkt sich nicht nachteilig auf meine finanzielle Absicherung aus“; „Dieser Umzug wirkt sich nicht nachteilig auf meine Beziehung zu anderen aus“; und „Dieser Umzug hat sich nicht nachteilig auf meine Möglichkeiten ausgewirkt, mobil zu bleiben oder mich frei zu bewegen“. Wenn bei weiteren Überprüfungen des Instruments diese störenden Items überarbeitet oder ausgeschlossen und durch geeignete Items ersetzt werden, dann kann man von einer besseren Reliabilität dieser Subskala ausgehen.

Implikationen

Die Ergebnisse dieser Studie haben Auswirkungen auf die Pflege, wenn es um die psychische Betreuung von PflegeheimbewohnerInnen geht. Bei der praktischen Verwertung dieser Implikationen ist jedoch Vorsicht geboten, da sich die RAS im Anfangsstadium der Entwicklung befindet und weitere Tests und Bewertungen erforderlich sind. Es war jedoch erforderlich, Strategien zu entwickeln und zu implementieren, auf deren Grundlage die Einschätzung der Heimunterbringung durch die PflegeheimbewohnerInnen bewertet werden konnte. Die Beurteilung der Bedeutung der Heimunterbringung für ältere Menschen kann durchaus mit Hilfe von Fragebögen wie der „Relocation Appraisal Scale“ erfolgen, wenn diese Beurteilung als Teilaspekt in die Betreuung vor oder bei der Aufnahme ins Pflegeheim integriert wird. Aufgrund solcher Beurteilungen kann man Erkenntnisse über unterschiedliche Einschätzungen der Heimunterbringung gewinnen, und man kann Personen identifizieren, die gegenüber der Heimunterbringung negativ eingestellt sind, was zu psychischen Gesundheitsproblemen oder einer schlechten Stimmungslage führen kann. Des weiteren können Problembereiche, wie z.B. finanzielle Sorgen oder Schwierigkeiten, die mit der Einhaltung von Verpflichtungen und unerwünschten Veränderungen des Lebensstils zusammenhängen, genau festgestellt werden. Wenn die Betreuung vor der Aufnahme ergibt, daß ein älterer Mensch eine negative Einstellung gegenüber der Heimunterbringung hat, dann kann das Pflegepersonal sich dieser Person annehmen und ihr helfen, effektive Coping-Strategien und Mittel zu mobilisieren, um die Heimunterbringung erfolgreich zu gestalten. Die Einschätzung der Heimunterbringung kann sich im Laufe der Zeit verändern. Dies zeigt, daß es notwendig ist, die PflegeheimbewohnerInnen in bestimmten Abständen eine Neubewertung ihrer Unterbringung im

Pflegeheim vornehmen zu lassen und sich nicht nur auf die anfängliche Bewertung zu verlassen.

Wenn es um die Unterbringung in einem Pflegeheim geht, dann sollte Vorbereitung für alle älteren Menschen und ihre Familien integraler Bestandteil jeglicher Planung sein; dabei müssen auch die positiven Aspekte der neuen Umgebung thematisiert werden. Menschen mit einer negativen Einstellungen können durch entsprechende Vorbereitung und Beratung lernen, die Heimunterbringung unter einem positiveren Aspekt zu bewerten. Dabei könnten folgende Punkte thematisiert werden: positive und negative Aspekte der Heimunterbringung; Schwierigkeiten und Bedürfnisse, die sich während der Betreuung herauskristallisiert haben; Wahlmöglichkeiten der PflegeheimbewohnerInnen in Bezug auf ihre neue Umgebung, z.B. die bevorzugte Etage, Besitz, Raum und Mitbewohner. Zur Vorbereitung sollte auch ein Gespräch über die schriftlichen Informationen zu den Aufnahmekriterien, finanziellen Voraussetzungen, Aktivitäten, Programmen und Besuchsplänen gehören; ferner sollten die medizinische und die pflegerische Betreuung im Pflegeheim sowie Ausflüge und Dia-Vorführungen der Einrichtung angesprochen werden. Darüber hinaus müssen Möglichkeiten für Fragen und Informationen im Zusammenhang mit der neuen Umgebung bereitgestellt werden. Es kann sein, daß einige ältere Menschen emotionale und soziale Unterstützung vor, während und nach der Heimunterbringung durch das Pflegepersonal benötigen. Dies kann in effektiver Weise durch ein Pflegesystem geleistet werden, das Bezugspersonen bereitstellt. Eine Betreuerin besucht dann den/die HeimbewohnerIn täglich und hilft ihr oder ihm, die Heimunterbringung als Hilfe und nicht als eine negative Erfahrung zu betrachten. Sie vermittelt eine optimistische und positive Einstellung gegenüber der Heimunterbringung und sorgt dafür, daß der/die PflegeheimbewohnerIn sinnvoll in das Leben im Pflegeheim einbezogen wird. Vorbereitung und Beratung können dazu beitragen, daß der Prozeß der Heimunterbringung voraussehbarer wird, und daß das Gefühl der Kontrollierbarkeit zunimmt, das wiederum eine positive Einstellung gegenüber der Heimunterbringung fördern und so psychischen Gesundheitsprobleme verringern kann. Die Ergebnisse legen nahe, daß ein Zusammenhang zwischen der Einschätzung der Heimunterbringung und der psychischen Gesundheit, der Stimmungslage und der körperlichen Unabhängigkeit der PflegeheimbewohnerInnen besteht. Das Pflegepersonal muß die Einschätzung der Heimunterbringung durch ältere Menschen bewerten, damit entsprechende Strategien, die zu einer erfolgreichen Heimunterbringung beitragen oder dem damit verbundenen Streß vorbeugen, effektiv geplant und implementiert werden können.

Literaturverzeichnis

Amenta, M., Weiner, A., & Amenta, D. (1984). Successful relocation. *Geriatric Nursing*, 11, 356-360.

Blenker, M. (1967). Environment change and the aging individual. *The Gerontologist*, 7, 101-105.

Borup, J.H. (1982). The effects of varying degresson inter-institutional environmental changes on long-term care patients. *The Gerontologist*, 22, 409-417.

Borup, J.H., Gallego, D.T., & Hefferman, P. (1980). Relocation: it's effects on health functioning and mortality. *The Gerontologist*, 20, 468-479.

Bourestom, N.C., & Pastalan, L. (1975). *Final report, forced relocation: setting, staff and patient effects.* University of Michigan, Ann Arbor: Institute of Gerontology.

Burnette, K. (1986). Relocation and the elderly: changing perspectives. *Journal of Gerontological Nursing*, 12, 6-11.

Carp, F.M. (1977). The impact of environmental settings on the lives of older people. *The Gerontologist*, 7, 106-108.

Engle, V.E., & Graney, M.J. (1985-86). Self-assessed and functional health of older women. *International Journal of Aging and Human Development*, 22, 301-313.

Folkman, S., & Lazarus, R.S. (1980). An analysis of coping in a middle-aged community sample. *Journal of Health and Social Behavior*, 21, 219-239.

Freudenheim, M. (1987). Officials warn of gaps in insurance for the aged. *New York Times*, Jan. 16.

Gass, K.A. (1987). The health of conjugally bereaved older widows: the role of appraisal, coping and resources. *Research in Nursing and Health*, 10, 39-47.

Gass, K.A., & Chang, A.S. (1989). Appraisal of bereavement, coping, resources, and psychosocial health dysfunction in widows and widowers. *Nursing Research*, 38, 31-36.

Haddad, L. (1981). Intra-institutional relocation: measured impact upon geriatric patients. *Journal of the American Geriatrics Society,* 29, 86-88.

Hasselkus, B.R. (1978). Relocation stress and the elderly. *The American Journal of Occupational Therapy*, 32, 631-636.

Kane, R.A., & Kane, R.L. (1981). *Assessing the elderly: a practical guide to measurement*. Lexington, MA: Lexington Books, DC Heath.

Kapp, M.B. (1991). Health care decision making by the elderly: I get by with a little help from my family. *The Gerontologist*, 31, 619-623.

Kasl, S.V. (1972). Physical and mental effects of involuntary relocation and institutionalization on the elderly: a rerview. *American Journal of Public Health*, March, 3177-383.

Killian, E.C. (1970). Effects of geriatric transfer on mortality rates. *Social Work*, 15, 19-26.

Kowalski, N.C. (1978). Fire at a home for the aged: a study of short term mortality following dislocation of elderly residents. *Journal of Gerontology*, 33, 601-602.

Kowalski, N.C. (1981). Institutional relocation: current programs and applied approaches. *The Gerontologist*, 21, 512-519.

Lawton, M.P., & Yaffe, S. (1970). Mortality and morbidity and voluntary change of residence by older people. *Journal of the American Geriatrics Society*, 18, 823-831.

Lazarus, R.S., & Folkman, S. (1984). *Stress, appraisal and coping*. New York: Springer.

Lieberman, M.A. (1961). Relationship of mortality rates to entrance to a home for the aged. *Geriatrics*, 16, 515-519.

MacElveen, P.M. (1977). An observational measure of patient morale: the behavior-morale scale. In M. Batey (Ed.), *Communicating nursing research: nursing research in the bicentennial year* (Vol. 9). Boulder, CO: Western Interstate Commission for Higher Education.

Mirotznik, J., & Ruskin, A.P. (1984). Institutional relocation and ist effects on health. *The Gerontologist*, 24, 286-291.

Nirenberg, T.D. (1983). Relocation of institutional elderly: *Journal of Consulting and Clinical Psychology*, 51, 693-701.

Oberst, M.T., Thomas, S.E., Gass, K.A., & Ward, S.E. (1989). Caregiving demands and appraisal of stress among family caregivers. *Cancer Nursing*, 12, 209-215.

Pablo, R.Y. (1977). Intra-institutional relocation: its impact on longterm care patients. *The Gerontologist*, 17, 426-435.

Palmore, E., & Luikart, C. (1972). Health and social factors related to life satisfaction. *Journal of Health and Social Behavior*, 13, 68-80.

Pino, C.J., Rosica, L.M., & Carter, T.J. (1978). The differential effects of relocation on nursing home patients. *The Gerontologist*, 18, 167-172.

Pohl, J.M., & Fuller, S.S. (1989). Perceived choice, social interaction, and dimensions of morale of residents in a home for the aged. *Research in Nursing and Health*, 3, 147-157.

Poplawski, B. (1983). The stress of relocation. *Nursing Homes*, 11, 33-34.

Pruncho, R.A., & Resch, N. (1988). Institutional relocation: mortality effects. *The Gerontologist*, 28, 311-317.

Raasoch, J., Willmuth, R., Thomson, L., & Hyde, R. (1977). Intra-hospital transfer: effects on chronically ill psychogeriatric patients. *Journal of the American Geriatric Society*, 25, 281-284.

Rosswurm, M.A. (1983). Relocation and the elderly. *Journal of Gerontological Nursing*, 9, 632-637.

Schulz, R., & Brenner, G. (1977). Relocation of the aged: a review and theoretical analysis. *Journal of Gerontology*, 32, 323-333.

Spasoff, R., Kraus, A., Beattie, E., Holden, D., Lawson, J., Rodenburg, M., & Woodcock, G. (1978). A longitudinal study of elderly residents of long-stay institutions. *The Gerontologist*, 18, 281-292.

Stein, S., Linn, M.W., & Stein, E.M. (1985). Patients' anticipation of stress in nursing home care. *The Gerontologist*, 25, 88-94.

Thomasma; M., Yeaworth, R.C., & McCabe, B.W. (1990). Moving day: relocation and anxiety in institutionalized elderly. *Journal of Gerontological Nursing*, 16, 18-25.

Wolanin, M. (1978). Relocation of the elderly. *Journal of Gerontological Nursing*, 4, 47-50.

Young, H. (1990). The transition of relocation to a nursing home. *Holistic Nursing Practice*, 4, 74-83.

Zweig, J.P. & Csank, J.Z. (1975). Effects of relocation on chronically ill geriatric patients of a medical unit: mortality rates. *Journal of the American Geriatric Society*, 23, 132-136.

Einführung in die kritische Bewertung – Nr. 2

Diese kritische Bewertung untersucht die Forschungsarbeit von Gass, Gaustad und Hughes (1992), in der „der Zusammenhang zwischen der Einschätzung der Heimunterbringung und dem psychischen und körperlichen Gesundheitszustand, der Stimmungslage, der körperlichen Unabhängigkeit sowie den demographischen und situationsbezogenen Faktoren von 30 PflegeheimbewohnerInnen erforscht wurde“. Ziel dieser kritischen Bewertung ist es, auf der Grundlage des Berichtes und seines potentiellen Wertes für die Pflegepraxis Aussagen über die Qualität dieser Forschungsarbeit zu machen.

Darstellung des Problems und der Absicht

Ziel dieser Studie ist die „Untersuchung des Zusammenhangs zwischen der Einschätzung der Heimunterbringung durch die PflegeheimbewohnerInnen und (1) ihrer körperlichen Unabhängigkeit, (2) der subjektiv wahrgenommenen körperlichen und psychischen Gesundheit, (3) der Stimmungslage sowie (4) der demographischen und situationsbezogenen Faktoren einschließlich Alter, Geschlechtszugehörigkeit, ökonomischem Status, Bildungsgrad, Beschaffenheit der früheren Wohnung und Grad der Beteiligung an der Entscheidung, ins Pflegeheim zu gehen“ (S. 241). Anhand der in dieser Studie untersuchten Variablen soll ermittelt werden, ob es eine Beziehung zwischen der Einschätzung der Heimunterbringung durch die PflegeheimbewohnerInnen und ihrer subjektiv wahrgenommenen körperlichen und psychischen Gesundheit, der Stimmungslage und den demographischen und situationsbezogenen Faktoren gibt. Bei der Stichprobe handelt es sich um PflegeheimbewohnerInnen.

Die Autorinnen belegen die Relevanz des Problems einer Heimunterbringung durch den Verweis auf die wachsende Anzahl von Menschen über 65 Jahre in den USA. Diese Entwicklung hat zu einem erhöhten Pflegebedarf geführt, wozu auch die Unterbringung im Pflegeheim gehört. Die potentiellen Auswirkungen einer Heimunterbringung auf die Gesundheit, die möglicherweise Krankheit und Tod zur Folge haben, sprechen für die Durchführung weiterer Studien.

Überprüfung der Literatur und der Definitionen

In Übereinstimmung mit der Absicht der Studie konzentriert sich die Literaturüberprüfung auf folgende Konzepte: Erfahrungen älterer Menschen im Zusammenhang mit einer Heimunterbringung; Gesundheit von im Heim lebenden älteren Menschen; Faktoren, die mit Begleiterscheinungen einer Heimunterbringung in Zusammenhang stehen; Bewertung der Bedeutung, die der Heimunterbringung beigemessen wird. Die Einschätzung der Heimunterbringung wird als ein Faktor identifiziert, der sich mit hoher Wahrscheinlichkeit auf die Begleiterscheinungen der Heimunterbringung auswirkt; dieser Faktor gilt als so entscheidend, „weil er die Einschätzung die Coping-Reaktionen steuert“ (S. 241). Die Einschätzung der Heimunterbringung wird konzeptuell definiert als „die Bedeutung, die die älteren Menschen der Heimunterbringung beimessen“ (S. 241). Das „Streß-Einschätzung-Coping-Modell“ von Lazarus und Folkman bildet die Grundlage für die Untersuchung der Beziehungen zwischen diesen Variablen.

Die Autorinnen verweisen auf eine Lücke in der Literatur, das heißt auf einen Mangel an Studien, in denen die Bedeutung der Heimunterbringung im Zusammenhang mit prognostischen Faktoren und den Folgen für die Gesundheit systematisch erforscht wird.

Bei der Mehrzahl der von den Autorinnen angeführten Quellen handelt es sich um Primärquellen. Die Quellenangabe von Spasoff et al., in der die Autorinnen über ihre Forschungsarbeit berichten, stellt eine Primärquelle dar (zitiert in Gaßet al., 1992). Bei dem Artikel von Kasl (zitiert in Gaßet al., 1992) scheint es sich um eine Literaturüberprüfung und somit um eine Sekundärquelle zu handeln.

Folgende Meßmethoden bzw. Operationalisierungen der Variablen werden verwendet: die „Relocation Appraisal Scale“ für die Bewertung der Einschätzung der Heimunterbringung durch die PflegeheimbewohnerInnen, „Self-Ratings of Physical und Psychological Health“ für die Bewertung des Gesundheitszustandes, der „Katz Index of Independence of Daily Living“ für die Beurteilung der körperlichen Unabhängigkeit (von BeobachterInnen durchgeführte Beobachtung), und die „Behavior Morale Scale“ für die Bewertung der Stimmungslage. Die Daten über den ökonomischen Status, Schulbildung, frühere Wohnung, Länge der Entscheidungsfrist vor der Heimunterbringung und die Beteiligung der Versuchspersonen an der Entscheidung, ins Pflegeheim zu gehen, wurden mit dem „Background Information Questionnaire“ gewonnen.

Hypothesen und/oder Forschungsfragen

Es werden keine Forschungsfragen formuliert; stattdessen werden in Übereinstimmung mit der Literaturüberprüfung drei Hypothesen in wissenschaftlich adäquater Form aufgestellt:

1. Im Pflegeheim untergebrachte, ältere Erwachsene, die die Heimunterbringung positiver einschätzen, verfügen über eine höhere körperliche Unabhängigkeit, schätzen ihren körperlichen und psychischen Gesundheitszustand selbst höher ein und haben eine bessere Stimmungslage als ältere Erwachsene, die die Heimunterbringung weniger positiv beurteilen.
2. Bei neu im Pflegeheim aufgenommenen älteren Erwachsenen zeigen sich Unterschiede in der Beurteilung der Heimunterbringung in Abhängigkeit von der Art der früheren Umgebung, der Beteiligung an der Entscheidung, ins Pflegeheim zu gehen und der Geschlechtszugehörigkeit.
3. Es besteht eine Beziehung zwischen der Einschätzung der Heimunterbringung durch ältere Erwachsene und ihrem Alter, ihrem ökonomischem Status und dem Niveau ihrer Schulbildung. (S. 241)

Bei der ersten Hypothese handelt es sich um eine gerichtete Hypothese, die postuliert, daß die Versuchspersonen, die die Heimunterbringung positiver beurteilen, über größere körperliche Unabhängigkeit verfügen und ihren Gesundheitszustand sowie ihre Stimmung besser einschätzen. Die Hypothesen zwei und drei sind ungerichtet, da sie Unterschiede und Beziehungen, aber keine Richtung postulieren. Dies steht im Einklang mit der Literaturüberprüfung.

In der ersten Hypothese stellt die Einschätzung der Heimunterbringung die unabhängige Variable dar; körperliche Unabhängigkeit, Selbsteinschätzung des körperlichen und psychischen Gesundheitszustandes und die Stimmungslage sind die abhängigen Variablen. In der zweiten Hypothese sind die Beschaffenheit der früheren Wohnung, die Beteiligung an der Entscheidung, ins Pflegeheim zu gehen, sowie die Geschlechtszugehörigkeit die Variablen, die sich auf die Einschätzung der Heimunterbringung auswirken. Die dritte Hypothese postuliert eine Beziehung zwischen dem Alter, dem ökonomischen Status, dem Niveau der Schulbildung älterer Erwachsener und ihrer Einschätzung der Heimunterbringung.

Die Stichprobe

Die Stichprobe wurde wie folgt ausgewählt: Die Forscherinnen nahmen Kontakt zu neun LeiterInnen von Einrichtungen für die Langzeitpflege auf, die ältere PflegeheimbewohnerInnen ausfindig machten, welche die Voraussetzungen für die Beteiligung an der Studie erfüllten. Dann traf sich eine Pflegeforscherin mit den interessierten HeimbewohnerInnen und erklärte ihnen die Studie. Diejenigen, die einverstanden waren, nahmen an der Studie teil. Somit handelt es sich hier um eine Gelegenheitsstichprobe, die zur Vorsicht bei über die Stichprobe hinausgehenden Verallgemeinerungen mahnt. Die Stichprobe deckt sich mit der Population, die in der Darstellung der Absicht als PflegeheimbewohnerInnen identifiziert wird. In Anbetracht der Anzahl der zu untersuchenden Variablen ist die Stichprobe klein. Diese Größe kann jedoch wegen des frühen Stadiums, in dem sich die Erforschung des Problems befindet, und aufgrund des Piloteinsatzes der neu entwickelten „Relocation Appraisal Scale“ als adäquat angesehen werden.

Das Forschungsdesign

Gass et al. (1992) verwenden ein nicht-experimentelles Design, genauer gesagt, ein Korrelationsdesign. Dieses ist den nicht-experimentellen Designs zuzuordnen, weil die unabhängige Variable nicht manipuliert wird. Mit diesem Design kann untersucht werden, ob eine Beziehung zwischen zwei oder mehr Variablen besteht; außerdem kann man die Richtung und die Stärke der Beziehungen ermitteln. Das Design stimmt mit der Absicht der Studie überein, in der es um die Untersuchung der Beziehung zwischen der Einschätzung der Heimunterbringung und den aus der Literaturüberprüfung abgeleiteten Variablen geht. Der theoretische Stress-Coping-Bezugsrahmen bildet die Grundlage für die Beschreibung der Beziehungen zwischen den Variablen, die in den drei Hypothesen formuliert wird.

Die innere Validität

Obwohl Gefahren für die innere Validität in erster Linie bei experimentellen Forschungsdesigns auftreten, muß auch bei Korrelationsdesigns den Beziehungen zwischen den identifizierten Variablen und konkurrierenden Einflüssen, die den Wert der Studie schmälern könnten, besondere Beachtung geschenkt werden. Mögliche Gefahren durch aktuelles Geschehen, Reifung und Mortalität wurden in dieser Studie nicht festgestellt. Durch die Tests bedingte Effekte stellen ebenfalls kein Problem dar, da die Bewertungen nur einmal vorgenommen werden. Selektionseffekte sind wegen der kleinen Gelegenheits-Stichprobe die größte Gefahr für die innere Validität. Der Verzicht auf eine Zufallsauswahl macht die Kontrolle solcher Variablen wie unterschiedliche Lebenserfahrungen der Versuchspersonen und unterschiedliche Aufenthaltsdauer seit der Heimunterbringung unwirksam. Potentielle Gefahren lassen sich im Zusammenhang mit den Instrumenten ausmachen: Zum einen wurden mehrere PflegeassistentInnen eingesetzt, die die Versuchspersonen über einen Zeitraum von zwei Wochen betreuten, um eine Beurteilung des Status der täglichen Lebensbewältigung vornehmen zu können; zum anderen wurde aus den Werten, die die Pflegeassistentin und die Forscherin für die „Behavior Morale Scale" erzielten, der Durchschnittswert ermittelt. Eine Schulung der PflegeassistentInnen für den Umgang mit den Beobachtungsinstrumenten sowie eine Überprüfung der „interrater reliability" werden nicht erwähnt. Durch diese potentiellen Gefahren für die innere Validität ist die Stichhaltigkeit der Ergebnisse begrenzt.

Die äußere Validität

Durch den Selektionseffekt bei der Stichprobenauswahl ist die Verallgemeinerbarkeit auf die Stichprobe begrenzt.

Der Forschungsansatz

Die Methoden

Die Datensammlung erfolgt mit Hilfe von Fragebögen und Beobachtungen. Die Verfahren der Datensammlung sind nach Angaben der Forscherinnen für alle Versuchspersonen die gleichen: Die PflegeheimbewohnerInnen füllten die Fragebögen während eines Interviews aus. Genaue Angaben zum Timing und Ausfüllen des „Katz-Index" und der „Behavior Morale Scale" werden nicht gemacht. Ethische Standards werden offenkundig berücksichtigt; Gass et al. (1992) geben an, daß die Information und Zustimmungserklärung während des Interviews durch eine Pflegeforscherin eingeholt wurde.

Die Instrumente

Die von den PflegeassistentInnen durchgeführten Beobachtungen werden mit Hilfe des „Katz Index of Independence in Activities of Daily Living" bewertet. Sowohl eine Pflegeassistentin als auch eine Pflegeforscherin füllten die „Behavior Morale Scale" aus, wobei das verbale und das nonverbale Verhalten der Versuchspersonen über kurze Zeit beobachtet werden muß. Beide Instrumente verlangen von der Beobachterin eine Beurteilung des beobachteten Verhaltens, damit die körperliche Unabhängigkeit und die Stimmungslage der Versuchsperson eingeschätzt werden kann. Die Tatsache, daß die Schulung der BeobachterInnen nicht beschrieben wird, schränkt die Möglichkeit ein, die Übereinstimmung zwischen den BeobachterInnen bei der Datensammlung zu bewerten.

Des weiteren werden drei Fragebögen eingesetzt. Bei der „Relocation Appraisal Scale" handelt es sich um ein 79 Items umfassendes Instrument, mit dem fünf Dimensionen der Einschätzung bewertet werden können; die Gestaltung gleicht der einer Likert-Skala, deren Antwortmöglichkeiten von 1 bis 5 („stimmt überhaupt nicht" bis „stimmt genau") reichen. In dem Fragebogen „Self-Ratings of Physical and Psychological Health" werden „Cantril-Skalen" verwendet, die zehn Punkte mit gleichen Intervallen umfaßen: 1 (schlechte Gesundheit) bis 10 (ausgezeichnete Gesundheit). Zur Gestaltung des „Background Information Questionnaire" werden jedoch keine Angaben gemacht.

Reliabilität und Validität

Die in dieser Studie verwendete „Relocation Appraisal Scale" weist akzeptable Werte für die folgenden Einschätzungen auf: 0,88 für „Bedrohung", 0,84 für „Schaden/Verlust", 0,89 für „Herausforderung" , 0,54 für „Vorteil" und 0,90 für „positive Haltung". Die Reliabilität (durch Test und Testwiederholung) beträgt für die „Self-Ratings of Physical und Psychological Health" 0,57, was auf Stabilität hindeutet. Zur Reliabilität des „Background Information Questionnaire" werden keine Angaben gemacht. Die „Koeffizienten für die interrater reliability des Katz-Index" von 0,95 und 0,98 (Kane und Kane) werden von Gass et al. (1992, S. 246) zitiert. In der Studie von Gass et al. (1992) werden Cronbach's Alpha-Koeffizienten, die auf Homogenität der „Behavior Morale Scale" hindeuten, mit 0,94 für die Beobachtungen der Pflegeforscherin, und mit 0,91 für die der Pflegeassistentin angegeben. Der Alpha von 0,54 für die Subskala „Vorteil" sowie die

Reliabilität (durch Test und Testwiederholung) von 0,57 für die Selbsteinschätzungs-Skala liegen niedriger als die erwünschte Höhe von 0,70. Die anderen Reliabilitätswerte haben eine akzeptable Höhe.

Die interne Validität der „Relocation Appraisal Scale“ wird „nachgewiesen durch die Mitarbeit der im Heim untergebrachten, älteren Menschen, durch Pflegeleistungsanbieter, die mit der Pflege der im Heim lebenden Menschen betraut waren, und durch Personen, die sich gut mit dem Stress-Einschätzung-Coping-Bezugsrahmen auskannten, auf dessen Grundlage das Instrument entwickelt wurde“ (Gass et al., 1992, S. 244). Zur Validität der anderen Instrumente werden keine Angaben gemacht. In Anbetracht dieser spärlichen Informationen muß sowohl die Validität des Instruments als auch die Verallgemeinerbarkeit in Frage gestellt werden.

Die Datenanalyse

Die Werte für die Subskalen der „Relocation Appraisal Scale“ ergeben sich aus der Addition der entsprechenden Items; es handelt sich somit um Bewertungen auf Intervallniveau. Die mit dem „Katz-Index“ gemeßene körperliche Unabhängigkeit wird von Gass et al. (1992) bei der Analyse als Messung auf Intervallniveau behandelt, obwohl nähere Angaben zur Bestimmung des Meßniveaus fehlen. Für die Selbsteinschätzung des körperlichen und psychischen Gesundheitszustandes wird eine 10-Punkte-Skala mit gleichen Intervallen verwendet; das Meßniveau ist die Intervallebene. Die Ermittlung der Stimmungslage erfolgt auf der Grundlage eines Wertes, der sich aus der Addition von 17 Items auf einer 5-Punkte-Skala ergibt und somit eine Messung auf Intervallniveau darstellt. Die Beschaffenheit der früheren Wohnung, die Beteiligung am Entscheidungsprozeß und die Geschlechtszugehörigkeit werden bei der Analyse durch *t*-Tests anscheinend als Gruppierungsvariablen verwendet und dem Nominalniveau zugerechnet. Alter wird dem Verhältnisniveau zugeordnet. Ökonomischer Status und Niveau der Schulbildung wurden offensichtlich als Messungen auf Intervallniveau behandelt.

Als deskriptive statistische Methoden werden Spannweite, Häufigkeit, Mittelwert, Prozentsatz und Standardabweichung angegeben, als schließende Methode die Pearson-Produktmomentkorrelation. Die eingesetzten deskriptiven Methoden sind in gleichem Maße geeignet wie die schließenden Methoden; sie gehen vom Intervallniveau aus. Mit den Pearson-Korrelationen werden die in den Hypothesen eins und drei spezifizierten Beziehungen überprüft, während die *t*-Tests die in Hypothese zwei prognostizierten Unterschiede untersuchen. Gass et al. (1992) gehen offenbar von 0,05 oder weniger als Alpha-Signifikanzhöhe aus, obwohl dies nicht ausdrücklich angegeben wird.

Für die Darstellung detaillierter Informationen werden vier Tabellen benutzt. Diese sind mit klaren Titeln und Überschriften versehen und sie ergänzen die verbale Datenanalyse; unnötige Wiederholungen werden also vermieden. Das Niveau der Schulbildung, der ökonomische Status, die Entscheidungsfrist vor der Aufnahme ins Pflegeheim sowie die Art der Vorbereitung vor der Heimunterbringung werden in den Tabellen 1 und 2 als kategorische Daten angegeben; somit stellt sich die Frage, ob mit dem „Background Information Questionnaire“ detailliertere Informationen gewonnen werden konnten, die seinen Einsatz als Instrument der Intervallebene für die Überprüfung der Hypothese durch die Pearson-Produktmomentkorrelation ermöglicht hätten.

Schlußfolgerungen, Implikationen, Empfehlungen

Die Ergebnisse der Überprüfung der Hypothesen sind uneinheitlich. Die Hypothesen eins und drei werden teilweise bestätigt. Die zweite Hypothese wird nicht gestützt. Gass et al. (1992) interpretieren die Ergebnisse vor dem Hintergrund des Streß-Einschätzung-Coping-Bezugsrahmens und stellen die Befunde früheren Forschungsarbeiten vergleichend gegenüber.

Die beiden wesentlichen Grenzen sind, wie die Autorinnen ganz richtig angeben, (1) die Größe und die Zusammensetzung der Stichprobe (überwiegend gesunde Frauen) und (2) der zeitliche Rahmen von bis zu einem Jahr nach der Heimunterbringung. Diese Grenzen werden als Faktoren benannt, die die Interpretation der Befunde verschleiern können, wenn es um das Verständnis der Einschätzung der Heimunterbringung geht.

Gass et al. (1992) thematisieren mögliche klinische Implikationen der Studie. Die Autorinnen mahnen zu Recht zur Vorsicht, machen jedoch auch detaillierte Vorschläge für die Verwendung solcher Einschätzungen durch das Pflegepersonal, wenn es darum geht, das Coping älterer Erwachsener und ihrer Familien zu fördern, um „eine Heimunterbringung erfolgreich zu gestalten und den damit verbundenen Streß zu bewältigen bzw. zu verhindern" (S. 251). Sie weisen darauf hin, daß „die Ergebnisse nahelegen, daß die Einschätzung der Heimunterbringung von der psychischen Gesundheit, der Stimmungslage und der körperlichen Unabhängigkeit der Pflegeheimbewohner abhängt" (S. 251). Diese Verallgemeinerung wird vorsichtig angedeutet (wie schon das Wort *nahelegen* ausdrückt), und sie zeigt sehr gut die Komplexität des untersuchten Problems und macht die Vorläufigkeit der damit zusammenhängenden Befunde deutlich.

Die Forscherinnen empfehlen für weitere Forschungsarbeiten eine größere Zufallsstichprobe sowie ein Längsschnittdesign, damit die Beurteilung der Heimunterbringung vor der Einweisung und mehrere Male während des Jahres nach der Einweisung erfolgen kann. Darüber hinaus werden weitere Reliabilitätstest für die „Relocation Appraisal Scale" empfohlen.

Die Verwendbarkeit in der Pflegepraxis

In Anbetracht der Phase, in der sich das Forschungsprogramm befindet, ist die Studie durchaus wertvoll. Zu ihren Stärken zählt die Identifizierung eines Problems, dessen Relevanz Gass et al. (1992) aufzeigen, und für das sie auf der Grundlage eines theoretischen Modells einen konzeptuellen Rahmen schaffen. Sie entwickeln für die Hauptvariable ein Instrument, dessen innere Validität nachgewiesen ist. Die Forscherinnen gehen auf Grenzen ein, wie z.B. die Stichprobengröße und die Notwendigkeit, Reliabilität und Validität der „Relocation Appraisal Scale" weiteren Tests zu unterziehen. Weitere Grenzen sind: fehlende Angaben zur Validität einiger anderer Instrumente und zur Schulung der BeobachterInnen, der Einsatz mehrerer BeobachterInnen und die Ermittlung des Durchschnittwertes aus den Werten der BeobachterInnen.

Die Hauptvariable in dieser Forschungsarbeit – Einschätzung der Heimunterbringung – wurde bis jetzt noch nicht untersucht. Die Forscherinnen machen das Versäumnis deutlich, indem sie aufzeigen, wie relevant die Erforschung dieses Problems ist. Die Befunde früherer Forschungsarbeiten, die einen Bezug zu den für die vorliegende Studie ausgewählten Variablen haben, werden überprüft und mit den eigenen Befunden verglichen.

Es ist offenbar mit keinerlei Risiken verbunden, wenn die Planung einer Heimunterbringung auch eine Beurteilung dieses Vorgangs durch die älteren PatientInnen vorsieht. Die Vorteile sind laut Gass et al. (19922) die Bewältigung und Verhinderung von Streß. Obwohl die mit der Beurteilung verbundenen potentiellen Vorteile wohl tatsächlich vorhanden und Risiken nicht erkennbar sind, kann die klinische Verwendung der Ergebnisse auf der Grundlage dieser Studie nicht gerechtfertigt werden, denn die Ergebnisse sind noch nicht reif für die direkte Umsetzung in der Praxis. Nach dem Stetler-Modell für Forschungsanwendung ist eine Replikation dieser Studie möglich und notwendig (siehe Kapitel 3).

Literaturhinweise

Gass, K.A., Gaustad, G., Oberst, M.T. & Hughes, S. (1992). Relocation appraisal, functional independence, morale, and health of nursing home residents. *Issues in Mental Health Nursing*, 13, 239-253.

Rice, V.H., Mullin, M.H., & Jarosz, P. (1992). Preadmission self-instruction effects on postadmission and postoperative indicators in CABG patients: Partial replication and extension. *Research in Nursing and Health*, 15, 253-259.

Stetler, C.M. (in press). Refinement of the Stetler/Marram model for application of research findings to practice. *Nursing Outlook.*

Zusätzliche Literatur

American Psychological Association. (1983). *Publication manual of the American Psychological Association* (3rd ed.). Washington, DC: Author.

Funk, S.G., Tornquist, E.M., & Champagne, M.T. (1989). A model for improving the dissemination of nursing research. *Western Journal of Nursing Research*, 11, 361-367.

Kerlinger, F.N. (1986). *Foundations of behavioral research* (3rd ed.). New York: Holt, Rinehart, & Winston.

Larson, E. (1989). Using the CURN project to teach research utilization in a baccalaureate program. *Western Journal of Nursing Research*, 11, 593-599.

Stetler, C.B. (1985). Research utilization: Defining the concept. *Image: The Journal of Nursing Scholarship*, 17, 40-44.

Stetler, C.B., & Marram, G. (1976). Evaluating research for applicability in practice. *Nursing Outlook*, 24, 559-563.

20 Die Bewertung eines qualitativen Forschungsberichtes

Helen J. Streubert

Lernziele

Nach der Lektüre dieses Kapitels sollten Sie Folgendes können:

- Den Einfluß des Stils auf die Darstellung eines qualitativen Forschungsberichtes darlegen.
- Die Kriterien für die kritische Bewertung eines qualitativen Forschungsberichtes benennen.
- Stärken und Schwächen eines qualitativen Forschungsberichtes bewerten.
- Die Verwendbarkeit der Befunde eines qualitativen Forschungsberichtes erörtern.
- Die kritische Bewertung eines qualitativen Forschungsberichtes skizzieren.

Schlüsselbegriffe

Angemessenheit
Folgerichtigkeit
Glaubwürdigkeit

Die Pflegeforschung befaßt sich mit der Generierung neuen Wissens. Die durch exakte Forschungsmethoden gewonnenen Erkenntnisse helfen dem Pflegepersonal bei der Entwicklung, Implementation und Bewertung von Pflegeinterventionen. Über weite Strecken der noch jungen Geschichte der Pflegeforschung ging es den PflegeforscherInnen um objektive, empirische Forschungsarbeit. Die Empirie hat in der Tat einen großen Beitrag zur Pflege geleistet. Dieser Ansatz konnte jedoch zeitweilig nicht mit den für die Pflege interessanten Phänomenen in Einklang gebracht werden, eben weil Objektivität im Vordergrund stand. Die qualitative Forschung ist eine andere Möglichkeit, Erkenntnisse für die Pflege zu gewinnen, weil damit Phänomene erforscht werden können, die nicht objektivierbar sind. Da die qualitative Forschung einen wichtigen Beitrag zur Pflegearbeit leistet, sollte das Pflegepersonal in der Lage sein, qualitative Forschungsarbeiten bewerten zu können. In diesem Kapitel werden die Kriterien für die Bewertung qualitativer Studien vorgestellt, und es wird ein veröffentlichter Forschungsbericht abgedruckt, um die Anwendung dieser Kriterien zu veranschaulichen.

Stilistische Erwägungen

Die Abfassung eines qualitativen Forschungsberichtes unterscheidet sich von der eines quantitativen Forschungsberichtes. In einem qualitativen Forschungsbericht gibt es keine Hypothesen, abhängige und unabhängige Variablen, große oder randomisierte Stichproben, statistische Analysen, einen konzeptuellen Bezugsrahmen oder skalierte Instrumente. Da die Absicht qualitativer Forschung darin besteht, Phänomene oder Lebenswelten zu beschreiben bzw. zu erklären, ist der Bericht im allgemeinen so abgefaßt, daß den LeserInnen ein Eindruck von der Reichhaltigkeit dieses Forschungsansatzes vermittelt wird. Bei einem quantitativen Forschungsbericht ist das anders. Ziel eines empirischen Forschungsberichtes ist es vielmehr, in knapper Form die wichtigsten Aspekte der Forschungsbefunde darzustellen. Die numerischen Daten, die den Hauptbestandteil der Ergebnisdarstellung in einem quantitativen Forschungsartikel ausmachen, sind in einer verkürzten Form darstellbar. Im Gegensatz dazu werden in qualitativen Forschungsberichten zur Verdeutlichung der Thematik jedoch gewöhnlich Original-Zitate der TeilnehmerInnen herangezogen. Die Studie von Beck (1992) über die Wochenbettdepression ist ein Beispiel für einen qualitativen Bericht. Eine Teilnehmerin an dieser Studie beschrieb ihre Gefühle der Depression so: „Es war der Weg zur Hölle und zurück. Es war entsetzlich. Ich glaubte, daß es überhaupt keinen Ausweg gibt. Ich war sehr selbstmordgefährdet. Ich liebte mein Baby zwar, aber ich dachte, wenn mein Leben ab jetzt so aussieht, dann gibt es keine andere Möglichkeit. Niemand kann die Qualen ertragen, die ich durchmachen muß.“ (S. 168)

Es ist für ForscherInnen eine Herausforderung, die reichhaltigen Daten der qualitativen Forschung unter Berücksichtigung der Publikationsrichtlien bestimmter Pflegefachzeitschriften wiederzugeben. In den letzten 5–6 Jahren haben immer mehr Zeitschriften erkannt, wie wichtig die Veröffentlichung qualitativer Forschungsstudien ist, die vornehmlich in folgenden Zeitschriften erscheinen: *Image, Western Journal of Nursing Research, Advances in Nursing Science, Qualitative Health Research, Research in Nursing and Health* und *Nursing Science Quarterly.*

Im allgemeinen werden die Richtlinien für die Veröffentlichung von Forschungsberichten in den Publikationsorganen der Pflege abgedruckt. Es werden jedoch keine Kriterien für die Veröffentlichung von Forschungsarbeiten im Zusammenhang mit dem jeweiligen Forschungsansatz – also quantitative versus qualitative Methode – genannt. Hauptziel der Herausgeber von Zeitschriften ist es, den LeserInnen Artikel zu präsentieren, die informativ und interessant sind. Um diesem Ziel gerecht zu werden, spielt für sie weniger der Ansatz des Forschungsberichtes eine Rolle, sondern sie veröffentlichen bevorzugt Artikel, die einen wissenschaftlichen Wert haben, mit neuen Erkenntnissen aufwarten und die Interessen ihrer LeserInnen berücksichtigen. Es ist sowohl für ForscherInnen, die qualitative Forschung betreiben, als auch für solche, die quantitative Ansätze verfolgen, eine Herausforderung, die Relevanz ihrer Arbeit sowie deren wissenschaftlichen Wert innerhalb des von der Zeitschrift zur Verfügung gestelltes Raumes zu belegen. Eine Forscherin, die qualitative Forschung betreibt, muß die traditionellen Bewertungsmaßstäbe für Forschungsarbeiten im Kontext empirischer Forschung und die damit verbundene Herausforderung kennen, die sich aus der Notwendigkeit ergibt, die Datenvielfalt sowie den wissenschaftlichen Wert der Arbeit in einem knappen Bericht dazulegen. In Tabelle 20-1, S. 546–547 sind die allgemeinen Kriterien für die Bewertung des wissenschaftlichen Wertes und der Relevanz qualitativer Forschungsarbeiten aufgeführt. Nähere Informationen über die Besonderheiten qualitativer Forschungsdesigns können dem Kapitel 11 entnommen werden.

Die Anwendung qualitativer Forschungsbefunde in der Praxis

Ziel qualitativer Forschung ist es, Phänomene oder Lebenswelten zu beschreiben bzw. zu erklären. Da es nicht darum geht, Prognosen zu stellen, werden die Befunde qualitativer Forschungsarbeiten anders genutzt als die quantitativer Arbeiten. Die Ergebnisse qualitativer Forschung lassen sich nicht auf größere Gruppen übertragen. Wer die Ergebnisse qualitativer Forschung verwenden will, muß validieren, ob die Befunde exakt das Phänomen in einem anderen Setting widerspiegeln. Bei der Beschreibung des Prozesses, den medikamentenabhängige Krankenschwestern während ihrer Abhängigkeit durchmachen, präsentierte Hutchinson (1986) eine Theorie über die Medikamentenabhängigkeit bei Krankenschwestern. *Grundlage* dieser Theorie war die menschlichen Erfahrung. Vorausgesetzt, ihre Theorie gibt exakt den Prozeß wieder, den medikamentenabhängige Krankenschwestern durchmachen, dann muß ihre Theorie auch auf medikamentenabhängige Krankenschwestern anwendbar sein. Krankenschwestern, die die Befunde von Hutchinson anwenden wollen, müssen auf der Grundlage ihrer praktischen Arbeit validieren, ob der Prozeß auf die Krankenschwestern anwendbar ist, mit denen sie arbeiten. Die Validierung der Befunde von Hutchinson durch die empirische Forschung bedeutet eine zusätzliche Bestätigung der Ergebnisse und erweitert so den Wissensstand der Pflege.

Ebenso wie die aus der Erforschung bestimmter Prozesse oder Erfahrungen gewonnenen Befunde müssen auch die Befunde qualitativer Studien über die Lebenswelten in Abhängigkeit von dem jeweiligen Kontext betrachtet werden. Anders ausgedrückt, die Beschreibung der Lebenswelt in einer ethnographischen Studie ist speziell auf die untersuchte Lebenswelt zugeschnitten. Die bei einer solchen Studie gewonnenen Informationen über Normen, Werte und Sittenkodizes gelten ausschließlich für die untersuchte

Tabelle 20-1 Richtlinien für die kritische Bewertung qualitativer Forschungsarbeiten

Abschnitt	Fragen für die kritische Bewertung
Darstellung des Phänomens	1. Wird das betreffende Phänomen klar umrissen? 2. Wurde angegeben, weshalb die Erforschung des Phänomens ein qualitatives Design erfordert? 3. Wird der philosophische Hintergrund der Forschungsarbeit beschrieben?
Darstellung der Absicht	1. Wird die mit der Durchführung der Forschungsarbeit verbundene Absicht explizit dargestellt? 2. Geht die Forscherin auf die potentielle Relevanz der Arbeit für die Pflege ein?
Methodik	1. Ist die Methode der Datensammlung mit der Absicht der Forschungsarbeit vereinbar? 2. Ist die Methode für das betreffende Phänomen geeignet? 3. Falls ein bestimmter Untersuchungsansatz gewählt wurde, wird die Studie in Übereinstimmung mit den beschriebenen Prozessen zu Ende geführt?
Stichprobenerhebung	1. Wird die Auswahl der TeilnehmerInnen beschrieben? Handelt es sich um eine gezielte Stichprobenerhebung? 2. Sind die ausgewählten InformantInnen geeignet, um die Forscherin zu informieren?
Datensammlung	1. Geht es bei der Datensammlung um menschliche Erfahrungen? 2. Beschreibt die Forscherin die Strategien der der Datensammlung (z.B. Interview, Beobachtung, Feldaufzeichnungen)? 3. Wird der Schutz der Versuchspersonen thematisiert? 4. Wird auf die Datensättigung eingegangen? 5. Werden die Verfahren der Datensammlung explizit dargestellt?
Datenanalyse	1. Werden die zur Analyse der Daten eingesetzten Strategien beschrieben? 2. Hat sich die Forscherin an die Daten gehalten? 3. Sind die Verfahren der Datenanalyse für die LeserInnen verständlich dargestellt? 4. Nimmt die Forscherin Stellung zur Glaubwürdigkeit, Folgerichtigkeit und Angemessenheit der Daten?
Glaubwürdigkeit	a) Können die TeilnehmerInnen die Erfahrungen als ihre eigenen erkennen?
Folgerichtigkeit	a) Können die LeserInnen den Gedankengang der Forscherin nachvollziehen? b) Wird der Forschungsprozeß dokumentiert?

Tabelle 20-1 (Fortsetzung)

Abschnitt	Fragen für die kritische Bewertung
Angemessenheit	a) Sind die Befunde außerhalb der Studie verwendbar? b) Sind die Ergebnisse für Personen relevant, die nicht an der Studie teilgenommen haben? 5. Stimmt die zur Analyse verwendete Strategie mit der Absicht der Studie überein?
Befunde	1. Werden die Befunde in einem bestimmten Kontext dargestellt? 2. Können die LeserInnen anhand des Berichts über die Befunde das Wesentliche der Erfahrungen erfassen? 3. Stimmen Konzepte und Daten überein? 4. Nimmt der Bericht darauf Bezug, was bereits über das Phänomen bekannt ist?
Schlußfolgerungen, Implikationen und Empfehlungen	1. Findet die Darstellung der Schlußfolgerungen, Implikationen und Empfehlungen in einem bestimmten Kontext statt?

Gruppe. Eine Krankenschwester, die sich für die Wertmaßstäbe älterer Menschen in deren Lebenswelt in einem New Yorker Wohnblock interessiert, könnte die Ergebnisse aus einer Studie über diese Gruppe nicht auf ältere Menschen übertragen, die in einem Pflegeheim in Louisiana leben. Die Befunde von qualitativen Forschungsarbeiten sind also kontextgebunden.

Krankenschwestern, die die Befunde qualitativer Forschungsarbeiten in ihrer Praxis verwenden möchten, müssen entweder durch eigene Beobachtungen oder durch die Interaktion mit Gruppen, die den TeilnehmerInnen an der Untersuchung ähnlich sind, validieren, ob die Befunde tatsächlich mit deren Erfahrungen übereinstimmen.

Die Befunde qualitativer Forschungsarbeiten können auch dazu dienen, die Erforschung der für die Pflege wichtigen Konzepte in die Wege zu leiten. In der Studie von Miller, Haber und Byrne (1992) machten sich die Forscherinnen die Phänomenologie zu Nutze, um das Konzept der Pflege zu erforschen. Schwerpunkt der Studie bildeten die subjektiven Wahrnehmungen von PatientInnen und Krankenschwestern über die Versorgung in Notfallsituationen. Eine solche Studie erweitert den Wissensstand über das Konzept der Pflege und zeigt die Richtung für weitere Forschungsarbeiten zu diesem Thema auf.

Qualitative Forschung kann schließlich auch dazu verwendet werden, Informationen über ein interessantes Phänomen zu gewinnen, die zur Entwicklung von Forschungsinstrumenten führen. Wenn qualitative Methoden für die Entwicklung eines strukturierten Forschungsinstrumentes herangezogen werden, dann wird dies normalerweise in einem größeren empirischen Forschungsprojekt benutzt. Instrumente, die auf der Grundlage qualitativer Forschungsarbeiten entwickelt werden, sind für Krankenschwestern nützlich, weil sich in diesen Instrumenten die Realität menschlicher Erfahrungen mit einem bestimmten Phänomen niederschlägt.

Kritische Bewertung einer qualitativen Forschungsarbeit

Die folgende, in *Nursing Research* veröffentlichte Studie „Die durchlebten Erfahrungen bei einer Wochenbettdepression: Eine phänomenologische Studie" von Cheryl Tatano Beck, D.N.Sc., C.N.M., R.N., wird einer kritischen Bewertung unterzogen. Der Artikel wird vollständig abgedruckt, anschließend erfolgt die Bewertung.

Die durchlebten Erfahrungen bei einer Wochenbettdepression: Eine phänomenologische Studie

Cheryl Tatano Beck

Ziel dieser phänomenologischen Studie war es, die Grundstruktur der durchlebten Erfahrungen bei einer Wochenbettdepression zu beschreiben. Sieben Mütter, die an Wochenbettdepression gelitten hatten, wurden in einem Interview zu ihren ganz persönlichen Erfahrungen befragt. Bei der Datenanalyse wurde die phänomenologische Methode von Colaizzi (1978) eingesetzt. Es wurden 45 wesentliche Aussagen herausgefiltert und zu 11 Themenbereichen zusammengefaßt. Die Ergebnisse wurden in die Grundstruktur der Wochenbettdepression integriert. Die Wochenbettdepression erwies sich als Wirklichkeit gewordener Alptraum voller unkontrollierbarer Angstanfälle, verzehrender Schuldgefühle und Zwangsvorstellungen. Die Mütter dachten nicht nur daran, sich selbst Schaden zuzufügen, sondern auch ihrem Kind. Sie waren in ihrer Einsamkeit gefangen, und ihre Lebensqualität wurde durch das Fehlen jeglicher Emotionen und den Verlust früherer Interessen weiter gemindert. Die Furcht, ihr Leben würde nie wieder in normalen Bahnen verlaufen, war allgegenwärtig.

Eine junge Frau beschreibt in der Zeit nach der Geburt ihrer Tochter ihren furchtbaren Kampf mit der Depression: „Ich wurde von einer fähigen Juristin zu einer von Zweifeln, Verwirrung und starren Traurigkeit gelähmten Mutter. Weil ich zuviel Angst hatte, meine Tochter zu halten, weinte ich noch mehr als sie. Meine alptraumartige Wochenbettdepression hielt monatelang an" (Balk, 1990, S. 38). In den USA liegt die Inzidenz der Wochenbettdepression zwischen 10% (Saks et al., 1985) und 26% (Atkinson und Rikkel, 1984). Wie man an dem obigen Zitat sieht, kann eine Wochenbettdepression nicht nur verheerende Auswirkungen auf die Mütter haben, sondern sich auch allgemein nachteilig auf das Verhalten und die Entwicklung kleiner Kinder auswirken (Fleming, Ruble, Flett und Shaul, 1988; Whiffen und Gotlieb, 1989).

Zur Klärung muß gesagt werden, daß die Wochenbettdepression von der Wochenbettverstimmung und der Wochenbettpsychose abzugrenzen ist. Die Wochenbettdepression hat, laut Definition in den „Research Diagnostic Criteria" (forschungsbezogene Diagnosekriterien), Ähnlichkeit mit einer kürzeren oder längeren depressiven Phase (Spitzer, Endicott und Robins, 1978). Die klinischen Anzeichen und Symptome einer Wochenbettdepression sind mit denen einer „normalen" Depression vergleichbar, die sich in einem

Nachdruck aus *Nursing Research*, 1992, 41 (3). American Journal of Nursing Company. Genehmigte Verwendung.

Gefühl der Unzulänglichkeit, Angst, Verzweiflung, Energiemangel, Verlust von sexuellem Interesse und zwanghaften Gedanken manifestiert. Die depressiven Gedanken der Mütter konzentrieren sich jedoch auf ihr Gefühl der Unfähigkeit, Liebe bzw. genug Liebe zu geben und auf ihre zwiespältige Haltung gegenüber ihrem Kind (Chalmers und Chalmers, 1986). Bei der Wochenbettverstimmung handelt es sich um häufig zu beobachtende, vorübergehende Stimmungsschwankungen; sie beginnen innerhalb der ersten Tage nach der Entbindung und halten 1–10 Tage oder länger an. Die Wochenbettpsychose ist dagegen eine schwere Erkrankung, die nur 1 oder 2 mal bei 1000 Entbindungen auftritt (Kendell, 1984). Zu den klinischen Merkmalen der Wochenbettpsychose zählen Wahnvorstellungen, Halluzinationen, verminderte Assoziationsfähigkeit und ein weitgehend unorganisiertes oder katatonisches Verhalten (Gjerdingen, Froberg und Wilson, 1986). Der Inhalt der Wahnvorstellungen kann mit dem Thema „Geburt des Kindes" in Zusammenhang stehen.

Die Anzeichen und Symptome der Wochenbettdepression wurden durch die quantitative Forschung identifiziert und kategorisiert. Zur Bewertung der Wochenbettdepression wurden in solchen Studien größtenteils Fragebögen verwendet. Nicht untersucht wurden allerdings die durchlebten Erfahrungen bei der Wochenbettdepression. Unter „durchlebter Erfahrung" versteht man die Art und Weise, wie jemand die Welt unmittelbar und unreflektiert erlebt (Husserl, 1970). Ein tieferes Verständnis des Wesens oder der Bedeutung der Wochenbettdepression kann Einblicke gewähren, die helfen, die Welt der Frauen zu begreifen, die eine Wochenbettdepression durchmachen. Um zu verstehen, wie Frauen eine Wochenbettdepression unreflektiert erleben, ohne diese Krankheit gleich nach Anzeichen und Symptomen zu klassifizieren und zu kategorisieren, wurde ein phänomenologischer Ansatz gewählt. Ziel dieser Studie war es, die Wochenbettdepression so zu beschreiben, wie sie tagtäglich erlebt wird, und folgende Forschungsfrage zu beantworten: Welches ist die Grundstruktur der durchlebten Erfahrung bei einer Wochenbettdepression?

Tilden, Nelson und May (1990) schlugen vor, mit Hilfe qualitativer Forschung die innere Validität quantitativer Instrumente zu verbessern. Da in der quantiativen Forschung zur Beurteilung der Wochenbettdepression überwiegend quantitative Skalen eingesetzt wurden, dienten die aus dieser phänomenologischen Studie gewonnenen Daten nicht nur dazu, die Grundstruktur der Wochenbettdepression zu beschreiben, sondern sie wurden auch benutzt, um die innere Validität von einigen dieser Instrumente zu bewerten.

Methodik

Die Stichprobe

Eine gezielt ausgewählte Stichprobe von sieben Müttern nahm an der Studie teil. Alle Mütter waren Mitglied in einer örtlichen Selbsthilfegruppe; diese Gruppe wurde von der Forscherin im vergangenen Jahr betreut. Die Gruppe traf sich zweimal im Monat. Die Anzahl der Teilnehmerinnen bei den Treffen schwankte zwischen 2 und 10. Das Alter der sieben Teilnehmerinnen an der Studie lag zwischen 22 und 38 Jahren. Drei der Frauen hatten einen College-Abschluß, vier den Abschluß der High-School. Vier Mütter hatten ein Kind, drei mehrere Kinder geboren. Vier Mütter hatten normale Entbindungen, die anderen drei wurden durch Kaiserschnitt entbunden. Bei fünf Müttern entwickelte sich die Wochenbettdepression innerhalb der ersten drei Wochen nach der Entbindung. Bei den beiden anderen Frauen begann sie erst 6 und 7 Monate nach der Geburt. Sechs der sieben Mütter waren in der Vergangenheit oder immer noch in psychiatrischer Behandlung. Bei allen sechs Frauen stellte ein Psychiater die Diagnose „Wochenbettdepression". Drei Frauen wurden ins Krankenhaus eingewiesen, zwei wurden zur Behandlung der Wochenbettdepression einer Schocktherapie unterzogen. Lediglich eine Mutter war nicht in psychiatrischer Behandlung. Sie hatte nur in der Gruppe Hilfe gesucht. Zum Zeitpunkt des Interviews lag die seit der Geburt vergangene Zeit bei den einzelnen Müttern zwischen 3 Monaten und 2½ Jahren.

Das Forschungsdesign

Die Phänomenologie ist sowohl eine philosophische Richtung als auch eine Forschungsmethode, deren Hauptziel darin besteht, Phänomene so zu beschreiben und zu untersuchen, wie sie bewußt erlebt werden. Die Phänomenologie arbeitet nicht mit Theorien über Ursachen, und sie ist so weit wie möglich frei von nicht überprüften, vorgefaßten Meinungen und stillschweigenden Voraussetzungen (Spiegelberg, 1975). Eine philosophische Grundvoraussetzung der Phänomenologie lautet, daß der Mensch Erkenntnis erlangen kann, indem er auf Wahrnehmungen und Bedeutungen achtet, die zu mehr Bewußtheit führen (Husserl, 1970). Subjekt und Objekt werden eins in ihrem In-der-Welt-Sein.

Um die Ziele der phänomenologischen Methode zu erreichen, nämlich die Entdekkung der Bedeutung menschlicher Erfahrungen, müssen ForscherInnen sich ihre eigenen stillschweigenden Voraussetzungen bewußt machen und sie hervorheben, indem sie sich einen Moment davon lösen (Merleau-Ponty, 1956). Dieser Prozeß, den man als „Ausklammern" bezeichnet, bedeutet, daß die sich wie Schichten überlagernden Interpretationen abgetragen werden, damit man die Phänomene so sehen kann wie sie sind, und nicht wie sie sich in vorgefaßten Meinungen spiegeln. Beim Ausklammern geht es nicht darum, eine bestimmte Auffassung zu negieren, sondern darum, die damit verbundene Erfahrung schärfer hervortreten zu lassen. In dem Maße, wie diese Schichten aus Bedeutungen abgetragen werden, die bereits interpretierte Erfahrungen darstellen, eröffnet sich eine Wahrnehmung der Welt, die mit dem Zustand vor der Interpretation und Erklärung übereinstimmt (Oiler, 1986).

Das Verfahren

Nachdem der Forschungsantrag von dem „Human Subjects Review Committee" (Kommission, die Forschungsarbeiten mit Versuchspersonen überprüft) der Universität genehmigt worden war, wurden Frauen, die Mitglied in einer Gruppe für Betroffene im Südosten der USA waren, gebeten, an der Studie teilzunehmen. Wenn eine Frau die Information und Zustimmungserklärung unterzeichnet hatte, wurde sie ersucht, mündlich auf die folgende Aufforderung zu reagieren: „Bitte beschreiben Sie eine Situation, in der sie die Wochenbettdepression erlebt haben. Teilen sie alle ihre Gedanken, Wahrnehmungen und Gefühle mit, an die Sie sich erinnern können, bis Ihnen nichts mehr zu der Situation einfällt".

Vor jedem Interview versuchte die Forscherin, ihre Erfahrungen auszuklammern, um die sie umgebende Wirklichkeit einzufangen (Swanson-Kauffman und Schonwald, 1988) und die von den Studienteilnehmerinnen beschriebene Wirklichkeit exakt festhalten zu können.

Die Mütter wurden alleine interviewt, entweder in ihrer Wohnung oder nach einem Treffen der Gruppe in der psychiatrischen Einrichtung, in der die Gruppe zusammenkam. Alle Interviews mit den Müttern wurden aufgezeichnet und anschließend transkribiert. Sie wurden ausnahmslos von derselben Forscherin durchgeführt. Um eine vollständige und genaue Beschreibung des zu untersuchenden Phänomens zu gewährleisten, wurde die Datensammlung so lange fortgesetzt, bis sich die Informationen wiederholten und sich keine neuen Themen mehr ergaben.

Die Datenanalyse

Jedes Transskript der mündlichen Beschreibung einer Erfahrung bei der Wochenbettdepression wurde mit Hilfe der phänomenologischen Methodik von Colaizzi (1978) analysiert, deren sechs methodische Schritte nachfolgend aufgeführt sind:

1. Alle mündlichen oder schriftlichen Beschreibungen der Versuchspersonen werden laut gelesen, um ein Gefühl dafür zu bekommen.
2. Aus jedem Transkript werden bedeutsame Aussagen und Phrasen, die sich direkt auf die Wochenbettdepression beziehen, herausgefiltert.
3. Aus diesen bedeutsamen Aussagen und Phrasen werden Bedeutungen formuliert.
4. Die formulierten Bedeutungen werden zu Themengruppen zusammengefaßt.
5. Die Ergebnisse dieser vorläufigen Datenanalyse werden in eine umfassende Beschreibung der Wochenbettdepression integriert.
6. Zwecks abschließender Validierung wird den Teilnehmerinnen diese umfassende Beschreibung vorgelegt. Alle neuen, relevanten Daten, die die Teilnehmerinnen noch hinzufügen, werden in die Grundstruktur der Erfahrung integriert.

Glaubwürdigkeit, Folgerichtigkeit und Angemessenheit

Durch Feststellen und Ausklammern der Perspektive der Forscherin vor der Sammlung und Analyse der Daten wurde dem Bemühen Rechnung getragen, potentielle Verzerrungen in Grenzen zu halten. Um die Glaubwürdigkeit des Datenmaterials zu gewährleisten, überprüften drei der sieben an der Studie teilnehmenden Mütter die umfassende Beschreibung der Wochenbettdepression, um zu bestätigen, daß darin das Wesentliche ihrer durchlebten Erfahrungen exakt erfaßt war. Diese „Überprüfung durch die Teilnehmerinnen" wurde von Guba und Lincoln (1985) als Validitätsprüfung vorgeschlagen. Um umfangreiche, aussagefähige Datenquerschnitte zu erhalten, wurden zahlreiche Zitate aus den mündlichen Beschreibungen der Wochenbettdepression in die Ergebnisdarstellung der Studie einbezogen. Außerdem wurden die Tonbandaufzeichnungen von der mündlichen Beschreibung jeder Frau wortwörtlich transskribiert. In jeder Phase der Datenanalyse wurde intersubjektive Übereinstimmung zwischen der Forscherin und einer unabhängigen Sachverständigen, einer Krankenschwester mit Master's Degree und Erfahrung in der phänomenologischen Analyse, erreicht. Aufgrund der Diskussion mit dieser unabhängigen Sachverständigen wurden zwei einzelne Themengruppen zu einer Gruppe zusammengefaßt.

Die Folgerichtigkeit der Studie konnte durch Berücksichtigung des Vorschlags von Hycner (1985) verbessert werden: Für jede Themengruppe wurden die subsumierten Formulierungen der Bedeutung in ihrer ursprüngliche Numerierung wiedergegeben. Dadurch wurde der Schritt von den formulierten Bedeutungen zu den Themengruppen deutlicher. Der Angemessenheit der Studie wurde dadurch Rechnung getragen, daß aus der Gruppe von Betroffenen nur solche Teilnehmerinnen ausgewählt wurden, die das zu untersuchende Phänomen nicht nur selbst erlebt hatten, sondern auch in der Lage waren, ihre Erfahrungen zu artikulieren.

Die Ergebnisse

Aus den Transskripten wurden 45 bedeutsame Aussagen über die Erfahrungen bei einer Wochenbettdepression herausgefiltert. In Tabelle 1 werden Beispiele für diese bedeutsamen Aussagen und die zugeordneten Formulierungen der Bedeutungen aufgeführt. Nachdem die Bedeutungen formuliert waren, wurden sie zu 11 Themengruppen zusammengefaßt. In Tabelle 2 werden für zwei der Themengruppen beispielhaft die Entscheidungsschritte dargestellt. Die ursprünglichen Nummern der bedeutsamen Aussagen, aus denen die Formulierung der Bedeutung abgeleitet wurde, erscheinen in Klammern. Aus dem Datenmaterial konnten 11 Themengruppen gebildet werden.

1. Thema

Da die Frauen Unbehagen beim Zusammensein mit anderen Menschen empfanden und außerdem glaubten, daß niemand versteht, was sie durchmachen, waren sie von einer unerträglichen Einsamkeit umgeben.

Das Gefühl der Einsamkeit war deshalb so beherrschend, weil die Frauen glaubten, daß niemand wirklich den Alptraum verstehen könnte, den sie erlebten. Sie versuchten, ihren Ehemännern, anderen Familienmitgliedern und Freunden zu erklären, was sie durchmachten, aber die meisten Versuche schlugen fehl. Die typische Reaktion darauf war: „Na komm schon. Du hast einen Mann, der dich liebt, und ein hübsches gesundes Baby. Was willst du mehr?“ Da die Bitten der Mütter um Verständnis häufig auf taube Ohren stießen, fingen sie an, sich abzukapseln, weil sie sich zusammen mit anderen nicht mehr wohlfühlten. Nur eine Frau berichtete, daß eine Person den Alptraum, den sie durchmachte, verstand. Es war ihre eigene Mutter, die diese Störung nach der Geburt eines ihrer Kinder auch erlebt hatte. Allerdings wurde dies zu der damaligen Zeit nicht als Wochenbettdepression diagnostiziert.

Tabelle 1 Beispiele von bedeutsamen Aussagen über die Wochenbettdepression und die zugeordneten Formulierungen der Bedeutung

Bedeutungsvolle Aussagen	Formulierungen der Bedeutung
1. Ich war sehr selbstmordgefährdet, weil ich keine Möglichkeit sah, die Schmerzen zu ertragen, die ich durchmachen mußte.	1. Als ihr Leben unerträglich wurde, gewannen Selbstmordgedanken die Oberhand.
2. Man möchte okay sein und man versucht es auch, aber die Benommenheit und Müdigkeit kommen wieder.	2. Versuche, aus der Depression herauszukommen, wurden durch Benommenheit und Müdigkeit behindert.
3. Ich war wie ein Baby, weil sich jemand um mich kümmern mußte und ich nicht allein bleiben konnte.	3. Ihr wurde bewußt, daß sie auf die Stufe eines Säuglings regrediert war, wodurch es ihr unmöglich war, sich um sich selbst zu kümmern.
4. Ich dachte daran – nicht daß ich mein Baby verletzen wollte – wie es wohl wäre, wenn ich nicht eingreifen würde, um ihm zu helfen oder um ihm etwas zu geben.	4. Sie war über den Gedanken entsetzt, daß sie nicht eingreifen wollte, um ihrem Kind zu helfen, wenn es sie brauchte.
5. Nachts lag ich wach und wurde von Zwangsvorstellung geplagt.	5. Wenn sie versuchte einzuschlafen, wurde sie von Zwangsvorstellungen gequält.

2. Thema

Das Nachdenken über den Tod bedeutete eine Hoffnung, dem zur Wirklichkeit gewordenen Alptraum ein Ende setzen zu können. Während die Frauen tief in der Depression steckten, war der Gedanke, diese Welt zu verlassen, verlockend. Eine Mutter sagte, sie habe in ihrem ganzen Lebens noch nie einen solchen Tiefpunkt erlebt, an dem sie dachte, der Tod sei der Ausweg. Die Frauen litten an ihrer Einsamkeit und fühlten sich in ihr gefangen, als ob es keinen Ausweg aus dieser zur Wirklichkeit gewordenen Hölle gäbe. Eine Frau faßte es wie folgt zusammen:

> „Es war der Weg zu Hölle und zurück. Es war entsetzlich. Ich glaubte, daß es absolut keinen Weg gab herauszukommen. Ich war sehr selbstmordgefährdet. Ich liebte mein Kind, aber ich dachte, wenn so in Zukunft mein Leben aussehen soll, dann gibt es keine Möglichkeit mehr. Niemand kann die Schmerzen ertragen, die ich auszuhalten hatte."

3. Thema

In ihren Wachphasen waren die Frauen von der Zwangsvorstellung beherrscht, eine schlechte Mutter zu sein und von der Frage, was mit ihnen eigentlich geschah.

Tagsüber waren zwanghafte Gedanken vorherrschend, z.B.: „Was stimmt nicht mit mir? Werde ich verrückt? Warum kann ich es nicht genießen, mit meinem Baby zusammenzusein? Werde ich jemals wieder normal?" Die Zwangsvorstellungen bezogen sich auf auf die Selbstwahrnehmung der Frauen als schlechte Mütter und als VersagerInnen. Die Frauen, die an Wochenbettdepression litten, glaubten, daß andere, wenn sie sie ansahen, dachten, was für entsetzliche Mütter sie doch wären. Wegen dieser Zwangsvorstellungen waren die Frauen am Ende des Tages körperlich und geistig erschöpft. Sie sehnten sich

Tabelle 2 Beispiele für zwei Themengruppen mit den subsumierten Formulierungen der Bedeutungen

Die Frau sah sich selbst als Roboter ohne jedes Gefühl, der alles rein mechanisch erledigt.

a) Wenn sie ihr Baby versorgte, tat sie es rein mechanisch. (1)
b) Es herrschte ein Gefühl der Leere vor. (6)
c) Sie war nicht in der Lage, Gefühle wahrzunehmen. (9)
d) Sie fühlte sich wie ein Roboter, der alles rein mechanisch erledigte. (15)
e) Die totale Erschöpfung ließ nichts übrig, was sie sich selbst oder ihrem Baby hätte geben können. (37)

Die Benommenheit, von der die Frau ständig umgeben war, beeinträchtigte ihre Konzentrationsfähigkeit.

f) Sie fühlte sich, als ob sie im Nebel treibe und als ob ihr Gehirn mit Spinnweben ausgefüllt wäre. (3)
g) Versuche, aus der Depression herauszukommen, wurden durch die Benommenheit und Müdigkeit behindert. (8)
h) Konzentrationsfähigkeit und motorische Fähigkeiten ließen nach. (23)
i) Sie lebte in einer völlig anderen Dimension. (38)

Anmerkung: Die Nummern in Klammern geben die ursprünglichen Nummern der bedeutsamen Aussagen an, von denen die Bedeutungen abgeleitet wurden.

danach, diesen Zwangsvorstellungen zu entkommen, aber in vielen Nächten war nicht an Schlaf zu denken, weil sich in ihrem Kopf immer noch dieselben Gedanken jagten.

4. Thema

Die Frauen wurden von der Furcht beherrscht, daß jede Normalität in ihrem Leben für immer vorbei ist, und sie trauerten um den Verlust ihres Selbst.

Die Frauen hatten Angst, daß ihr Leben nie wieder normal sein würde, und daß ihr Glück für immer verloren sei. Eine Frau brachte es auf den Punkt:

> „Ich hatte große Angst, daß es mir nie mehr besser gehen würde, und daß ich, selbst wenn es mir besser ginge, nicht mehr dieselbe Person wäre, die ich vor dieser Erfahrung war; daß ich nie ganz drüber hinwegkommen würde."

Die Frauen trauerten um den Verlust ihres Selbst, ihr Leben, so wie es vor der Wochenbettdepression gewesen war, verloren zu haben. Sie fühlten sich, als ob ihr Leben nie wieder in normalen Bahnen verlaufen würde. Sie glaubten, daß es kein Zurück mehr gab, und diese Vorstellung entsetzte sie.

5. Thema

Alle früheren Interessen und Ziele waren ausgelöscht. Was die Lage der Frauen während der Wochenbettdepression noch verschlimmerte, war die Tatsache, daß sie keinen Trost in ihren Interessen oder Hobbies finden konnten, weil diese für sie nicht mehr wichtig waren. Sie hatten keinen Freude an Dingen, die ihnen früher Spaß gemacht hatten, wie z.B. Lesen oder Bowling. Die früheren Interessen konnten diese Frauen auch nicht vorübergehend von ihrem „zur Wirklichkeit gewordenen Alptraum" ablenken.

Die Frauen wollten noch nicht einmal mit ihrem Ehemann zusammensein oder Sex haben. Eine Frau sagte:

> „Mein Mann und ich hatten Sex. Es tat einfach nur weh. Ich wollte nichts damit zu tun haben. Ich wollte nur, daß er mich in Ruhe läßt und mich nicht anfaßt."

6. Thema

Die Frauen trugen eine sie erstickende Last von Angst und Schuldgefühlen, weil sie daran dachten, ihrem Kind Schaden zuzufügen.

Keine einzige der an dieser Studie beteiligten Frauen hat jemals versucht, ihrem Baby Schaden zuzufügen. Allerdings dachten einige Frauen manchmal tatsächlich daran. Sie waren entsetzt, daß sie solche Gedanken hatten und wurden von Schuldgefühlen verzehrt. Als den Frauen erst einmal der Gedanke gekommen war, ihrem Kind Schaden zuzufügen, hatten sie furchtbare Angst, daß sie irgendwann einmal diesen Gedanken wirklich in die Tat umsetzen würden. Eine Frau berichtete:

> „Oft war ich kurz davor, meinen Sohn meinem Mann an den Kopf zu werfen. Ich hatte solche entsetzlichen Schuldgefühle, daß ich mich selbst verletzen wollte."

Die Frauen trugen auch schwer an ihren Schuldgefühlen darüber, daß sie ihren Kindern nicht die Liebe gaben, die sie ihrer Ansicht nach brauchten. Sie hatten die Befürchtung, daß sie ihrem Kind einen psychischen Schaden zufügten. Dazu eine Frau:

> „Ich machte mir immer Sorgen um meinen Sohn. Ich wußte, ich konnte mich nicht um ihn kümmern, aber ich habe meine Mutter gebeten, ihn zu halten und ihn für mich zu streicheln. Ich wollte nicht, daß er leidet. Die Schuldgefühle machten die Sache noch schlimmer, und die Tatsache, daß ich ihn nicht ganz normal liebhaben konnte, verschlimmerte das Ganze noch mehr."

7. Thema

Die Frauen lebten in einem Nebel von Benommenheit und waren nicht fähig, sich zu konzentrieren.

Während der Wochenbettdepression berichteten die Frauen wiederholt davon, daß sie nicht fähig seien, sich zu konzentrieren. Sie beschrieben es so: „Ein Nebel von Verschwommenheit brach über mich herein." Wenn das passierte, dann erschien ihnen ihr Gehirn wie mit Spinnweben gefüllt, und ihre Konzentrationsfähigkeit ließ nach. Frauen, die zum Beispiel vor der Wochenbettdepression eifrige Leserinnen gewesen waren, taten dies nicht mehr, weil sie wegen ihrer mangelnden Konzentrationsfähigkeit jede Seite wenigstens drei- oder viermal lesen mußten. Eine andere Frau berichtete:

> „Ich ging Lebensmittel einkaufen, aber es war, als ob ich mich im Nebel befinde. Ich schaffte es, aber ich brauchte vier Stunden, die Taschen auszupacken und die Sachen wegzuräumen. Es war, als ob ich einfach gar nichts richtig machen konnte. Alles wurde zu einem riesengroßen Problem."

8. Thema

Die Frauen sahen sich selbst als Roboter ohne jedes echte Gefühl, der alles nur rein mechanisch erledigt.

Während der Wochenbettdepression herrschte ein Gefühl der Leere vor. Die Frauen gaben an, daß sie keine anderen Gefühle kannten als Angst, Furcht und Traurigkeit. Sie versorgten ihre Kinder rein mechanisch, aber sie empfanden dabei keine Freude oder Liebe. Beim Füttern und Baden ihrer Kinder erlebten sie sich als Roboter, der seine Aufgabe ohne jedes Gefühl erledigt. Die Frauen sagten:

> „Es war, als hätten sich die Gefühle zurückgezogen. Ich erlebte mich als unwirklich. Ich hatte das Gefühl, eine Rolle zu spielen. Ich lebte mein Leben rein mechanisch ohne jede Freude."
> „Ich hatte zum Abendessen Gäste, oder meine Familie war da, es wurde geredet und gelacht. Ganz plötzlich war mir, als ob meine Persönlichkeit aus mir herausgezogen würde, und ich wurde ganz still und schaute um mich. Ich fing wieder an, eine Rolle zu spielen."

9. Thema

Unkontrollierbare Angstattacken führten zu dem Gefühl, am Rande des Wahnsinns zu leben. Während der Wochenbettdepression wurde die Traurigkeit, die die Frauen ständig empfanden, regelmäßig und ohne Vorwarnung von schrecklichen, unkontrollierbaren Angstattacken unterbrochen. Die Attacken setzten plötzlich und unerwartet ein. Die Frauen glaubten, sie würden buchstäblich ihren Verstand verlieren. Kribbelnde Hände, Schweißausbrüche, Herzklopfen und Schmerzen in der Brust waren einige der Symptome, die während der Angstattacken auftraten. Aus Angst zu sterben gingen einige Frauen in die Notaufnahme, um sicherzugehen, daß sie keinen Herzanfall hatten. Eine Frau beschrieb eine solche Angstattacke anschaulich:

> „Es ist ganz furchtbar. Es ist das Schlimmste, was man sich vorstellen kann. Stellen Sie sich vor, wie sie sich fühlen würden, wenn ihr Mann oder ihr Kind von einem Auto überfahren und getötet worden wären. Nun, genauso schlimm fühlte ich mich während einer Angstattacke."

10. Thema

Der emotionale Kontrollverlust der Frauen war alarmierend und schwer zu akzeptieren. Der Kontrollverlust durchdrang alle Lebensbereiche. Sie hatten Angst, weil sie ihre Emotionen oder Gedanken nicht mehr unter Kontrolle hatten. Die Zwangsvorstellungen trieben einige der Frauen an den Rand des Wahnsinns, aber sie hatten keine Kontrolle darüber. Sie konnten sie einfach nicht eindämmen. Die Frauen fanden es extrem schwierig, diesen Kontrollverlust zu akzeptieren. Sie wünschten sich verzweifelt, ihren Qualen zu entkommen, aber sie hatten keine Kontrolle über die Wochenbettdepression. Eine Frau drückte dies mit folgenden Worten aus:

> „Ich hatte keine Kontrolle, und das war unheimlich. Ich fühlte mich in der Falle. Ich glaubte, daß es überhaupt keinen Weg mehr aus dieser Hölle gibt. Dieses schaurige Gefühl würde mich nicht loslassen, so sehr ich mich auch bemühte."

11. Thema

Die Frauen, die von solche Bedrohungen heimgesucht wurden, mußten selbst bemuttert werden. Während der Wochenbettdepression waren sie außergewöhnlich unsicher. Sie fühlten sich zerbrechlich, schwach und verletzbar. Für diese Frauen war die Verantwortung, die die Mutterrolle erforderte, nicht zu bewältigen. Wenn sie nicht einmal ihre eigenen Gedanken und Gefühle unter Kontrolle hatten, wie konnten sie sich dann bei der Versorgung eines anderen menschlichen Wesens, das so klein und hilflos war, auf sich selbst verlassen? Das folgende Zitat von einer der Teilnehmerinnen verdeutlicht dieses Thema treffend:

> „Ich machte einfach zu, und es gab kein Zurück. Obwohl urplötzlich alle angelaufen kamen, um mir zu helfen, änderte sich nichts. Ich war wie ein Kind. Ich mußte die ganze Zeit mit meiner Mutter zusammensein. Ich brauchte Hilfe, wenn ich mein Baby versorgte. Die Verantwortung erschien mir enorm."

Diese 11 Themengruppen stellten die Grundstruktur der Wochenbettdepression dar. Um die Wiedergabe ihrer Erfahrungen zu vervollständigen, bat eine Frau darum, in diese Grundstruktur zwei weitere Punkte aufzunehmen, Selbsthaß und Hypochondrie.

Diskussion

Vor Durchführung dieser phänomenologischen Studie hatten Forschungsarbeiten über die Wochenbettdepression ein quantitatives Design. Für die Datensammlung bei diesen quantitativen Forschungsarbeiten wurden überwiegend Fragebögen eingesetzt. Es stellt sich die Frage, ob die durch die Fragebögen gewonnenen Antworten nun in adäquater Weise für die Bewertung der durchlebten Erfahrungen einer Wochenbettdepression herangezogen werden können. Das „Beck Depression Inventory" (BDI; Beck, Ward und Mendelson, 1961), eine generalisierte Skala zur Bewertung von Depressionen, wurde schon häufig für die Beurteilung von Verhaltensmanifestationen bei Wochenbettdepressionen eingesetzt. Beck (1972) postulierte die kognitive Verwirrung als wesentliches Defizit bei Depressionen. Das Instrument beinhaltet 21 Kategorien von Symptomen und Einstellungen, die mit einer Depression in Zusammenhang stehen. Beck et al. (1961) weisen darauf hin, daß diese Items, was die Ätiologie bzw. psychischen Prozesse bei Depressionen betrifft, nicht auf eine Theorie bezogen sind. Vergleicht man die 21 Symptome des „Beck Depression Inventory" mit den 11 Themengruppen dieser phänomenologischen Studie, dann stellt man fest, daß nur drei der 11 Themengruppen in dem BDI enthalten sind: Nachdenken über den Tod, Verlust der Interessen und Schuldgefühle. Allerdings enthält das BDI die beiden Symptome Selbsthaß und Hypochondrie, die eine Frau für die umfassende Beschreibung vorgeschlagen hatte. Nicht enthalten ist in dem BDI das Symptom der Angst, welches ein wesentlicher, von allen an der Studie beteiligten Frauen angegebener Bestandteil der durchlebten Erfahrung der Wochenbettdepression ist. Andere Themengruppen, wie z.B. Zwangsvorstellungen, Kontrollverlust und der Gedanke, das Baby zu verletzen, werden ebenfalls nicht in diesem Instrument berücksichtigt. Wie die Befunde dieser Studie belegen, kann man mit einer generalisierten Skala zur Bewertung der Depression, wie z.B. dem BDI, nicht alle Merkmale der Wochenbettdepression messen, und man sollte dies auch gar nicht erwarten. PflegeforscherInnen müssen sich ernsthaft überlegen, ob sie künftig in Studien über die Wochenbettdepression eine generalisierte Skala verwenden sollen.

Selbst in einem der neuesten Instrumente, der „Edinburgh Postnatal Depression Scale“ (Cox, Holden und Sagovsky, 1987), die speziell entwickelt wurde, um eine Wochenbettdepression aufzuspüren, sind die meisten Themengruppen, die sich im Verlauf dieser Studie ergeben haben, nicht enthalten. Mit dieser Skala können nur solche Gedanken bewertet werden, die sich auf Selbstverletzung, Angst und Furcht beziehen.

Wenn eine Frau auch nicht unbedingt jedes Symptom einer Wochenbettdepression angeben muß, damit bei ihr eine entsprechende Diagnose gestellt werden kann, sollten quantitative Instrumente doch die gesamte Bandbreite aller in Frage kommenden Verhaltensmanifestationen enthalten, auf deren Grundlage die Frau dann ihr Symptomatik einschätzen kann. Die mit Hilfe dieser phänomenologischen Studie entwickelte Grundstruktur der Wochenbettdepression kann der methodologisch ausgerichteren Forschung, bei der es um die Entwicklung quantitativer Instrumente speziell zur Bewertung der Wochenbettdepression geht, als Basis dienen.

Literaturverzeichnis

Atkinson, A., & Rickel, A. (1984). Postpartum depression in primiparous parents. *Journal of Abnormal Psychology*, 93, 115, 119.

Balk, L. (1990, November). I couldn't cope with motherhood. *Working Mother*, 38-43.

Beck, A. (1972). *Depression: Causes and treatment*. Philadelphia: University of Pennsylvania Press.

Beck, A., Ward, C., & Mendelson, M. (1961). An inventory of measuring depression. *Archieves of General Psychiatry*, 4, 561-571.

Chalmers, B., & Chalmers, B. (1986). Postpartum depression: A revised perspective. *Journal of Psychosomatic Obstetrics and Gynecology*, 5, 93-105.

Colaizzi, P. (1978). Psychological research as the phenomenologist views it. In R. Valle & M. King (Eds.), *Existential phenomenological alternative for psychology* (pp. 48-71). New York: Oxford University Press.

Cox, J., Holden, J., & Sagovsky, R. (1987). Detection of postnatal depression: Development of the 10-item Edinburgh Postnatal Depression Scale. *British Journal of Psychiatry*, 150, 782-786.

Fleming, A., Ruble, D., Flett, G., & Shaul, D. (1988). Postpartum adjustment in first time mothers: Relations between mood, maternal attitudes and mother-infant interactions. *Developmental Psychology*, 24, 71-81.

Gjerdingen, D., Froberg, D., & Wilson, D., (1986). Postpartum mental and physical problems. *Postgraduate Medicine*, 80, 133-145.

Guba, E., & Lincoln, Y. (1985). *Naturalistic inquiry*. Beverly Hills, CA: Sage Publications.

Husserl, E. (1962). *Ideas; General introduction to pure phenomenology*. New York: Macmillan.

Husserl, E. (1970). *The crisis of European science*. (D. Carr, Trans.) Chicago: North-western University Press.

Hycner, R. (1985). Some guidelines for the phenomenological analysis of interview data. *Human Studies*, 8, 279-303.

Kendell, R. (1984). Emotional and physical factors in the genesis of puerperal mental disorders. *Journal of Psychosomatic Research*, 29, 3-11.

Merleau-Ponty, M. (1956). What is phenomenology? *Cross Currents*, 6, 69-70.

Oiler, C. (1986). Phenomenology: The method. In P. Munhall & C. Oiler (Eds.), *Nursing Research: A qualitative perspective* (pp. 69-84). Norwalk, CT: Appleton Century-Crofts.

Saks, B., Frank, J., Lowe, T., Berman, W., Naftolin, F., Phil, D., & Cohen, D. (1985). Depressed mood during pregnancy and puerperium: Clinical recognition and implications for clinical practice. *American Journal of Psychiatry*, 142, 728-731.

Spiegelberg, H. (1975). *Doing phenomenology: Essays on and in phenomenology.* The Hague: Martinus Nijhoff.

Spitzer, R., Endicott, J., & Robins, E. (1978). Research diagnostic criteria: Rationale and reliability. *Archieves of General Psychiatry*, 36, 773 782.

Swanson-Kauffman, K., & Schonwald, E. (1988). Phenomenology. In B. Sarter (Ed.), *Paths to knowledge: Innovative research methods* (pp. 97-105). New York: National League for Nursing.

Tilden, V., Nelson, C., & May, B. (1990). Use of qualitative methods to enhance content validity. *Nursing Research*, 39, 172-175.

Whiffen, V., & Gotlieb, I. (1989). Infants of postpartum depressed mothers: Temperament and cognitive status. *Journal of Abnormal Psychology*, 98, 274-279.

Einführung in die kritische Bewertung

Der Forschungsbericht „Die durchlebte Erfahrung bei einer Wochenbettdepression: Eine phänomenologische Studie“ von Beck (1992) wird unter folgenden Aspekten untersucht: Exaktheit der qualitativen Methodik, Beitrag zur Pflege und Nutzen für die Praxis. Die in dem Kasten auf S. 546 f. aufgeführten Kriterien dienen dabei als Bewertungsgrundlage.

Die Darstellung des Phänomens

Beck (1992) bringt ihr Interesse an der Erforschung der Wochenbettdepression deutlich zum Ausdruck. Sie beschreibt Unterschiede und Ähnlichkeiten der verwandten Konzepte „Wochenbettverstimmung“ und „Wochenbettpsychose“. Beck stellt fest, daß die Erforschung der Wochenbettdepression mit phänomenologischen Methoden wichtig ist, weil das Pflegepersonal ein tieferes Verständnis für die „Welt der Frauen, die an einer Wochenbettdepression leiden“ (S. 166) entwickeln muß. Sie stellt weiter fest, daß dieses Verständnis Einblicke gewähren kann, die es zum gegenwärtigen Zeitpunkt noch nicht gibt.

Neben dem Anliegen, Verständnis für die Welt der Frauen zu wecken, die eine Wochenbettdepression durchmachen, sollen die Befunde der Forschungsarbeit laut Beck (1992) die interne Validität quantitativer Skalen feststellen, die zur Erforschung von Depressionen verwendet werden.

Die philosophische Grundlage der Studie wird dargelegt. Beck (1992) bezieht sich auf die Arbeiten von Spiegelberg, Husserl und Merleau-Ponty, auf die sie ihre Untersuchung stützt. Dies ist wichtig, weil die LeserInnen dadurch die der vorliegenden Forschungsarbeit zugrundeliegenden Prämissen besser verstehen können.

Die Darstellung der Absicht

Es ist das Ziel der Studie, „die Wochenbettdepression so zu beschreiben, wie sie im täglichen Leben erfahren wird, und die Forschungsfrage zu beantworten: „Welches ist die Grundstruktur der durchlebten Erfahrungen bei der Wochenbettdepression?“ (Beck, 1992, S. 166). Die Grundstruktur der durchlebten Erfahrung ist das Wesentliche bzw. die Bedeutung eines Phänomens für diejenigen, die es durchleben. Bei der Aufklärung der Grundstruktur sucht die phänomenologisch arbeitende Forscherin nach Bedeutungseinheiten bzw. nach grundlegenden Themen, die, wenn man eine Beziehung zwischen ihnen herstellt, eine einwandfreie Beschreibung des zu untersuchenden Phänomens liefern.

Die Relevanz der Arbeit besteht nach Beck (1992) darin, daß die gewonnenen Daten „nicht nur zur Beschreibung der Grundstruktur der Wochenbettdepression dienen, sondern auch zur Bewertung der inneren Validität einiger dieser Bewertungsskalen [für Depressionen] verwendet werden können“ (S. 167). Aufgrund dieser Aussagen ist es möglich, die Relevanz der Studie zu beurteilen.

Die phänomenologische Beschreibung der Wochenbettdepression gestattet Einblicke in die durchlebten Erfahrungen bei Wochenbettdepressionen von Frauen, die diese Krankheit durchgemacht haben. Sie vermittelt ebenfalls einen Eindruck davon, was man unter „bedeutsamen Themen“ versteht. Die Zusammenfassung zu Hauptthemen bietet Gelegenheit zu einem Vergleich mit bereits entwickelten Instrumenten. ForscherInnen, die auf dem Gebiet der Wochenbettdepression arbeiten, können so feststellen, ob diese Instrumente die Wirklichkeit dessen erfassen, was Frauen erleben, die an einer Wochenbettdepression leiden, oder ob diese Instrumente eher das wiedergeben, was die Frauen nach Ansicht der für die Entwicklung des Instruments verantwortlichen Forscherin erleben.

Die Methode

Beck (1992) wählte für die Erforschung der Wochenbettdepression eine phänomenologische Forschungsmethodik. Die Untersuchung wurde auf der Grundlage der Arbeit von Colaizzi durchgeführt. Da die Absicht der Studie darin bestand, die Grundstruktur der Wochenbettdepression zu beschreiben, kann die phänomenologische Methodik nach Colaizzi als geeignete Wahl bezeichnet werden. Beck will die durchlebten Erfahrungen bei der Wochenbettdepression aufspüren, und die Methode von Colaizzi legt die Richtung für die Datenanalyse fest.

Beck folgt dem von Colaizzi beschriebenen Ansatz, jedoch enthält ihr Bericht keine umfassende Beschreibung, durch die der Forschungsbericht erst richtig wertvoll wird. Abgesehen davon, daß die LeserInnen dann ein genaues Bild von den durchlebten Erfahrungen der Teilnehmerinnen bekämen, könnte auch die Verbindung der Themen untereinander aufgezeigt werden.

Die Stichprobenerhebung

Wenn eine phänomenologisch arbeitende Forscherin TeilnehmerInnen sucht, die Informationen für die Untersuchung liefern, kommt es darauf an sicherzustellen, daß diese das betreffende Phänomen tatsächlich auch erfahren haben. Der Begriff *gezielte Stichpro-*

be wird für eine Stichprobe verwendet, deren TeilnehmerInnen bestimmte Kenntnisse über ein Phänomen besitzen und ausgewählt wurden, damit sie ihre Kenntnisse mitteilen.

Beck (1992) verwendete als Informantinnen sieben Mütter, die eine Wochenbettdepression durchgemacht hatten. Die Mütter waren Mitglieder in einer Selbsthilfegruppe. Sechs der sieben Teilnehmerinnen waren wegen diagnostizierter Wochenbettdepression in psychiatrischer Behandlung. Es fehlen Informationen, die belegen, daß sie siebente Teilnehmerin an Wochenbettdepression litt. Beck stellt am Anfang des Forschungsberichts fest, daß es wichtig ist, zwischen Wochenbettdepression, Wochenbettverstimmung und einer Wochenbettpsychose zu unterscheiden. Die Tatsache, daß bei einer Informantin die Bestätigung einer Wochenbettdepression fehlt, wirft die Frage auf, ob die siebente Informantin für die Erforschung der Wochenbettdepression geeignet war.

Die Datensammlung

Die auf den Schutz der Versuchspersonen bezogenen Angaben waren ausreichend. Das für die Datensammlung eingesetzte Verfahren geht deutlich aus dem Bericht hervor. Die Daten wurden mittels eines vertraulichen Interviews gesammelt, in dessen Mittelpunkt als Leitfaden eine auf die Erfahrung der Wochenbettdepression bezogene Frage stand. Die Daten wurden bis zur Sättigung gesammelt. Mit dem Begriff *Sättigung* ist der Punkt gemeint, an dem keine neuen Informationen mehr mitgeteilt werden und die früheren Themen sich wiederholen.

Die Datenanalyse

Die Datenanalyse erfolgte gemäß den sechs von Colaizzi beschriebenen Schritten. *Glaubwürdigkeit* konnte dadurch erreicht werden, daß dreien der sieben an der Studie beteiligten Mütter die umfassende Beschreibung vorgelegt wurde, um festzustellen, ob die Teilnehmerinnen der von Beck (1992) formulierten Beschreibung ihrer Erfahrungen zustimmten. Beck gibt keine Erklärung dafür, weshalb sie die umfassende Beschreibung nur drei Frauen vorlegte. Die Validierung dieser Beschreibung durch alle sieben Frauen hätte ihre Befunde weiter gestärkt.

Beck (1992) weist in dem Diskussionsabschnitt des Berichts darauf hin, daß sie die Symptome „Selbsthaß“ und „Hypochondrie“ auf Bitten einer der Frauen miteinbezogen hat, „um ihre Erfahrungen [die der Frau] vollständiger wiederzugeben“ (S. 170). Bei dieser Maßnahme, die die Glaubwürdigkeit der Befunde erhöht, handelt es sich um einen der sechs Schritte von Colaizzi.

Mit *Folgerichtigkeit* ist gemeint, „daß es einer anderen Forscherin möglich ist, den Gedankengängen, Entscheidungen und Methoden der Forscherin zu folgen, die die Untersuchung durchgeführt hat“ (Yonge und Stewin, 1988, S. 64). In den Tabellen 1 und 2 werden Beispiele für den Gedankengang von Beck bezüglich der Themen aufgeführt. Beck gibt an, daß sie „intersubjektive Überstimmung“ (S. 167) bei der Interpretation der Daten mit Hilfe einer Kollegin erzielt hat, die Erfahrung mit der Analyse phänomenologischer Daten hatte.

Mit *Angemessenheit* ist gemeint, wie gut sich die Befunde auf Situationen außerhalb der Studie anwenden lassen. Beck (1992) gibt an, daß sie zwecks Nachweis der Angemessenheit ihrer Befunde Mitglieder einer anderen Gruppe von Betroffenen ausfindig gemacht hat, die ebenfalls Erfahrungen mit dem Phänomen der Wochenbettdepression gemacht hatten und in der Lage waren, ihre Erfahrungen zu beschreiben. Die LeserInnen werden aufgrund der Darlegungen von Beck zu der Annahme veranlaßt, daß die Frauen in der zweiten Gruppe für Betroffene ähnliche Erfahrungen hatten. Dies wird jedoch nicht ausdrücklich festgestellt.

Aus dem Bericht von Beck (1992) geht hervor, daß die Strategie der Datenanalyse für die Studie geeignet war, und daß die Analyse mit gleichbleibender Stringenz durchgeführt wurde.

Die Befunde

Die Befunde von Beck (1992) werden im Kontext der Gruppe dargestellt, die untersucht wurde: Mütter, die eine Wochenbettdepression durchgemacht hatten. Die Daten werden so präsentiert, daß zum einen die Formulierungen der Informantinnen, zum anderen die Interpretationen von Beck wiedergegeben werden. Aus den Tabellen läßt sich erkennen, wie Beck zu ihren Interpretationen kam. Die LeserInnen können sich aufgrund des Forschungsberichtes einen Eindruck davon verschaffen, wie Frauen, die eine Wochenbettdepression durchmachen, diese Erfahrungen erleben. Bei ihrer Stellungnehme zu den Instrumenten für die Bewertung von Depressionen im allgemeinen und für die Wochenbettdepression im besonderen geht Beck auch auf den derzeitigen Stand der Forschung ein. Die Befunde dieser Studie werden somit zu bereits gewonnenen Erkenntnissen in Beziehung gesetzt.

Schlußfolgerungen, Implikationenen und Empfehlungen

Die Schlußfolgerungen dieser Studie beschäftigen sich im wesentlichen damit, die Grenzen derzeit verfügbarer, quantitativer Instrumente zur Bewertung von Depressionen zu erklären. Die Implikationen und Empfehlungen gehen in dieselbe Richtung. Beck (1992) stellt jedoch am Anfang des Forschungsberichtes fest, daß es ihre Absicht war, die Wochenbettdepression zu beschreiben und darüber hinaus „die interne Validität einiger Skalen [zur Bewertung von Depressionen] zu bewerten (S. 167). In ihren Schlußfolgerungen, Implikationen und Empfehlungen geht sie aber nur auf die letztgenannte Absicht ein. Krankenschwestern können die Daten aus dieser Studie nur in begrenztem Umfang verwenden, weil Beck die Daten nur unter dem Aspekt des Instrumenteneinsatzes erklärt.

Die Relevanz der Studie für die Pflege wird im Zusammenhang mit dem derzeitigen Entwicklungsstand der Instrumente zur Bewertung von Depressionen thematisiert. Beck (1992) stellt fest, daß „PflegeforscherInnen sich ernsthaft überlegen müssen, ob sie künftig bei Studien über die Wochenbettdepression eine generalisierte Depressionsskala einsetzen wollen“ (S. 170). Allerdings wird den PflegeforscherInnen, die die Befunde in der Pflegepraxis bei Frauen mit Wochenbettdepression anwenden wollen, nicht klar mitgeteilt, inwiefern die Daten für ihre praktische Arbeit nützlich sind, weil eine abschließende Erklärung fehlt, in der das Wesentliche der Befunde zusammengefaßt wird.

Literaturverzeichnis

Beck, C.T. (1992). The lived experience of postpartum depression: A phenomenological study. *Nursing Research*, 41(3), 166-170.

Hutchinson, S. (1986). Chemically dependent nurses: The trajectory toward self-annihilation. *Nursing Research*, 35, 196-201.

Miller, B., Haber, J., & Byrne, M. (1992). The experience of caring in the acute care setting: Patients' and nurses' perspectives. In Gaut, D., (Ed.), *The presence of caring in nursing* (pp. 137-156). New York: National League for Nursing.

Yonge, O., & Stewin, L. (1988). Reliability and validity: Misnomers for qualitative research. *The Canadian Journal of Nursing Research*, 20(2), 61-67.

Glossar

(Diese Erläuterungen geben die Bedeutung der Begriffe im Englischen wieder; im deutschen Sprachgebrauch haben die Termini z.T. eine andere Bedeutung. Mitunter werden in diesen Texten Begriffe auch in unterschiedlichen Bedeutungen verwendet; „Population" z.B. kann bedeuten: Stichprobe, Grundgesamtheit und Personengruppe, auf die die Resultate übertragen werden könnten.)

Abhängige Variable In experimentellen Studien die Variable deren Verhalten aufgrund der Veränderungen der unabhängigen Variablen beobachtet wird.

Abstract Knappe Zusammenfassung einer Studie.

Achtung der Person Menschen haben das Recht auf Selbstbestimmung und auf Behandlung als autonom handelnde Personen, das heißt, sie haben die Freiheit, einer Teilnahme an einer Studie zuzustimmen oder diese abzulehnen.

Äquivalenz Übereinstimmung bzw. Einigkeit unter den BeobachterInnen, die dasselbe Bewertungsinstrument benutzen oder die Konsistenz bei alternierenden Formen eines Instruments.

Äußere kritische Überprüfung Prozeß, in dessen Verlauf die Authentizität historischer Daten beurteilt wird.

Äußere Validität Grad, bis zu dem die Ergebnisse einer Studie auf andere Populationen oder auf ähnliche Populationen mit anderen Rahmenbedingungen übertragen werden können.

After-only design (Nur-Post-Test-Design) Ein experimentelles Design mit zwei nach dem Zufallsprinzip zusammengestellten Gruppen – eine Testgruppe und eine Kontrollgruppe. Dieses Design unterscheidet sich von dem klassischen experimentellen Design insofern, als beide Gruppen nur nach der experimentellen Behandlung bewertet werden.

After-only nonequivalent control group design (Nicht-äquivalentes Design mit Kontrollgruppe und Nur-Post-Test) Quasi-experimentelles Design, das dem des after-only experimental design (Nur-Post-Test-Design) ähnlich ist, jedoch werden die Versuchspersonen nicht nach dem Zufallsprinzip auf die Kontroll- bzw. Behandlungsgruppe verteilt.

Aktuelles Geschehen (history) Gefahr für die innere Validität; die Gefahr kommt von Ereignissen außerhalb des experimentellen Settings und kann sich auf die abhängige Variable auswirken.

Angemessenheit Beantwortet folgende Fragen: Sind die Befunde außerhalb der Studie anwendbar? Sind die Ergebnisse von Bedeutung für Personen, die nicht an der Studie beteiligt waren?

Angewandte Forschung Überprüft die Grenzen, die einer Theorie durch die Praxis gesetzt werden, untersucht aber nicht die Effektivität der von PraktikerInnen durchgeführten Maßnahmen.

Annahme Ein grundlegendes Prinzip, von dessen Wahrheit man ohne wissenschaftlichen Nachweis ausgeht.

Anonymität Eine Schutzmaßnahme für TeilnehmerInnen an Studien; niemand, nicht einmal ForscherInnen, sollen die Versuchspersonen mit den erhaltenen Informationen in Zusammenhang bringen könnnen. Es soll nicht erkennbar sein, welche Daten von wem stammen.

AnwenderIn Eine Person, die Forschungsergebnisse aktiv in der Pflegepraxis anwendet.

Aufzeichnungen oder verfügbare Daten Informationen, die man aus existierenden Materialien, wie z.B. Krankenhausunterlagen, historischen Dokumenten oder Videoaufzeichnungen, gewinnt.

Ausklammern Ein Prozeß, bei dem die Forscherin persönliche Vorurteile in Bezug auf das zu untersuchende Phänomen ausfindig macht, um abzuklären, inwieweit mündliche und schriftliche Angaben von Versuchspersonen durch persönliche Erfahrungen und Ansichten gefärbt werden können.

Außenkriterium (Concurrent Validity) Grad der Korrelation zwischen zwei Bewertungen desselben Konzepts zur gleichen Zeit.

Axiales Codieren Eine Strategie der Datenanalyse bei der grounded theory-Methode. Sie erfordert intensives Codieren um ein einziges Thema.

Befunde Statistische Ergebnisse einer Studie.

Chi-Quadrat (χ^2) Eine nicht-parametrische statistische Methode, die eingesetzt wird, um zu ermitteln, ob die in jeder Kategorie festgestellte Häufigkeit sich von der zufallsbedingten Häufigkeit unterscheidet.

CINAHL (Cumulative Index to Nursing & Allied Health Literature) Eine Print- oder computerisierte Datenbank; der computerisierte CINAHL ist über CD-ROM und On-Line erreichbar.

Cluster-Stichprobenerhebung Eine Strategie der Wahrscheinlichkeitsstichprobenerhebung, bei der die Zufallsauswahl von Einheiten stufenweise erfolgt. Die Richtung der Stichprobenerhebung geht von groß nach klein.

Computer-Datenbanken Print-Datenbanken auf Software-Programmen, die via Computer über On-Line oder über CD-ROM erreichbar sind.

Coping Deutsch: Bewältigung bzw. Bewältigungsstrategie in schwierigen Lebenssituationen.

Cronbachs Alpha Test für die innere Konsistenz, bei dem alle Items einer Skala untereinander verglichen werden.

Daten Informationen, die im Verlauf einer Studie systematisch gesammelt werden; Plural von Datum.

Datenbank Systematisch zusammengestellte Sammlung von Informationen über ein Thema auf EDV.

Datenbezogene Literatur Berichte von abgeschlossenen Forschungsarbeiten.

Datensättigung Zeitpunkt in einer qualitativen Studie, zu dem die Datensammlung beendet werden kann. Dieser Punkt ist erreicht, wenn die der Forscherin mitgeteilten Informationen sich wiederholen. Die von einem Teilnehmer geäußerten Gedanken wurden schon vorher von anderen TeilnehmerInnen geäußert; die Befragung weiterer TeilnehmerInnen führt nicht mehr zu neuen Gedanken.

Deduktives Denken Logischer Gedankenprozeß, bei dem von der Theorie Hypothesen abgeleitet werden; das Denken geht vom Allgemeinen hin zum Besonderen.

Delphi-Technik Technik, mit der die Meinung von ExpertInnen eingeholt wird. Die Datensammlung erfolgt stufenweise, wobei auf jeder Stufe die Daten der vorigen Stufe verwendet werden.

Deskriptive/explorative Forschung Eine Form nicht-experimenteller Forschungsdesigns, bei der Beschreibungen existierender Phänomene gesammelt werden mit dem Ziel, die Daten zur Bestätigung oder Einschätzung bestehender Bedingungen einzusetzen oder sie zur Erarbeitung von Plänen zu benutzen, die die Bedingungen verbessern.

Deskriptive statistische Methoden Statistische Methoden, die zur Beschreibung und Zusammenfassung von Stichprobendaten eingesetzt werden.

Direkte Beobachtung Methode zur Messung physiologischen und psychologischen Verhaltens, die das Ziel hat, Veränderungen zu bewerten und die Genesung zu erleichtern.

Divergente Validität Strategie zur Bewertung der Konstruktvalidität; zwei oder mehr Instrumente, die theoretisch das Gegenteil des Konstrukts bewerten, werden Versuchspersonen vorgelegt. Sind die Bewertungen negativ korreliert, dann gilt dies als Bestätigung der divergenten Validität.

Domänen Symbolische Kategorien, unter denen die kleineren Kategorien einer ethnographischen Studie subsumiert sind.

Downlink In der Datenübertragung Empfänger für Programme, die von anderen Stellen ausgestrahlt werden; ermöglicht die Teilnahme an ferngeschalteten Konferenzen.

Durchlebte Erfahrung Begriff aus der phänomenologischen Forschung; gemeint ist das rein gefühlsmäßige Durchleben von Ereignissen und Bedingungen, nicht das Reflektieren über diese Ereignisse oder Bedingungen (konzeptualisierte Erfahrung).

Eignungskriterien Merkmale, die die Population auf eine homogene Gruppe von Versuchspersonen beschränken.

Einwilligung Ein Aspekt der informierten Zustimmung, der sich auf den Schutz der Rechte von Versuchspersonen in Studien bezieht.

Element Allerkleinste Einheit, über die Informationen eingeholt werden.

Emische Sichtweise Sichtweise der Insider von ihrer Welt.

Empfehlung Richtschnur für die Verwendung der Resultate einer Studie in Praxis, Theorie und weiteren Forschungsarbeiten.

Empirische Daten Aus der Erfahrung bzw. Beobachtung gewonnene Daten mittels rationaler Erhebungsmethoden.

Empirische Literatur Synonym für datenbezogene Literatur; *siehe* datenbezogene Literatur.

Entwicklungsstudie Eine Form nicht-experimenteller Forschungsdesigns, die sich nicht nur mit einem bereits existierenden Zustand und der Wechselbeziehung zwischen Phänomenen beschäftigt, sondern auch mit Veränderungen als Folge verstrichener Zeit („Reifung").

Ethik Theorie bzw. Disziplin, die sich mit den Prinzipien moralischer Werte und moralischen Verhaltens auseinandersetzt.

Ethnographie Qualitativer Forschungsansatz, der das Ziel verfolgt, auf kulturelle Gruppen bzw. Lebenswelten zugeschnittene Theorien zu entwickeln.

Ethnographische Methode Methode, die kulturelle Gruppen bzw. Lebenswelten wissenschftlich beschreibt. Ziel ethnographisch arbeitender ForscherInnen ist es, die Innensicht solcher Gruppen bzw. Lebenswelten zu verstehen.

Etische Sichtweise Sichtweise, die Außenstehende von der Welt anderer haben; Gegensatz zu emisch.

Evaluationsforschung Verwendung wissenschaftlicher Forschungsmethoden und -verfahren mit dem Ziel, ein Programm, eine Behandlung, eine praktische Tätigkeit oder eine Strategie zu bewerten. Um den Wert einer Maßnahme zu belegen, werden analytische Mittel eingesetzt.

Evaluative Forschung Verwendung wissenschaftlicher Forschungsmethoden und -verfahren zum Zweck der Bewertung.

Experiment Wissenschaftliche Untersuchung, bei der Beobachtungen durchgeführt und Daten gesammelt werden; ihre Merkmale sind Kontrolle, Randomisierung und Manipulation.

Experimentalgruppe Gruppe in einer experimentellen Untersuchung, bei der eine Intervention oder Behandlung durchgeführt wird.

Experimentelles Design Forschungsdesign, das durch die Merkmale Kontrolle, Randomisierung und Manipulation gekennzeichnet ist.

Ex-Post-Facto-Studie Eine Form eines nicht-experimentellen Forschungsdesigns, das die Beziehungen zwischen den Variablen untersucht, nachdem die Veränderungen eingetreten sind.

Externe Variable Variable, die die Wirkungen der unabhängigen Variablen auf die abhängigen beeinflussen kann.

Fehler vom Typ I Die Verwerfung einer Null-Hypothese, die in Wirklichkeit richtig ist.

Fehler vom Typ II Die Annahme einer Null-Hypothese, die in Wirklichkeit falsch ist.

Fehlervarianz Grad, bis zu dem die Unterschiede bei Testergebnissen auf Fehler im Meßverfahren zurückzuführen sind (also nicht Veränderungen der Variablen wiederspiegeln

Fishers exakter Wahrscheinlichkeitstest Test zum Vergleich von Häufigkeiten, wenn die Stichproben klein sind und die erwarteten Häufigkeiten weniger als 6 in jeder Einheit betragen.

Folgerichtigkeit Die logische Entwicklung des Forschungsprozesses in einer qualitativen Studie, die es einer Forscherin oder den LeserInnen ermöglicht, die Gedankengänge und Schlußfolgerungen der Wissenschaftlerin nachzuvollziehen.

Forschung Nach systematischen, logischen und empirischen Gesichtspunkten durchgeführte Untersuchung der möglichen Beziehungen zwischen bestimmten Phänomenen; Ziel ist die Gewinnung verifizierbarer Erkenntnisse.

Forschungsanwendung Systematische Methode der Implementierung von soliden, wissenschaftlich fundierten Innovationen in der klinischen Praxis und der Mitteilung von Erkenntnissen durch den Prozeß der Verbreitung.

Forschungsgrundlage Gesamtheit der Erkenntnisse aus Studien, die ein ähnliches Problem erforschen.

Forschungshypothese Aussage über die zu erwartenden Beziehungen zwischen den Variablen; eine andere Bezeichnung lautet *wissenschaftliche Hypothese*.

Forschungskommission Kommission in Einrichtungen, die biomedizinische Forschung und Verhaltensforschung mit Menschen innerhalb der Einrichtung oder bei von der Einrichtung finanzierten Programmen überprüft.

Forschungsliteratur Synonym für datenbezogene Literatur.

Forschungsproblem Präsentiert die Frage, die in der Forschungsarbeit gestellt werden soll.

Fragebögen Fragebögen zum Selbstausfüllen, die Versuchspersonen zur Datenerfassung vorgelegt werden.

Freiheitsgrade Anzahl der Mengen, die unbekannt sind, minus Anzahl der unabhängigen Gleichungen, die diese Unbekannten verbinden; eine Funktion der Anzahl der Vpn in der Stichprobe in Abhängigkeit zur gewünschten Genauigkeit.

Geheimhaltung Bezieht sich auf die Frage, ob die Versuchspersonen wissen, daß sie beobachtet werden.

Gelegenheitserhebung Eine Strategie der gesteuerten Stichprobenerhebung; es werden die am leichtesten erreichbaren Personen oder Objekte als Versuchspersonen/-objekte in einer Studie verwendet.

Gerechtigkeit Faire Behandlung der Versuchspersonen.

Gerichtete Hypothese Hypothese, die die erwartete Richtung der Beziehung zwischen den unabhängigen und abhängigen Variablen spezifiziert.

Geschichtete Zufallsstichprobe Ergibt sich aus einer Strategie der Wahrscheinlichkeitsstichprobenerhebung, bei der die Population in Schichten bzw. Untergruppen eingeteilt wird. Entsprechend ihrem Anteil an der Population wird eine ausreichende Anzahl von Elementen aus jeder Untergruppe nach dem Zufallsprinzip ausgewählt.

Geschlossene Frage Eine Frage, bei deren Beantwortung man nur eine Möglichkeit aus einer begrenzten Anzahl von Antwortvorgaben auswählen kann.

Gesteuerte Stichprobenerhebung Verfahren, bei dem die Auswahl der Vpn nicht randomisiert ist.

Gezielte Stichprobenerhebung Strategie der gesteuerten Stichprobenerhebung, bei der Versuchspersonen ausgewählt werden, die als typisch für die Population gelten.

Glaubwürdigkeit Maßnahmen in der qualitativen Forschung zur Sicherung der Genauigkeit, Validität oder Zuverlässigkeit der Daten.

Grenze Schwachstelle in einer Studie.

Grounded Theory (Gegenstandsbezogene Theorie) Induktiver Ansatz, der aufgrund systematischer Verfahren zu einer Theorie über grundlegende soziale Prozesse gelangt.

Grundlagenforschung Theoretische oder reine Forschung, die Theorien, welche ein Phänomen erklären oder prognostizieren, generieren, überprüfen und erweitern.

Häufigkeitsverteilung Deskriptive statistische Methode, mit der die Verteilung der Resultate auf der verwendeten Skala dargestellt wird.

Historische Forschungsmethode Systematische Zusammenstellung von Daten aus der Bewertung und Interpretation von Fakten über Menschen, Ereignisse und Vorkommnisse in der Vergangenheit.

Homogenität Zumindest annähernd erreichte Übereinstimmung zwischen mehreren Stichproben bezüglich der als wichtig betrachteten Merkmale.

Hypothese Annahme über die Beziehungen zwischen zwei oder mehr Variablen.

Induktives Denken Logischer Gedankenprozeß, in dessen Verlauf aus einzelnen Beobachtungen Verallgemeinerungen abgeleitet werden; induktives Denken geht vom Besonderen hin zum Allgemeinen.

Informierte Zustimmung Ethisches Prinzip, das von der Forscherin verlangt, die freiwillige Teilnahme der Versuchspersonen zu erwirken, nachdem diese über die potentiellen Vorteile und Risiken informiert wurden.

Inhaltsanalyse Methode zur objektiven, systematischen und quantitativen Beschreibung von Kommunikation und dokumentarischen Belegen.

Interne Validität (Content Validity) Der Grad, bis zu dem der Inhalt des Bewertungsinstruments die Gesamtheit des Inhalts bzw. die Domäne eines bestimmten Verhaltens repräsentiert.

Innere Konsistenz Grad, bis zu dem die Items einer Skala, die aus mehreren Fragen oder Meßinstrumenten besteht, dasselbe Konzept widerspiegeln bzw. bewerten.

Innere kritische Überprüfung Prozeß, in dessen Verlauf die Reliabilität oder Konsistenz der Informationen in einem historischen Dokument beurteilt wird.

Innere Validität Grad, bis zu dem man folgern kann, daß die experimentelle Behandlung zu den beobachteten Auswirkungen geführt hat und nicht etwa durch unkontrollierte Bedingungen verursacht wurde.

Interrater reliability Übereinstimmung zwischen zwei oder mehr BeobachterInnen bei der Durchführung von Beobachtungen; diese Übereinstimmung wird oft als Prozentsatz oder als Koeffizient ausgedrückt, der den Zufall miteinbezieht. Interrater reliability spielt oft eine Rolle bei Methoden der direkten Beobachtung.

Intervall Bewertungs-Einheit auf einer Skala (z.B. Thermometer, Schulnoten etc.). Es wird angestrebt, daß die Unterschiede oder Intervalle zwischen den Antwortmöglichkeiten in etwa gleich sind.

Intervallniveau Ebene, auf der man die Einstufung von Ereignissen oder Objekten auf einer Skala ablesen kann; die Intervalle auf der Skala sind gleich, der Nullpunkt ist willkürlich festgelegt (z.B. Aufteilung von Temperaturmessungen in 100 Graden).

Intervenierende Variable Variable, die während einer experimentellen oder quasiexperimentellen Studie in Erscheinung tritt und die abhängige Variable beeinflußt.

Intervention Maßnahme, durch die die Beobachterin eine Aktion bei den beobachteten Personen provoziert.

Interview Methode der Datensammlung, bei der eine Versuchspersonen mündlich befragt wird. Interviews können persönlich oder per Telefon durchgeführt werden; sie können offene oder geschlossene Fragen enthalten.

Klassisches Experiment Bei diesem Design werden die Versuchspersonen nach dem Zufallsprinzip ausgewählt und einer Experimental- oder Kontrollgruppe zugeteilt. Es wird ein Pre-Test durchgeführt, die Experimentalgruppe wird einer Intervention oder Behandlung unterzogen, dann findet ein Post-Test statt.

Konsistenz Die Daten werden bei jeder an der Studie beteiligten Versuchsperson auf genau dieselbe oder auf eine weitestgehend ähnliche Art und Weise gesammelt.

Konstanz Die Methoden und Verfahren der Datensammlung sind die gleichen für alle Versuchspersonen.

Konstrukt Eine auf einen wissenschaftlichen Zweck zugeschnittene Abstraktion.

Konstruktbezogene Replikation Die Verwendung der Originalmethoden, z.B. Methoden der Stichprobenerhebung, Instrumente oder Forschungsdesign in Hinblick auf ein übergeordnetes Konstrukt, um ein Problem zu erforschen, das bereits untersucht wurde.

Konstruktvalidität (Construct Validity) Der Grad, bis zu dem ein Instrument ein theoretisches Konstrukt oder ein Merkmal tatsächlich erfaßt.

Kontrolle Maßnahmen, um die Bedingungen, unter denen eine Untersuchung durchgeführt wird, gleich bzw. konstant zu halten.

Kontrollgruppe Die Gruppe in einer experimentellen Untersuchung, bei der keine Interventionen oder Behandlung durchgeführt wird; die Vergleichsgruppe.

Konvergente Validität Eine Strategie zur Beurteilung der Konstruktvalidität; Versuchspersonen werden zwei oder mehr Meßinstrumente vorgelegt, die theoretisch dasselbe Konstrukt bewerten. Sind die Bewertungen positiv korreliert, dann wird dies als Bestätigung der konvergenten Validität angesehen.

Konzept Abbild oder symbolische Darstellung einer abstrakten Idee.

Konzeptbezogene Literatur Veröffentlichtes und nicht veröffentlichtes Material, das nicht der datenbezogenen Literatur zuzurechnen ist: z.B. Berichte über Theorien, Konzepte, Synthesen von Forschungsarbeiten über Konzepte oder fachbezogene Veröffentlichungen; einige dieser Materialien sind die Grundlage für Forschungsberichte und für anderes, nicht forschungsbezogenes Material.

Konzeptuelle Definition Allgemeine Bedeutung eines Konzepts.

Korrelation Gradmesser des Zusammenhangs zwischen zwei Variablen.

Korrelation zwischen einzelnen Items und der Gesamtskala Beziehung zwischen jedem einzelnen Item und der Gesamtskala.

Korrelationsstudie Eine Form des nicht-experimentellen Forschungsdesigns, die die Beziehung zwischen zwei oder mehr Variablen untersucht.

Kovarianzanalyse (ANCOVA) Ein statistisches Verfahren, welches die Unterschiede der Skalendurchschnittswerte mißt; die zu untersuchenden Gruppen werden mit Hilfe einer statistischen Methode in Bezug auf eine wichtige Variable einander angeglichen.

Kriterien für die kritische Bewertung Kriterien, die zur objektiven und kritischen Bewertung eines Forschungsartikels herangezogen werden.

Kriteriumvalidität Gibt den Grad an, bis zu dem die Angaben auf dem Bewertungsinstrument und das tatsächliche Verhalten entweder in der Gegenwart (konkurrierend) oder in der Zukunft (prognostisch) aufeinander bezogen sind.

Kritische Bewertung Prozeß, in dessen Verlauf der Inhalt eines Forschungsberichtes unter dem Aspekt des wissenschaftlichen Wertes und seiner Verwendbarkeit in Praxis, Theorie und Ausbildung einer objektiven und kritischen Bewertung unterzogen wird.

Kritisches Denken Die rationale Überprüfung von Gedankengängen, Rückschlüssen, Prinzipien und Schlußfolgerungen.

Kritisches Lesen Prozeß der aktiven Interpretation und objektiven Einschätzung eines Artikels, in dessen Verlauf versucht wird, Schlüsselkonzepte, Gedankengänge und Begründungen herauszuarbeiten.

Kuder-Richardson-Koeffizient Bewertung der Homogenität bei Instrumenten mit einem dichotomischen Beantwortungsschema.

Kurtosis (Wölbung) Bezieht sich auf den steilen oder flachen Verlauf einer nichtlinearen Verteilungskurve.

Längsschnittstudie Nicht-experimentelles Forschungsdesign, bei dem zu verschiedenen Zeitpunkten Daten von derselben Gruppe gesammelt werden.

Lebenskontext Matrix der Beziehungen zwischen Mensch und Umwelt, die sich im Laufe des Lebens herauskristallisiert.

Likert-Skalen Skalen, bei denen die Bewertungsabstände nicht durch Zahlen (z.B. 1 bis 10) dargestellt, sondern verbalisiert wurden (z.B. „völlig richtig“ bis „völlig falsch“).

Manipulation Experimentelle Behandlung, der einige der Versuchspersonen einer Studie in gleichem oder unterschiedlichem Ausmaß unterzogen werden.

Median Messung der zentralen Tendenz; der Wert, bei dem exakt 50 % der Einzelwerte kleiner und 50 % größer sind.

Medline Computer-Datenbank; bietet Standardanalyse medizinischer Literatur; Retrivalsystem *On-Line;* Zugang auch über CD-ROM.

Meßniveau Kategorisierung der Art und Weise, mit der ein Ereignis gemessen werden kann (Nominal-, Ordinal-, Intervall- und Verhältnisskala).

Messung An Regeln gebundene Zuweisung von Zahlen zu Objekte oder Ereignisse.

Messung der Streuung Deskriptives statistisches Verfahren, das anzeigt, wie die Einzelwerte um den Mittelwert verteilt sind.

Messung der zentralen Tendenz Deskriptives statistisches Verfahren, welches das durchschnittliche Mitglied einer Stichprobe beschreibt (durch Mittelwert, Median und Modus).

Metaanalyse Forschungsmethode, die die Ergebnisse von verschiedenen Studien aus einem speziellen Bereich zusammenfaßt, um auf diesen Bereich bezogene Schlußfolgerungen ableiten zu können.

Methode des fortwährenden Vergleichs Prozeß, bei dem die Daten, die sich aufgrund von Untersuchungen mit der grounded theory-Methode ergeben, fortlaufend verglichen werden.

Methodik der Fallstudie Die Erforschung ausgewählter Phänomene unserer Zeit durch einen beispielhaften Einzelfall über einen bestimmten Zeitraum mit dem Ziel, eine eingehende Beschreibung der wesentlichen Dimensionen und Prozesse eines Phänomens zu liefern.

Methodologische Forschung Kontrollierte Untersuchung und Bewertung der für das Sammeln und Analysieren von Daten verwendeten Mittel.

Mittelwert Bewertung der zentralen Tendenz; der arithmetische Durchschnitt aller Einzelwerte.

Modaler Prozentsatz Messung der Variabilität; zeigt die häufigsten Fälle an. Identisch mit Modus.

Modalität Anzahl der Spitzen in einer Häufigkeitsverteilung.

Modus Messung der zentralen Tendenz; am häufigsten vorkommender Wert oder Ergebnis.

Mortalität Sterblichkeit; hier: Gefahr für die innere Validität; Tod von Versuchspersonen zwischen der 1. und der 2. Datensammlung bzw. Ausscheiden aus anderen Gründen.

Multiple Regression Messung der Beziehungen zwischen einer abhängigen Variablen der Intervallebene und *mehreren* unabhängigen Variablen.

Multiple Varianzanalyse (MANOVA) Test zur Ermittlung von Unterschieden, die sich auf die Mittelwerte beziehen; der Test wird eingesetzt, wenn mehr als eine abhängige Variable existiert. Bei mehr als einer abhängigen Variablen wird die kanonische Korrelation ermittelt.

Nachweis von Informationsquellen Stichwortverzeichnisse, Karteien und Übersichten über Zusammenfassungen. Diese Informationsquellen werden benutzt, um in Fachzeitschriften daten- und theoriebezogene Artikel zu unterschiedlichen Themen zu finden; das gleiche gilt für Publikationen von wissenschaftlichen Organisationen und staatlichen Institutionen.

Netz-Stichprobenerhebung (Schneeballsystem) Strategie, die gewählt wird, um Stichproben zusammenzustellen, die man nur schwer ausfindig machen kann. Sie nutzt das soziale Netz und die Tatsache, daß Freunde nicht selten die gleichen Merkmale haben. Versuchspersonen mit den geforderten Eignungskriterien werden um Hilfe bei der Kontaktaufnahme zu anderen Personen gebeten, die die Kriterien ebenfalls erfüllen.

Nicht-experimentelle Forschung Forschung, bei der ein Phänomen ohne Manipulation der unabhängigen Variable(n) beobachtet wird.

Nicht-parametrische statistische Methoden Methoden, die gewöhnlich eingesetzt werden, wenn die Variablen mit einer Nominal- oder Ordinalskala gemessen werden, weil sie keine Parameter der Population bewerten und weniger restriktive Annahmen in Bezug auf die zugrundeliegende Verteilung beinhalten.

Nominalniveau Ebene, auf der die Daten in Kategorien einteilt werden, die sich gegenseitig ausschließen.

Nominalskala Ebene, auf der Objekte oder Ereignisse ohne Rangfolge (z.B. Geschlechtszugehörigkeit, Haarfarbe) in Kategorien eingeteilt werden.

Normalkurve Kurve, die eingipfelig und um den Mittelwert symmetrisch ist.

Nullhypothese Annahme, daß es keine Beziehung zwischen den Variablen gibt und daß jede beobachtete Differenz zwischen Ergebnissen auf Zufall oder Schwankungen innerhalb der Stichprobe zurückzuführen ist.

Nutzen Potentiell positive Ergebnisse für TeilnehmerInnen an einem Forschungsprojekt.

Objektive Daten Daten, die nicht von der Person beeinflußt sind, die die Informationen sammelt.

Objektivität Die Verwendung von Fakten, ohne daß diese durch persönliche Gefühle oder Vorurteile verzerrt werden.

Offene Frage Frage, die man mit eigenen Worten beantworten kann.

Operationale Definition Meßmethode zur Beobachtung oder Messung einer Variablen; beschreibt das Verfahren bzw. die Operation, mit dem ein Konzept gemessen wird.

Operationalisierung Prozeß der Übersetzung von Konzepten in praktikable Erhebungsmethoden.

Ordinalniveau Ebene, auf der die Daten systematisch, gemäß einer Rangfolge, in Kategorien eingeteilt werden. Mit Ordinalskalen können keine exakten Differenzierung der Versuchspersonen vorgenommen werden.

Ordinalskala Ebene, die die Rangfolge von Objekten oder Ereignissen anzeigt (erster, zweiter, dritter etc.); die Zahlen haben nicht den gleichen Abstand, der Nullpunkt ist willkürlich festgelegt (Einstufung nach Klassen).

Parallele Form (Reliabilität) Siehe Reliabilität mit alternierenden Formen.

Parallelisierung (Matching) Strategie der speziellen Stichprobenauswahl; sie wird eingesetzt, um eine äquivalente Stichprobe zu erhalten. Dafür werden Versuchspersonen ausgewählt, die den Versuchspersonen der anderen Stichprobe in Bezug auf vorher festgelegte Variablen wie Alter und Geschlecht gleichen.

Parameter Merkmal einer Population.

Parametrische statistische Methoden Schließende statistische Methoden, die die Beurteilung von mindestens einem Parameter voraussetzen, Messungen auf der Intervallebene oder einer höheren Ebene erfordern und bestimmte Annahmen über die zu untersuchende Variable voraussetzen. Diese Annahmen beziehen sich gewöhnlich darauf, daß die Werte auf der Skala, die die Variable mißt, normal verteilt sind.

Pearson-Korrelationskoeffizient oder Pearson *r* Statistischer Wert, der den Grad der Beziehung zwischen zwei Variablen auf der Intervallebene angibt.

Percentilwert Messung der Rangfolge; Prozentsatz der Fälle, über den ein gegebener Wert hinausgeht.

Phänomenologie Qualitativer Forschungsansatz, der Erfahrungen so beschreibt, wie sie durchlebt werden, bevor sie konzeptualisiert werden.

Phänomenologische Forschung Grundlage ist die Erforschung der beschriebenen Erfahrungen so wie sie durchlebt werden.

Phänomenologische Methode Prozeß, in dessen Verlauf man etwas über die Bedeutung von menschlichen Erfahrungen erfährt; als Grundlage dienen intensive Gespräche mit Menschen, die diese Erfahrungen durchleben oder durchlebt haben.

Philosophische Forschung Grundlage ist die Erforschung der Wahrheit und der Prinzipien der Existenz, des Wissens und des Verhaltens.

Physiologische Messung Der Einsatz spezieller Geräte, um den physiologischen und biologischen Status von Versuchspersonen zu ermitteln.

Population Eine klar definierte Gruppe mit bestimmten, spezifizierten Eigenschaften, z.B. Grundgesamtheit, Stichprobe oder Zielpopulation.

Primärquelle Wissenschaftliche Literatur, die von einer Person verfaßt wurde, die die Theorie entwickelt oder die Forschungsarbeit durchgeführt hat. Zu den Primärquellen zählen Augenzeugenberichte von historischen Ereignissen in Form von Originaldokumenten, Filmen, Briefen, Tagebüchern, Aufzeichnungen, Zeitschriften oder Tonbändern.

Problemdarstellung Ein als Frage oder Aussage formulierter Satz über die Beziehung zwischen zwei oder mehr Variablen.

Produkttest Test medizinischer Geräte oder anderer Produkte.

Prognostische Studie Form eines nicht-experimentellen Forschungsdesigns, das Prognosen macht, die von bestimmten Phänomenen abgeleitet sind.

Programm Anweisungen in maschinenlesbarer Sprache, so daß ein Computer (hardware) die Operationen durchführen kann; Software.

Propositionen Theoretisches Modell einer Verbindung zwischen Konzepten, die die Grundlage für die Entwicklung von Methoden zur Überprüfung der relevanten Beziehungen bildet.

Prospektive Studie Nicht-experimentelle Studie, die mit der Erforschung der angenommenen Ursachen beginnt und sich dann in der Zeit vorwärts bewegt bis hin zu der angenommenen Auswirkung.

Prozeßorientierte Zustimmung In der qualitativen Forschung die fortlaufende Diskussion mit Versuchspersonen über ihre Zustimmung zur Teilnahme an der Studie.

Psychometrie Theorie und Entwicklung von Meßinstrumenten speziell in der Psychologie.

Qualitative Forschung Die Erforschung weitgefaßter Fragen über menschliche Erfahrungen. Diese Forschung wird in natürlichen Settings durchgeführt und arbeitet mit deskriptiven Daten.

Qualitative Messung Die Items oder beobachteten Verhaltensweisen werden meist auf sich gegenseitig ausschließende Kategorien verteilt, die repräsentativ für die Art der von den Versuchspersonen gezeigten Verhaltensweisen sind.

Quantitative Messung Die Verteilung von Items oder Verhaltensweisen auf Kategorien, die die Menge eines Merkmals repräsentieren, das eine Versuchsperson oder ein Objekt besitzt.

Quasi-experimentelles Design Design, bei dem keine randomisierte Verteilung vorgenommen wird, bei dem aber die unabhängige Variable manipuliert wird und bestimmte Kontrollmechanismen zum Einsatz kommen.

Querschnittstudie Nicht-experimentelles Forschungsdesign, bei dem die Daten zu einem bestimmten Zeitpunkt, das heißt in der unmittelbaren Gegenwart, untersucht werden.

Quoten-Erhebung Strategie der gesteuerten Stichprobenerhebung, bei der die Schichten einer Population identifiziert werden; diese Schichten sind proportional in der Stichprobe vertreten. Einige Merkmale der Population dienen als Vorgaben bei der Auswahl der Testpersonen.

Rahmen der Erhebung Auflistung aller Einheiten (Personen, Objekte etc.) der Population.

Random access memory (RAM) Speicher eines Computers, den BenutzerInnen lesen oder verändern können.

Reaktivität Verzerrung, die entsteht, wenn Personen, die beobachtet werden, ihr Verhalten verändern, weil sie wissen, daß sie beobachtet werden.

Rechte der Tiere Richtlinien zum Schutz der Rechte von Tieren bei der Durchführung von Forschungsarbeiten.

Reifung Biologische, psychologische und entwicklungsbedingte Prozesse, die in einem Individuum als eine Funktion der Zeit wirken; diese Prozesse nehmen unabhängig von den kontrollierten Variablen Einfluß auf die Ergebnisse der Untersuchung.

Reliabilität (Zuverlässigkeit) Konsistenz oder Unveränderlichkeit eines Meßinstrumentes bei der Verwendung durch verschiedene Personen.

Reliabilität mit alternierenden Formen Denselben Versuchspersonen werden zu verschiedenen Zeitpunkten zwei oder mehr alternative Meßinstrumente vorgelegt. Die Ergebnisse der Tests bestimmen den Grad der Übereinstimmung zwischen den Instrumenten.

Reliabilität mit Testwiederholung Ein Instrument wird denselben Versuchspersonen unter den gleichen Bedingungen und innerhalb eines vorgegebenen Zeitraums zweimal vorgelegt. Um die Stabilität der Messung zu ermitteln, werden die Werte beider Tests miteinander verglichen.

Replikation Die Wiederholung einer Studie mit anderen Stichproben und unterschiedlichen Settings.

Repräsentative Stichprobe Stichprobe, deren Hauptmerkmale denen der Grundgesamtheit sehr nahe kommen.

Retrospektive Daten Standardisierte Daten, wie z.B. die Werte einer standardisierten Prüfung.

Retrospektive Studie Nicht-experimentelles Forschungsdesign, das bei dem interessierenden Phänomen (abhängige Variable) in der Gegenwart ansetzt und dessen Beziehung zu einer anderen Variablen (unabhängige Variable) in der Vergangenheit untersucht.

Risiko Potentiell negative Auswirkungen der Teilnahme an einer Studie.

Sättigung Siehe Datensättigung.

Schiefe Messung der Asymmetrie bei einer Gruppe von Werten.

Schließende statistische Methoden Verfahren, bei denen mathematische Verfahren und Logik kombiniert eingesetzt werden, um mit Hilfe der Stichprobendaten Hypothesen über eine Population zu überprüfen.

SchlüsselinformantInnen Personen, die über spezielles Wissen, einen speziellen Status oder über spezielle kommunikative Fähigkeiten verfügen und bereit sind, die Ethnologin über das Phänomen zu unterrichten.

Schneeball-Stichprobenerhebung Siehe Netz-Stichprobenerhebung

Sekundärquelle Wissenschaftliches Material, das von einer Person geschrieben wurde, die *nicht* die Theorie entwickelt bzw. die Forschungsarbeit durchgeführt hat. Gewöhnlich werden die meisten dieser Materialien veröffentlicht. Häufig ist eine Sekundärquelle die Erwiderung bzw. die mit einer kritischen Bewertung verbundene Zusammenfassungen einer Theorie oder einer Arbeit. Beispiele für Sekundärquellen sind Dokumente, Filme, Briefe, Tagebücher, Aufzeichnungen, Zeitschriften oder Tonbänder, die das Phänomen aus der Sicht einer anderen Person wiedergeben.

Selektionsfehler Gefahr für die innere Validität, die entsteht, wenn vor dem Test Unterschiede zwischen der Experimentalgruppe und der Kontrollgruppe vorhanden sind.

Semi-quartile Streuungsbreite Messung der Streuung; Streuungsbreite der mittleren 50 % der Werte.

Signifikanzniveau (Alpha-Wert) Das vor Durchführung der Studie festgelegte Risiko, einen Typ I-Fehler zu machen. Eine Angabe über die Wahrscheinlichkeit, mit der der gefundene/gemessene Wert identisch ist mit dem tatsächlichen Wert.

Skala Inventar meist zum Selbstausfüllen; es beeinhaltet verschiedene Antwortmöglichkeiten für jedes Item. Jeder Antwort wird ein Zahlenwert zugeordnet.

Solomon four-group design (Vier-Gruppen-Design) Experimentelles Design mit vier randomisierten Gruppen – die Interventionsgruppe mit Pre-Test und Post-Test;

die Kontrollgruppe mit Pre-Test und Post-Test; eine Behandlungs- oder Interventionsgruppe nur mit Post-Test sowie eine Kontrollgruppe nur mit Post-Test.

Soziale Erwünschtheit Eine Versuchsperson gibt anstelle einer ehrlichen Antwort eine Antwort, die ihrer/seiner Meinung nach der Wissenschaftlerin gefällt.

Spannweite Messung der Streuung; Unterschied zwischen dem höchsten und dem niedrigsten Wert in einer Gruppe von Stichprobendaten.

Split-Half-Reliabilität Vergleichsindex zwischen den Werten der einen Hälfte einer Stichprobe mit denen der anderen Hälfte; das Verfahren liefert ein Maß der Konsistenz in Bezug auf den Meßfehler.

Stabilität Eigenschaft eines Instrumentes, bei wiederholten Tests dieselben Ergebnisse zu liefern.

Standardabweichung Messung der Streuung; Messung der durchschnittlichen Abweichung der Einzelwerte vom Mittelwert.

Standardfehler des Mittelwertes Standardabweichung einer theoretischen Verteilung von Stichprobenmittelwerten; sie gibt den durchschnittlichen Fehler bei der Schätzung der Mittelwerte der Grundgesamtheit an.

Statistische Hypothese Sie postuliert, daß zwischen der unabhängigen und der abhängigen Variablen keine Beziehung besteht. Die statistische Hypothese wird auch als *Nullhypothese* bezeichnet.

Statistische Reliabilität Ein Index, der die Intervallkonsistenz der Antwortmöglichkeiten auf alle Items der Fassung eines Meßinstrumentes, das nur einmal ausgefüllt wird, darstellt.

Stichprobe Untergruppe von Stichproben-Einheiten aus einer Population.

Stichprobeneinheit Element bzw. Gruppe von Elementen, die für die Auswahl der Stichprobe in Frage kommen. Normalerweise eine Person (Vp).

Stichprobenauswahl Prozeß, bei dem repäsentative Einheiten aus einer Population zum Zweck der Untersuchung im Rahmen einer Forschungsarbeit ausgewählt werden.

Stichprobenfehler Fehler, der dadurch entsteht, daß eine Stichprobe nicht ganz exakt identisch mit der Grundgesamtheit ist.

Stichprobenintervall Standardabstand zwischen den für die Stichprobe ausgewählten Elementen.

Symbolischer Interaktionismus Theorie, die besagt, daß die Beziehung zwischen Individuum und Gesellschaft ein fortlaufender Prozeß symbolischer Kommunikation ist, in dessen Verlauf das Individuum sich seine soziale Wirklichkeit erschafft.

Systematische Datensammlung Sammlung von Daten, die bei allen Versuchspersonen auf die gleiche Art und Weise durchgeführt wird.

Systematische Stichprobenauswahl Strategie der Wahrscheinlichkeits-Stichprobenbildung; die Versuchspersonen werden gemäß festgelegten Invervallen (z.B. jeder hundertste) nach dem Zufallsprinzip aus einer Population ausgewählt.

Systematischer Fehler Ist zurückzuführen auf dauerhafte Merkmale einer Versuchsperson, die sich nicht von einem Test bis zum nächsten ändern.

Test Hier in einer sehr eingeschränkten Bedeutung verwendet: Ein Erhebungsbogen zum Selbstausfüllen; die Forscherin weist jeder Antwort eine Bewertung oder eine Punktzahl zu. Aus der Gesamtbewertung werden Schlußfolgerungen gezogen, bis zu welchem Grad eine Versuchsperson über bestimmte Charakterzüge, Emotionen, Einstellungen oder Verhaltensweisen verfügt, die der Test messen soll.

Theoretische Literatur Synonym für konzeptbezogene Literatur; siehe konzeptbezogene Literatur.

Theoretische Stichprobe Wird bei Einsatz der grounded theory-Methode benutzt, um Erfahrungen auszuwählen, die der Forscherin helfen, Ideen zu prüfen und Informationen über in der Entwicklung befindliche Konzepte zu vervollständigen.

Theoretischer Bezugsrahmen Theoretische Grundlage für die Entwicklung von Hypothesen.

Theorie Mehrere zusammenhängende Konzepte, Definitionen und Propositionen, die die systematische Sichtweise von Phänomenen widerspiegeln. Ziel ist es, diese Phänomene zu erklären und Prognosen darüber abzugeben.

Time-sharing Mehrere Personen arbeiten gleichzeitig via Terminal an einer Zentraleinheit einer EDV-Anlage.

Time series design (Langzeit-Design mit Testserien) Quasi-experimentelles Design, das eingesetzt wird, um Trends vor und nach einer experimentellen Behandlung festzustellen. Die Messungen werden mehrere Male vor Durchführung der experimentellen Behandlung vorgenommen, dann erfolgt die Behandlung, und danach werden zu bestimmente Zeitpunkten erneut Messungen durchgeführt.

t-Statistik Wird allgemein in der Pflegeforschung eingesetzt; man kann damit testen, ob die Mittelwerte zweier Gruppen stärker voneinander abweichen als dies aufgrund des Zufalls zu erwarten wäre. Die Gruppen können entweder unabhängig sein oder es kann eine Verbindung zwischen ihnen bestehen.

Überprüfbarkeit Die Variablen einer Studie müssen sich für die Beobachtung, Bewertung und Analyse eignen.

Überprüfung der Hypothese Strategie zur Einschätzung der Konstruktvalidität; bei dieser Strategie wird die dem Design des Meßinstrumentes zugrundeliegende Theorie bzw. Konzept verwendet, um Hypothesen zu entwickeln, die überprüft werden. Aufgrund der Ergebnisse wird durch Rückschlüsse festgestellt, ob die der Konstruktion der Instrumente zugrundeliegende Theorie zur Erklärung der Befunde ausreicht.

Überprüfung der Literatur Umfassende, systematische und kritische Überprüfung der wichtigsten wissenschaftlichen Literatur, die zu einem bestimmten Thema veröffentlicht wurde. In den meisten Fällen wird die Überprüfung nicht als erschöpfend angesehen.

Unabhängige Variable Variable, die die vermutete Auswirkung auf die abhängige Variable hat.

Ungerichtete Hypothese Hypothese, die auf die Existenz einer Beziehung zwischen den Variablen verweist, aber keine Angaben über die zu erwartende Richtung der Beziehung macht.

Uplink Vorrichtung für das Ausstrahlen von Konferenzen, so daß eine Teilnahme über Entfernungen möglich ist.

Validierungsstichprobe Die Stichprobe, die die Ausgangsdaten liefert, damit Reliabilität und Validität eines Meßinstruments festgestellt werden können.

Validität (Gültigkeit) Nachweis, daß ein Meßinstrument tatsächlich das mißt, was es messen soll.

Variable Definiertes Konzept.

Varianzanalyse (ANOVA) Eine statistische Methode, die überprüft, ob die Gruppenmittelwerte voneinander abweichen; anstatt jedes Paar von Mittelwerten getrennt zu überprüfen, bezieht ANOVA die Abweichungen von allen Gruppen mit ein.

Verallgemeinerbarkeit Folgerung, daß die Daten repräsentativ sind für ähnliche Phänomene bei einer Population außerhalb der untersuchten Stichprobe.

Verfälschung (Bias) Fehler bei den Resultaten der Datenanalyse.

Verhältnis Nutzen/Risiko Grad, bis zu dem der Nutzen der Studie maximiert und die Risiken minimiert werden, so daß die Versuchspersonen während der Studie vor Schäden geschützt sind.

Verhältnisniveau Höchste Meßebene, auf der man Kategorien, Ordnungen und Rangfolgen bilden kann; sie hat einen absoluten oder natürlichen Nullpunkt mit empirischer Bedeutung.

Verhältnisskala Ebene, die die Rangfolge von Ereignissen oder Objekten angibt; sie hat gleiche Intervalle und einen absoluten Nullpunkt (z.B. Höhe, Gewicht).

Vertraulichkeit Versicherung, daß die Identität der Versuchsperson nicht mit den der Forscherin mitgeteilten Informationen in Verbindung gebracht werden kann.

Vorausgehende Variable Eine Variable, die die abhängige Variable beeinflußt, jedoch bereits vor Einführung der unabhängigen Variable existiert.

Wahrscheinlichkeit Die Wahrscheinlichkeit des Auftretens eines Ereignisses ist seine relative Auftretenshäufigkeit über einen langen Zeitraum bei wiederholten Versuchen unter ähnlichen Bedingungen.

Wahrscheinlichkeits-Erhebung Strategie, bei der eine kontrollierte Zufallsauswahl (Gegensatz: Quotierung) über die Zusammensetzung einer Stichprobe entscheidet.

Wechselbeziehungsstudien Bezeichnung für nicht-experimentelle Forschungsdesigns, die versuchen, den Wechselbeziehungen zwischen Variablen nachzugehen. Hierunter fallen: *Korrelationsstudien, Ex-Post-Facto-Studien, prognostische Studien* und *Entwicklungsstudien.*

Pfadanalyse Statistisches Verfahren, bei dem die Hypothese Aussagen darüber macht, wie und in welcher Reihenfolge die Variablen zueinander in Beziehung stehen.

Wissenschaftliche Beobachtung Sammlung von Daten über Versuchspersonen und die Umgebung. Die Datensammlung wird von besonderen Zielsetzungen bestimmt; sie wird sytematisch geplant, aufgezeichnet, überprüft und kontrolliert; die Durchführung erfolgt auf der Grundlage wissenschaftlicher Konzepte und Theorien.

Wissenschaftliche Hypothese Erwartungen von WissenschaftlerInnen in Bezug auf das Ergebnis einer Studie; wird auch als *Forschungshypothese* bezeichnet.

Wissenschaftliche Literatur Bezieht sich auf veröffentlichtes und nicht veröffentlichtes datenbezogenes und konzeptbezogenes Material in gedruckter und nichtgedruckter Form.

Wissenschaftliche Zeitschriften Zeitschriften, die über ein Gremium von externen und internen Rezensenten verfügen. Das Gremium überprüft, ob die Manuskripte veröffentlicht werden können. Die Gremien verwenden denselben wissenschaftlichen Kriterienkatalog um zu beurteilen, ob die Manuskripte es wert sind, veröffentlicht zu werden.

Wissenschaftlicher Ansatz Eine auf logischen, methodischen und objektiven Kriterien basierende Möglichkeit, Ideen zu generieren und zu überprüfen.

Wissenschaftlicher Wert Grad der Validität einer Studie oder einer Gruppe von Studien.

Wohlwollen Eine Verpflichtung gegenüber den Versuchspersonen, keine Schäden zu verursachen und den potentiellen Nutzen zu maximieren.

Zufallsauswahl Auswahlprozeß, bei dem jedes Element der Population die gleiche und von jeder Beeinflussung freie Chance hat, für die Stichprobe ausgewählt zu werden.

Zufallsfehler Sie sind auf Variationen der Merkmale von Versuchspersonen zurückzuführen, die zu einem bestimmten Zeitpunkt auftreten und sich oft dem Bewußtsein und der Kontrolle durch die Forscherin entziehen.

Z-Wert Wird verwendet, um verschiedene Maßeinheiten in Standardeinheiten zu vergleichen; untersucht die relative Entfernung der Einzelwerte vom Mittelwert.

Anhang A

Bauchregion, Oberschenkel und Arm als Orte für die subkutane Injektion von Heparin-Natrium

Pamela S. Stewart Fahs und Marguerite R. Kinney

Ziel dieser Studie war es, drei subkutane Injektionsstellen für eine Low-Dose-Heparin-Therapie (5 000 Einheiten) zu bewerten. 101 Versuchspersonen wurden nach dem Zufallsprinzip auf eine der drei Gruppen verteilt. Gruppe A erhielt Injektionen in die Bauchregion, Gruppe B in den Oberschenkel und Gruppe C in den Arm. Jede Versuchsperson bekam drei Injektionen in die jeweilige Stelle. Vor Beginn wurde die partielle aktivierte Thromboplastinzeit (aPTT) gemessen; dies wurde vier Stunden nach der ersten Injektion wiederholt. Die Hämatome wurden 48, 60 und 72 Stunden nach der Injektion gemessen. Bei den drei Gruppen konnten 60 und 72 Stunden nach der Injektion keine statistisch signifikanten Unterschiede festgestellt werden, weder in Bezug auf Veränderungen der aPTT noch im Hinblick auf Veränderungen der Hämatome. Somit konnte die klinische Praxis, die Bauchregion als den einzigen oder bevorzugten Ort für subkutane Heparininjektionen zu benutzen, nicht bestätigt werden.

Die Effektivität der Low-Dose-Heparin-Therapie (5 000 internationale Einheiten alle 8 – 12 Stunden) als Standardtherapie für stationär behandelte PatientInnen mit Thromboserisiko ist in der Literatur gut belegt. Autorinnen mit Pflegeerfahrung empfehlen häufig die Bauchregion als den zu bevorzugenden Injektionsort, obwohl unklar ist, welches Vorurteil zu dieser Empfehlung geführt hat (Caprini, Zoellner und Weisman, 1977; Chamberlain, 1980; Lundin, 1978). Die Verwendung der Bauchregion für subkutane Heparininjektionen kann die PatientInnen in Angst versetzen (Chamberlain, 1980) und für das Pflegepersonal mit Unannehmlichkeiten verbunden sein. Deshalb wurde in der Studie die Absicht verfolgt herauszufinden, ob man auch mit anderen Orten die Ziele einer Low-Dose-Heparin-Therapie erreichen kann, und ob Unterschiede bei den Hämatomen an der jeweiligen Injektionsstelle festzustellen sind.

Literaturüberprüfung

Brenner, Wood und George (1981) untersuchten zwei Injektionstechniken, um den Injektionswinkel, die Aspiration sowie die Gewebsmassage zu vergleichen. 33 weiße Versuchspersonen erhielten zwei Injektionen in die Bauchregion. Es konnte bei den Hämatomen zwischen beiden Techniken kein statistisch signifikanter Unterschied festgestellt werden.

Die Auswirkungen dreier Techniken für die subkutane Verabreichung von Low-Dose-Heparin auf die Bildung von Hämatomen am Injektionsort wurde von VanBree, Hollerbach und Brooks (1984) untersucht. 43 weiße Versuchspersonen erhielten drei subkutane Injektionen in die Bauchregion. Zwar wurde zwischen den drei Techniken in Bezug auf die Hämatome kein Unterschied festgestellt, doch zeigten sich bei Frauen, die älter als 60 Jahre waren, zahlreichere und größere Hämatome als bei anderen Untergruppen.

Wooldridge und Jackson (1988) verglichen zwei Techniken für subkutane Heparininjektionen. Die Reihenfolge der Behandlung wurde bei 50 weißen Versuchspersonen, die sich selbst kontrollierten, nach dem Zufallsprinzip festgelegt. Zwar wurden keine Unterschiede bei der Anzahl der Hämatome festgestellt, aber man fand heraus, daß durch Verwendung einer größeren (3 Millimeter) Spritze, 0,2 Milliliter Luftblase, Auswechseln der Nadel vor der Injektion und durch Anlegen eines Druckverbandes in Form eines trockenen Tupfers nach der Injektion die Hämatome kleiner waren; es gab weniger verhärtete Bereiche und diese waren auch kleiner.

Die Auswirkungen der Nadelgröße auf die Bildung von Hämatomen und auf den durch die Heparininjektion verursachten Schmerz wurden von Coley, Butler, Beck und Mullane (1987) untersucht. Für die Verabreichung von Heparin in die Bauchregion von 73 weißen Versuchspersonen wurde nur eine Technik eingesetzt. Es wurden keine signifikanten Unterschiede bei den Hämatomen festgestellt. 24 Stunden nach der Injektion ergab sich bei Verwendung einer Intradermalnadel anstelle einer Subkutannadel jedoch ein signifikanter Unterschied in Bezug auf die Anzahl der Versuchspersonen, die Angaben über Schmerzen und zu der Stärke der durch die Injektion verursachten Schmerzen machten.

Nur in einer Studie wurde über die Heparinkonzentration und das Volumen der Lösung berichtet (Mitchell und Pauszek, 1987). 49 Versuchspersonen wurde eine konstante Dosis Heparin verabreicht; 24 Versuchspersonen bekamen 0,5 Milliliter (10 000 Einheiten: Konzentration 1 Milliliter), 25 Versuchspersonen bekamen 0,25 Milliliter (20 000 Einheiten: Konzentration 1 Milliliter). In der Gruppe, die die konzentriertere Dosis mit dem geringeren Volumen erhielt, wurden weniger und kleinere Hämatome (gemessen wurde nur der Durchmesser) festgestellt.

In zwei Rezensionsartikeln wurde die Beziehung zwischen verschiedenen Injektionstechniken für Low-Dose-Heparin und der Bildung von Hämatomen thematisiert (Hanson, 1987; Schumann, Bruya und Henke, 1988). Sowohl Hanson (1987) als auch Schumann, Bruya und Henke (1988) kommen zu dem Schluß, daß es zwar zahlreiche Techniken für die subkutane Injektion von Heparin gibt, von diesen jedoch nur wenige wissenschaftlich begründet seien. Kirchhoff (1982) stellte fest, daß es wichtig für die Pflege ist, die Richtung der Praxis umzukehren. Gegenwärtig gibt es in der Literatur viele Beschreibungen von Pflegeinterventionen, für die der empirische Nachweis zur Bestätigung der Praxis fehlt. Die Verwendung von anderen Stellen als der Bauchregion für subkutane Heparininjektionen ist bis jetzt noch nicht empirisch ausgewertet worden. Somit scheint sich die in der Pflege gängige Praxis, die Bauchregion als einzig akzeptablen Injektionsort für eine Low-Dose-Heparin-Therapie zu betrachten, eher aus der Tradition als aus wissenschaftlich fundierten Untersuchungen herzuleiten.

Hypothesen

I. Es gibt keine Unterschiede in der Effektivität einer Low-Dose-Heparin-Therapie, wenn man drei verschiedene Orte für die subkutane Injektion benutzt und als Bewertungsgrundlage die aktivierte partielle Thromboplastinzeit (aPTT) mißt.
II. Es gibt keine Unterschiede im Auftreten von Hämatomen am Injektionsort, wenn Low-Dose-Heparin an drei verschiedenen Stellen subkutan injiziert wird.
III. Es gibt keine Unterschiede in der Größe der Hämatome, die als Folge der subkutanen Injektion von Low-Dose-Heparin an drei verschiedenen Orten auftreten.

Methode

Versuchspersonen: Die Daten wurden bei 105 Versuchspersonen gesammelt. Vier Versuchspersonen wurden von der Studie ausgeschlossen. Eine hatte ein großflächiges Hämatom über mehrere Einstichstellen, eine andere bekam vor Messung der durch die subkutane Injektion zu erwartenden Hämatone Heparin intravenös injiziert und zwei weitere waren keine Weißen. Die schwarzen Versuchspersonen wurden ausgeschlossen, weil es so wenige waren und weil keine interrater reliability für die Bewertung von Hämatomen bei Versuchspersonen mit dunkler Hautfarbe vorlag. Die endgültige Stichprobe bestand aus 101 Versuchspersonen, die als allgemeine medizinisch-chirurgische PatientInnen eingestuft wurden. Die endgültige Gruppengröße betrug: Bauchregion (A) = 33, Oberschenkel (B) = 33 und Arm (C) = 35.

62 weibliche und 39 männliche Versuchspersonen bekamen, wie vorgeschrieben, alle 8 bzw. 12 Stunden 5000 Einheiten Heparin-Natrium. Das Alter dieser Versuchspersonen lag zwischen 20 und 94 Jahren, das Durchschnittsalter betrug 65 Jahre. Die Primärdiagnosen der Versuchspersonen wurden in Kategorien eingeteilt. Versuchspersonen mit Krebs wurden ohne Rücksicht darauf, welches Organsystem befallen war, in einer Gruppe zusammengefaßt. Die Anzahl der Versuchspersonen betrug pro Kategorie: Krebs, 16; neurologische Erkrankungen, 14; Atemwegserkrankungen, 14; kardiovaskuläre Erkrankungen, 15; gastrointestinale Erkrankungen, 13; Erkrankungen des Bewegungsapparates, 17. Eine weitere Kategorie bildeten insgesamt 12 Versuchspersonen mit Erkrankungen des Urogenitaltraktes, der Haut und Stoffwechselerkrankungen.

Messung: Vor Beginn der Heparintherapie entnahm das Labor den Versuchspersonen Blut für die Bestimmung der aPTT. Bei der aPTT handelt es sich um einen Koagulationstest, der häufig für die indirekte Bewertung der Effektivität von Low-Dose-Heparin eingesetzt wird. Mit Hilf des aPTT wird der intrinsische Teil des Gerinnungssystems gemessen (Hubner, 1986). Als labortechnisch normal galten aPTT-Werte zwischen 22 und 34 Sekunden. Alle aPTT-Stichproben wurden von Phlebologen erhoben. Es wurden 5 Milliliter Blut abgenommen, welches nicht für die Untersuchung verwendet wurde. Blut zur Messung der aPTT wurde mittels eines Vacutainers entnommen, der 0,05 Milliliter 3,8%iges Natriumzitrat enthielt. Der Test wurde mit einem vollautomatisierten, vorkalibrierten Meßgerät durchgeführt. Alle Stichproben einer Sammlung wurden vorher mit Kontrollgeräten gemessen, um die Labordaten zu sichern. Um festzustellen, ob die verwendeten Reagenzien bei der Validierung der Stichprobenwerte einer Sammlung wirksam waren, wurde ein lyophilisiertes Präparat benutzt. Zur Bestimmung der aPTT wurde in dieser Studie als Reagenz aktiviertes Cephaloplastin verwendet. Es wurde Blut für die

Bestimmung von zwei aPTTs abgenommen. Die erste Stichprobe wurde vor Beginn der Heparin-Therapie entnommen, die zweite vier Stunden nach der ersten, subkutanen Injektion von Heparin.

Die Injektionsorte wurden 72 Stunden nach der ersten, 60 Stunden nach der zweiten und 48 Stunden nach der dritten Injektion von der leitenden Forscherin oder einer Assistentin auf Hämatome untersucht. Das Timing der Bewertung der Hämatome stimmte mit den Empfehlungen von VanBree et al. (1984) überein. In der vorliegenden Studie wurde ein Hämatom als verfärbte Pupuraläsion definiert. Ein Hämaton verändert sich farblich und wird im Laufe der Zeit blasser, aber es wird nicht durch Druck blaß. Bei den in dieser Studie bewerteten Hämatomen handelte es sich um Verletzungen von weichem Gewebe infolge der durch die subkutane Heparininjektion verursachten Wunde. Die interrelater reliability wurde über einen Zeitraum von 4 Monaten auf der Grundlage von 105 Injektionsstellen bestimmt. Die Einschätzungen wurden von der leitenden Forscherin und von drei Assistentinnen vorgenommen. Der Pearson-Korrelationskoeffizient lag zwischen $r = 0{,}94$ und 0,99.

Die Hämatome wurden mit zwei Methoden gemessen. Bei der ersten Methode wurde der größte Durchmesser direkt auf der Haut gemessen. Bei der zweiten Methode wurde die Kontur des Hämatoms mit einem dünnen Kugelschreiberstrich auf einem Stück Polyäthylen nachgezeichnet und dann mittels Kohlepapier in ein Schaubild übertragen. Die Konturen wurden später dazu verwendet, die Oberfläche zu errechnen: Das Hämatom wurde mit einem Zirkel eingekreist, der Radius bestimmt und dann die Fläche berechnet ($A = r^2$). Die Fläche der Hämatome wurde in der Einheit Quadratmillimeter (mm^2) angegeben. War kein Hämatom vorhanden, dann wurde dies vermerkt. Die für die beiden Methoden errechneten Pearson-Korrelationskoeffizienten lagen zwischen $r = 0{,}86$ bis 0,91. Durch die Flächenberechnung konnte die Größe der Hämatome genauer bestimmt werden, weil die unregelmäßige Form berücksichtigt wurde; die Meßmethode war somit spezifischer. Die Flächenberechnung war Grundlage der Datenanalyse.

Verfahren: Um die Standardisierung des Verfahrens zu gewährleisten, wurde dem Pflegepersonal aus allen Arbeitsschichten Gelegenheit geboten, sich ein Video und eine Demonstration anzusehen, die durch einen schriftlichen Text ergänzt wurden. Nach Bedarf wurden Lehrgänge für Krankenschwestern abgehalten, die neu waren. Vor Beginn der verordneten Heparintherapie wurde Kontakt zu den Versuchspersonen aufgenommen. Die Information und Zustimmungserklärung wurde gemäß den Bestimmungen der Forschungskommission eingeholt. Potentielle Versuchspersonen wurden ausgeschlossen, wenn die Messung mit dem Greifzirkel ergab, daß das Fettgewebe am Injektionsort weniger als 25 Millimeter betrug. Auf der Grundlage der Werte, die labortechnisch als normal gelten, wurden Versuchspersonen, bei denen die aPTT vor der Behandlung mehr als 34 Sekunden betrug, ebenfalls von der Studie ausgeschlossen.

Die mit der Datensammlung betrauten Krankenschwestern wendeten bei der Injektion eine Technik an, die mit den Arbeitsanleitungen ihrer Klinik übereinstimmte. Die Haut wurde durch Reiben mit einem alkoholgetränkten Tupfer vorbereitet. Etwas Gewebe wurde leicht zwischen Daumen und Zeigefinger genommen, und dann wurde in einem Winkel von 90 Grad Heparin mit einer Subkutannadel injiziert. Das Medikament wurde ohne Aspiration injiziert und die Nadel unter Beibehaltung desselben Winkels wieder herausgezogen. Danach wurde auf die Stelle mit einem alkoholgetränkten Tupfer ein leichter Druck ausgeübt (weniger als zehn Sekunden); die Stelle wurde nach der Injektion nicht gerieben. Natriumheparin, 10 000 Einheiten: 1 Milliliter Lösung wurde verwendet, um die vorgeschriebenen 5 000 Einheiten Heparin subkutan zu verabreichen. Das Volumen der verabreichten Heparinlösung betrug 0,5 Milliliter.

Heparin wurde an drei Orten subkutan injiziert. Anhand einer vorher erstellten Liste von Zufallszahlen wurden die Versuchspersonen verschiedenen Gruppen zugeteilt. Jede Versuchsperson erhielt drei Injektionen am vorgesehenen Ort. Die Auswahl der Injektionsorte erfolgte in Übereinstimmung mit den Kriterien von Sorensen und Luckmann (1986). Bei Gruppe A (Bauchregion) wurde in das Fettgewebe der unteren Bauchregion oder oberhalb des Darmbeinkamms injziert; in einem Durchmesser von ca. 5 cm um den Nabel herum wurden wegen der vielen Gefäße in diesem Bereich keine Injektionen gegeben. Bei Gruppe B (Oberschenkel) wurde in das Fettgewebe oberhalb des Musculus vastus lateralis oder in die Seite des Oberschenkels injiziert; um die Möglichkeit einer versehentlichen intramuskulären Injektion auszuschließen, wurden keine Injektionen in die Vorderseite des Oberschenkels gegeben. Bei Gruppe C (Arm) wurde in das Fettpolster der Rückseite des Arms, eine Handbreite über dem Ellbogen und unterhalb der Axillarlinie injiziert, wobei der Bereich seitlich des Deltamuskels gemieden wurde. Alle Injektionsorte wurden verzeichnet.

Ergebnisse

Da es sich nicht um gleichgroße Einheiten handelte, wurde für die Datenanalyse das General Linear Model ANOVA benutzt. Für jede Injektion wurden ANOVAs errechnet, wobei der Injektionsort als Wert und die Injektion als Klasse galt.

aPTT: Bei allen 101 Versuchspersonen lagen die aPTT-Messungen vor der Behandlung unter 34 Sekunden. Der durchschnittliche aPTT-Level lag vor der Behandlung bei 24,65 Sekunden mit einer Standardabweichung von 3,18 Sekunden. Der durchschnittliche aPTT-Level, der vier Stunden nach der ersten Injektion notiert wurde, lag bei 25,71 Sekunden mit einer Standardabweichung von 3,61 Sekunden. Es wurde ein leichter, aber statistisch signifikanter Anstieg der aPTT zwischen den Messungen vor und nach der Injektion bei $p < 0{,}0001$ verzeichnet. Die ANOVAs ergaben bei der 1., 2. und 3. Injektion in die drei Orte Bauchregion, Oberschenkel und Arm keine statistisch signifikanten Unterschiede im Anstieg der aPTTs. Hypothese I wurde somit bestätigt.

Hämatombildung: Die Versuchspersonen erhielten insgesamt 299 Injektionen. Wegen vorzeitiger Entlassung von 4 Versuchspersonen fehlten von diesen die Daten über die Hämatombildung nach der dritten Injektion. Die Daten von diesen Versuchspersonen sind in der Analyse der 1. und 2. Injektion enthalten, werden aber für die 3. Injektion als fehlend behandelt.

Bei den insgesamt 299 Injektionsorten hatten sich an 269 Orten (89,97%) Hämatome gebildet, an 30 Orten (10,03%) zeigten sich keine Hämatome. Es gab bei allen drei Injektionen keine statistisch signifikanten Unterschiede im Auftreten von Hämatomen an den Injektionsorten Bauchregion, Oberschenkel und Arm. In Tabelle 1 wird das Auftreten der Hämatome pro Injektion und Injektionsort dargesellt. Hypothese II wurde ebenfalls bestätigt.

Größe der Hämatome: Obwohl die durchschnittliche Größe der Hämatome der Bauchregion kleiner war als die durchschnittliche Größe der Hämatome an Oberschenkel oder

Arm, waren die Unterschiede in Bezug auf die 1. und 2. Injektion statistisch nicht signifikant. Bei der 3. Injektion gab es doch statistisch signifikante Unterschiede (p = 0,028). Für alle drei Injektionsorte einer Injektionsfolge wurde eine Post-Hoc-Analyse, Duncans Multiple Range-Test, durchgeführt. Bei der 1. und der 2. Injektion zeigten sich keine statistisch signifikanten Unterschiede in Bezug auf die durchschnittliche Flächengröße der Hämatome. Allerdings ergab dieser Test einen signifikanten Unterschied in der durchschnittlichen Flächengröße der Hämatome zwischen den Injektionsstellen Bauchregion und Arm. Da die durch die 3. Injektion verursachten Hämatome 48 Stunden nach der Injektion gemessen wurden, die durch die 1. und 2. Injektion verursachten Hämatome jedoch 72 bzw. 60 Stunden nach der Injektion, stellt sich die Frage, ob 48 Stunden für die Messung der Hämatome an den Injektionsorten nicht eine zu kurze Zeit war. Obwohl der zeitliche Rahmen von 48 Stunden zur Bewertung der Hämatomgröße schon in früheren Forschungsarbeiten zugrundegelegt wurde (VanBree et al., 1984), zeigt Tabelle 2, daß die Hämatome der Bauchregion nach 48 Stunden noch nicht ihre volle Größe entwickelt hatten.

Für die wiederholten Messungen wurde ANOVA errechnet, um Unterschiede in der Flächengröße der Hämatome an den Injektionsorten feststellen zu können, die nach 72, 60 und 48 Stunden unabhängig von dem Injektionsort gemessen wurden. Wieder zeigte sich 48 Stunden nach der Injektion ein statistisch signifikanter Unterschied bei den Hämatomen der drei Injektionsorte. In Tabelle 3 sind die Ergebnisse der wiederholten Messungen (ANOVA) aufgeführt. Hypothese III wurde also in Bezug auf die Größe der Hämatome bestätigt, die nach 60 und 72 Stunden gemessen wurden.

Diskussion

Der Anstieg der aPTT zwischen den vor und nach der 1. Injektion vorgenommenen Messungen war aufgrund der Informationen über die Effektivität des Low-Dose-Heparin zu erwarten (Gallus et al., 1973). Die Bestätigung von Hypothese I deutet darauf hin, daß die Effektivität der Low-Dose-Heparin-Therapie, wenn die Messung der aPTT als Maßstab zugrundegelegt wird, aufrechterhalten werden kann, unabhängig davon, ob in die Bauchregion, den Oberschenkel oder in den Arm injiziert wird.

Es konnten bei allen drei Injektionen und bei den verschiedenen Injektionsorten keine signifikanten Unterschiede im Auftreten der Hämatome festgestellt werden. Bei neunundachtzig Prozent (89%) aller 299 Injektionsorte bildeten sich in dieser Studie Hä-

Tabelle 1 Anzahl der Hämatome pro Injektion und Injektionsort

	1. Injektion (N = 101)			**2. Injektion** (N = 101)			**3. Injektion** (N = 97)		
vorhandene Hämatome	Bauch	Obersch.	Arm	Bauch	Obersch.	Arm	Bauch	Obersch.	Arm
Nein	05	03	04	05	02	01	05	03	02
Ja	28	30	31	28	31	34	27	28	32
GESAMT-ZAHL	33	33	35	33	33	35	32	31	34

Tabelle 2 Mittelwerte und Standardabweichungen der Flächengröße (mm^2) pro Injektion und Injektionsort – Messungen nach der Injektion

	1. Injektion 72 Std. (n = 101)		2. Injektion 60 Std. (n = 101)		3. Injektion 48 Std. (n = 97)	
	M	S	M	S	M	S
Bauchregion	85,71	(295,57)	88,42	(368,94)	19,17	(44,94)
Oberschenkel	95,15	(286,71)	200,20	(616,94)	118,69	(263,70)
Arm	219,39	(498,59)	151,69	(383,87)	176,07	(299,56)

Tabelle 3 Wiederholte Messungen (ANOVA)

Variable		df	MS	F-Quotient	F-Wert
Fläche (72 Stunden)					
Intersubjektiv	38665,5	02	193382,3	1,37	0,26
Intrasubjektiv	13870580,9	98	141536,5		
Fläche (60 Stunden)					
Intersubjektiv	207055,5	02	103527,7	0,47	0,63
Intrasubjektiv	21532142,8	98	219715,7		
Fläche (48 Stunden)					
Intersubjektiv	404498,0	02	202249,0	3,69	0,03 *
Intrasubjektiv	5038643,5	95	141536		

* $p > 0,05$

matome. VanBree et al. (1984) gaben eine Hämatomrate von 55% an, bei 10000 Einheiten: 1 Milliliter Konzentration, 0,5 ml Volumen, während Wooldridge und Jackson (1988) eine Hämatomrate von 88% angaben, bei 5,000 Einheiten: 1 Milliliter Konzentration, 1,0 ml Volumen. In beiden Studien verabreichten die Forscherinnen selbst die Injektionen. Bei diesen Studien war bei der Verabreichung des Heparins die Konzentration der Dosis und somit das Volumen ein ganz offensichtlicher Unterschied. In der vorliegenden Studie wurde eine 10000 : 1 Milliliter Konzentration, 0,5 Milliliter Volumen verwendet. Der Prozentsatz der aufgetretenen Hämatome war jedoch ähnlich wie der in der Studie von Wooldridge und Jackson (1988). Eine Erklärung dafür ist vielleicht die Tatsache, daß in dieser Studie die Injektionen von Krankenschwestern verabreicht wurden, während in der Studie von Wooldridge und Jackson eine Forscherin die Injektionen gab.

In dieser Studie wurden alle Injektionen von Krankenschwestern verabreicht, nicht nur, weil dies kostengünstiger war, sondern auch wegen der in der Praxis vorkommenden, unterschiedlichen Injektionstechniken. Weil in den Hypothesen dieser Studie postuliert wurde, daß sich in Bezug auf die Injektionsorte keine Unterschiede in der Hämatombildung, der Hämatomgröße und der Effektivität der Therapie zeigen, wurde angenommen, daß das von den Krankenschwestern innerhalb der jeweiligen Klinik angewandte, standardisierte Verfahren davor schützt, eine falsche Null-Hypothese zu akzeptieren.

Es mag sein, daß 48 Stunden zu kurz sind, um die Größe der durch die subkutane Heparininjektion verursachten Hämatome endgültig zu bewerten. In zukünftigen Studien sollten die Untersuchungen auf Hämatombildung infolge subkutaner Heparininjektionen nach 60–72 Stunden erfolgen, wenn es um Messung der Hämatomgröße geht. Eine Berechnung der Hämatomgröße, die sich an der Fläche und nicht am Durchmesser der Hämatome orientiert, ergibt ein genaueres Bild des Hämatoms. Es gibt Computer-Software-Programme, mit deren Hilfe man die Fläche einer Zeichnung abtasten und so eine genaue Messung erhalten kann. Die Kosten solcher Programme waren für diese Studie nicht tragbar, jedoch ist ihr Einsatz wegen der größeren Genauigkeit der Messung eine Überlegung wert.

Darüber hinaus deutet die große Standardabweichung (siehe Tabelle 2) auf eine hohe Streuung bei der Hämatomgröße hin. Dieses Phänomen war unabhängig vom Injektionsort zu beobachten und ist aller Wahrscheinlichkeit nach auf individuell bedingte Unterschiede in der Bereitschaft zur Hämatombildung zurückzuführen. Bei zukünftigen Forschungsarbeiten sollte ein Design gewählt werden, bei dem jede Versuchsperson selbst injizieren und kontrollieren kann, um eine solche Streuung auszuschließen. Die Auswahl von ausschließlich weißen PatientInnen für diese und frühere Studien zeigt einen Bedarf an Forschungsarbeiten mit schwarzen Versuchspersonen an.

Es besteht Bedarf an Forschungsarbeiten sowohl über die subjektive Wahrnehmung der Hämatome durch die PatientInnen als auch über damit zusammenhängende Beschwerden, ganz gleich ob physiologischer oder psychologischer Art. Die Angst, die PatientInnen möglicherweise haben, wenn die Injektionen in die Bauchregion und nicht in die Extremitäten gegeben werden, sollte ebenso Gegenstand zukünftiger Forschungsarbeiten sein wie die Annehmlichkeiten, die PatientInnen und Pflegepersonal durch die Wahl alternativer Injektionsorte haben. Die Reaktionen der PatientInnen auf subkutane Heparininjektion sollten, wie dies in der Praxis üblich ist, unabhängig vom Injektionsort überwacht werden.

Subkutane Heparininjektion können außer in die Bauchregion ohne jedes Risiko auch in den Arm und in den Oberschenkel verabreicht werden. An allen drei Orten konnte die Effektivität der Medikation, wie durch die Messung der aPTT belegt wurde, aufrecht erhalten werden. An allen drei Injektionsstellen bildeten sich Hämatome, aber bei der Messung 60 und 72 Stunden nach der Injektion zeigten sich in statistischer Hinsicht keine Unterschiede.

Literaturverzeichnis

Brenner, Z.R., Wood, K.M., & George, D. (1981). Effects of alternative techniques of low-heparin administration on hematoma formation. *Heart & Lung*, 10, 657-660.

Caprini, J.A., Zoellner, J.L., & Weisman, M. (1977). Heparin therapy – part II. *Cardio-Vascular Nursing*, 13(4), 17-20).

Chamberlain, S.L. (1980). Low dose heparin therapy. *American Journal of Nursing*, 80, 1115-1117.

Coley, R.M., Butler, C.D., Beck, B.I., & Mullane, J.P. (1987). Effect of neddle size on pain and hematoma formation with subcutaneous injection of heparin sodium. *Clinical Pharmacy*, 6, 725-727.

Gallus, A.S., Hirsh, J., Tuttle, R.J., Trebilcock, R., OBrien, S.E., Carrot, J.J., Minden, J.H., & Hudecki, S.M. (1973). Small subcutaneous doses of heparin in prevention of venous thrombosis. *New England Journal of Medicine*, 288, 545-551.

Hanson, M.J.S. (1987). Hematoma associated with subcutaneous heparin administration. *Focus on Critical Care*, 14(6), 62-65.

Hubner, C. (1986). Altered clotting. In V. K. Carrieri, A.M. Lindsey, & C.M. West (Eds.), *Pathophysiological phenomena in nursing* (pp. 367-389). Philadelphia: Saunders.

Kirchhoff, K.T. (1982). A diffusion survey of coronary precautions. *Nursing Research*, 31, 196-201.

Lundin, D.V. (1987). You can inject heparin subcutaneously. RN, 41(12), 51-54.

Mitchell, G.S., & Pauszek, M.E. (1987). Effect of injectate volume on local hematoma formation during low-dose heparin therapy. *Critical Care Medicine*, 15(1), 87-88.

Schumann, L.L., Bruya, M.A. & Henke, L. (1988). Administrative techniques for low-dose sodium heparin. *Dimensions of Critical Care Nursing*, 3(6), 333-339.

Sorensen, K.C., & Luckmann, J. (1986). Administering parental medication. In *Basic Nursing* (2nd ed.) (pp. 1069-1098).Philadelphia: Saunders.

VanBree, N.S., Hollerbach, A.D., & Brooks, G.P. (1984). Clinical evaluation of three techniques for administering low-doseheparin. *Nursing Research*, 33, 15-19.

Wooldridge, J.B., & Jackson, J.G. (1988). Evaluation of bruises and areas of induration after two techniques of subcutaneous heparin injection. *Heart & Lung*, 17, 476-482.

Für die Publikation genehmigt am 5. Januar 1991.
Die Arbeiten für diesen Bericht wurden durch ein Academic Research Enhancement Award des National Center for Nursing Research, National Institutes of Health # 1R15 NRO1880-01 untersützt.
Die Autorinnen bedanken sich für die Unterstützung durch Staci Covey, MSN, Kathy Bowen, MSN und Terina Oman, MSN, Serdar Atav, PhD, Narayan Deshmukh, MD, Marguerite Kinney, RN, DNSc und das Pflegepersonal, das Laborpersonal, die Verwaltung und die Ärzte des Robert Packer Hospital, Gruthrie Medical Center, Sayre, PA. Wir danken ebenfalls Frances R. Brown, RN, PhD, Margaret Bruya, RN, DNSc, Karin T. Kirchhoff, RN, PhD, FAAN, Rick Madison, RN, MSN, CCRN und Lorna L. Schumann, RN, PhD, CCRN für ihre Arbeit als externe KritikerInnen.

Pamela Stewart Fahs, RN, MSN, ist Doktorandin der Pflegewissenschaften an der Decker School of Nursing der State University of New York, Birminghampton, NY und Lehrbeauftragte an der University of Alabama in Birmingham.
Marguerite Kinney, RN, DNSc, FAAN ist Professorin der Pflegewissenschaften an der University of Alabama in Birmingham.

Anhang B

Coping und Anpassung bei Kindern mit Diabetes

Margaret Grey, Mary Emily Cameron und Frances W. Thurber

Ziel dieser Studie war es, den Einfluß von Alter, Coping und Selbstpflege auf die psychologische, soziale und physiologische Anpassung von Kindern und Jugendlichen mit Diabetes zu untersuchen. An der Studie nahmen Kinder (n = 103) mit insulinabhängigem Diabetes mellitus im Alter von 8 bis 18 Jahren sowie ihre Eltern teil. Die Befunde zeigten, daß jüngere Kinder bedeutend weniger deprimiert und weniger ängstlich waren, eine positivere Art des Coping, weniger Anpassungsprobleme und eine bessere Stoffwechselstabilität aufwiesen als die Jugendlichen. Das Alter und die sekundäre sexuelle Entwicklung standen in Beziehung mit der psychosozialen Anpassung und der Stoffwechselstabilität. Darüber hinaus zeigte sich, daß bei denjenigen, die ihre Probleme durch Vermeiden bewältigten und deprimierter waren, die Wahrscheinlichkeit am größten war, daß sie Probleme mit der Anpassung und der Stoffwechselstabilität hatten, da 56% der Varianz bei der Stoffwechselstabilität durch die untersuchten Variablen erklärt wurde. Diese Befunde deuten darauf hin, daß Kinder und Jugendliche eine chronische Krankheit auf unterschiedliche Art und Weise bewältigen, und daß Interventionen geplant werden sollten, um Kinder und Jugendliche mit unzureichenden Coping-Strategien ausfindig zu machen und ihnen zu helfen.

Die Art, wie Menschen mit einer chronischen Krankheit umgehen, kann dazu führen, daß der Krankheitsverlauf und die Reaktion auf die Behandlung sich stark verändern (Lazarus und Folkman, 1984; Moos, 1982). Die Coping-Fähigkeiten entwickeln und verändern sich bei Kindern mit zunehmender Reife (Garmezy und Rutter, 1983). Aus diesem Grund geht man davon aus, daß Kinder anders auf ihre Krankheit reagieren als Jugendliche, und Jugendliche wiederum anders als Erwachsene. Kindern bewältigen die Selbstpflege bei Diabetes leicht, jedoch kann Aufsässigkeit bei Jugendlichen zu Versäumnissen bei der Selbstüberwachung, den Diät-Anweisungen und den Insulin-Injektionen führen (Travis, Brouhard und Schreiner, 1987). Folglich besteht bei Jugendlichen die Gefahr, daß sie stationär behandelt werden müssen oder daß andere Probleme auftreten. Es ist wichtig, die Faktoren ausfindig zu machen, die mit der Anpassung an die Krankheit bei Kindern und Jugendlichen in Zusammenhang stehen, weil man bei den derzeitigen Ansätzen in der Be-

Abgedruckt aus *Nursing Research*, Mai/Juni 1991, Band 40, Nr. 3, S. 144-149.

treuung dieser Kinder davon ausgeht, daß die anpassungsbezogenen Prädiktoren ähnlich sind. Wenn Alter und Entwicklung sich auf die Anpassung auswirken, dann muß die Betreuung dem Alter und dem Entwicklungsstand angepaßt werden.

Ziel dieser Studie war es, die Anpassung von Kindern und Jugendlichen mit insulinabhängigem Diabetes mellitus zu beschreiben. Es wurde postuliert, daß die Anpassung vom Alter, Coping und dem Selbstpflegeverhalten beeinflußt wird.

Überprüfung der Literatur

Unter Anpassung versteht man den Grad, bis zu dem eine Person sich psychisch, sozial und physiologisch auf eine chronische Krankheit einstellt; darunter versteht man psychisch und sozial angemessenes Verhalten sowie die Veränderung des Gesundheitszustandes (Pollock, 1986). Bei Kindern und Jugendlichen mit Diabetes können Probleme mit der Anpassung auftreten. Es wurde festgestellt, daß geringes Selbstbewußtsein, soziale Abhängigkeit und ein unterentwickeltes Ego häufiger bei Kindern und Jugendlichen mit Diabetes anzutreffen sind als bei ihren gesunden Altersgenossen (Brown, 1985; Hauser et al., 1979; Sullivan, 1978). Weiter wurde festgestellt, daß sowohl Kinder als auch Jugendliche mit schlechter Stoffwechselstabilität häufiger psychische Krankheiten (Swift, Seidman und Stein, 1967) und Abhängigkeitsprobleme (Karlsson, Holmes und Lang, 1988) haben, und daß sie mit größerer Wahrscheinlichkeit zu psychischen Störungen (Burns, Green und Chase, 1986) neigen als Kinder und Jugendliche mit guter Stoffwechselstabilität oder als eine Vergleichsgruppe ohne Diabetes. Kinder und Jugendliche mit schlechterer Stoffwechselstabilität haben signifikant mehr Ängste und Depressionen als gut eingestellte PatientInnen oder als eine Kontrollgruppe ohne Diabetes (Olatawura, 1972; Sullivan, 1978). Kovacs und ihre KollegInnen (1985) fanden heraus, daß alle erstdiagnostizierten Kinder mit insulinabhängigem Diabetes mellitus Symptome zeigten, die von leichter Traurigkeit, Angst, einem Gefühl von Verlassenheit und sozialem Rückzug bis zu mit Angst verbundenen Anpassungsreaktionen, Depressionen oder gemischter Symptomatik und ernsteren depressiven Störungen reichten.

Anpassung ist ein komplexer Prozeß, bei dem innere und äußere Faktoren eine Rolle spielen (Pollock, 1984; Roy, 1976), wie z.B. Coping und Selbstpflegemaßnahmen, die die psychische, soziale und physiologische Anpassung beeinflussen können. Coping wird definiert als ständig wechselndes, auf die Kognition und auf das Verhalten gerichtetes Bemühen, mit bestimmten äußeren und/oder inneren Anforderungen umzugehen, die die Ressourcen einer Person stark in Anspruch nehmen bzw. übersteigen (Johnson und Rosenbloom, 1982, S. 359). Bei Diabetes sind die Anforderungen der Selbstpflege höher, und es wird erwartet, daß Kinder mit Diabetes mehr Verantwortung für den Umgang mit ihrer Krankheit übernehmen (Travis, Brouhard und Schreiner, 1987). Die Selbstpflege bei Diabetes kann eine Coping-Strategie sein, die sich im Verhalten ausdrückt. Es wurde festgestellt, daß der richtige Umgang mit der notwendigen Selbstpflege mit einem höher entwickelten Selbstkonzept und einer besseren Stoffwechselkontrolle in Zusammenhang steht (Saucier, 1984).

Die Fähigkeit eines Kindes, mit einer chronischen Krankheit fertig zu werden, kann durch die Art und Weise beeinflußt werden, in der die Familie mit der Krankheit umgeht. McCubbin, McCubbin, Nevin und Cauble (1979) haben die Literatur über das Coping von Familien überprüft und festgestellt, daß das Coping der Familie die sich bei einem Kind entwickelnde Fähigkeit des Coping beeinflußt. Das Ausmaß dieses Einflusses wird jedoch in den verschiedenen Studien unterschiedlich eingeschätzt. Einige Forscherinnen (Baker, Barcai, Kaye und Hague, 1969; Burns, Green und Chase, 1986; Grey, Tamborlane und Genel, 1980) sind zu dem Schluß gekommen, daß die Familie die Anpassungsfähigkeit an die Krankheit entscheidend beeinflußt. Andererseits fanden Hanson, Henggeler, Harris, Burghen und Moore (1989) heraus, daß der Einfluß der Familie durch die Dauer der Krankheit abgeschwächt wurde, das heißt, bei kurzfristigem Verlauf nahm der Einfluß der Familie auf die Stoffwechselstabilität beträchtlich ab.

Das Vorhandensein einer chronischen Krankheit allein ist zwar nicht der einzige Grund für eine mangelnde Anpassung, aber die Krankheit kann einen labileren Zustand herbeiführen, der die Anfälligkeit für Streßfaktoren des täglichen Lebens beträchtlich erhöht (Green, 1968). Folglich können sich streßauslösende Ereignisse auf die Anpassung auswirken. Coddington (1972) wies nach, daß solche Ereignisse im Leben von Kindern beständig zunehmen, wenn diese älter werden. Es wurde belegt, daß eine positive Korrelation zwischen den Streßwerten der Diabetes-PatientInnen und dem Blutzuckergehalt, (Carter, Gonder, Frederick, Cox, Clarke und Scott, 1985) der Konzentration von Triglyzeriden, Hämoglobin A_1 und Cholesterin bestehen (Chase und Jackson, 1981; Jacobson, Rand und Hauser, 1983).

Es ist nur wenig darüber bekannt, welche Bedeutung diese Faktoren für Kinder und Jugendliche mit Diabetes haben. Hanson (1983) untersuchte 39 Jugendliche in einem Sommerlager und stellte fest, daß wahrgenommene Stressoren und die eigene Einschätzung, damit zurechtzukommen, einem größeren Einfluß auf den Blutzuckerspiegel hatten aus der Komplex Diät, körperliche Aktivitäten und Verabreichung von Insulin: die durch den Streß bedingte Varianz des Blutzuckerspiebels lag um 11 % höher ($R^2 = 0{,}36$). Eine andere Studie über Streß, Coping und Stoffwechselstabilität bei 32 Jugendlichen ergab, daß Jugendliche mit schlechter Stoffwechselstabilität sich von denen mit guter Stoffwechselstabilität dadurch unterschieden, daß das Coping bei ihnen aus Wunschdenken, Vermeidung von unangenehmen Dingen und Nicht-Befolgung der Diätvorschriften bestand (Delameter, Kurtz, Bubb, White und Santiago, 1987). Folglich besteht eine Beziehung zwischen Coping und Selbstpflegeverhalten einerseits und der Anpassung.

Alter und Entwicklungsstand können sich ebenfalls auf den Anpassungsprozeß auswirken. Streßauslösende Erlebnisse (Coddington, 1972) und Depressionen (Kovacs, 1985) kommen bei Jugendlichen häufiger vor als bei Kindern. Darüber hinaus haben Jugendliche mehr Probleme mit der Stoffwechselstabilität und mit der psychischen und sozialen Anpassung als jüngere PatientInnen (Travis, Brouhard und Schreiner, 1987). Ein möglicher Grund für das vermehrte Auftreten von Problemen mit der Stoffwechselstabilität ist der steile Anstieg der Hormonproduktion in der Pubertät. Zu Beginn der Pubertät bewirkt der Anstieg von Testosteron, Estradiol und Androgen die Entwicklung der sekundären Geschlechtsmerkmale. Diese entwicklungsbedingten Veränderungen folgen dem von Tanner (1962) beschriebenen sequentiellen Muster. Die Zeit der größten hormonellen Umstellung liegt in den Stadien 2 bis 4 (nach Tanner). Wenn die Verschlechterung von Stoffwechselstabilität und Anpassung bei Jugendlichen die Folge hormoneller Einflüsse ist und nicht durch die psychosoziale Entwicklung bedingt wird, dann haben Vorpubertät (Tanner 1) und Reife (Tanner 5) vermutlich wenig mit Problemen wie Stabilität und Anpassung zu tun. Burns und ihre KollegInnen (1986) verglichen drei kleine Gruppen von Kindern und

Jugendlichen mit Diabetes in Abhängigkeit vom Alter. Sie fanden heraus, daß Faktoren, die mit den Eltern und der Familie zusammenhingen, weniger wichtig für die Hämoglobin-A_1-Prognose bei Jugendlichen als bei jüngeren Kindern waren, jedoch wurde der Einfluß der hormonellen Entwicklung nicht untersucht. Die Autorinnen berücksichtigten auch nicht die Zeit seit der Diagnosestellung, die sich auch auf die Anpassung auswirken kann, da die Insulinreserven mit der Zeit abnehmen (Travis, Brouhard und Schreiner, 1987).

Zusammenfassend kann festgestellt werden, daß die Literatur die Auffassung stützt, daß während der Kindheit und im Jugendalter die Anpassung an eine chronische Krankheit wie Diabetes durch verschiedene Faktoren beeinflußt wird. Die quantitative Bedeutung dieser Faktoren kann jedoch nicht auf der Grundlage existierender Studien bestimmt werden. In der vorliegenden Studie ging es deshalb darum, die anpassungsbezogenen Faktoren bei Kindern und Jugendlichen in Abhängigkeit von dem Stand der sexuellen Reife zu vergleichen, die Korrelationen zwischen Coping und Anpassung zu ermitteln und den relativen Einfluß dieser Faktoren auf die Anpassung zu untersuchen.

Methode

Versuchspersonen: Die Stichprobe setzte sich aus 103 englischsprachigen PatientInnen aus drei Behandlungszentren für Diabetes zusammen. Die PatientInnen zwischen 8 und 18 Jahren und ihre Eltern stimmten der Teilnahme an der Studie zu. Auf die PatientInnen trafen folgende Kriterien zu: (a) Sie hatten außer insulinabhängigem Diabetes mellitus keine anderen gesundheitlichen Probleme; (b) die Schulstufe entsprach ihrem Alter (Abweichung 1 Jahr); und (c) sie kamen mit der Überwachung des Blutzuckerspiegels zu Hause zurecht. Stoffwechseldaten und psychosoziale Daten wurden während einer Routinekontrolle in der Klinik gesammelt.

Das Durchschnittsalter der Kinder lag bei 12,9 ($\pm$ 3,0) Jahren, 52% waren weiblich; 62% der Stichprobe waren Weiße, 10% Schwarze, und 28% waren spanischer oder asiatischer Abstammung. Der sozioökonomische Status ihrer Familien lag zwischen niedrig und hoch, die Mehrzahl bewegte sich jedoch im mittleren Bereich (20 000–39 000 Dollar pro Jahr).

Fast alle Kinder spritzten sich zweimal täglich Insulin; bei einer Hälfte der Kinder stammte dies vom Schwein/Rind, die andere Hälfte injizierte Humulin^R. Grundlage der klinischen Einschätzung der Qualität der Stoffwechselstabilität war die Krankengeschichte. Die Ergebnisse der körperlichen Untersuchung bewegten sich zwischen schlecht bis ausgezeichnet, wobei die Mehrzahl einigermaßen gut bis gut eingeschätzt wurde. Das Stadium der Schamhaarentwicklung nach Tanner lag zwischen Stadium 1 bis voll entwickelt. Die Versuchspersonen hatten im Durchschnitt seit 5,3 Jahren Diabetes (Spannweite: 6 Monate bis 16 Jahre).

Instrumente: Alle Instrumente wurden auf Reliabilität überprüft; die Ergebnisse stimmten mit früheren Angaben überein. Die soziale Anpassung wurde durch das Child and Adolescent Adjustment Profile (CAAP) sowie durch das Self-Perception Profile for Children (SPPC) ermittelt. Das CAAP ist ein 20 Items umfassendes Erhebungsprogramm, mit dem man das soziale Rollenverhalten von Kindern und Erwachsenen in fünf Bereichen (Leistungsfähigkeit, Beziehung zu Gleichaltrigen, Abhängigkeit, feindselige Haltung und Rückzücksverhalten) bewerten kann (Ellsworth und Ellsworth, 1981). Höhere Werte deuten auf eine schlechte Anpassung hin. Der Reliabilitätsnachweis durch Test und Testwiederholung (0,78–0,89) und die Reliabilität der inneren Konsistenz (0,78–0,86) sind für alle Subskalen hoch. Bei dem SPPC (Harter, 1985) handelt es sich um eine 36 Items umfassende Skala, die aus sechs Unterskalen besteht; diese beziehen sich auf fünf spezielle Kompetenzbereiche (schulische Leistungen, soziale Akzeptanz, sportliche Leistungen, äußere Erscheinung und Verhalten) sowie auf das allgemeine Selbstwertgefühl. Höhere Werte geben eine subjektiv höher eingeschätzte Kompetenz an. Die Reliabilität der Skala und ihrer Subskalen ist, bezogen auf die innere Konsistenz, ausreichend (0,71–0,85).

Die psychologische Anpassung wurde mit Hilfe des State-Trait Anxiety Inventory for Children (STAIC) und des Childrens Depression Inventory (CDI) bewertet. Das STAIC ist ein Test für Kinder im Alter zwischen 8 und 19 Jahren, mit dem die reaktive und die persönlichkeitsbedingte Angst auf der Grundlage von eigenen Angaben eingeschätzt wird (Speilberger, 1973). Mit der 20 Items umfassenden Skala können 20 bis 60 Punkte erreicht werden, wobei höhere Werte stärkere Angst anzeigen. Die Reliabilität der inneren Konsistenz liegt zwischen 0,78 und 0,85. Mit dem CDI (Kovacs, 1985) werden ebenfalls auf der Grundlage von eigenen Angaben Symptome bei Kindern und Erwachsenen bewertet, die auf eine Depression hindeuten. Das Inventar enthält 27 Multiple-Choice-Items, mit denen 0 bis 54 Punkte erreichte werden können; höhere Werte weisen auf eine stärkere Symptomatik hin. Kovacs wies Außenkriterium und diskriminierende Validität dieses Inventars nach; die Reliabilität der Skala ist, bezogen auf die innere Konsistenz, mit 0,71–0,87 hoch. Die physiologische Anpassung wurde anhand der Stoffwechselstabilität bewertet; gemessen wurde glykosyliertes Hämoglobin. Hämoglobin A_1 wird bei PatientInnen mit Diabetes mellitus alle drei Monate routinemäßig zur allgemeinen Beurteilung der Stoffwechselstabilität gemessen (Daneman, Wolfson, Becker und Drash, 1981; Travis, Brouhard und Schreiner, 1987). Bei gesunden Menschen liegt der Wert für glykosyliertes Hämoglobin (HgB A_1) niedriger als 6,5%, während er bei Menschen mit Diabetes höher liegt. Bei DiabetikerInnen mit guter Stoffwechselstabilität können die Werte für HgB A_1 zwischen 8,5 und 12% liegen, bei Kranken mit schlechter Stoffwechselstabilität liegen die Werte höher als 12%. Der Test wurde, wie bei derartigen Studien üblich, im Labor des Krankenhauses mit venösen Blutproben durchgeführt. Zu den weiteren Faktoren, die die Stoffwechselstabilität beeinflussen können, gehören die seit der Diagnosestellung verstrichene Zeit sowie die Einnahme anderer Medikamente (Travis, Brouhard und Schreiner, 1987).

Coping, Selbstpflege und neu aufgetretene Stressoren wurden mit der Coping Orientation for Problem Experiences (A-COPE), dem Coping Health Inventory for Parents (CHIP), dem Self-Care Questionnaire (SCQ) bzw. der Life Events Checklist (LEC) bewertet. A-COPE ist darauf angelegt, Verhaltensweisen zu identifizieren, welche von Kindern und Jugendlichen als hilfreich beim Coping mit Problemen oder schwierigen Situationen empfunden werden (Patterson und McCubbin, 1983). Die 54 Items umfassende Skala enthält 10 Kategorien für Coping-Verhaltensweisen, z.B. Äußern von Gefühlen und Entwickeln von sozialer Unterstützung. Jedes Verhalten wird danach beurteilt, wie oft es während einer schwierigen Phase eingesetzt wird; dabei deuten höhere Werte auf einen häufigeren Einsatz des jeweiligen Verhaltens hin. Die innere Konsistenz der Skala liegt mit 0,90 hoch; die Werte für die Reliabilität der Skala liegen zwischen 0,67 und 0,78. Mit CHIP werden die Wahrnehmungen der Eltern im Hinblick auf ihren Coping-Stil beurteilt, der eine Reaktion auf die Tatsache ist, ein chronisch krankes Kind zu haben

(McCubbin, McCubbin, Nevin und Cauble, 1979). Bei CHIP handelt es sich um ein 45 Items umfassendes Instrument zum Selbstausfüllen; seine drei Kategorien (familiäre Integration, Aufrechterhaltung der sozialen Unterstützung und Verstehen der gesundheitlichen Situation durch Kommunikation) können auch für andere Stichproben verwendet werden. Der Wert von Cronbachs Alpha war mit 0,75–0,87 akzeptabel. SCQ ist ein 15 Items umfassender Fragebogen zum Selbstausfüllen, mit dem das Selbstpflegeverhalten bei der Behandlung von Diabetes (Saucier, 1984), wie z.B. das Spritzen von Insulin und die Überwachung des Blutzuckerspiegels, bewertet wird. Die Werte liegen zwischen 15 (niedrig) und 60 (hoch), wobei höhere Werte eine genauere Einhaltung der Vorschriften anzeigen. Die Autorinnen wiesen die interne Validität nach, indem sie die Skala von einem Experten-Gremium überprüfen ließen. Die Koeffizienten für die innere Konsistenz lagen zwischen 0,63 und 0,85.

Die LEC wurde von einer der Autorinnen (MG) entwickelt. Items von drei Life Event-Skalen für Kinder und Jugendliche (Coddington, 1972; Lewis, Seigel und Lewis, 1984; Yamamoto, 1979) wurden von ExpertInnen aus der Kinderheilkunde und aus Forschungsbereichen mit dem Schwerpunkt streßauslösende Ereignisse im Leben auf plausible sowie auf innere Validität überprüft. Die 57 Items, die nach dieser Analyse übrigblieben, wurden in ein halbstrukturiertes Interview eingebaut und unter Beteiligung von gesunden und chronisch kranken Kindern und Jugendlichen einem Pre-Test unterzogen. Die mit Cronbachs Alpha ermittelte Reliabilität liegt bei 0,86. Die Korrelation zwischen Test und Testwiederholung nach zwei Wochen betrug bei der gesunden Stichprobe 0,84, bei der Stichprobe mit Diabetes 0,91. Der Reliabilitätsnachweis durch Test und Testwiederholung nach 6 Monaten liegt – bezogen auf die gleichen Ereignisse – bei $r = 0,63$ für die ganze Stichprobe, d.h. ähnlich bei Kindern und Jugendlichen. Das Außenkriterium wurde durch einen Vergleich der Antworten mit den Items der drei Instrumente bewertet.

Die demographischen Variablen wie z.B. Alter, Geschlechtszugehörigkeit und sozioökonomischer Status wurden festgehalten, die sexuelle Reife wurde mit Hilfe der Tanner-Stadien beurteilt. Die fünf Stadien der sexuellen Reife nach Tanner sind das Richtmaß für die Einschätzung und Registrierung der Entwicklung der sekundären Geschlechtsmerkmale. Solche Einschätzungen werden bei jeder Kontrolle in der Klinik routinemäßig vorgenommen, aber wenn sie nicht verfügbar waren, dann wurden die Tanner-Stadien auf der Grundlage von eigenen Angaben bestimmt. Bei dieser Methode (Morris und Udry, 1980), für die Korrelationen von über 0,70 angegeben werden (auf der Grundlage von Einschätzungen durch Ärzte), zeigt man den Versuchspersonen Bilder von verschiedenen Entwicklungsstadien der Schambehaarung mit den entsprechenden männlichen oder weiblichen Genitalien von Jugendlichen; dann werden die Versuchspersonen gebeten, das eigene Entwicklungsstadium korrekt anzugeben.

Analysen: Der Vergleich von Kindern und Jugendlichen in Bezug auf Anpassung und Coping wurde mit Hilfe der Varianzanalyse durchgeführt. Auf der Grundlage der Literatur wurde ein Modell hypothetischer Beziehungen entwickelt, und es wurde die mittels SPSS-PC-Statistikprogramm durchgeführte Pfadanalyse eingesetzt, um die geschätzten Koeffizienten der Prädiktoren zu ermitteln, die die Anpassung prognostizieren. Mittels *t*-Test wurde die Signifikanz des geschätzten Koeffizienten geprüft. Zum Quadrat erhobene, multiple Korrelationen (R^2) zeigen an, wie gut die untersuchten Variablen die Anpassung prognostizieren. Wenn ein interaktiver Begriff nicht signifikant war, wurde er aus der Analyse ausgeschlossen, und diese wurde dann mit einer revidierten Gleichung durchgeführt.

Tabelle 1 Unterschiede in Anpassung und Coping nach Stadien der sexuellen Reife

Variable	Tanner 1 *M (S)* *(N = 34)*	Tanner 2-4 *M (S)* *(N = 39)*	Tanner 5 *M (S)* *(N = 25)*	F-Wert	*p*
Reaktive Angst	28,8 (4,2)	30,8 (4,4)	33,7 (5,7)	6,10	0,004
Depression	6,1 (5,8)	6,2 (5,6)	9,7 (7,7)	5,71	0,04
CAAP					
Beziehung zu Gleichaltrigen	14,4 (2,1)	13,4 (2,7)	11,9 (3,4)	5,95	0,009
Abhängigkeit	9,4 (2,2)	11,5 (2,1)	10,8 (2,5)	7,65	0,001
SPPC					
Schule	19,6 (4,4)	17,3 (3,4)	15,9 (4,2)	5,47	0,006
Verhalten	20,5 (2,6)	18,6 (3,5)	18,3 (3,1)	4,15	0,02
Hämoglobin A_1	9,8 (2,9)	11,2 (3,8)	13,9 (4,4)	5,48	0,007
A-COPE					
Problemvermeidung	17,6 (1,9)	18,0 (2,6)	19,0 (2,4)	3,96	0,05
Äußerung von Gefühlen	16,5 (2,7)	13,4 (3,4)	13,9 (3,1)	8,11	0,001
Entspannung	8,8 (2,5)	9,8 (2,4)	10,8 (2,4)	4,64	0,01
CHIP					
familiäre Integration	40,7 (7,3)	41,3 (7,6)	35,5 (7,9)	3,75	0,03
SCQ	40,0 (6,5)	41,9 (6,3)	43,1 (5,9)	1,23	0,29
LEC	8,1 (6,4)	8,5 (4,4)	7,7 (3,9)	0,15	0,86

Ergebnisse

Die Unterschiede zwischen Kindern und Jugendlichen mit insulinabhängigem Diabetes mellitus sind in Tabelle 1 aufgeführt, in der die Stichprobe gemäß den Stadien der sekundären sexuellen Entwicklung aufgeteilt ist. Wo Subskalen nicht aufgeführt sind, wurden keine signifikanten Unterschiede bezüglich Stadien der sexuellen Entwicklung festgestellt. Ältere Jugendliche (Tanner-Stadium 5) gaben signifikant höhere Werte für reaktive Angst und Depression an als jüngere Kinder. Die Stoffwechselstabilität wurde mit zunehmender Reife schlechter. Jüngere Kinder gaben auch signifikant bessere Beziehungen zu Gleichaltrigen an als die Kinder in Stadium 2 bis 4. Abhängigkeit spielte sowohl bei jüngeren als auch bei älteren Versuchspersonen eine Rolle. Unterschiede wurden in Bezug auf die subjektiv empfundene Kompetenz (Verhalten und Schule) ermittelt, wobei die jüngeren Kinder (Tanner-Stadium 1) die höchsten Werte hatten. Es gab auch signifikante Unterschiede hinsichtlich der Coping-Arten. Das Äußern von Gefühlen war bei Kindern in Tanner-Stadium 1 verbreiteter, während Vermeidungsverhalten (Rauchen, Trinken und Weggehen von zu Hause) und Entspannungsverhalten (Tagträume, Musik hören und im Auto herumfahren) häufiger in Tanner-Stadium 5 anzutreffen waren. Die Eltern von jüngeren Kindern gaben an, daß die familiäre Integration wichtig ist und häufig als Coping eingesetzt wird; Eltern, deren Kinder in der Pubertät waren oder diese Phase schon hinter sich hatten, machten diese Angaben nicht in gleichem Ausmaß. In Bezug auf das Selbstpflegeverhalten oder die Anzahl der streßauslösenden Ereignisse in den letzten Monaten konnten keine Unterschiede festgestellt werden.

Des weiteren wurden die Beziehungen zwischen speziellen Coping-Verhaltensweisen (gemessen mit A-COPE) und Anpassung, Selbstwertgefühl und Stoffwechselstabilität untersucht. Die Werte des Self-Care Questionnaire und der Coping-Skalen für Eltern wurden nicht mit Anpassung, Selbstwertgefühl und Stoffwechselstabilität in Zusammenhang gebracht. Bei Kindern, die auf dem CAAP höhere Werte erreichten und somit eine schlechtere Anpassung hatten, war die Wahrscheinlichkeit größer, daß sie das Äußern von Gefühlen (schreien, andere verantwortlich machen, sich beklagen; r = 0,20, p < 0,05) oder Problemvermeidung durch den Gebrauch irgendwelcher Substanzen als Fluchtweg (r = 0,25, p < 0,01) zur Bewältigung einsetzten. Eine schwache Beziehung wurde festgestellt zwischen einem höheren allgemeinen Selbstwertgefühl und humorvollem Verhalten (r = 0,18, p < 0,05), der Suche nach religiöser Unterstützung (r = 0,16, p < 0,05) sowie Vermeidungsverhalten (r = 0,18, p < 0,05). Eine subjektiv geringer empfundene Kompetenz stand mit den Entspannungsverhaltensweisen Tagträumereien, Musik hören und im Auto Herumfahren in Zusammenhang (r = -0,21, p < 0,01). Eine schlechtere Stoffwechselstabilität, die durch einen höheren Wert für HgB A_1 angezeigt wurde, war mit einigen Coping-Verhaltensweisen verknüpft, wie z.B. Engagement für gute Freunde (r = 0,25, p < 0,01), Vermeidungsverhalten (r = 0,31, p < 0,01) und Tagträumerei (r = 0,23, p < 0,01). Interessanterweise bestand ein schwacher negativer Zusammenhang zwischen einer guten Stoffwechselstabilität und der Suche nach fachlicher Unterstützung durch LehrerInnen, BeraterInnen oder Fachleute aus dem Gesundheitswesen (r = – 0,17, p < 0,05), und Humor, der die Situation nicht ganz so ernst erscheinen läßt (r = – 0,16, p < 0,05). Die Korrelationen zwischen den Modell-Variablen und den demographischen Variablen wurden mit Hilfe von Pearson-Korrelationen und Punkt-biserial-Korrelationen errechnet (Tabelle 2). Um die demographischen Variablen zu kontrollieren, wurden diejenigen Variablen, die eine signifikante Korrelation mit abhängigen Variablen aufwiesen, als Dummy-Variablen mit in die Analyse einbezogen. Das Behandlungszentrum wurde als potentiell konfundierende Variable ebenfalls in die Analyse einbezogen. Die unabhängigen Variablen wurden auf Multikollinearität überprüft. Auf der Grundlage einer Multikollinearität von r = 0,75 (Definition nach Gordon, 1968) wurde eine starke Korrelation zwischen dem Alter und den Tanner-Stadien festgestellt (r = 0,79). In den anderen Analysen wurde jedoch nur das Alter berücksichtigt, weil es sich dabei um eine kontinuierliche Variable und nicht um eine ordinalskalierte handelt.

Die Ergebnisse der Pfadanalyse sind in Tabelle 3 aufgeführt. Coping ist sowohl Prädiktor als auch abhängige Variable, da postuliert wurde, daß Coping mit dem Alter interagiert. Die gebundene Varianz bei Hämoglobin A_1 betrug 56%; das ist sehr viel. Darüber hinaus konnte mit dem Modell 28% der Varianz beim Coping-Verhalten und 34% der Varianz bei der Anpassung begründet werden. Coping-Verhalten der Familie (CHIP), Stressoren und die subjektiv empfundene Kompetenz wurden nicht berücksichtigt, weil diese Pfade statistisch signifikant waren.

Die in Tabelle 3 aufgeführten Beta-Gewichte zeigten Folgendes: (a) Alter steht in signifikantem Zusammenhang mit Anpassung und Coping-Verhalten; (b) Alter steht sowohl über das Coping-Verhalten als auch unabhängig davon mit der Stoffwechselstabilität in Zusammenhang; (c) Depression und Angst stehen in Zusammenhang mit Coping-Verhalten und Anpassung; und (d) es besteht eine signifikante Beziehung zwischen dem Behandlungszentrum und der Stoffwechselstabilität (ß = 0,64, p < 0,001).

Tabelle 2 Matrix der Korrelation zwischen den Variablen $N = 103$

Variable	Alter	Zeit	STAIC	CDI	LEC	SCQ	CHIP	COPE	CAAP	SPPC	*M (S)*
Zeit seit Diagnose (Zeit)	0,32										5,3 (3,9)
Reaktive Angst (STAIC)	0,40	0,07									29,2 (4,7)
Depression (CDI)	0,15	-0,10	0,62								6,2 (5,9)
Stressoren (LEC)	-0,01	0,14	-0,03	0,14							8,2 (5,2)
Selbstpflege (SCQ)	0,06	-0,17	-0,11	-0,07	0,14						41,8 (6,7)
Coping/ Eltern (CHIP)	-0,05	-0,15	0,14	-0,25	-0,29	0,13					88,5 (19,5)
Coping/ Kind (COPE)	-0,30	0,06	0,38	-0,37	0,19	0,27	0,20				171,0 (25,9)
Anpassung (CAAP)	-0,17	-0,05	-0,27	-0,32	-0,15	0,12	0,06	0,10			67,4 (14,1)
Selbstwert (SPPC)	-0,15	0,01	-0,43	-0,68	0,11	0,06	0,07	0,15	0,38		19,8 (3,4)
Hämoglobin A_1 (Hgb A_1)	0,43	0,23	0,34	0,23	0,12	0,08	0,04	0,28	-0,09	-0,27	1,1 (3,9)

Tabelle 3 Standardisierte Regressionskoeffizienten, *t*- Werte und R^2-Werte für Coping und Anpassung

Endogene Variable Prädiktor-Variable	Beta	*t*-Wert	*p*-Wert
Coping[a]			
Alter	0,35 (0,07)	2,36	0,01
Angst	0,39 (0,10)	2,54	0,01
Depression	0,26 (0,03)	1,68	0,12
Anpassung[b]			
Alter	0,51 (0,06)	2,67	0,01
Selbstpflege	0,41 (0,03)	1,95	0,06
Depression	0,22 (0,09)	1,25	0,22
Diabeteskontrolle	0,18 (0,06)	1,14	0,26
Alter *x* Selbstpflege	0,41 (0,01)	1,95	0,05
Diabeteskontrolle[c]			
Behandlungszentrum	0,64 (0,19)	4,89	0,001
Alter	0,41 (0,17)	3,18	0,002
Coping	0,21 (0,02)	1,74	0,09
Depression	0,24 (0,08)	1,71	0,09
Anpassung	0,19 (0,05)	1,40	0,16
Alter *x* coping	0,41 (0,03)	1,96	0,05

[a]$R^2 = 0{,}28$; $F = 2{,}43$, $p = 0{,}04$; [b] $R^2 = 0{,}34$; $F = 3{,}95$, $p = 0{,}0004$, [c]$R^2 = 0{,}56$; $F = 4{,}10$, $p = 0{,}01$

Diskussion

Alter und körperliche Reife haben ganz eindeutig einen signifikanten Einfluß auf die Anpassung an Diabetes in der Kindheit. Kinder und Jugendliche unterscheiden sich signifikant in Bezug auf die psychologische, soziale und physiologische Anpassung. Diese Daten bestätigen frühere Studien (Kovacs et al., 1985; Delameter et al., 1987) dahingehend, daß Angst und Depressionen normale Reaktionen auf Diabetes sind, und daß beide Reaktionen bei Jugendlichen häufiger auftreten. Erwartungsgemäß wurden die Stoffwechselstabilität und die psychosoziale Anpassung mit zunehmendem Alter schlechter, wie schon Travis und KollegInnen (1987) feststellten. Da eine Vergleichsgruppe fehlte, ist die Schlußfolgerung, daß solche Anpassungsprobleme eher entwicklungs- als krankheitsbedingt sind, nicht zulässig. Für eine solche Schlußfolgerung sind weitere Forschungsarbeiten nötig. Aus der Studie geht aber hervor, daß Behandlungsansätze dem Alter angemessen sein müssen.

Über das Coping von Kindern und Jugendlichen mit Diabetes lagen nur wenige Informationen vor. Die Befunde dieser Studie zeigen, daß Kinder und Jugendliche sich signifikant in Bezug auf die Art und Weise unterscheiden, wie sie mit der Krankheit fertig werden. Die jüngeren Versuchspersonen in dieser Studie versuchten dies mit dem Äußern von Gefühlen in Form von Schreien, Streiten usw., während ältere Kinder dies eher mit den Vermeidungsverhaltensweisen Trinken, Rauchen oder Abwesenheit von zu Hause versuchten. Diese Befunde werden durch die Entwicklungstheorie gestützt, derzufolge Jugendliche zu Vermeidungsverhaltensweisen vermutlich mehr Gelegenheit haben als Kinder. Darüber hinaus fördern die Befunde dieser Studie das Verständnis des Diabetes-Managements, weil das auf Vermeidung gerichtete Coping-Verhalten signifikant mit einer schlechteren Anpassung und mit schlechterer Stoffwechselstabilität in Zusammenhang stand. Diese Befunde ergänzen auch die von Delameter und KollegInnen (1987), die bei ihrer kleinen Stichprobe von PatientInnen feststellten, daß Wunschdenken und Vermeidung/Suche nach Hilfe (vermeiden, mit anderen Leuten zusammenzusein; sich für eine Weile von den Problemen lösen) als Coping häufiger bei solchen PatientInnen anzutreffen waren, die im Vergleich zu denen mit guter oder ziemlich guter Stoffwechselstabilität eine schlechte Stoffwechselstabilität aufwiesen. Die Befunde bestätigen ebenfalls die mit Erwachsenen durchgeführten Studien (Felton und Revenson, 1984), die ergaben, daß Coping durch Vermeidungsverhalten mit einem schlechteren Gesundheitszustand gekoppelt war. Es mag sein, daß Menschen, die Vermeidung als eine Methode des Coping bevorzugen, auch eher zu Depressionen neigen, und daß mit zunehmendem Alter und der Verfestigung des Vermeidungsverhaltens potentielle Schwierigkeiten im Zusammenhang mit Anpassung und Stoffwechselstabilität zunehmen. Es wäre wichtig, diese Studie zu erweitern, das heißt Kinder bis ins Jugendalter zu begleiten, um etwas über den Prozeß zu erfahren, der sich ungünstig auf die Stabilität auswirkt.

Nicht erwartet wurde, daß das Engagement für gute Freunde als Coping-Strategie mit einer schlechteren Stoffwechselstabilität verbunden ist. In der Tat legten frühere Forschungsarbeiten über soziale Unterstützung den Schluß nahe, daß der Beistand von Freunden mit einer besseren Stabilität verknüpft ist (Burns, Green und Chase, 1986). Es ist möglich, daß die auf diesen Punkt bezogenen Unterskala von A-COPE die soziale Unterstützung nicht gut mißt, oder aber daß Kinder, die sich für gute Freunde engagieren, dieses Engagement als einen weiteren Vermeidungsmechanismus benutzen. Zukünftige

Arbeiten müssen sich folglich mit den Auswirkungen von positiver und von negativer sozialer Unterstützung beschäftigen, um Näheres über das Potential in Erfahrung zu bringen, das sich auf die Stoffwechselstabilität bei Kindern und Jugendlichen mit Diabetes auswirkt.

Ebenso wenig wurde der Befund erwartet, daß zwischen dem Coping-Stil der Eltern und dem Coping bzw. der Anpassung der Kinder keine Beziehung besteht. Es ist nicht klar, ob es sich bei diesem Befund um ein Artefakt bei der Messung oder um einen für diese Population validen Tatbestand handelt. Es mag sein, daß das Coping der Eltern hier eine weniger bedeutsame Rolle spielt als bei anderen chronischen Krankheiten in der Kindheit, weil Diabetes dem Kind großes Engagement bei der Selbstpflege abverlangt. Zudem fanden Hanson und KollegInnen (1989) heraus, daß die Beziehungen zwischen den mit der Familie zusammenhängenden Variablen und der Stoffwechselkontrolle durch die Dauer der Krankheit abgeschwächt wurden, und die Population der vorliegenden Studie hatte tatsächlich bereits seit relativ langer Zeit Diabetes.

Der Befund, daß weder das Selbstpflegeverhalten noch die hinzutretenden Stressoren eine prognostische Bedeutung für die Anpassung hatten, wurde ebenfalls nicht erwartet. Für diese Ergebnisse gibt es mehrere plausible Erklärungen. Erstens wurde in früheren Studien, die diese Faktoren (Hanson, 1983; Jacobson, Rand und Hauser, 1983; Saucier, 1984) untersuchten, so verfahren, daß entweder die Stressoren oder die Selbstpflege als getrennte, unabhängige Variablen betrachtet wurden. Es kann gut sein, daß das Selbstpflegeverhalten ganz einfach eine weitere Komponente in dem allgemeinen Coping-Muster eines Menschen darstellt, wenn dieser sich mit streßauslösenden Situationen konfrontiert sieht; folglich ist die Selbstpflege weniger wichtig, wenn beides erforscht wird. Diese Überlegung wird durch die Arbeit von Delameter und KollegInnen (1987) gestützt. Zweitens ist es möglich, daß es in beiden Instrumenten Antwortblöcke gibt, bei denen das Problem der sozialen Erwünschtheit eine Rolle spielt, obwohl die psychometrische Bewertung bei beiden zu akzeptablen Ergebnissen geführt hat.

Für die praktische Arbeit mit an Diabetes erkrankten Kindern und Jugendlichen lassen sich aus dieser Studie klare Implikationen ableiten. Erstens müssen Betreuungsmodelle entwickelt und getestet werden, die den entwicklungsbedingten Unterschieden bei der Reaktion auf die Krankheit gerecht werden. Zweitens sollten Kinder schon bald nach der Diagnosestellung überwacht werden, damit ihre Coping-Strategien beschrieben werden können; es sollte auch früh mit präventiven Interventionen begonnen werden, und zwar bevor sich Probleme mit der Anpassung ergeben, denn PatientInnen, die Vermeidungsverhalten als Coping-Strategien einsetzen, sind aufs höchste gefährdet, wenn es um psychosoziale Probleme und um Schwierigkeiten mit der Stoffwechselstabilität geht.

Literaturverzeichnis

Baker, L., Barcai, A., Kaye, R., & Hague, N. (1969). Beta adrenergic blockage and juvenile diabetes: Acute studies and long-term therapeutic trial. *Journal of Pediatrics*, 75, 19-29.

Brown, A.J. (1985). School-age children with diabetes: Knowledge and management of the disease, and adequacy of self- concept. *Maternal-Child Nursing Journal*, 4(1), 47-61.

Burns, K.L., Green, P., & Chase, H.P. (1986). Psychosocial correlates of glycemic control as a function of age in youth with insulin dependent diabetes mellitus. *Journal of Adolescent Health Care*, 7, 311-319.

Carter, W.R., Gonder-Frederick, L.A., Cox, D.J., Clarke, W.L., & Scott, D. (1985). Effect of stress on blood glucose in IDDM. *Diabetes Care*, 8, 411-412.

Chase, H.P., & Jackson, G.G. (1981). Stress and sugar control in children with insulin dependent diabetes. *Journal of Pediatrics*, 98, 1011-1013.

Coddington, R.D. (1972). The significance of life events as etiologic factors in the diseases of children. II. A study of a normal population. *Journal of Psychosomatic Research*, 16, 205-213.

Daneman, D., Wolfson, D.H., Becker, D.J., & Drash, A.L. (1981). Factors affecting glycosylated hemoglobin values in children with insulin-dependent diabetes. *Journal of Pediatrics*, 99, 847-853.

Delameter, A.M., Kurtz, S.M., Bubb, J., White, N.H., & Santiago, J.V. (1987). Stress and coping in relation to metabolic control in adolescents with Type 1 diabetes. *Developmental and Behavioral Pediatrics*, 8, 136-140.

Ellsworth, R., & Ellsworth, S. (1981). CAAP *scale: The measurement of child and adolescent adjustment.* Palo Alto, CA: Consulting Psychologists Press.

Felton, B., & Revenson, T. (1984). Coping with chronic illness: A study of illness controlability and the influence of coping strategies on psychological adjustment. *Journal of Consulting and Clinical Psychology*, 52, 343-353.

Garmezy, N. & Rutter, M. (1983). *Stress, coping, and development in children*. New York: McGraw-Hill.

Gordon, R.A., (1968). Issues in multiple regression. *American Journal of Sociology*, 73, 592-616.

Green, M. (1968). The management of long-term non-life threatening illnesses. In M. Green & R.S. Haggerty (Eds.), *Ambulatory pediatrics* (pp. 443-451). Philadelphia: W.B. Saunders.

Grey, M., Tamborlane, W.V., & Genel, M. (1980). Psychosocial adjustment of latency-aged diabetics: Determinants and relationship to control. *Pediatrics*, 65, 69-73.

Hanson, S. (1983). Perceived stress, coping ability, and diabetes control. *Diabetes,* 32 (suppl. 1), 5A.

Hanson, C.L., Henggeler, S.W., Harris, M.A., Burghen, G.A. & Moore, M. (1989). Family system variables and the health status of adolescents with insulin-dependent diabetes mellitus. *Health Psychology*, 8, 239-253.

Harter, S. (1985). *Manual for the self-perception profile for children*. Denver: University of Denver.

Hauser, S.T., Pollets, D., Turner, B., Jacobson, A., Powers, S., & Noam, G. (1979). Ego development and self-esteem in diabetic adolescents. *Diabetes Care*, 2, 465-471.

Jacoboson, A.M., Rand, L., & Hauser, S.T. (1983). Psychosocial stress and metabolic control in diabetes. *Diabetes*, 32 (Suppl. 1), 5A.

Johnson, S.B., & Rosenbloom, A.L. (1982). Behavioral aspects of diabetes mellitus in childhood and adolescence. *Psychiatric Clinics of North America*, 5, 357-369.

Karlsson, J.A., Holmes, C.S., & Lang, R. (1988). Psychosocial aspects of disease duration and control in young adults with type I diabetes. *Journal of Clinical Epidemiology*, 41, 435-440.

Kovacs, M. (1985). The childrens depression inventory (CDI). *Psychopharmacology Bulletin*, 21, 995-998.

Kovacs, M., Feinberg, T.L., Paulauskas, S., Finkelstein, R., Pollack, M., & Crouse-Novak, M. (1985). Initial coping responses and psychosocial characteristics of children with insulin-dependent diabetes mellitus. *Journal of Pediatrics*, 106, 827-834.

Lazarus, R.S., & Folkman, S. (1984). Coping and adaptation. In W.D. Gentry (Ed.), *The handbook of behavioral medicine* (pp. 282-325). New York: Guilford.

Lewis, C.E., Siegel, J.M. & Lewis, M.A. (1984). Feeling bad: Exploring sources of distress among pre-adolescent children, *American Journal of Public Health*, 74, 117-122.

McCubbin, H., McCubbin, M., Nevin, R., & Cauble, A.E. (1979). Coping health inventory for parents (CHIP). In H. McCubbin & A. Thompson (Eds.), *Family assessment for research and practice* (pp. 171-192). Madison, WI: University of Wisconsin.

Moos, R. (1982). Coping with acute health crisis. In T. Millon, C. Green, & R. Meager (Eds.), *Handbook of clinical health psychology* (pp. 129-151). New York: Plenum.

Morris, N.M., & Udry, J.R. (1980). Validation of a self-administered instrument to assess stage of adolescent development, *Journal of Youth and Adolescence*, 9, 271-280.

Olatawura, M.O. (1972). The psychiatric complications of diabetes mellitus in children. *African Journal of Medical Science*, 3, 231-240.

Patterson, J., & McCubbin, H. (1983). *Coping orientation for problem experiences (Research instrument).* Madison, WI: University of Wisconsin.

Pollock, S.E. (1984). The stress response. *Critical Care Quarterly*, 6, 1-14.

Pollock, S.E. (1986). Human responses to chronic illness: Physiologic and psychological adaptation. *Nursing Research*, 35, 90-95.

Roy, C. (1976). *Introduction to nursing: An adaptation model.* Englewood Cliffs, NJ: Prentice Hall.

Saucier, C.P. (1984). Self-soncept and self-care management in school-age children with diabetes. *Pediatric Nursing*, 10, 135-138.

Speilberger, C.D. (1973). *Manual for the state-trait anxiety inventory for children.* Palo Alto, CA: Consulting Psychologists Press.

Sullivan, B.J. (1978). Self-esteem and depression in adolescent diabetic girls. *Diabetes Care*, 1, 18-22.

Swift, C.R., Seidman, F.L., & Stein, H. (1967). Adjustment problems in juvenile diabetes. *Psychosomatic Medicine*, 29, 555-571.

Tanner, J.M. (1962). *Growth at adolescence* (2nd ed.). Oxford, UK: Blackwell Scientific.

Travis, L.B., Brouhard, B.H., & Schreiner, B.J. (1987). *Diabetes mellitus in children and adolescents.* Philadelphia: W.B. Saunders.

Yamamoto, K. (1979). Childrens ratings of the stressfulness of experience. *Developmental Psychology*, 15, 581-582.

Für die Publikation genehmigt am 10. Dezember 1990.
Diese Studie wurde teilweise durch einen Zuschuß der University Research Foundation, University of Pennsylvania, unterstützt. Teile der Studie wurden anläßlich der Jahresversammlung der National Association of Pediatric Nurse Associates and Practitioners, San Francisco und der American Diabetes Association vorgestellt.

Die Autorinnen danken John Nicholson, MD, Lester Baker, MD, Kathryn Murphy, PhD, RN, Iraj Resvani, MS und Terri Lipman, MSN,RN, die die Arbeit mit den Kindern unterstützt haben.
Margaret Grey, DrPH, FAAN, ist Lehrbeauftragte an der School of Nursing der University of Pennsylvania, Philadelphia, PA.
Mary Emily Cameron, MS, RN, ist Doktorandin an der School of Nursing der University of Pennsylvania, Philadelphia, PA.
Frances W. Thurber, PhD, RN, ist Lehrbeauftragte an der School of Nursing der University of Pennsylvania, Philadelphia, PA.

Anhang C

Form und Bedeutung des Betreuungsverhaltens älterer PflegeheimbewohnerInnen

Cynthia Poznanski Hutchison und Sr. Rose Therese Bahr

In dieser grounded-theory-Studie wurden Form und Bedeutung des fürsorglichen Verhaltens bei älteren PflegeheimbewohnerInnen untersucht. Die Daten wurden durch Beobachtungen und durch ausführliche Interviews mit den BewohnerInnen eines Pflegeheims über einen Zeitraum von drei Monaten gewonnen. Eine von zwei wesentlichen Theorien – ein Kategorienmodell der verschiedenen, von den PflegeheimbewohnerInnen bevorzugten Formen der Zuwendung – wird diskutiert. Es wurde festgestellt, daß fürsorgliches Verhalten ganz allgemein eine wichtige Möglichkeit für die PflegeheimbewohnerInnen darstellt, ihre Selbstachtung, ihre Identität sowie ihre Persönlichkeit weiter aufrechtzuerhalten. Als Merkmale des fürsorglichen Verhaltens wurden Beschützen, Unterstützen, Bestätigen und Transzendieren ermittelt.

In der gerontologischen Forschung ging es bis jetzt um Bedürfnisse und Forderungen, die von älteren Menschen an die Gesellschaft herangetragen werden, nicht aber um den Beitrag, den sie außerhalb des Arbeitsmarkts zur Unterstützung der Gesellschaft leisten (Kahn, 1983). Ältere Menschen, insbesondere die BewohnerInnen von Pflegeheimen, werden von den Jüngeren oft als Belastung für die Gesellschaft angesehen, weil sie staatliche Mittel verbrauchen, am Arbeitsplatz jedoch keinen produktiven Beitrag mehr leisten (Kahn, 1983).

Die Forschung hat, abgesehen von der Auffassung der Gesellschaft, daß PflegeheimbewohnerInnen über wenige oder gar keine Fähigkeiten verfügen, die sie nutzbringend für die Gesellschaft einsetzen können, außerdem gezeigt, daß die Heimunterbringung sich negativ auf das Wohlbefinden vieler BewohnerInnen auswirkt. Zu den negativen Auswirkungen gehören (jedoch sind hier nicht alle aufgeführt): durch das Personal verstärkte Abhängigkeit (Barton, Baltes und Orzech, 1980; Lester und Baltes, 1978), durch das Personal behinderte Hilfeleistung der BewohnerInnen untereinander (Nolker und Poulshock, 1984), Zunahme der negativen Selbstwahrnehmung, je länger der Aufenthalt

Abgedruckt aus *Image: Journal of Nursing Scholarship*, Sommer 1991, Band 23, Nr. 2, S. 85-88.

dauert (Koger, 1980) und Verlust der Identität, je länger der Aufenthalt dauert (Kahana und Coe, 1979).

Rosow (1967) postulierte, daß hauptsächlich das Leben ohne eine Aufgabe zur Verschlimmerung (z.B. Apathie, Rückzug, Isolation, Motivationsverlust, Desorientierung, Depressionen und Regression) des Zustandes älterer Menschen führt. Barns, Sack und Shore (1973) haben die Spirale der Senilität beschrieben, die bei PflegeheimbewohnerInnen zu beobachten ist, wenn andere wenig oder überhaupt nichts Positives mehr von ihnen erwarten.

Im Gegensatz dazu verweisen andere Studien darauf, daß ein bescheidener (nicht angegebener) Prozentsatz der BewohnerInnen eine Gelegenheit sucht, anderen ihre Hilfe anzubieten und sich selbst auf eine produktive, ihren Fähigkeiten entsprechende Art und Weise einzubringen, trotz der vielen und einschneidenden Verluste, die sie erlitten haben (Bininger und Kiesel, 1978; Laufer und Laufer, 1982; National Citizens Coalition for Nursing Home Reform [NCCNHR] 1981, 1985; Shore, 1972; Springer und Saylor, 1984). Diese Formen des Verhaltens, die in dieser Studie als fürsorgliches Verhalten (caring behaviours) bezeichnet werden, sind in sozialer Hinsicht bedeutsam und gelten in den Kulturen der Welt als entscheidend für die menschliche Entwicklung, den menschlichen Zusammenhalt, die Selbstverwirklichung, die Gesundheit und das Überleben (Leininger, 1984).

Bei der Literaturüberprüfung konnten weder Studien noch Berichte ausfindig gemacht werden, in denen ausführlich untersucht wurde, auf welche Art und Weise PflegeheimbewohnerInnnen sich bei der Fürsorge für anderer Menschen sozial produktiv betätigen, oder in denen erforscht wurde, welche persönliche Bedeutung diese Fürsorge für eine(n) PflegeheimbewohnerIn hat. Ziel dieser Studie war es, die besonderen Formen des fürsorglichen Verhaltens und die persönliche Bedeutung, die dieses Engagements für die PflegeheimbewohnerInnen hat, zu untersuchen und zu beschreiben.

Methode

In dieser explorativen und deskriptiven Studie wurde für die Sammlung und Analyse der Daten die grounded theory-Methode (Glaser und Strauss, 1967) verwendet. Die Daten wurden mit Hilfe von Interviews und Beobachtungen in einem Pflegeheim gesammelt. Die Absicht der Studie bestand darin, die Welt der PflegeheimbewohnerInnen kennenzulernen und ihre Sichtweise von Fürsorge zu verstehen. Die grounded theory-Methode, die sich durch eine fortwährende vergleichende Analyse auszeichnet wurde gewählt, um Muster zu identifizieren, Kategorien und Beschreibungen zu entwickeln, und um eine Beziehung zur theoretischen Grundlage herzustellen mit dem Ziel, eine eigenständige Theorie über das fürsorgliche Verhalten von PflegeheimbewohnerInnen zu bilden. Schwerpunkt dieser Methode bilden die zeitgleich stattfindende Datensammlung, das Codieren und die Analyse; darüber hinaus gestattet es diese Methode, Wechselwirkungen, konzeptuelle Verbindungen und die Bedingungen, unter denen diese auftreten, fortlaufend zu überprüfen.

Stichprobe und Versuchspersonen

Der Ort, an dem die Studie durchgeführt wurde, war eine gemeinnützige, religiös gebundene Einrichtung für die Langzeitpflege älterer Menschen in Washington D.C. mit 117 Betten. Zu dieser Einrichtung gehörte eine unabhängige Wohneinheit mit 17 Betten. Es werden nur bedürftige ältere Menschen aufgenommen. Für die Stichprobe wurden PflegeheimbewohnerInnen ausgewählt, die folgende Kriterien erfüllten:

1. 62 Jahre oder älter
2. Keine kognitiven Behinderungen
3. Keine ernsthaften Hör- oder Sprachprobleme
4. Aussicht auf unbegrenzten Aufenthalt im Pflegeheim
5. Aufenthaltsdauer von mindestens zwei Monaten.

Für die Auswahl der Stichprobe spielten Geschlechtszugehörigkeit, Familienstand, ethnischer Hindergrund, Rasse, Religionszugehörigkeit, körperliche Fähigkeiten oder Sehbehinderungen keine Rolle. Die theoretischen Grundlagen der Stichprobenerhebung veranlaßten die Forscherin, PflegeheimbewohnerInnen mit einer Vielzahl von demographischen Merkmalen zu untersuchen.

Teil des vollstrukturierten Interviews waren: die Definition der Begriffe „fürsorglich" und „gleichgültig"; die Angabe der Formen des fürsorglichen Verhaltens, das die PflegeheimbewohnerInnen nach eigenen Aussagen praktizieren; die Gründe, weshalb sie dies tun; die Bedeutung, die das Betreuen für sie persönlich hat; ihre subjektive Wahrnehmung der Haltung des Pflegepersonals gegenüber ihrem Engagement; ihre subjektive Wahrnehmung der Veränderungen ihres fürsorglichen Verhaltens im Laufe der Zeit; die Bedeutung von Gegenleistungen sowie andere, mit dem Thema Fürsorge zusammenhängende Fragen. Durch eine Pilotstudie in einem anderen, nicht religiös gebundenen Pflegeheim, in dem neun BewohnerInnen interviewt und viele andere beobachtet wurden, konnten Themen, Methodik und Fragen des Interviews bestätigt werden. Da die Forscherin bei der grounded theory-Methode die Datensammlung solange fortsetzen muß, bis eine Datensättigung eintritt, wurde die Anzahl der Interviews oder der Beobachtungen von PflegeheimbewohnerInnen nicht vorher festgelegt. Nachdem die zwanzigste Versuchsperson interviewt und Hunderte von teilnehmenden und/oder nicht-teilnehmenden Beobachtungen durchgeführt worden waren, trat die Sättigung der Kategorien ein.

Datensammlung

Jedes Interview wurde auf Tonband aufgezeichnet und wortwörtlich transskribiert. Die mündliche Zustimmung der TeilnehmerInnen dazu wurde ebenfalls aufgezeichnet. Die Interviewes waren Bestandteil beobachtungsbezogener Aufzeichnungen sowie anderer wichtiger, non-verbaler Daten wie Gesichtsausdruck oder bestimmte Aktivitäten, die während des Interviews beobachtet wurden. Grundlage für weitere schriftliche Aufzeichnungen bildeten zahlreiche Beobachtungen eines Großteils der PflegeheimbewohnerInnen, die im Pflegeheim lebten, aber nicht offiziell interviewt wurden, oder Beobachtungen von interviewten PflegeheimbewohnerInnen außerhalb der für die Interviews vorgesehenen Zeiten.

Theoriebezogene Anmerkungen wurden ebenfalls schriftlich festgehalten. Darin kommt der Versuch der Forscherin zum Ausdruck, aus den beobachtungsbezogenen Aufzeichnungen die Bedeutungen herauszufiltern, die sich nachteilig auf die konzeptuellen Aspekte der Studie auswirken könnten. Anmerkungen zur Methodik wurden notiert, um die Interviews und die Beobachtungsmethoden einer kritischen Bewertung zu unterziehen und um bei zukünftigen Arbeiten Änderungen vornehmen zu können. Die Datensammlung dauerte insgesamt drei Monate.

Befunde

Aus der Studie konnten zwei unabhängige grounded theories abgeleitet werden. Bei der ersten handelt es sich um ein Kategorienmodell (eine Typologie oder Taxonomie), das die verschiedenen Formen des fürsorglichen Verhaltens der PflegeheimbewohnerInnen skizziert. Die zweite Theorie ist ein prozeßorientiertes, interaktives Modell über die Bedeutung, die die PflegeheimbewohnerInnen dem fürsorglichen Verhalten zumessen. Das Prozeßmodell baut auf dem Kategorienmodell auf, insofern als es den unterschiedlichen Formen des fürsorglichen Verhalten der PflegeheimbewohnerInnen Bedeutung verleiht. Hier soll nur das Kategorienmodell diskutiert werden.

Die Merkmale des fürsorglichen Verhaltens

Es kristallisierten sich vier wesentliche Merkmale des fürsorglichen Verhaltens heraus: Beschützen, Unterstützen, Bestätigen und Transzendieren.

Beschützen

Die Definition des Beschützens als fürsorgliches Verhalten ergab sich aufgrund der Daten; diesen Daten zufolge ist es ein Mittel, die Sicherheit eines anderen zu bewahren oder ihn vor Verletzungen zu schützen, indem man seine Anteilnahme zum Ausdruck bringt, eine Orientierungshilfe bietet, die Aufsicht übernimmt, Hilfe von anderen erbittet oder körperliche Unterstützung gewährt. Diese Verhaltensweisen (nach eigenen Angaben oder beobachtet) waren größtenteils auf MitbewohnerInnen gerichtet. Andere Verhaltensweisen bezogen BesucherInnen, das Pflegepersonal oder die Forscherin mit ein. So gehörte es zu der Kategorie, die als *Orientierungshilfe* beschrieben wurde, daß man jemandem zeigt, wie er zu einem bestimmten Ort innerhalb des Pflegeheims gelangt, oder daß eine der laienhaften Vorstellung der PflegeheimbewohnerInnen entsprechende realitätsbezogene Orientierungshilfe für verwirrte MitbewohnerInnen geboten wird, die Hilfe brauchen, um sich in Bezug auf Personen, Ort, Zeit und Situation zurechtzufinden. Ein weiteres beschützendes Verhalten wird als *Aufsicht übernehmen* bezeichnet. Es wird von einer Pflegeheimbewohnerin so beschrieben:

> „Wenn jemand meine Hilfe beim Gehen nicht annehmen will, wenn sie sagen: „Nein danke“, dann bleibe ich im Hintergrund und passe auf, was sie tut, damit sie nicht hinfällt.“

Diese Pflegeheimbewohnerin sagte dann noch, daß sie Hilfe holen würde, wenn die Person, um die sie sich kümmert, in Schwierigkeiten gerät.

Unterstützen

Fürsorgliches Verhalten als Unterstützung eines Menschen, der Hilfe braucht, kann sich auf vielerlei Arten äußern. Die unter das Konzept der Fürsorge subsumierte Handlung könnte auch als ein Element der anderen Kategorien betrachtet werden. Als spezifisch unterstützende Verhaltensweisen kristallisierten sich jedoch drei Gruppen von konzeptuellen Kategorien heraus, von denen jede mehrere spezielle fürsorgliche Verhaltensweisen beinhaltet. Sie erleichtern das Coping und die Bewältigung des täglichen Lebens und sie stärken die Normalität. Folgende Definition wurde für das Unterstützen herausgearbeitet: einem anderen Menschen helfen, seinen oder ihren Bedürfnissen gerecht zu werden, indem man ein normales Selbstbild stärkt; das Coping eines anderen Menschen erleichtern; die Bewältigung der täglichen Aufgaben durch körperliche, emotionale, psychische oder andere Mittel zu erleichtern. Das folgende Beispiel für *Trost spenden* als unterstützende Verhaltensweise, die das Coping erleichtert, stammt von Frau B.:

> „Es gibt hier eine Frau, sie heißt Ida. Sie geht ständig spazieren... ...Ganz plötzlich fängt sie an zu weinen und ich sage: 'Was ist los, Ida?' 'Ich suche meinen Mann'. Ich sage dann: 'Hör zu, Schätzchen, dein Mann ist im Himmel. Er ist schon vor langer Zeit dorthin gegangen.' Sie sagt: 'Wirklich? Das hat mir keiner gesagt.' Ich sage: 'So wein'21 doch nicht. Er ist im Himmel.'"

Frau B. sagte noch, daß sie dann bei Ida bleibt, mit ihr spricht und ihre Hand hält, bis es ihr besser geht.

Bestätigen

Eine der am häufigsten vorkommenden und am besten zu beobachtenden Arten des fürsorglichen Verhaltens der PflegeheimbewohnerInnen war das Bestätigen eines anderen als respektierten Mitmenschen, um den man sich sorgt. Folgende Definition des Bestätigens als fürsorgliches Verhalten ergab sich aufgrund der Daten: eine Möglichkeit, die Persönlichkeit eines anderen Menschen auf eine Art und Weise zu bestätigen, in der Sorge, Respekt, Empathie oder Mitleid zum Ausdruck kommen, oder dadurch, daß man jemanden beschenkt, mit ihm teilt oder ihm einen Dienst erweist. Folgende konzeptuelle Kategorien kristallisierten sich als bestätigende fürsorgliche Verhaltensweisen heraus: die Persönlichkeit eines Menschen anerkennen, Zuneigung oder Mitleid äußern und nach außen sichtbare Beweise der Fürsorge erbringen.

Ein typisches Beispiel war das Besuchen von anderen HeimbewohnerInnen, speziell solchen, die an ihr Zimmer gebunden waren. Eine stark geschwächte Frau mit Arthritis gab der Forscherin ein Beispiel dafür, wie eine andere Heimbewohnerin durch Besuche ihre Fürsorge zum Ausdruck brachte:

> „Ab und zu kommt sie vorbei und besucht mich, dann bringt sie mir ein Sandwich oder irgendetwas anderes, etwas Schönes. Sie sagt zu mir: 'Ich ging in den Laden und da hab' ich an dich gedacht.' "

Eine andere Heimbewohnerin lieferte ein Beispiel für ein bestätigendes fürsorgliches Verhalten, das sich auf die Zeit bezieht, die ein anderer Mensch einem schenkt:

> „Den Flur hinunter wohnt eine kleine schwarze Frau, sie redet für ihr Leben gern. Ich werde oft gefragt, wie ich das aushalte. Die andern sagen, sie könnten das nicht ertragen... ...Ich sage: 'Ich weiß, aber sie hat gern jemanden zum Reden.' Mir macht das nichts aus. Ich bin eine gute Zuhörerin."

Hilfsdienste sind ein weiteres Beispiel für bestätigendes Verhalten. Mehrere PflegeheimbewohnerInnen fertigten Dinge (Devotionalien) für Missionen in Afrika an oder halfen in der Küche des Pflegeheims, das Essen vorzubereiten.

Wie die meisten Formen des fürsorglichen Verhaltens erforderte das bestätigende Verhalten von den PflegeheimbewohnerInnen normalerweise keine körperlichen Fähigkeiten, Kraft oder Stärke. Es gab aber fürsorgliche Verhaltensweisen, wie z.B. bestimmte Arten von Dienstleistungen (nach außen sichtbare Beweise für fürsorgliches Verhalten), die größtenteils körperlichen Einsatz verlangten. Dazu gehörten die Vorbereitung des Essens, Wäsche zusammenlegen, den Bürgersteig fegen, eine(n) MitbewohnerIn im Rollstuhl herumfahren sowie Besorgungen innerhalb des Pflegeheims für MitbewohnerInnen machen.

Transzendieren

Diese Form des fürsorglichen Verhaltens äußert sich gemäß der fast einmütigen Antwort der PflegeheimbewohnerInnen darin, daß sie füreinander beten. Beten wurde als transzendierendes Merkmal des fürsorglichen Verhaltens konzipiert, denn es weist durch das Erbitten göttlicher Hilfe für andere über die Grenzen der dem Menschen möglichen Fürsorge hinaus. Die Definition des transzendierenden fürsorglichen Verhaltens lautet: die Bitte um göttliche Hilfe für andere, die einer Hilfe bedürfen, welche die Person, die die Hilfe erbittet, aufgrund ihrer begrenzten Möglichkeiten als Mensch oder aufgrund ihres Menschseins nicht leisten kann.

Wie die anderen Formen des fürsorglichen Verhaltens so war auch Beten ein beobachtbarer und beschreibbarer Sachverhalt (Gottesdienste im Pflegeheim, Tischgebete); andererseits gab es auch persönlichere, im privaten Bereich geschehende und deshalb nicht genau erfaßbare Formen. Die HeimbewohnerInnen beteten für sich, für die MitbewohnerInnen, für das Personal, die Familie, für Freunde, für verschiedene Gruppen und für Dinge, die sich außerhalb des Pflegeheims und auf der ganzen Welt ereigneten.

Die PflegeheimbewohnerInnen beteten nicht nur für Menschen, die sie liebten oder gerne hatten, sondern auch für solche, die sie als gemein, lieblos, unsensibel oder ignorant empfanden. Eine Pflegeheimbewohnerin sagte:

> „Ich bete jeden Tag für andere, selbst für die, die unfreundlich zu mir sind, damit sie mich besser verstehen und akzeptieren. Jesus hat uns gelehrt, diejenigen zu lieben, die uns Böses antun, und für alle zu beten."

Das Gebet war für die PflegeheimbewohnerInnen eine ganz selbstverständliche Form des fürsorglichen Verhaltens. Die Ausnahme bildete ein Mann, der angab, Agnostiker zu sein. Trotz seines Unglaubens unterschied er sich jedoch nicht von den anderen PflegeheimbewohnerInnnen in Bezug auf das Engagement bei der Fürsorge für andere.

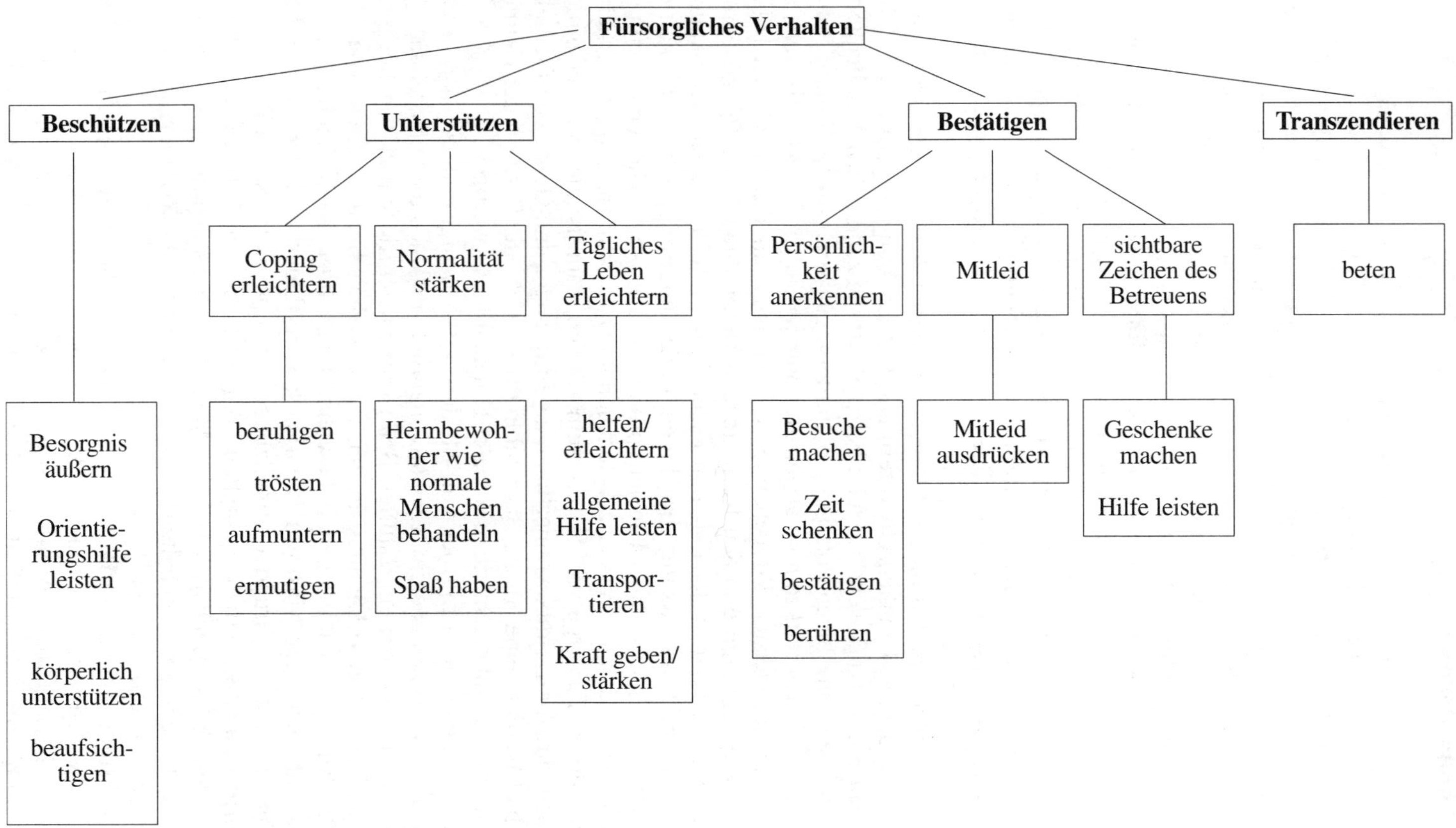

Abb. C-1 Kategorienmodell der Formen des fürsorglichen Verhaltens von PflegeheimbewohnerInnen

Diskussion und Empfehlungen

Es hat sich gezeigt, daß fürsorgliches Verhalten eine wichtige Möglichkeit für die PflegeheimbewohnerInnen darstellt, ihre persönliche Idendität sowie ein Gefühl des Selbstwertes und des Weiterbestandes der Persönlichkeit aufrechtzuerhalten. In Anbetracht der Bedeutung, die die PflegeheimbewohnerInnen in dieser Studie ihrem Engagement bei der Fürsorge für andere zumaßen, kann die Möglichkeit, dieses Bedürfnis in die Tat umsetzen zu können, als Zeichen der Lebensqualität gedeutet werden. Die Tatsache, daß die Studie in einem Pflegeheim durchgeführt führte, in dem die judisch-christliche Tradition gepflegt wurde, stellt eine Grenze der Studie dar.

Mit dem Kategorienmodell konnten Merkmale des fürsorglichen Verhaltens validiert werden, die schon früher von anderen ForscherInnen erarbeitet worden waren (Aamodt, 1981; Gardner und Wheeler, 1981; Leininger, 1981, 1985; Rempusheski, 1985; Rempusheski und Phillips, 1985; Wenger, 1985). Die Ähnlichkeit der Fürsorgekonzepte in dieser und in früheren Studien bestätigt die Erweiterung der Definitionen und Beschreibungen des fürsorglichen Verhaltens sowie dessen Allgemeingültigkeit bezogen auf verschiedene Gruppen und Lebenswelten.

Obwohl das Kategorienmodell für das Pflegeheim-Setting durch weitere Arbeiten validiert werden muß, kann es Krankenschwestern und Entscheidungsträgern in der Politik in mehrfacher Hinsicht nützlich sein. Es zeigt beispielhaft die zahlreichen Möglichkeiten auf, die PflegeheimbewohnerInnen trotz ihrer Behinderungen noch zur Verfügung stehen, um sich in sozialer Hinsicht wirksam betätigen zu können. Ein solches Modell weist auf Fähigkeiten hin, die die meisten PflegeheimbewohnerInnen auf diesem Gebiet haben. Bei den Aufnahmeformalitäten und den fortlaufenden Beurteilungen der PflegeheimbewohnerInnen könnte man neben der üblichen Feststellung von Problemen, Krankheiten und Ausfällen auch eine Einschätzung vornehmen, in der aufgezeigt wird, inwieweit die PflegeheimbewohnerInnen in sozialer Hinsicht produktiv tätig werden können. Wenn das Pflegepersonal erkennt, daß interessierte PflegeheimbewohnerInnen sich selbst helfen und anderen durch ihre Fürsorge von Nutzen sein können, dann ist die Wahrscheinlichkeit eher gegeben, daß die HeimbewohnerInnen als Empfänger und Geber von Pflegeleistungen betrachtet werden; eine solche Betrachtung beschreibt die Position der HeimbewohnerInnen zutreffend und macht sie in sozialer Hinsicht gleichwertiger.

Die Befunde stimmen auch mit der von Maslow (1970) aufgestellten Theorie über die Bedürfnisse des Menschen überein. Es wurde deutlich, daß sich das fürsorgliche Verhalten als Bestandteil der höher eingestuften Bedürfnisse nach Liebe und Zugehörigkeit, Selbstachtung und Selbstverwirklichung in den theoretischen Bezugsrahmen von Maslow einfügt. Die Aussagen der PflegeheimbewohnerInnen über die Bedeutung, die die Fürsorge für sie hat, bestätigen Maslows Theorie, daß die Bedürfnisse der höheren Ebenen sich von den elementaren Grundvoraussetzungen, den physiologischen Bedürfnissen und dem Bedürfnis nach Sicherheit, abspalten können. In diesem Fall war den PflegeheimbewohnerInnen die Möglichkeit, anderen Menschen ihre Fürsorge zeigen zu können, so wichtig, daß sie davon abgehalten wurden, sich nur auf ihre Schmerzen, Ausfälle und Behinderungen zu konzentrieren.

Krankenschwestern und andere Personen, die mit PflegeheimbewohnerInnen arbeiten, müssen stets die Bedürfnisse der ganzen Person erfassen. In dieser Studie wurden die körperlichen, psychischen, sozialen und geistigen Aspekte der Persönlichkeit in ihrem Verhältnis zu dem fürsorglichen Verhalten zu Tage gefördert. Es wurde gezeigt, daß Fürsorge einen hohen Stellenwert im Leben der PflegeheimbewohnerInnen hat, die sich an dieser Studie beteiligt haben. Dabei zeigte die Form der Fürsorge Auswirkungen auf ihre persönliche Identität. Auf der Grundlage der Ergebnisse kann man spekulieren, inwieweit die Tatsache, daß sich jemand nicht in diesem Bereich engagiert, in Zusammenhang mit einer Zustandsverschlimmerung oder der Senilitätsspirale bei Menschen steht, die in einem Pflegeheim leben (Barns et al., 1972).

Diese Studie ist ebenfalls von allgemeiner Bedeutung für die Pflege. Leininger (1981) sagte, daß Fürsorge das Wesen der Pflege ausmacht und Diers (1986) stellte fest: „... Pflege heißt vor allem für andere und sich selbst sorgen (Nursing is caring)" (S. 27). Obwohl die Pflegeforschung sich in der letzten Zeit mit dem Konzept des Fürsorge befaßt, muß die Pflege als Disziplin dennoch definieren, welchen gesellschaftlichen Stellenwert die Fürsorge in der Pflege einnimmt. Diese Studie liefert Erklärungsansätze für die Bedeutung, die das Konzept der Fürsorge für eine spezielle Patientengruppe hat, die sich für andere Menschen engagiert. Aber es bleiben Fragen offen: In welcher Weise unterscheidet sich die Fürsorge einer professionellen Krankenschwester von der eher allgemeinen Fürsorge eines Laien? Welche Merkmale haben die Fürsorge des Pflegepersonals und die durch andere Gruppen geleistete Fürsorge gemeinsam? Aufgrund der vorliegenden und anderer Befunde ist ein Vergleich zwischen professioneller Fürsorge und der Fürsorge von Laien möglich. Darüber hinaus dienen die Befunde als Grundlage für die Planung weiterer Studien, deren Ziel es ist, Pflege- und Fürsorgekonzepte zu definieren.

Weitere Forschungsarbeiten

Die in dieser Studie verwendeten Modelle bedürfen zusätzlicher Validierung und Erweiterung in verschiedenen Pflegeheim-Settings. Darüber hinaus ergeben sich für zukünftige Forschungsarbeiten weitere spezielle Fragen:

1. Wie und in welchem Ausmaß wirkt sich das Milieu in einem Pflegeheim (Pflegephilosophie, religiöse Ausrichtung versus religiöse Ungebundenheit, Qualität der Pflege und Personalbestand, die Privatsphäre betreffende Faktoren) auf das fürsorgliche Verhalten der PflegeheimbewohnerInnen untereinander aus?
2. Auf welche Variablen kann die Leitung eines Pflegeheims Einfluß nehmen, um eine der Fürsorge förderliche Umgebung zu schaffen?
3. Welcher Zusammenhang besteht zwischen dem Auftreten von Depressionen bei PflegeheimbewohnerInnen und ihrem Engagement bzw. Nichtengagement bei der Fürsorge für andere?
4. Ist die Selbstachtung, das Selbstkonzept bei PflegeheimbewohnerInnen, die sich selbst als BetreuerIn sehen, höher?
5. Welcher Zusammenhang besteht zwischen dem von PflegeheimbewohnerInnen gezeigten fürsorglichen Verhalten und dem Ausmaß an Fürsorge, das sie nach ihrem subjektiven Eindruck von anderen bekommen?
6. Wie drückt sich fürsorgliches Verhalten bei geistig behinderten PflegeheimbewohnerInnen aus, und welche Rolle spielt die Fürsorge für andere in ihrem Leben?

Literaturverzeichnis

Aamodt, A.M. (1981). Neighboring: Discovering support systems among Norwegian-American women. In D. Messerschmidt (Ed.). *Anthropologists at home in North America: Methods and issues in the study of ones own society* (pp. 133-152). New York: Cambridge University.

Barns, E., Sack, A., & Shore, H. (1973). Guidelines to treatment approaches: Modalities and methods for use with the aged. *The Gerontologist*, Winter, 513-527.

Barton, E.M., Baltes, M.M., & Orzech, M.J. (1989). Etiology of dependence in older nursing home residents during morning care: The role of staff behavior. *Journal of Personality and Social Psychology*, 38, 423-431.

Bininger, C., & Kiesel, M. (1978). Assessment of perceived role losses in the gerian. *Journal of Gerontological Nursing*, 4, 5, 24-27.

Diers, D. (1986). To profess – To be a professional. *Journal of Nursing Administration*, 16, 25-30.

Gardner, K. & Wheeler, E.C. (1981). Nurses' perception of the meaning of support in nursing. *Issues in Mental Health Nursing*, 3, 13-28.

Glaser, B.G. (1978). *Theoretical sensitivity*, Mill Valley, CA: The Sociology Press.

Glaser, B.G.. & Strauss, A. (1967). *The discovery of grounded theory*. Chicago: Aldine.

Kahana, E. & Coe, R. (1969). Self and staff conceptions of institutionalized aged. *Gerontologist*, 9, 264-267.

Kahn, R. (1983). Productive behaviors: Assessment, determinants, and effects. *Journal of the American Geriatrics Society*, 31, 11, 750-757.

Koger, L.J. (1980). Nursing home life satisfaction and activity participation. *Research on Aging*, 2, 61-72.

Laufer, E.A., & Laufer, W.S. (1982). From geriatric resident to language professor: A new program using the talents of the elderly in a skilled nursing facility. *The Gerontologist*, 22, 548-550.

Leininger, M. (1981). The phenomena of caring: Importance, research questions, and theoretical considerations. In M. Leininger etc (vgl. Original)

Leininger (Ed.), *Caring: An essential human need, Proceedings of Three National Caring Conferences* (pp. 5-20). Thorofare, N.J.: Charles B. Slack, Inc.

Leininger, M. (1984). *Care: The essence of nursing and health*. Thorofare, N.J.: Charles B. Slack, Inc.

Leininger, M., Editor (1985). *Qualitative research methods in nursing*, New York: Grune & Stratton.

Lester, P.B., & Baltes, M.M. (1978). Functional interdependence of the social behavior of the institutionalized aged. *Journal of Gerontological Nursing*, 4, 23-26.

Maslow, A. (1970). *Motivation and personality* (2nd Ed.). New York: Harper & Row.

National Citizens Coatition for Nursing Home Reform (1981). *Nursing home projects for Area Agencies on Aging. Washington*, DC: NCCNHR.

National Citizens Coalition for Nursing Home Reform (1985). *A consumer perspective on quality care: The residents' point of view*. Washington, DC: NCCNHR.

Noelker, L.S., & Poulshock, S.W. (1984). Intimacy: Factors affecting its development among members of a home for the aged. *International Journal of Aging and Development*, 19, 177-190.

Peck, R. (1968). Psychological developments in the second half of life. In B. I. Neugarten (ed.). *Middle age and aging: a reader in social psychology*. 88-92 Chicago: University of Chicago Press.

Rempusheski, V. (1985). *Exploration and description of caring for self and others with second generation Polish American elders*. Unpublished doctoral dissertation, University of Arizona, Tucson.

Rempusheski, V. & Phillips, L. (1985). Care: A description by caregivers of home-based elders. Presented at the National Symposium of Nursing Research, San Francisco, CA, November 14, 1985.

Rosow, I. (1967). *Socialization to old age*. Berkeley: Univerrsity of Califormia Press.

Shore, H. (1972). *Adventures in group living*. Dallas, Golden Acres: The Dallas Home for the Jewish Aged.

Springer, F. & Saylor, H. (1984). People need to give as well as to receive. *American Health Care Association Journal*, 10, 8-11.

Wenger, A.F.Z. (1985). Learning to do a mini-ethnonursing research study. In M.M. Leininger (Ed.), *Qualitative research methods in nursing*. Pp. 283-316. New York: Grune & Stratton.

Canthia Poznanski Hutchison, R.N., D.N.Sc., *Kappa* ist Hausfrau und Mutter und als Beraterin in Silver Spring, Maryland teilzeitbeschäftigt.
Sr. Rose Therese Bahr, R.N., Ph.D., *Kappa,* ist Professorin an der School of Nursing der Catholic University of America.
Dr. Hutchison dankt dem Dissertationsausschuß: Sr. Rose Therese Bahr, R.N., Ph.D., Vorsitzende; Vickie Lambert, R.N., Ph.D.; Jean Toth, R.N., D.N.Sc.; und Christopher Hayes, Ph.D.
Korrespondenz: 12820 Holdridge Road, Silver Spring, MD 20906.
Für die Publikation genehmigt am 7. Oktober 1990.

Abkürzungen

AHCPR = Agency for Health Care Policy and Research (Behörde für Forschung und Gesundheitspolitik)

ANA = American Nurses Association (Verband amerikanischer KrankenpflegerInnen)

CABG-PatientInnen = PatientInnen mit koronaren Bypass-Operation

CDESI = Cardiac Exercise Self-Efficacy Items (Items, die sich auf die Selbsteffizienz des Bewegungstrainings beziehen)

CDSEI = Cardiac Diet Self-Efficacy Items (Items, die sich auf die Selbsteffizienz der Ernährungsweise beziehen)

CINAHL = Cumulative Index to Nursing and Allied Health (Kumulativer Index der Literatur über Pflege und verwandte Bereiche im Gesundheitswesen)

CURN = Conduct and Use of Research in Nursing (Durchführung und Anwendung von Forschung in der Pflege)

df = degrees of freedom (Freiheitsgrade)

DRG = Diagnostic Related Groups (diagnosebezogene Abrechnungspauschalen)

FDA = Food and Drug Administration (Behörde, die die Herstellung und den Vertrieb von Nahrungs- und Arzneimitteln sowie Kosmetika überwacht)

GDS = Geriatric Depression Scale (Skala zur Messung von Depressionen bei älteren Menschen)

HRHS = Health Related Hardiness Scale (Skala zur Messung der gesundheitlichen Widerstandsfähigkeit)

ICN = International Council of Nurses (Internationaler Rat der Krankenschwestern)

IPRI = Interpersonal Relationship Inventory (Inventar zur Messung zwischenmenschlicher Beziehungen)

LISREL = Rechnerisches Verfahren zur Analyse von Kausalmodellen

M = Mittelwert

MHS = Miller Hope Scale (Skala zur Messung der Hoffnung)

MS = Mittelwert der Varianz

NCLFEX -RN = National Council Licensure Examination (Examen für Pflegepersonal)

NCNR = National Center for Nursing Research (Nationales Zentrum für Pflegeforschung)

NIH = National Institutes of Health (Nationale Institute für Gesundheit)

NINR = National Institute of Nursing Research (Nationales Institut für Pflegeforschung)

NLN = National League of Nursing (Nationale Pflege-Liga)

NLNE = National League of Nursing Education (Nationale Liga für Pflegeausbildung)

NRC = Nursing Research Committee (Pflegeforschungskommission)

RDCs = Research and Development Centers (Zentren für Forschung und Entwicklung)

RN = Registered Nurse (examinierte Krankenschwester)
s = Standardabweichung
SEM = Structural equation modeling (Strukturgleichungsmodell)
SS = Variationsbreite der Varianz
VLBW = Very Low Birth Weight (sehr niedriges Geburtsgewicht)
Vp = Versuchsperson

Deutschsprachige Literatur zur Pflegeforschung

DV Pflegewissenschaft

DV Pflegewissenschaft
Deutscher Verein zur Förderung von Pflegewissenschaft und -forschung e.V.

Bearbeitung
Dr. Ruth Schröck
Professorin für Krankenpflege
Osnabrück 1995

Abdruck mit freundlicher Genehmigung des Deutschen Vereins für Pflegewissenschaft. Ein jährliches Up-date dieser Literaturliste kann beim Deutschen Verein für Pflegewissenschaft, gegen eine Schutzgebühr, bestellt werden.
Anschrift: Deutscher Verein für Pflegewissenschaft e. V.
Geschäftsstelle: Bürgerstraße 47
47057 Duisburg
Tel: 0203/356 793

Inhaltsübersicht

Dr. Sabine Bartholomeyczik, Marlind Korff und andere Mitglieder der Zentralen Arbeitsgruppe Pflegeforschung des Deutschen Berufsverbandes für Pflegeberufe (DBfK) hatten die Idee für diese Literaturdokumentation und erarbeiteten 1990 die erste Ausgabe.
Seitdem hat der DV Pflegewissenschaft die alljährliche Bearbeitung und Herstellung sowie den Versand an Interessenten übernommen und unterstützt diese ausschließlich aus den Beiträgen seiner Mitglieder. Diese Zusammenstellung deutschsprachiger Literatur zum Thema Pflegeforschung erhebt keinen Anspruch auf Vollständigkeit. Bibliographisch vollständige Mitteilungen über relevante Titel werden dankbar entgegengenommen.

I. Über die Pflegeforschung

Bartholomeyczik, S. (1991): Zur Konzeption praxisbezogener Pflegeforschung. Pflege 4 : 2 : 86 – 96

Bartholomeyczik, S. (1992): Die Bedeutung der Pflegeforschung für die Krankenpflege. Deutsche Krankenpflege-Zeitschrift 45 : 5 : 322 – 327

Bartholomeyczik, S. (1993): Die unsichtbaren Arbeiten im Forschungsprozeß. Pflege Aktuell 47 : 9 : 530 – 533

De Geest, S.; u. a. (1994): Pflegeforschung: Der Weg zur effektiven und effizienten Pflege. Die Schwester/Der Pfleger 33 : 3 : 231 – 236

Grauhahn, A. (1981): Krankenpflegeforschung und -ausbildung. Krankenpflege 35 : 7 – 8 : 295 – 298

Hockey, L. (1991): Der Beitrag eines Forschungszentrums zur Entwicklung von Forschungsbewußtsein und Forschungskompetenz in der Krankenpflege. Pflege 4 : 3 : 168 – 172

Hunt, J. (1984): Auswirkungen der Pflegeforschung auf die Krankenpflege. Deutsche Krankenpflege-Zeitschrift 37 : 5 : 255 – 259

Hunt, J. (1984): Pflegeforschung – bringt sie etwas?. Krankenpflege 38 : 7 – 8 : 227 – 231

Käppeli, S. (1984): Die Krankenschwester – Forscherin als teilnehmende Beobachterin: Ethische Probleme. Deutsche Krankenpflege-Zeitschrift 37 : 5 : 252 – 254

Käppeli, S. (1991): Zur Entwicklung von Forschungskompetenz in der Weiterbildung und in der Pflegepraxis. Pflege 4 : 2 : 105 – 111

Kesselring, A. (1994): Weshalb Pflegeforschung so wichtig ist Krankenpflege. Soins infirmiers 87 : 10 : 52 – 57.

Krohwinkel, M. (1979): Krankenpflegeforschung in Europa. Krankenpflege 33 : 3 : 83 – 85

Krohwinkel, M. (1984): Wozu brauchen wir Krankenpflegeforschung? Deutsche Krankenpflege-Zeitschrift 37 : 5 : 250 – 252

Krohwinkel, M. (1984): Pflegeforschung und ihre Auswirkung in der Praxis im Zusammenhang mit Pflege Krankenpflege 38 : 7 – 8 : 224 – 227

Krohwinkel, M.; Schröck, R.; Bartholomeyczik, S. (1991): Zur Lage der Pflegeforschung in der Bundesrepublik Deutschland. Denkschrift im Auftrag des Bundesministerium für Gesundheit Agnes Karll Institut für Pflegeforschung (DBfK) Frankfurt

Krohwinkel, M.; u. a. (1992): Der pflegerische Beitrag zur Gesundheit in Forschung und Praxis. Nomos Baden-Baden

Krohwinkel, M. (1993): Wege zur Entwicklung einer praxisintegrierenden Pflegewissenschaft. Pflege 6 : 3 : 183 – 190

Lindquist, R.; u. a. (1992): Angewandte Forschung. Praktische Überlegungen für die Anwendung von Forschung in der Pflegepraxis. Pflege 5 : 3 : 169 – 176

Lorensen, M. (1993): Wissenschaftliche Untersuchung zur Entwicklung der Pflegewissenschaft. Pflege 6 : 3 : 174 – 182

Lorenz-Krause, R. (1989): Zur Konzeption praxisbezogener Pflegeforschung. Deutsche Krankenpflege-Zeitschrift 42 : 5 : 290 – 296

Lorenz-Krause, R. (1990): Ist Krankenpflege erforschbar? in Neander, K.-D.: (Hrsg.) Ausbildung und Arbeitssituation der Pflege in der Diskussion Pflegeforum 2, Zuckschwerdt München

Lorenz-Krause, R. (1991): Grundsatzpapier zur Konzeption praxisbezogener Pflegeforschung. Pflege 4 : 2 : 97 – 104

Maija, S. (1991): Forschung im Bereich der primären Gesundheitspflege aus der Sicht des Krankenpflegeberufes. Pflege 4 : 2 : 226 – 233

Meyer, J. (1994): Pflegende für Forschung gewinnen. Erfahrungen einer „Forschungsschwester“ Krankenpflege Soins infirmiers 87 : 10 : 57 – 59

Neander, K.-D. (1989): Setzt sich Pflegepersonal mit Pflegeforschung auseinander? Ergebnisse einer Umfrage bei 662 Krankenschwestern und -pflegern. Deutsche Krankenpflege-Zeitschrift 42 : 5 : 296 – 301

Neander, K.-D. (1989): Ansätze zur Pflegeforschung. Recom-Monitor 2 : 4 : 10 – 12

Neander, K.-D. (1990): Pflegeforschung – Versuch einer Standortbestimmung. Die Schwester/Der Pfleger 29 : 1 : 36 – 38

Perier, J. (1980): Was ist Forschung und wozu dient sie in der Krankenpflege? Krankenpflege – Soins infirmiers 73 : 3 : 150 – 155

Reimann, R. (1982): Krankenpflegeforschung als Gegenstand nationaler und internationaler Berufsdiskussion. Die Schwester/Der Pfleger 21 : 12 : 956 – 959

Reimann, R. (1983): Was bedeutet Krankenpflegeforschung für die Berufspraxis? Krankenpflege 37 : 7 – 8 : 222 – 223

Robert Bosch Stiftung (Hrsg.) (1992): Pflege braucht Eliten. Denkschrift der „Kommission der Robert Bosch Stiftung zur Hochschulausbildung für Lehr- und Leitungskräfte in der Pflege“ mit systematischer Begründung und Materialien. Beiträge zur Gesundheitsökonomie 28, Bleicher Gerlingen

Rusch, B. u. Mischo-Kelling, M. (1985): Praktischer Nutzen der Pflegeforschung. Deutsche Krankenpflege-Zeitschrift 38 : 8 : Beilage

Schneider, R. (1993): Grundlagen der Pflegeforschung. Deutsche Krankenpflege-Zeitschrift 46 : 10 : 729 – 732

Schomburg, I. (1985): Praktische Erfahrungen mit Pflegeplanung und Forschung in der Krankenpflege. Deutsche Krankenpflege-Zeitschrift 38 : 8 : Beilage

Schröck, R. A. (1989): Die Pflege als Gegenstand der Forschung. Deutsche Krankenpflege-Zeitschrift 42 : 5 : 288 – 290

Schröck, R. A. (1989): Forschung als Grundlage für das Lernen und Lehren in der Krankenpflege. Pflege 2 : 1 : 5 – 8

Seidl, E. (Hrsg.) (1993): Betrifft: Pflegewissenschaft. Beiträge zum Selbstverständnis einer neuen Wissenschaftsdisziplin. Wilhelm Maudrich Wien

Sövenyi, K. (1989): Forschung in der Krankenpflege – brauchen wir sie? Die Schwester/Der Pfleger 28 : 11 : 910 – 913

Weyermann, U. (1987): Ermutigende Ansätze und spürbare Veränderungen – Die Krankenpflegeforschung in der Schweiz und ihre Auswirkungen. Krankenpflege – Soins infirmiers 80 : 6 : 48 – 50

Wolff, H.-P.; Wolff, J. (1987): Zu den Anfängen der Krankenpflegeforschung in Berlin. Heilberufe, 39 J. S. 388 – 389

II. Pflegetheorien

Aggleton, P. J.; Chalmers, H. A. (1989): Pflegemodelle und Pflegeprozeß. Deutsche Krankenpflege-Zeitschrift 42 : 5 : Beilage

Aggleton, P. J.; Chalmers, H. (1993): Zukunftsmodelle für die Pflege. Deutsche Krankenpflege-Zeitschrift 46 : 10 : Beilage

Botschafter, P.; Moers, M. (1991): Pflegemodelle in der Praxis. 8. Dorothea E. Orem – Die Selbstfürsorge-Defizit-Konzeption der Pflege. Die Schwester/Der Pfleger 30 : 8 : 701 – 707

Botschafter, P.; Moers, M. (1991): 9. Dorothy Johnson – Das Verhaltenssystemmodell für die Pflege. Die Schwester/Der Pfleger 30 : 10 : 889 – 895

Botschafter, P.; Moers, M. (1991): 10. Myra E. Levine – Das Erhaltungsmodell der Pflege. Die Schwester/Der Pfleger 30 : 12 : 1070 – 1075

Botschafter, P.; Moers, M. (1991): 11. Martha Rogers – Pflege als Wissenschaft vom Einheitlichen Menschen. Die Schwester/Der Pfleger 31 : 2 : 110 – 121

Botschafter, P.; Moers, M. (1993): Pflegewissenschaft, was ist das? – Die Diskussion der theoretischen Grundlagen von Pflegewissenschaft in den USA. In: Bischoff, C.; Botschafter, P. (Hrsg.): Neue Wege in der Lehrerausbildung für Pflegeberufe – Hat die Zukunft schon begonnen? Bibliomed Melsungen

Cavanagh, S. J. (1995): Pflege nach Orem. Lambertus, Freiburg

Chinn/Kramer (1996): Pflegetheorie. Ullstein Mosby, Berlin/Wiesbaden

Clift, J. D. (1990): Bestandsaufnahme: Literatur zur Pflegetheorie; nordamerikanisch (USA) 1975 – 1985 und deutschsprachig seit 1986. Pflege 3 : 1 : 54 – 58

Döbler, E. (1989): Die Bedeutung von Pflegetheorien und Pflegeprozeßmodell für die Pflege im Operationsdienst. Deutsche Krankenpflege-Zeitschrift 42 : 7 : Beilage

Drerup, E. (1993): Theorien und Modelle der Pflege. 2. Auflage. Lambertus Freiburg,

Evers, C. G. M. (1996): Theorien und Prinzipien der Pflegekunde. Ullstein-Mosby, Berlin/Wiesbaden

Fawcett, J. (1995): Pflegemodelle im Überblick. Huber, Bern

Friedemann, M. L. (1992): Das Pflegemodell des systematischen Gleichgewichts. Pflege 5 : 3 : 193 – 201

Friedemann, M. L. (1994): Das versteckte. Gold eines scheinbar nutzlosen Lebens. Krankenpflege. Soins infirmiers 87 : 1 : 10 – 15

Käppeli, S. (1986): Was ist ein Konzept? Entwicklungen in der Krankenpflege (1). Krankenpflege – Soins infirmiers 79 : 10 : 74 – 76

Käppeli, S. (1987): Konzepte, Theorien, Modelle – wo liegt der Unterschied? Entwicklungen in der Krankenpflege (2). Krankenpflege – Soins infirmiers 80 : 1 : 43 – 44

Käppeli, S. (1988): Pflege und Pflegetheorien. Krankenpflege 42 : 1 : 5 – 8

Käppeli, S. (1993): Pflegekonzepte Gesundheits-, entwicklungs- und krankheitsbezogene Erfahrungen. Hans Huber, Göttingen, Bern, Toronto

Kaufmann, G. (1988): Amerikanische Pflegetheorien von 1955 – 1985 Entwicklungsstufen – Schulen/Ideenrichtungen. Krankenpflege 42 : 1 : 12 – 14

Kellnhauser, E. (1994): Primary Nursing – Ein neues Pflegemodell. Die Schwester/Der Pfleger 33 : 9 : 747 – 752

Kim S. H. (1990): Zur Strukturierung pflegerischen Wissens – eine Typologie in vier Bereichen. Pflege 3 : 2 : 85 – 94

Krohwinkel; M. (1988): Konzeptuelle Modelle und Theorien der Pflege. Krankenpflege 42 : 1 : 9 – 12

Leininger, M. (1996): Kulturelle Dimensionen der Pflege. Lambertus, Freiburg

Marriner-Tomey, A. (1992): Pflegetheoretikerinnen und ihr Werk. Recom Basel

Newton, C. (1996): Pflege nach Roper, Logan Tierney. Lambertus, Freiburg

Norberg, A.; Athlin, E. (1994): Interaktion zwischen dem Parkinson-Patienten und seiner Pflegeperson während des Essens. Ein theoretisches Modell Pflege 7 : 3 : 211 – 218

Orem, D (1996): Pflege, Konzepte für die Pflegepraxis. Ullstein-Mosby, Berlin/Wiesbaden

Peplau, H. E. (1995): Interpersonale Beziehungen in der Pflege. Recom, Basel/Eberswalde

Ricka, R.; Schmidt-Bless, C. (1989): Eine professionelle Pflege braucht Krankenpflegetheorien. Pflege 2 : 2 : 114 – 121

Ricka, R.; Schmidt-Bless, C. (1991): Pflegerisches Fachwissen nach dem Modell der Selbstpflege von Dorothea Orem.
1. Teil: Die Schlüsselkonzepte
2. Teil: Die Anwendung in Praxis – Ausbildung – Forschung. Pflege 4 : 1 : 65 – 72 und 4 : 2 : 135 – 144

Rogers, M. (1995): Theoretische Grundlagen der Pflege. Lambertus, Freiburg

Roper, N.; Logan, W.; Tierney, A. J. (1993): Die Elemente der Krankenpflege. Ein Pflegemodell, das auf einem Lebensmodell beruht 4. überarbeitete Auflage Recom Basel

Steppe, H. (1989): Pflegetheorien und ihre Bedeutung für die Praxis. Die Schwester/Der Pfleger 28 : 4 : 255 – 262

Steppe, H. (1990): Pflegemodelle in der Praxis
1. Entwicklung und Strukturmodell. Die Schwester/Der Pfleger 29 : 4 : 291 – 293

Steppe, H. (1990): 2. Virginia Henderson. Die Schwester/Der Pfleger 29 : 7 : 584 – 588

Steppe, H. (1990): 3. Hildegard Peplau: Psychodynamische Krankenpflege. Die Schwester/Der Pfleger 29 : 9 : 768 – 773

Steppe, H. (1990): 4. Faye G. Abdellah – 21 Pflegeprobleme. Die Schwester/Der Pfleger 29 : 12 : 1046 – 1050

Steppe, H. (1991): Pflegemodelle in der Praxis. 5. Lydia E. Hall – Die drei Kreise der Pflege. Die Schwester/Der Pfleger 30 : 2 : 134 – 140

Steppe, H. (1991): 6. Ida Sean Pelletier (geb. Orlando) Die dynamische Beziehung zwischen Patient und Pflegeperson. Die Schwester/Der Pfleger 30 : 4 : 312 – 317

Steppe, H. (1991): 7. Ernestine Wiedenbach. Die helfende Kunst der klinischen Krankenpflege. Die Schwester/Der Pfleger 30 : 6 : 506 – 512

III. Methodologie und Methodik

Arbeitsgruppe Pflegequalität (1992): Qualität kann gemessen werden! Pilotstudienphase, SBK – Sektion Bern Krankenpflege. Soins infirmiers 85 : 8 : 72 – 75

Atteslander, P. (1975): Methoden der empirischen Sozialforschung. Sammlung Göschen 2100 de Gruyter Berlin

Alemann, H. v. (1984): Der Forschungsprozeß. Teubner Studienskripten Stuttgart

Bartholomeyczik, S. (1978): Krankenhausstruktur, Streß und Verhalten gegenüber Patienten. Teil 1: Methodische Grundlagen (Band 6). Berliner Arbeitsgruppe im Gesundheitswesen (Hrsg.). Technische Universität Berlin

Bauer, I. (1993): Die Multiple Sortiertechnik – ein Beispiel für ihre Anwendung in der Pflegeforschung. Pflege 6 : 1 : 75 – 79

Bauer, I. (1994): Das Rangordnen als geeignete Methode für die Pflegeforschung – eine praktische Anleitung zur Datensammlung und Analyse. Pflege 7 : 2 : 153 – 158

Börsig, A. (1980): Gesundheitsskala und ihre Bedeutung für die patientenorientierte Krankenpflege. Deutsche Krankenpflege-Zeitschrift 33 : 4 : Beilage

Burnhard, P.; Morrison, P. (1995): Forschen in der Pflege. Lambertus, Freiburg

Friedrichs, J. (1985): Methoden empirischer Sozialforschung. Westdeutscher Verlag Opladen

Gerhardt, U. (1986): Patientenkarrieren. Suhrkamp Frankfurt

Heinze, T. (1987): Qualitative Sozialforschung Erfahrungen, Probleme und Perspektiven. Westdeutscher Verlag Opladen

Holm, K. (Hrsg.) (1986): Die Befragung – Der Fragebogen – Die Stichprobe. Francke, München

Hopf, C.; Weingarten, E. (Hrsg.) (1984): Qualitative Sozialforschung. Klett – Cotta Stuttgart

Hunt, M. (1991): Die Praxis der Sozialforschung. Reportagen aus dem Alltag einer Wissenschaft. Campus Frankfurt/Main

König, R. (Hrsg.) (1967): Handbuch der empirischen Sozialforschung dtv Wissenschaftliche Reihe. Deutscher Taschenbuchverlag/Ferdinand Enke Stuttgart

König, R. (Hrsg.) (1976): Das Interview: Formen – Technik – Auswertung. Kiepenheuer und Witsch Köln

Kromrey, H. (1980): Empirische Sozialforschung: Modelle und Methoden der Datenerhebung und Datenauswertung. Leske und Budrich Opladen

LoBiondo-Wood, G.; Haber, J. (1996): Pflegeforschung. Methoden kritische Einschätzung und Anwendung. Ullstein Mosby, Berlin-Wiesbaden 1996

Mayntz, R.; Holm, K.; Hübner, P. (1978): Einführung in die Methoden der empirischen Soziologie. Westdeutscher Verlag Opladen

Mayring, P. (1993): Qualitative Inhaltsanalyse. Grundlagen und Techniken. 4. Auflage. Deutscher Studienverlag, Weinheim

Notter, L. E.; Hott, J. R. (1991): Grundlagen der Pflegeforschung. Hans Huber, Bern

Rückriem, G.; Stary, J.; Frank, N, (1977): Die Technik wissenschaftlichen Arbeitens, UTB 724, Schönigh, Paderborn

Scheer, J. W. (1992): Die Psychologie der persönlichen Konstrukte und die Repertory-Grid-Technik. In: Jahrbuch der Medizinischen Psychologie, Springer, Berlin

Schröck, R. A. (1988): Forschung in der Krankenpflege: methodologische Probleme. Pflege, 2 : 2 : 84 – 93

Sprenger, A. (1989): Teilnehmende Beobachtung in prekären Situationen – das Beispiel der Intensivstation. In Aster, R./Merkens, H./Rapp, M. (Hrsg.) Teilnehmende Beobachtung – Werkstattberichte und methodologische Reflexion. Campus, Frankfurt a. M.

Strauss, A. L. (1991): Grundlagen Qualitativer Sozialforschung. Fink München

Witzel, A. (1985): Das problemorientierte Interview. In: Jüttemann, G. (Hrsg.): Qualitative Forschung in der Psychologie. Belz, Weinheim

ZUMA – Zentrum für Sozialwissenschaften (Hrsg.) (1983): ZUMA – Handbuch Sozialwissenschaftlicher Skalen. 4. Nachlieferung, Eigendruck Informationszentrum Sozialwissenschaften, Mannheim und Bonn 1988 (Plan: 1995)

IV. Statistik

Bortz, J. (1977): Lehrbuch der Statistik für Sozialwissenschaftler. Springer Berlin

Diehl, J. M.; Kohr, H. V. (1985): Deskriptive Statistik. Fachbuchhandlung für Psychologie GmbH. Eschborn bei Frankfurt

Friedrichs, J. (1990): Methoden empirischer Sozialforschung. Westdeutscher Verlag Opladen

Kriz, J. (1983): Statistik in den Sozialwissenschaften. Westdeutscher Verlag Opladen

Krämer, W. (1991): So lügt man mit Statistik. 3: Auflage, Campus Frankfurt

Zöfel, P. (1988): Statistik in der Praxis. Gustav Fischer Stuttgart

V. Forschungsergebnisse: Pflegepraxis

Abu-Saad, H. H. (1991): Erfassung von Schmerz bei Schulkindern. Pflege 4 : 3 : 173 – 177

Akademie für höhere Fortbildung in der Krankenpflege Mödling (1985): Dokumentation der Pflege: eine Analyse des Informationswertes. Facultas Wien

Akademie für höhere Fortbildung in der Krankenpflege Mödling (1986): Entlassung aus dem Krankenhaus. Informationsstand des Patienten. Facultas Wien

Arbeitsgruppe „Qualitätsnormen in der Geriatriepflege" des Kantonsspitals Basel (1993): Qualitätsnormen für die Geriatriepflege. Eine Studie aus dem Kantonsspital Basel. Krankenpflege – Soins infirmiers 86 : 1 : 58 – 62

Arndt, M. (1994): An der falschen Pille hängt sich die Ethik auf. Pflegende sprechen über ihre Erfahrungen mit Medikamentenfehlern. Die Schwester/Der Pfleger 33 : 2 : 126 – 132

Bartmann, U. (1989): Lauftherapie bei Krankenpflegepersonal eine empirische Studie. Asanger, Heidelberg

Bartsch, M.; Götzfried, W.; Schöning, O. (1993): Dienst und Kleidung – unvereinbar? Pflege Aktuell 47 : 9 : 542 – 544

Benner, P.; Tanner, C. (1990): Die Intuition der Pflegeexperten. Pflege 3 : 2 : 95 – 103

Benner, P. (1995): Stufen der Pflegekompetenz. Hans Huber Bern

Berg, M. (1993): Das Ende der Kontakte durchs Milchglas. Im Rahmen eines Projektes untersuchte eine Aufnahmestation systematisch ihre Kommunikation, wobei sie dem Regelkreis des Krankenpflegeprozesses folgte. Krankenpflege – Soins infirmiers 86 : 2 : 10 – 14

Bienstein, C. (1988): Darstellung der pflegerischen Bedeutung der Atmung in bundesdeutschen Kliniken und Vorstellung eines Meßinstrumentes zur Erfassung der Atemgefährdung oder -beeinträchtigung. Pflege 1 : 2 : 120 – 130

Bienz, A.; u. a. (1984): Zu früh – zu spät – zu kurz. Die Essenszeiten der Patienten im Akutspital. Krankenpflege 38 : 6 : 31 – 33

Bohlken, J. (1992): Konflikte in psychiatrischen Visitengesprächen. Medizin Mensch Gesellschaft 17 : 3 : 233 – 241

Borker, S. (1995): Essenreichen in der Pflege. Ullstein Mosby, Berlin-Wiesbaden

Bosch, C. F. M. (1992): Daheim. Eine unterschiedliche Realität für betagte Patientinnen und ihre Pflegeperson im Pflegeheim. Pflege 5 : 1 : 41 – 49

Bostelaar, R. A. (1993): Reanimation durch Krankenhauspersonal. Selbsteinschätzung und Wissensstand. Deutsche Krankenpflege-Zeitschrift 46 : 9 : Beilage

Büchner, E.; Thiele, W. (1984): Untersuchung über Patientenversorgung und Pflegequalität (Ankündigung) Krankenhaus 76 : 9 : 401 – 403

Dany-Mazeau, M.; Pautard, G. (1991): Honig auf die Wunde. Studie über Wirksamkeit des Honigs bei der Wundversorgung. Krankenpflege – Soins infirmiers 84 : 6 : 54 – 59

Delmotte, N. (1986): Der Krankenpflegeprozeß in Belgien: Erfahrungen mit der WHO-Studie. Krankenpflege 40 : 1 : 32 – 35

Dunkel, W. (1994): Pflegearbeiten zur Lebensführung von Altenpflegerinnen. Lambertus Freiburg

Eichelberger, G. (1993): Alternative zu Pillen. Studie über Fußreflexzonenmassage. Krankenpflege – Soins infirmiers 86 : 5 : 61 – 63

Engel, H.; Betz, B.; Pfeiffer, C. (1991): Erhebung über Körperpflegegewohnheiten. Die Schwester/Der Pfleger 30 : 6 : 490 – 493

Elsäßer, M. B. (1991): Die Feldenkrais-Methode in der ambulanten Alten- und Krankenpflege. Deutsche Krankenpflege-Zeitschrift 44 : 8 : 538 – 541

Elsbernd, A.; Glane, A. (1996): Ich bin doch nicht aus Holz. Studie über Verhalten von Pflegekräften, das von PatientInnen als verletzend erlebt wurde. Ullstein Mosby, Berlin-Wiesbaden

Exchaquet, N. F.; Paillard, L. A. (1986): Der Pflegeprozess. Bericht der Nationalen Studie über den Pflegeprozess. Schweizer Berufsverband der Krankenschwestern und Krankenpfleger (SBK) Bern

Frauenknecht, X.; Wirth-Kreuzig, A. (1992): Das Pflegebett – Auswirkung auf die Atmung? Krankenpflege 46 : 2 : 79 – 82

Frick, W. (1990): Vorbereitung und Auswertung einer Erhebung der Pflegeintensität in einem Krankenhaus. Die Schwester/Der Pfleger 29 : 9 : 820 – 825

Gätschenberger, G. (1993): Pflege von Patienten aus verschiedenen Kulturen. Deutsche Krankenpflege-Zeitschrift 46 : 8 : 569 – 572

Geust, B.; Schön, S. (1993): Was ist gute Pflege? Eine komparative Studie in Finnland und der Bundesrepublik Deutschland. Die Schwester/Der Pfleger 32 : 4 : 291 – 294

Giesen, D. (1993): Die Pflege von Patienten anderer Kulturen. Pflege 6 : 3 : 197 – 202

Giesen, D. (1993): Wie werden Patienten anderer Kulturen gepflegt? Krankenpflege – Soins infirmiers 86 : 12 : 20 – 22

Gfeller, C. (1993): Lernen, um selbständig zu bleiben (Teil 1). Krankenpflege – Soins infirmiers 86 : 5 : 56 – 60

Gfeller, C. (1993): Lernen um selbständig zu bleiben (Teil 2). Krankenpflege – Soins infirmiers 86 : 6 : 27 – 31

Glaser, B. G.; Strauss, A. (1974): Interaktion mit Sterbenden. Vandenhoeck und Ruprecht Göttingen

Glaus, A. (1994): Müdigkeit und Krebs – untrennbare Zwillinge? Pflege 7 : 3 : 183 – 197

Henze, K. H. (1995): Die frühe postnatale Entwicklung des Kindes und ihre Bedeutung für die stationäre Betreuung. Pflege 8 : 1 : 14 – 20

Hofer, S. (1990): Kann Musik das Wohlbefinden der Patienten verbessern? Pflege 3 : 2 : 131 – 141

Hofer, S. (1993): Schmerzbehandlung postoperativ mittels patientenkontrollierter Analgesie (PCA) Pflege 6 : 1 : 3 – 12

Hube, M.; u. a. (1994): Evaluierung statischer und dynamischer Antidekubitussysteme. Die Schwester/Der Pfleger 33 : 2 : 154 – 160

Käppeli, S. (1989): Ausgeschlossene Angehörige – Studie über die Besucher einer geriatrischen Langzeitstation. Krankenpflege – Soins infirmiers 82 : 4 : 70 – 73

Käppeli, S. (1991): Patienten interpretieren problematische Spitalerfahrungen: eine Pilotstudie. Pflege 4 : 3 : 199 – 205

Käppeli, S. (1992): Zur Bedeutung von Leiden. Resultate von 13 Diplomarbeiten Pflege 5 : 1 : 11 – 21

Käppeli, S. (1993): „Ich glaube schon, daß es etwas gibt". Gespräche mit Krebskranken Pflege 6 : 1 : 22 – 31

Kesselring, A. (1987): Krebs: Was bedeutet Krankheit und Unterstützung für Patienten? Recom Basel

Kesselring, A. (1993): „Ich kann nicht mehr, wie ich will". Körper- und Krankheitserleben. Krankenpflege – Soins infirmiers 86 : 4 : 28 – 32

Kesselring, A. (1994): Fussreflexzonenmassage – Aufarbeitung der Literatur. Krankenpflege – Soins infirmiers 87 : 9 : 25

Kesselring, A. (1994): Körperlichkeit und Krankheitserleben – Erfahrungen von Frauen mit Brustkrebs. Pflege 7 : 3 : 175 – 182

Kesselring, A. (1994): Praxiserfahrung als Quelle des Lernens. Pflege 7 : 2 : 96 – 104

Kexel, A. (1994): Bettentest. Studie über die Sicherheit von Krankenhausbetten und das Risiko, herauszufallen. Die Schwester/Der Pfleger 33 : 6 : 474 – 478

Kihlgren, M.; Hallgren, A.; Norberg, A.; u. a. (1994): Auswirkungen der Schulung in integritätsfördernder Pflege auf die zwischenmenschlichen Beziehungsabläufe auf einer Langzeitabteilung. Pflege 7 : 3 : 228 – 236

Klass-Siegel, J.; u. a. (1992): Sexualität im Krankenhaus. Empirische Untersuchung mit Fragebogenaktion. Deutsche Krankenpflege-Zeitschrift 45 : 3 : 172 – 180

Klie, T.; Lörcher, U. (1994): Gefährdete Freiheit. Fixierungspraxis in Pflegeheimen und Heimaufsicht. Lambertus Freiburg

Korporal, J.; Holthaus, E. (1994): Die häusliche Pflege von deutschen und ausländischen Kindern. Pflege Aktuell 48 : 6 : 370 – 373

Klockenbusch, W. (1986): Die Betreuung unheilbar Kranker und Sterbender. Psychische Belastung des Pflegepersonals. Bibliomed Med. Verlagsgesellschaft mbH Melsungen

Krohwinkel, M. (1988): Forschungsprojekt zum Pflegeprozeß in der Bundesrepublik Deutschland. Krankenpflege 42 : 5 : 220 – 223

Krohwinkel, M.; Müller, E. (1989): Der Pflegeprozeß bei Patienten mit der Diagnose „Schlaganfall". Deutsche Krankenpflege-Zeitschrift 42 : 5 : 302 – 307

Krohwinkel, M.; Müller, E. (1990): Eine Untersuchung der Pflegepraxis in Akutkrankenhäusern als Grundlage zur Entwicklung ganzheitlich-rehabilitierender Prozeßpflege in: Workgroup of European Nurse Researchers. Pflegeforschung für professionelle Pflegepraxis. Zwölftes Arbeitsgruppentreffen und internationale Pflegekonferenz. Deutscher Berufsverband für Krankenpflege. Verlag Krankenpflege Frankfurt am Main S. 158 – 179

Krohwinkel, M. (1991): Ist ganzheitlich-rehabilitierende Prozeßpflege in Akutkrankenhäusern umsetzbar? Pflege 4 : 2 : 112 – 121

Krohwinkel, M. (1993): Der Pflegeprozeß am Beispiel von Apoplexiekranken. Eine Studie zur Erfassung und Entwicklung Ganzheitlich-Rehabilitierender Prozeßpflege. Nomos Baden-Baden

Kurrath-Lies, G. (1992): Sicherung der Pflegequalität bei chronisch Kranken. Die Schwester/Der Pfleger 31 : 8 : 744 – 753

Lind, S.; Heeg, S. (1990): Modelle kompensatorisch-therapeutischer Raum- und Milieugestaltung für eine psychogeriatrische Abteilung. Deutsche Krankenpflege-Zeitschrift 43 : 1 : 24 – 28

Lowe, T. (1993): Merkmale effektiver Pflegeinterventionen im Umgang mit herausforderndem Verhalten. Pflege 6 : 2 : 102 – 110

Löschenkohl, E. (1981): Umweltbewältigung bei Kindern im Krankenhaus. Ein integratives, kognitives Modell auf der Basis einer Theorie der Bindung und der Angst von neuen Situationen. Psychologie in Erziehung und Unterricht 28 : 3 : 161 – 174

Lohmann, G.; Dolch, N. (1988): Die Intensivmedizinische Behandlung aus der Sicht von Patienten und deren Angehörigen. Untersuchung auf einer internistischen Intensivstation. Krankenpflege 42 : 11 : 508 – 511

Meier, M. (1989): Angehörige in der Langzeitpflege. Pflege 2 : 2 : 92 – 104

Meyer, B. (1993): Psychiatrische Pflege und Pflegeforschung (1). Der psychiatrische Patient aus der pflegerischen Perspektive. Die Schwester/Der Pfleger 32 : 4 : 320 – 325

Meyer, B. (1993): Psychiatrische Pflege und Pflegeforschung (2). Der psychiatrische Patient aus der pflegerischen Perspektive. Die Schwester/Der Pfleger 32 : 6 : 521 – 252

Meyer, H. (1994): Die Auswirkungen der Abendtoilette auf die Schlafqualität bei Langzeitpatienten. Pflege 7 : 1 : 11 – 23

Miller, A. (1988): Wird die Pflegequalität durch die Anwendung des Pflegeprozesses beeinflußt? Eine Untersuchung auf geriatrischen Stationen. Pflege 1 : 2 : 94 – 102

Muser Linggi, F. (1993): Kinderspitex – eine Vision. Die Pflege des Kindes in seiner vertrauten Umgebung bedeutet weniger Streß für alle. Krankenpflege – Soins infirmiers 86 : 6 : 8 – 11

Neander, K.-D.; Birkenfeld, R. (1988): Der Einfluß verschiedener Lagerungshilfen zur Dekubitusprophylaxe auf den Auflagedruck und den perkutanen Sauerstoffdruck. Pflege 1 : 1 : 57 – 66

Neander, K.-D. (1988): Welchen Einfluß hat die Methode „Eisen und Föhnen" auf die Hautdurchblutung als Dekubitusprophylaxe? (Planung). Krankenpflege 42 : 10 : 457 – 458

Neander, K.-D. (1988): Welchen Einfluß hat die Methode „Eisen und Föhnen" auf die Hautdurchblutung als Dekubitusprophylaxe? (Ergebnisse). Krankenpflege 43 : 10 : 506 – 533

Neander, K.-D. (1989): Dekubitus – Ein Thema ohne Ende. Altenpflege 14 : 4 : 186 – 190

Neander, K.-D. (1989): Einmalhandschuhe – ausreichender Schutz gegen Krankheitserreger? Krankenpflege 43 : 5 : 232, 249 – 250

Neander, K.-D.; Birkenfeld, R.; Flohr, H.-J. (1989): Dekubitusprophylaxe im Operationssaal. Untersuchung zum Auflagedruck bei Probanden auf Operationstischen und Operationstisch-Antidekubitusmatratzen. Deutsche Krankenpflege-Zeitschrift 42 : 7 : 469 – 471

Neander, K.-D. (1990): Spezialmatratzen sind nur begrenzt wirksam. Altenpflege 15 : 10 : 597 – 602

Neander, K.-D.; Birkenfeld, R.; Flohr, H.-J.; Geldmacher, V. (1990): Abwechselnde Kälte-Wärme-Behandlung zur Prophylaxe eines Dekubitus in: Workgroup of European Nurse Researchers. Pflegeforschung für professionelle Pflegepraxis. Zwölfte Arbeitsgruppentreffen und Internationale Pflegekonferenz. Deutscher Berufsverband für Krankenpflege. Verlag Krankenpflege Frankfurt am Main S. 200 – 204

Neander, K.-D. (1991): Hautpflegemittel sind unwirksam. Altenpflege 16 : 12 : 713 – 716

Neander, K.-D.; Lange, R. (1991): Wie lange können arterielle Spül-/Druckmeßsysteme belassen werden? Die Schwester/Der Pfleger 30 : 6 : 487 – 890

Neander, K.-D. (1991): Ergebnisse praxisbezogener Pflegeforschung. perimed Fachbuch-Verlagsgesellschaft mbH. Erlangen

Neander, K.-D.; u. a. (1992): Hautpflegemittel zur Dekubitusprophylaxe? Deutsche Krankenpflege-Zeitschrift 45 : 4 : 264 – 268

Neander, K.-D. (1992): Ätherische Öle für lungenpflegerische Maßnahmen? Deutsche Krankenpflege-Zeitschrift 45 : 4 : 269 – 272

Neander, K.-D.; Strohmeyer, K. (1992): Dekubitusprophylaxe und Bobath-Lagerung. Sich widersprechende Maßnahmen? Die Schwester/Der Pfleger 31 : 2 : 49 – 52

Neander, K.-D. (1993): Dekubitusprophylaxe: Pflegeforschung auf dem Vormarsch. (Zusammenfassung von zwei Titeln). Geriatrie Praxis 5 : 2 : 52, 55 – 57

Neander, K.-D.; Flohr, H.-J. (1993): Antidekubitusmatratzen im Vergleich. Altera Verlagsgesellschaft mbH Bremen

Niederberger-Burgherr, J. (1994): Wie erleben Töchter den Eintritt ihrer betagten Mutter in ein Pflegeheim? Pflege 7 : 3 : 198 – 210

Norberg, A.; Bäckström, A.; Norberg, B. (1993): Ernährungsschwierigkeiten bei Langzeitpatienten in Pflegeheimen. Pflege 6 : 1 : 42 – 43

Norberg, A.; Bäckström, A.; Athlin, E.; Norberg, B. (1993): Essensverweigerung bei Patienten in Pflegeheimen und was Pflegehelferinnen und Altenpflegerinnen darunter verstehen. Pflege 6 : 1 : 43 – 45

Norberg, A.; Aakerlund, B. M. (1993): Eine ethische Analyse von double bind-Konflikten bei Pflegenden, die schwer dementen Patienten das Essen eingeben müssen. Pflege 6 : 1 : 45 – 48

Norberg, A.; Athlin, E. (1993): Einstellungen von Pflegenden und ihre Interpretation zum Verhalten von schwer dementen Patienten bei der Essens-Eingabe in einem Patientenzuteilungs-System. Pflege 6 : 1 : 49 – 51

Norberg, A.; Athlin, E.; Asplund, K.; Jansson, L. (1993): Probleme des Esseneingebens bei schwer dementen Patientinnen unter den Aspekten „Verrichtung" und „Beziehung" Pflege 6 : 2 : 120 – 128

Norberg, A.; Asplund, K.; Adolfsson, R. (1993): Das Saugverhalten zweier Patientinnen im Endstadium der Alzheimerschen Demenz. Pflege 6 : 2 : 129 – 134

Norberg, A. (1994): Entscheidung für Ethik – aber für welche? Pflege schwer abhängiger dementer Patienten. Krankenpflege – Soins infirmiers 87 : 5 : 10 – 15

Norberg, A.; Hirschfeld, M. (1995): Ethische Entscheidungen im Zusammenhang mit der Ernährung schwer dementer Patienten. – Ein Vergleich zwischen Israel und Schweden. Pflege 8 : 1 : 5 – 13

Osterbrink, J. K.; Strunk, H. (1990): Postoperative Druckstellen und Alopecia durch erhöhten Kopfauflagedruck während chirurgischer Eingriffe. Die Schwester/Der Pfleger 29 : 11 : 941 – 944.

Overlander, G. (1994): Die Last des Mitfühlens. Aspekte der Gefühlsregulierung in sozialen Berufen am Beispiel der Krankenpflege. Mabuse Frankfurt

Paterson, B.; Turnbull, J.; Aitken, I. (1993): Evaluation eines Lehrganges für den kurzfristigen Umgang mit Gewalt. Pflege 6 : 2 : 111 – 119

Raab, E.; Hinghofer-Szalkay, I.; Jiménez, P. (1993): Erwartungen an die Hauskrankenpflege. Eine empirische Studie. Pflege 6 : 2 : 152 – 163

Rentmeister, M.; Ullrich, L. (1990): Hautbehandlungsmittel als Dekubitusprophylaxe – sinnvoll oder überflüssig? Die Schwester/Der Pfleger 29 : 11 : 930 – 934

Sandmann, P. O.; u. a. (1994): Morgentoilette bei dementen Alzheimer-Patienten: ein auf direkter Beobachtung beruhendes theoretisches Modell. Pflege 7 : 4 : 280 – 290

Sandmann, P. O.; Norberg, A.; Adolfsson, R. (1994): Gespräche und Verhaltensweisen von fünf hospitalisierten Alzheimer-Patienten während der Mahlzeiten. Pflege 7 : 4 : 291 – 299

Schaeffer, D.; Moers, M. (1992): Professionelle Versorgung von HIV- und Aids-Patienten. Bericht des Projekts „Versorgung und Betreuung von Patienten mit HIV-Symptomen. Präventive Potentiale kurativer Institutionen". Paper der Forschungsgruppe Gesundheitsrisiken und Präventionspolitik. P 92 – 209. Berlin: WZB

Schiemann, D. (1988): Zur postnatalen Mutter-Kind-Situation in Krankenhäusern der Stadt und des Landkreises Osnabrück. Pflege 1 : 1 : 67 – 75

Schiemann, D. (1993): Postnatales Rooming – in Eine empirische Untersuchung – Konsequenzen für die Praxis. Hans Huber Bern

Schiener, P.; u. a. (1994): Qualitätssicherung in der Pflege: Pflegestandard Übelkeit, Würgen und Erbrechen bei emetogenen Zytostatikatherapien. Forschungsbericht über die Entwicklung und Einführung eines Pflegestandards. Pflege 7 : 4 : 261 – 271

Schleikis, A. (1993): Einsatz von Polyestermaterial in der Primärversorgung von distalen Radiusfrakturen. Die Schwester/Der Pfleger 32 : 4 : 347 – 349

Schneekloth, U.; Potthoff, P. (1993): Hilfe- und Pflegebedürftige in privaten Haushalten (Schriftenreihe des Bundesministeriums für Familien und Senioren Band 20.2) Kohlhammer, Stuttgart

Schneider, H. D.; Sigg, E. (1990): Gibt es Gewalttätigkeiten in Alters- und Pflegeheimen? Ergebnisse einer Untersuchung in der deutschsprachigen Schweiz. Freiburg, Schweiz

Schöpf-Feil, S. (1994): Abtreibung – Konfliktfeld in der Pflege (1). Exemplarisch für ethische Fragen in der Krankenpflege aus persönlicher Sicht. Die Schwester/Der Pfleger 33 : 8 : 646 – 648

Schöpf-Feil, S. (1994): Abtreibung – Konfliktfeld in der Pflege (2). Eine Befragung unter examinierten Pflegekräften. Die Schwester/Der Pfleger 33 : 10 : 842 – 846

Schröck, R. A. (1974): Forschung im Bereich der psychiatrischen Pflege. Deutsche Krankenpflege-Zeitschrift 27 : 2 : 66 – 68

Schürenberg, A. (1993): Die Atemstimulierende Einreibung als einschlafförderndes Mittel in der Klinik. Pflege 6 : 2 : 135 – 143

Seidl, E.; Walter, I. (1988): Verbessert die Pflegeplanung die Praxis? Untersuchung von 100 Pflegedokumentationen (1. und 2. Teil). Pflege 1 : 1+2 : 50 – 56, 104 – 111

Seidl, E. (1993): Pflege im Wandel. Wilhelm Maudrich Wien

Seiler, W. O.; Stähelin, H. B. (1993): Teil 1: Wie Dekubitus entsteht. Krankenpflege – Soins infirmiers 86 : 10 : 9 – 13

Seiler, W. O.; Stähelin, H. B. (1994): Teil 2: Wie Dekubitus verhindert werden kann. Krankenpflege – Soins infirmiers 87 : 1 : 17 – 22

Seiler, W. O.; Stähelin, H. B. (1994): Teil 3: Therapie von Dekubiti. Krankenpflege – Soins infirmiers 87 : 6 : 53 – 59

Settelen-Strub, C. (1993): Der Patient weiß oft, was ihm gut tut. Krankenpflege – Soins infirmiers 86 : 6 : 16 – 20

Siegrist, J. (1978): Arbeit und Interaktion im Krankenhaus. F. Enke Stuttgart

Sirkka-Lüsa, E.; Norberg, A.; u. a. (1994): Pflege dementer Patienten mit schweren Verständigungsproblemen. Pflege 7 : 3 : 219 – 227

Soder, M. (1991): Erfahrungen von Pflegenden in Gesprächen mit Angehörigen von Langzeitpatienten. Pflege 4 : 2 : 122 – 134

Soder, M. (1993): Hoffnung als innere Kraft. Alte Menschen im Heim brauchen Anerkennung und tragende Beziehung/Ergebnisse einer Studie. Altenpflege Forum 1 : 1 : 9 – 17

Spirig, R. (1994): Der Eintritt in eine Sterbeabteilung als Statusübergang. Pflege 7 : 4 : 272 – 279

Stadelmann-Buser, C. (1991): Wirkung des Märchenvorlesens auf den betagten Menschen. Pflege 4 : 1 : 54 – 64

Steffen-Bürgi, B. (1991): „Offizielle“ und „Inoffizielle“ Inhalte der Pflege. Eine qualitative, beschreibende Pilotstudie Pflege 4 : 1 : 45 – 53

Stephan, U. J. (1985): Wege zur Behandlung von Schwerkranken. Meinungen von Pflegekräften, Patienten und Angehörigen. Verlag für Medizin

Strunk, H.; Osterbrink, J. K. (1990): Der Operationstisch als Risiko für Druckstellen! Neue Ergebnisse und neue Methoden zur Druckgeschwürprophylaxe. Die Schwester/Der Pfleger 29 : 11 : 934 – 941

Theobald, K.; u. a. (1988): Sichere Pflege ist das Minimum. Altenpflege 13 : 2 : 82 – 86

Thöny, A. (1994): Subtile Gewalt – Ausdruck verborgener Aggression. Krankenpflege – Soins infirmiers 87 : 2 : 48 – 55

Ulcar, I. (1991): Menschlich sterben in unmenschlicher Zeit – Möglichkeiten und Grenzen der Sterbebegleitung. Pflege 4 : 1 : 31 – 44

Walsh/Ford: Pflegerituale (1996): Ullstein Mosby, Berlin/Wiesbaden

Weber, M. (1986): Der Krankenpflegeprozeß in der Schweiz: Ergebnisse eines Forschungsprojektes und seine Folgen. Krankenpflege 40 : 1 : 30 – 32

Weidner, F. (1995): Professionelle Pflegepraxis und Gesundheitsförderung. Mabuse, Frankfurt

Weigelt, V. (1992): Die Qualen der Ungewißheit. Eine Untersuchung über Menschen, die auf ihre Diagnose warten. Krankenpflege – Soins infirmiers 85 : 4 : 54 – 58

Weigelt, V. (1992): Die Ungewißheit – Leiden und Chance. Pflege 5 : 1 : 22 – 23

Winter-Hill, B.; Laß, F.; Ziermann, M. (1990): Beobachtungen zur praktischen Durchführung von Intramuskulären Injektionen im Glutäalbereich. Pflege 3 : 2 : 142 – 145

Winter – von Lersner, C. (1991): Einstellungen von Helfern zu Suizidpatienten. Eine empirische Untersuchung an Krankenschwestern. Deutsche Krankenpflege-Zeitschrift 44 : 1 : Beilage

Winter – von Lersner, C.; Stöhler, S. (1988): Todesfurcht und Einstellung zum Suizid. Eine Untersuchung beim Krankenpflegepersonal. Deutsche Krankenpflegezeitschrift 41 : 1 : 11 – 17

Yela, U. (1993): Zu Hause ist alles anders. Krankenpflege – Soins infirmiers 86 : 3 : 67 – 72

Young, J. (1993): Vermeidung von Druckgeschwüren – erfüllt die Matratze ihren Zweck? Die Schwester/Der Pfleger 32 : 6 : 540 – 543

Zuber, J.; Werner, J. (1993): Einstellungen gegenüber HIV-Positiven und AIDS-Kranken. Eine Befragung von Krankenschwestern und -pflegern. Krankenpflege 47 : 4 : 243 – 247

VI. Forschungsergebnisse: Pflegemanagement

Akademie für höhere Fortbildung in der Krankenpflege Mödling (1982): Eine Analyse der gegenwärtigen Berufssituation. Facultas Wien

Akademie für höhere Fortbildung in der Krankenpflege Mödling (1983): Krankenpflegepersonal: eine Analyse des Arbeitsfeldes auf der Krankenstation. Facultas Wien

Albrecht, H.; Engelke, D. R. (1982): Der Arbeitsmarkt für Krankenpflegeberufe – Untersuchung und Konsequenzen. Das Krankenhaus 74 : 2 : 76 – 80

Albrecht, H.; Büchner, E.; Engelke, D. R. (1982): Arbeitsmarkt und Arbeitsbedingungen des Pflegepersonals in Berliner Krankenhäusern. Berlin Forschung, Band 3, Berlin Verlag

Ammer; M.; Krüger, W.; Nawrath, B. (1989): Ausgewählte Ergebnisse arbeitspsychologischer Untersuchungen bei Krankenschwestern. Zeitschrift für die gesamte Hygiene und ihre Grenzgebiete 35 : 4 : 232 – 234. Zur Erhebung wurden 81, Krankenschwestern mittels arbeitspsychologischer Verfahren untersucht.

Anderegg-Tschudin, H.; Lacher, M.; Lindig, R. (1992): Organisationsentwicklung im Spital – Stationsleiterinnen überarbeiten ihre Stellenbeschreibung. Pflege 5 : 3 :213 – 224

Anderson, S. (1987): Herzalarm. Beruflicher Druck – persönliche Konflikte: Schwestern und Helfer im Krankenhaus. Kreuz Stuttgart

Aries, M.; Zuppiger, I. (1992): Ausgepreßt wie eine Zitrone. Krankenpflege – Soins infirmiers 35 : 12 : 50 – 52

Aries, M.; Zuppiger, I. (1993): Burnout und Krankenpflege: Studie zur Arbeitssituation und zu den psychischen Belastungen beim Pflegepersonal. Pflege 6 : 2 : 144 – 151

Bäcker, G. (1987): Arbeitsbedingungen in der Krankenpflege. Arbeitspapier Nr. 12, Projektgruppe Humanisierung der Arbeit. Wirtschafts- und Sozialwissenschaftliches Institut Düsseldorf

Baillod, J.; Schär, M. (1992): Laufbahnmuster von Krankenschwestern. Teil I: Arbeitsstellen, Funktionen, Beschäftigungsgrade. Pflege 5 : 2 : 143 – 152

Baillod, J.; Schär, M. (1992): Teil II: Aus- und Wiedereinstiege. Pflege 5 : 3 : 183 – 192

Bartholomeyczik, S. (1981): Krankenhausstruktur, Streß und Verhalten gegenüber den Patienten. Teil 2: Ergebnisse (Band 7). Berliner Arbeitsgruppe im Gesundheitswesen (Hrsg.). Technische Universität Berlin

Bartholomeyczik, S. (1987): Arbeitsbedingungen und Gesundheitsstörungen bei Krankenschwestern. Ergebnisse einer Untersuchung. Deutsche Krankenpflege-Zeitschrift 40 : 1 : Beilage

Bartholomeyczik, S. (1988): Beruf, Familie, Gesundheit bei Frauen. Elefanten Press Berlin

Bartholomeyczik, S. (1988): Rücken- und Kreuzschmerzen bei Krankenschwestern: wo können präventive Maßnahmen gegen arbeitsbedingte Erkrankungen von Krankenschwestern ansetzen? Deutsche Krankenpflege-Zeitschrift 41 : 11 : 834 – 839

Bartholomeyczik, S. (1988): Schichtarbeit und ihre Auswirkungen. Mutter, Hausfrau und Pflegende – ein Problem? Krankenpflege 42 : 5 : 210 – 214

Bartholomeyczik, S. (1990): Weiblichkeit in der Krankenpflege. Kongreß für Klinische Psychologie und Psychotherapie, in Berlin 18. – 23.2.1990

Bartholomeyczik, S.; u. a. (1992): Strukturverbesserungen für die Krankenpflege durch den Einsatz von Stationsassistentinnen. Projektarbeit im Agnes Karll Institut. Krankenpflege 46 : 2 : 64 – 67

Bartholomeyczik, S. (1993): Schichtarbeit und Gesundheit bei Pflegenden. Krankenpflege 47 : 3 : 170 – 173

Bartholomeyczik S.; u. a. (1993): Die Nacht im Krankenhaus aus der Sicht der Pflegenden. Verlag Krankenpflege Eschborn

Bartholomeyczik, S. (1994): Pflegende im Nachtdienst. Probleme und Perspektiven. Die Schwester/Der Pfleger 33 : 10 : 847 – 849

Bauer, L. (1992): Ritual oder Notwendigkeit? Krankenpflege 46 : 9 : 507 – 510

Bauer, L. (1993): Die Auswirkungen des Beginns der Frühschicht um 6 Uhr auf Pflegepersonen und Patienten. Beschreibung der Untersuchung und der Ergebnisse. Deutsche Krankenpflege-Zeitschrift 46 : 1 : 39 – 43

Baumann, M. (1989): Möglichkeiten für eine menschengerechte Gestaltung der Arbeitsbedingungen im Pflegebereich des Krankenhauses. Abschlußbericht zur schriftlichen Krankenhausbefragung. Prognos, Köln

Baumann, A. (1994): Körperliche Beschwerden – ungenügende Vorsorge. Umfrage der SKB-Sektion Bern bei älteren Pflegenden. Krankenpflege – Soins infirmiers 87 : 2 : 68 – 70

Bauer, L. (1991): Ansichten von Pflegepersonal und Patienten zur ersten Stunde Frühschicht in einem Krankenhaus in der Bundesrepublik Deutschland. Verein der Freunde und Förderer der Katholischen Akademie für Krankenpflege in Bayern e. V. Ostengasse 27, 8400 Regensburg

Bausinger-Arkomanis, S.; Danzer, B. (1988): Belastungen und Beanspruchungen in der Krankenpflege. Das öffentliche Gesundheitswesen 50 : Sonderheft 1 : 29 – 35

Bausinger-Arkomanis, S. (1988): Das Berufsbild der Krankenpflegerin – ein Teil Geschichte der weiblichen Arbeit. Das öffentliche Gesundheitswesen 50 : Sonderheft 1 : 22 – 28

Beck, C. (1993): Buchbesprechung: Untersuchungen zum Zusammenhang der Arbeitszufriedenheit/psychischen Belastungen von Krankenschwestern/Krankenpflegern und der Gestaltung der Pflege als Prozeß. Heilberufe 45 : 3 : 109

Bircumshaw, D., Chapman, C. M. (1991): Was wird aus den Absolventen des Cardiff Bachelor of Nursing Studienganges? (Eine Langzeitstudie). Pflege 4 : 1 : 19 – 24

Bischoff, C. (1984): Frauen in der Krankenpflege. Campus Frankfurt

Blex, C.; u. a. (1988): Anteil der pflegerischen Tätigkeiten an der Arbeit des Pflegepersonals in Dialyseabteilungen. Krankenpflege 42 : 3 : 144 – 146

Bober, J.; u. a. (1994): Bessere Strukturen erhöhen die Motivation des Pflegepersonals. Pflegezeitschrift 47 : 12 : 666 – 670

Böhm, B.; Schaarschmidt, W.; Schneider, K.; Wolz, W. (1971): Die examinierte Krankenschwester. Soziologische Studie zur beruflichen und außerberuflichen Situation. Johann Ambrosius Barth Leipzig

Bossong, B. (1992): Die Ausbildung im Krankenhaus – Wachsender Streß und fehlende Perspektiven. Die Schwester/Der Pfleger 31 : 7 : 640 – 646

Bosshart-Seiler, P.; Hartmann-Eberle, C. (1988): KWS: Die andere Schwester? Persönlichkeitsstruktur, Motivation und soziale Schichtung der KWS-Schülerinnen an der Schule für Kinderkrankenpflege St. Gallen. Recom Basel

Botschafter-Leitner, P. (1982): Patientenorientierung – Personalorientierung – Ein Konflikt mit falschen Fronten. in: Jahrbuch für kritische Medizin, Bd. 8, Pflege und Medizin im Streit, Argument Sonderband, A 586, Berlin

Braamt, U. (1994): Führungsinstrumente im Krankenhaus. Mitarbeiter in einer psychiatrischen Klinik. Die Schwester/Der Pfleger 33 : 3 : 196 – 201

Breymann, R.; Schahn, K.; Fischer, U. (1992): Psychische Belastungen in der stationären Krankenpflege. Universität Hannover, Weiterbildungsstudium Arbeitswissenschaft

Brown, C. (1995): Professionalisierung als Chance. Subjektives Belastungserleben deutscher und US-amerikanischer Intensivpflegekräfte. Focus 1995

Bruck, A. (1993): Umweltschutz im Krankenhaus als Aufgabe der Pflegedienstleitung. Deutsche Krankenpflege-Zeitschrift 46 : 7 : Beilage

Büssing, A. (1990): Organisationsstruktur? Tätigkeit und Individuum. Untersuchungen am Beispiel der Pflegetätigkeit. Hans Huber Bern

Büssing, A.; Glaser, J. (1991): Tätigkeitsräume und Restriktionen in der Krankenpflege. Pflege 4 : 2 : 145 – 155

Büssing, A.; Glaser, J. (1991): Zusammenhänge zwischen Tätigkeitsspielräumen und Persönlichkeitsförderung in der Arbeitstätigkeit. Untersuchung an 232 Krankenpflegekräften. Zeitschrift für Arbeits- und Organisationspsychologie 35 : (N. F. 9) 3 : 122 – 136

Büssing, A.; Glaser, J. (1994): Die Situation der Krankenpflege in den alten und neuen Bundesländern: ein Vergleich von Anforderungen, Hindernissen und Spielräumen. Pflege 7 : 4 : 318 – 325

Büssing, A.; Glaser, J. (1994): Sozialverträgliche Arbeitszeitgestaltung in der Krankenpflege. Pflege 7 : 2 : 124 – 136

Büssing, A.; Perrar, K.-M. (1994): Die Messung von Burnout. Untersuchung einer deutschen Fassung des Maslach Burnout Inventory (MBI-D). Pflegezeitschrift 47 : 3 : Beilage

Costas, P. (1994): Projektorganisation und -management im Krankenhaus. Pflegezeitschrift 47 : 4 : Beilage

Dlugos, N.; Graf, V.; Zimmer, U. (1991): Maßnahmen zur Entlastung des Pflegedienstes von pflegefremden Tätigkeiten im Krankenhaus (I). Das Krankenhaus 83 : 2 : 55 – 64

Dlugos, N.; Graf, V.; Zimmer, U. (1991): Maßnahmen zur Entlastung des Pflegedienstes von pflegefremden Tätigkeiten im Krankenhaus (II). Das Krankenhaus 83 : 3 : 121 – 127

Elkeles, T. (1990): Arbeitsorganisation in der Krankenpflege – zur Kritik der Funktionspflege Mabuse Frankfurt

Erhardt, H. J.; Gliemann, M.; Jeschke, H. A. (1992): Unterbezahltes Krankenpflegepersonal – Grund des Pflegenotstandes? Studie untersucht diese Behauptung – Vergleich mit anderen Berufen. Krankenhaus Umschau 61 : 10 : 739 – 742, 747

Ernst, B.; u. a. (1994): Ambulantes Operieren im Spannungsfeld zwischen Patient und Funktionsdienst. Die Schwester/Der Pfleger 33 : 12 : 959 – 996

Fuchs, J.; Himmel, W.; Wilhelm, J. (1987): Arbeitsbelastungen in der Krankenpflege und ihre Auswirkungen. Deutsche Krankenpflege-Zeitschrift 40 : 1 : 50 – 54

Frauenknecht, X. (1992): Entlastung von berufsfremden Tätigkeiten. Krankenpflege 46 : 10 : 594 – 597

Galuschka, J.; u.a. (1992): Berufliche Belastungen der Pflegenden (Teil 1). Krankenpflege 46 : 9 : 511 – 513

Galuschka, J.; u.a. (1992): Berufliche Belastungen der Pflegenden (Teil 2). Krankenpflege 46 : 11 : 656 – 659

Galuschka, L.; u.a. (1993): Die Zukunft braucht Pflege. Eine qualitative Studie über die Belastungswahrnehmungen beim Pflegepersonal. Mabuse, Frankfurt-Main

Garms-Homolová, V.; Schaeffer, D. (1992): Versorgung alter Menschen. Sozialstationen zwischen wachsendem Bedarf und Restriktionen. Lambertus Freiburg

Güntert, B.; Orendi, B.; Weyermann, U. (1989): Die Arbeitssituation des Pflegepersonals – Strategien zur Verbesserung. Huber Bern

Haag, A.; Stuhr, U. (1994): Psychosomatik und Kooperation im Allgemeinen Krankenhaus. Pflegezeitschrift 47 : 12 : 654 – 658

Hellmich, S.; Reincke, A. (1994): Das Burnout-Syndrom in der Krankenpflege. Eine empirische Studie im sozialpsychologischen Kontext. Pflegezeitschrift 47 : 3 : Beilage

Hennig, A; Kaluza, J. (1994): Arbeit in der stationären Krankenpflege der neuen Bundesländer. Pflege Aktuell 48 : 6 : 380 – 384

Hennig, A.; Kaluza J. (1994): Rollenambivalenz verursacht Streß. Pflege-Aktuell 48 : 10 : 610 – 612

Herschbach, P. (1991): Eine Untersuchung zur psychischen Belastung von Krankenschwestern und Krankenpflegern. Deutsche Krankenpflege-Zeitschrift 44 : 6 : 434 – 438

Herschbach, P. (1991): Psychische Belastung von Ärzten und Krankenpflegekräften. edition medizin VCH Weinheim.

Hindermann, H.; Purwin, M. (1994): Das Image der Pflegeberufe. Ein Vergleich von Studien. Die Schwester/Der Pfleger 33 : 11 : 934 – 937

Hofmann, F.; u.a. (1993): Bedeutung von Erkrankungen der Wirbelsäule bei Beschäftigten im Gesundheitsdienst. Die Schwester/Der Pfleger 32 : 3 : 183 – 188

Höhmann, U. (1994): Profis und Laien. Pflege Aktuell 48 : 3 : 152 – 156

Irischer Berufsverband für Pflegeberufe (1994): Streß in der Pflege. Pflege Aktuell 48 : 138 – 142

Jung, K. (1987): Die Arbeitsbelastung der Nachtwache (1. und 2. Teil) Die Schwester/Der Pfleger 26 : 4 + 5 : 308 – 310, 404 – 410

Kalamorz, I.; Lange, R. (1993): Einstellungen und Informationsstand des Pflegepersonals zu Pflegestudiengängen. Die Schwester/Der Pfleger 32 : 5 : 383 – 388

Karmaus, W. (1980): Nacht- und Schichtarbeit im Krankenhaus. Wirtschafts- und Sozialwissenschaftliches Institut Düsseldorf 5 : 280 – 291

Katte, R. (1994): Patient Management Categories (PMC) – Erfahrungen im chirurgischen Pflegebereich. Pflege 7 : 1 : 4 – 10

Kellnhauser, E. (1994): Krankenpflegekammern und Professionalisierung der Pflege. Ein internationaler Vergleich mit Prüfung der Übertragbarkeit auf die Bundesrepublik. Deutschland. Bibliomed Melsungen

Kiefer, T. (1992): Ihre Ausbildung bestimmt, was sie tun. Ergebnisse einer Befragung von 271 Altenheimleiterinnen in der Schweiz. Altenpflege 16 : 9 : 577 – 581

Knappe, J. (1985): Untersuchung über Ausfallzeiten durch Krankheit des Pflegepersonals. Deutsche Krankenpflege-Zeitschrift 38 : 5 : 325 – 327

Knoben/Wolff, G. (1994): Burnout bei Schülern/-innen einer Krankenpflegeschule. Ergebnisse einer Untersuchung und Überlegungen für eine Prävention durch die Unterrichtsgestaltung. Pflegezeitschrift 47 : 3 : Beilage

Knoblich, K.; Bauer, H. (1980): Orientierende Untersuchungen zur Herz- und Kreislaufbeanspruchung von Krankenschwestern auf einer Intensivtherapiestation. Zeitschrift gesamte Hygiene 23 : 632 – 633

Kramer, M.; Schmalenberg, C. (1989/1990): Magnet – Spitäler Institutionen mit Spitzenleistungen (1. und 2. Teil). Pflege 2 : 2 : 122 – 135 und 3 : 1 : 13 – 23

Küpper, G. (1992): Wiedereinstieg für Krankenschwestern – Erfahrungen mit Berufsrückkehrerinnen in der Krankenpflege. Pflege 5 : 2 : 118 – 125

Laitinen, P. (1993): Laienhelfer in der Pflege. Altenpflege Forum 1 : 1 : 18 – 25

Laubach, W.; Scheer, J.-W. (1988): Zur Differenzierung pflegerischer Belastungen in der Intensivmedizin. Medizin Mensch Gesellschaft 13 : 4 : 231 – 237

Linhart, M. (1994): Durch Mitarbeiterbefragung bessere Arbeitssituation. Pflege Aktuell 48 : 1 : 37 – 39

Lorenz-Krause, R. (1993): Die Einführung neuer Arbeitsmethoden in der Krankenpflege. LIT Verlag, Münster

Loskamp, B.; Pilgrim, K. (1993): Arbeitszufriedenheit und Belastung auf der Intensivstation. Krankenpflege 47 : 6 : 383 – 385

Lukesch, H.; Bauer, M. (1991): Tätigkeitsanalyse, Arbeitsbelastungen und Berufszufriedenheit von Beschäftigten im Pflegebereich der stationären Psychiatrie. Roderer und Welz

Madler-Mucciolo, L. (1993): Multikulturelle Zusammenarbeit in der Pflegepraxis. Pflege 6 : 1 : 13 – 21

Maeder, C.; u. a. (1992): Patientenklassifikation und Arbeitsbelastung in der Pflege: Das Modell SEP-USZ. Interdisziplinäres Forschungszentrum für die Gesundheit (IFZ). Pflege 5 : 1 : 63 – 7

Malzahn, P. (1972): Die Krankenschwester: Kommunikation und Aspekte stereotyper Systeme im Krankenhaus. Dissertation, Ulm/Reisenburg

Marquard, A.; Runde, P.; Westphal, G. (1993): Psychische Belastung in helfenden Berufen. Westdeutscher Verlag, Opladen

Meggeneder, O. (1992): Arbeitszeit und Berufszufriedenheit in den Pflegediensten. Die Schwester/Der Pfleger 31 : 7 : 657 – 661

Mergner, U. (1992): Arbeitsbedingungen in der stationären Krankenpflege. HLT Gesellschaft für Forschung, Planung und Entwicklung/Wiesbaden 1992

Müller, B.; Münch, E. (1993): Gesundheitsförderung im Krankenhaus. Deutsche Krankenpflege-Zeitschrift 46 : 12 : 849 – 852

Müller-Klockgether, R. (1993): Zur Epidemiologie der Rückenbeschwerden. Vorstellung eines Forschungsprojektes. Deutsche Krankenpflege-Zeitschrift 46 : 9 : 642 – 647

Naegler, H. (1992): Krankenhaus-Management: Struktur und Organisation. Ergebnis einer empirischen Untersuchung. Führen und Wirtschaften im Krankenhaus 9 : 6 : 438 – 440/442 – 448

Neander, K.-D.; Galuschka, L.; Hahl, B.; Osterloh, G. (1992): Belastungen des Pflegepersonals – „hausgemacht“? Die Schwester/Der Pfleger 31 : 6 : 568 – 571

Neander, K.-D.; Galuschka, L.; Hahl, B.; Osterloh, G. (1992): Belastungen des Pflegepersonals (1 Teil). Pflege 5 : 3 : 225 – 234

Neander, K.-D.; Galuschka, L.; Hahl, B.; Osterloh, G. (1993): Belastungen des Pflegepersonals (2 Teil). Pflege 6 : 1 : 65 – 74

Oelke, U. (1986): Die Zusammenarbeit des Pflegepersonals in einem Großkrankenhaus. Deutsche Krankenpflege-Zeitschrift 39 : 5 : Beilage

Oliveri, M.; Läubli, T.; Attinger, D. (1992): Ergebnisse einer Befragung von Angestellten einer Klinik für Geriatrie und Rehabilitation bezüglich Rückenschmerzen. Hospitalis 62 : 11 : 458 – 461

Ostner, I.; Beck-Gernsheim, E. (1979): Mitmenschlichkeit als Beruf. Eine Analyse des Alltags in der Krankenpflege. Campus Frankfurt

Ostner, I.; Krutwa-Schott, A. (1981): Krankenpflege – ein Frauenberuf? Campus Frankfurt

Paseka, A (1991): Gefühlsarbeit – eine neue Dimension für die Krankenpflegeforschung. Pflege 4 : 3 : 188 – 193

Peil, F. (1988): Ganzheitlichkeit und Personalbedarf. Altenpflege 13 : 2 : 93 – 98

Pinding, M. (1972): Krankenpflege in unserer Gesellschaft. Aspekte aus Praxis und Forschung. Ferdinand Enke Stuttgart

Pinding, M.; Münstermann-Kirchlechner, B. (1979): Berufssituation und Mobilität in der Krankenpflege. Schriftenreihe des Bundesministers für Jugend, Familie und Gesundheit, Band 22, Kohlhammer Stuttgart

Pröll, U.; Streich, W. (1984): Arbeitszeit und Arbeitsbedingungen im Krankenhaus. Schriftenreihe der Bundesanstalt für Arbeitsschutz – Forschung – Fb 386, Dortmund

Projektgruppe in der zentralen Arbeitsgruppe für Pflegeforschung im DBfK (1989): Die letzten Stunden der Nacht im Krankenhaus aus der Sicht der Nachtwache. Deutsche Krankenpflege-Zeitschrift 42 : 5 : 307 – 313

Projektgruppe in der zentralen Arbeitsgruppe für Pflegeforschung im DBfK (1989): Start in Pflege – Neuland. Krankenpflege 43 : 5 : 220 – 224

Projektgruppe der zentralen Arbeitsgruppe für Pflegeforschung im DBfK (1990): Die letzten Stunden der Nacht im Krankenhaus aus der Sicht der Nachtwache. in: Workgroup of European Nurse Researchers. Pflegeforschung für professionelle Pflegepraxis. Zwölftes Arbeitsgruppentreffen und Internationale Pflegekonferenz. Deutscher Berufsverband für Krankenpflege. Verlag Krankenpflege Frankfurt am Main S. 225 – 234

Projektgruppe Pflegeforschung im DBfK (1991): Arbeitsbedingungen und Arbeitszufriedenheit von Pflegenden im Nachtdienst. Pflege 4 : 3 : 206 – 213

Rosenthal, T. (1993): Der Arbeits- und Gesundheitsschutz des Krankenpflegepersonals angesichts der EG-Richtlinie zum „Heben und Tragen". Eine empirische Studie zur derzeitigen Situation und zu den Gestaltungsmöglichkeiten. Deutsche Krankenpflege-Zeitschrift 46 : 3 : Beilage

Rüedi, E.(1992): Die Pflegeexpertin-Integration einer neuen Funktion innerhalb der Strukturen des Pflegedienstes Zusammenfassung einer Abschlußarbeit im Rahmen eines Fortbildungsprogramms an der Universität Neuenburg 1991. Pflege 5 : 2 : 100 – 110

Schilder, E. (1992): Die Schlüsselrolle der Stationsschwester für die Pflegequalität. Qualitative und interpretierende Studie an der Westküste USA und Kanada. Pflege 5 : 2 : 111 – 117

Schlüter, G. (1992): Berufliche Belastungen der Krankenpflege. Bibliomed, Melsungen 1992

Schlüter, G. (1994): Arbeitsbelastungen und Arbeitszufriedenheit beim Krankenpflegepersonal. Die Schwester/Der Pfleger 33 : 4 : 309 – 316

Schmidt, K. H.; Beermann, B. (1990): Zum Einfluß der Schichtform und der außerberuflichen Lebenssituation auf die Tagesaufteilung bei Krankenschwestern. Eine Untersuchung an 70 Krankenschwestern. Zeitschrift für Arbeitswissenschaft 44 : 1 : 46 – 52

Schneider, G. (1987): Interaktion auf der Intensivstation. Michael Ernst Pörksen Berlin

Schneider, K. H. (1987): Ärzte, Pflegepersonal und Patienten im Krankenhaus. Eine empirische Untersuchung ihrer Selbst- und Fremdwahrnehmung (Studie mit 39 Ärzten, 29 Pflegekräften und 60 Patienten). Frankfurt, Lang

Schnieders, B. (1994): Krankenpflege – Ein Berufsbild im Wandel. Eine qualitative Studie. Mabuse Frankfurt/Main

Schütz, D.; Keel, P. (1994): Hilfspersonal hat mehr Rückenschmerzen als Diplomierte. Krankenpflege – Soins infirmiers 87 : 4 : 78

Seidl, E.; Walter, I. (1984): Der Patient und das Krankenhaus. Wilhelm Maudrich München

Seidl, E. (1991): Pflege im Wandel. Das soziale Umfeld der Pflege und seine historischen Wurzeln dargestellt anhand einer empirischen Untersuchung. Wilhelm Maudrich Wien

Sinclair, H. C. (1991): Akademisch ausgebildete Krankenschwestern im Vereinigten Königreich: Mythos und Realität. Pflege 4 : 1 : 25 – 30

Sowinski, C. (1990): Seelische Belastungsfaktoren in der Stationären Altenpflege aus der Sicht des Pflegepersonals in: Workgroup of European Nurse Researchers. Pflegeforschung für professionelle Pflegepraxis. Zwölftes Arbeitsgruppentreffen und Internationale Pflegekonferenz. Deutscher Berufsverband für Krankenpflege. Verlag Krankenpflege, Frankfurt am Main S. 219 – 224.

Sowinski, C. (1991): Stellenwert der Ekelgefühle im Erleben des Pflegepersonals. Pflege 4 : 3 : 178 – 187

Sowinski, C. (1993): Chaos oder Ordnung – Copingstrategien von Pflegenden. Krankenpflege 47 : 6 : 368 – 371

Sowinski, C. (1993): Personalbelastung in der Gerontopsychiatrie. Altenheim 31 : 9 : 462 – 467

Steiner-Freud, J.; Levy, N.; Shamgar-Handelmann, L. (1991): Wie verhalten sich Krankenschwestern in Israel nach Ihrer Pensionierung? Pflege 4 : 1 : 13 – 18

Steppe, H. (1988): Dienen ohne Ende – historische Entwicklung der Arbeitszeit in Deutschland. Pflege 1 : 1 : 4 – 19

Steppe, H. (1990): Das Selbstverständnis der Krankenpflege. Deutsche Krankenpflege-Zeitschrift 43 : 5 : Beilage

Taubert, S. (1987): Berufliche Motivation von Krankenpflegepersonal. Psychologische Forschungsgruppe Schönhals. Robert Bosch Stiftung. Materialien und Berichte 22, Bleicher Verlag

Thiede, M. (1988): Streß und Burnout in der Krankenpflege – kann Supervision ein Schritt zur Bewältigung sein? Krankenpflege 42 : 9 : 408 – 412

Thouverez, C. (1993): Weniger Funktionsstörungen – bessere Pflege Krankenpflege – Soins infirmiers 86 : 1 : 66 – 70

Volkholz, V. (1973): Krankenschwestern, Krankenhaus, Gesundheitssystem – eine Kritik. Ferdinand Enke Stuttgart

Voss, F. (1993): Pflegerisch-medizinische Arbeit im formal organisierten Sozialsystem des Krankenhauses. Eine theoretisch und empirisch vergleichende Analyse system- und subsystemspezifischer Einflüsse auf den Pflegeprozeß. Ulrich Schallwig Bochum

Weyermann, U.; Salm, R. (1989): Pflege zwischen heute und morgen. Hans Huber Bern

Weyermann, U. (1990): Die Situation des Pflegepersonals – Strategien zur Verbesserung. Pflege 3 : 2 : 119 – 130

Weyermann, U. (1991): Strategien zur Verbesserung der Arbeitsbedingungen des Pflegepersonals. Die Schwester/Der Pfleger 30 : 6 : 493 – 498

Widmer, M. (1988): Streß, Streßbewältigung und Arbeitszufriedenheit beim Krankenpflegepersonal. Schriftenreihe des SKI, Band 40

Wilhelm, M.; Wippermann, U. (1993): Die Einarbeitung von ausländischen Mitarbeiterinnen. Pflege Aktuell 47 : 10 : 610 – 613

Willi, M. (1992): Berufsstatus und Motivation zur Berufswahl. Pflege 5 : 2 : 133 – 142

Wingenfeld, K. (1992): Institutionelle Bedingungen der Frührehabilitation bei schweren Schädel-Hirn-Trauma. Medizin Mensch Gesellschaft 17 : 4 : 294 – 302

Wittneben, K. (1989): Pflegenotstand in einem Kinderkrankenhaus vor 120 Jahren. Ein Beitrag für den pflegewissenschaftlichen Fachbereich. Deutsche Krankenpflege-Zeitschrift 42 : 5 : 321 – 324

Zeidler-Häßle, P. (1992): Pflegepersonal und Ärzteschaft. Beziehungs- und Berufsprobleme aus der Sicht der Pflegekräfte Krankenpflege 46 : 12 : 728 – 738

Zwischenbericht zum Projekt Hamburger Längsschnittstudie (1992): Burnout bei Krankenpflegeschüler(inne)n (HLBK). Hamburg, Universität Psychologisches Institut

VII. Forschungsergebnisse: Pflegepädagogik

Althoff, R.; Moers, M. (1990): Analyse der Ausbildungssituation in den Berliner Krankenpflegeschulen (ehemals Berlin-West). Abschlußbericht des Forschungsprojektes. Vervielfältigtes Manuskript, Berlin

Althoff, R.; Moers, M. (1991): Zur Ausbildungssituation in den Berliner Krankenpflegeschulen. Krankenpflege 45 : 6 : 341 – 347

Althoff, R.; Groß, B. (1993): Patientenorientierte Reform der Krankenpflegeausbildung. Entwicklung und Implementation von pflegerischen Unterrichtseinheiten. Berlin-Forschung 12 Freie Universität Berlin

Amann, M.; u. a. (1992): Empfehlungen für den Unterricht. Projektarbeit mit Fragebögen. Deutsche Krankenpflege-Zeitschrift 45 : 8 : 552 – 555

Bals, T. (1990): Professionalisierung des Lehrens im Berufsfeld Gesundheit. WBST Band 16. Müller Botermann Köln

Bals, T. (1994): Was Florence noch nicht ahnen konnte. Melsungen, Bibliomed

Bauer, M.-G.; Lukesch, H.; Klein, H. (1993): Fortbildungsveranstaltungen und Belastungserleben von Pflegekräften in der stationären Psychiatrie. Deutsche Krankenpflege-Zeitschrift 46 : 8 : 551 – 556

Behret, J.; u. a. (1994): Ausstieg aus dem Beruf Lehrer für Heilberufe Teil 1. Die Schwester/Der Pfleger 33 : 2 : 145 – 149

Behret, J.; u. a. (1994): Ausstieg aus dem Beruf Lehrer für Heilberufe Teil 2. Die Schwester/Der Pfleger 33 : 3 : 244 – 250

Berger, R. (1994): Pflegeplanung zwischen Theorie und Praxis. Untersuchung in Kliniken und Schulen. Krankenpflege – Soins infirmiers 87 : 5 : 24 – 30

Brenner, R. (1994): Krankenpflegeausbildung, Berufsausbildung im Abseits, Mabuse, Frankfurt

Crusius, R.; Einsle, B.; Wilke, M. (1974): Krankenpflegeschulen in der Ausbildung. Forschungsbericht, Hamburger Lehrlingsstudie der Hochschule für Wirtschaft und Politik, Hamburg, Band 5. Verlag Deutsches Jugendinstitut München

Ertl-Schmuck, R. (1990): Die Ausbildung zum Lehrer für Krankenpflege. Bibliomed Med. Verlagsgesellschaft mbH Melsungen

Fischer, D.; Rudolph, U. (1994): Theorie und Praxis. Ausbildungssituation aus Sicht der Krankenpflegeschülerinnen Pflege Aktuell 48 : 9 : 517 – 518

Hirter-Meister, K.; u. a. (1993): Pflegecoach, Kliniklehrerin oder Tutorin? Eine Untersuchung zur Situation der Lehrerin für Krankenpflege in der Praxis. Krankenpflege – Soins infirmiers 86 : 11 : 66 – 68

Hofmann, U.; u. a. (1994): Plädoyer für den Einsatz von Mentoren. Pflegezeitschrift 47 : 11 : 623 – 625

Jonas, M.; u. a. (1994): Umfrage an bayerischen Pflegeschulen. Pflege Aktuell 48 : 2 : 78 – 82

Klein, G.; Steffen, U. (1993): Der Krankenpflegeprozeß in der Ausbildung. Gesetzlicher Anspruch und Realität. Deutsche Krankenpflege-Zeitschrift 46 : 4 : 270 – 274

Knigge-Demal, B.; u. a. (1993): Strukturmodell der praktischen Anleitung (1. Teil). Pflege 6 : 3 : 229 – 230

Knigge-Demal, B.; u. a. (1994): Strukturmodell der praktischen Anleitung (2. Teil). Pflege 7 : 1 : 33 – 47

Krulik, T.; Katz, S. (1993) Pädiatrische Abenteuerreise in Forschung, Wissen und Praxis. Pflege 6 : 1 : 32 – 41

Männel, S.; Brenner, A. (1993): Gut betreuen – optimal fördern. Konzept zur Schülerbetreuung. Krankenpflege – Soins infirmiers 86 : 5 : 64 – 68

Merz, D.; Friedbert, R. (1994): 3000 Stunden – Wie sehen und beurteilen Schüler ihre praktische Ausbildung im Krankenpflegeberuf? Die Schwester/Der Pfleger 33 : 9 : 739 – 746

Mischo-Kelling, M.; Wittneben, K. (1994): Pflegebildung und Pflegetheorien. München, U&S

Oelke, U. (1988): Fort- und Weiterbildungsinteressen von Beschäftigten im Gesundheitswesen. Herausgeber: ÖTV – Kreisverwaltung Göttingen

Oelke, U.-K. (1991): Planen, Lehren und Lernen in der Krankenpflegeausbildung – Begründungsrahmen und Entwicklung eines offenen fächerintegrativen Curriculums für die theoretische Ausbildung. Recom Baunatal

Overhamm, U. (1994): Planen Pflegende ihre Laufbahn? Pflege Aktuell 48 : 5 : 302 – 304

Pinding, M.; Thomae, J.; Kirchlechner, B. (1972): Krankenschwestern in der Ausbildung. Georg Thieme Stuttgart

Regus, M. (1990): Kooperation und Patientenorientierung. Zusammenfassung des Abschlußberichtes der Wissenschaftlichen Begleitung zum Modellversuch „Medizinisch-psychosoziale Basisqualifikation für Gesundheits- und Sozialberufe" und Empfehlungen. Deutsche Krankenpflege-Zeitschrift 43 : 4 : 283 – 286

Schaefer, R.; Bränner, B.; Bitzigeio, K.-P. (1990): Krankenpflege – ein Traumberuf? 1 . Anspruch und Wirklichkeit. Die Schwester/Der Pfleger 29 : 6 : 492 – 495

Schaefer, R.; Bränner, B.; Bitzigeio, K.-P. (1990): Krankenpflege – ein Traumberuf? 2. Ausbildungsziel – Erreichbarkeit und Attraktivität. Die Schwester/Der Pfleger 29 : 9 : 794 – 799

Schaefer, R.; Bränner, B.; Bitzigeio, K.-P. (1990): Krankenpflege – ein Traumberuf? 3. Kriterien zur Motivationserhaltung und -förderung. Die Schwester/Der Pfleger 29 : 10 : 876 – 879

Schirmer, U. B. (1993): Zufall oder Lehr-/Lernergebnis? Studie über die Qualifikation der Praktischen Ausbildung. Die Schwester/Der Pfleger 32 : 2 : 143 – 150

Steffens, B.; Leinfelder, F. (1991): Qualifikation von Mentoren. Vorstellung eines Modells. Die Schwester/Der Pfleger 30 : 6 : 532 – 537

Stankova, M. (1991): Entwicklung der beruflichen Aktivität der Schwester im praktischen Unterricht an den Krankenpflegeschulen. Ein Experiment in der Tschechoslowakei. Pflege 4 : 3 : 221 – 225

Theobald, M. (1989): Zur Situation der Praktischen Ausbildung in der Krankenpflege. Ergebnisse einer Forschungsarbeit. Deutsche Krankenpflege-Zeitschrift 42 : 5 : 313 – 317

Volontieri, F. W. (Hrsg.) (1991): Ethik im aktuellen Lehrangebot von Krankenpflegeschulen in der Bundesrepublik Deutschland. dadder Saarbrücken

Walter, I. (1991): Krankenpflege als Beruf. Aspekte beruflicher Sozialisation und Identität, dargestellt anhand einer empirischen Untersuchung. Wilhelm Maudrich Wien

Wanner, B. (1993): Lehrer 2. Klasse. Neuauflage 1993, Peter Lang Frankfurt

Wittneben, K. (1991): Pflegekonzepte in der Weiterbildung zur Pflegelehrkraft. Über Voraussetzungen und Perspektiven einer kritischkonstruktiven Didaktik der Krankenpflege. Europäische Hochschulschriften 11 473 Peter Lang

VIII. Tagungs- und Konferenzberichte

Bartholomeyczik, S. (1989): 12. Jahrestreffen der Europäischen Pflegeforscherinnen. Workgroup of European Nurse Researchers (WENR). Krankenpflege 43 : 12 : 631 – 634

Bartholomeyczik, S. (1990): Bericht über das Treffen der Zentralen Arbeitsgruppe. Pflegeforschung am 23.4.1990. Krankenpflege 44 : 9 : 480

Bienstein C. (1983): Tagung: Forschung in der Krankenpflege am 7.9.1983 in Bern – Bericht. Krankenpflege 37 : 10 : 321 – 322

Brechbühler, M. (1988): 5. SBK-Forschungstagung. Forschung in der Ausbildung. Wieviel Wissen brauchen Schüler? Krankenpflege – Soins infirmiers 81 : 3 : 64 – 66

Brechbühler, M. (1989): 6. SBK-Forschungstagung. Forschen, um besser zu Pflegen. Krankenpflege – Soins infirmiers 82 : 3 : 20 – 23

Brechbühler, M. (1990): 7. SBK-Forschungstagung. Eine ganzheitliche Pflege, die sich auf Forschung stützt. Krankenpflege – Soins infirmiers 83 : 3 : 8 – 11

Brechbühler, M. (1991): 8. SBK-Forschungstagung. Inspiration – Motivation – Bestärkung Krankenpflege – Soins infirmiers 84 : 3 : 12 – 15

Brechbühler, M. (1993): 10. SBK-Forschungstagung. Krankenpflege – Soins infirmiers 86 : 3 : 56 – 60

Brechbühler, M. (1994): 11. SBK-Forschungstagung. Forschung aus der Praxis – für Ihre Arbeit. Krankenpflege – Soins infirmiers 87 : 3 : 14 – 18

Georg, J./Roes, M. (1994): Transkulturelle Pflege. Pflegezeitschrift 47 : 2 : 111 – 113

Haldi, N. (1983): SBK – Arbeitstagung über Forschung in der Krankenpflege. Sicheren Grund verlassen, um zu wachsen. Krankenpflege – Soins infirmiers 76 : 10 : 18 – 20

Haldi, M. (1986): 3. SBK-Forschungstagung. Welches sind die Pflegebedürfnisse der Betagten? Krankenpflege – Soins infirmiers 79 : 4 : 67 – 69

Haldi, M. (1987): 4. SBK-Forschungstagung. Wie misst man Pflegequalität? Krankenpflege – Soins infirmiers 80 : 3 : 56 – 58

Inhester, O. (1984): Arbeitstagung Krankenpflegeforschung vom 16. bis 19. Februar 1984 im Bildungszentrum Essen des DBfK. Deutsche Krankenpflege-Zeitschrift 37 : 5 : 270

Kaufmann, G. (1984): 2. Tagung des SBK über Forschung in der Krankenpflege. Krankenpflege 38 : 12 : 399

Krampe, E.-M. (1989): Erste Internationale Pflegeforschungs-Konferenz in der Bundesrepublik Deutschland am 7. und 8.9.1989 in Frankfurt. Pflegeforschung für professionelle Pflegepraxis. Krankenpflege 43 : 10 : 486 – 488

Krampe, E.-M. (1991): 3. Pflegeforschungstag des DBfK. Pflegeforschung für Pflegepraxis. Krankenpflege 45 : 7 – 8 : 417 – 419

Kratz, R. C. (1986): Internationale Konferenz in Kanada. Krankenpflegeforschung und ihre Grenzen. Krankenpflege – Soins infirmiers 79 : 8 : 74 – 76

Krohwinkel, M. (1986): Zweitägige Arbeitssitzung der Europäischen Krankenpflegeforscher (WENR) am 25. und 26.9.1985 in Wien. Bericht – Teil I. „Zusammenhänge zwischen der Entwicklung von Pflegeforschung und Pflegebildung". Krankenpflege 40 : 1 : 15 – 16. Bericht – Teil II Krankenpflege 40 : 2 : 68 – 69

Krohwinkel, M. (1984): Zweite offene Forschungskonferenz der Workgroup of European Nurse Research (WENR) vom 11. – 13. April 1984 in London. Bericht – Teil I. Krankenpflege 38 : 6 : 190 – 191

Meier, M. (1985): 8. Treffen der Arbeitsgruppe der Europäischen Krankenpflegeforscherinnen (WENR) in Wien. Krankenpflege – Soins infirmiers 78 : 12 : 75 – 78

Meier, M. (1994): Kongreß Pflegetheorien und ihre Bedeutung für Praxis und Ausbildung in Aarau/Schweiz. Pflege 7 : 4 : 328

Neander, K.-D. (1991): 3. Göttinger Workshop für Pflegeberufe. Ergebnisse praxisbezogener Pflegeforschung. perimed, Erlangen

Pack, J. (1993): 4. Pflegeforschungstagung des Deutschen Berufsverbandes für Pflegeberufe am 8. Juni 1993 in Nürnberg. Pflegeforschung für Pflegepraxis. Deutsche Krankenpflege-Zeitschrift 46 : 10 : 733 – 735

Poletti, R. (1983): 6. Treffen der Arbeitsgruppe der Europäischen Krankenpflegeforscherinnen (WENR). Krankenpflege – Soins infirmiers 76 : 10 : 20

Schreiner, P. W. (1992): Wege zur Pflegeforschung. 1. Internationales Osnabrücker Symposium Pflegewissenschaft am 15. und 16. November in der Stadthalle Osnabrück. Deutsche Krankenpflege-Zeitschrift 45 : 1 : 49 – 51

Workgroup of European Nurse Researchers (1990): Pflegeforschung für professionelle Pflegepraxis. Zwölftes Arbeitsgruppentreffen und Internationale Pflegeforschungskonferenz. Deutscher Berufsverband für Krankenpflege. Verlag Krankenpflege Frankfurt am Main

Workgroup of European Nurse Researchers (1987): 3. öffentliche Konferenz der Arbeitsgruppe der Europäischen Krankenpflegeforscher (WENR) in Helsinki/Finnland. „Primäre Bezugspflege", was kann sie für uns in Deutschland bringen? Erfahrungsaustausch auf der WENR in Helsinki. Krankenpflege 41 : 1 : 16 – 17

Zegelin, A. (1989): Pflegeforscherkonferenz in Jerusalem. Bericht von der 4. offenen Konferenz Arbeitsgruppe europäischer Krankenpflegeforscher/innen (WENR). Deutsche Krankenpflege-Zeitschrift 42 : 5 : 313 – 317

Info- und Serviceteil

Literatursuche

Für eine umfassende, aber auch ökonomisch vertretbare und durchführbare Literatursuche stehen eine Reihe von Hilfsmitteln, öffentlichen oder privatwirtschaftlichen Einrichtungen und nützlichen Adressen zur Verfügung.

Bibliotheken

Bayerische Staatsbibliothek
Ludwigstraße 16
80539 München
Tel: 089/286380
Fax: 089/28638612

Deutsche Bibliothek
Zeppelinallee 4 – 8
60325 Frankfurt
Tel: 069/75661
Fax: 069/7566476

Dokumentation Pflege
Fachhochschule, Bereichsbibliothek 2
Limescorso 5
60439 Frankfurt/Main
Tel: 069/15332847
Fax: 069/15332848

Zentralbibliothek der Medizin
Joseph Stelzmann Straße 9
50924 Köln
Tel: 0221/4785600
Fax: 0221/4785607

Bibliographien/Buchhandelsverzeichnisse

Buchhändlervereinigung: Verzeichnis lieferbarer Bücher (VLB), Verlag K. G. Saur, München (D)

Hauptverband des österreichischen Buchhandels: Österreichische Bibliographie. Österreichische Nationalbibliothek (Bearb.), Wien (A)

Whitaker's Books in print. Whitaker & Sons. London (GB)

Books in print. New Providence, NJ: R. R. Bowker (USA)

Das Schweizer Buch. Schweizerische Nationalbibliographie, Bern (CH)

Datenbanken

Datenbanken, die als computergestütze Literatursuchdienste auch auf einem privaten PC installiert werden können:

Biber: Literaturrechecheprogramm für Pflegefachzeitschriften
BVS Verlag & Software, Gohl GmbH
Bornhagen 3
34225 Baunatal
Tel: 0561-94978-0
Fax: 0561-9497823

Carelit: CD-ROM Literaturrechercheprogramm für 80 Fachzeitschriften
Datenbank Lisk
Maschmühlenweg 44b
37081 Göttingen
Tel: 0551-3780 51 & 52
Fax: 0551-378053

CLEVER: Computergestützte Lektüreverwaltung für Pflegefachzeitschriften
Michael Ehmann
Hintergasse 1
69493 Hirschberg
Tel: 06201-51718
Fax: 06201-51934

Datenbanken und Literaturdienste

Altersfragen
Deutsches Zentrum für Altersfragen e. V. (DZA)
Manfred von Richthofenstraße 2
12101 Berlin
Tel: 030-7866071
Fax: 030-7854350

Bibliodata
(Datenbank der Deutschen Nationalbibliothek. Deutsche Nationalbibliographie mit umfassender Sammlung von Büchern und Dissertationen)

DIMDI
Deutsches Institut für medizinische Dokumentation und Information (Größte und bedeutenste Datenbank für Medizin und Gesundheitsberufe im deutschsprachigen Raum)
Postfach 420580
50899 Köln
Tel: 0221-4724-1
Fax: 0221-411429

Folgende Datenbanken sind über DIMDI abrufbar:
* MEDLINE (enthält internationale medizinische Fachzeitschriftenliteratur und den „International Nursing Index“
* CANCERLIT (Onkologie; englischsprachig)
* EMBASE (Humanmedizin; überwiegend europäischer Raum)
* HEALTH (Gesundheitsmanagement; englischsprachig)
* HECLINET (Nichtklinische Aspekte des Krankenhauswesens)
* MEDIKAT (Katalog der Zentralbibliothek der Medizin, Bücher)
* PSYNDEX (Psychologie; deutsch)
* PSYLIT (Psychologie; international)
* SOCIOLOGICAL ABSTRACTS (Soziologie; international)
* SOLIS (Sozialwissenschaften; international)
* SOMED (Arbeits- und Sozialmedizin; deutsch, englisch)
* SOCIOLOGICAL ABSTRACTS (Soziologie; international)
* MEDIKAT (Katalog der Zentralbibliothek der Medizin, Bücher, Dissertationen)

ETHMED
Informations- und Dokumentationsstelle
Ethik in der Medizin (IDEM)
Institut für Geschichte der Medizin
Humboldtallee 36
37073 Göttingen
Tel: 0551-393965
Fax: 0551-393996

HECLINET
TU Berlin, Institut für Gesundheitswissenschaften
Straße des 17. Juni 135
10623 Berlin
Tel: 030/31423905
Fax: 030/31421112

IDIS (Institut für Dokumentation und Information
Sozialmedizin und öffentlichen Gesundheitswesen
Westerfeldstraße 35
33611 Bielefeld
Tel: 0521-86033/35
Fax: 0521-870050

Informations- und Dokumentationsstelle für Ernährung
Institut für Ernährungswissenschaft
Goethestraße 55
35390 Gießen
Tel: 0641-7026055
Fax: 0641/75517

Institut für die Geschichte der Medizin der Universität Berlin
Forschungsstelle Zeitgeschichte
Klingsorstraße 119
12203 Berlin
Tel: 030-8300920
Fax: 030-830092-37

Institut für Arbeitsmarkt- und Berufsforschung
Platenstraße 46
90327 Nürnberg
Tel: 0911-1790

LISK
Deutschsprachiger Literaturinformationsservice für die Krankenpflege und das Krankenhauswesen
Maschmühlenweg 44b
37081 Göttingen
Tel: 0551-3780 51 & 52
Fax: 0551-378053

MIRIAD
(Hebammenforschung; nur gedruckter Jahresbericht)
Midwifery Research Database
National Perinatal Epidemiology Unit
Radcliffe Infirmary GB
GB Oxford OX2 6HE
Tel: +44-865-224122
Fax: +44-865-792270

Handbücher, Literatur- und Adreßverzeichnisse

Bhattacharjee [Hrsg.] (1995): CD-ROM-Führer Medizin, Pharmazie und Gesundheitswesen. Rossipaul Verlag, München

Buchhändlervereinigung (1996): Adreßbuch für den deutschen Buchhandel. Bd. I Verlage, Frankfurt

Deutsches Krankenhausadreßbuch (1996): Rombach GmbH, Freiburg (erscheint jährlich)

Kroll, Jens: Pressetaschenbuch Naturwissenschaft und Medizin. Kroll Verlag, Seefeld (erscheint jährlich)

Kroll, Jens: Pressetaschenbuch Ernährung. Kroll Verlag, Seefeld (erscheint jährlich)

Oekl: Taschenbuch des öffentlichen Lebens. Festland Verlag, Bonn

Raabe, Dr. J. Verlags GmbH (1992) Deutscher Hochschulführer. Dr. Joseph Raabe Verlags GmbH, Stuttgart

Reul, U.-P./Möckl, A. (1996): Thema Alter. Verzeichnis aller lieferbaren Bücher. Verlag für Gerontologie. Frankfurt

Rust, H. H. (1994) Bücherverzeichnis zur Alten- und Krankenpflege. Rudolph Virchow Buchhandlung, Berlin

Stamm: Presse- und Medienhandbuch. Stamm-Verlag GmbH, Essen

Statistisches Bundesamt (1996) Statistisches Jahrbuch für die Bundesrepublik. Metzler Pöschel, Wiesbaden (erscheint jährlich)

Statistisches Bundesamt Gustav Stresemann Ring 11, 65189 Wiesbaden

Sulyma, Myron, G. (1992): Adressenkompendium Gerontologie. Medikon Verlag, München

Kuratorium deutsche Altershilfe KdA (1993): thema – 1600 Literaturangaben zur Pflegepraxis, Köln

Vinz, C./Olzog G.: Dokumentation deutschsprachiger Verlage. Günther Olzog Verlag, München

Informationsvermittler/Informationsbrooker

(Datenbankrecherchen durch private Unternehmen, die sich auf Literatursuche in Datenbanken spezialisiert haben)
Adreßverzeichnis „Informationsbrooker“
Verlag Hoppenstedt & Co
Havelstraße 9
64295 Darmstadt
Tel: 06151-380-1
Fax: 06151-380360

Forum für Persönliche Kompetenz
An der Buchenhecke 3
50827 Köln
Tel: 0221/5302904
Fax: 0221/5302494
(Abstract Dienst und Datenbankrecherchen)

Internet – Adressen

Anbieter	WWW-Adresse	Beschreibung
American Journal of Nursing	http://www.ajn.org/	Online-Version des amerikanischen Pflegejournals
Deutsche Medizinische WWW Ressourcen	http://www.rz.uni-karlsruhe.de/Outerspace/VirtualLibrary/610.en.html	Verzweigungen zu medizinischen Informationsangeboten in Deutschland
European Health Care Management, Association	http://iol.ie/~ehma/	Informationen zur Pflege in Europa
Idea Nurse	http://www.callamer.com:80/Itcnurse	Berufspolitik, Intensivmedizin
Krebsdatenbank der Universität Pennsylvania	http://cancer.med.upenn.edu	Umfassendes Informationsangebot zum Thema Krebs
Medizin Online	http://www.medizin.de/patient/news/d1.html	Aktuelle Medizinnachrichten für Patienten, AIPler, Ärzte, Pflegende
Medizin von A bis Z	http://med.de/ris.htm	Stichwortartige Verweise auf deutschsprachige Datenbanken von A bis Z
Medline-Med. Datenbank	telnet://cdplus@cdplus.com	Medline Datenbank im Internet
Nightingale	http://nightingale.con.utk..edu:70gopher:nightingale.con.utk..edu:70	Pflegeforschung, Informationen zu Konferenzen verschiedenster Gebiete
Nurse Online	http://www.csv.warwick.ac.uk:8000/	Englischsprachige WWW-Seite aus Birmingham mit Artikeln, Fachzeitschriften, Kontaktbörsen

Pflegespezialisten	http://www.geopages.com/ Atheus/2322/fachlist.html	Sammlung vom E-Mail-anschriften von Pflegenden
RenalNet	http://ns.gamewodd/rnet	Themenschwerpunkt Nierenerkrankungen, Dialyse und Pflege Nierenkranken (englisch), Kontaktbörse und Diskussion
Universitäts-Klinikum Benjamin Franklin (UKBF)	http://www.ukbf.fu-berlin.de/UKBF/KrPflege	Zusammenstellung von pflegerelevanten Internet-Adressen
Nurse	http://www.csv.warwick-ac.uk:8000gopher:nurse. scv.warwick.ac.uk	Übersicht über gedruckte und elektronische Pflege-Magazin
WHO Nursing Board	http://www.who.ch/programmes/nur/Nursing. html	Informationen über WHO-Mailbox
WHO-Weltgesundheits-organisation	http://www.who.ch	Englischsprachige Informationen über aktuelle Kampagnen der WHO

Quelle: nach Lauterbach (1996)

Pflegefachzeitschriften

Altenpflege
z. Hd. Frau Christiane Schaper
Vincentz-Verlag
Schiffgraben 41–43
30062 Hannover
Postfach: 6247
30175 Hannover
Tel: 05 11/9 90 98 37
Fax: 05 11/9 90 98-29

Altenpflegerin & Altenpfleger (DVBA)
Frau Ursula Krutsch-Selle
Sonnenwall 15
47051 Duisburg
Tel: 02 03/2 94 27-28
Fax: 02 03/2 74 68

Plexus
z. Hd. Herrn Trautman
Katzböckstraße 4
86157 Augsburg
Tel: 08 21/99 16 72
Fax: 08 21/99 52 48

Dr. med Mabuse
z. Hd. Herrn Hermann Löffler/Frau Dagmar Reuber
Kasselerstraße 1a
60486 Frankfurt/M.
Tel: 0 69/70 50 53 oder 70 50 54
Fax: 0 69/70 41 52

Deutsche Hebammenzeitschrift
E. Staude Verlag
Fuchsrain 18A
30657 Hannover
Postfach: 510660
30636 Hannover
Tel: 05 11/65 10 03 oder 65 10 93
Fax: 05 11/65 17 88

Die Diakonieschwester
Frau Dorothea Digel
CZV Verlag
Glockenstraße 8
14163 Berlin
Tel: 0 30/8 01 80 91

Forum Sozialstation
z. Hd. Frau Uschi Grieshaber
Luisenstraße 56
53129 Bonn
Tel: 02 28/26 46 28
Fax: 02 28/26 46 29

Häusliche Pflege
z. Hd. Herrn Stefan Neumann
Vincents-Verlag
Postfach: 6247
30062 Hannover
Tel: 05 11/9 90 98 37
Fax: 05 11/9 90 98-29

Die Hebamme
Enke Verlag
Bludenzerstraße 6
70469 Stuttgart
Postfach: 300366
70443 Stuttgart
Tel: 07 11/13 57 98-0
Fax: 07 11/13 57 98-30

Heilberufe
Verlag Urban & Vogel
z. Hd. Herrn Gericke
Markgrafenstraße 67
10969 Berlin

intensiv
Georg Thieme Verlag
Rüdigerstraße 14
70469 Stuttgart
Tel: 07 11/89 31-0
Fax: 07 11/89 31-29 8

Journal of Advanced Nursing
Blackwell Science Ltd.
Osney Mead, Oxford, OX2 0EL
GB Oxford
Fax: +44 (0) 18 65 72 12 05

Krankenpflege/Soin infirmiers
z. Hd. Frau Brechbühler/Herrn Arm
Choisystraße 1
Postfach 8124
Ch-3001 Bern

Kinderkrankenschwester
z. Hd. Prof. Dr. T. Hellbrügge
Mengstraße 16
23552 Lübeck
Postfach:
23547 Lübeck
Wilhelmshofallee 56
47799 Krefeld
Tel: 04 51/16 05-0
Fax: 04 51/16 05-25 3

Österreichische Krankenpflegezeitschrift
Österreichischen Krankenpflegeverband
z. Hd. Frau Gräßl/Frau Lendl/Herrn Verworner
Mollgasse 3a
1180 Wien
Tel: 02 22/4 78 27 10
Fax: 02 22/4 78 27 10-9

OP-Journal
Georg Thieme Verlag
Rüdigerstraße 14
70469 Stuttgart

Psychiatrische Pflege
Georg Thieme Verlag
Rüdigerstraße 14
70469 Stuttgart

Pflege
Verlag Hans Huber
Länggaß Straße 76
CH-Bern 9
Tel: 0 31/3 00 45 00

Pflege aktuell
z. Hd. Frau Wagner/Frau Krampe
Hauptstraße 392
65760 Eschborn
Tel: 0 61 73/6 30 16
Fax: 0 61 73/64 09 13

Pflegen ambulant
z. Hd. Herrn Marcus Boucsein
Postfach: 150
34201 Melsungen
Tel: 05661-6001
Fax: 05661-8360

Pflegezeitschrift
Verlag Kohlhammer
z. Hd. Frau Gerster
70549 Stuttgart
Tel: 07 11/78 63-23 5
Fax: 07 11/78 63-43 6

Pflegepädagogik
z. Hd. Frau Claudia Bischoff
Steinacker 34
53694 Bad Honnef (Orscheid)
Tel: 0 22 24/8 90 52
Fax: 0 22 24/8 90 10

Pflegemanagement
z. Hd. Frau Claudia Bischoff
Steinacker 34
53694 Bad Honnef (Orscheid)
Tel: 0 22 24/8 90 52
Fax: 0 22 24/8 90 10

Die Schwester/Der Pfleger
z. Hd. Herrn Marcus Boucsein/Frau Heidi Heinhold
Postfach: 150
34201 Melsungen
Tel: 0 56 61/60 01
Fax: 0 56 61/83 60

Pflegeforschung und -förderung

Agnes Karll Institut für Pflegeforschung
Hauptstraße 392
65760 Eschborn

Agnes Karll Stiftung für Pflegeforschung
z. Hd. Frau Christel Bienstein
Mittelstraße 44
46514 Schermbeck
Tel: 02853/2092
Fax: 02853/39501

Bundesinstitut für Berufsbildung (BIBB)
Fehrbelliner Platz 3
10707 Berlin
Tel: 030/86430

Deutscher Verein zur Förderung von Pflegewissenschaft und -forschung (DVP)
Bürgerstraße 47
47057 Duisburg

Forschungsinstitut für Pflege und Gesundheitssystemforschung
z. Hd. Johannes-Kepler-Universität, Abtlg. Pflegeforschung
Billrothstraße 78
A-1190 Wien
Tel: +43(0)222 47606/6236

Kuratorium deutsche Altershilfe (KdA)
An der Pauluskirche 3
50677 Köln
Tel: 0211-9318470
Fax: 0211-9318476

Robert Bosch Stiftung
Heidehostr. 31
70184 Stuttgart
Tel: 0711-460840

ZDN Zentrum zur Dokumentation für Naturheilverfahren
Hufelandstraße 56
45147 Essen
Tel: 0201-745551
Fax: 0201-702284

Pflegestudiengänge/Pflege international:

Amtsblatt des bayrischen Staatsministeriums für Unterricht, Kultus, Wissenschaaft und Kunst (1996): Allgemeine Genehmigung zur Führung von Hochschulgraden bestimmter ausländischer Hochschulen. 22.1.1996 B 1234 A, München

Betzel, J. Kasper, M. Georg, J. (1996): Studienführer für Pflegeberufe. Ullstein-Mosby, Berlin-Wiesbaden

Bienstein/Zegelin/Georg [Hrsg.] (1996) Pflegekalender. Ullstein-Mosby, Berlin-Wiesbaden (erscheint jährlich)

DBfK (1994): Synopse der Pflegestudiengänge. DBfK-Verlag. Eschborn

Golombeck, K. (1995): Weiterbildungsstätten, Regelungen und Studiengänge für Pflegeberufe. Bibliomed, Melsungen

Hackenbruch, E./Georg J. (1996): Going international -Pflegende in der Entwicklungszusammenarbeit und Humanitären Hilfe. Ullstein-Mosby, Berlin-Wiesbaden

ICN International Council of Nurses. 3, Place Jean Marteau, P.O. Box 42, CH-1201 Geneva

Mogge-Grothjan, H. (1992): Pflege in Europa. Evg. FH Westfalen-Lippe, Bochum

Mörgelin, K., Schwochert, B. (1995): Pflege in Europa von A bis Z. DBfK-Verlag. Eschborn

Raabe, Dr. J. Verlags GmbH (1992) Deutscher Hochschulführer. Dr. Joseph Raabe Verlags GmbH, Stuttgart

WHO Weltgesundheitsorganisation (Regional Officee for Europe). 8, Scherfigsvej, DK-2100 Kopenhagen

Selbsthilfegruppen

NAKOS
Nationale Kontaktstelle zur Anregung und Unterstützung von Selbsthilfegruppen
Albrecht-Achilles-Str. 65
10709 Berlin
Tel: 030-8914019

Literaturquellen:

Burnhard, P./Morrison, P. (1995): Forschen in der Pflege. Lambertus, Freiburg.

Duck, Ursula (1990): Literaturrecherche. Krankenpflege 44 (1990) 4: 246 – 248

Erichsen, Norbert (1992): Literaturdienste für die Krankenpflege. Deutsche Krankenpflegezeitschrift 45 (1992) 1:38 – 43

Jäger, Stephan (1993): Wie komme ich an wissenschaftliche Literatur? Ein Wegweiser für Hebammen. Deutsche Hebammenzeitschrift. 45 (1993) 6:218 – 231

Kellnhauser, Edith (1991): Informationssammlung für die Krankenpflege. Deutsche Krankenpflegezeitschrift 44 (1991) 1:44 – 45

Lauterbach, Andreas (1996): Krankenpflege und Medizin im Internet. Pflege aktuell, 50 (1996) 2:104 – 107

Zusammenstellung: Jürgen Georg

Sachwortverzeichnis

Zeitgeschehen und Tradition

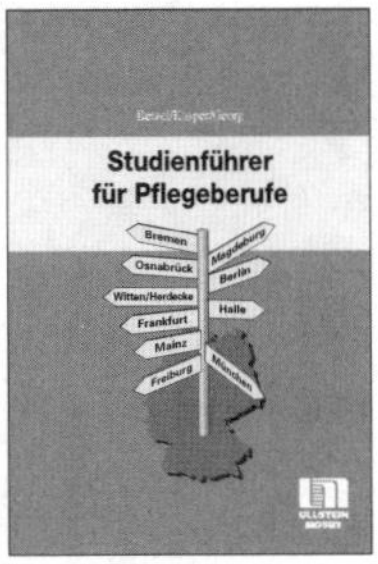

Betzel/Kasper/Georg
Studienführer für Pflegeberufe
1996. 176 Seiten
Format 14.5 cm x 21.5 cm
Broschur
ISBN 3-86126-542-7

Seit Ende der 80er Jahre besteht nun endlich auch in der Bundesrepublik die Chance, Pflege an einer Universität oder Fachhochschule zu studieren. Im Zuge dieser Professionalierung und Akademisierung von Teilbereichen der Pflege, insbesondere in den Schwerpunkten „Pflegemanagement" und „Pflegepädagogik", sind bereits über 30 Studiengänge entstanden oder befinden sich im Aufbau. Diese Entwicklung stellt eine längst überfällige Reaktion auf den zunehmend komplexer werdenden Pflegealltag in Praxis, Lehre, Forschung und Management dar.

Der Studienführer für Pflegeberufe soll all jene umfassend informieren, die sich für ein Pflegestudium im In- und Ausland interessieren. Sachlich, kritisch und humorvoll zugleich wird über die einzelnen Studiengänge, über Inhalte, Zugangsvoraussetzungen, Studienorte, Finanzierungsmöglichkeiten, über Praktika im In- und Ausland sowie über Berufsperspektiven berichtet und es werden wichtige Lehr- und Lerntips gegeben.

Pflegerische Arbeit beruht nicht selten auf unreflektiertem, bloß traditionsgeleitetem Handeln: Es wird etwas aus alter Gewohnheit heraus getan, weil „es schon immer so gemacht wurde", ohne den eigentlichen Grund dieses Tuns noch zu kennen. Dies führt zu sogenannten „**Pflegeritualen**", die vielfach unsinnige und mitunter auch patientenschädigende Auswirkungen haben können.

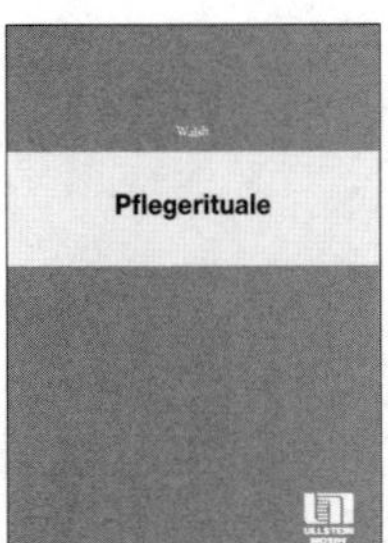

Walsh/Ford
Pflegerituale
1996. ca. 204 Seiten,
ca. 10 Abbildungen,
2 Tabellen
Format 14.5 cm x 21.5 cm
Broschur
ISBN 3-86126-546-X

Das Buch von Walsh und Ford deckt solche unsinnigen, bloß rituellen Handlungen in der Pflege auf und gibt Empfehlungen für sinnvolle pflegerische Alternativen. Es entlarvt Pflegerituale in folgenden Bereichen: präoperative Pflege, Infektions- und Dekubitusprophylaxe, Medikamentenausgabe, Schmerzbehandlung und Anwendung von Pflegemitteln. Im organisatorischen Bereich gehen die Autoren Pflegeritualen in der Visiten- und Arbeitsgestaltung auf den Grund, beleuchten kritisch die Anwendung des Pflegeprozesses und nehmen Hierarchien im Krankenhaus unter die Lupe.

Ullstein Mosby
Kreuzberger Ring 66
65205 Wiesbaden
Tel. (06 11) 7 40 33 - 33
Fax (06 11) 70 26 30

ULLSTEIN
MOSBY